Procedimentos em Dermatologia Cosmética

PREENCHEDORES

O GEN | Grupo Editorial Nacional – maior plataforma editorial brasileira no segmento científico, técnico e profissional – publica conteúdos nas áreas de ciências da saúde, exatas, humanas, jurídicas e sociais aplicadas, além de prover serviços direcionados à educação continuada e à preparação para concursos.

As editoras que integram o GEN, das mais respeitadas no mercado editorial, construíram catálogos inigualáveis, com obras decisivas para a formação acadêmica e o aperfeiçoamento de várias gerações de profissionais e estudantes, tendo se tornado sinônimo de qualidade e seriedade.

A missão do GEN e dos núcleos de conteúdo que o compõem é prover a melhor informação científica e distribuí-la de maneira flexível e conveniente, a preços justos, gerando benefícios e servindo a autores, docentes, livreiros, funcionários, colaboradores e acionistas.

Nosso comportamento ético incondicional e nossa responsabilidade social e ambiental são reforçados pela natureza educacional de nossa atividade e dão sustentabilidade ao crescimento contínuo e à rentabilidade do grupo.

Procedimentos em Dermatologia Cosmética

PREENCHEDORES

Editores

Jean Carruthers, MD, FRCS(C), FRC(Ophth)
Clinical Professor
Ophthalmology
University of British Columbia
Vancouver, British Columbia
Canada

Alastair Carruthers, MA, BM, BCh, FRCPC, FRCP(Lon)
Emerite Professor of Dermatology and Skin Science
University of British Columbia
Vancouver, British Columbia
Canada

Jeffrey S. Dover, MD, FRCPC
Director
SkinCare Physicians
Chestnut Hill, Massachusetts
United States

Associate Clinical Professor of Dermatology
Department of Dermatology
Yale University School of Medicine
New Haven, Connecticut
United States

Adjunct Associate Professor of Dermatology
Department of Dermatology
Brown Medical School
Providence, Rhode Island
United States

Murad Alam, MD, MSCI, MBA
Professor and Vice-Chair
Department of Dermatology
Feinberg School of Medicine, Northwestern University
Chicago, Illinois
United States

Professor
Departments of Surgery, Otolaryngology, and Medical Social Sciences
Feinberg School of Medicine, Northwestern University
Chicago, Illinois
United States

Editor de Vídeo

Omer Ibrahim, MD
Associate
Dermatology
Chicago Cosmetic Surgery and Dermatology
Chicago, Illinois
United States

Editores da Série

Jeffrey S. Dover, MD, FRCPC
Murad Alam, MD, MSCI, MBA

Revisão Técnica

Inaya Lavôr
Médica pela Universidade Federal do Ceará (UFC). Especialista em Dermatologia pelo Hospital do Servidor Público Estadual de São Paulo (Iamspe). Membro da Sociedade Brasileira de Dermatologia (SBD) e da American Academy of Dermatology (AAD).

Tradução

Andrea Delcorso (Capítulos 22 a 39)
Silvia Mariângela Spada (Capítulos 1 a 21)

5ª edição

GEN | GUANABARA KOOGAN

■ Os autores deste livro e a editora empenharam seus melhores esforços para assegurar que as informações e os procedimentos apresentados no texto estejam em acordo com os padrões aceitos à época da publicação. Entretanto, tendo em conta a evolução das ciências, as atualizações legislativas, as mudanças regulamentares governamentais e o constante fluxo de novas informações sobre os temas que constam do livro, recomendamos enfaticamente que os leitores consultem sempre outras fontes fidedignas, de modo a se certificarem de que as informações contidas no texto estão corretas e de que não houve alterações nas recomendações ou na legislação regulamentadora.

■ Data do fechamento do livro: 25/02/2025.

■ Os autores e a editora se empenharam para citar adequadamente e dar o devido crédito a todos os detentores de direitos autorais de qualquer material utilizado neste livro, dispondo-se a possíveis acertos posteriores caso, inadvertida e involuntariamente, a identificação de algum deles tenha sido omitida.

■ **Atendimento ao cliente: (11) 5080-0751 | faleconosco@grupogen.com.br**

■ Traduzido de:
PROCEDURES IN COSMETIC DERMATOLOGY: SOFT TISSUE AUGMENTATION, FIFTH EDITION

Publisher's note: Elsevier takes a neutral position with respect to territorial disputes or jurisdictional claims in its published content, including in maps and institutional affiliations.
Previous editions copyrighted 2018, 2013, 2008 and 2005.

This edition of *Procedures in Cosmetic Dermatology: Soft Tissue Augmentation, 5th edition,* by Jean Carruthers, Alastair Carruthers, Jeffrey S. Dover, and Murad Alam is published by arrangement with Elsevier Inc.
ISBN: 978-0-323-83075-1
Esta edição de *Procedures in Cosmetic Dermatology: Soft Tissue Augmentation, 5ª edição,* de Jean Carruthers, Alastair Carruthers, Jeffrey S. Dover e Murad Alam é publicada por acordo com a Elsevier Inc.

GEN | Grupo Editorial Nacional S.A.
Publicado pelo selo Editora Guanabara Koogan Ltda.
Travessa do Ouvidor, 11
Rio de Janeiro – RJ – 20040-040
www.grupogen.com.br

■ Capa: Bruno Sales

■ Imagem da capa: © nickgavluk (iStock)

■ Editoração eletrônica: R.O. Moura

Nota

Este livro foi produzido pelo GEN | Grupo Editorial Nacional, sob sua exclusiva responsabilidade. Profissionais da área da Saúde devem fundamentar-se em sua própria experiência e em seu conhecimento para avaliar quaisquer informações, métodos, substâncias ou experimentos descritos nesta publicação antes de empregá-los. O rápido avanço nas Ciências da Saúde requer que diagnósticos e posologias de fármacos, em especial, sejam confirmados em outras fontes confiáveis. Para todos os efeitos legais, a Elsevier, os autores, os editores ou colaboradores relacionados a esta obra não podem ser responsabilizados por qualquer dano ou prejuízo causado a pessoas físicas ou jurídicas em decorrência de produtos, recomendações, instruções ou aplicações de métodos, procedimentos ou ideias contidos neste livro.

■ Ficha catalográfica

CIP-BRASIL. CATALOGAÇÃO NA PUBLICAÇÃO
SINDICATO NACIONAL DOS EDITORES DE LIVROS, RJ

P956
5. ed.

Procedimentos em dermatologia cosmética : preenchedores / editores Jean Carruthers ... [et al.] ; editor de vídeo Omer Ibrahim ; editores da série Jeffrey S. Dover, Murad Alam ; revisão técnica Inaya Lavôr ; tradução Andrea Delcorso, Silvia Mariângela Spada - 5. ed. - Rio de Janeiro : Guanabara Koogan, 2025.
(Procedimentos em dermatologia cosmética)

Tradução de: Procedures in cosmetic dermatology : soft tissue augmentation
Inclui bibliografia e índice
ISBN 978-65-6111-023-5

1. Dermatologia. 2. Técnicas cosméticas. 3. Pele - Doenças - Tratamento. I. Carruthers, Jean. II. Ibrahim, Omer. III. Dover, Jeffrey S. IV. Alem, Murad. V. Lavôr, Inaya. VI. Delcorso, Andrea. VII. Spada, Silvia Mariângela. VIII. Série.

25-96049 CDD: 616.5
CDU: 616.5

Meri Gleice Rodrigues de Souza - Bibliotecária - CRB-7/6439

Dedicatória

Em primeiro lugar – e acima de tudo – dedicamos este livro aos nossos filhos e suas famílias. Nossos filhos eram pequenos quando a história da toxina botulínica começou e acabaram considerando os esforços dos seus pais para lidar com essa descoberta acidental com tolerância e crescente orgulho ao longo dos anos. Agradecemos o apoio e o incentivo que eles nos deram. O amor que devotaram a nós significa que somos realmente abençoados.

Tivemos a sorte de ter uma série de mentores incríveis ao longo de nossas carreiras: Alan Scott e Barrie Jay para Jean; e Ted Tromovitch, Sam Stegman, Rick Glogau e Stuart Maddin para nós dois. O interesse e a curiosidade despertados por essas pessoas foram cruciais.

Por fim, somos agraciados por termos trabalhado com pessoas excepcionais ao longo dos anos em diversos consultórios, bem como na American Society for Dematologic Surgery. Todos fizeram parte da nossa história e ajudaram a construir nossas carreiras e, consequentemente, o livro que vocês têm em mãos. Nossos agradecimentos a todos!

Jean Carruthers, MD, FRCS(C), FRC(Ophth)
Alastair Carruthers, MA, BM, BCh, FRCPC, FRCP(Lon)

Ao meu mentor, Kenneth A. Arndt, verdadeiro erudito, cujo desejo de descobrir, com curiosidade e entusiasmo, apoio e amizade me guiaram ao longo de minha carreira.

Ao meu pai, Mark – grande professor, ouvinte e exemplo de vida.

E especialmente à minha esposa, Tania, por seu encorajamento, paciência, apoio, amor e amizade inesgotáveis, e por ser minha bússola moral.

Jeffrey S. Dover, MD, FRCPC

Colaboradores

Murad Alam, MD, MSCI, MBA
Professor and Vice-Chair
Department of Dermatology
Feinberg School of Medicine
Northwestern University;
Professor
Departments of Surgery, Otolaryngology, and Medical Social Sciences
Feinberg School of Medicine, Northwestern University
Chicago, Illinois
United States

Andrew F. Alexis, MD, MPH
Vice-Chair
Dermatology
Weill Cornell Medicine;
Professor
Clinical Dermatology
Weill Cornell Medical College
New York, New York
United States

Raúl Alberto Banegas, MD
Director
Plastic Surgery
Centro Arenales, Buenos Aires
Argentina

Paola Barriera, MD
Dermatologist
Department of Dermatology
Cleveland Clinic Foundation
Cleveland, Ohio
United States

Katie Beleznay, MD, FRCPC
Dermatologist
Humphrey and Beleznay Cosmetic Dermatology;
Clinical Instructor
Department of Dermatology and Skin Science
University of British Columbia
Vancouver, British Columbia
Canada

Vince Bertucci, MD, FRCPC, FAAD
Founder & Medical Director
Bertucci Dermatology
Woodbridge, Ontario;
Instructor
Division of Dermatology
University of Toronto
Toronto, Ontario
Canada

Lauren Meshkov Bonati, MD
Dermatologic Surgeon
Cosmetic, Laser, and Mohs Surgery
Mountain Dermatology Specialists
Edwards, Colorado
United States

André Vieira Braz, MD
Clínica Dr. André Braz
Rio de Janeiro, Brasil

Harold Brody, MD
Clinical Professor
Dermatology
Emory University School of Medicine
Atlanta, Georgia
United States

Adam K. Brys, MD
Dermatology Associates of Concord
Concord, Massachusetts
United States

Kimberly Butterwick, MD
Cosmetic Laser Dermatology
San Diego, California
United States

Alastair Carruthers, MA, BM, BCh, FRCPC, FRCP(Lon)
Emeritus Professor of Dermatology and Skin Science
University of British Columbia
Vancouver, British Columbia
Canada

Jean Carruthers, MD, FRCS(C), FRC(Ophth)
Clinical Professor
Ophthalmology
University of British Columbia
Vancouver, British Columbia
Canada

Annie Chiu, MD, FAAD
Director
Dermatology
The Derm Institute
Redondo Beach, California
United States

Sue Ellen Cox, MD
Founder and Medical Director
Dermatology
Aesthetic Solutions;
Affiliate Clinical Faculty
Department of Dermatology
Duke University;
Affiliate Clinical Faculty
Department of Dermatology
University of North Carolina
Chapel Hill, North Carolina
United States

Lauren Duffey Crow, MD, MPH
Resident in Dermatology
University of Pittsburgh Medical Center
Pittsburgh, Pennsylvania
United States

Luciana de Abreu, MD, MSc
Dermatologist
Private Practice
Rio de Janeiro, Brasil

Inayaguassu Moura de Lavôr, MD
Dermatologist
Dermatology
Private Practice
São Paulo, Brasil

Shraddha Desai, MD, FAAD
Clinical Instructor
Dermatology
Rush University
Chicago, Illinois;
Adjunct Clinical Professor
Dermatology
Loyola University
Maywood, Illinois;
Director
Dermatologic Cosmetic & Laser Surgery
Duly Health and Care
Naperville, Illinois
United States

Jeffrey S. Dover, MD, FRCPC
Director
SkinCare Physicians, Chestnut Hill, Massachusetts;
Associate Clinical Professor of Dermatology
Department of Dermatology
Yale University School of Medicine
New Haven, Connecticut;
Adjunct Associate Professor of Dermatology
Department of Dermatology
Brown Medical School
Providence, Rhode Island
United States

Karen Dover, MD
Physician, CEO & President
Dr Karen J Dover Laser and Cosmetic Medicine and Surgery
Ottawa, Ontario
Canada

Sabrina Fabi, MD
Volunteer Assistant Clinical Professor
Dermatology
University of California San Diego;
Associate
Dermatology
Cosmetic Laser Dermatology
San Diego, California
United States

Rebecca Fitzgerald, MD
Dermatology/Private Practice
Los Angeles, California
United States

Conor J. Gallagher, PhD
Vice President
Medical Affairs and Scientific Innovation
Revance Therapeutics Inc.,
Nashville, Tennessee
United States

Marguerite Germain, MD
Founder
Germain Dermatology
Mt Pleasant, South Carolina
United States

Katherine Given, MD, PhD, MBA, FAAD
Dermatologic Surgeon
Palo Alto Foundation Medical Group
Mountain View, California;
Clinical Instructor
University of California, San Francisco
Department of Dermatology
San Francisco, California
United States

David J. Goldberg, MD, JD
Cosmetic Dermatology and Clinical Research
Schweiger Dermatology Group;
Clinical Professor of Dermatology
Former Director of Mohs Surgery and Laser Research
Icahn School of Medicine;
Adjunct Professor of Law
Fordham Law School
New York, New York
United States

Courtney Gwinn, MD
Dermatologist
Chestnut Hill, Massachusetts
United States

Adele Haimovic, MD
Dermatologist
The Ronald O. Perelman Department of Dermatology
NYU Langone Health
New York, New York
United States

Kerry Heitmiller, MD, FAAD
Dermatology
Private Practice
Allura Skin & Laser Center
San Mateo, California
United States

Sara Hogan, MD
Assistant Health Sciences Clinical Professor
Dermatology
UCLA David Geffen School of Medicine
Los Angeles, California
United States

Shannon Humphrey, MD, FRPC
Clinical Associate Professor
Department of Dermatology and Skin Science
University of British Columbia;
Humphrey & Beleznay Cosmetic Dermatology
Vancouver, British Columbia
Canada

Omer Ibrahim, MD
Associate
Dermatology
Chicago Cosmetic Surgery and Dermatology
Chicago, Illinois
United States

Derek Jones, MD
Founder and Medical Director
Skin Care and Laser Physicians of Beverly Hills
Los Angeles, California
United States

Rohit Kakar, MD
Dermatologist
Bloomfield Hills, Michigan
United States

Joely Kaufman, MD
Director
Dermatology
Skin Associates of South Florida
Coral Gables, Florida
United States

Nisrine Kawa, MD, MPH
Resident physician
Yale New Haven Health
Waterbury Hospital
Waterbury, Connecticut
United States

Emily Keller, MD
IndyDerm
Greenwood, Indiana
United States

Femida Kherani, MD, FRCSC DiplABO
Clinical Associate Professor
Department of Ophthalmology & Visual Sciences
University of British Columbia
Vancouver, British Columbia
Canada

Shilpi Khetarpal, MD
Assistant Professor of Dermatology
Dermatology
Cleveland Clinic Foundation
Cleveland, Ohio
United States

David Kim, MD, MS
Dermatologist
Idriss Dermatology
New York, New York
United States

Karen Kim, MD
SkinCare Physicians
Chestnut Hill, Massachusetts
United States

Elizabeth Kream, MD
Dermatology
Cosmetic and Laser Surgery Fellow
New York, New York
United States

Steven Krueger, MD
Micrographic Surgery & Dermatologic Oncology Fellow
University of Massachusetts Medical School
Worcester, Massachusetts
United States

Val Lambros, MD
Private Practice Plastic Surgery
Newport Beach, California
United States

Margo Lederhandler, BA, MD
Dermatologist and Dermatologic Surgeon
Private Practice;
Assistant Professor of Clinical Dermatology
Department of Dermatology
Weill Cornell Medicine
New York, New York
United States

Kachiu C. Lee, MD, MPH
Dermatologist
Main Line Center for Laser Surgery
Ardmore, Pennsylvania
United States

Ming Lee, MD, FAAD
Dermatologist and Dermatologic Surgeon
The Gainesville Skin Cancer Center
Gainesville, Florida;
Dermatology Fellow
Department of Dermatology
Feinberg School of Medicine, Northwestern University
Chicago, Illinois
United States

Nicole Y. Lee, MD, MPH, FAAD
Dermatology
Wesson Dermatology
Great Neck, New York
United States

Steven Liew, MBBS, FRACS
Plastic surgery
Shape Clinic
Sydney, New South Wales
Australia

Bassel H. Mahmoud, MD, PhD, FAAD
Associate Professor
Dermatology
University of Massachusetts
Worcester, Massachusetts
United States

Kavita Mariwalla, MD, FAAD
Director
Mariwalla Dermatology
West Islip, New York
United States

Rachel Miest, MD
Pariser Dermatology Specialists
Chesapeake, Virginia
United States

Ardalan Minokadeh, MD, PhD
Dermatologist
Skin Care and Laser Physicians of Beverly Hills
Los Angeles, California
United States

Gary D. Monheit, MD
Private Practice
Total Skin and Beauty Dermatology;
Clinical Professor
Department of Dermatology and Ophthalmology
University of Alabama at Birmingham
Birmingham, Alabama
United States

Laurel M. Morton, MD
Physician
Dermatology
SkinCare Physicians
Chestnut Hill, Massachusetts
United States

Farah Moustafa, MD, FAAD
Assistant Professor, Director of Laser & Cosmetics
Dermatology
Tufts University School of Medicine
Boston, Massachusetts
United States

Diane K. Murphy, MBA
Consultant
Santa Barbara, California
United States

Rhoda S. Narins, MD, FAAD
Private Practice;
Director of Cosmetic Dermatology, PC
Clinical Professor of Dermatology
Ronald O. Perelman Department of Dermatology
New York University
New York, United States

David M. Ozog, MD
Chair
Department of Dermatology
Henry Ford Health
Detroit, Michigan
United States

Heidi B. Prather, MD, FAAD, FASDS
Cosmetic and Procedural Dermatologist
Westlake Dermatology
Austin, Texas
United States

Rachel Pritzker, MD, FAAD
Dermatologist
Chicago Cosmetic Surgery and Dermatology
Chicago, Illinois
United States

Saleh Rachidi, MD, PhD
Skin Laser and Surgery Specialists
New York, New York
United States

Kent Remington, MD
Remington Laser Dermatology Centre
Calgary, Alberta
Canada

Berthold Rzany, MD, ScM
Medizin am Hauptbahnhof
Wahlarztzentrum für Dermatologie & Venerologie
Wien, Austria

Mona Sadeghpour, MD
Dermatologist
SkinMed Institute
Lone Tree, Colorado
United States

Neil S. Sadick, MD, FACP, FAACS, FACPh, FAAD
Clinical Professor
Department of Dermatology
Cornell University Medical College
University of Minnesota
Minneapolis, Minnesota
United States

Nazanin Saedi, MD
Dermatologist
Dermatology Associates of Plymouth Meeting
Clinical Associate Professor of Dermatology
Thomas Jefferson University
Plymouth Meeting, Pennsylvania
United States

Matthew Sandre, HBMSc, BScN, MD
Dermatologist
Sunnybrook Health Sciences Centre;
Division of Dermatology
University of Toronto
Toronto, Ontario
Canada

Nowell Solish, MD, FRCP
Associate Professor
Dermatology
University of Toronto
Toronto, Ontario
Canada

Nada Soueidan, MD
Dermatologist and Medical Director
Nu Yu Medical Center
Beirut, Lebanon;
Doha, Qatar;
Oujda, Morocco

Kathleen Suozzi, MD
Associate Professor
Department of Dermatology
Yale School of Medicine;
Director, Aesthetic Dermatology
Dermatology
Yale School of Medicine
New Haven, Connecticut
United States

Allison Sutton, MD, FRCPC
Founder and Medical Director
West Dermatology;
Clinical Instructor
Department of Dermatology and Skin Science
University of British Columbia
Vancouver, British Columbia
Canada

Ada Regina Trindade de Almeida, MD
Hospital do Servidor Público Municipal de São Paulo
São Paulo, SP
Brasil

Neelam Vashi, MD
Boston University Cosmetic and Laser Center
Boston, Massachusetts
United States

Michelle Vy, MD
Department of Dermatology
University of California
Davis Medical Center
Sacramento, California
United States

Heidi A. Waldorf, MD
President
Waldorf Dermatology Aesthetics
Nanuet, New York
United States

Susan Weinkle, MD
Affiliate Clinical Professor
Department of Dermatology
University of South Florida
Tampa, Florida
United States

Britney N. Wilson, MD, MSc
Massachusetts General Hospital
Boston, Massachusetts
United States

Woffles T.L. Wu, MBBS, FRCSE, FAMS
Medical Director
Woffles Wu Aesthetic Surgery and Laser Centre
Singapore, Singapore

Daniel Yanes, MD
Dermatologist
MI Skin Dermatology
Washington, District of Columbia
United States

Prefácio da Série

Esta nova edição de *Procedimentos em Dermatologia Cosmética* apresenta sofisticação e conhecimento científico cada vez maiores sobre a eficácia de todos os novos tratamentos desenvolvidos por cirurgiões dermatologistas estéticos e seus colegas. Os pareceres dos especialistas agora foram reunidos por dados, significância matemática e fatos. Artigos científicos são avaliados com base em seu nível de evidência, bem como sua utilidade para a expansão de nosso conjunto de conhecimentos sobre o tema.

Enquanto vários lugares do mundo estão, neste momento, vivenciando o envelhecimento de suas populações, nos EUA, os *Millennials* (nascidos entre 1980 e 1995) já ultrapassaram a geração dos *baby boomers* (nascidos entre 1946 e 1964) em proporção de mão de obra, e estão cada vez mais interessados em tratamentos estéticos para postergar e prevenir os sinais do envelhecimento. Esse novo conceito foi intitulado *Prejuvenation*[a] (K. Arndt MD).

O mundo da estética nunca foi um tema tão fascinante quanto agora, em virtude do comportamento dos próprios *millennials* de compartilhar abertamente suas experiências por meio das redes sociais. Enquanto a geração dos *baby boomers* acreditava que os tratamentos estéticos eram um "luxo", os *millennials* os consideram uma parte normal do bem-estar e da saúde pessoal.

A quinta edição da série *Procedimentos em Dermatologia Cosmética* permite que você se mantenha na vanguarda do conhecimento clínico e, para quem está começando na área, o conteúdo rapidamente o apresenta e familiariza com os mais recentes avanços tecnológicos deste campo.

Nossos autores são renomados dermatologistas e especialistas atuantes na área de estética.

O público em geral considera os dermatologistas como especialistas em procedimentos estéticos menos invasivos. Um programa nacional avançado de *fellowship* em Dermatologia Cirúrgica Estética foi criado nos EUA para treinar a próxima geração de dermatologistas com os mais elevados padrões.

Os médicos precisam ser proficientes nos métodos mais modernos para melhorar a aparência e ocultar os sinais visíveis do envelhecimento.

Para isso, esperamos que vocês, nossos leitores, considerem os livros da série proveitosos e educativos.

Agradecemos aos nossos diversos colaboradores e desejamos a você boa sorte em sua jornada de descoberta.

Jeffrey S. Dover, MD, FRCPC
Murad Alam, MD, MSCI, MBA

[a]N.T.: O termo *Prejuvenation* resulta da combinação das palavras prevenção (*prevention*) e rejuvenescimento (*rejuvenation*).

Prefácio da Primeira Edição da Série

Embora os dermatologistas tenham, desde o início da especialidade, se inclinado a realizar procedimentos, uma mudança especialmente rápida ocorreu nos últimos 25 anos. O advento da técnica de congelamento e a era de ouro da cirurgia micrográfica de Mohs para câncer de pele levaram à incorporação formal da cirurgia no currículo da Dermatologia. Mais recentemente, avanços tecnológicos dos procedimentos dermatológicos minimamente invasivos ofereceram à população em processo de envelhecimento novas opções para melhorar a aparência da pele danificada.

Procedimentos de rejuvenescimento da pele e regiões adjacentes são procurados avidamente por nossos pacientes. É importante salientar que os dermatologistas foram pioneiros em dispositivos, tecnologias e fármacos que continuam evoluindo a ritmo surpreendente. Diversos avanços importantes – inclusive quase todos os *lasers* cutâneos e procedimentos baseados em fontes luminosas, exotoxina botulínica, preenchimento de tecidos moles, lipoaspiração com anestesia diluída, tratamentos de varizes, *peelings* químicos e transplantes capilares – foram inventados ou desenvolvidos e aprimorados por dermatologistas. Como dermatologistas, entendemos os procedimentos e temos uma visão privilegiada da estrutura, função e fisiologia da pele. Dermatologistas estéticos tornaram o rejuvenescimento acessível a pacientes avessos a assumir riscos, porque enfatizam segurança e atenuam os efeitos traumáticos dos procedimentos cirúrgicos. Nenhuma especialidade está mais bem posicionada que a Dermatologia para liderar a área da cirurgia cutânea e, ao mesmo tempo, atender às necessidades dos pacientes.

À medida que a Dermatologia cresce como especialidade, uma proporção cada vez maior de dermatologistas se tornará proficiente na realização de diferentes procedimentos. Nem todos os dermatologistas realizam todos esses procedimentos, e alguns realizarão bem poucos, mas mesmo os menos familiarizados com os procedimentos devem estar bem versados sobre os detalhes, para serem capazes de orientar e educar seus pacientes. Independentemente se você é um cirurgião dermatológico habilidoso interessado em expandir ainda mais seu repertório cirúrgico, ou um novato em cirurgia que deseja aprender alguns procedimentos simples, ou alguém entre esses dois extremos, este livro e esta série são para você.

O volume em suas mãos faz parte de uma série denominada *Procedimentos em Dermatologia Cosmética*. O objetivo de cada livro é servir como manual prático de alguma área temática importante dos procedimentos dermatológicos.

Se você quiser ter certeza de que encontrou o livro certo para suas necessidades, talvez queira saber o que este livro é e o que ele não é. Não é um texto abrangente fundamentado em princípios teóricos. Não contém referências exaustivas. Não se destina a ser uma revisão completamente imparcial da literatura mundial sobre o assunto. Ao mesmo tempo, não é uma visão geral de procedimentos estéticos que os descreve em termos gerais sem apresentar informações específicas suficientes para, de fato, permitir que alguém realize os procedimentos. E, o mais importante, não é tão pesado a ponto de servir como prendedor de porta ou enfeite de estantes.

O que este livro e esta série oferecem é um guia prático, passo a passo, para a realização de procedimentos cirúrgicos dermatológicos. Cada volume da série foi coordenado por uma autoridade reconhecida em sua subespecialidade. Cada editor reuniu outros médicos igualmente voltados à prática, tecnicamente qualificados e experientes para escrever os capítulos integrantes. A maioria dos capítulos foi escrita por dois autores para garantir que diferentes abordagens e uma ampla gama de opiniões sejam incorporadas. Por outro lado, os dois autores e os editores também asseguraram a harmonização dos temas. Um padrão uniforme foi usado em cada capítulo, de modo que o leitor possa navegar facilmente por todos os livros da série. Nos capítulos, os autores contam sucintamente como eles atuam. A ênfase está na técnica terapêutica; os métodos de tratamento são discutidos tendo em vista as indicações adequadas, os eventos adversos e casos incomuns. Por fim, este livro é curto e pode ser lido integralmente durante uma viagem longa de avião. Acreditamos que a concisão resulta paradoxalmente em maior transferência de informações pela facilidade do total entendimento do início ao fim.

Esperamos que você goste deste livro, assim como dos demais da série, e que se beneficie das muitas horas de sabedoria clínica que foram despendidas para produzi-lo. Mantenha-o por perto, para que possa estar ao seu alcance sempre que precisar.

Jeffrey S. Dover, MD, FRCPC
Murad Alam, MD, MSCI, MBA
Ano: 2005

Prefácio

"Melhorar é mudar; ser perfeito é mudar com frequência."
Winston Churchill

Nesta quinta edição de *Procedimentos em Dermatologia Cosmética*, tudo realmente mudou! Isso inclui o desenvolvimento de novos preenchedores, conhecimentos inéditos sobre segurança e técnicas de uso de diferentes cânulas e agulhas e o reconhecimento de novos detalhes da anatomia subcutânea tridimensional facial em evolução.

O diagnóstico por imagem por meio de tomografia computadorizada (TC) de varredura demonstrou que o remodelamento ósseo do esqueleto facial começa aproximadamente aos 25 anos nas mulheres e aos 45 anos nos homens. Imagens de ressonância magnética (RM) destacaram a anatomia detalhada dos compartimentos de gordura do rosto, que permitem que as técnicas de preenchimento sejam não só exatas como também reprodutíveis. O ultrassom com Doppler permitiu a visualização da anatomia subcutânea, incluindo a importantíssima vasculatura e sua relação com a gordura, os ossos e o preenchedor que é injetado.

Estudos de resultados relatados por pacientes demonstram que tratamentos combinados (preenchedores com neuromoduladores e tecnologias) não apenas apresentam resultados melhores como também aumentam a satisfação e a fidelização dos pacientes.

O reconhecimento de semelhanças e diferenças no tratamento da pele facial em diferentes fotótipos de Fitzpatrick e tipos de pele de Glogau permite que o rejuvenescimento seja culturalmente adequado.

O conceito de reversibilidade dos preenchedores elevou ainda mais a popularidade dos preenchedores de ácido hialurônico (AH), e a hialuronidase está presente atualmente em todos os consultórios.

Preenchedores permanentes e semipermanentes de duração prolongada também têm seu lugar em nosso arsenal terapêutico. Os preenchedores de hidroxiapatita de cálcio, ácido poli-L-láctico, silicone líquido injetável e polimetilmetacrilato (PMMA) em suspensão de colágeno bovino são todos aprovados para preenchimento facial, e esperamos que mais classes de preenchedores sejam lançadas.

Finalmente, voltamos ao conceito mais importante de todos: os sentimentos dos nossos pacientes! A mistura de anestésico local com preenchedores realmente permitiu que um número muito maior de pacientes se beneficiasse desse tratamento estético de sucesso.

O mundo moderno dos preenchedores continua avançando rapidamente. Esperamos que você aprecie esse mundo em transformação tanto quanto nós.

Jean Carruthers, MD, FRCS(C), FRC(Ophth)
Alastair Carruthers, MA, BM, BCh, FRCPC, FRCP(Lon)
Jeffrey S. Dover, MD, FRCPC
Murad Alam, MD, MSCI, MBA

Sumário dos Vídeos

Vídeo 32.2 Técnica linear. A agulha ou cânula é inserida em um ângulo oblíquo (< 90°), avançada, e o preenchedor é depositado de forma retrógrada à medida que a cânula ou agulha é retirada. (Direitos autorais reservados a Omer Ibrahim, MD.)

Vídeo 32.3 Técnica de *bolus*. A cânula ou agulha é geralmente inserida em um ângulo de 60 a 90° para a realização de um depósito de preenchedor no plano supraperiosteal ou compartimento de gordura profunda. (Direitos autorais reservados a Omer Ibrahim, MD.)

Vídeo 32.4 Técnica de puntura seriada. Várias pequenas injeções de preenchedor são aplicadas próximas para que o material se aglutine em uma distribuição suave. (Direitos autorais reservados a Omer Ibrahim, MD.)

Vídeo 32.5 Técnica em leque. A cânula ou agulha é inserida através de um único ponto de entrada, injetando-se um segmento e, em seguida, o instrumento é retraído e redirecionado a um ângulo ligeiramente diferente para injetar segmentos adicionais. (Direitos autorais reservados a Omer Ibrahim, MD.)

Vídeo 33.1 Demonstração da técnica em *bolus* para definir a mandíbula com preenchedor de ácido hialurônico. (Direitos autorais reservados a Omer Ibrahim, MD.)

Vídeo 33.2 Demonstração da técnica em *bolus* para definir o mento com preenchedor de ácido hialurônico. (Direitos autorais reservados a Omer Ibrahim, MD.)

Vídeo 34.1 Tratamento com preenchedores combinados.

Vídeo 37.1 Situação de emergência de uma oclusão vascular por preenchedor.

Acesse todos os vídeos aqui ou em seus respectivos capítulos

Sumário

1

Introdução

Jean Carruthers e Alastair Carruthers

RESUMO E CARACTERÍSTICAS PRINCIPAIS

- O conhecimento da anatomia subcutânea neurovascular, óssea e muscular de cada região da face, aliado à compreensão dos pontos anatômicos de referência externos, está se tornando cada vez mais importante. A compreensão dos desejos estéticos de cada indivíduo e a volumização cuidadosa e estratégica são a chave para o sucesso estético dos preenchimentos faciais
- A compreensão dos diferentes conceitos regionais de beleza e a utilização de escalas de avaliação validadas têm ajudado a obter a excelência nos resultados
- A reversibilidade e um melhor controle da dor aprimoraram os procedimentos de volumização. A melhor compreensão da anatomia e da otimização das técnicas de injeção podem diminuir (mas, até o momento, não eliminaram) as complicações por oclusão vascular
- Os preenchedores tridimensionais são vistos agora como estimuladores da neocolagênese cutânea, melhorando assim a textura da pele facial "de dentro para fora".

Em 1885, duas figuras europeias extremamente poderosas, o Imperador Guilherme e o Chanceler Bismarck, decidiram anunciar que a idade para a aposentadoria passaria a ser 65 anos. Naquela época, a média etária da população era de 16 anos. Atualmente, é de 29,6 anos.

Além disso, hoje, os adultos trabalham por mais tempo, vivem melhor e são mais bem informados sobre como viver um estilo de vida saudável.

A nova era do rejuvenescimento não invasivo é perfeitamente oportuna para auxiliar todos os grupos etários a recuperar e manter uma aparência jovial e empoderada. Em uma pesquisa com consumidor sobre Procedimentos Dermatológicos Cosméticos, realizada pela American Society for Dermatologic Surgery (ASDS), com 7.315 participantes, 5 em cada 10 indivíduos estavam considerando a realização de um procedimento estético não apenas para a face, mas também corporal. Desejavam parecer tão jovens quanto se sentiam, mais confiantes e atraentes.

Em 2014, nos EUA, quase metade de todos os pacientes de cosmética que procuraram intervenções não invasivas ou minimamente invasivas submeteu-se a procedimentos estéticos combinados. Também é maior o interesse desses pacientes em procedimentos que exijam um mínimo, ou nenhum, período de afastamento de suas atividades (*downtime*).

Os preenchedores sintéticos, como o ácido hialurônico, a hidroxiapatita de cálcio, o ácido poli-L-láctico e o silicone, permitem a volumização tridimensional sem a necessidade de uma coleta prévia de material. A lipoaspiração com anestesia tumescente local permite o uso de gordura autóloga como agente volumizador.

As estruturas anatômicas no processo de envelhecimento facial como osso, compartimentos de gordura e pele têm sido amplamente estudadas por tomografia computadorizada (TC), ressonância magnética (RM), ultrassom com *doppler* e dissecção anatômica detalhada em cadáveres. Essas informações possibilitam o entendimento preciso das mudanças anatômicas do envelhecimento. Uma nova linguagem descritiva dessas alterações, utilizando escalas faciais, tem sido publicada e contribui para melhorar a comunicação, não apenas com os nossos pacientes, mas também entre os profissionais da área, em um esforço conjunto para a excelência de resultados.

Os resultados relatados pelo paciente (PROs, do inglês *patient-reported outcomes*) tornaram-se o padrão para avaliar os desfechos dos tratamentos sob a perspectiva do paciente. Questionários validados publicados, como Resultados da Linha Facial (FLO, do inglês *Facial Line Outcomes*) e Autopercepção da Idade (SPA, do inglês *Self-Perception of Age*), podem ser utilizados com a mesma facilidade na nossa prática e pesquisa clínica. Vários PROs validados são utilizados tanto pelos pacientes como pelo médicos investigadores – como a Escala de Volume Labial (LFS, do inglês *Lip Fullness Scale*), a escala Aparência e Percepção dos Lábios (LAF, do inglês *Look and Feel of the Lips*), as escalas de gravidade das Linhas Periorais em Repouso (POL, do inglês *Perioral Lines at Rest*), Linhas Periorais em Contração Máxima (POLM, do inglês *Perioral Lines at Maximum Contraction*), Gravidade da Comissura Oral (OCS, do inglês *Oral Commissure Severity*) e, ainda, as escalas Face-Q. O reconhecimento de que a opinião do paciente é muito importante e, portanto, deve ser registrada, estudada e compreendida, é uma mudança de paradigma na Medicina Estética.

Os pacientes preferem que os seus tratamentos sejam o mais indolores possível. Na última década, aprendemos que a informação reduz drasticamente a ansiedade dos nossos pacientes, bem como a crioanalgesia, a anestesia tópica e a "papoterapia" (*talkesthesia*). O controle da dor das injeções faciais evoluiu amplamente com os bloqueios trigeminais e adição de lidocaína aos preenchedores. A adição de soro fisiológico ou lidocaína com epinefrina ao preenchedor diminui sua coesividade, facilitando a aplicação, a distribuição homogênea com massagem suave e o benefício da segurança pela vasoconstrição.

Embora seja necessário usar agulhas para a injeção intradérmica do preenchedor, as cânulas com maior diâmetro (25 G) mostraram-se mais seguras que as agulhas e cânulas menores (27 G). Além disso, um excelente trabalho com o uso de ultrassonografia com *doppler* na visualização vascular da área a ser injetada ajuda na prevenção de acidentes vasculares. A variabilidade anatômica dos vasos, entre os indivíduos e entre as hemifaces, faz desse ultrassom moderno "o nosso olho sob a pele". O ultrassom com *doppler* também pode guiar a aplicação de hialuronidase e, em poucos minutos, é possível ver a restauração do padrão vascular normal.

A reversibilidade também se tornou a base das injeções de preenchedor facial. A hialuronidase é uma enzima que cataboliza qualquer preenchedor de ácido hialurônico (AH), normalmente em 24 horas. No futuro, poderão ser produzidas novas classes de preenchedores com "antídotos" personalizados. Os hematomas pós-tratamento podem agora ser tratados imediatamente com luz intensa pulsada em parâmetros moderados, o que possibilita a sua absorção em 24 a 48 horas, em vez de em 7 a 10 dias. Novas formulações tópicas ativam o sistema mononuclear fagocitário na remoção das hemácias e reduzem o tempo de recuperação dos hematomas.

Todos os indivíduos esperam o efeito imediato do preenchimento com o novo contorno desejado. Eles podem não estar conscientes da neocolagênese que ocorre após o preenchedor e que resultará em uma pele mais radiante e luminosa.

O século passado assistiu uma explosão do desenvolvimento de novos preenchedores e sua preferência global por uma população de pacientes em busca de uma aparência restaurada e jovial sem os riscos e *downtime* de uma abordagem cirúrgica convencional. De fato, a introdução de procedimentos injetáveis não invasivos ou minimamente invasivos representa uma significativa mudança na abordagem ao rejuvenescimento facial. De acordo com o *site* da ASDS, em 2019, os procedimentos com preenchedores injetáveis aumentaram 78% desde 2012. A recente adição de imagens sofisticadas de ultrassom possibilitou a inspeção da anatomia subcutânea durante e após as injeções do preenchedor, para que a anatomia vascular subcutânea seja percebida em relação ao volume de preenchedor aplicado.

Esta tendência deverá continuar, uma vez que, na "Dismorfia do *Zoom*", observada na recente pandemia, 87% dos pacientes nos procuravam porque passavam de 5 a 10 horas por dia em videoconferências, durante as quais olhavam constantemente para seus próprios rostos e os dos colegas. A restauração segura do volume facial e de outras áreas do corpo continuará a ser muito popular, especialmente como parte de um plano de tratamento estético abrangente e multifacetado.

LEITURA ADICIONAL

ASDS Consumer Survery (2021). Sourced 13 Sep 2022 (www.asds.net). 70 percent of 3527 consumers surveyed were considering a cosmetic procedure on face and or body.

ASDS survey on dermatologic procedures. http://mobile.twitter.com. Accessed 13 September 2022.

Carruthers, J., Burgess, C., Day, D., et al. (2016). Consensus recommendations for combined aesthetic interventions in the face using botulinum toxin, fillers, and energy-based devices. *Dermatol Surg, 0*, 1–12.

Carruthers, A., Carruthers, J., Hardas, B., et al. (2008). A validated lip fullness rating scale. *Dermatol Surg, 34*(suppl 2), S161–S166.

Carruthers, A., Carruthers, J., Hardas, B., et al. (2008). A validated marionette lines rating scale. *Dermatol Surg, 34*(suppl 2), S167–S172.

Carruthers, A., Carruthers, J., Hardas, B., et al. (2008). A validated crow's feet rating scale. *Dermatol Surg, 34*(suppl 2), S173–S178.

Carruthers, A., Carruthers, J., Hardas, B., et al. (2008). A validated hand grading rating scale. *Dermatol Surg, 34*(suppl 2), S179–S183.

Carruthers, J., Carruthers, A., Monheit, G. D., Davis, P. G., & Tardie, G. (2011). Multicenter, randomized, parallel-group study of onabotulinumtoxin A and hyaluronic acid dermal fillers (24-mg/mL smooth, cohesive gel) alone and in combination for lower facial rejuvenation: satisfaction and patient-reported outcomes. *Dermatol Surg, 36*(suppl 4), 2135–2145.

Carruthers, J., Flynn, T. C., Geister, T. L., et al. (2012). Validated assessment scales for the mid face. *Dermatol Surg, 38*, 320–332.

Carruthers, J. D. A., Glogau, R., & Blizter, A. (2008). Facial Consensus Group Faculty. Advances in facial rejuvenation: botulinum toxin type A, hyaluronic acid dermal fillers, and combination therapies: consensus recommendations. *Plast Reconstr Surg, 121*(suppl 5), S5–S30.

Fagien, S., & Carruthers, J. (2008). A comprehensive review of patient reported satisfaction with botulinum toxin type A for aesthetic procedures. *Plast Reconstr Surg, 122*, 1915–1925.

Pavicic, T., Webb, K. L., Frank, K., Gotkin, R. H., Tamura, B., & Cotofana, S. (2019). Arterial wall penetration forces in needles versus cannulas. *Plast Reconstr Surg, 143*, 504e.

Schelke, L. W., Decates, T. S., & Velthuis, P. J. (2018). Ultrasound to improve the safety of hyaluronic acid filler treatments. *J Cosmet Dermatol*, 1–6.

Wikipedia. Median age of the world's population. https://en.m.wikipedia.org. Accessed March 29, 2021.

2

Preenchedores: Mudanças de Paradigma Criam Novos Desafios

Omer Ibrahim

RESUMO E CARACTERÍSTICAS PRINCIPAIS

- Mudança no conceito de tratamento para incluir "recriar", além de "rejuvenescer"
- O aumento da demanda de procedimentos estéticos minimamente invasivos, em vez de cirurgia, inspirou o médico injetor a adaptar-se, evoluir e ressignificar-se como um artista
- Os novos produtos são variações do nicho da tecnologia existente de ácido hialurônico e continuam a se expandir no mercado
- A reposição de volume proporciona melhora estética única que não pode ser alcançada por outros meios
- Os preenchedores mais robustos requerem uma aplicação mais profunda
- A aplicação mais profunda envolve comunicações vasculares com a artéria central da retina e os ramos da artéria carótida
- As áreas de tratamento mais recentes (p. ex., têmporas, contorno mandibular e nariz) apresentam riscos intrínsecos e efeitos colaterais em potencial
- A injeção intravascular ou a compressão vascular por agentes densos podem causar consequências catastróficas
- Dentre os fatores de risco estão o tamanho das partículas do preenchedor, a pressão gerada e a velocidade da injeção
- Os injetores devem estar cientes do impacto psicossocial dos preenchedores injetáveis e não se deixar levar por percepções irrealistas de beleza da sociedade.

> *"Vou ser muito clara. Estou extremamente feliz com quem sou e com a minha aparência, mas às vezes é preciso fazer uma mudança. Não há nada de errado em querer uma aparência diferente de vez em quando."*
>
> ***Paciente do sexo feminino, 36 anos, em consulta para maior definição do contorno mandibular***

De acordo com a pesquisa anual da American Society for Dermatology Surgery (ASDS), 1,6 milhão de preenchimentos injetáveis foram realizados em 2019, um aumento de 78% desde 2012 (Figura 2.1). Este *boom* dos preenchedores injetáveis se deve provavelmente a uma combinação de aumento da demanda, com um elevado senso de autoconsciência e percepção de beleza, além de um armamentário crescente de uma variedade de preenchedores à disposição do médico injetor. O médico pode agora rejuvenescer os sinais de envelhecimento, desde as linhas mais finas até os sulcos mais profundos. Além de reverter os sinais do envelhecimento, o médico injetor está incumbido agora da tarefa de remodelar as características faciais e recriar estruturas que não estavam presentes originalmente, uma exigência cada vez mais popular entre os pacientes mais jovens, *experts* das redes sociais e recém-independentes em termos financeiros. Neste capítulo, discutiremos um breve histórico da evolução dos preenchimentos, a mudança nas tendências de beleza, bem como os riscos físicos e implicações sociais dos procedimentos mais recentes e procurados.

A partir de 2010, os preenchimentos deixaram de ser um tratamento de rugas estáticas no plano bidimensional para ser correção volumétrica tridimensional da face envelhecida. O que teve início, na década de 1970, com quantidades muito pequenas e arbitrárias de material (seringas de 0,5 e 1,0 mℓ de colágeno bovino ou, algumas vezes, microgotículas de silicone), direcionado para uma linha ou uma pequena cicatriz de acne, subitamente transformou-se em volumes maiores de preenchimento, em especial com a introdução dos géis de ácido hialurônico (AH). Com o impacto estético do grande sucesso da toxina botulínica nos músculos de expressão facial, foram disponibilizadas ferramentas para abordar um segundo componente significativo do envelhecimento facial: a perda substancial de volume nos compartimentos de gordura superficiais e profundos.

A única seringa de colágeno comercialmente disponível durante 25 anos tornou-se completamente inadequada na abordagem dos novos procedimentos. Os mercados começaram a responder com uma inundação de novos preenchedores – géis de AH, ácido poli-L-láctico (PLLA), hidroxiapatita de cálcio (CaHA) e polimetilmetacrilato (PMMA). Após 20 anos com três produtos de preenchimento – colágeno, silicone e gordura –, o mercado estético expandiu-se, em 5 anos, com mais de 300 apresentações de preenchedores injetáveis disponíveis em todo o mundo e com crescimento anual mantido.

Os géis de AH estão disponíveis agora em várias densidades, com adição de lidocaína, e constituem atualmente a maior parte do mercado de preenchedores na América do Norte.

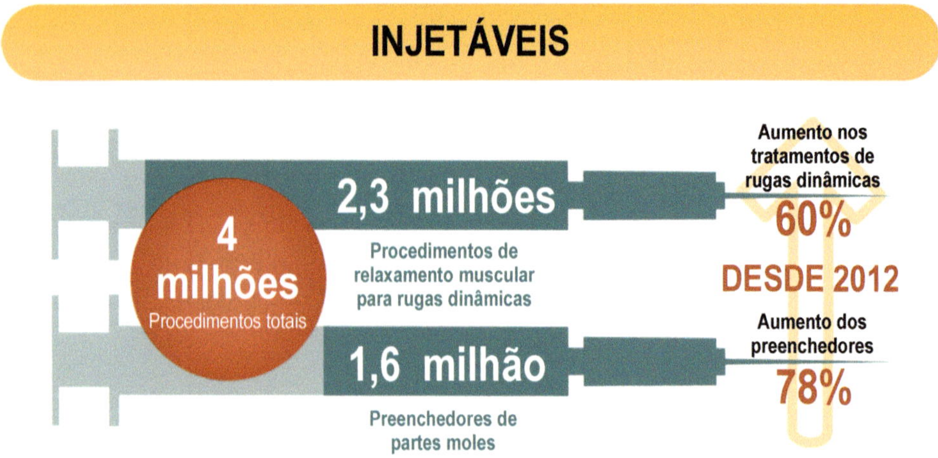

Figura 2.1 Tendências do tratamento injetável entre 2012 e 2019. (Cortesia da Pesquisa de Procedimentos Dermatológicos da American Society for Dermatologic Surgery [ASDS]. http://asds.net/Procedures-Survey.)

O Restylane® foi o primeiro preenchedor de AH aprovado pela Food and Drug Administration (FDA), rapidamente seguido pela família Juvéderm® e por outros produtos injetáveis de diferentes composições: Sculptra® – PLLA; Radiesse® – CaHA; Bellafill® – PMMA; e outras marcas de géis de AH com diferentes atributos.

Em consequência do afluxo de novos preenchedores e maior conhecimento sobre a perda volumétrica tridimensional do rosto envelhecido, houve um rápido aumento na quantidade de material injetado nos compartimentos profundos com melhoras mais significativas e naturais à face. Em especial, os contornos convexos da bochecha, mas também das têmporas, lábios e sulcos lacrimais foram sutilmente restaurados volumetricamente, algo que a cirurgia tradicional não conseguia realizar. Repentinamente, o médico injetor passou a ter à sua disposição áreas de aplicação totalmente novas.

A gordura homóloga, disponível a partir das técnicas de lipoaspiração introduzidas no início dos anos 1980, era o único volumizador injetável. Muitos cirurgiões tentaram várias técnicas de coleta e processamento, da gordura do abdome e dos quadris para lipoenxertia em locais do rosto e corpo. No entanto, em sua maior parte, a confiabilidade dos resultados era inconsistente e não duradoura para a maioria dos pacientes e, algumas vezes, ocorriam assimetrias indesejadas. O uso da gordura autóloga aumentou a compreensão da natureza e distribuição dos compartimentos de gordura subcutânea na face envelhecida. Por exemplo, a ressonância magnética (RM) não invasiva e as técnicas de imagem estimam o volume da gordura subcutânea da porção média da face como algo entre 13 e 17 mℓ por lado – não é um déficit passível de ser reparado com uma só seringa de qualquer material.

O AH tornou-se o material mais utilizado nos preenchedores nos EUA e em todo o mundo. São estáveis em temperatura ambiente, fabricados em seringas individuais prontas para o uso. Uma importante consideração de segurança é sua reversibilidade com hialuronidase. Proporcionam um *lifting* imediato superior aos preenchedores de colágeno precedentes, com maior durabilidade e sem necessidade de testes cutâneos de alergia antes do tratamento. São facilmente injetados através de agulhas de pequeno calibre, 27 G e menores. Como são derivados de bactérias, não causam os problemas dos produtos com colágeno derivados das proteínas de origem animal.

A evolução dos produtos com AH trouxe melhoras tecnológicas. Uma abordagem é a concentração variável do AH, variabilidade no grau de ligação (*cross-linking*) entre as cadeias de polímero e a adição de lidocaína para promover conforto na injeção. As alterações na densidade e grau de *cross-linking* afetam de várias maneiras a reologia dos materiais e podem melhorar a duração, o efeito *lifting* e a força de extrusão nas agulhas de pequeno calibre.

O desafio para o médico injetor é selecionar o agente adequado e aplicá-lo na melhor localização anatômica para alcançar o resultado estético desejado. Nos anos 1970 e início dos anos 1980, quando as injeções de colágeno bovino estavam em uso, o alvo estético eram as rugas, a aplicação era dérmica e os efeitos secundários esperados eram hematomas no local injetado. À medida que o espectro de indicações estéticas aumentou, a aplicação dos preenchedores passou a ser realizada em diferentes planos anatômicos, e começaram a ocorrer oclusões vasculares, como os acidentes isquêmicos nos vasos supratrocleares (tratamento das linhas glabelares), na artéria angular, ramo da artéria facial (sulcos nasolabiais) ou oclusão da artéria labial (volumização dos lábios).

O número desses acidentes vasculares pareceu aumentar quando ocorreu a mudança do colágeno original Zyderm® para o Zyplast®, um produto de colágeno reticulado com maior duração de efeito. O Zyplast® apresentava força de extrusão bem menor que o Zyderm®, os injetores aplicavam inadvertidamente toda a seringa com um simples toque no êmbolo, contribuindo potencialmente para acidentes vasculares. A despeito do debate sobre a gênese dessas oclusões (compressão intravascular *versus* extravascular, efeito hemostático do colágeno *versus* efeito de massa do *bolus* no vaso), a natureza do fenômeno era irreversível – não existia nada para dissolver o colágeno. Era necessário, portanto, que a injeção ocorresse sob a derme, no espaço subcutâneo, onde as artérias menores estão próximas à superfície.

A evolução do uso dos preenchedores de gel de AH seguiu o mesmo processo, embora a aplicação dérmica desses materiais fosse menos comum. O Restylane®, pela natureza particulada do AH, quando injetado muito superficialmente, produzia uma mudança de cor conhecida como efeito Tyndall.

Entretanto, não tardou muito para se observarem acidentes oclusivos no tratamento com AH para rugas glabelares, sulcos nasolabiais na base do nariz e nas artérias labiais, entre outros. A etapa evolutiva subsequente foi a utilização de preenchedores de AH em planos profundos para correção de déficits de volume: na gordura pré-malar e malar, região perioral, mandibular, nas têmporas, fronte e nariz. Consequentemente, a natureza dos preenchedores no mercado tornou-se mais robusta e versátil, ocorrendo então uma explosão na procura não apenas para rejuvenescimento, mas também para correção e mudanças no *shape* facial.

O advento das redes sociais e a subsequente criação de plataformas de edição e compartilhamento de fotografias, sem dúvida, mudaram a percepção que o público tem da beleza. Embora as características físicas de beleza possam ser constantes ao longo do tempo e das culturas, a ênfase em certas partes do corpo ou atributos faciais mudou. As rinoplastias não cirúrgicas, o aumento do mento, o refinamento da linha mandibular e a volumização dos glúteos são alguns dos procedimentos transmitidos pela televisão e pelas plataformas das redes sociais. De modo semelhante à adoção de um novo penteado em um salão de beleza, os jovens pacientes estão agora em busca de fazer ajustes em sua aparência para alcançarem um "novo visual" (Figuras 2.2 e 2.3). Em um piscar de olhos, uma celebridade pode desaparecer e reaparecer alguns dias depois, com um queixo mais marcado, uma linha da mandíbula mais fina, lábios mais cheios ou com um corpo em "ampulheta" – lá se foram os dias das fotografias de celebridades, obtidas por *paparazzi*, envolvidas em ataduras pós-cirúrgicas, tentando fugir discretamente de uma clínica médica. A exposição dos procedimentos minimamente invasivos nas redes sociais e a transparência de algumas celebridades mostraram ao público a versatilidade dos preenchimentos e uma gama de possibilidades obtidas com a seringa em vez do bisturi. Por sua vez, a indústria dos preenchedores respondeu: pelo menos dois preenchedores de AH (Juvéderm® Voluma® e Restylane® Defyne™) estão agora aprovados pela FDA para o aumento não cirúrgico do queixo, e outros mais estão a caminho. O papel do contorno da porção inferior do rosto para a obtenção de um perfil equilibrado e definido consolidou-se. Agora, os jovens da geração *millenials*, com independência financeira recém-adquirida, procuram ativamente procedimentos rejuvenescedores e inventivos.

Para atender à demanda dos procedimentos novos e "da moda", o médico injetor deve estar ciente dos riscos físicos e das implicações psicossociais desses tratamentos. A aplicação de um preenchedor em planos profundos, especialmente em áreas de alto risco como o nariz, predispõe à oclusão intravascular. Várias artérias superficiais da face são ramos terminais da artéria oftálmica (artérias supraorbital, supratroclear, dorsal do nariz e angular) (Figura 2.4). A injeção intra-arterial pode levar à necrose da pele e até mesmo a complicações oculares devastadoras, incluindo cegueira irreversível. O perigo não se limita ao território arterial da circulação. Na área das têmporas, um local frequente de atrofia indesejada e um alvo estético de injeções profundas de preenchimento, a veia temporal média (VTM) comunica-se com o seio cavernoso por meio das veias periorbitais e com a artéria pulmonar pela veia jugular interna, exigindo uma aplicação criteriosa do preenchedor no plano supraperiosteal, para evitar a injeção intravascular da VTM e perda potencial de visão ou embolias pulmonar e cerebral.

Infelizmente, bastam somente pequenas quantidades de preenchedor para provocar uma injeção retrógrada dos ramos distais para a artéria central da retina como apenas 0,5 mℓ de produto. Embora, felizmente, essas complicações vasculares com embolia retrógrada sejam bastante raras, justificam um cuidadoso conhecimento tanto da anatomia vascular, principalmente em zonas

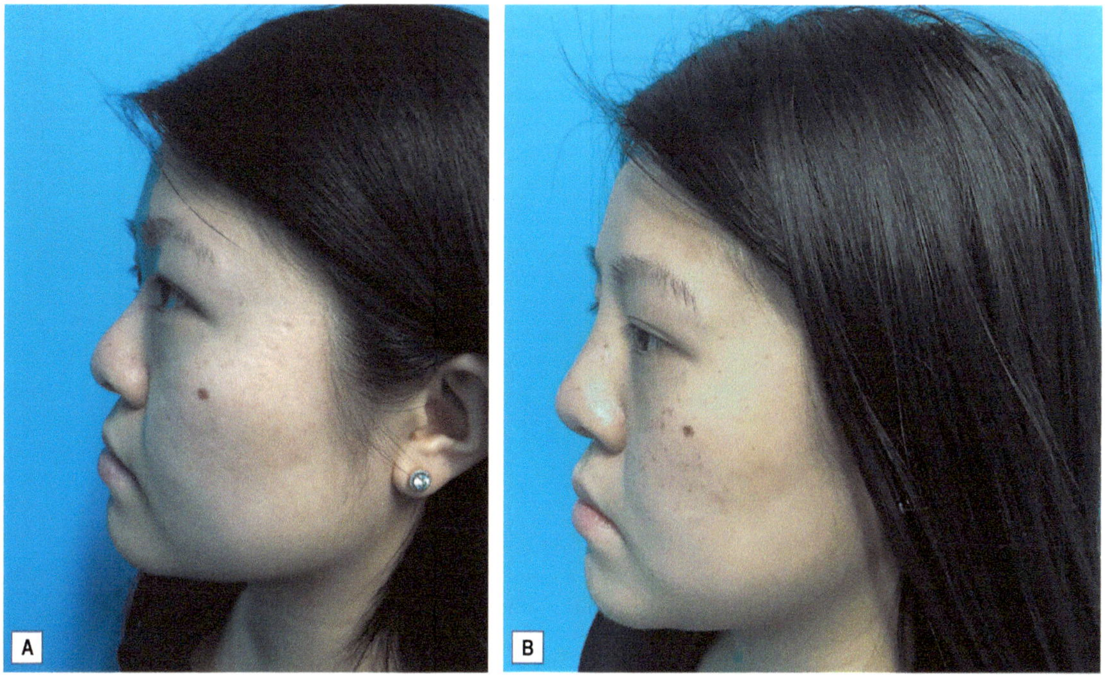

Figura 2.2 Rinomodelação com ácido hialurônico para aumentar a altura e a definição da ponte nasal. **A.** Antes do tratamento. **B.** Imediatamente após o tratamento. (Direitos de autor reservados por Omer Ibrahim, MD.)

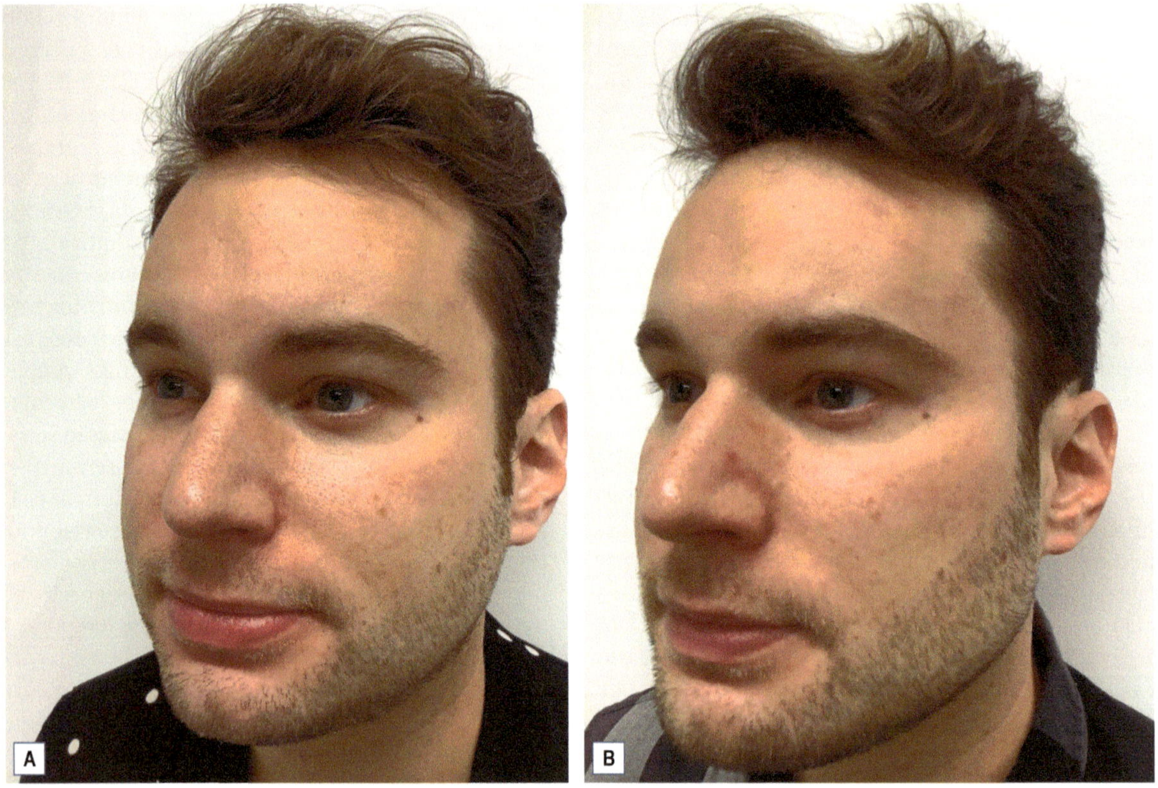

Figura 2.3 Tratamento da região malar e da linha mandibular com ácido hialurônico em um paciente jovem em busca de uma aparência mais angulosa e "masculina". **A.** Antes do tratamento. **B.** Duas semanas após o tratamento. (Direitos de autor reservados por Omer Ibrahim, MD.)

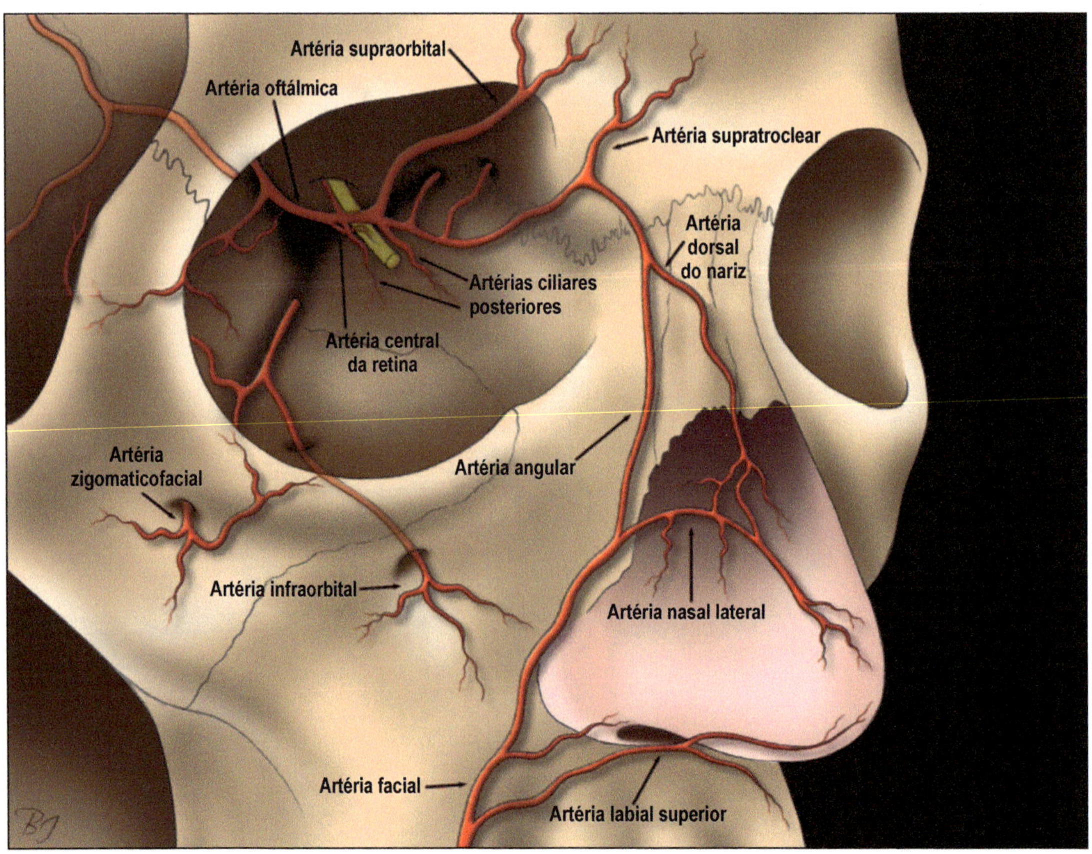

Figura 2.4 O potencial de comunicação retrógrada e embolia da artéria central da retina pode ser rastreado até as artérias facial, nasal lateral, dorsal do nariz, infraorbital, zigomaticofacial, supratroclear, supraorbital e labial superior. (Reproduzida de Lazzeri D, Agostini T, Figus M, Nardi M, Pantaloni M, Lazzeri S. Blindness following cosmetic injections of the face. *Plast Reconstr Surg.* 2012;129(4):995-1012. p 1006.)

de risco, e das técnicas disponíveis para diminuir o risco das injeções. Há uma relação indissociável entre a velocidade da injeção e o risco desses acidentes vasculares demonstrada em ensaios clínicos. Além disso, foram feitas sugestões para o uso de seringas menores (pressão reduzida), cânulas rombas (menor probabilidade de canulação direta do vaso), várias alíquotas pequenas de material em vez de grandes quantidades de uma só vez, aspiração antes da injeção para confirmar a localização da ponta da agulha, além de mover ligeiramente a agulha ou a cânula durante a injeção, para prevenir a punção intravascular. Quando possível, deve-se considerar a injeção perpendicular ao trajeto do vaso em vez de paralelamente ao mesmo, para minimizar a injeção intravascular.

Embora tenham sido relatados acidentes vasculares com todos os tipos de preenchedores, a gordura claramente parece acarretar maior risco, provavelmente secundário às pressões mais elevadas e a tamanhos maiores das partículas injetadas. Com outros preenchedores permanentes ou semipermanentes, como CaHA, PMMA, ácido poliláctico (PLA) e silicone, não é possível remover ou dissolver o produto, caso ocorra um acidente vascular. Os preenchedores de AH permitem a reversão de alguns casos de oclusão vascular em vasos superficiais (p. ex., isquemia glabelar, isquemia da artéria angular ou oclusão da artéria labial). Nesses casos, a inundação da área com hialuronidase e a administração de ácido acetilsalicílico, bem como cuidados adequados à ferida, podem ajudar a minimizar o dano.

Contudo, se tiver ocorrido uma oclusão vascular mais profunda (alterações da visão, sintomas de acidente vascular cerebral etc.), indica-se atendimento emergencial. A morte das células ganglionares da retina pode ocorrer em apenas 12 a 15 minutos. Consultas oftalmológica e neurológica emergenciais são necessárias. A recuperação da função geralmente é marginal, na melhor das hipóteses. O uso de hialuronidase no espaço retrobulbar pode ter um benefício teórico, mas não está estabelecido.

Além da necessidade crucial de se estar ciente dos riscos físicos dos preenchedores injetáveis, a onipresença sem precedentes de procedimentos minimamente invasivos em televisores, *tablets* e celulares tornou ainda mais poderosos os impactos psicológicos e sociais do médico injetor. Demonstrou-se que as *selfies* e as redes sociais aumentam a ansiedade e a dismorfia dos pacientes, e diminuem o seu senso de autoestima e autoconfiança. Esses fatores psicológicos podem ter consequências devastadoras, como a automutilação e o suicídio. Nesta era de filtros, edição de fotos e expectativas irrealistas estabelecidas por algumas celebridades e influenciadores, o médico injetor encontra-se entre dois extremos: oscilando constantemente entre elevar sua prática e arriscar-se a ceder a ideais de beleza inalcançáveis. É fundamental avaliar e reavaliar continuamente as preocupações do paciente e suas origens, e perguntar-se: posso proporcionar um resultado esteticamente agradável e genuíno sem alimentar as expectativas irreais e de uma dismorfia subjacente? A linha divisória é tênue, mas o médico injetor tem a responsabilidade de manter os padrões éticos e, ao mesmo tempo, orientar o paciente, oferecendo um tratamento baseado em evidências.

Apesar dos riscos em potencial e dos impactos psicossociais dos preenchedores injetáveis minimamente invasivos, a crescente variedade de preenchedores no mercado, as mudanças na demografia dos pacientes e a evolução das tendências de beleza estão revigorando o campo da estética. O médico injetor combina Medicina, Psicologia e Arte para rejuvenescer, corrigir e redesenhar de maneiras sem precedentes, com segurança, eficácia e conhecimentos adequados de risco, técnica e anatomia.

LEITURA ADICIONAL

American Society for Dermatologic Surgery. (2021). *ASDS Survey on Dermatologic Procedures.* https://www.asds.net/medical-professionals/practice-resources/asds-survey-on-dermatologic-procedures.

Barrera, J. E., & Most, S. P. (2008). Volumetric imaging of the malar fat pad and implications for facial plastic surgery. *Arch Facial Plast Surg, 10*(2), 140–142.

Beleznay, K., Carruthers, J. D., Humphrey, S., & Jones, D. (2015). Avoiding and treating blindness from fillers: a review of the world literature. *Dermatol Surg, 41*(10), 1097–1117.

Chang, S. H., Yousefi, S., Qin, J., et al. (2016). External compression versus intravascular injection: a mechanistic animal model of filler-induced tissue ischemia. *Ophthal Plast Reconstr Surg, 32,* 261–266.

DeLorenzi, C. (2014). Complications of injectable fillers, part 2: vascular complications. *Aesthet Surg J, 34*(4), 584–600.

Fagien, S. (2016). Commentary on a rethink on hyaluronidase injection, intra-arterial injection and blindness. *Dermatol Surg, 42*(4), 549–552.

Glogau, R. G., & Kane, M. A. (2008). Effect of injection techniques on the rate of local adverse events in patients implanted with nonanimal hyaluronic acid gel dermal fillers. *Dermatol Surg, 34*(suppl 1), S105–S109.

Goodman, G. J., & Clague, M. D. (2016). A rethink on hyaluronidase injection, intraarterial injection, and blindness: is there another option for treatment of retinal artery embolism caused by intraarterial injection of hyaluronic acid? *Dermatol Surg, 42*(4), 547–549.

Harb, A., & Brewster, C. T. (2020). The nonsurgical rhinoplasty: a retrospective review of 5000 treatments. *Plast Reconstr Surg, 145,* 661–667.

Maymone, M. B. C., Laughter, M., Dover, J., & Vashi, N. A. (2019 Sep–Oct). The malleability of beauty: perceptual adaptation. *Clin Dermatol, 37*(5), 592–596.

Perrett, D. I., May, K. A., & Yoshikawa, S. (1994). Facial shape and judgements of female attractiveness. *Nature, 368,* 239–242.

Shome, D., Vadera, S., Male, S. R., & Kapoor, R. (2020). Does taking selfies lead to increased desire to undergo cosmetic surgery. *J Cosmet Dermatol, 19*(8), 2025–2032.

Steinsapir, K. D. (2016). Treating filler related visual loss. *Dermatol Surg, 42*(4), 552–554.

Tansatit, T., Apinuntrum, P., & Phetudom, T. (2015). An anatomical study of the middle temporal vein and the drainage vascular networks to assess the potential complications and the preventive maneuver during temporal augmentation using both anterograde and retrograde injections. *Aesthetic Plast Surg, 39*(5), 791–799.

Tobalem, S., Schutz, J. S., & Chronopoulos, A. (2018). Central retinal artery occlusion—rethinking retinal survival time. *BMC Ophthalmol, 18*(1), 101.

Wang, J. V., Rieder, E. A., Schoenberg, E., Zachary, C. B., & Saedi, N. (2020). Patient perception of beauty on social media: Professional and bioethical obligations in esthetics. *J Cosmet Dermatol, 19*(5), 1129–1130.

3

Beleza Facial e o Papel Central do Volume

Omer Ibrahim, Karen Kim, Neelam Vashi e Karen Dover

RESUMO E CARACTERÍSTICAS PRINCIPAIS

- A percepção da atratividade é uma capacidade humana inata que envolve todos os sentidos
- O volume é importante em muitos dos indicadores de juventude, maturidade, atratividade, simetria e diferenciação de gênero
- O osso e a dentição são reabsorvidos com o envelhecimento
- A maior parte dos principais ligamentos de retenção induz sulcos faciais profundos, à medida que ocorrem a anteversão e a mobilização medial e inferior da face com o envelhecimento
- Os compartimentos de gordura facial apresentam elementos profundos e superficiais; os mais profundos são particularmente propensos a atrofia e migração com o envelhecimento
- O uso de preenchedores faciais pode minimizar essas alterações e promover um processo de envelhecimento mais elegante.

INTRODUÇÃO

A procura da beleza é eterna, um fenômeno tão antigo quanto o próprio tempo. É universal, não conhece limites, ultrapassa todos os marcos e fronteiras, e é essencial para a nossa existência, como indivíduos ou como espécie. Desde tempos imemoriais, os seres humanos têm cultivado incansavelmente a beleza em seu ambiente físico, nos seus parceiros, em seus pares e como aspiração pessoal. Certos ideais de beleza mudaram com o tempo, alguns mostraram variações culturais, mas os fundamentos permaneceram constantes. A beleza facial é definida por certos padrões: simetria, equilíbrio, harmonia, sincronia de elementos, homogeneidade de cor e textura, bem como contornos suaves. Uma caraterística extremamente importante da restauração, melhora ou manutenção da beleza facial é a aplicação criteriosa e estratégica de volume, para alcançar atributos desejáveis. Com uma grande variedade de preenchedores disponíveis, o médico conta com um vasto arsenal para abordar as alterações de volume facial relacionadas com o envelhecimento e, consequentemente, modificar a autopercepção, a autoestima e a interação social dos pacientes. No centro dessa questão está uma profunda compreensão de beleza, pois indubitavelmente, é a beleza que estamos procurando. Para uma abordagem bem-sucedida das aspirações dos nossos pacientes, precisamos, primeiramente, determinar por que existe beleza, por que é tão importante para eles, como evolui no decorrer do tempo e qual é a melhor conduta para essas mudanças previsíveis.

A PRÓPRIA EXISTÊNCIA DA BELEZA

A busca da beleza é um impulso inato vinculado à própria sobrevivência. Estabelecer conexões é uma das necessidades mais primárias do ser humano. Estamos programados desde o nascimento para a comunicação mútua e criar laços, e essas tendências são aperfeiçoadas ao longo da vida. Aprendemos muito cedo a mudar a nossa aparência e o nosso comportamento para promover interações humanas positivas e, desse modo, maximizar nossa sobrevivência. Uma criança, desde pequena, compreende que o charme e a atratividade criam vínculos afetivos, que são recompensados com amor, alimento, proteção e segurança. Ao reconhecermos o bom e o mau ao nosso redor, em termos de beleza ou fealdade, é provável que nossa escolha recaia sobre o bom (ou belo) e evitemos o mau (feio). Diferentes profissões têm estudado a atratividade e a beleza – psicólogos, neurocientistas, biólogos, estudiosos do comportamento humano, antropólogos, dentistas e ortodontistas, dermatologistas e cirurgiões, bem como profissionais de outras especialidades – com perspectivas únicas de abordagem. Na expectativa de uma vida mais plena, seja pela presença ou ausência, a beleza tem claramente uma função importante.

> **Dica 1:** A apreciação da atratividade é uma capacidade humana inata que envolve todos os sentidos, principalmente a visão.

Como a visão é uma força dominante, não surpreende que a nossa percepção da aparência facial seja rápida e eficiente. Os seres humanos têm necessidades profundas de conexão e pertencimento de grupo. Essas necessidades manifestam-se durante todas as fases da vida, da primeira infância às brincadeiras no parquinho, nossas escolhas românticas da adolescência e pós-adolescência, até a busca de círculos sociais e profissionais na idade adulta. A maneira mais direta e eficaz de alcançar esse cobiçado relacionamento interpessoal é por meio do rosto e expressões faciais. É da maior importância maximizar a atratividade facial. A movimentação muscular e a superfície da pele são aspectos importantes de beleza, mas o volume e a estrutura são os componentes essenciais para a percepção de um rosto bonito (Figura 3.1). O volume é fundamental para o rejuvenescimento da face envelhecida, ou embelezamento em qualquer idade, e tem papel crucial na nossa percepção visual da beleza facial.

Dica 2: Em uma fração de segundo, reconhecemos e apreciamos a beleza do rosto de outra pessoa. As reações cerebrais à beleza facial têm sido amplamente estudadas. Imagens de ressonância magnética (RM) mostraram atividade generalizada das ondas cerebrais diretamente relacionada com o grau de atratividade facial. Outro estudo demonstrou lentificação na execução de uma tarefa pela distração provocada por uma imagem facial atraente, mesmo fora do campo visual direto. Em outras palavras, a beleza facial impacta na *performance* executiva.

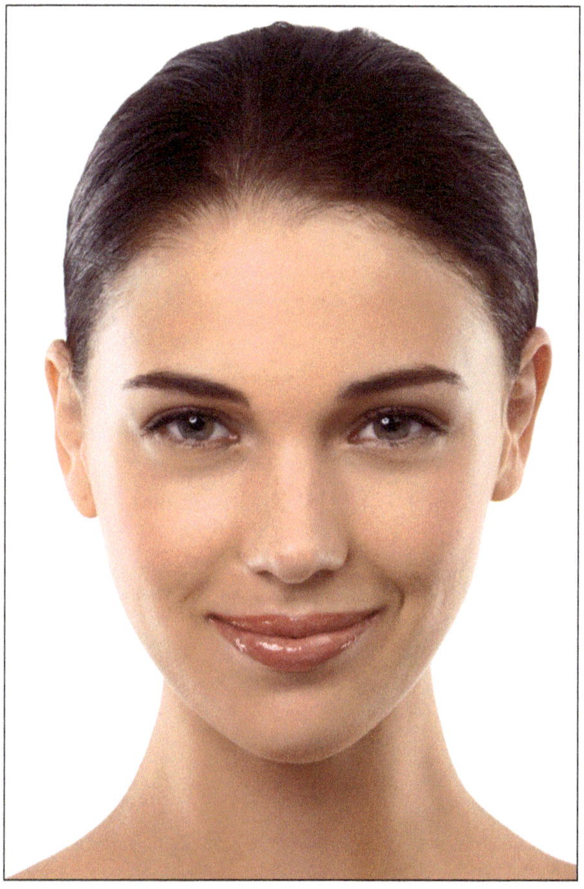

Figura 3.1 Representação de um rosto bonito.

Dica 3: Apesar de avaliarmos a beleza com muita rapidez, o mecanismo exato não é definido.

Quais são os princípios que sustentam a nossa compreensão da beleza?

A atratividade total de um indivíduo não é sinônimo de beleza facial. Envolve componentes multifatoriais, como gestual, expressões, corpo atlético, fala e modo de pensar. É influenciada por poder, sucesso, reputação, maneira de se relacionar com os demais e muitas outras facetas que integram nossa individualidade. A beleza física, combinada com a atratividade, pode levar ao sucesso e à riqueza na vida. É evidente que o sucesso gera beleza, que, por sua vez, gera mais sucesso. Assim, uma dedicação razoável à aparência física é um bom investimento para a estabilidade futura e segurança financeira.

A introdução da fotografia e sua rápida evolução e integração em nossas vidas cotidianas por meio de *smartphones* e *selfies*, sem dúvida, moldaram a nossa percepção e compreensão modernas de beleza. Até cerca de 100 anos atrás, os seres humanos não estavam acostumados a se verem representados em imagens. Durante séculos, os autorretratos eram pendurados nas paredes de mansões, palácios e castelos da classe alta, mas era das interações sociais com seus pares que o cidadão comum dependia para sua autovalidação e autopercepção. Com a invenção da fotografia, ver a própria imagem impressa tornou-se possível. Mais tarde, com o advento e a popularização dos *smartphones*, a fotografia tornou-se onipresente, e a maioria dos indivíduos pode ter acesso, em segundos, a um dispositivo para se fotografar, verificar sua aparência e comparar-se com os ideais de beleza alardeados nas plataformas sociais *online*, e ainda utilizar "filtros" e modificar sua aparência como desejar. O *tsunami* de *selfies*, efeitos de filtros, opções de edição e encontros virtuais por videoconferência levou a uma tempestade única de distorções na autopercepção, uma vez que essas imagens alteram o senso externo de nós mesmos. A sincronia entre beleza interior e exterior é essencial para um senso equilibrado do "eu", e a exposição às imagens reproduzidas por nós gerou um desbalanço nessa relação. Isso resultou não apenas em maior descontentamento com a aparência, mas também mais ansiedade e maior desejo por procedimentos estéticos na tentativa de corrigir essa disparidade percebida. É preciso também ressaltar que a câmera e a lente com que se fotografa afetam significativamente a imagem resultante, e impactam na autopercepção. A escolha do equipamento fotográfico – amplificada pelas opções de *software* e condições variáveis de luminosidade – pode produzir uma gama enorme de imagens, alterando os ângulos e as curvas faciais, o equilíbrio e as formas, frequentemente criando problemas fictícios e falsas impressões ao observador. Esses fatores atuam de maneira frequente e significativa na informação recebida pela psique humana, com um bombardeio de estímulos sensoriais que raramente diminui.

Com essas mudanças importantes no cenário da Medicina Estética atual, devemos filtrar as expectativas dos pacientes sob essa nova ótica.

A atratividade nos seres humanos não se limita certamente ao rosto. Um determinante da atração e beleza femininas é conhecido como *ogee curve*. Esta curva é formada por uma convexidade, seguida de uma concavidade, que é bem visualizada na clássica *pin-up* dos anos 1950 – após a concavidade da cintura, visualizamos a convexidade bilateralmente. A relação cintura-quadril (RCQ) é um dos aspectos mais sedutores da atratividade corporal. Como este capítulo é especificamente centrado na beleza facial e no papel do volume nessa beleza, percebemos que a *ogee curve* (Figura 3.2) é um indício da maturidade sexual pela curva alta da projeção zigomática, junção palpebromalar, lábios e supercílio.

PAPEL DO VOLUME NA PERCEPÇÃO DA BELEZA FACIAL

O volume concede à face o seu formato caraterístico e é um aspecto proeminente da beleza. É esse conceito que sustenta grande parte do que percebemos como simetria e geometria da atratividade facial. Esse formato é alterado pelas oscilações no peso corporal e também com o envelhecimento, pois os tecidos diminuem de volume em algumas áreas e parecem aumentar em outras, o que contribui para o formato arredondado de uma face mais jovem (Figura 3.3) e quadrado em uma face envelhecida.

> **Dica 4:** O volume é importante em muitos dos indicadores de juventude, maturidade, atratividade, simetria e diferenciação de gênero.

O volume é importante em todas as camadas faciais, desde a estrutura de suporte dos ossos e dentes até o músculo, compartimentos de gordura e estratos superficiais da pele. A maior perda volumétrica ocorre profundamente, com reabsorção óssea em torno e dentro dos principais orifícios faciais.

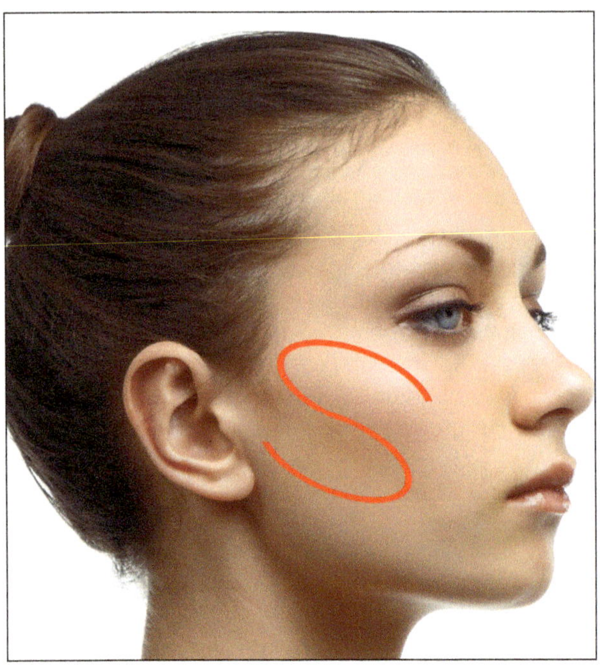

Figura 3.2 Diagrama da *ogee curve* que abrange a convexidade da junção palpebromalar e proeminência zigomática seguida por uma concavidade.

As órbitas se expandem e a abertura piriforme (Figura 3.4) alarga-se, com deslocamento posterior da base e queda da ponta nasal, bem como aprofundamento do sulco nasolabial.

> **Dica 5:** Os ossos e a dentição dão suporte ao formato facial e aos músculos e são reabsorvidos com o envelhecimento, nas áreas periorificiais e nos ossos de suporte à mastigação.

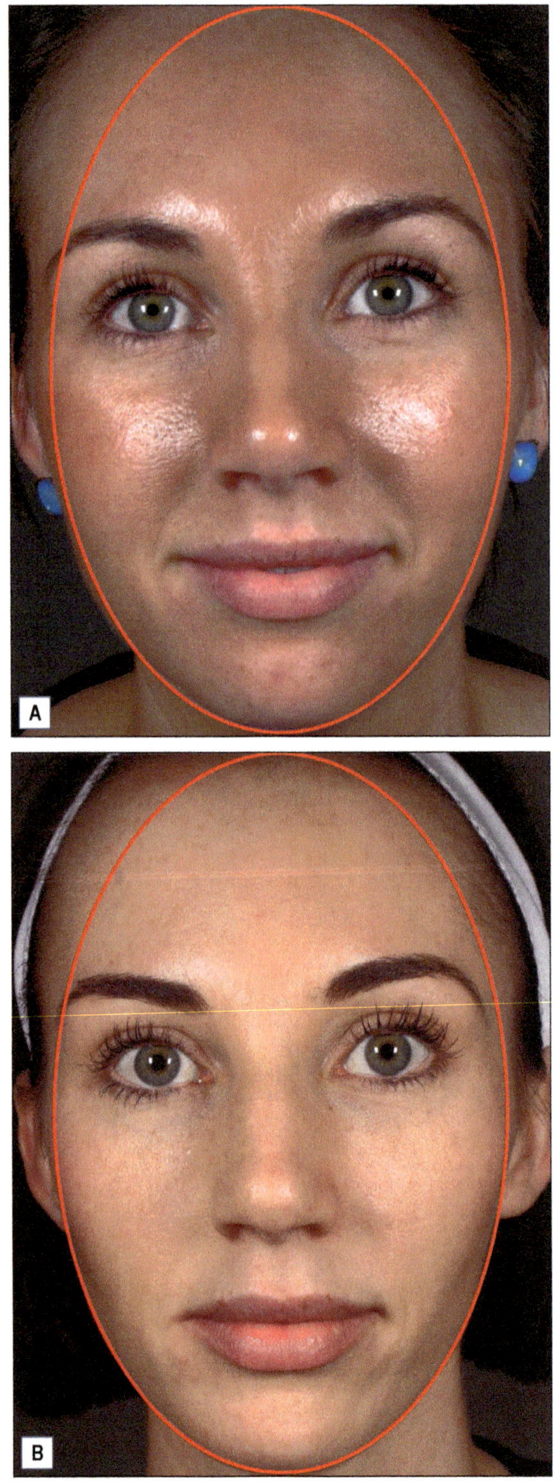

Figura 3.3 Formato facial antes (**A**) e depois (**B**) da perda de peso, mostrando a mudança de arredondado para oval.

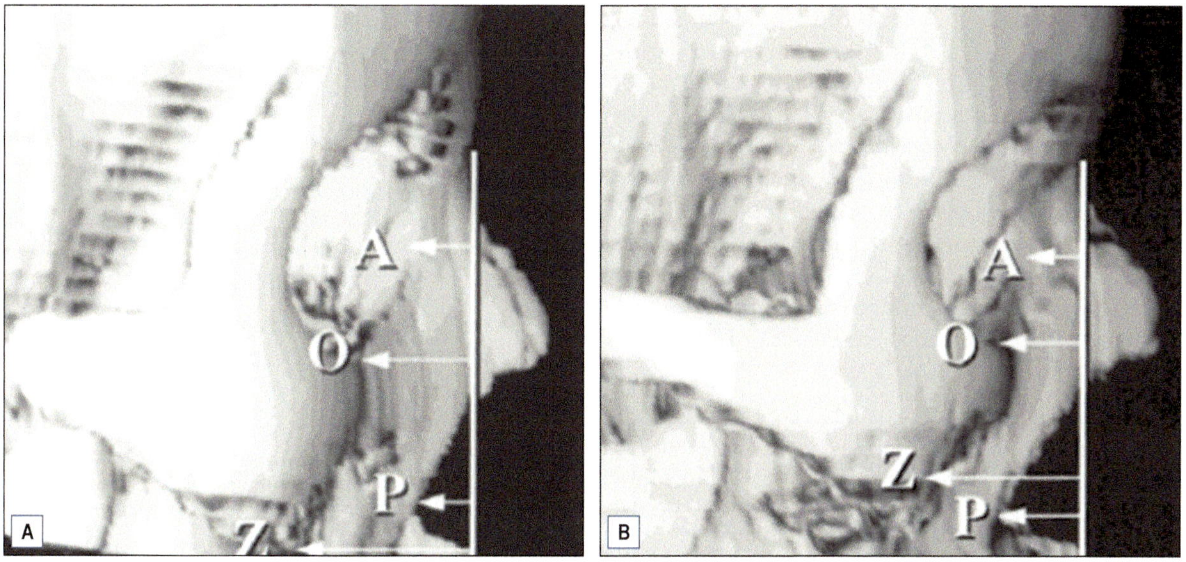

Figura 3.4 As áreas do esqueleto facial que são reabsorvidas seletivamente com o envelhecimento, e o tamanho das *setas* indica a tendência relativa para perda óssea. *A*, base nasal; *O*, órbita; *P*, abertura piriforme; *Z*, osso zigomático. (De Mendelson B, Wong C. Changes in the facial skeleton with aging: implications and clinical applications in facial rejuvenation. *Aesth Plast Surg*. 2012; 36:4:753-760).

O volume dentário, mandibular e maxilar diminui. Como resultado disso, a região periorbital, o terço médio da face, o nariz, a zona perioral e o mento sofrem as consequências. A diminuição do volume dos grandes músculos da mastigação, em especial dos músculos masseteres, combinada com as alterações na mandíbula, particularmente o encurtamento da altura do ramo posterior e do comprimento do corpo, contribui para o aumento do ângulo mandibular. Isso impacta significativamente no declínio da beleza na idade avançada, com alteração da forma e diminuição do suporte do terço facial inferior.

Dica 6: Os músculos da mastigação, particularmente os músculos masseter e temporal, perdem volume no processo de envelhecimento.

Os compartimentos de gordura são descritos nas camadas superficial e profunda da face (Figura 3.5), separados pelos ligamentos de retenção. Ao longo do tempo, há redução no conteúdo e movimentação descendente desses compartimentos de gordura, resultando em perda de projeção e achatamento da região malar.

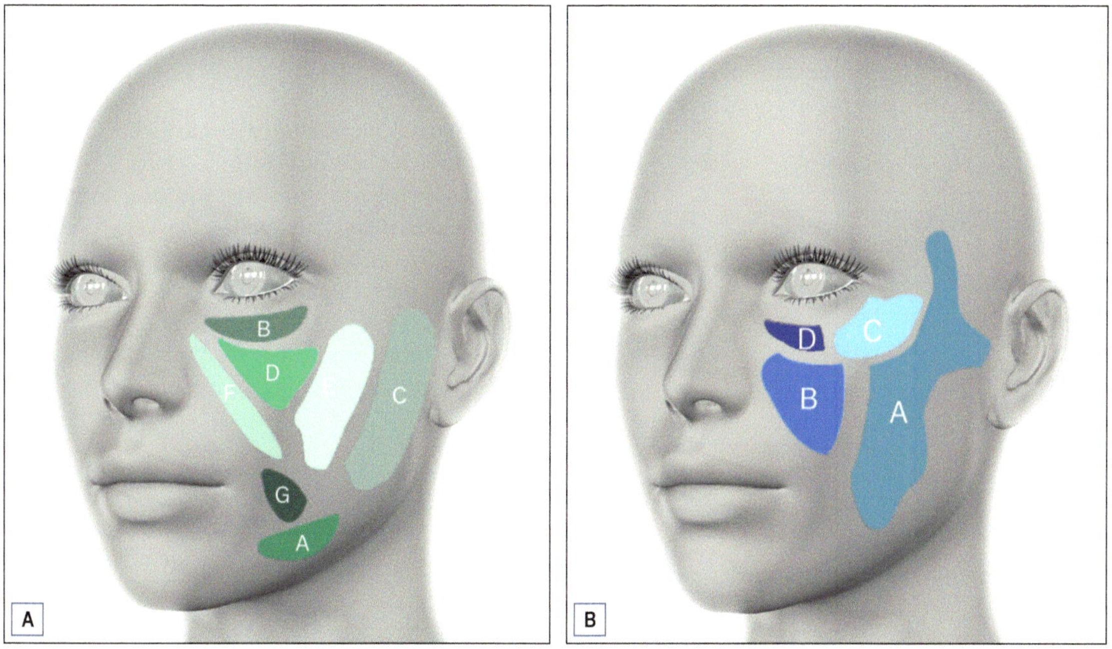

Figura 3.5 Diagrama dos compartimentos de gordura facial. **A.** Compartimentos de gordura superficial: *A*, gordura inferior do *jowl*. *B*, gordura infraorbital. *C*, gordura malar lateral. *D*, gordura malar medial. *E*, gordura malar média. *F*, gordura nasolabial. *G*, gordura superior do *jowl*. **B.** Compartimentos de gordura profunda: *A*, gordura bucal. *B*, gordura malar medial profunda. *C*, SOOF (*suborbicularis oculi fat*) lateral. *D*, SOOF medial.

Com essa migração e diminuição de gordura, ocorre uma alteração no formato com perda do triângulo invertido e alargamento da base facial. Os principais ligamentos de retenção, como os ligamentos mandibular e zigomático, não sofrem alterações significativas no comprimento, e sim na sua orientação, em consequência de mudanças na localização de seus pontos de inserção óssea. As zonas e as proporções faciais compõem um equilíbrio natural durante a juventude e quando há características fisionômicas ideais. Com o envelhecimento ou quando há desequilíbrio estrutural constitucional, os ligamentos de retenção são deslocados e há migração descendente do volume, acentuando os sulcos da face.

Dica 7: A maioria dos principais ligamentos de retenção induz sulcos faciais profundos, à medida que a face cai para frente e gira para dentro com a idade.

Os compartimentos de gordura facial têm duas camadas, uma porção superficial e outra mais profunda (Tabela 3.1). Os coxins de gordura mais profundos permitem o deslizamento dos músculos miméticos e da mastigação, mas, com o envelhecimento, parece que os compartimentos de gordura do terço médio da face apresentam deslocamento medial e inferiormente. Isso levou à popularização de aplicações mais profundas, aumentando esses compartimentos e volumizando os coxins de gordura superficiais para melhores suporte e projeção. De modo geral, as alterações cutâneas, ósseas e adiposas que levam ao envelhecimento facial podem transmitir emoções indesejáveis e não intencionais do indivíduo. Por exemplo, os sulcos glabelares profundos são percebidos como raiva, os canais lacrimais profundos sinalizam cansaço e tristeza, enquanto a flacidez e a perda na definição da linha da mandíbula sinalizam tensão ou tristeza. Essas alterações são particularmente significativas quando associadas às mudanças do envelhecimento perioral, como a queda da comissura labial, o afinamento e a inversão dos lábios que transmitem um sentimento de amargura e antipatia, expressões que tendem a afastar em vez de atrair.

Tabela 3.1 Compartimentos de gordura superficial e profunda correspondente da face.

Compartimentos de gordura superficial	Compartimentos de gordura profunda
Nasolabial	Malar medial profundo
Malar medial superficial	Malar medial profundo (componente lateral)
Malar médio	Bucal
Temporomalar lateral	SOOF (*suborbicularis oculi fat*) lateral
Infraorbital	SOOF (*suborbicularis oculi fat*) medial

Os compartimentos profundos podem ser mais suscetíveis à atrofia com o envelhecimento, enquanto os superficiais tendem à hipertrofia.

Assim, o tratamento da face envelhecida não aborda exclusivamente a aparência estética, mas também as emoções intangíveis relacionadas ao processo.

Dica 8: Os compartimentos de gordura facial têm elementos profundos e superficiais, e os mais profundos são particularmente propensos à atrofia e à migração com o envelhecimento.

A volumização dos compartimentos atróficos ajuda no rejuvenescimento facial. Por exemplo, o esvaziamento do coxim de gordura periorbital profunda com o envelhecimento provoca uma concavidade em forma de "V" entre a pálpebra medial e a região malar, acentuando o sulco infraorbital e evidenciando a transição palpebromalar. A volumização dos coxins de gordura suborbicular medial ou do compartimento malar medial profundo com uma aplicação supraperiosteal profunda, em geral, melhora essa deformidade do canal lacrimal.

Dica 9: O formato facial ideal na juventude é o oval para o sexo feminino, independentemente da etnia. Para o sexo masculino, é o formato anguloso com terço inferior definido.

FORMATOS FACIAIS

Há muitos formatos faciais agradáveis, até mesmo cativantes, vistos de qualquer ângulo; por exemplo, a linha curva da bochecha pode ser mais valorizada em visão oblíqua, e as áreas de projeção, no perfil lateral.

Começaremos pela vista anteroposterior (AP), pois é a que vemos no espelho e durante uma conversa. É preciso não esquecer que a captura fotográfica e o posicionamento não são normalmente frontais, e sim com várias gradações de sombras de postura lateral. Quando se olha um rosto de frente, o volume é importante para o contorno, as projeções, o formato, a simetria e a largura.

O formato facial é um aspecto essencial à atratividade, à jovialidade e à identificação do gênero. No sexo feminino, olhando-se o rosto de frente, o contorno facial ideal aproxima-se de um formato oval suave. Esse formato oval é uma combinação de esqueleto ósseo sobreposto por tecidos moles. A linha oval deve começar na testa e curvar-se homogeneamente através das têmporas, malar lateral, área pré-auricular, ângulo e linha mandibular seguindo até o mento. A margem dessas áreas deve ser coincidente com a linha oval imaginária. (Figura 3.6).

Dica 10: A moldura oval do rosto feminino atraente deve ser homogênea e coincidente com as têmporas, região malar lateral, ângulo e linha mandibular até o mento.

Esse formato facial é representativo de beleza muito semelhante em todas as etnias, além de ser um forte determinante da percepção de idade. As variações são chamadas de "formato de coração" ou "folha de bétel", mas há diferenças na metade superior em vez de uma diferença na própria face oval.

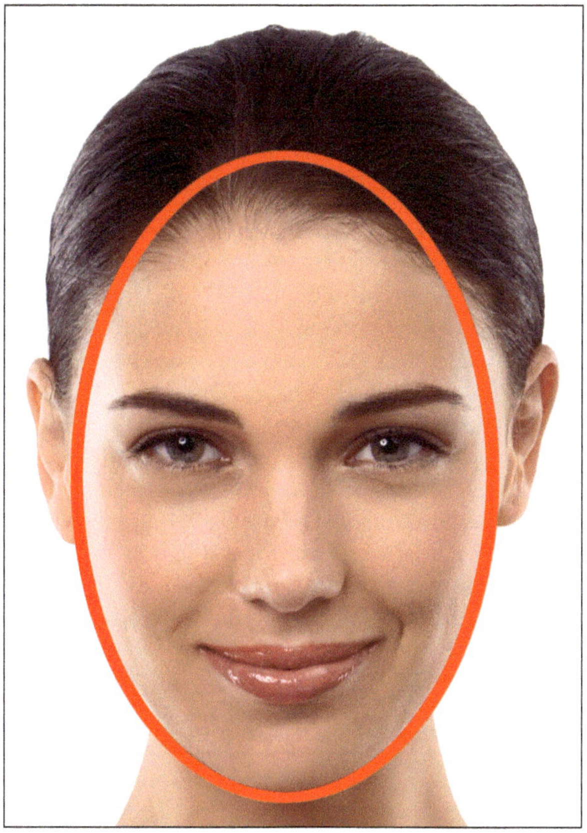

Figura 3.6 Traços faciais coincidentes com um contorno oval.

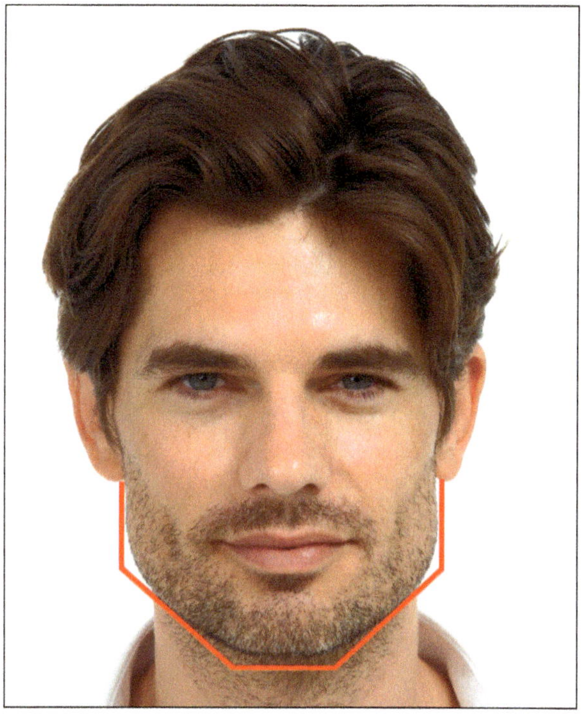

Figura 3.7 Volume massetérico e ângulo da mandíbula volumoso em um rosto masculino.

Nem todos concordam com esse ponto de vista, mas a maioria concorda que o formato facial feminino deve ser mais largo na metade superior, afilando-se até o mento, sem angulações marcadas. A face começa a se tornar quadrada logo após o pico de maturação feminino, por volta dos 25 anos, com progressão mais rápida a partir da meia-idade. Isso masculiniza o rosto, o que geralmente é considerado menos atraente na mulher.

Na juventude, a face mais "cheia" é aceitável, com equilíbrio dos compartimentos de gordura e a sustentação propiciada pelos ligamentos de retenção. O ganho de peso, porém, pode afetar esses compartimentos, que são propensos à hipertrofia relacionada com o envelhecimento, resultando em uma face quadrada e com muitos sulcos, o que esteticamente não é ideal.

Uma face masculina quadrada é aceitável e até desejável, mas essas angulações devem ter certas características. Na porção facial superior, é necessário que haja uma distância adequada bizigomática e maior definição no terço inferior com volume massetérico e ângulo da mandíbula robusto (Figura 3.7). O que não é desejável são os *jowls* ou o excesso de volume posterior aos masseteres sobre as parótidas.

Uma linha da mandíbula forte bem-definida e um queixo quadrado e esculpido são as características do formato facial masculino ideal para máxima atratividade.

Dica 11: Os rostos femininos atraentes são muito mais largos nos terços médio e superior, enquanto os homens atraentes tendem a apresentar maior volume no terço inferior da face.

SIMETRIA

A simetria parece ser o indicativo visual de uma genética ideal.

Embora a simetria possa se referir a qualquer aspecto da beleza, como irregularidades de superfície ou peculiaridades do movimento facial, são as diferenças de volume que mais comprometem a percepção da beleza de um rosto.

Em um estudo, 6 de 21 indivíduos eram simétricos na porção facial superior (distância bizigomática) e 4 eram simétricos na porção facial inferior (ângulo mandibular). Apenas 3 de 21 indivíduos eram simétricos tanto na porção facial superior como na inferior. Os participantes desse estudo foram escolhidos dentre algumas das mulheres objetivamente mais bonitas da história – estrelas de cinema, modelos e vencedoras de concursos.

Dica 12: São bem poucas pessoas, mesmo entre as muito bonitas, que apresentam simetria facial.

PROPORÇÕES IDEAIS DE BELEZA

Atualmente, sabemos que um rosto com boas proporções tem um passo importante rumo à beleza. Os gregos antigos acreditavam que toda beleza era matemática, e um dos conceitos mais poderosos é a proporção áurea (*Phi*). Esta proporção é uma construção matemática estabelecida como 1,618:1.

Em geometria, há uma relação linear na qual o comprimento menor está para o comprimento maior assim como o comprimento maior está para o comprimento total da linha. Isso define as proporções que normalmente achamos atraentes na natureza, na arquitetura, no corpo humano e nas faces. Essa proporção tem sido aplicada em muitos aspectos integrantes do rosto atraente e nos ajuda a compreender o que realmente define a beleza facial.

Swift e Remington exploraram esses conceitos *Phi* para ilustrar a melhor maneira de rejuvenescer o rosto com uma abordagem denominada *beautiphication* (embelezamento).[a]

É contraintuitivo que uma linha bidimensional tenha sido utilizada de forma tão extensa para avaliar a beleza facial e corrigir a proporcionalidade que representa um conceito tridimensional. As alturas verticais dos lábios superior e inferior, a relação entre a largura dos olhos e a das cristas malares e as proporções relativas do nariz e dos dentes são mensuradas por essa linha bidimensional, mas representam o volume, que, por definição, é tridimensional.

A divisão da face em terços na linha horizontal e em quintos na vertical é útil para a avaliação facial e o planejamento do tratamento. É mais provável que uma análise matemática subliminar e não estruturada seja utilizada por todos nós ao avaliarmos a beleza. A proporcionalidade é uma tendência estética muito forte, mas silenciosa, que cria harmonia e equilíbrio ilusórios que agradam e atraem – ela é um dos pilares da beleza.

INDICADORES DE MATURIDADE

A seleção de gênero é uma atração inata e intrínseca por determinado tipo de gênero. A *ogee curve* das mulheres e os ângulos marcados dos homens são indicadores de maturidade sexual associada ao estrógeno e à testosterona, respectivamente.

Em nível mais localizado, a face humana deve ser previsível, sem imperfeições de volume. Dentre as anormalidades de volume locais mais comuns apresentadas pelos nossos pacientes estão as cicatrizes atróficas. Estas são tão desfigurantes para alguns, que são uma causa de depressão e ideação suicida. Incomodam profundamente o paciente, em termos estéticos, e são uma causa frequente de procura de tratamento. A correção do volume, no caso de cicatriz atrófica, tem sido um aspecto negligenciado no tratamento (Figura 3.8).

[a]N.T.: Conceito criado pelo cirurgião plástico canadense, Dr. Arthur Swift, que consiste em melhorar os contornos e proporções faciais, mantendo a beleza natural.

Dica 13: O formato facial oval é um pilar de beleza universal que transcende a etnia, enquanto as diferenças estão mais nas características intrínsecas de cada indivíduo.

VOLUME FACIAL, BELEZA E ETNIA

Inicialmente, os pesquisadores acreditavam que diferentes culturas aderiam a diferentes estilos de beleza, mas isso pode ser errôneo. Darwin defendia a inexistência de um padrão universal de beleza; entretanto, grande parte da pesquisa realizada desde a década de 1970 contradiz essa noção e sugere um padrão de beleza mais universal.

A forma ideal do nosso rosto varia de acordo com a etnia? O formato facial oval é algo que as mulheres de qualquer etnia podem e devem desejar? É provável que um contorno oval suave na face feminina seja a base da beleza universal e, da mesma forma, a face angulosa com proeminência da parte inferior do rosto, uma linha da mandíbula definida, queixo quadrado forte, nariz grande e sobrancelhas horizontais grossas sejam desejáveis nos homens.

ENTÃO, ONDE ESTÃO AS DIFERENÇAS?

Os pontos fortes e fracos das etnias são mais evidentes nas características intrínsecas da face – nariz, lábios, bochechas, olhos, supercílios e mento – e no modo como estes se projetam da face.

Essas estruturas são destacadas em indivíduos caucasianos e indianos, mas pouco projetadas em indivíduos da Ásia Oriental e africanos. A projeção dos lábios varia entre as etnias. Embora o lábio superior seja geralmente bastante volumoso nas mulheres da Ásia Oriental, o lábio inferior tende a ser ligeiramente menos desenvolvido. Os lábios dos caucasianos podem ser menos volumosos, ao passo que em indivíduos da Ásia Ocidental, da África e hispânicos, as proporções e o tamanho estão geralmente em conformidade com as proporções e os tamanhos ideais.

Um grupo de consenso publicou várias declarações em relação à estética de indivíduos da Ásia Oriental *versus* caucasianos. Citações do estudo:

- "Pessoas bonitas de todas as etnias apresentam semelhanças nas características faciais, mas mantêm traços étnicos distintos

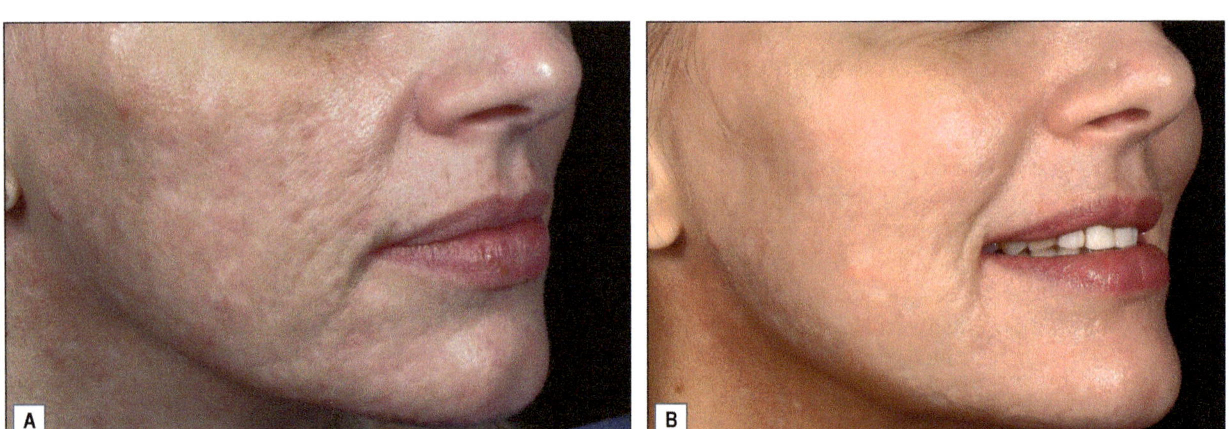

Figura 3.8 Cicatrizes de acne antes (**A**) e depois (**B**) do tratamento com reposição de volume.

- Asiáticos não são um grupo homogêneo, mas com origens étnicas muito variadas, e cada um deles tem suas características faciais únicas
- O tratamento para realizar alterações estéticas em asiáticos não deve ser visto como uma tentativa de ocidentalização, mas, sim, como a otimização de suas características étnicas, da mesma forma que os ocidentais que realizam preenchimentos labial e da região malar lateral, ou bronzeamento da pele, não estão tentando 'orientalizar' sua aparência, mas compensar suas fraquezas estruturais intrínsecas associadas à etnia."

Essas declarações podem ser extrapoladas para descrever a universalidade da beleza, e cada grupo racial ou étnico exibe maior força em certas características relacionadas com o volume do que outros grupos. Os caucasianos podem apresentar maior projeção anterior dos traços, nos terços médio e inferior da face, enquanto as populações da Ásia Oriental e da África podem ter, intrinsecamente, maior largura facial. Em cada grupo, o benefício pode ser alcançado pela maximização das boas características estruturais e melhoria das deficiências estruturais típicas de cada etnia. Pessoas verdadeiramente bonitas, de qualquer etnia, mostram os pontos fortes do seu grupo, mas podem ser atípicas em relação às deficiências desse grupo. Em termos de volume, o formato facial oval nas mulheres e os formatos quadrado e anguloso nos homens são realmente jovens e atraentes em qualquer etnia.

CONCLUSÃO

A apreciação da beleza é uma capacidade básica, universal e inata, que provavelmente tem valor na sobrevivência, tanto para o indivíduo quanto para a espécie humana. A recompensa é a segurança pessoal e se estende à proteção da sacralidade do nosso atual *pool* genético. Um princípio importante que fundamenta nosso julgamento da beleza facial é a aplicação seletiva de volume. Esse princípio nos auxilia no reconhecimento mútuo, especialmente na distinção de idade e sexo para a seleção de parceiros. As diferenças na distribuição volumétrica entre o sexo feminino e o masculino, bem como as mudanças de volume ocorridas da infância à maturidade, são fortes indicadores de maturidade sexual. A beleza sob o aspecto de formato ideal, simetria, linhas curvas em uma mulher adulta jovem, ângulos e marcação em um homem jovem, proporções faciais e a relação entre as características dependem da distribuição do volume. O envelhecimento distorce, cria compartimentalização e cascatas de alterações de volume refletidas nos ligamentos de retenção da face. O volume é parte integrante de todos os aspectos da nossa compreensão da beleza facial. No entanto, ainda há um mistério indefinível neste conceito intrigante, que é dinâmico, sublime, sutil e requintado em suas nuances, e desafia a mensuração, apesar de todas as nossas tentativas. Finalmente, a força vital energética que emana dos seres humanos, muitas vezes, é percebida como a fonte da verdadeira beleza, e essa entidade, etérea por natureza, reside inteiramente nos olhos de quem vê.

LEITURA ADICIONAL

Alam, M., & Dover, J. S. (2001). On beauty: evolution, psychosocial considerations, and surgical enhancement. *Arch Dermatol, 137*(6), 795–807.

Alghoul, M., & Codner, M. A. (2013). Retaining ligaments of the face: review of anatomy and clinical applications. *Aesthet Surg J, 33*(6), 769–782.

Baig, M. A. (2004). Surgical enhancement of facial beauty and its psychological significance. *Ann R Australas Coll Dent Surg, 17*, 64–67.

Baig, M. A. (2004). Surgical enhancement of facial beauty and its psychological significance. *Ann R Australas Coll Dent Surg, 17*, 64–67.

Bonati, L. M., & Jagdeo, J. (2020). A new era of care for the lesbian, gay, bisexual, and transgender community. *Dermatol Clin, 38*(2), xiii–xiv.

Borelli, C., & Berneburg, M. (2010). "Beauty lies in the eye of the beholder"? Aspects of beauty and attractiveness. *J Dtsch Dermatol Ges, 8*, 326–330.

Buggio, L., Vercellini, P., Somigliana, E., Viganò, P., Frattaruolo, M. P., & Fedele, L. (2012). "You are so beautiful": behind women's attractiveness towards the biology of reproduction: a narrative review. *Gynecol Endocrinol, 28*, 753–757.

Cappelle, T., & Fink, B. (2013). Changes in women's attractiveness perception of masculine men's dances across the ovulatory cycle: preliminary data. *Evol Psychol, 11*, 965–972.

Chatterjee, A., Thomas, A., Smith, S. E., & Aguirre, G. K. (2009). The neural response to facial attractiveness. *Neuropsychology, 23*, 135–143.

Claes, P., Walters, M., Shriver, M. D., et al. (2012). Sexual dimorphism in multiple aspects of 3D facial symmetry and asymmetry defined by spatially dense geometric morphometrics. *J Anat, 221*, 97–114.

Cristel, R. T., Dayan, S. H., Akinosun, M., & Russell, P. T. (2021). Evaluation of selfies and filtered selfies and effects on first impressions. *Aesthet Surg J, 41*(1), 122–130.

Dion, K., Berscheid, E., & Walster, E. (1972). What is beautiful is good. *J Pers Soc Psychol, 24*, 285–290.

Dutton D. TED talk. 2010. http://www.ted.com/talks/denis_dutton_a_darwinian_theory_of_beauty.html. Accessed July 29, 2016.

Eagly, A. H., Ashmore, R. D., Makhijani, M. G., & Longo, L. C. (1991). What is beautiful is good, but...: a meta-analytic review of research on the physical attractiveness stereotype. *Psychol Bull, 110*, 109–128.

Fink, B., & Neave, N. (2005). The biology of facial beauty. *Int J Cosmet Sci, 27*, 317–325.

Fisher, M. L., & Voracek, M. (2006). The shape of beauty: determinants of female physical attractiveness. *J Cosmet Dermatol, 5*, 190–194.

Fitzgerald, R., & Rubin, A. G. (2014). Filler placement and the fat compartments. *Dermatol Clin, 32*(1), 37–50. https://doi.org/10.1016/j.det.2013.09.007.

Gierloff, M., Stöhring, C., Buder, T., Gassling, V., Açil, Y., & Wiltfang, J. (2012). Aging changes of the midfacial fat compartments: a computed tomographic study. *Plast Reconstr Surg, 129*, 263–273.

Glassenberg, A. N., Feinberg, D. R., Jones, B. C., Little, A. C., & Debruine, L. M. (2010). Sex-dimorphic face shape preference in heterosexual and homosexual men and women. *Arch Sex Behav, 39*, 1289–1296.

Golle, J., Mast, F. W., & Lobmaier, J. S. (2014). Something to smile about: the interrelationship between attractiveness and emotional expression. *Cogn Emot, 28*, 298–310.

Goodman, G. J. (2006). Acne and acne scarring—the case for active and early intervention. *Aust Fam Phys, 35*, 503–504.

Goodman, G. J. (2012). Treating scars: addressing surface, volume and movement to optimize results, part 1: Mild grades of scarring. *Dermatol Surg.* https://doi.org/10.1111/j.1524-4725.2012.02434.x.

Goodman, G. J. (2012). Treating scars: addressing surface, volume and movement to optimize results, part 2: more severe grades of scarring. *Dermatol Surg.* https://doi.org/10.1111/j.1524-4725.2012.02439.x.

Goodman, G. J. (2015). The oval female facial shape—a study in beauty. *Dermatol Surg, 41,* 1374–1382.

Goodman, G. J., Halstead, M. B., Rogers, J. D., et al. (2012). A software program designed to educate patients on age-related skin changes of facial and exposed extrafacial regions: the results of a validation study. *Clin Cosmet Investig Dermatol, 5,* 23–31.

Hogan, P. C. (2013). Literary aesthetics: beauty, the brain, and Mrs. *Dalloway. Prog Brain Res, 205,* 319–337.

Jefferson, Y. (2004). Facial beauty—establishing a universal standard. *Int J Orthod Milwaukee, 15,* 9–22.

Kane, M. (2015). Commentary on the oval female facial shape—a study in beauty. *Dermatol Surg, 41,* 1384–1388.

Liew, S., Wu, W. T., Chan, H. H., et al. (2020). Consensus on changing trends, attitudes, and concepts of Asian beauty. *Aesthetic Plast Surg, 44*(4), 1186–1194.

Little, A. C., Jones, B. C., & DeBruine, L. M. (2011). Facial attractiveness: evolutionary based research. *Philos Trans Roy Soc B, 366,* 1638–1659.

Little, A. C., & Perrett, D. I. (2011). Facial attractiveness. In R. A. Adams Jr.,, N. Ambady, K. Nakayama, & S. Shimojo (Eds.), *The Science of Social Vision* (pp. 164–185). Oxford: Oxford University Press.

Lu, Y., Wang, J., Wang, L., Wang, J., & Qin, J. (2014). Neural responses to cartoon facial attractiveness: an event-related potential study. *Neurosci Bull, 30,* 441–450.

Magro, A. M. (1999). Evolutionary-derived anatomical characteristics and universal attractiveness. *Percept Mot Skills, 88*(1), 147–166.

Mendelson, B., & Wong, C. (2012). Changes in the facial skeleton with aging: implications and clinical applications in facial rejuvenation. *Aesth Plast Surg, 36*(4), 753–760.

Patel, U., & Fitzgerald, R. (2010). Facial shaping: beyond lines and folds with fillers. *Drugs Dermatol, 9,* s129–s137 (8 suppl ODAC Conf Pt 2).

Penton-Voak, I. S., & Morrison, E. R. (2011). Structure, expression and motion in facial attractiveness. In A. J. Calder, G. Rhodes, M. H. Johnson, & J. V. Haxby (Eds.), *The Oxford Handbook of Face Perception* (pp. 653–672). New York, NY: Oxford University Press.

Postma, E. (2014). A relationship between attractiveness and performance in professional cyclists. *Biol Lett, 10,* 20130966.

Ramanadham, S. R., & Rohrich, R. J. (2015). Newer understanding of specific anatomic targets in the aging face as applied to injectables: superficial and deep facial fat compartments—an evolving target for site-specific facial augmentation. *Plast Reconstr Surg, 136*(5 suppl), 49S–55S. https://doi.org/10.1097/PRS.0000000000001730.

Rhodes, G., Yoshikawa, S., Clark, A., Lee, K., McKay, R., & Akamatsu, S. (2001). Attractiveness of facial averageness and symmetry in non-western cultures: in search of biologically based standards of beauty. *Perception, 3,* 611–625.

Rhodes, G. (2006). The evolution of facial attractiveness. *Ann Rev Psychol, 57,* 199–226.

Rohrich, R. J., Ghavami, A., Constantine, F. C., Unger, J., & Mojallal, A. (2014). Lift-and-fill face lift: integrating the fat compartments. *Plast Reconstr Surg, 133*(6), 756e–767e. https://doi.org/10.1097/01.prs.0000436817.96214.7e.

Samson, N., Fink, B., & Matts, P. J. (2010). Visible skin condition and perception of human facial appearance. *Int J Cosmet Sci, 32,* 167–184.

Schacht, A., Werheid, K., & Sommer, W. (2008). The appraisal of facial beauty is rapid but not mandatory. *Cogn Affect Behav Neurosci, 8*(2), 132–142.

Shome, D., Vadera, S., Male, S. R., & Kapoor, R. (2020). Does taking selfies lead to increased desire to undergo cosmetic surgery. *J Cosmet Dermatol, 19*(8), 2025–2032.

Smith, C. U. (2005). Evolutionary neurobiology and aesthetics. *Perspect Biol Med, 48,* 17–30.

Sui, J., & Liu, C. H. (2009). Can beauty be ignored? Effects of facial attractiveness on covert attention. *Psychon Bull Rev, 16,* 276–281.

Swift, A., & Remington, K. (2011). BeautiPHIcation™: a global approach to facial beauty. *Clin Plast Surg, 38,* 347–377.

Thayer, Z. M., & Dobson, S. D. (2010). Sexual dimorphism in chin shape: implications for adaptive hypotheses. *Am J Phys Anthropol, 143,* 417–425.

Wan, D., Amirlak, B., Rohrich, R., & Davis, K. (2014). The clinical importance of the fat compartments in midfacial aging. *Plast Reconstr Surg Glob Open, 1*(9). https://doi.org/10.1097/GOX.0000000000000035, e92 (eCollection 2013).

Wang, J. V., Rieder, E. A., Schoenberg, E., Zachary, C. B., & Saedi, N. (2020). Patient perception of beauty on social media: Professional and bioethical obligations in esthetics. *J Cosmet Dermatol, 19*(5), 1129–1130.

Werheid, K., Schacht, A., & Sommer, W. (2007). Facial attractiveness modulates early and late event-related brain potentials. *Biol Psychol, 76,* 100–108.

Whitehead, R. D., Ozakinci, G., & Perrett, D. I. (2012). Attractive skin coloration: harnessing sexual selection to improve diet and health. *Evol Psychol, 10,* 842–854.

Wong, C. H., & Mendelson, B. (2015). Newer understanding of specific anatomic targets in the aging face as applied to injectables: aging changes in the craniofacial skeleton and facial ligaments. *Plast Reconstr Surg, 136*(5 suppl), 44S–48S. https://doi.org/10.1097/PRS.0000000000001752.

Xu, Y., Lee, A., Wu, W. L., Liu, X., & Birkholz, P. (2013). Human vocal attractiveness as signaled by body size projection. *PLoS One, 8,* e62397.

Yokoyama, T., Noguchi, Y., Tachibana, R., Mukaida, S., & Kita, S. (2014). A critical role of holistic processing in face gender perception. *Front Hum Neurosci, 8,* 477.

Zhang, H., Teng, F., Chan, D. K., & Zhang, D. (2014). Physical attractiveness, attitudes toward career, and mate preferences among young Chinese women. *Evol Psychol, 12,* 97–114.

Zhao, M., & Hayward, W. G. (2010). Holistic processing underlies gender judgments of faces. *Atten Percept Psychophys, 72,* 591–596.

4

Introdução aos Preenchedores Temporários: Prós e Contras

Adam K. Brys, Kimberly Butterwick e Sue Ellen Cox

RESUMO E CARACTERÍSTICAS PRINCIPAIS

- Os preenchedores temporários são compostos por materiais biodegradáveis, como o ácido hialurônico, a hidroxiapatita de cálcio e o ácido poli-L-láctico. As propriedades físicas dessas substâncias são variáveis e, consequentemente, com diferentes aplicações estéticas.
- Os usos dos preenchedores temporários expandiram-se muito além de sua aplicação inicial como redutores de rítides.
- Os "prós" dos preenchedores temporários superam em muito os "contras", o que explica não apenas o seu surgimento, mas também sua popularidade disseminada entre os consumidores. Entretanto, os médicos injetores devem compreender suas características, vantagens, riscos e limitações.

INTRODUÇÃO

Os preenchedores temporários, em sua maioria, são tratamentos seguros e eficazes que os pacientes consideram válidos. Este conceito é apoiado pelo aumento contínuo da popularidade desses produtos com milhares de injeções em todo o mundo anualmente. Uma pesquisa realizada em 2019 com os membros da American Society for Dermatologic Surgery mostrou aumento de 78% nos tratamentos com preenchedores de tecidos moles no período de 8 anos. Essa é uma das evidências de que os prós devem superar os contras. No entanto, antes de tentar alcançar um resultado cosmético específico em determinado paciente, deve-se considerar os prós e os contras dos preenchedores temporários para garantir um resultado esteticamente bem-sucedido de maneira realista e segura.

HISTÓRIA DOS PREENCHEDORES TEMPORÁRIOS

A invenção da seringa, em 1844, permitiu o início da utilização de agentes de preenchimento para fins cosméticos já no século XIX. Parafina e gordura autóloga foram os primeiros agentes descritos, mas a popularização foi limitada pela ocorrência comum de eventos adversos e falta de eficácia. Somente nos anos 1980 é que a Food and Drug Administration (FDA) aprovou múltiplos produtos de colágeno bovino para serem utilizados como preenchedores faciais, e essas técnicas começaram a surgir como tratamentos aceitáveis, embora não convencionais. Apesar de sua aprovação, a aplicação de preenchedores continuava incômoda e complexa, além de barreiras que limitavam sua adoção disseminada entre os consumidores, como a necessidade de coleta de gordura autóloga ou testes de alergia pré-procedimento no caso de colágeno bovino. Em 2003, a introdução do ácido hialurônico (AH), um preenchedor temporário biocompatível e produzidos em larga escala, deu início à era moderna dos preenchedores injetáveis.

VALOR GERAL DOS PREENCHEDORES TEMPORÁRIOS

A melhora estética é a principal indicação para o uso de preenchedores injetáveis temporários. A aparência física influencia aspectos críticos para todos os indivíduos – qualidade de vida, humor, relacionamentos e até mesmo a remuneração profissional ou acúmulo de capital social desde jovem – portanto, o uso de procedimentos não invasivos para modificar as características estéticas não deve ser desconsiderado. Na realidade, há um número crescente de dados objetivos que mostram o impacto positivo dos preenchedores injetáveis temporários, não apenas na aparência física, mas também na autoestima, no humor e na qualidade de vida. Em um estudo com pacientes portadores de lipoatrofia secundária ao uso de antirretrovirais tratados com ácido poli-L-láctico (PLLA) e hidroxiapatita de cálcio (CaHA), foram observadas melhoras significativas no

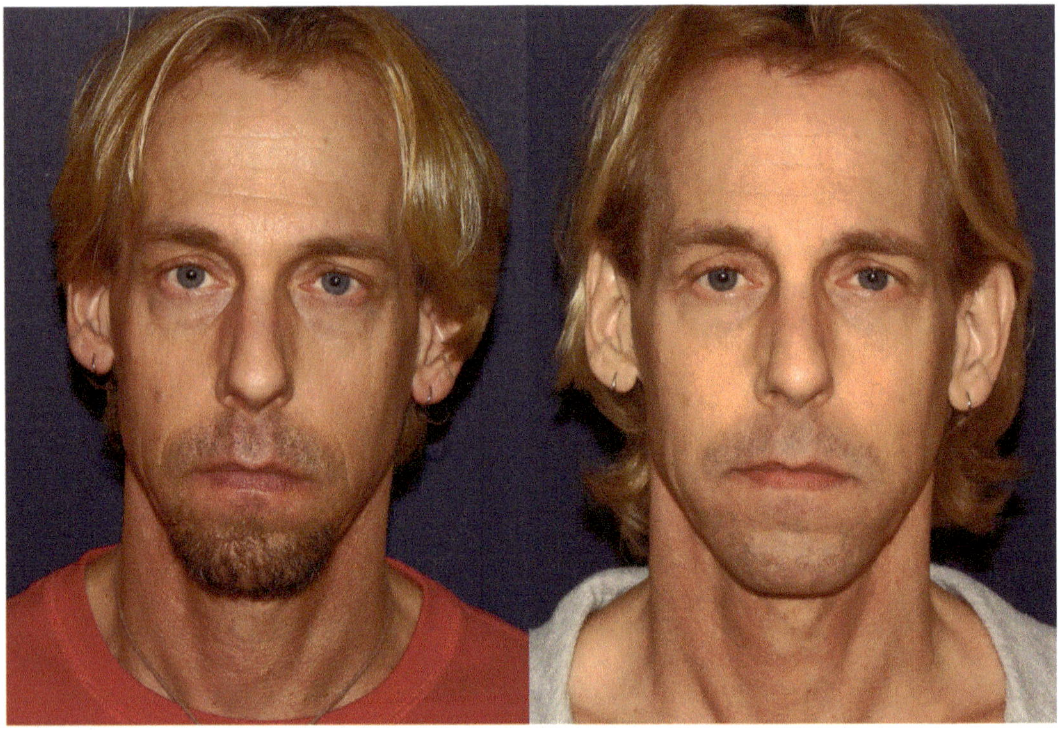

Figura 4.1 Antes (*à esquerda*) e 4 anos depois (à *direita*) de um tratamento contínuo com injeções de ácido poli-L-láctico. Foram aplicados três frascos no primeiro ano e um frasco ao ano nos anos seguintes.

status tecidual (avaliado pela espessura da camada subcutânea) bem como na saúde mental, nos sintomas depressivos e na funcionalidade social (Figura 4.1). Em outro estudo com pacientes tratados com preenchedores de AH, os resultados foram similares na melhora da qualidade de vida e autoestima.

USOS DOS PREENCHEDORES TEMPORÁRIOS

Os preenchedores temporários foram inicialmente direcionados para o preenchimento de rítides e perda de volume relacionadas com o envelhecimento. Em comparação aos preenchedores permanentes, há dados sólidos para embasar o uso dos preenchedores temporários nessas indicações. Estudos específicos mostram sua eficácia na correção de rugas e sulcos moderados a graves, incluindo o uso nos sulcos nasolabiais, região perioral e dorso das mãos. Consequentemente, há uma experiência cumulativa demonstrando que os preenchedores temporários entregam resultados e proporcionam satisfação ao paciente na restauração de volume e redução das rugas.

O aumento de volume dos lábios está entre as aplicações mais bem estudadas e populares do preenchedor temporário (Figura 4.2). Ao contrário de muitos preenchedores permanentes, os preenchedores de AH integram-se de maneira uniforme e podem ser utilizados na camada submucosa sem a formação de nódulos palpáveis. Um estudo de 2018, comparando dois produtos de AH para o aumento do volume labial, mostrou que 86% dos participantes sentiram-se mais atraentes, e houve melhora em mais 70% dos pacientes na avaliação dos investigadores (estudo cego).

Com a ampla experiência adquirida com os diferentes preenchedores temporários, bem como a diversidade em suas propriedades reológicas, não surpreende que, ao longo das últimas duas décadas, os médicos injetores experientes tenham expandido as indicações. Atualmente, os preenchedores temporários são utilizados em problemas estéticos mais complexos, em diferentes faixas etárias. Além das alterações relacionadas com o envelhecimento, os preenchedores temporários podem ser utilizados para corrigir defeitos, volumizar, embelezar e modificar o formato facial. Por exemplo, as características

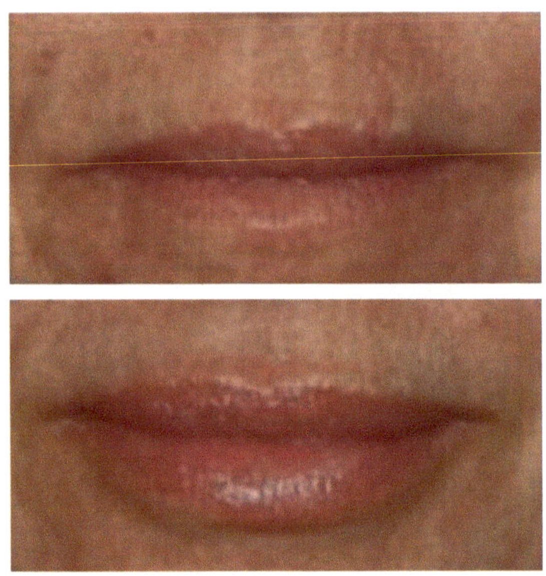

Figura 4.2 Antes (*superior*) e depois (*inferior*) da aplicação de 0,2 mℓ de ácido hialurônico (AH) de baixo peso molecular no vermelhão labial, e 1,0 mℓ de AH com alta coesividade nos corpos labiais superior e inferior.

estéticas naturais dos vários formatos faciais (oval, angular, em coração e redondo) podem ser modificadas com um preenchedor injetável temporário para melhorar sutilmente a aparência. Um injetor experiente pode selecionar áreas que destaquem os pontos fortes e amenizem as fraquezas inerentes a cada formato facial.

Os injetores experientes descrevem numerosos usos dos preenchedores temporários para estruturação facial. As aplicações no mento podem ser indicadas para pacientes retrógnatos ou com oclusão classe II para melhora estética, e, na região mandibular lateral, restauram a aparência jovem na porção inferior da face e na linha da mandíbula (Figura 4.3). Recentemente, foram aprovados pela FDA dois preenchedores de AH para volumização do mento.

Os rostos muito estreitos, arredondados ou quadrados podem ter seus contornos sutilmente modificados para aumentar a proporcionalidade e alcançar padrões esteticamente favoráveis. As têmporas e os canais lacrimais também são normalmente tratados de maneira *off-label* para melhorar o contorno facial e minimizar as "sombras" (Figura 4.4).

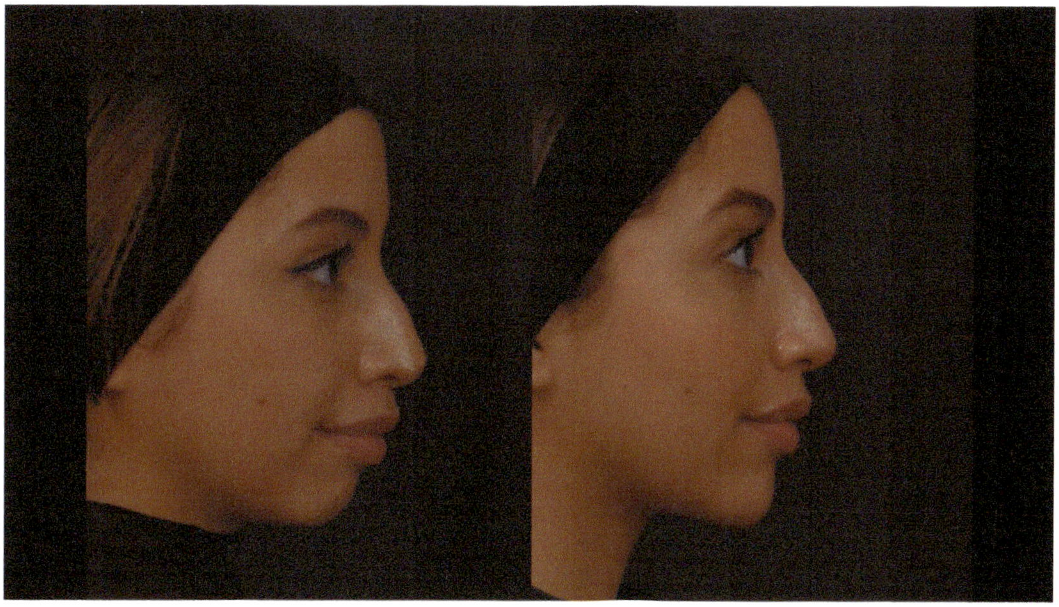

Figura 4.3 Antes (*esquerda*) e depois (*direita*) da injeção de 2 mℓ de preenchimento de ácido hialurônico no mento, pogônio e ângulo da mandíbula. (Foto gentilmente cedida por Sue Ellen Cox, MD.)

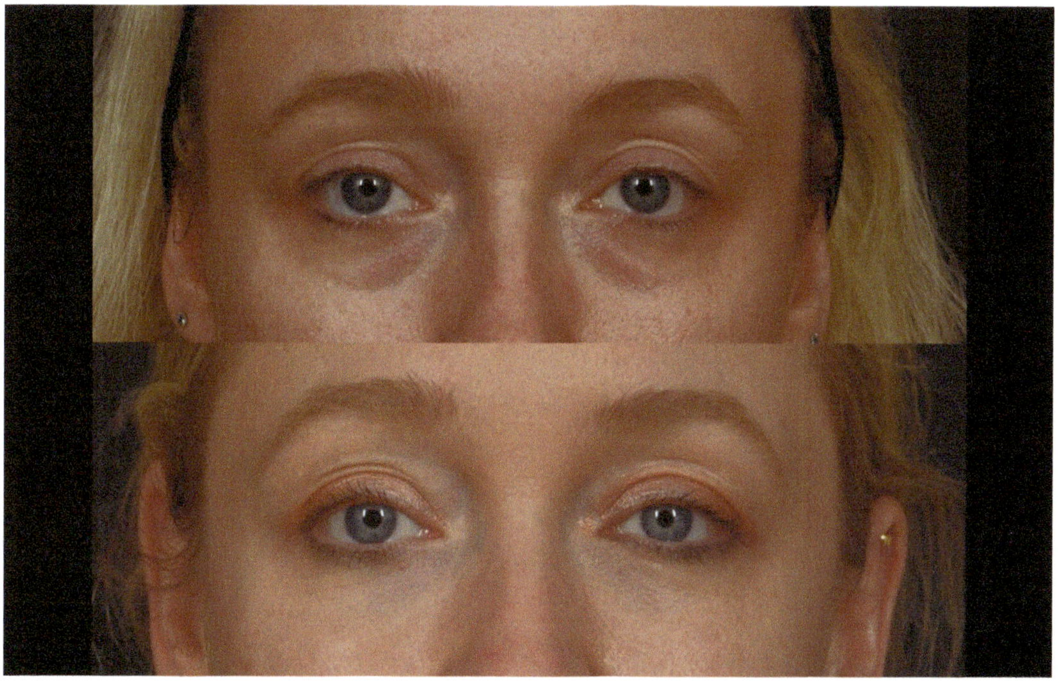

Figura 4.4 Antes (*superior*) e depois (*inferior*) da aplicação de 2 mℓ de preenchedor nos canais lacrimais. (Foto gentilmente cedida por Sue Ellen Cox, MD.)

Outras situações, como a deformidade pela esclerodermia em golpe de sabre, também podem ser corrigidas com preenchedores temporários (Figura 4.5). As indicações *off-label* corporais incluem braços, tórax, pescoço e nádegas (Figura 4.6). É notável que, em quase todas as novas indicações, os resultados dos preenchedores temporários são os primeiros a serem relatados na literatura.

PROPRIEDADES DOS PREENCHEDORES TEMPORÁRIOS

Por ser uma molécula naturalmente presente nos seres humanos, o AH apresenta alta biocompatibilidade e baixos níveis de antigenicidade em relação a outros preenchedores. Em comparação com os produtos com colágeno bovino e preenchedores

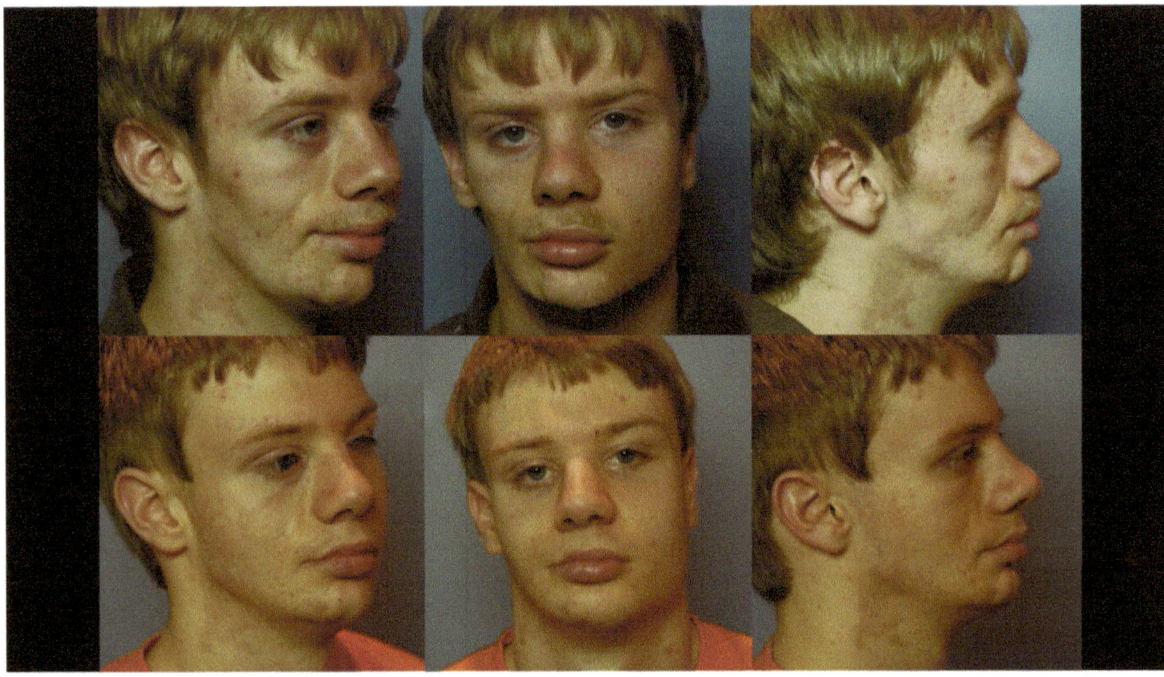

Figura 4.5 Antes (*superior*) e depois (*inferior*) de 12 meses do tratamento de atrofia hemifacial com 18,2 mℓ de hidroxiapatita de cálcio no lado direito da face, linha da mandíbula e área submalar, e 1,0 mℓ de preenchedor com ácido hialurônico na pálpebra inferior direita, queixo e sulco nasolabial. (Foto gentilmente cedida por Sue Ellen Cox, MD.)

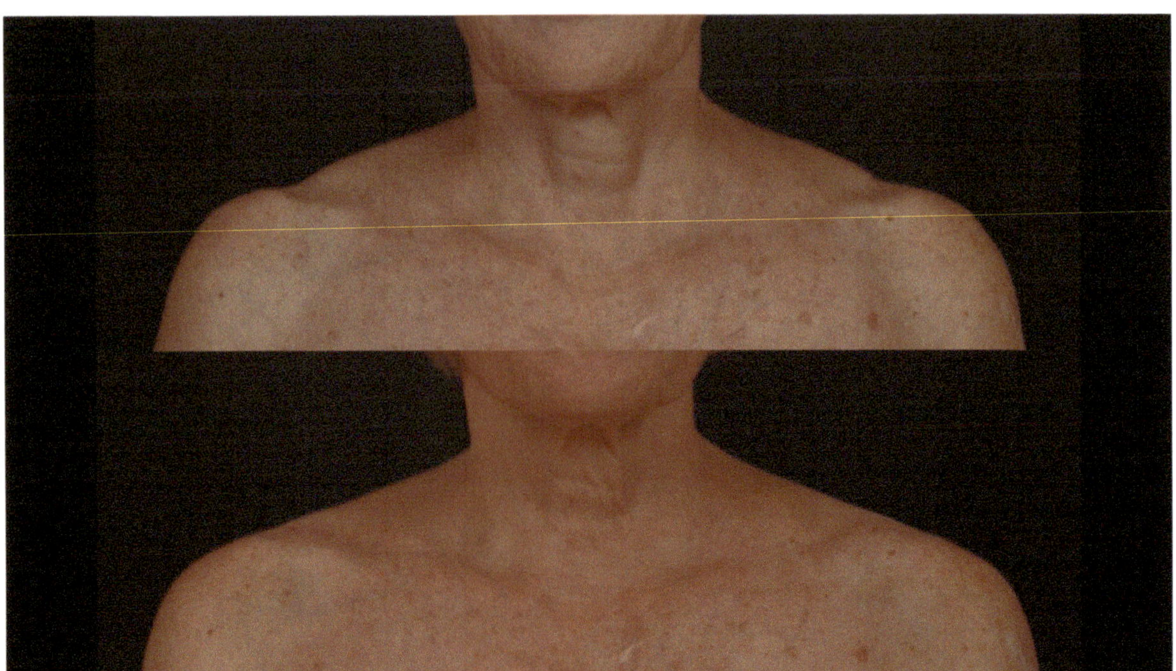

Figura 4.6 Aplicação de 1,5 mℓ de hidroxiapatita de cálcio em cada ombro para corrigir a depressão causada pelo uso de bolsas pesadas. (Foto gentilmente cedida por Sue Ellen Cox, MD.)

permanentes com polimetilmetacrilato (p. ex., Bellafill®), a hipersensibilidade aos preenchedores de AH é de 10 a 30 vezes menor. As reações de hipersensibilidade à hidroxiapatita de cálcio e ao PLLA são igualmente raras, uma vez que são inertes e biocompatíveis. Assim, os testes de alergia pré-procedimento são desnecessários, tornando-os mais facilmente acessíveis ao consumidor.

Para resistir à degradação imediata pela hialuronidase que produzimos, é necessária a tecnologia de reticulação (*cross-linking*) empregada nos produtos com AH. O grau e o tipo de reticulação determinam as muitas propriedades de um preenchedor de AH, tais como deformabilidade (G'), viscosidade e duração do efeito. Em decorrência, principalmente, das diferenças na reticulação, os muitos preenchedores de AH aprovados pela FDA apresentam propriedades variáveis com características ideais para diferentes localizações anatômicas. Dessa maneira, o injetor experiente realiza a seleção do produto de acordo com o resultado esperado e a movimentação de cada área (p. ex., são escolhidos produtos diferentes para injeções nos lábios, na região perioral e na fossa temporal). A disponibilidade de múltiplos preenchedores injetáveis aprovados pela FDA, com propriedades amplamente variáveis, é uma vantagem importante em relação aos preenchedores permanentes.

Embora os preenchimentos temporários exijam, por definição, injeções repetidas, a duração de sua ação pode ser relativamente longa, dependendo do produto selecionado e da área anatômica. Por exemplo, os produtos aplicados nos canais lacrimais podem produzir um efeito perceptível por períodos mais longos que produtos semelhantes aplicados nos lábios. Os efeitos bioestimuladores dos preenchedores, particularmente de CaHA e PLLA, podem levar à produção local de colágeno a longo prazo nos locais de aplicação (Figura 4.7). Em geral, a duração de ação dos preenchedores temporários varia de 6 a 18 meses ou mais.

Apesar da necessidade eventual de repetição do tratamento, o que pode ser considerado uma clara desvantagem, em comparação com os preenchedores permanentes, é também uma vantagem, pois possibilita modificações na abordagem com base no processo de envelhecimento natural do paciente, na mudança das prioridades estéticas deste, nas alterações no peso corporal ao longo do tempo e nas mudanças nas expectativas sociais sobre beleza. Na era moderna, a rapidez da evolução tecnológica, como a popularização das *selfies* ou a rápida adaptação às videoconferências, pode ter impactos profundos nas prioridades dos pacientes, e os preenchedores temporários possibilitam realizar ajustes.

Além disso, os produtos de AH têm o benefício adicional da reversibilidade com a hialuronidase, o que representa uma camada de segurança no caso de complicações. Embora seu uso tenha valor terapêutico nos acidentes vasculares, também é útil para nódulos, preenchimento excessivo ou, ainda, em casos de insatisfação do paciente. Há evidências recentes do uso potencial de tiossulfato de sódio para a dissolução de nódulos causados por injeções de hidroxiapatita de cálcio. Em comparação, a formação de nódulos tardios causada por preenchedores permanentes provavelmente dificulta o diagnóstico, e as opções de tratamento estão limitadas a terapias não específicas, como conduta expectante, corticosteroides sistêmicos ou locais, agentes antimitóticos intralesionais ou excisão.

VANTAGENS ADICIONAIS DOS PREENCHEDORES TEMPORÁRIOS

Talvez a maior vantagem dos preenchedores temporários seja a sua natureza não invasiva e com gratificação quase imediata. Isto permite aos pacientes evitar complicações associadas à cirurgia, como período para recuperação (*downtime*), cicatrizes e problemas anestésicos. Outros riscos, como hemorragia, infecção, deiscência, queloide ou cicatriz hipertrófica, são substancialmente menores. Ao contrário da cirurgia ou do uso de um preenchedor permanente, a injeção de hialuronidase e o próprio tempo podem reverter os resultados nos pacientes insatisfeitos. Além disso, em comparação com outros procedimentos não invasivos, como o *resurfacing* a *laser*, a aplicação de preenchedor temporário é segura em todos os fotótipos, uma vez que o risco de pigmentação pós-inflamatória é insignificante. Os preenchedores injetáveis temporários também

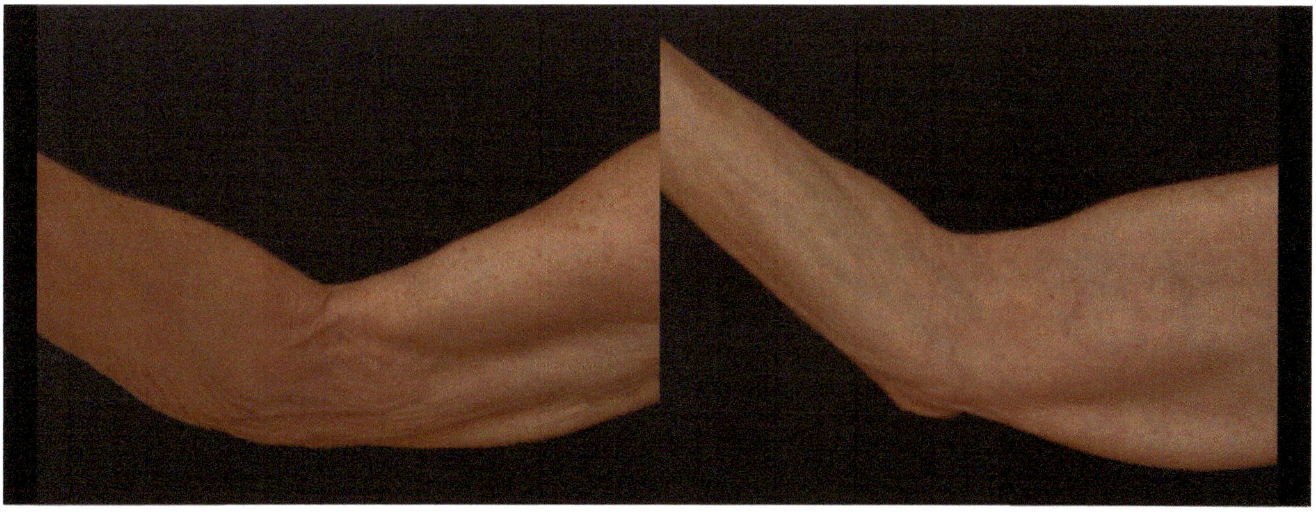

Figura 4.7 Antes (*à esquerda*) e depois (*à direita*) do tratamento da flacidez de pele com 6 mℓ de hidroxiapatita de cálcio (diluição 1:2).

são vantajosos, pois podem ser aplicados gradualmente até se alcançar o resultado desejado, e viabilizam maior flexibilidade no posicionamento preciso de um produto. Além da possibilidade de reversão se o paciente estiver insatisfeito, há muitas vantagens específicas dos produtos injetáveis temporários. Estes permitem aos pacientes otimizarem seus resultados ao longo do tempo, com adequação à idade e modificações à medida que envelhecem. Isso contrasta com os preenchedores permanentes ou a cirurgia, que não necessariamente evoluem com as mudanças relacionadas ao envelhecimento e as prioridades estéticas do paciente.

SEGURANÇA DOS PREENCHEDORES TEMPORÁRIOS

Os riscos dos preenchedores injetáveis temporários são conhecidos. Variam desde complicações leves e a curto prazo, como dor, inchaço e equimose, até quadros mais graves, como reação de hipersensibilidade, infecção e oclusão vascular com consequente necrose cutânea ou cegueira. Antes do tratamento com qualquer preenchedor injetável, o paciente e o profissional devem estar cientes desses riscos e de sua variabilidade de acordo com a indicação (p. ex., aumento de volume dos lábios *versus* rinoplastia não cirúrgica). À medida que os procedimentos com preenchedores temporários tornaram-se *commodities*, os injetores têm maior necessidade de educar os pacientes e esclarecer sobre as percepções equivocadas de segurança. Isso é particularmente importante, como demonstrou um estudo, o qual concluiu que o consentimento informado incompleto era o fator mais comum em litígios relacionados com o uso de preenchedores.

Com injetores experientes, esses riscos têm baixa reprodutibilidade no caso dos preenchedores temporários. Ao longo dos anos 2007 a 2017, a base de dados MAUDE (Manufacturer and User Facility Device Experience), da FDA, catalogou apenas 5.024 notificações de eventos adversos, apesar de ter sido estimada a realização de 18 milhões de injeções de preenchimento nesse período. A maior parte das complicações reportadas relacionava-se aos preenchedores temporários, que representavam a maioria dos produtos utilizados nesse período. Em um estudo recente com 370 dermatologistas, a taxa de oclusão vascular – a complicação mais temida com preenchedores – foi de 1 oclusão para cada 6.410 seringas de 1 mℓ. Esse risco foi reduzido para 1 em 40.882 quando foram utilizadas cânulas para as aplicações. É importante notar que a probabilidade de oclusão foi 70,7% menor com injetores experientes (> 5 anos de prática) comparada com injetores inexperientes. Apesar desses conjuntos de dados, a frequência precisa dos eventos adversos relacionados com os preenchedores injetáveis temporários é desconhecida e, provavelmente, é substancialmente subestimada, uma vez que não existe obrigatoriedade de notificação compulsória.

Em relação a outros produtos injetáveis, há um longo histórico de segurança dos preenchedores temporários. Tanto o PLLA como o CaHA foram aprovados pela FDA para o tratamento da lipoatrofia facial associada ao HIV desde 2004 e 2006, respectivamente. No caso do PLLA, um estudo de 15.665 injeções demonstrou as seguintes taxas de complicações: sangramento, 3,4%; hematomas, 2,3%; nódulos, 5,7%; granuloma, 0,3%; mudanças na pigmentação, 0,2%; e hipertrofia cutânea, 0,1%. Nesses dados, apenas um tratamento resultou em necrose cutânea, apoiando uma conclusão geral de segurança.

DESVANTAGENS DOS PREENCHEDORES TEMPORÁRIOS

Embora os preenchedores temporários tenham alcançado aceitação geral, mantendo um histórico de segurança geral, eles não estão isentos de limitações ou desvantagens potenciais. Antes de iniciar o tratamento com um preenchedor, o injetor e o paciente devem compreender que os produtos não representam osso ou tecido mole, e certos resultados, como *liftings* faciais drásticos ou alterações dramáticas nas estruturas ósseas ou cartilaginosas, podem não ser viáveis com o uso de preenchedores injetáveis temporários. O injetor precisa saber quando é necessário encaminhar para uma abordagem de cirurgia plástica mais tradicional frente a algumas expectativas apresentadas pelo paciente.

No imaginário de muitos consumidores, a principal desvantagem dos preenchedores injetáveis é o seu custo relativo. No momento da elaboração deste texto, o custo do tratamento com um único centímetro cúbico de preenchedor (ou seja, uma única seringa) aproxima-se do preço de 1 cc (cerca de 20 g) de ouro. Considerando que cinco seringas de preenchedores juntas são equivalentes a 1 colher de chá, muitas vezes, são necessárias várias seringas para obter alterações esteticamente impactantes para um rejuvenescimento geral. Ao contrário do preenchimento permanente ou da cirurgia plástica, os resultados de uma injeção isolada duram cerca de 6 a 18 meses, dependendo do produto e do local de tratamento. Isso permite flexibilidade nas estratégias de tratamento no decorrer do tempo; entretanto, também requer avaliação e aplicações frequentes e regulares. Embora o custo inicial de um tratamento com preenchedor temporário seja inferior a tratamentos mais invasivos, como a cirurgia plástica, com o passar do tempo, o custo para a manutenção dos resultados aumenta significativamente. O custo envolvido em um tratamento que, por definição, é temporário, exclui uma parcela substancial de pacientes potencialmente interessados. Em combinação com os avanços tecnológicos que reduzem os custos de produção e melhoram a qualidade dos produtos, espera-se que o aumento da concorrência dos vários produtos disponíveis em um mercado em expansão resulte em preços mais acessíveis dos preenchedores temporários.

Apesar dos custos, em muitos locais, os preenchedores temporários estão se tornando uma *commodity*. Ao contrário de muitos procedimentos mais invasivos, o tratamento com preenchedor temporário, nos EUA e em outros países, não se limita a um grupo de médicos com treinamento específico. Os procedimentos, portanto, podem ser realizados por injetores com níveis de experiência muito variáveis e, muitas vezes, com níveis educacionais relativamente baixos para entrar no mercado. Os injetores menos experientes podem atrair os pacientes com custos mais baixos, massificando esses procedimentos. Essa expansão de escala torna os preenchedores injetáveis temporários mais populares, resultando em pacientes com expectativas irrealistas

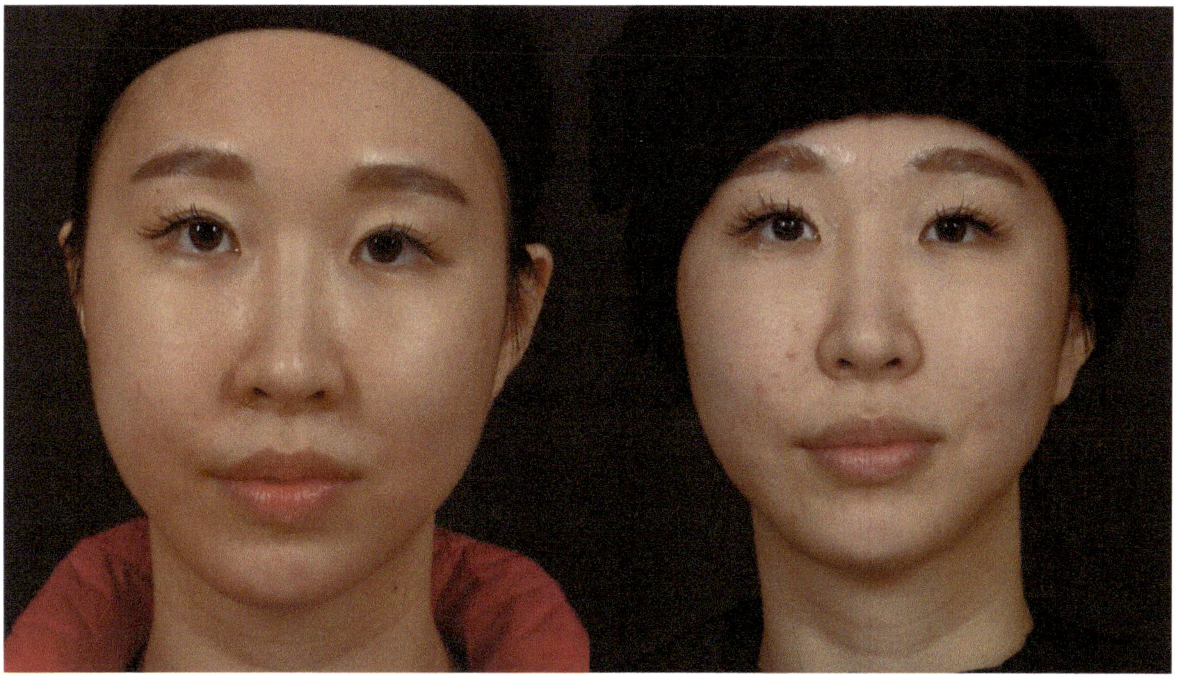

Figura 4.8 Paciente com volumização excessiva após um tratamento com preenchedores realizado na Coreia do Sul (*à esquerda*). Após dissolução com 240 unidades de Hylenex®[a] (*à direita*). (Foto gentilmente cedida por Sue Ellen Cox, MD.)

e percepções equivocadas sobre a necessidade de um nível relativamente alto de experiência para uma entrega de resultados adequada. Apesar de limitadas, há evidências recentes na literatura que mostram uma segurança aumentada desses procedimentos quando realizados por médicos mais experientes que fazem esses tratamentos com maior regularidade. Além da segurança, as injeções realizadas por profissionais menos experientes podem facilmente parecer "exageradas" ou *overfilled* (ou seja, volumização excessiva) (Figura 4.8). Em nossa cultura consciencioso, são muitos os exemplos de volumes labiais não naturais, proeminências zigomáticas dramáticas e outros achados caricatos resultantes de um preenchimento temporário. Embora essas preocupações sejam reais, há poucos dados que mostram o tempo de treinamento e experiência necessários para a realização de procedimentos esteticamente bem-sucedidos e seguros com preenchedores injetáveis temporários.

Há muito se presume que os consumidores de procedimentos cosméticos e produtos injetáveis possam ter taxas mais elevadas de dismorfismo corporal. Um estudo de 2021 sugere que a predisposição para dependência é evidente em uma significativa porcentagem de pacientes submetidos a mais de um procedimento cosmético minimamente invasivo. Apesar de preocupante, a prevalência dessa predisposição na população em geral não é clara. Outro estudo analisou especificamente mulheres que realizaram aplicação de neurotoxina ou de preenchedor temporário, e não demonstrou uma associação com o dismorfismo corporal. Embora, claramente, sejam necessárias mais evidências para delinear melhor essas relações, os injetores devem se manter vigilantes e continuar a rastrear todos os pacientes para detectar dismorfismo corporal ou possível dependência de procedimentos estéticos. Talvez seja mais relevante para os injetores a tendência natural dos pacientes a mudanças de percepção: após a correção de suas queixas iniciais (p. ex., aumentar a porção central da face), criam-se novas demandas com outros padrões de referência (p. ex., perda de volume dos lábios).

[a]N.R.T.: Marca de hialuronidase não comercializada no Brasil.

CONCLUSÃO

Os preenchedores temporários evoluíram substancialmente desde a sua introdução no mercado estético moderno. Os numerosos produtos atualmente disponíveis permitem que os injetores experientes abordem uma infinidade de preocupações estéticas. Existem evidências crescentes de apoio a sua segurança, eficácia e impacto global. A experiência continua a ser vital para alcançar resultados reprodutíveis e satisfatórios. Embora as vantagens dos preenchedores temporários superem, em muito, suas desvantagens, continuam a existir limitações. Os melhores resultados podem ser obtidos com a associação dos preenchedores temporários em um plano de tratamento com neurotoxinas, tecnologias e procedimentos cirúrgicos.

LEITURA ADICIONAL

Plastic Surgery Statistics Report. (2018). In: Surgeons ASoP, ed. www.plasticsurgery.org. ASPS National Clearinghouse of Plastic Surgery Procedural Statistics.

Alam, M., Hughart, R., Geisler, A., et al. (2018). Effectiveness of low doses of hyaluronidase to remove hyaluronic acid filler nodules: a randomized clinical trial. *JAMA Dermatol, 154*(7), 765–772.

Alam, M., Kakar, R., Dover, J. S., et al. (2021). Rates of vascular occlusion associated with using needles vs cannulas for filler injection. *JAMA Dermatol., 157*(2), 174–180.

Braz, A., & Eduardo, C. C. P. (2020). The facial shapes in planning the treatment with injectable fillers. *Indian J Plast Surg.*, *53*(2), 230–243.

Cohen, J. L., Biesman, B. S., Dayan, S. H., et al. (2015). Treatment of hyaluronic acid filler-induced impending necrosis with hyaluronidase: consensus recommendations. *Aesthet Surg J.*, *35*(7), 844–849.

de Aquino, M. S., Haddad, A., & Ferreira, L. M. (2013). Assessment of quality of life in patients who underwent minimally invasive cosmetic procedures. *Aesthetic Plast Surg.*, *37*(3), 497–503.

Duracinsky, M., Leclercq, P., Herrmann, S., et al. (2014). Safety of poly-L-lactic acid (New-Fill®) in the treatment of facial lipoatrophy: a large observational study among HIV-positive patients. *BMC Infect Dis.*, *14*, 474.

Durairaj, K. K., Devgan, L., Lee Bs, A., et al. (2020). Poly-L-lactic acid for gluteal augmentation found to be safe and effective in retrospective clinical review of 60 patients. *Dermatol Surg.*, *46*(suppl 1), S46–S53.

Goldie, K., Peeters, W., Alghoul, M., et al. (2018). Global consensus guidelines for the injection of diluted and hyperdiluted calcium hydroxylapatite for skin tightening. *Dermatol Surg.*, *44*(suppl 1), S32–S41.

Gordon, R. A., Crosnoe, R., & Wang, X. (2013). Physical attractiveness and the accumulation of social and human capital in adolescence and young adulthood: assets and distractions. *Monogr Soc Res Child Dev.*, *78*(6), 1–137.

Graivier, M. H., Bass, L. M., Lorenc, Z. P., Fitzgerald, R., Goldberg, D. J., & Lemperle, G. (2018). Differentiating nonpermanent injectable fillers: prevention and treatment of filler complications. *Aesthetic Surg J.*, *38*(suppl_1), S29–S40.

Hilton, S., Sattler, G., Berg, A. K., Samuelson, U., & Wong, C. (2018). Randomized, evaluator-blinded study comparing safety and effect of two hyaluronic acid gels for lips enhancement. *Dermatol Surg.*, *44*(2), 261–269.

Jiang, B., Ramirez, M., Ranjit-Reeves, R., Baumann, L., & Woodward, J. (2019). Noncollagen dermal fillers: a summary of the clinical trials used for their FDA approval. *Dermatol Surg.*, *45*(12), 1585–1596.

Kontis, T. C., & Rivkin, A. (2009). The history of injectable facial fillers. *Facial Plast Surg.*, *25*(2), 67–72.

Moradi, A., Shirazi, A., & David, R. (2019). Nonsurgical chin and jawline augmentation using calcium hydroxylapatite and hyaluronic acid fillers. *Facial Plast Surg.*, *35*(2), 140–148.

Povolotskiy, R., Oleck, N., Hatzis, C., & Paskhover, B. (2018). Adverse events associated with aesthetic dermal fillers: a 10-year retrospective study of FDA data. *Am J Cosmetic Surg.*, *35*(3), 143–151.

Rayess, H. M., Svider, P. F., Hanba, C., et al. (2018). A cross-sectional analysis of adverse events and litigation for injectable fillers. *JAMA Facial Plast Surg.*, *20*(3), 207–214.

Rullan, P. P., Olson, R., & Lee, K. C. (2020). The use of intralesional sodium thiosulfate to dissolve facial nodules from calcium hydroxylapatite. *Dermatol Surg.*, *46*(10), 1366–1368.

Scharschmidt, D., Preiß, S., Brähler, E., Fischer, T., & Borkenhagen, A. (2017). Body experience and self-esteem after minimally invasive skin rejuvenation: study of female patients using botulinum toxin A and/or dermal fillers. *Hautarzt.*, *68*(12), 959–967.

Shah, P., Rangel, L. K., Geronemus, R. G., & Rieder, E. A. (2021). Cosmetic procedure use as a type of substance-related disorder. *J Am Acad Dermatol.*, *84*(1), 86–91.

Sivek, R., & Emer, J. (2014). Use of a blunt-tipped microcannula for soft tissue filler injection in the treatment of linear scleroderma (en coup de sabre). *Dermatol Surg.*, *40*(12), 1439–1441.

Sola, C. A., & Fabi, S. G. (2019). Perception drift. *Dermatol Surg.*, *45*(12), 1747–1748.

Vanaman Wilson, M. J., Jones, I. T., Butterwick, K., & Fabi, S. G. (2018). Role of nonsurgical chin augmentation in full face rejuvenation: a review and our experience. *Dermatol Surg.*, *44*(7), 985–993.

van Rozelaar, L., Kadouch, J. A., Duyndam, D. A., Nieuwkerk, P. T., Lutgendorff, F., & Karim, R. B. (2014). Semipermanent filler treatment of HIV-positive patients with facial lipoatrophy: long-term follow-up evaluating MR imaging and quality of life. *Aesthet Surg J.*, *34*(1), 118–132.

5

Família de Preenchedores Restylane®

Margo Lederhandler e Rhoda S. Narins

RESUMO E CARACTERÍSTICAS PRINCIPAIS

- A família de produtos de preenchimento Restylane® é uma classe segura e confiável de preenchedores injetáveis com baixo potencial de resposta alérgica
- Esses preenchedores não são permanentes; portanto, são ideais tanto para os pacientes que nunca realizaram preenchimento e para os injetores de todos os níveis de *expertise*, pois são facilmente dissolvidos com hialuronidase
- A técnica de injeção deve ser baseada no local anatômico e na habilidade do injetor
- As áreas mais comuns de aplicação incluem região malar, seguida por sulcos nasolabiais, mento e lábios. Dentre os pontos de injeção mais avançados na face estão os sulcos infraorbitais, as têmporas e a linha da mandíbula. As áreas não faciais incluem pescoço, colo, dorso das mãos, lóbulos das orelhas e locais do corpo com flacidez indesejável como a porção medial superior dos braços e joelhos
- O plano de aplicação do preenchedor é variável, a depender da área e dos objetivos, bem como a quantidade de volume necessária, sendo estes os principais componentes a serem considerados antes da seleção do produto
- Os preenchedores da família Restylane® podem ser aplicados em camadas sobrepostas ou sobre outros preenchedores semipermanentes
- Os preenchedores de ácido hialurônico (AH) podem durar de 3 a 18 meses, ou mais, a depender da localização e da quantidade de produto injetado anteriormente; em áreas de pouca mobilidade, o efeito é mais duradouro, enquanto nas áreas de maior movimentação a duração é menor
- Complicações pós-operatórias, como edema e equimoses, normalmente duram apenas alguns dias
- Pode-se utilizar cânulas para injetar os preenchedores de AH com redução das equimoses e menor risco de oclusão vascular.

INTRODUÇÃO

O uso de um material exógeno para volumização tecidual pode ser rastreado até Neuber, em 1893, que usou gordura autóloga dos braços para corrigir defeitos faciais. Desde então, ocorreu uma rápida mudança das substâncias utilizadas para aumento volumétrico da face, incluindo produtos biodegradáveis e não biodegradáveis. A família Restylane® é uma classe de preenchedores não permanentes, biodegradáveis, com duração média de 6 a 12 meses e efeito demonstrado de até 18 meses, ou mais, em determinados locais. Este capítulo revisará os produtos Restylane® atualmente disponíveis no mercado dos EUA e dará dicas de injeção para as áreas faciais mais comuns. A preparação do paciente, as complicações em potencial e as recomendações sobre como lidar com as expectativas dos pacientes também serão discutidas.

HISTÓRICO

Os preenchedores injetáveis Restylane® são utilizados normalmente para corrigir linhas faciais moderadas a graves, restaurar a perda de volume do curso natural do envelhecimento e aumentar o volume natural para embelezamento. Desde a aprovação do Restylane® pela Food and Drug Administration (FDA), em dezembro de 2003, o mercado de produtos injetáveis Restylane® continuou a se expandir em conjunto com o mercado de preenchedores de ácido hialurônico (AH). Segundo a American Society for Dermatologic Surgery (ASDS), foram realizadas aproximadamente 1,6 milhão de injeções de preenchedores em 2019 pelos membros da ASDS, o que representa um aumento de 78% nos últimos 8 anos. Esses dados não incluem os procedimentos realizados por cirurgiões plásticos ou outros profissionais de estética. Além disso, a recente pandemia de covid-19 provocou um *boom* ainda maior nos preenchedores injetáveis, em função do maior volume de trabalho domiciliar com as videoconferências. Em relação à escolha do preenchedor, saber onde aplicar é tão importante quanto compreender as sutis diferenças nas suas propriedades reológicas e físico-químicas. Em geral, os preenchedores injetáveis Restylane® são seguros, conferem uma aparência suave, são previsíveis em sua capacidade de volumização e, essencialmente, são de fácil reversão com hialuronidase.

CIÊNCIA BÁSICA

O AH, ou hialuronato, é um glicosaminoglicano aniônico, hidrofílico, não sulfatado, abundante no tecido conjuntivo humano. O AH é um dos principais componentes da matriz extracelular, estabiliza as estruturas intercelulares e faz parte da matriz fluida na qual as fibras colágenas e elásticas estão embebidas. Com o envelhecimento, a concentração de AH na pele diminui, resultando em redução da hidratação dérmica, com aumento nas linhas e sulcos. Além disso, com a exposição excessiva aos raios ultravioleta B, as células da derme interrompem a produção de AH. Em sua forma natural, o AH tem meia-vida de 1 a 2 dias e é metabolizado pelo fígado em dióxido de carbono e água. É capaz de absorver até 1.000 vezes o seu peso molecular em água; seu mecanismo de ação como preenchedor se dá principalmente por meio de hidratação. Em um grande estudo sobre imunogenicidade, os produtos de AH estabilizado de origem não animal (NASHA, do inglês *non-animal stabilized HA*) não desencadearam respostas celulares ou humorais em 98% dos participantes, sugerindo que esses produtos geralmente não são alergênicos ou imunogênicos. Entretanto, existem raros relatos de reações de hipersensibilidade, como ocorrência de angioedema agudo poucos minutos após a injeção de AH nos lábios.

Existem vários fatores importantes, conhecidos como propriedades reológicas e físico-químicas, na formulação de preenchedores de AH que determinam como será a ação do produto (Tabela 5.1). A molécula de AH é estabilizada por grupos hidroxila reticulados. Essa ligação cruzada (*cross-linking* – reticulação) confere longevidade e resistência mecânica ao produto na pele. A reticulação e a concentração de AH são fundamentais para determinar as propriedades reológicas do preenchedor – módulo elástico (G'), módulo viscoso (G"), tan δ (G"/G') e módulo complexo (G*) – e as propriedades físico-químicas – absorção de fluido (ou fator de dilatação/intumescimento [SwF, do inglês *swelling factor*]) e coesividade. Em síntese, G' representa a capacidade do preenchedor de recuperar sua forma original quando submetido a forças dinâmicas; um G' mais alto significa normalmente um produto mais firme. G" representa a viscosidade do preenchedor ou sua resistência a forças dinâmicas, enquanto um gel G" mais elevado geralmente é mais espesso e requer mais força de extrusão. Tan δ (G"/G') é a proporção entre a viscosidade e a elasticidade. G* representa a capacidade de resistência do preenchedor à deformação, que, na maioria dos preenchedores de AH, é comparável à de G'. O SwF é um marcador do estado de hidratação do gel, ou da expansão deste após sua ligação com a água, em que um gel com um SwF mais elevado se afastará mais do equilíbrio e absorverá mais fluido após a injeção. O SwF não deve ser confundido com o edema dos tecidos. Finalmente, a coesividade do gel representa a taxa de dissociação do preenchedor, de tal forma que um gel com alta coesividade dissocia-se com menos rapidez e tem maior capacidade de *lifting*. A Tabela 5.1 mostra as propriedades reológicas e físico-químicas de todos os produtos Restylane® disponíveis no mercado dos EUA. A compreensão dessas propriedades, discutidas em maior profundidade no Capítulo 4, é crucial para a seleção do produto pelo injetor, uma vez que certos produtos são mais adequados do que outros quando se trata do local e do plano anatômico de aplicação.

Em razão da matriz estrutural dos preenchedores de AH, a curva de degradação do AH implantado não é linear. O produto mantém o seu efeito até ocorrer a decomposição do complexo estrutural em torno da molécula de AH. Quando o AH não reticulado é exposto, há perda de eficácia (Figura 5.1). Consequentemente, muitas vezes, os pacientes notam uma mudança súbita em sua aparência, em vez de observarem uma perda gradual ao longo do tempo. Além disso, alguns pacientes sentem que sua aparência está pior do que antes da aplicação de AH; isto, no entanto, se dá mais em função da memória seletiva. Por esse motivo, é importante realizar fotografias antes da injeção. Assim como o hialuronato natural, os preenchedores

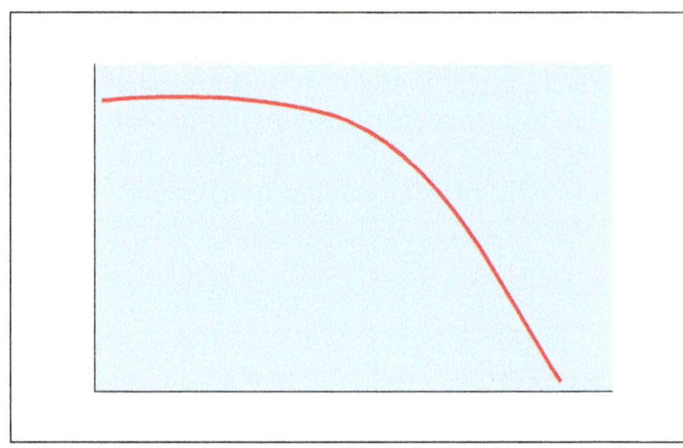

Figura 5.1 Curva conceitual de degradação dos preenchedores de ácido hialurônico estabilizado de origem não animal. Observe que a linha não é linear, o que se correlaciona com os agentes de reticulação utilizados para estabilizar o preenchedor na pele. O ácido hialurônico livre tem meia-vida de 1 a 2 dias na pele humana.

Tabela 5.1 Propriedades reológicas e físico-químicas dos preenchedores Restylane®.

Nome comercial do produto	AH (mg/mℓ)	G'	G"	Tan δ	G* (Pa)	SwF (mℓ/g)
Restylane® Refyne™	20	47	7	0,16	48	9,7
Restylane® Kysse™	20	156	12	0,07	156	7,2
Restylane® Defyne™	20	260	16	0,06	260	6,4
Restylane® Silk™	20	344	79	0,23	353	2,7
Restylane®	20	544	99	0,18	553	2,8
Restylane® Lyft™	20	545	69	0,13	549	2,8

G' é o módulo elástico; G", módulo viscoso; tan δ, G"/G'; e G*, módulo complexo.
AH, ácido hialurônico, *SwF*, fator de dilatação/intumescimento.

de AH podem ser rapidamente dissolvidos com a enzima hialuronidase caso ocorram eventos adversos ou preenchimento indesejado. Foi demonstrado que os preenchedores com maior grau de reticulação e maior concentração de AH levam mais tempo para se dissolver com hialuronidase.

ESCOLHA CORRETA DO PREENCHEDOR RESTYLANE®

A família de preenchedores Restylane® divide-se em duas classes com base nas tecnologias de reticulação do AH, NASHAs™ e XpresHAn™. Dentre os NASHAs™ estão Restylane®, Restylane-L®, Restylane® Lyft™ e Restylane® Silk™. Os produtos XpresHAn™ no mercado dos EUA incluem o Restylane® Refyne™ e o Restylane® Defyne™. A principal diferença entre os produtos Restylane® comercialmente disponíveis no mercado americano atual está na firmeza/dureza, ou G', do produto, e no SwF. Os produtos NASHA™ têm um G' mais elevado e um SwF mais baixo, em comparação com os XpresHAn™, que têm um G' relativamente mais baixo e um SwF mais alto. Quanto mais alto for o G', mais firme, menos elástico, mais rígido é o produto e mais longa será sua duração no tecido (Tabela 5.1). O G' mais elevado dos NASHAs™ permite maior *lifting* e, por isso, geralmente são injetados em planos mais profundos (subcutâneo e supraperiosteal), enquanto os produtos XpresHAn™, com o seu G' mais baixo, têm maiores SwF e coesividade. Postula-se que os géis de maior coesividade têm maior integração intradérmica. Os produtos com G' menor, por serem mais suaves, geralmente são mais indicados para planos de injeção mais superficiais e podem ser aplicados em camadas sobre os produtos com G' mais elevado. Os preenchedores com G' menor também podem ser aplicados em planos mais profundos, embora seja necessária maior quantidade para alcançar o efeito desejado.

Para a seleção de um produto Restylane® com base na localização anatômica, os autores têm várias recomendações (Tabela 5.2). Em áreas que necessitam maior correção ou efeito *lifting*, como regiões zigomáticas e malares, linha da mandíbula e têmporas, os autores preferem produtos com G' mais elevado, como Restylane® Lyft™ ou Restylane-L®. O Restylane-L® também pode ser usado com excelentes resultados para o aumento de volume dos lábios e, no paciente que deseja um tratamento custo-efetivo, com uma seringa aplicada em vários locais, o Restylane-L® é uma excelente opção. Para o aumento de volume dos lábios com maior suporte, o Restylane-L® é o preenchedor preferido dos autores. No entanto, para um lábio com um volume mais sutil, o Restylane® Kysse™ é uma opção maravilhosa. Após a chegada do Restylane® Kysse™ no mercado, os autores raramente usam o Restylane® Silk™.

Para os sulcos infraorbitais que necessitam de maior correção, os autores geralmente escolhem o Restylane-L®, com ótima aplicação no plano supraperiosteal. O G' mais alto do Restylane-L® permite maior *lifting* nesse local. Para pacientes com sulcos infraorbitais menos profundos, ou com pele "fina", um produto com G' menor, como o Restylane® Refyne™, é uma boa escolha pela melhor integração dérmica. Entretanto, esse produto tem maior Swf; portanto, deve-se ter cautela para evitar sobrecorreção. A seleção incorreta do produto ou erro na técnica do plano de aplicação, migração do preenchedor e bloqueio da drenagem linfática podem levar a efeitos indesejáveis nessa área sensível, o que, aos olhos de um injetor menos experiente, pode ser difícil de reconhecer como complicações do preenchimento. Com o Restylane-L® nessa região, o injetor deve estar ciente de que o produto, sendo um preenchedor particulado durante sua metabolização ao longo dos anos, absorverá muita água e alguns pacientes poderão apresentar edema superficial. Nesses casos, o produto deverá ser dissolvido com hialuronidase e, se o paciente desejar, poderá ser realizada uma nova aplicação no plano adequado.

Tabela 5.2 Indicações do produto Restylane® Filler nos EUA e recomendações dos autores.

Nome comercial do produto	Áreas e planos de aplicação (produtos disponíveis no mercado americano)	Dicas e pérolas dos autores
Restylane® Defyne™	• Rugas e sulcos faciais profundos, moderados a graves, como os sulcos nasolabiais (plano da derme média à profunda) • Aumento do mento (plano subcutâneo e/ou supraperiosteal)	• Os autores gostam desse produto para correção dos sulcos nasolabiais, linhas de marionete e volumização do mento
Restylane® Kysse™	• Aumento de volume dos lábios (plano submucoso) • Correção das rítides periorais superiores e do filtro labial (plano da derme média ao subcutâneo)	• Os autores consideram este produto ideal para volumização labial e perioral com uma aparência natural
Restylane®	• Rugas e sulcos faciais moderados a graves, como os sulcos nasolabiais (plano da derme média à profunda) • Aumento de volume dos lábios (plano submucoso)	• Como o Restylane® agora é formulado com lidocaína (Restylane-L®), os autores já não utilizam muito esse produto
Restylane-L®	• Rugas e sulcos faciais moderados a graves, como os sulcos nasolabiais (plano da derme média à profunda) • Aumento de volume dos lábios (plano submucoso)	• Este é um ótimo preenchedor "coringa" para o paciente que adquire uma seringa para vários locais • Este é um bom produto para a região infraorbital

(*continua*)

Tabela 5.2 Indicações do produto Restylane® Filler nos EUA e recomendações dos autores. (*Continuação*)

Nome comercial do produto	Áreas e planos de aplicação (produtos disponíveis no mercado americano)	Dicas e pérolas dos autores
Restylane® Lyft™	• Dobras e sulcos faciais moderados a graves, como os sulcos nasolabiais (plano da derme profunda ao subcutâneo superficial) • Estruturação malar e correção das deficiências de contorno do terço médio secundárias ao envelhecimento (plano subcutâneo a supraperiosteal) • Déficit de volume no dorso das mãos (plano subcutâneo)	• Os autores adoram este produto para áreas que necessitam de maior volumização, como malar, têmporas, linha da mandíbula, mento, sulcos nasolabiais profundos e dorso das mãos
Restylane® Refyne™	• Rugas e sulcos faciais moderados a graves, como os sulcos nasolabiais (plano da derme média à profunda)	• Este é um produto ótimo, suave e com boa integração, sendo ideal para áreas de pele fina ou para sulcos mais superficiais • Os autores gostam deste produto para os sulcos nasolabiais • Alguns profissionais também gostam deste produto para os sulcos; porém, recomenda-se cautela em razão do fator de dilatação/intumescimento (SwF) • Este é um produto ideal para a aplicação nos planos superficiais acima do preenchedor aplicado mais profundamente
Restylane® Silk™	• Aumento de volume dos lábios (plano submucoso) • Correção das rítides periorais superiores e do filtro labial (plano da derme média à profunda)	• Os autores já não utilizam o Restylane® Silk™ desde a chegada do Restylane® Kysse™

Todos os produtos são pré-misturados com lidocaína, exceto o Restylane®.

Para a correção de rugas e sulcos moderados a profundos, como os sulcos nasolabiais e as linhas de marionete, os autores preferem o Restylane® Defyne™, um produto com G' intermediário, boa integração tecidual sem visualização durante a movimentação facial. O Restylane-L®, embora não seja a escolha ideal, pode ser utilizado em pacientes que pretendam uma boa relação custo-benefício com um número mínimo de seringas. O Restylane® Defyne™ foi aprovado recentemente pela FDA para volumização do mento, e os autores gostam desse produto, bem como dos produtos com G' mais alto, Restylane® Lyft™ e Restylane-L®, para o mento. Para a correção de sulcos nasolabiais e linhas de marionete leves a moderadas, ou outras linhas finas, o Restylane® Refyne™ atua muito bem, por ter um G' menor e integração dérmica.

Além disso, deve notar-se que nem todas as moléculas de AH presentes em um preenchedor são reticuladas. Algumas estão livres, fragmentadas ou com reticulação leve para que o gel possa fluir da seringa com facilidade. Como discutido anteriormente, a reticulação promove longevidade ao ácido hialurônico, e isso é variável entre produtos da mesma marca e entre marcas diferentes. Além da reticulação, é válido mencionar que nem todos os produtos com AH são embalados no estado totalmente hidratado. Em razão do SwF, o volume é criado por meio de hidratação e, por isso, geralmente os pacientes terão uma aparência melhor ou mais preenchida 24 horas após o tratamento com produtos como o Restylane®, que não estão completamente saturados na seringa. É prudente não realizar sobrecorreção com a família Restylane®.

AVALIAÇÃO DO PACIENTE

Antes da injeção de qualquer preenchedor, deve-se obter um cuidadoso histórico do paciente. Dentre os itens importantes a serem observados estão o histórico de infecção pelo herpesvírus, gravidez ou amamentação, formação de queloide, presença de qualquer doença autoimune e alergia à lidocaína (a maioria dos preenchedores atualmente contém lidocaína). O histórico de medicamentos deve incluir o uso de polivitamínicos, ômega 3, vitamina E, anticoagulantes, ácido acetilsalicílico, ibuprofeno e *Gingko biloba*, pois todos estes podem predispor a equimoses. Exceto em situações necessárias, deve-se aconselhar o paciente a interromper esses medicamentos 14 dias antes do tratamento. Além disso, o consumo de álcool nas primeiras 48 horas após a injeção pode aumentar a tendência a equimoses. Os autores recomendam que os pacientes evitem procedimentos dentários por 2 semanas, antes e depois do procedimento.

Com a recente pandemia de covid-19 e o advento de novas vacinas, surgiram novos dados sobre os efeitos colaterais das vacinas relacionados com o preenchedor injetável. No estudo clínico da vacina Moderna mRNA-1273, dentre 15.184 participantes que receberam pelo menos uma dose da vacina, três desenvolveram edema facial ou labial em áreas de aplicação de preenchedor injetável, enquanto, no grupo placebo, isso não ocorreu em nenhum indivíduo. A ASDS divulgou orientações sobre os efeitos colaterais da vacina SARS-CoV-2 mRNA em pacientes já tratados com preenchedores injetáveis e recomenda que eles não sejam desencorajados nem impedidos de receber vacinas de qualquer tipo. Da mesma forma, os pacientes vacinados não devem ser impedidos de realizar procedimentos com preenchedores injetáveis no futuro. Esses eventos adversos relacionados com as vacinas e os preenchedores injetáveis são raros, temporários e, muitas vezes, responsivos aos corticosteroides orais e à hialuronidase intralesional, com relatos de sucesso com o uso de inibidores orais da enzima conversora da angiotensina (ECA), como o lisinopril. Os autores recomendam um intervalo de 2 semanas após a aplicação dos preenchedores, semelhante ao dos procedimentos dentários, para tomar a vacina contra o mRNA do SARS-CoV-2, bem como informar o paciente sobre a possibilidade desses efeitos colaterais e que devem retornar imediatamente ao consultório se ocorrerem.

Se o paciente já se submeteu a procedimentos com preenchedores no passado, recomenda-se ao médico documentar há quanto tempo foi realizado o procedimento, os locais de aplicação dos preenchedores e se o paciente ficou satisfeito com os resultados. Além disso, deve ser anotado o preenchedor administrado anteriormente. Foram descritas reações adversas com pacientes e em modelos murinos, nos quais foram injetados consecutivamente diferentes preenchedores no mesmo local. Além do histórico, a fotografia pré-injeção é obrigatória. Esses autores preferem pelo menos três posicionamentos para as fotos: frontal e oblíquo, lados direito e esquerdo. Se o paciente for submetido à correção de uma área específica, também é aconselhável fotografia específica do local. Deve-se obter o consentimento informado do paciente, bem como o custo financeiro do procedimento antes de ser aberta a primeira seringa. Recomendamos também que assimetrias faciais sejam discutidas com o paciente e anotadas no prontuário. Do ponto de vista do médico, é importante que ele informe sua companhia de seguros de cobertura de erros médicos sobre sua intenção de utilizar preenchedores, uma vez que muitos usos são *off-label*.

PREPARAÇÃO DO PACIENTE

Os pacientes devem remover a maquiagem e as áreas devem ser limpas com álcool ou agentes que não manchem a pele, como a clorexidina, que é muito eficaz. No entanto, a clorexidina pode ter consequências graves, por ser ototóxica e tóxica para a córnea, mesmo com mínima exposição. Em caso de injeção próxima ao olho ou ao ouvido, o antisséptico preferido é iodopovidona por ser seguro e eficaz. Se houver áreas de infecção, a injeção deve ser adiada. Se for necessária a marcação da área, esses autores recomendam a utilização de um lápis branco, um marcador apagável ou iodopovidona. O uso de violeta de genciana poderá criar uma tatuagem, se a agulha for inserida sobre a marcação. Os pacientes devem estar em posição sentada ou semi-inclinada para conforto e manter o posicionamento natural. Não é aconselhável o decúbito dorsal, pois isso pode distorcer os contornos faciais naturais. O cabelo deve ser puxado para trás com uma faixa ou coberto com uma touca cirúrgica. O injetor pode decidir pelo uso de um anestésico tópico ou local. Se for utilizado um anestésico tópico, este deverá ser completamente removido antes da aplicação. Dependendo do anestésico tópico e da duração da aplicação, pode ocorrer hiperemia com risco aumentado de equimoses.

Mesmo na pandemia de covid, os autores solicitavam aos pacientes que retirassem a máscara para fazer uma avaliação facial completa e também para o tratamento. Ainda que apenas partes do rosto sejam tratadas, por exemplo, as têmporas, os autores consideram importante visualizar todo o rosto do paciente para um equilíbrio ideal ao injetar o preenchedor. O injetor deve sentir-se confortável; recomendamos o uso de equipamento de proteção individual adequado.

> **Dica 1:** Se utilizar um anestésico tópico manipulado, como a betacaína lidocaína tetracaína (BLT), certifique-se do tamanho da superfície que é coberta com o medicamento, pois pode ocorrer toxicidade com o uso de anestésico em altas concentrações em grandes áreas.

PREPARAÇÃO DO INJETOR

É útil fazer uma anotação que inclua um diagrama facial detalhado com documentação precisa onde o produto foi aplicado, e as etiquetas de cada seringa utilizada devem ser colocadas no prontuário para fins de rastreabilidade. Deve-se antecipar os eventos adversos, por isso recomendamos que o médico que usar os produtos Restylane® tenha disponível hialuronidase, para o caso de oclusão intra-arterial ou se for necessária a rápida dissolução do produto, nitropasta (pomada de nitroglicerina), se ocorrer coloração purpúrica após a injeção, e, ainda, suco e bolachas, se o paciente tiver um episódio vasovagal. Deve-se elaborar um plano de ação emergencial, especialmente se a oclusão ocorrer em uma área que possa afetar a visão. Caso se decida pelo uso de anestésico tópico antes da injeção, deve-se também ter corticosteroides tópicos para a eventualidade de uma reação alérgica de contato. Finalmente, é útil ter disponível cloreto de alumínio em concentrações de 20% ou mais, caso ocorra sangramento excessivo no ponto de inserção da agulha, embora, na maioria das vezes, a compressão local controle o sangramento.

TÉCNICAS DE INJEÇÃO

Existem várias técnicas de injeção para preenchedores de AH na face, e elas dependem principalmente da área facial a ser volumizada. A Tabela 5.3 descreve as técnicas de injeção recomendadas por área facial, e o Capítulo 32 deste livro aborda em detalhes as técnicas de injeção de preenchedores.

> **Dica 2:** A técnica de injeção deve variar de acordo com a região facial, o plano de aplicação e com as propriedades reológicas e físico-químicas do preenchedor Restylane® em uso. Embora as aplicações em leque e "cruzadas" proporcionem um excelente suporte estrutural e aumentem o volume, podem levar ao aumento das equimoses. Da mesma forma, a técnica de punturas em série possibilita uma aplicação mais precisa das microgotículas de preenchedor, mas pode ser dolorosa para o paciente. Uma cânula de ponta romba minimiza os hematomas, a dor e o edema, além de diminuir o risco de oclusão vascular (Vídeo 5.1).

Vídeo 5.1

Tabela 5.3 Técnica de injeção recomendada por área facial.

Área	Técnica[a]
Sulcos nasolabiais	Punturas em série, linear, leque ou "cruzadas"
Linhas de marionete	Leque, "cruzadas" ou *bolus*
Linha da mandíbula e *jowls* (sulco *prejowl* e mento)	Punturas em série, aplicação linear ou *bolus*
Malar	Leque, *bolus* e "cruzadas"
Lábios – borda do vermelhão	Aplicação linear
Lábios – tubérculos	Punturas em série

[a]Agulhas ou cânulas podem ser utilizadas em todas as áreas.

ESTRATÉGIAS DE TRATAMENTO ESPECÍFICAS POR ÁREA

Sulcos nasolabiais

A correção do sulco nasolabial é uma indicação aprovada pela FDA para a maioria dos preenchedores Restylane® e é o local mais comum para o uso desses preenchedores. É importante, ao avaliar o sulco nasolabial, observar a presença ou a ausência de uma região malar pesada. Se ocorreu queda substancial da região malar, ou se o paciente tiver excesso de peso que contribua significativamente para a dobra a partir da porção malar inferomedial da bochecha, o sulco será muito profundo e serão necessárias várias seringas de Restylane® para alcançar um resultado perceptível. Se for este o caso, considere estruturar a região zigomática, antes de aplicar qualquer preenchedor no sulco. Isso resultará em efeito *lifting* global e reposicionamento da pele para sua posição fisiológica original. Para o sulco profundo, a melhor técnica é a aplicação cruzada, ou pode-se considerar a aplicação de um produto Restylane® em camadas sobre outro produto aplicado em plano profundo (p. ex., Restylane® Refyne™ sobre Restylane® Lyft™). Para sulcos leves a moderados, Restylane-L®, Restylane® Refyne™ ou Restylane® Defyne™, por si sós (dependendo da profundidade), podem ser suficientes, e a técnica em leque pode ser utilizada, iniciando no polo inferior. Nesse caso, a volumização malar não é necessária. Iniciar pela parte superior ou inferior é uma questão de preferência do médico. Após a aplicação, posicione o polegar na parte superior do sulco e dois dedos no interior da boca. Molde suavemente o produto para se certificar de que nenhum nódulo ou elevação persistam. Os preenchedores de AH são maleáveis e podem ser moldados após a injeção.

É importante ter em mente a anatomia básica ao injetarmos sulcos nasolabiais. A artéria nasal está próxima da asa nasal; portanto, ao injetar na porção superior do sulco nasolabial, é fundamental realizar aspiração na seringa para assegurar que não se observe qualquer fluxo de sangue. A injeção lenta em pequenas alíquotas ou o uso de uma cânula ajudam a evitar a injeção intra-arterial acidental. Os autores preferem usar normalmente uma cânula neste local por essa mesma razão.

Dica 3: Se forem visualizadas várias linhas laterais ao sulco nasolabial, resista ao desejo de preenchê-las, pois normalmente elas se devem a movimentos dinâmicos. O preenchimento das linhas pode melhorar a aparência do paciente em repouso, mas, durante a movimentação, serão visualizados "cordões", a menos que seja utilizado um produto com baixo G' como o Restylane® Defyne™.

Linhas de marionete

Com o tempo, sulcos abaixo da comissura oral aparecem com inversão dos cantos da boca, criando as linhas de marionete e contribuindo para os *jowls*. A perda de volume se deve a alterações ósseas estruturais decorrentes do envelhecimento, com retrusão da maxila e do mento, e a reabsorção óssea reduz a altura da maxila e da mandíbula. Juntamente com a flacidez da pele, o resultado é a aparência flácida na porção inferior, que melhora com o uso de um preenchedor. Essa localização é especialmente suscetível a equimoses após a injeção do preenchedor; é importante massagear a área após a injeção para prevenir a formação de nódulos. Por ser necessário o suporte estrutural, recomenda-se a técnica em "leque" ou "cruzada", assim como o uso de um produto com G' intermediário com boa integração dérmica, como o Restylane® Defyne™, ou para maior volumização, o Restylane® Lyft™ ou o Restylane-L®. Normalmente, 0,5 mℓ é adequado para volumizar cada sulco infraoral, embora sejam necessárias quantidades maiores para volumizar a porção facial inferior.

Dica 4: Embora a maioria dos pacientes possa tolerar a injeção nos sulcos nasolabiais, as linhas de marionete tendem a ser mais sensíveis. Considere o bloqueio do nervo mentual, que anestesiará também partes do lábio inferior. Utilize 0,2 mℓ de lidocaína a 1% e injete no sulco junto ao segundo pré-molar. A dor dessa injeção pode ser reduzida com uma aplicação por 15 segundos de benzocaína a 20% (gel HurriCaine®) na mucosa antes da injeção.

Jowls

A mobilização inferior do subcutâneo ao longo da mandíbula reduz sua definição, que é considerada um marcador do rosto jovem. Os preenchedores de AH podem ser usados na área *prejowl*, minimizando a aparência de *jowls*. O preenchedor é aplicado diretamente sobre a mandíbula e moldado com os dedos ao redor da linha mandibular. A melhor técnica a ser utilizada para esse efeito é o *bolus* ou a aplicação linear. A aplicação de preenchedor na área do *jowl* dá a ilusão de uma linha óssea mais forte e cria uma redução relativa da pele excessiva na área submentual. Deve-se ter cuidado para não masculinizar a mandíbula, tornando-a quadrada em uma mulher. O Restylane® Lyft™ é recomendado para esse tratamento.

Dica 5: Em pacientes idosos, o nervo mentual está particularmente exposto nessa área da face, uma vez que está coberto apenas por platisma e pele. Para prevenir a lesão do nervo com a ponta da agulha, certifique-se de se manter no subcutâneo superior ou na derme mais superiormente, em razão da pele fina na área do *jowl*.

Região malar

Com o envelhecimento, o músculo orbicular do olho perde o tônus e a capacidade de atuar como uma estrutura de suporte em torno da rima orbital. Subsequentemente, prevalece a descida do complexo orbicular e do tecido mole malar. Com o envelhecimento do terço médio da face, predomina a mobilização inferior dos compartimentos de gordura malar, resultando em perda da convexidade, aparência achatada ou mesmo côncava das bochechas. O preenchimento dessa região pode resultar em suavização dos sulcos nasolabiais, mas requer injeção em um plano subcutâneo profundo. Se forem utilizados produtos Restylane®, pode ser necessária mais de uma seringa. É importante que o médico, ao injetar nessa área, peça ao paciente para sorrir, para não criar uma aparência de esquilo. É importante realizar injeções em leque ou cruzadas e movimentar as bochechas em direção à têmpora, para que, em repouso, não pareça ter implantes.

Anatomicamente, é necessário lembrar que a estrutura óssea e a forma facial relacionam-se com a etnia e o gênero. Também é importante discutir com o paciente sobre a sombra abaixo do zigoma, pois muitas pessoas desejam regiões malares mais cheias, mas não querem perder essa linha de definição na face. A aplicação de preenchedores mais densos e em camadas funciona bem nessa área.

Região infraorbital

O canal lacrimal, ou sulco infraorbital, é uma área especial que responde bem ao preenchedor com AH. Pequenas alíquotas são aplicadas profundamente abaixo do músculo orbicular, ao longo da margem orbital, com uma técnica linear. Para os sulcos infraorbitais que necessitam de maior correção, os autores escolhem geralmente o Restylane-L®, cuja aplicação no plano supraperiosteal é ótima. Nesse local, o G' mais alto do Restylane-L® permite maior *lifting*. Em pacientes com sulcos infraorbitais menos profundos, ou com a pele de aparência fina, é preferível um produto de G' menor, como o Restylane® Refyne™, pela melhor integração dérmica. É necessário ter cuidado para não realizar sobrecorreção nessa área, que pode provocar edema e nodularidade. O SwF pós-injeção também pode levar à obstrução linfática.

> **Dica 6**: Embora seja possível preencher a região malar com uma abordagem intraoral, é necessário ter cuidado, em virtude das bactérias na flora oral. Pode ser criado um biofilme, passível de levar a complicações graves. Esses autores recomendam uma abordagem transcutânea ao se utilizar AH ou quaisquer outros preenchedores.

Lábios

Na segunda década de vida, o volume dos lábios alcança sua espessura máxima, tanto em homens como em mulheres, e começa a diminuir em meados da terceira década. Além dos próprios lábios, o contorno tende a afinar com inversão dos cantos da boca e surgimento de linhas finas ao redor dos lábios superiores e inferiores com a queixa de "borramento" do batom. Os filtros labiais não devem ser negligenciados, pois se tornam planos com o alongamento do lábio superior. Importante lembrar, ao restaurar os filtros labiais, que estes não seguem "retos", mas com uma ligeira inclinação em direção à columela a partir de cada ápice do arco do cupido (a área em formato de "V" sobre o lábio superior). A injeção dos lábios é um processo em etapas e, de preferência, realizado com Restylane® Kysse™ em vez de produtos de AH mais viscosos, embora o Restylane-L® também seja normalmente utilizado. Antes da aprovação do Restylane® Kysse™, o Restylane® Silk™ era geralmente utilizado nessa área. Um estudo recente, comparando o Restylane® Kysse™ ao Juvéderm® Volbella® concluiu ser necessária uma quantidade significativamente menor de Restylane® Kysse™ para obter os mesmos resultados, assim como a satisfação do indivíduo e a duração do tratamento.

Os bloqueios do nervo infraorbital e do nervo mentual podem ser considerados para o conforto do paciente, mas deve-se observar que é importante trabalhar rapidamente após esses bloqueios, pois promovem distorção na posição dos lábios do paciente. Além disso, espera-se que ocorra um edema significativo, além de mais sangramentos e equimoses comparado com outras partes do rosto; isso pode levar o injetor a corrigir excessivamente uma área em resposta ao edema e não por uma mudança real do volume. É importante observar qualquer assimetria já presente nos lábios, assim como a presença de cicatrizes, que podem dificultar o preenchimento. As injeções de AH nos lábios são aplicadas em três planos: (1) região submucosa dentro do músculo, (2) aplicação linear na linha do vermelhão, e (3) injeção superficial nas rítides. A injeção no vermelhão labial promove contorno, forma e projeção ao lábio. Identifique a transição na borda labial e inicie no canto da boca, inserindo a agulha e usando uma técnica linear para injetar no contorno de maneira anterógrada. Repita o procedimento no outro lado, tendo o cuidado de preencher até o ápice do arco do cupido. Deve-se estar muito atento para não aplicar além da borda ou preencher excessivamente, pois isso pode resultar no indesejável aspecto de bico de pato. Após definir com nitidez o contorno do vermelhão labial (o que, se negligenciado, irá everter o lábio e criar a aparência de volume excessivo), considere a injeção de gotas em cada um dos dois tubérculos dos lábios superior e inferior para dar um "biquinho" mais pronunciado.

É importante notar que a proporção natural do lábio varia conforme® as etnias. Em caucasianos, o lábio inferior é naturalmente mais volumoso que o superior, e a proporção ideal entre o lábio superior e o inferior é de 1:1,6, com base no conceito de proporção de Fibonacci. Nos negros, por outro lado, os lábios superior e inferior normalmente têm proporções semelhantes. Isso deve ser discutido com o paciente para que, após se completar o preenchimento do lábio superior, ele possa compreender a provável necessidade de adicionar algum produto no lábio inferior para manter a proporção ideal. Embora seja importante informar os pacientes sobre as proporções tradicionais e oferecer orientação especializada, com a atual cultura de uso excessivo das redes sociais, os injetores devem ficar atentos às tendências atuais, em que as aspirações dos pacientes podem ser contrárias às proporções tradicionais.

CUIDADOS PÓS-TRATAMENTO E MANEJO DAS COMPLICAÇÕES

Em geral, os preenchedores Restylane® são seguros, eficazes e fáceis de utilizar. As complicações limitam-se geralmente a edema e equimoses. Após a injeção, os pacientes são aconselhados a aplicar gelo na área durante 10 minutos a cada hora. Pode-se fornecer bolsas de gelo reutilizáveis ao paciente ou utilizar sacos de ervilhas congeladas, que são fáceis de moldar sobre a área. Nos lábios, os pacientes são orientados a não comprimir um sobre o outro, pois isso pode causar movimento do preenchedor nas primeiras 6 horas. Para o paciente que realiza volumização labial, os autores costumam fornecer 20 a 30 mg de prednisona oral para tomar no dia do procedimento ou na manhã seguinte para reduzir o edema. Os pacientes são informados de que, no dia seguinte, espera-se edema adicional, à medida que ocorre a hidratação. Isso pode resultar em uma sensação dolorosa, minimizada com paracetamol. Podem ocorrer hematomas em até 72 horas após o tratamento. De forma empírica, pode-se usar *Arnica forte* para prevenir a formação de equimoses, mas não existem dados definitivos sugerindo o sucesso dessa medida. O efeito Tyndall é possível, em caso de aplicação muito superficial do produto, bem como nódulos ou elevações. A única maneira de corrigir isso é pela dissolução do produto com hialuronidase, lembrando que essa substância também irá reduzir o AH natural na matriz epidérmica. Deve-se aguardar 1 semana para a repetição da injeção de hialuronidase. Outras complicações são possíveis, como oclusão vascular e nódulos, mas são raras. São necessários cuidados adicionais em relação às injeções no nariz, glabela e testa, em que o risco de injeção intra-arterial é maior, com casos relatados de cegueira. No caso de oclusão intra-arterial, os preenchedores Restylane® são muito fáceis de dissolver com hialuronidase. Um grupo de trabalho multidisciplinar da ASDS publicou recentemente diretrizes baseadas em evidências para prevenção e tratamento de eventos adversos causados pelos preenchedores injetáveis.

Quando uma seringa do preenchedor não é utilizada totalmente em um paciente, alguns médicos armazenam o produto em temperatura ambiente ou em geladeira por até 6 meses, etiquetando-o cuidadosamente com o nome do paciente. Tendo em vista que o médico não pode garantir a esterilidade do produto após seu uso para injeção, não recomendamos essa conduta. Entretanto, se isso for feito, os autores recomendam a retirada da tampa e a remoção de qualquer gel que permaneça no interior da agulha, além de substituir a tampa original, ou colocar uma nova agulha antes do armazenamento, para minimizar qualquer possibilidade de crescimento de flora cutânea a partir da ponta da agulha usada.

CONCLUSÃO

A família Restylane® de preenchedores injetáveis é uma excelente escolha para clínicos injetores de todos os níveis e para o tratamento de todos os pacientes. A variedade de produtos disponíveis no mercado é significativa, e esses produtos, uma vez implantados, criam resultados facilmente reproduzíveis. Além disso, os produtos Restylane® são mais econômicos do que alguns outros preenchedores de AH disponíveis no mercado dos EUA. O sucesso desses preenchedores depende não apenas do produto, mas também da técnica adequada pelo médico injetor.

LEITURA ADICIONAL

American Society for Dermatologic Surgery Survey on DermatolAmerican Society for Dermatologic Surgery Survey on Dermatologic Procedures. Report of 2019 Procedures. December 2020.

Alam, M., Kakar, R., Dover, J. S., et al. (2021). rates of vascular occlusion associated with using needles vs cannulas for filler injection. *JAMA Dermatol.*, *157*(2), 174–180.

Avram, M., Bertucci, V., Cox, S., Jones, D., & Mariwalla, K. (2020). *Guidance Regarding SARS-CoV-2 mRNA Vaccine Side Effects in Dermal Filler Patients.* https://www.asds.net/Portals/0/PDF/secure/ASDS-SARS-CoV-2-Vaccine-Guidance.pdf.

Bachmann, F., Erdmann, R., Hartmann, V., Becker-Wegerich, P., Wiest, L., & Rzany, B. (2011). Adverse reactions caused by consecutive injections of different fillers in the same facial region: risk assessment based on the results from the Injectable Filler Safety study. *J Eur Acad Dermatol Venereol.*, *25*(8), 902–912.

Bellew, S. G., Carroll, K. C., Weiss, M. A., & Weiss, R. A. (2005). Sterility of stored nonanimal, stabilized hyaluronic acid gel syringes after patient injection. *J Am Acad Dermatol.*, *52*(6), 988–990.

Brody, H. J. (2005). Use of hyaluronidase in the treatment of granulomatous hyaluronic acid reactions or unwanted hyaluronic acid misplacement. *Dermatol Surg.*, *31*(8 pt 1), 893–897.

Carruthers, A., Carey, W., De Lorenzi, C., Remington, K., Schachter, D., & Sapra, S. (2005). Randomized, double-blind comparison of the efficacy of two hyaluronic acid derivatives, Restylane perlane and hylaform, in the treatment of nasolabial folds. *Dermatol Surg.*, *31*(11 pt 2), 1591–1598. discussion 1598.

Carruthers, J., & Carruthers, A. (2003). A prospective, randomized, parallel group study analyzing the effect of BTX-A (Botox) and nonanimal sourced hyaluronic acid (NASHA, Restylane) in combination compared with NASHA (Restylane) alone in severe glabellar rhytides in adult female subjects: treatment of severe glabellar rhytides with a hyaluronic acid derivative compared with the derivative and BTX-A. *Dermatol Surg.*, *29*(8), 802–809.

Cohen, J. L. (2008). Understanding, avoiding, and managing dermal filler complications. *Dermatol Surg.*, *34*(suppl 1), S92–S99.

Day, D. J., Littler, C. M., Swift, R. W., & Gottlieb, S. (2004). The wrinkle severity rating scale: a validation study. *Am J Clin Dermatol.*, *5*(1), 49–52.

Edsman, K., Nord, L. I., Ohrlund, A., Larkner, H., & Kenne, A. H. (2012). Gel properties of hyaluronic acid dermal fillers. *Dermatol Surg.*, *38*(7 pt 2), 1170–1179.

Fagien, S., Bertucci, V., von Grote, E., & Mashburn, J. H. (2019). Rheologic and physicochemical properties used to differentiate injectable hyaluronic acid filler products. *Plast Reconstr Surg.*, *143*(4), 707e–720e.

Flynn, T. C., Sarazin, D., Bezzola, A., Terrani, C., & Micheels, P. (2011). Comparative histology of intradermal implantation of mono and biphasic hyaluronic acid fillers. *Dermatol Surg.*, *37*(5), 637–643.

Hamilton, R. G., Strobos, J., & Adkinson, N. F., Jr. (2007). Immunogenicity studies of cosmetically administered nonanimal-stabilized hyaluronic acid particles. *Dermatol Surg.*, *33*(suppl 2), S176–S185.

Hanke, C. W., Rohrich, R. J., Busso, M., et al. (2011). Facial soft-tissue fillers conference: assessing the state of the science. *J Am Acad Dermatol.*, *64*(4 suppl), S66–S85. e61–136.

Hexsel, D., Soirefmann, M., Porto, M. D., Siega, C., Schilling-Souza, J., & Brum, C. (2012). Double-blind, randomized, controlled clinical trial to compare safety and efficacy of a metallic cannula with that of a standard needle for soft tissue augmentation of the nasolabial folds. *Dermatol Surg.*, *38*(2), 207–214.

Hilton, S., Sattler, G., Berg, A. K., Samuelson, U., & Wong, C. (2018). Randomized, evaluator-blinded study comparing safety and effect of two hyaluronic acid gels for lips enhancement. *Dermatol Surg.*, *44*(2), 261–269.

Hirsch, R. J., Cohen, J. L., & Carruthers, J. D. (2007). Successful management of an unusual presentation of impending necrosis following a hyaluronic acid injection embolus and a proposed algorithm for management with hyaluronidase. *Dermatol Surg.*, *33*(3), 357–360.

Jones, D. H., Fitzgerald, R., Cox, S. E., et al. (2021). Preventing and treating adverse events of injectable fillers: evidence-based recommendations from the American Society for Dermatologic Surgery Multidisciplinary Task Force. *Dermatol Surg.*, *47*(2), 214–226.

Juhasz, M. L. W., Levin, M. K., & Marmur, E. S. (2017). The kinetics of reversible hyaluronic acid filler injection treated with hyaluronidase. *Dermatol Surg.*, *43*(6), 841–847.

Kablik, J., Monheit, G. D., Yu, L., Chang, G., & Gershkovich, J. (2009). Comparative physical properties of hyaluronic acid dermal fillers. *Dermatol Surg.*, *35*(suppl 1), 302–312.

Lederhandler, M. B. D., Anolik, R., & Geronemus, R. G. (2021). The rise and fall of the pale puffy lower eyelid pillow. *J Drugs Dermatol.*, *20*(4), 475–476.

Leonhardt, J. M., Lawrence, N., & Narins, R. S. (2005). Angioedema acute hypersensitivity reaction to injectable hyaluronic acid. *Dermatol Surg.*, *31*(5), 577–579.

Lorenc, Z. P., Ohrlund, A., & Edsman, K. (2017). Factors affecting the rheological measurement of hyaluronic acid gel fillers. *J Drugs Dermatol.*, *16*(9), 876–882.

Lupo, M. P., Smith, S. R., Thomas, J. A., Murphy, D. K., & Beddingfield, F. C., III. (2008). Effectiveness of Juvederm Ultra Plus dermal filler in the treatment of severe nasolabial folds. *Plast Reconstr Surg.*, *121*(1), 289–297.

Matarasso, S. L., Carruthers, J. D., Jewell, M. L., & Restylane, Consensus G. (2006). Consensus recommendations for soft-tissue augmentation with nonanimal stabilized hyaluronic acid (Restylane). *Plast Reconstr Surg.*, *117*(3 suppl), 3S–34S.

Monheit, G. D., Baumann, L. S., Gold, M. H., et al. (2010). Novel hyaluronic acid dermal filler: dermal gel extra physical properties and clinical outcomes. *Dermatol Surg.*, *36*(suppl 3), 1833–1841.

Munavalli, G. G., Knutsen-Larson, S., Lupo, M. P., & Geronemus, R. G. (2021). Oral angiotensin-converting enzyme inhibitors for treatment of delayed inflammatory reaction to dermal hyaluronic acid fillers following COVID-19 vaccination—a model for inhibition of angiotensin II-induced cutaneous inflammation. *JAAD Case Rep.*, *10*, 63–68.

Narins, R. S., & Bowman, P. H. (2005). Injectable skin fillers. *Clin Plast Surg.*, *32*(2), 151–162.

Narins, R. S., Brandt, F. S., Dayan, S. H., & Hornfeldt, C. S. (2011). Persistence of nasolabial fold correction with a hyaluronic acid dermal filler with retreatment: results of an 18-month extension study. *Dermatol Surg.*, *37*(5), 644–650.

Narins, R. S., Coleman, W. P., 3rd, Donofrio, L. M., et al. (2010). Improvement in nasolabial folds with a hyaluronic acid filler using a cohesive polydensified matrix technology: results from an 18-month open-label extension trial. *Dermatol Surg.*, *36*(suppl 3), 1800–1808.

Narins, R. S., Jewell, M., Rubin, M., Cohen, J., & Strobos, J. (2006). Clinical conference: management of rare events following dermal fillers–focal necrosis and angry red bumps. *Dermatol Surg.*, *32*(3), 426–434.

Nayfeh, T., Shah, S., Malandris, K., et al. (2021). A systematic review supporting the American Society for Dermatologic Surgery guidelines on the prevention and treatment of adverse events of injectable fillers. *Dermatol Surg.*, *47*(2), 227–234.

Ohrlund, J. A., & Edsman, K. L. (2015). The myth of the "biphasic" hyaluronic acid filler. *Dermatol Surg.*, *41*(suppl 1), S358–S364.

Solish, N., Bertucci, V., Percec, I., Wagner, T., Nogueira, A., & Mashburn, J. (2019). Dynamics of hyaluronic acid fillers formulated to maintain natural facial expression. *J Cosmet Dermatol.*, *18*(3), 738–746.

Sorensen, E. P., & Council, M. L. (2020). Update in soft-tissue filler—associated blindness. *Dermatol Surg.*, *46*(5), 671–677.

Steinsapir, K. D., & Woodward, J. A. (2017). Chlorhexidine keratitis: safety of chlorhexidine as a facial antiseptic. *Dermatol Surg.*, *43*(1), 1–6.

Stocks, D., Sundaram, H., Michaels, J., Durrani, M. J., Wortzman, M. S., & Nelson, D. B. (2011). Rheological evaluation of the physical properties of hyaluronic acid dermal fillers. *J Drugs Dermatol.*, *10*(9), 974–980.

Tran, C., Carraux, P., Micheels, P., Kaya, G., & Salomon, D. (2014). In vivo bio-integration of three hyaluronic acid fillers in human skin: a histological study. *Dermatology.*, *228*(1), 47–54.

6

Família Juvéderm®

Rohit Kakar, Laurel M. Morton e Nowell Solish

RESUMO E CARACTERÍSTICAS PRINCIPAIS

- A família de preenchedores Juvéderm® abrange uma coleção de preenchedores de ácido hialurônico comercialmente disponíveis que empregam tecnologia patenteada de reticulação (*cross-linking*) designada Hylacross® e Vycross®
- A coleção Hylacross® inclui Juvéderm® Ultra™ e Juvéderm® Ultra Plus™
- Os preenchedores Hylacross® são géis suaves, homogêneos, que se distinguem pela capacidade de *lifting* e durabilidade
- A coleção Vycross® inclui Juvéderm® Voluma®, Juvéderm® Volift®,[a] Juvéderm® Volbella®, Juvéderm® Volite®[b] e Juvéderm® Volux™
- Os preenchedores Vycross® são géis suaves, homogêneos, caracterizados pela maior durabilidade, maleabilidade e integração tecidual
- Reações inflamatórias, semanas a anos após a injeção, são raramente relatadas com os preenchedores Vycross®.

INTRODUÇÃO

Os preenchedores de ácido hialurônico (AH) são utilizados principalmente para melhorar a anatomia facial e corrigir déficits de volume causados predominantemente pelo envelhecimento facial. Em geral, os preenchedores de AH são eficazes, seguros e reversíveis, e seu uso é difundido mundialmente. Mais de 84% das 2,7 milhões de injeções realizadas em 2019 foram produtos à base de AH. Dentre os produtos de AH comercialmente disponíveis no mundo, os preenchedores da família Juvéderm® são os mais amplamente utilizados. Eles representam avanços na tecnologia patenteada de reticulação (*cross-linking*) que proporcionam vários graus de suavidade, *lifting* e moldabilidade. Este capítulo discutirá as características biofísicas e a indicação clínica de cada um desses preenchedores atualmente disponíveis: Juvéderm® Ultra™, Juvéderm® Ultra Plus™, Voluma®, Volift®, Volbella®, Skinvive® e Volux®.

FAMÍLIA DE PREENCHEDORES JUVÉDERM®

Tecnologia Hylacross® e Vycross®

O primeiro preenchedor à base de AH da família Juvéderm® foi aprovado na Europa e no Canadá em 2000 e pela Food and Drug Administration (FDA) em 2006. O AH é derivado da bactéria *Streptococcus equi* e não contém proteínas animais. A tecnologia patenteada de reticulação, denominada Hylacross®, foi empregada para gerar um produto suave, homogêneo, utilizando uma concentração mais elevada de AH (24 mg/mℓ) com maior duração de efeito comparado a outros produtos disponíveis na época do lançamento (Figura 6.1). A concentração e a coesividade elevadas desses agentes resultaram, respectivamente, em maiores durabilidade e capacidade de *lifting*. O AH utilizado é predominantemente de alto peso molecular. Em comparação com a tecnologia utilizada pelos produtos Restylane®, os agentes Hylacross® são compostos por AH reticulado, produzidos como géis monofásicos e que não são submetidos a "telas de peneiramento". Consequentemente, os produtos Hylacross® não têm a consistência granular dos produtos Restylane®, que podem ser visualizados quando ampliados. Atualmente, estão disponíveis no mercado duas formulações de Hylacross®: Juvéderm® Ultra™ e Juvéderm® Ultra Plus™, que se diferenciam pela reticulação (6 *versus* 8%, respectivamente). Esses produtos são mais hidrofílicos que os produtos Vycross®.

A coleção de preenchedores Vycross® utiliza uma tecnologia diferente para misturar AH de alto e baixo pesos moleculares, resultando em gel homogêneo suave que equilibra a coesividade e o G' (módulo elástico). O agente de reticulação, BDDE (1,4-butanodiol diglicidil éter), propicia ligações mais eficientes e firmes com menor concentração de AH, resultando em maior durabilidade (resistência à degradação) e menos edema por menos espaços disponíveis na estrutura para absorção de água. Com a otimização das propriedades do gel, os diferentes produtos Vycross® podem ser utilizados em planos de aplicação e localizações anatômicas e indicações específicas diferentes. Em comparação com os preenchedores Hylacross®, a menor coesividade

[a]N.R.T.: No Brasil, o Juvéderm® Vollure® é comercializado como Juvéderm® Volift®.

[b]N.R.T.: No Brasil, recentemente o Juvederm® Volite® passou a ser comercializado como Skinvive® by Juvéderm®.

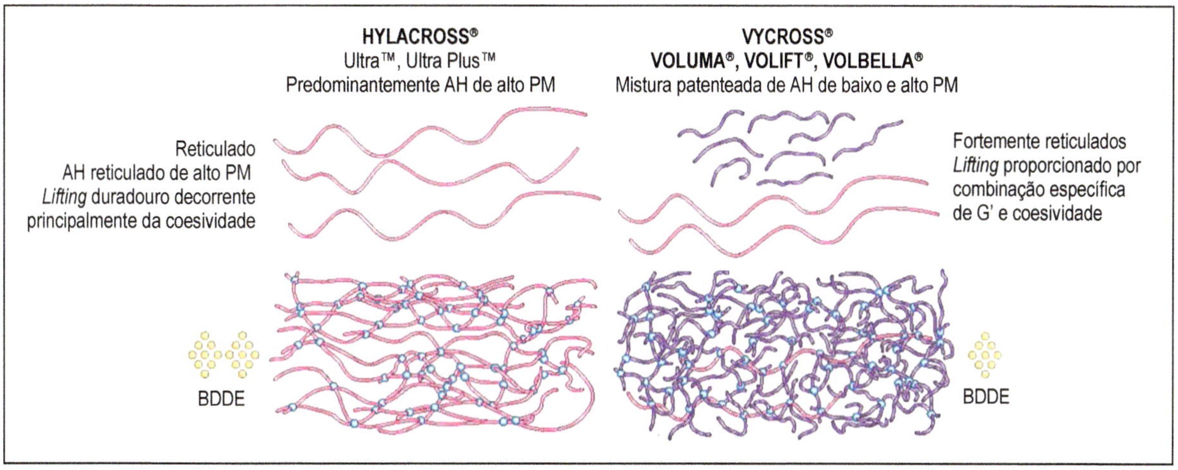

Figura 6.1 Reticulação de Hylacross® e Vycross®. *AH*, ácido hialurônico; *BDDE*, 1,4-butanodiol diglicidil éter; *PM*, peso molecular.

dos agentes Vycross® permite a maleabilidade. A coleção Vycross® de preenchedores Vycross® inclui Juvéderm® Voluma® (20 mg/mℓ), Juvéderm® Volift® (17,5 mg/mℓ), Juvéderm® Volbella® (15 mg/mℓ), Skinvive® by Juvéderm® (12 mg/mℓ) e Juvéderm® Volux® (25 mg/mℓ). Com essa variedade de produtos e suas propriedades individuais, o injetor pode utilizar toda a plataforma Vycross® para ajustar o *lifting* e a distribuição, a fim de atender às necessidades do tratamento.

Os preenchedores da família Juvéderm® são não citotóxicos, não irritantes, não tóxicos, não sensibilizantes, estéreis, biodegradáveis, não pirogênicos, viscoelásticos, transparentes e incolores.

Hylacross®: Juvéderm® Ultra™ e Juvéderm® Ultra Plus™

A formulação original de Juvéderm® foi aprovada pela FDA em 2006 para o tratamento de rugas e sulcos faciais. Posteriormente, um ensaio clínico adicional revelou que os efeitos de um tratamento podem durar até 12 meses, resultando em ampliação das indicações pela FDA em 2007. Em 2010, os produtos XC Juvéderm®, que contêm lidocaína a 0,3%, receberam a aprovação da FDA. Mais recentemente, em outubro de 2015, foi concedida a aprovação da FDA para uso nos lábios. Atualmente, dentre os produtos Hylacross® comercialmente disponíveis, estão o Juvéderm® Ultra™ e o Juvéderm® Ultra Plus™, ambos com uma concentração de 24 mg/mℓ de AH, mas com diferentes percentuais de reticulação (6 *versus* 8%, respectivamente). Ambos estão disponíveis em formulações XC, com adição de lidocaína para melhorar o conforto do paciente sem alterar a reologia (Tabela 6.1).

Juvéderm® Ultra™ XC está disponível em seringa de 1,0 mℓ, com agulha 30G. Tem G' de 207 Pa e coesividade de 97 gmf. A durabilidade é de até 9 meses. É mais adequado para depressões/rugas moderadas e contorno dos lábios. Na experiência dos autores, a consistência mais suave do Juvéderm® Ultra™ XC

Tabela 6.1 Indicações e propriedades reológicas dos preenchedores de ácido hialurônico (AH).

Preenchedor	Indicação	Concentração de AH	G' (@ 5 Hz, Pa)	Coesividade (gmf)
Juvéderm® Ultra™ XC	Preenchimento de depressões/sulcos com média profundidade com aplicações na derme média. Também para contorno labial	24 mg/mℓ	207	97
Juvéderm® Ultra Plus™ XC	Preenchimento de depressões/sulcos moderados e/ou acentuados com aplicações na derme média e/ou profunda. Também utilizado para volumização e contorno labial	24 mg/mℓ	244	108
Juvéderm® Volux®	Restaurar e criar volume facial	25 mg/mℓ	665	93
Juvéderm® Voluma® XC	Restaurar o volume facial	20 mg/mℓ	353	35
Juvéderm® Volift® com lidocaína	Tratamento dos sulcos nasolabiais	17,5 mg/mℓ	317	24
Juvéderm® Volbella® com lidocaína	Aumento dos lábios e nas rugas periorais	15 mg/mℓ	274	18
Skinvive® by Juvéderm®	Preenchimento de linhas finas e para melhorar a qualidade da pele	12 mg/mℓ	166	12

permite sua utilização em uma variedade de locais anatômicos, em especial em região perioral, sulco nasolabial e lábios (Figura 6.2). Quando é realizado o tratamento dos nasolabiais, os autores verificaram que geralmente os pacientes retornam antes dos 12 meses para reaplicação.

Juvéderm® Ultra Plus™ XC também é disponibilizado em seringa de 1,0 mℓ, com agulha 27G. O produto tem G' de 244 e coesividade de 108 gmf. A duração efetiva é de até 12 meses. O Juvéderm® Ultra Plus™ XC é mais adequado em correções de sulcos/depressões moderados a profundos, bem como definição e aumento dos lábios. Os autores constataram que Juvéderm® Ultra Plus™ XC, em comparação com o Juvéderm® Ultra™ XC, é mais indicado quando a necessidade de *lifting* e reposição de volume é maior.

> **Dica 1:** Embora tenham sido relatadas reações de hipersensibilidade tardias com os preenchedores Vycross®, a coleção oferece a capacidade de *lifting*, volumização e melhora na aparência da pele em várias áreas e planos anatômicos com maior durabilidade e com menos edema.

Vycross®: Juvéderm® Voluma®, Volift®, Volbella®, Skinvive® e Volux®

Juvéderm® Voluma®. O Juvéderm® Voluma® foi o primeiro produto Vycross® a ser lançado, recebendo a aprovação da FDA para correção do déficit de volume mediofacial (DVM) em outubro de 2013. Um estudo piloto multicêntrico, cego, controlado e randomizado mostrou bons resultados e perfil de segurança. Posteriormente, em junho de 2020, recebeu a aprovação da FDA também para aumento de volume do mento. A formulação consiste em uma concentração de AH de 20 mg/mℓ, G' de 353, coesividade de 35 gmf e absorção de água de 227%. É disponibilizado comercialmente em seringas de 1,0 mℓ com agulha 27G. O produto também pode ser utilizado com agulha ou cânula de calibre 25G.

Com as propriedades anteriormente mencionadas, o principal benefício do Voluma® está em sua capacidade de promover volume estrutural. Conforme sugerido por sua indicação aprovada pela FDA, o produto é especialmente útil para tratar a perda de volume no terço médio da face. As porções medial, média e superior da região malar são áreas adequadas para o tratamento com Voluma®, mas considerações de gênero sempre devem ser feitas (Vídeo 6.1). Além disso, na experiência dos autores, o tratamento dessas áreas também inclui os sulcos nasolabiais, proporcionando *lifting*. Os planos subcutâneo e supraperiosteal são os mais indicados para Voluma® e evitam sua visualização. É recomendável avaliar o paciente em diferentes posições (oblíqua, perfil, inclinação da cabeça para baixo) durante a injeção, para criar contornos naturais e evitar a aparência "construída".

Vídeo 6.1

Voluma® também pode ser empregado para aumentar a sustentação estrutural do mento, de acordo com sua aprovação mais recente recebida da FDA. Para alcançar o resultado estético desejado, pode ser necessária uma quantidade significativa de produto e, também, deve-se estar atento às considerações de gênero inerentes ao tratamento dessa área. Além disso, apesar de não ter a aprovação da FDA, Voluma® também é usado no ângulo e na linha mandibular em ambos os sexos. Ao proporcionar projeção e definição do mento e da mandíbula, obtém-se uma aparência mais jovem para a porção facial inferior.

Quando comparado aos preenchedores Hylacross®, o Voluma® apresenta menor coesividade, boa integração tecidual, menor absorção de água e maior durabilidade. A menor coesividade permite alta maleabilidade inicial, e a elevada concentração de AH, combinada com uma reticulação mais eficiente, diminui a absorção de água, resultando em edema mínimo após a aplicação do produto. Portanto, o preenchedor pode ser moldado e mantém uma elevada capacidade de *lifting* que não se altera após a injeção. Além disso, Voluma® apresenta fácil integração tecidual, produzindo um resultado estético mais natural durante o movimento (Figura 6.3). A reticulação mais eficiente e a elevada concentração de AH contribuem para a longevidade do Voluma®, que é de aproximadamente 2 anos; no entanto, os autores constataram que normalmente os pacientes retornam para um novo tratamento antes de completar 2 anos.

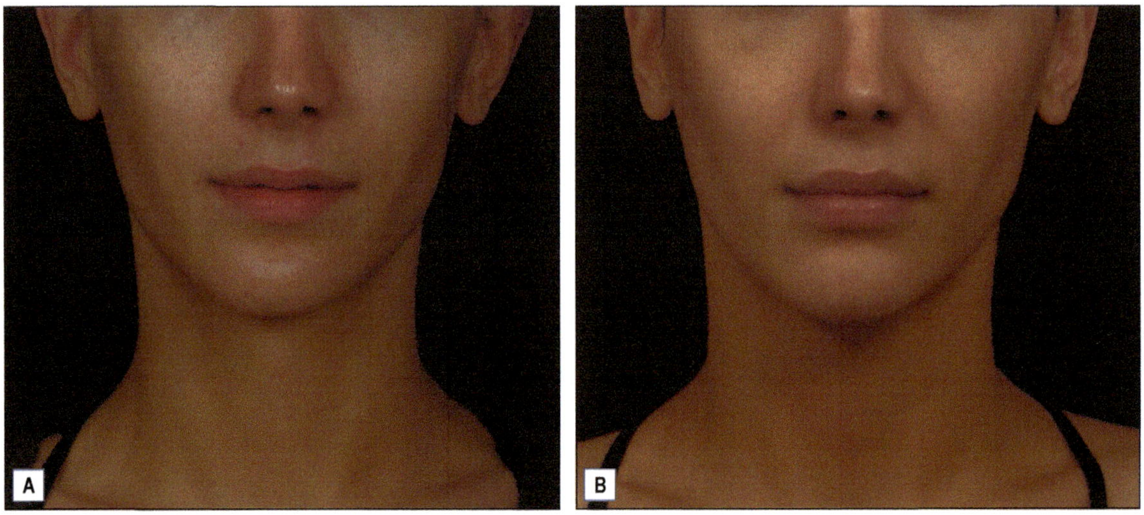

Figura 6.2 Uma jovem que recebeu tratamento nos lábios com Juvéderm® Ultra™ e Juvéderm® Voluma® em região malar, mento e mandíbula. **A.** Imagem antes do tratamento. **B.** Imagem após o tratamento.

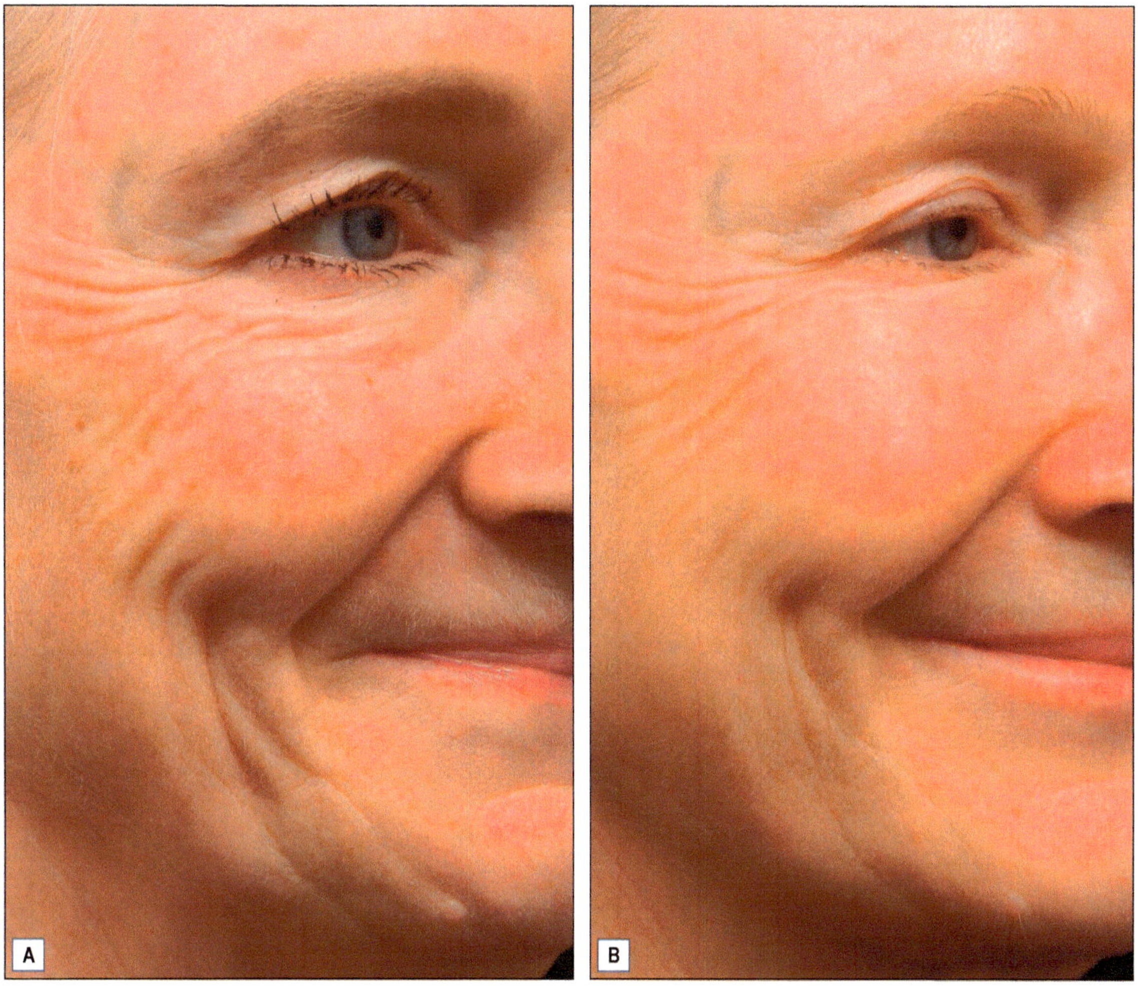

Figura 6.3 Paciente do sexo feminino, tratada com Voluma®, com demonstração em animação nas fotografias antes (**A**) e depois (**B**) para ilustrar o resultado natural e a melhora na qualidade da pele.

Após o lançamento do Voluma®, a mistura do produto com lidocaína era feita por alguns injetores para ajustar o seu uso a diferentes aplicações, o que possivelmente resultou no ímpeto de desenvolver o Volift® e o Volbella®. Com a mistura, a concentração de AH pode afetar as propriedades do preenchedor, resultando em um agente mais suave, menos elástico e menos viscoso, que não produz tanto *lifting* e pode melhorar a integração tecidual. No entanto, após a introdução de outros produtos Vycross®, esta prática já não é tão comum.

Juvéderm® Volift®. O Juvéderm® Volift® contém uma concentração de AH de 17,5 mg/mℓ, G' de 317 Pa e coesividade de 24 gmf. Em 2017, recebeu a aprovação da FDA para o tratamento de rugas e sulcos faciais de moderados a graves, com duração de até 18 meses. É indicado para injeção na derme profunda ou subderme. Vários estudos demonstraram a segurança, a eficácia do produto e a satisfação dos participantes com o tratamento dos sulcos nasolabiais. Encontra-se disponível no mercado em seringas de 1,0 mℓ, com agulha 30G.

Na experiência dos autores, e conforme indicado pelos estudos anteriormente referidos, Volift® é um produto particularmente eficaz para melhorar a região perioral. Pode ser usado para dar sustentação estrutural às regiões periorais superior e inferior, suavizando os sulcos nasolabiais e as linhas de marionete, além de restaurar a estrutura das áreas atróficas causadas pelo envelhecimento. Volift® é igualmente adequado para uma suave melhora das linhas mais profundas das regiões malar e frontal. Os autores também utilizaram o produto para contorno e aumento de volume dos lábios, dorso e ponta nasais, volumização da fronte e supercílios, bem como para restauração da estrutura do lóbulo da orelha na proximidade de perfurações criadas por *piercings*.

> **Dica 2:** Juvéderm® Voluma® é um excelente volumizador capaz de proporcionar elevação e estrutura aos tecidos.
>
> Juvéderm® Volift® é mais adequado para o preenchimento de rugas mais profundas e contorno dos lábios. Juvéderm® Volbella® é mais adequado para tratar linhas mais finas e criar uma volumização mais suave, em especial na região perioral.

Juvéderm® Volbella®. Juvéderm® Volbella® é um produto suave, com concentração de AH de 12 mg/mℓ, G' de 274 Pa e coesividade de 18 gmf. Em 2016, recebeu a aprovação da FDA para aumentar o volume dos lábios e melhorar rugas periorais. Volbella® é recomendado para injeção na porção superficial ou média da derme, mucosa labial ou camada submuscular/

pré-periosteal. Está comercialmente disponível em seringas de 0,55 mℓ e 1,0 mℓ, com agulhas 30 e 32G. A duração do Volbella® é de aproximadamente 9 a 12 meses.

A indicação primária de Volbella® é melhorar a porção inferior da face. Em particular, pode proporcionar um sutil aumento de volume e hidratação dos lábios, rejuvenescendo e conferindo volume suavemente, sem acrescentar *lifting* ou volumização considerável (Vídeos 6.2 e 6.3). A distribuição e a integração do Volbella® também são boas, tornando-o útil para suavizar tanto as rugas periorais como outras linhas faciais superficiais, incluindo glabela, fronte, epicanto lateral, malar e pescoço (Figura 6.4).

Vídeos 6.2 e 6.3

Skinvive® by Juvéderm®. Skinvive® by Juvéderm® é um preenchedor de AH mais recente, com uma concentração de AH de 12,0 mg/mℓ, G' de 166 Pa e coesividade de 12 gmf. Foi lançado em 2017 na Europa como um preenchedor para depressões cutâneas superficiais (linhas finas) e para melhorar as características de qualidade da pele, como elasticidade e hidratação. Embora ainda não tenha sido aprovado para uso nos EUA, encontra-se comercialmente disponível na Europa e no Canadá, em seringas de 1,0 mℓ com agulhas 32G.

Vários estudos publicados demonstraram a eficácia do Skinvive®. Após análise de fotografias digitais, Cavallini et al. estabeleceram objetivamente a capacidade do Skinvive® de melhorar visivelmente a textura da pele. Da mesma forma, Niforos et al. constataram melhoras nas avaliações dos participantes de estudo sobre deformação, hidratação e suavidade da pele, bem como das linhas finas, após dois a três tratamentos com volumes totais médios de 3,9 mℓ, no tratamento inicial, e de 2,6 mℓ no(s) tratamento(s) repetido(s). Nakab et al. substanciaram esses resultados pela observação de melhora nos biomarcadores da qualidade da pele após a injeção do produto em pele humana *ex vivo*. Especificamente, foram identificados aumentos na densidade do colágeno, na expressão da fibrilina-1 AQP3 e no conteúdo de glicosaminoglicanos ácidos.

Um recente painel de 12 especialistas internacionais, reunidos pela Allergan, estabeleceu diretrizes de consenso para a seleção de pacientes, técnica de injeção, regiões anatômicas e recomendações pré/pós-tratamento, com base na experiência com o Skinvive®. Para a seleção de pacientes, recomendou-se que o Skinvive® seria mais adequado para indivíduos com sinais precoces de envelhecimento, cicatrizes de acne leves, pele seca e, ainda, para pacientes mais jovens com fotodano leve e preocupados com o aspecto da pele. Observou-se que, em geral, a maioria dos pacientes pode esperar melhoras na aparência da pele, independentemente de idade, sexo ou etnia, após a injeção. O painel recomendou que, ao realizar o tratamento de pacientes com Skinvive®, o produto seja administrado por meio de microdepósitos na derme profunda, geralmente em intervalos de 0,5 a 1,0 cm, mas isso pode ser personalizado com base no grau de rugosidade do paciente, fotodano e rítides. As áreas-alvo de injeção foram identificadas como: regiões malar, perioral, pescoço e colo, com base nas características da pele. Embora o consenso não tenha incluído a fronte por suas propriedades sebáceas, os pesquisadores afirmam que os dados clínicos demonstraram a utilidade do Skinvive® no tratamento das linhas frontais. Os autores constataram que o produto também é útil para a correção do sulco lacrimal leve e correção das linhas periorais e perioculares superficiais.

Juvéderm® Volux®. Juvéderm® Volux® é o mais recente acréscimo à coleção Vycross®. Foi lançado na Europa em 2019, como um produto para restauração e volumização da face, particularmente a área do mento e da mandíbula, com duração de 18 a 24 meses. Volux® tem uma concentração de AH de 25,0 mg/mℓ, G' de 665 Pa e coesividade de 93 gmf. Recomenda-se aplicação profunda no plano subcutâneo ou supraperiosteal. Embora ainda não tenha sido aprovado para utilização nos EUA, encontra-se comercialmente disponível na Europa e no Canadá em seringas de 1,0 mℓ, com agulhas de 27G.

Volux®, com um G' significativamente elevado e alta coesividade, tem excelente capacidade de *lifting*. Dois estudos clínicos pilotos mostraram que Volux® é seguro e eficaz para a restauração do mento e da mandíbula, com melhoras na projeção do mento e na satisfação do paciente. A média total dos volumes de tratamento foram de 2,28 mℓ e 3,43 mℓ nos estudos individuais. Ambos os estudos encontraram alterações significativas no ângulo glabela-subnasal pogônio, bem como nos índices de satisfação.

> **Dica 3:** O Skinvive® by Juvéderm® é mais indicado para melhorar a qualidade e a textura da pele. Juvéderm® Volux® tem o G' e a coesividade mais elevados de todos os agentes Vycross®, sendo excelente para volumização do mento e da linha mandibular.

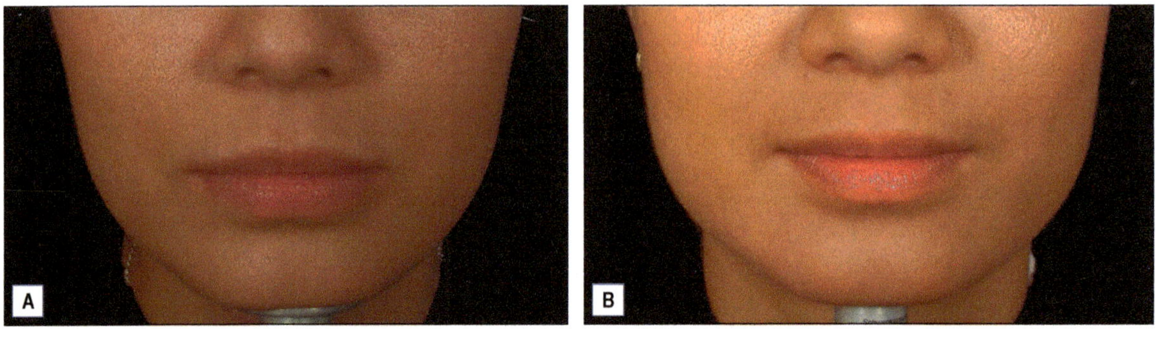

Figura 6.4 Juvéderm® Volbella® e Volift® usados em conjunto para tratar os lábios com um ótimo resultado estético. **A.** Imagem antes do tratamento. **B.** Imagem após o tratamento.

EVENTOS ADVERSOS: IDENTIFICAÇÃO, TRATAMENTO E PREVENÇÃO

Embora o Hylacross® e o Vycross® sejam utilizados há mais de uma década, com um perfil de segurança relativamente bom, a prevenção e o tratamento dos eventos adversos relacionados com esses preenchedores são da maior importância para todos os injetores que fazem uso desses injetáveis. A formação de nódulos inflamatórios é possível com o uso de qualquer preenchedor e é vista com menos frequência com os produtos Hylacross®. Há relatos na literatura e observação dos autores de nódulos inflamatórios tardios após a utilização de produtos Vycross®. Essas ocorrências parecem incomuns, e revisões recentes de eventos adversos tardios (EATs) relacionados a Voluma® e Volbella® encontraram taxas de incidência de 1% por paciente.

Dentre os efeitos colaterais comuns da injeção, estão: eritema, edema, equimoses e nódulos. Após a injeção, tanto o eritema como o edema são esperados e rotineiros. A quantidade de edema pode variar, conforme o tipo de preenchedor, instrumentos utilizados e técnica de injeção empregada. Os nódulos podem ser formados intencionalmente em consequência da técnica e depois submetidos à compressão para criar resultados estéticos específicos, mas também ocorrem de forma inesperada.

Os nódulos de ocorrência instantânea, ou logo após a aplicação, são definidos como imediatos. Em geral, os nódulos imediatos resultam de acúmulo de preenchedor ou, com menos frequência, de migração, e apresentam-se normalmente como um nódulo indolor e não visível. O tratamento consiste geralmente em massagem para redistribuição ou hialuronidase. Em contrapartida, os nódulos que surgem mais de 30 dias após a aplicação são considerados EATs. Aparentemente, existem pelo menos dois tipos diferentes de nódulos tardios: pequenos nódulos indolores, chamados de nódulos de início tardio, e os nódulos inflamatórios tardios que se apresentam geralmente como um nódulo amolecido, cisto ou placa, meses a anos após a injeção.

Os nódulos de início tardio respondem a uma combinação de hialuronidase e corticosteroides intralesionais mensais, ao longo de vários meses. A causa permanece desconhecida.

Aparentemente, a etiologia dos EATs é multifatorial, mas ainda não foi elucidada. Atualmente, um estímulo imunológico anterior parece estar envolvido na apresentação de um EAT, como uma doença gripal ou bacteriana, procedimento dentário, gravidez ou aumento do estresse pessoal. Além disso, foi observada uma variação sazonal, com maior frequência entre outubro e janeiro (nos EUA), época mais fria, em que há mais resfriados e gripes. Além disso, a própria composição do Vycross® pode ter um papel, uma vez que a presença e/ou a degradação fisiológica do AH de baixo peso molecular, em fragmentos de tamanho intermediário, são pró-inflamatórias. Outras evidências sugerem que os contaminantes, introduzidos durante a fabricação de AH de baixo peso molecular, podem ser responsáveis por esse efeito pró-inflamatório. Além disso, uma infecção bacteriana ou a formação de um biofilme também têm sido implicados. Os biofilmes resultam em uma infecção de baixo grau resistente aos antibióticos e ao sistema imunológico.

Os autores encontraram várias opções de tratamento eficazes quando da ocorrência de um EAT. Dentre as opções, encontra-se um curso de 5 a 14 dias de corticosteroides sistêmicos, geralmente 30 mg de prednisona, 1 vez/dia, pela manhã. A triancinolona intralesional também pode ser utilizada. Pode-se também adicionar um antibiótico, como a doxiciclina ou a claritromicina. É importante observar que são necessárias doses mais elevadas de hialuronidase para degradar os produtos Vycross® em razão da sua maior reticulação. Se o nódulo for flutuante, incisão e drenagem poderão ser necessárias para a obtenção de culturas e antibiograma. Note-se que, na revisão das fichas clínicas de EATs ocorridos com o uso de Voluma®, alguns eventos se resolveram sem intervenção em cerca de 6 semanas; assim, uma conduta expectante pode ser considerada. Além disso, nesses pacientes, a formação de nódulos não foi uma contraindicação para um retratamento futuro com produtos Vycross®.

Assim como em todos os preenchedores injetáveis, é fundamental a prevenção de eventos adversos. Incentivamos fortemente a antissepsia adequada para reduzir a contaminação bacteriana por *Cutibacterium acnes* ou outras bactérias da superfície cutânea. Os autores aconselham uma limpeza adequada da pele com álcool ou escova cirúrgica. Além disso, alguns profissionais consideram prudente evitar a injeção de preenchedor nas 2 semanas subsequentes a tratamentos dentários, infecções do trato respiratório superior ou vacinação.

> **Dica 4:** Caso se desenvolva um nódulo inflamatório tardio, prednisona oral e/ou triancinolona intralesional são opções de tratamento eficazes. A hialuronidase poderá ser utilizada em caso de resistência ao tratamento com prednisona. A dosagem de hialuronidase pode depender do grau de reticulação.

CONCLUSÃO

Na família Juvéderm® de preenchedores de AH, que representam avanços significativos na tecnologia de reticulação, estão os produtos de AH mais utilizados em todo o mundo. Os preenchedores Hylacross® e Vycross®, de consistências suaves e resultados eficazes, podem proporcionar resultados de qualidade para quase todos os déficits relacionados com o envelhecimento. Os produtos Hylacross®, Juvéderm® Ultra™ e Ultra Plus™ são utilizados para o tratamento de lábios, sulcos nasolabiais e linhas de marionete há cerca de 15 anos. Os produtos Vycross® são utilizados para *lifting*, volumização e melhora da aparência da pele em várias regiões faciais. Voluma® ou Volux® são os mais adequados para volumização e *lifting*. Caso se deseje um *lifting* mais suave, especialmente em nível perioral, Volift® seria o produto de escolha. Volbella® pode proporcionar hidratação e um sutil preenchimento dos lábios, assim como um delicado preenchimento das linhas e, caso se deseje melhorar a textura geral da pele, Skinvive® pode ser útil. Independentemente do produto empregado, todos os médicos devem estar cientes dos eventos adversos passíveis de ocorrer e saber como prevenir e tratar adequadamente essas situações.

LEITURA ADICIONAL

American Society of Plastic Surgeons. Cosmetic plastic surgery statistics: cosmetic procedure trends. (2019). https://www.plasticsurgery.org/documents/News/Statistics/2019/plastic-surgery-statistics-full-report-2019.pdf. Accessed February 28, 2021.

Baeva, L. F., Lyle, D. B., Rios, M., Langone, J. J., & Lightfoote, M. M. (2014). Different molecular weight hyaluronic acid effects on human macrophage interleukin 1b production. *Journal of Biomedical Materials Research Part A, 102*, 305–314.

Beleznay, K., Carruthers, J. D., Carruthers, A., Mummert, M. E., & Humphrey, S. (2015). Delayed-onset nodules secondary to a smooth cohesive 20 mg/mL hyaluronic acid filler: cause and management. *Dermatologic Surgery, 41*(8), 929–939.

Bhojani-Lynch, T. Late-onset inflammatory response to hyaluronic acid dermal fillers. *Plastic and Reconstructive Surgery Global Open, 5*, e1532.

Cavallini, M., Papagni, M., Ryder, T. J., & Patalano, M. (2019). Skin quality improvement with VYC-12, a new injectable hyaluronic acid: objective results using digital analysis. *Dermatologic Surgery, 45*(12), 1598–1604.

Christensen, L., Breiting, V., Bjarnsholt, T., et al. (2013). Bacterial infection as a likely cause of adverse reactions to polyacrylamide hydrogel fillers in cosmetic surgery. *Clinical Infectious Diseases, 56*, 1438–1444.

Dayan, S., Maas, C. S., Grimes, P. E., Beer, K., Monheit, G., Snow, S., Murphy, D. K., & Lin, V. (2020). Safety and effectiveness of VYC-17.5L for long-term correction of nasolabial folds. *Aesthetic Surgery Journal, 40*(7), 767–777.

Dong, Y., Arif, A., Olsson, M., et al. (2016). Endotoxin free hyaluronan and hyaluronan fragments do not stimulate TNF-a, interleukin-12 or upregulate co-stimulatory molecules in dendritic cells or macrophages. *Scientific Reports, 6*, 36928.

Eccleston, D., & Murphy, D. K. (2012). Juvéderm(®) Volbella™ in the perioral area: a 12-month prospective, multicenter, open-label study. *Clinical Cosmetic Investigation Dermatology, 5*, 167–172.

Goodman, G. J., Swift, A., & Remington, B. K. (2015). Current concepts in the use of Voluma, Volift, and Volbella. *Plastic Reconstructive Surgery, 136*(suppl 5), 139S–148S.

Humphrey, S., Jones, D. H., Carruthers, J. D., Carruthers, A., Beleznay, K., Wesley, N., Black, J. M., Vanderveen, S., & Minokadeh, A. (2020). Retrospective review of delayed adverse events secondary to treatment with a smooth, cohesive 20-mg/mL hyaluronic acid filler in 4500 patients. *Journal of the American Academy of Dermatology, 83*(1), 86–95.

Jiang, D., Liang, J., & Noble, P. W. (2011). Hyaluronan as an immune regulator in human diseases. *Physiological Reviews, 91*, 221–264.

Jones, D., & Murphy, D. K. (2013). Volumizing hyaluronic acid filler for midface volume deficit: 2-year results from a pivotal single-blind randomized controlled study. *Dermatologic Surgery, 39*, 1602–1611.

Jones, D., Tezel, A., & Borrell, M. (2010). In vitro resistance to degradation of hyaluronic acid dermal fillers by ovine testicular hyaluronidase. *Dermatologic Surgery, 36*, 804–809.

Juvéderm Ultra Directions for Use. (2016). Pringy France: Allergan Inc.

Juvéderm Ultra Plus Directions for Use. (2016). Pringy France: Allergan Inc.

Levy, P. M., De Boulle, K., & Raspaldo, H. (2009). A split-face comparison of a new hyaluronic acid facial filler containing pre-incorporated lidocaine versus a standard hyaluronic acid facial filler in the treatment of naso-labial folds. *Journal of Cosmetic and Laser Therapy, 11*(3), 169–173.

Lyle, D. B., Breger, J. C., Baeva, L. F., et al. (2010). Low molecular weight hyaluronic acid effects on murine macrophage nitric oxide production. *Journal of Biomedical Material Research Part A, 94*, 893–904.

Mansouri, Y., & Goldenberg, G. (2015). Update on hyaluronic acid fillers for facial rejuvenation. *Cutis, 96*(2), 85–88.

Monheit, G., Beer, K., Hardas, B., Grimes, P. E., Weichman, B. M., Lin, V., & Murphy, D. K. (2018). Safety and effectiveness of the hyaluronic acid dermal filler VYC-17.5L for nasolabial folds: results of a randomized, controlled study. *Dermatologic Surgery, 44*(5), 670–678.

Nakab, L., Hee, C.K., Guetta, O. Improvements in skin quality biological markers in skin explants using hyaluronic acid filler VYC-12L. *Plastic and Reconstructive Surgery Global Open, 8*(3), e2723.

Niforos, F., Ogilvie, P., Cavallini, M., Leys, C., Chantrey, J., Safa, M., Abrams, S., Hopfinger, R., & Marx, A. (2019). VYC-12 injectable gel is safe and effective for improvement of facial skin topography: a prospective study. *Clinical, Cosmetic and Investigative Dermatology, 12*, 791–798.

Ogilvie, P., Benouaiche, L., Philipp-Dormston, W. G., Belhaouari, L., Gaymans, F., Sattler, G., Harvey, C., & Schumacher, A. (2020). VYC-25L hyaluronic acid injectable gel is safe and effective for long-term restoration and creation of volume of the lower face. *Aesthetic Surgery Journal, 40*(9). NP499–NP510.

Ogilvie, P., Sattler, G., Gaymans, F., Belhaouari, L., Weichman, B. M., Snow, S., Chawla, S., Abrams, S., & Schumacher, A. (2019). Safe, effective chin and jaw restoration with VYC-25L hyaluronic acid injectable gel. *Dermatologic Surgery, 45*(10), 1294–1303.

Ogilvie, P., Thulesen, J., Leys, C., Sykianakis, D., Chantrey, J., Safa, M., Figueiredo, V., Heydenrych, I., Cavallini, M., Langeland, E. K., & Wetter, A. (2020). Expert consensus on injection technique and area-specific recommendations for the hyaluronic acid dermal Filler VYC-12L to treat fine cutaneous lines. *Clinical, Cosmetic and Investigative Dermatology, 13*, 267–274.

Pinsky, M. A., Thomas, J. A., Murphy, D. K., et al. (2008). Juvederm vs. Zyplast Nasolabial Fold Study Group. Juvederm injectable gel: a multicenter, double-blind, randomized study of safety and effectiveness. *Aesthetic Surgery Journal, 28*, 17–23.

Raspaldo, H., De Boulle, K., & Levy, P. M. (2010). Longevity of effects of hyaluronic acid plus lidocaine facial filler. *Journal of Cosmetic Dermatology, 9*, 11–15.

Sadeghpour, M., Quatrano, N.A., Bonati, L.M., Arndt, K.A., Dover, J.S., Kaminer, MS. (2019). Delayed-onset nodules to differentially crosslinked hyaluronic acids: comparative incidence and risk assessment. *Dermatologic Surgery, 45*(8), 1085–1094.

Sattler, G., Philipp-Dormston, W. G., Van Den Elzen, H., Van Der Walt, C., Nathan, M., Kolodziejczyk, J., Kerson, G., & Dhillon, B. (2017). A prospective, open-label, observational, postmarket study evaluating VYC-17.5L for the correction of moderate to severe nasolabial folds over 12 months. *Dermatologic Surgery, 43*, 238–245.

Shumate, G., Chopra, R., Jones, D., Messina, D. J., & Hee, C. K. (2018). In vivo degradation of crosslinked hyaluronic acid fillers by exogenous hyaluronidases. *Dermatologic Surgery, 44*, 1075–1083.

Termeer, C., Benedix, F., Sleeman, J., et al. (2002). Oligosaccharides of hyaluronan activate dendritic cells via toll-like receptor 4. *Journal of Experimental Medicine, 195*, 99–111.

Termeer, C. C., Hennies, J., Voith, U., et al. (2000). Oligosaccharides of hyaluronan are potent activators of dendritic cells. *Journal of Immunology, 165*, 1863–1870.

Família Belotero®

Berthold Rzany

RESUMO E CARACTERÍSTICAS PRINCIPAIS

- Belotero® é um grupo de preenchedores de ácido hialurônico usados com frequência
- São reticulados com o BDDE (1,4-butanodiol diglicidil éter) e formam matriz coesa e polidensificada (MCP)
- Na linha Belotero®, há vários produtos com várias densidades, com e sem lidocaína. Esses produtos são: Belotero® Volume, Intense, Balance e Soft
- Há boa evidência clínica publicada (p. ex., dados de pelo menos um estudo clínico randomizado controlado) sobre o Belotero® Balance (anteriormente Belotero® Basic) e o Belotero® Volume
- Em um estudo com duração de 6 meses sobre o preenchimento dos sulcos nasolabiais, Belotero® Balance resultou em, no mínimo, um grau de melhora
- Após o tratamento da região malar com Belotero® Volume, cerca de metade dos pacientes ainda mostrava melhora de pelo menos um grau após 18 meses
- A família de produtos Belotero® tem um bom perfil de segurança.

INTRODUÇÃO

Atualmente, os preenchedores à base de ácido hialurônico (AH) são os materiais temporários mais populares para a correção de alterações relacionadas com o envelhecimento facial, como rugas, sulcos e perda de volume. Os preenchedores de AH derivam da fermentação bacteriana de uma cepa específica de *Streptococcus* (*Streptococcus equi*), uma bactéria não patogênica para os seres humanos. O AH natural não permanece nos tecidos por mais de 24 horas; por essa razão, precisa ser estabilizado quimicamente por meio de técnicas de reticulação (*cross-linking*). A maioria dos preenchedores à base de hialurônico, como os da marca Belotero®, são reticulados com BDDE (diglicidil 1,4-butanodiol éter).

DIFERENCIAÇÃO DOS PREENCHEDORES DE ÁCIDO HIALURÔNICO

Como diferenciamos os preenchedores de ácido hialurônico? Fora dos EUA, encontra-se disponível uma grande variedade de preenchedores, especificamente preenchedores à base de AH. No entanto, a maioria deles não apresenta dados com estudos controlados randomizados (ECRs). Sem ECRs de boa qualidade, é difícil orientar-se sobre a eficácia e a segurança desses produtos. A família Belotero®, discutida neste capítulo, apresenta vários ECRs bem desenhados.

MÉTODOS

Para este capítulo, foi realizada uma pesquisa no Medline para identificar estudos clínicos sobre a família de preenchedores Belotero®. Para reduzir o viés, nessa revisão, foram incluídos os grandes estudos clínicos controlados e randomizados, bem como séries de casos.

FAMÍLIA BELOTERO®

Belotero® é produzido e distribuído pela farmacêutica Merz (Raleigh, NC). O agente de *cross-linking* é o BDDE, e, de acordo com o fabricante, são utilizados dois processos de reticulação, produzindo matriz coesa e polidensificada (MCP), com facilidade na aplicação e resultados mantidos de longo prazo. Belotero® oferece várias formulações diferentes: Belotero® Soft (superficial), Balance (formalmente conhecido como Basic), Intense e Volume (profundo). A concentração de AH difere entre os produtos, de 20 mg/mℓ (Belotero® Soft), 22 mg/mℓ (Belotero® Balance), 25,5 mg/mℓ (Belotero® Intense) a 26 mg/mℓ (Belotero® Volume). Há apresentações de Belotero® com e sem lidocaína.

Evidências

Há dois estudos clínicos controlados e randomizados com Belotero® Balance para o tratamento dos sulcos nasolabiais (SNLs) e rugas labiais superiores, respectivamente.

Há um estudo clínico controlado e randomizado com Belotero® Volume para o tratamento da região malar. Há duas grandes séries de casos realizadas na Alemanha, uma para Belotero® Balance e outra Belotero® Intense.

Estudos controlados randomizados

O objetivo do primeiro estudo foi comparar a segurança e a eficácia do Belotero® Balance com o colágeno bovino (provavelmente Zyplast®; o nome não foi fornecido) na correção de SNLs moderados a profundos em diferentes hemifaces (*split-face*). Esse é um desenho de estudo padrão para preenchedores para entrada no mercado dos EUA. O estudo incluiu 118 pacientes randomizados para receber Belotero® Balance e colágeno bovino em cada hemiface. A gravidade da SNL foi avaliada em uma escala de 5 pontos WSRS (*Wrinkle Severity Rating Scale*). Conforme esperado, em comparação com o colágeno bovino, o Belotero® Balance apresentou melhores resultados em 8 semanas ($P=0{,}009$), 12 ($P=0{,}001$), 16 ($P=0{,}001$) e 24 semanas ($P=0{,}001$). Não houve diferenças significativas entre os dois grupos na proporção de eventos adversos. A maioria dos eventos adversos foi de leve a moderada intensidade, com resolução no prazo de 7 dias.

O estudo Butterwick foi direcionado para as rugas no lábio superior e comparou o Belotero® Balance com o Juvéderm® Ultra™ (Allergan/AbbVie, Irvine CA). Embora os autores tenham observado melhor desempenho do Juvéderm® Ultra™, na avaliação objetiva pelo escore de rugas labiais (*Lip Wrinkles Score*), os resultados foram muito semelhantes entre os dois produtos (Tabela 7.1).

Kerscher e Prager realizaram um estudo randomizado hemifacial (*split-face*) sobre o aumento de volume da área malar. Os pacientes receberam 2 mℓ de Belotero® Volume (CPM-26), em uma hemiface, e 2 mℓ de Juvéderm® Voluma® (VYC-20) na região malar contralateral. Um total de 46 pacientes, principalmente do sexo feminino, foi incluído no estudo. Foi possível comprovar a não inferioridade do Belotero® Volume, em comparação com Juvéderm® Voluma® em 3 meses. Os pacientes foram acompanhados durante 18 meses. Nesse ponto do tempo, 51% das pontuações mostraram pelo menos um grau de melhora, em ambos os lados. Não houve diferença no perfil de segurança dos dois produtos.

Série de casos

O ECR de Narins foi ampliado para 18 meses em um desenho aberto. Dos 118 pacientes, 94 repetiram a aplicação de Belotero® Balance em ambos os lados da face, em tempos diferentes, com seguimento máximo adicional de 72 semanas (total de 96 semanas com as 24 semanas iniciais). A gravidade dos SNLs mostrou melhora em relação à linha de base em ambos os lados da face. A mudança média comparada ao pré-tratamento foi maior na hemiface tratada com Belotero® Balance comparado ao lado contralateral injetado com colágeno bovino. As pontuações médias na GAIS (do inglês *Global Aesthetic Improvement Scale*), avaliadas pelo investigador, ficaram entre 2 (melhora) e 3 (acentuada melhora) em todos os tempos do estudo. Apenas um evento adverso (2,9%) (hematomas em ambos os lados da face) foi documentado.

Houve uma outra série de casos sobre o emprego de Belotero® Balance em SNLs, com seguimento de 6 meses. Nessa série de casos de Dirting et al., 114 indivíduos com SNLs moderados a graves foram tratados com Belotero® Balance. Após 6 meses, 81% dos 109 indivíduos que concluíram o estudo de 6 meses mostraram melhora em pelo menos um ponto na WSRS para os SNLs. Os eventos adversos foram leves, com eritema agudo e edema em aproximadamente 70% dos pacientes. Em outra série de casos, de Hevia et al., sobre a correção do sulco infraorbital, o Belotero® Balance mostrou-se eficaz e seguro.

Em relação ao Belotero® Intense, pode ser encontrada uma grande série de casos com 149 pacientes. Ao contrário dos estudos anteriores, os pacientes podiam ser tratados em várias áreas ao mesmo tempo. No entanto, o seguimento foi de apenas 3 meses. A eficácia foi mensurada pelas WSRS (pontuação de 5 pontos) e GAIS. Os sulcos mais tratados foram os SNLs (83,9%), as linhas de marionete (32,9%) e os sulcos melolabiais (20,8%). Pela WSRS, houve uma melhora média significativa de 1,9 ponto com mudança do escore inicial de 3,98 para 2,07 (12 semanas). A satisfação foi descrita como boa ou excelente por 94% dos pacientes. Os eventos adversos mais comuns foram eritema agudo (63,8%), edema (52,3%) e dor (49%). (Observe que, nessa época, não havia lidocaína no Belotero® Intense). Esses eventos adversos surgiam geralmente no dia do tratamento e se resolveram com o tempo (Tabela 7.2).

Eventos adversos raros

A família Belotero® é um grupo seguro de preenchedores de AH. Chegou ao nosso conhecimento apenas um relato de reação granulomatosa.

Impressões clínicas

É muito bom saber que, na família Belotero®, há possibilidade de usar três produtos principais (com ou sem lidocaína) para tratar quase todas as indicações: os Belotero® Volume/Intense indicados para injeções mais profundas e Belotero® Balance para planos mais superficiais (Figuras 7.1 e 7.2). Belotero® Balance é muito suave e integra-se bem na área injetada. É um dos produtos favoritos para os sulcos infraorbitais, por ser facilmente moldado. A Merz não dispõe de um produto específico para os lábios. Normalmente, injeta-se Belotero® Balance ou Belotero® Intense na área dos lábios (Vídeo 7.1). Em alguns países, para essa indicação, esses produtos foram denominados Belotero® Lips Shape (Belotero® Intense) e Belotero® Lips Contour (Belotero® Balance), com um volume de 0,6 mℓ em vez de 1 mℓ. Para o aumento de volume dos lábios, comparado a outros produtos, o Belotero® Balance é mais suave; em contrapartida, pode ter duração reduzida nessa área que envolve muito movimento.

Vídeo 7.1

CONCLUSÃO

Belotero® Balance e Belotero® Volume mostraram ser produtos à base de AH eficazes e seguros para correção de SNLs e perda de volume malar. Para a correção das rugas periorais, o Belotero®

Tabela 7.1 Estudos clínicos randomizados com os produtos Belotero®.

Referência	Produtos	Desenho cego e randomizado	Área avaliada	Duração do estudo	Número de pacientes	Critérios objetivos de resultados	Comentários
Narins et al. (2010)	Belotero® comparado com colágeno bovino	Randomizado, investigador cego	SNL	6 meses	118 (92,6% eram mulheres)	WSRS	Belotero® foi seguro e eficaz, com superioridade sobre o colágeno bovino no 6º mês
Butterwick et al. (2015)	Juvéderm® Ultra™ *versus* Belotero® Balance	Randomizado, investigador cego	Rugas periorais	6 meses	132 (99% eram mulheres)	Escala de gravidade de 4 pontos das rugas, avaliação dos participantes pela SGA (*Subjects Global Assessment of Change*)	Juvéderm® Ultra™ apresenta resultados muito semelhantes aos do Belotero® (autores viram alguma superioridade do Juvéderm® Ultra™)
Kerscher et al. (2017) Prager et al. (2017)	Belotero® Volume (CPM-26) *versus* Juvéderm® Voluma®	Randomizado por região malar, avaliador cego	Profundidade moderada a grave na região malar superior	Até 18 meses, com principal resultado após 3 meses	45	Um grau melhor na escala de profundidade da região malar superior	Não inferioridade demonstrada para o CPM-26, e a segurança foi comparável entre os dois produtos

SNL, sulco nasolabial; *WSRS*, escala de classificação da gravidade das rugas (do inglês *Wrinkle Severity Rating Scale*).

Tabela 7.2 Série de casos sobre produtos Belotero®.

Referência	Produtos	Estudo randomizado/cego	Área avaliada	Duração do estudo	Número de pacientes	Critérios objetivos de resultado	Comentários
Dieting et al. (2008)	Belotero® Balance	Não/não	Sulco nasolabial	6 meses	114 (92,4% eram mulheres)	WSRS (5 pontos)	Este foi um estudo multicêntrico. O produto foi avaliado como eficaz e seguro
Narins et al. (2010)	Belotero® Balance	Não/não	Sulco nasolabial	18 meses	95 (92,6% eram mulheres)	WSRS de 5 pontos	Esse foi uma extensão do ECR de Narins et al. (2010). No início, todos os participantes receberam Belotero® Balance
Pavicic et al. (2011)	Belotero® Intense	Não/não	Sulcos nasolabiais, linhas de marionete, sulcos melolabiais, bochechas, lábios e queixo	3 meses	149 (88,9% eram mulheres)	WSRS de 5 pontos, GAIS	Um estudo da vida real com múltiplas áreas tratadas, SNL e linhas de marionete foram tratadas, respectivamente, em 83,9% e 32,9%
Hevia et al. (2014)	Belotero® Balance	Não/avaliador cego; porém, sequência de tratamento não cega	Sulco infraorbital	10 meses	46 (38 eram mulheres)	FWS de 5 pontos	O produto foi eficaz e seguro

ECR, estudo controlado randomizado; *FWS*, Escala de Rugas Faciais (do inglês *Facial Wrinkle Scale*); *GAIS*, Escala de Melhora Estética Global (do inglês *Global Aesthetic Improvement Scale*); *SNL*, sulco nasolabial; *WSRS*, escala de classificação da gravidade das rugas (do inglês *Wrinkle Severity Rating Scale*).

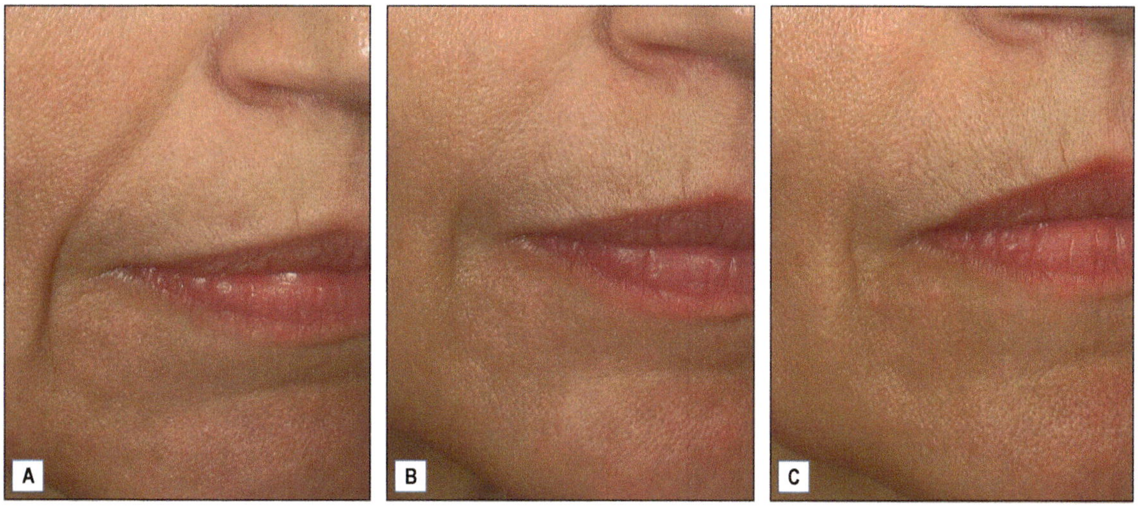

Figura 7.1 **A.** Paciente (56 anos) no pré-tratamento. **B** e **C.** Após injeção única de 1 mℓ de Belotero® Intense, 14 dias e 182 dias, respectivamente.

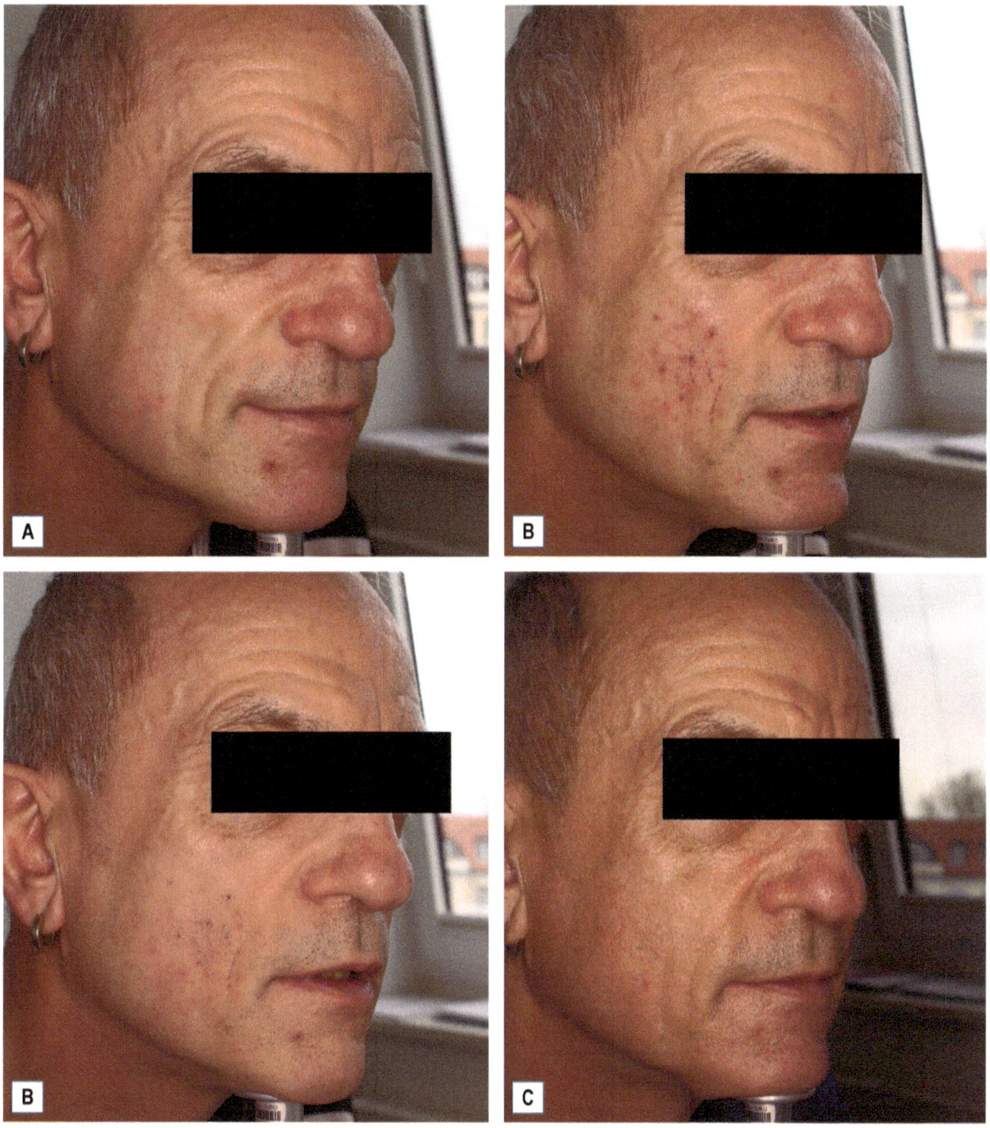

Figura 7.2 **A.** Paciente (58 anos) com lipoatrofia induzida por medicamento pré-tratamento. **B** e **C.** Imediatamente e 2 semanas após 2 mℓ de Belotero® Volume e 2 mℓ de Belotero® Intense por área. Como as aplicações foram realizadas com agulha, pequenos pontos de entrada podiam ser vistos imediatamente após a aplicação.

Balance parece comparável ou tão eficaz quanto o Juvéderm® Ultra Smile. Para a correção do sulco infraorbital, o Belotero® Balance mostrou-se eficaz e seguro, em uma série de casos. Em outra série de casos, o Belotero® Intense mostrou-se eficaz e seguro para a correção de várias linhas e rugas profundas.

AGRADECIMENTOS

Martina Kerscher, Heike Buntrock e Vanessa Hartmann contribuíram para o capítulo de uma edição anterior deste livro, o que serviu de base para este capítulo.

LEITURA ADICIONAL

Butterwick, K., Marmur, E., Narurkar, V., et al. (2015). HYC-24L demonstrates greater effectiveness with less pain than CPM-22.5 for treatment of perioral lines in a randomized controlled trial. *Dermatologic Surgery, 41*(12), 1351–1360.

Dirting, K., Lampe, H., Wolters, M., et al. (2008). Hyaluronsäurefiller zur Korrektur der Nasolabialfalten—Ergebnisse einer klinischen Studie [Hyaluronic acid filler for correction of nasolabial grooves—results of a clinical study]. *Journal of the German Society of Dermatology, 6*(suppl 2), S10–S14.

Gandy, J., Bierman, D., & Zachary, C. (2017). Granulomatous reaction to Belotero Balance: a case study. *Journal of Cosmetic Laser Therapy, 19*(5), 307–309.

Hevia, O., Cohen, B. H., & Howell, D. J. (2014). Safety and efficacy of a cohesive polydensified matrix hyaluronic acid for the correction of infraorbital hollow: an observational study with results at 40 weeks. *Journal of Drugs in Dermatology, 13*, 1030–1036.

Kerscher, M., Agsten, K., Kravtsov, M., & Prager, W. (2017). Effectiveness evaluation of two volumizing hyaluronic acid dermal fillers in a controlled, randomized, double-blind, split-face clinical study. *Clinical Cosmetic Investigative Dermatology, 10*, 239–247.

Narins, R. S., Coleman, W., Donofrio, L., et al. (2010). Nonanimal sourced hyaluronic acid-based dermal filler using a cohesive polydensified matrix technology is superior to bovine collagen in the correction of moderate to severe nasolabial folds: results from a 6-month, randomized, blinded, controlled, multicenter study. *Dermatologic Surgery, 36*(suppl 1), 730–740.

Narins, R. S., Coleman, W. P., 3rd, Donofrio, L. M., et al. (2010). Improvement in nasolabial folds with a hyaluronic acid filler using a cohesive polydensified matrix technology: results from an 18-month open-label extension trial. *Dermatologic Surgery, 36*(suppl 3), 1800–1808.

Pavicic, T. (2011). Efficacy and tolerability of a new monophasic, double-crosslinked hyaluronic acid filler for correction of deep lines and wrinkles. *Journal of Drugs in Dermatology, 10*, 134–139.

Prager, W., Agsten, K., Kravtsov, M., & Kerscher, P. M. (2017). Mid-face volumization with hyaluronic acid: injection technique and safety aspects from a controlled, randomized, double-blind clinical study. *Journal of Drugs in Dermatology, 16*(4), 351–357.

Rayess, H. N., Svider, P. V., Hanba, C., et al. (2018). A cross-sectional analysis of adverse events and litigation for injectable fillers. *JAMA Facial Plast Surgery, 20*(3), 207–214.

8

Preenchedores de Ácido Hialurônico Resiliente (RHA®)

Conor J. Gallagher e Joely Kaufman

CIÊNCIA BÁSICA E FABRICAÇÃO DE RHA®

Ácido hialurônico resiliente (RHA®, do inglês *resilient hyaluronic acid*) é o nome de uma coleção de produtos à base de ácido hialurônico (AH) fabricados pela Teoxane S.A. (Genebra, Suíça) e comercializados nos EUA pela Revance Therapeutics Inc. (Nashville, TN, EUA). Introduzidos no mercado europeu em 2015, os géis RHA® destinam-se a atender às necessidades atuais e futuras dos profissionais da Saúde e dos consumidores. O tratamento com preenchedores evoluiu, no decorrer do tempo, de um foco inicial no preenchimento direto de linhas e sulcos faciais estáticos para uma visão mais contemporânea, segundo a qual a abordagem deve se basear na compreensão das alterações anatômicas tridimensionais subjacentes ao surgimento das linhas estáticas e, além disso, na seleção de produtos destinados a estruturar a face, não apenas em repouso, mas principalmente durante a movimentação.

A principal diretiva no desenvolvimento da coleção de produtos RHA® era criar géis para atender às duas necessidades, ou seja, caraterísticas físicas desejáveis para um elevado grau de eficácia clínica e, ao mesmo tempo, altamente dinâmicos, com perfeita integração com a movimentação facial. Para a criação desses géis, o objetivo da Teoxane era minimizar a alteração das cadeias de AH, limitando a ligação do AH pela reticulação (*cross-linking*) e minimizando a degradação das cadeias de AH durante o processo de fabricação.

Este processo único de fabricação de RHA®, denominado PNT (Tecnologia de Fabricação Exclusiva, do inglês *Preserved Network Technology*), começa com cadeias de AH exclusivamente de alto peso molecular. No entanto, na PNT, o processo padrão de reticulação com BDDE (1,4-butanodiol diglicidil éter) foi modificado de várias formas, incluindo a redução da temperatura e a otimização de outras condições de reação durante a reticulação para minimizar a degradação da cadeia de AH durante esse processo, diminuindo assim a quantidade de BDDE necessária para criar caraterísticas ideais do gel. O resultado final foi a criação de géis RHA® com cadeias de AH extraíveis de aproximadamente 600 kDa de comprimento (ou seja, cerca de duas a quatro vezes o comprimento das cadeias de AH encontradas normalmente em análises semelhantes de outros géis coesos de AH) e com modificação substancialmente menor das cadeias com o BDDE (1,9 a 4,0% de reticulação) em comparação a outros géis coesos. Ao preservar o comprimento das cadeias de AH e minimizar os reticuladores rígidos, os géis RHA® dependem da sua natureza tridimensional intrínseca e das ligações intramoleculares não covalentes mais dinâmicas para produzir sua estrutura, extensibilidade e coesividade.

A coleção RHA® engloba quatro produtos (RHA® 1 a 4) desenvolvidos para proporcionar níveis progressivamente crescentes de sustentação tecidual. Como será descrito adiante, esses produtos apresentam caraterísticas físicas que permitem sua aplicação mais superficial comparados com outros produtos de sua classe, sem o receio de acúmulo ou aparência não natural à movimentação facial. O RHA® 1 é formulado com 15 mg/mℓ de AH, com cerca de 1,9% de reticulação, para aplicação nos planos mais superficiais. Os RHA® de 2 a 4 contêm 23 mg/mℓ de AH e diferenciam-se pelo grau de reticulação: no RHA® 2, é de 3,1%; no RHA® 3, de 3,6%; e no RHA® 4, de 4,0%. Todos os produtos da coleção RHA® contêm lidocaína a 0,3% para conforto do paciente.

Os RHA® 2, 3 e 4 têm uma indicação exclusiva da Food and Drug Administration (FDA) para o tratamento de "rugas e sulcos dinâmicos", refletindo o desenvolvimento intencional de uma linha de produtos passíveis de adaptação e integração com a movimentação facial. Nos EUA, os RHA® 2 e 3 são indicados para aplicação na derme média a profunda e são ideais para o tratamento de rugas ou sulcos faciais moderados, enquanto o RHA® 4 é indicado para a derme profunda ou planos subcutâneos superficiais. O RHA® 4, no entanto, tem propriedades físicas para suporte nos compartimentos de gordura profundos, como na porção média da face, e, em virtude de suas propriedades dinâmicas, pode ser aplicado também em camadas mais superficiais para contorno ou volumização dos compartimentos de gordura superficiais depletados. Isso contrasta com outros produtos desenvolvidos para aplicação profunda, que muitas vezes são palpáveis ou visíveis à movimentação, quando aplicados superficialmente.

PROPRIEDADES DO GEL RHA®

O objetivo da avaliação e da quantificação das caraterísticas físicas dos géis de AH é oferecer alguma orientação comparativa aos injetores em relação ao modo como os produtos irão se comportar nos tecidos. Embora seja uma ciência altamente precisa, a interpretação desses valores tornou-se preocupante ao longo dos anos, com muita energia gasta em debates sobre os méritos e a relevância clínica de características como o G' (conhecido como "firmeza do gel" ou "elasticidade do gel") e a coesividade do gel. Na avaliação do RHA®, a Teoxane teve como foco a mensuração das caraterísticas físicas mais relevantes para os géis contemporâneos, ou seja, capacidade de proporcionarem uma quantidade adequada de *lifting* na área para a qual foram projetados e capacidade de sustentação no ambiente dinâmico da face. Apesar de mensuráveis, G' e a coesividade são mensurações pontuais e não refletem o desempenho dinâmico dos produtos RHA®. Para caracterizar adequadamente os géis de RHA®, foi necessário expandir a caixa de ferramentas reológicas. G' pode ser estendido à capacidade do gel de manter o seu G' sob aumento progressivo nas deformações, na tentativa de modelar sua capacidade de preservar sua integridade e caraterísticas físicas e, portanto, a sustentação tecidual durante o movimento facial dinâmico. Em todas as categorias de produtos, os géis de RHA® mantêm o seu G' em uma escala maior de movimentação dinâmica. Isso pode ser quantificado como força dinâmica, ou o valor de G' e a quantidade de força de deformação que o gel pode suportar mantendo sua integridade (Figura 8.1).

Uma segunda ferramenta relevante, utilizada para avaliar o desempenho dinâmico dos géis de AH, é a capacidade de, sob uma deformação progressiva constante, não perder a sua estrutura (ou seja, a sua capacidade de estiramento). Essa mensuração proporciona uma avaliação comparativa da capacidade de um gel de se adaptar a estresses decorrentes, por exemplo, do estiramento tecidual. A Figura 8.1 ilustra as pontuações relativas de estiramento para as classes Superficial, Utilitária e Estrutural de produtos de AH. Pode-se observar que, em cada classe, os produtos de RHA® exibem maior grau de estiramento comparado com os outros produtos. Esses dados corroboram que o objetivo do desenvolvimento de produtos altamente dinâmicos foi alcançado e, quando transpostos para a prática clínica, sugerem que os produtos de RHA® podem ser aplicados com confiança nos planos superficiais mais móveis.

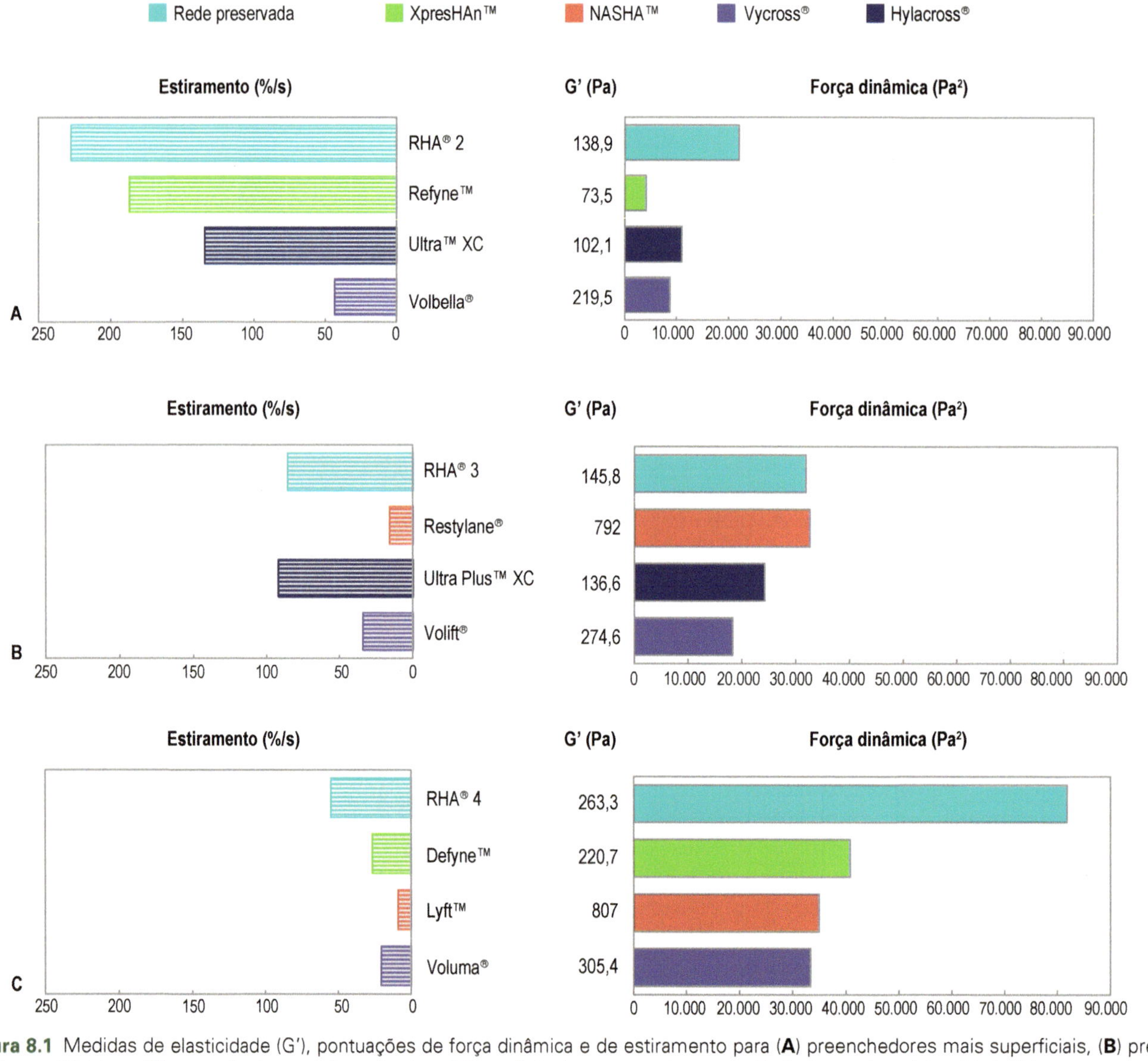

Figura 8.1 Medidas de elasticidade (G'), pontuações de força dinâmica e de estiramento para (**A**) preenchedores mais superficiais, (**B**) preenchedores utilitários e (**C**) preenchedores mais profundos. A força dinâmica representa a capacidade de manter a integridade física em uma variedade de tensões ou deformações, enquanto a pontuação de estiramento mensura a capacidade de adaptação ou deformação ao movimento. *RHA®*, ácido hialurônico resiliente.

EXPERIÊNCIA EM ESTUDOS CLÍNICOS

A segurança e a eficácia dos RHA® 2, 3 e 4 foram demonstradas em estudos pilotos com duração de 15 meses, realizados nos EUA. Esses estudos *split-face* (comparativos entre hemifaces) demonstraram a não inferioridade dos RHA® 2 e 3 em relação ao Juvéderm® Ultra™ XC para o tratamento de sulcos nasolabiais moderados ou graves (Figura 8.2), enquanto o RHA® 4 foi considerado não inferior ao Restylane® Lyft™ no tratamento dos sulcos nasolabiais. No estudo sobre o RHA® 4, observou-se, em todos os tempos avaliados, uma diferença estatisticamente significativa na melhora da gravidade média das rugas com o uso do RHA® 4 (Figura 8.3). Em cada um desses estudos, mais de 78% dos participantes do grupo de tratamento com RHA® mantiveram uma melhora de, pelo menos, 1 ponto em relação ao pré-tratamento ao final de 15 meses. Assim como na maioria dos estudos sobre preenchedores, foi permitido um retoque na semana 2 após o tratamento inicial e, apesar de ter sido permitido o retratamento após 24 semanas, em cada um dos estudos, na semana 36, apenas 6,1% dos pacientes do grupo do RHA® 2 e 8,5% dos pacientes do grupo do RHA® 3 foram qualificados para receber um novo tratamento, enquanto 10,3% dos pacientes do grupo do RHA® 4 receberam novo tratamento na semana 36, em comparação com 13,8% dos pacientes que receberam Restylane® Lyft™. Em geral, os produtos de RHA® foram bem tolerados, e as reações comuns no local de tratamento foram de natureza e frequência semelhantes às dos produtos comparados. Além disso, nenhum evento adverso de início tardio relacionado com o tratamento foi reportado.

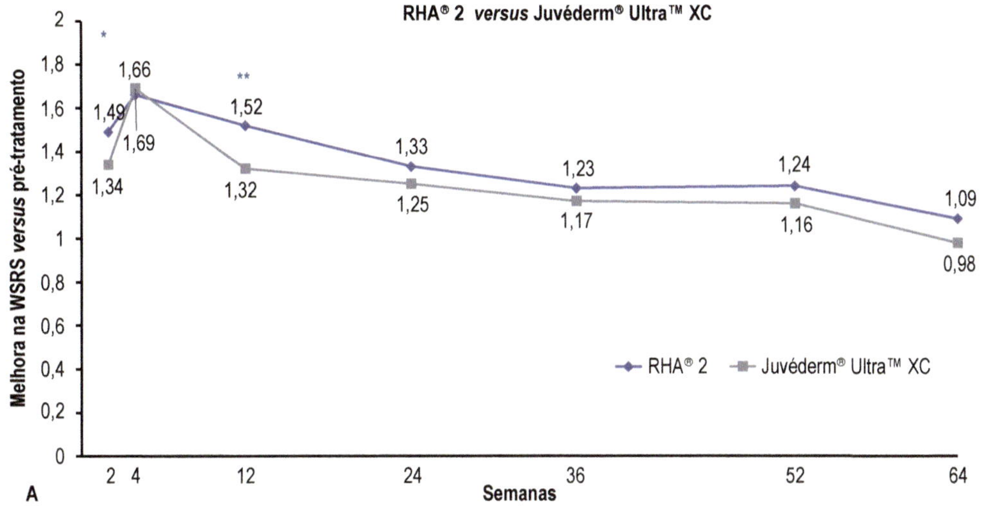

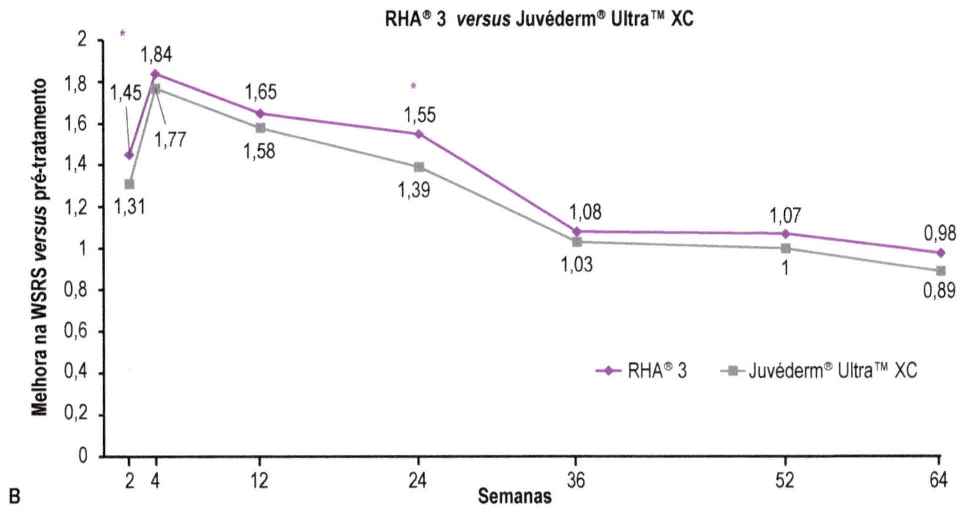

Figura 8.2 Avaliação do investigador, ao longo de 15 meses, das pontuações médias da WSRS nos sulcos nasolabiais em indivíduos tratados com RHA® 2/Juvéderm® Ultra™ XC (**A**) e RHA® 3/Juvéderm® Ultra™ XC (**B**). Resultados de um estudo clínico *split-face* (comparativo entre as hemifaces). $*P < 0{,}05$; $**P < 0{,}001$. Dados são da população *per-protocol* (participantes que cumpriram todo o protocolo do estudo). *RHA®*, ácido hialurônico resiliente; *WSRS*, escala de classificação da gravidade das rugas (*Wrinkle Severity Rating Scale*). (Extraída de Monheit, G., Kaufman-Janette, J., Joseph, J.H., Shamban, A., Dover, J.S., Smith, S. [2020]. Efficacy and safety of two Resilient Hyaluronic Acid fillers in the treatment of moderate-to-severe nasolabial folds: a 64-week, prospective, multicenter, controlled, randomized, double-blinded, and within-subject study. *Dermatologic Surgery*, *46*(12), 1521-1529. © 2020 by the American Society for Dermatologic Surgery, Inc. Publicada por Wolters Kluwer Health, Inc. Todos os direitos reservados.)

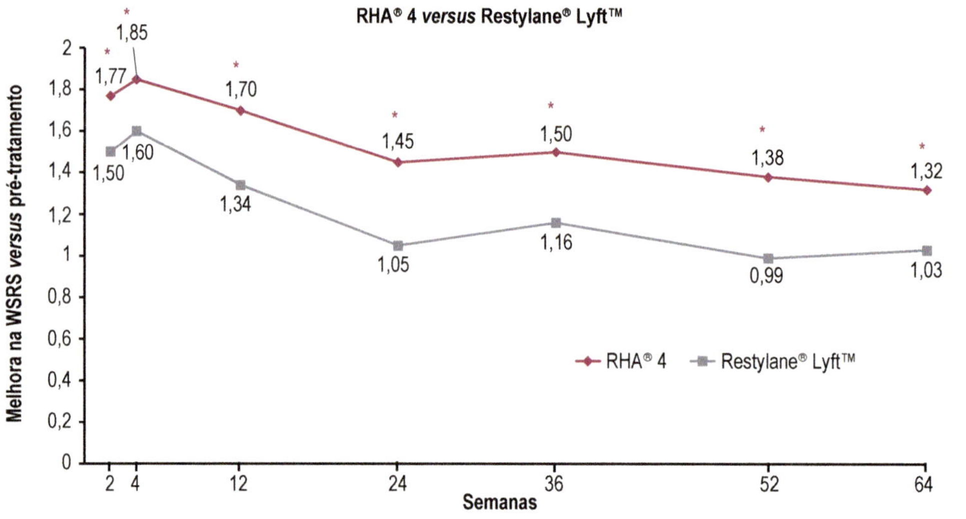

Figura 8.3 Avaliação realizada pelo investigador ao longo de 15 meses, nas pontuações médias da WSRS nos sulcos nasolabiais em indivíduos tratados com RHA® 4/Lyft™. Resultados de um estudo clínico *split-face* (comparativo entre as hemifaces). *$P \leq 0{,}001$. Os dados são da população *per-protocol*. *RHA®*, ácido hialurônico resiliente; *WSRS*, escala de classificação da gravidade das rugas (*Wrinkle Severity Rating Scale*). (Extraída de Kaufman-Janette, J., Taylor, S.C., Cox, S.E., Weinkle, S.H., Smith, S., Kinney, B.M. [2019]. Efficacy and safety of a Resilient Hyaluronic Acid dermal filler, in the correction of moderate-to-severe nasolabial folds: a 64-week, prospective, multicenter, controlled, randomized, double-blind and within-subject study. *Journal of Cosmetic Dermatology, 18*(5), 1244-1253; licenciada sob CC BY 4.0).

Um estudo comparativo menor com duração de 18 meses foi realizado na Europa, comparando o RHA® 2 com o Juvéderm® Volift®/Vollure®, o RHA® 3 com o Juvéderm® Ultra® XC e o RHA® 4 com o Teosyal® Ultra Deep, um produto sem a tecnologia RHA® da Teoxane. Os sulcos nasolabiais tratados com RHA® receberam um volume ligeiramente inferior ao dos produtos de comparação, mas os estudos não encontraram diferenças estatisticamente significativas nos efeitos do tratamento entre os produtos com RHA® e os produtos de comparação, com exceção do RHA® 4, que mostrou eficácia significativamente superior à do Ultra Deep ao final de 15 meses.

Um estudo randomizado cego, sem grupo controle, foi realizado com o RHA® 1 para as rugas periorais. Nesse estudo de 52 semanas, 80,7% dos participantes foram responsivos na avaliação primária (semana 8) dos investigadores e 66% mantiveram pelo menos um grau de melhora da gravidade das rugas periorais na avaliação de 52 semanas. A satisfação com o resultado do tratamento foi relatada por 91,8% dos pacientes na semana 4 e 88,3% na visita de 52 semanas. Nesse estudo, os eventos adversos mais comumente relacionados com o tratamento foram nódulos e irregularidades na superfície (17%), o que pode ser esperado considerando a aplicação superficial (intradérmica) do produto; endurecimento (11%) e equimoses no local da injeção (10,5%). Não foram relatados nódulos de início tardio nesses estudos clínicos.

EXPERIÊNCIA CLÍNICA

Os produtos de RHA® estão em uso clínico nos EUA desde 2020 e, nos outros países, desde 2015. Durante esse tempo, os profissionais da Saúde adquiriram experiência de vida real, permitindo-lhes melhor compreensão da utilidade desses produtos de AH. A abordagem atual ao rejuvenescimento facial com preenchedores de AH favorece a abordagem da perda de volume em múltiplos planos, tanto profunda como superficial. Os injetores experientes adotaram a nova abordagem de rejuvenescimento como um tratamento multidimensional de toda a face. Os preenchedores com alto G'/inelásticos profundos possibilitam a sustentação estrutural sem percepção do produto. Quando esses produtos são aplicados em planos mais superficiais, podem se tornar visíveis com a movimentação facial. Além disso, quando esses tipos de preenchedores eram aplicados no sulco nasolabial superficial, o resultado era um deslocamento não natural do sulco em direção à porção malar medial. Certamente, em áreas de grande mobilidade, é maior a procura de preenchedores que pareçam e sejam percebidos com mais naturalidade.

As técnicas de injeção com um preenchedor mais dinâmico são ligeiramente diferentes daquelas empregadas com um preenchedor rígido. Os preenchedores dinâmicos podem ser aplicados em todos os planos, incluindo derme e compartimentos de gordura mais superficiais, sem serem visíveis à movimentação. Isso permitiu o preenchimento de áreas que, anteriormente, poderiam não ser tratadas com AH mais rígidos. Essas áreas incluem sulco malar lateral, espaços pré-auriculares e linhas laterais superficiais do sorriso. Anteriormente, era difícil melhorar essas áreas com um preenchedor de AH mais rígido pela falta de maleabilidade, o que pode provocar o abaulamento não natural do produto com a movimentação facial. Um produto maleável consegue manter a sua estrutura, apesar dos movimentos repetitivos observados na animação facial, e permite um resultado estético mais natural e duradouro.

Na porção média da face, pode-se utilizar o RHA® em injeções superficiais e profundas tanto lateral como medialmente. Isso é especialmente útil em rostos mais finos e em pacientes que desejam um resultado estético mais natural, em que se pode empregar um método de contorno do zigoma até a mandíbula. Além disso, embora a sustentação estrutural por meio de abordagem periosteal no zigoma lateral seja importante para o *lifting* facial, a injeção nas camadas mais superficiais é crucial para a correção do contorno facial e melhora dos sulcos nasolabiais e linhas de marionete. Um preenchedor capaz de combinar força dinâmica e estiramento é um importante acréscimo ao arsenal usado na estética facial. Em nossa prática clínica, o RHA® tornou-se muito popular para uso nessa abordagem em múltiplas camadas.

LEITURA ADICIONAL

Faivre, J., Gallet, M., Tremblais, E., Trévidic, P., & Bourdon, F. (2021). Advanced concepts in rheology for the evaluation of hyaluronic acid-based soft tissue fillers. *Dermatologic Surgery, 47*(5), e159–e167.

Kaufman-Janette, J., Taylor, S. C., Cox, S. E., Weinkle, S. H., Smith, S., & Kinney, B. M. (2019). Efficacy and safety of a new Resilient Hyaluronic Acid dermal filler, in the correction of moderate-to-severe nasolabial folds: a 64-week, prospective, multicenter, controlled, randomized, double-blind and within-subject study. *Journal of Cosmetic Dermatology, 18*(5), 1244–1253.

Monheit, G., Kaufman-Janette, J., Joseph, J. H., Shamban, A., Dover, J. S., & Smith, S. (2020). Efficacy and safety of two Resilient Hyaluronic Acid fillers in the treatment of moderate-to-severe nasolabial folds: a 64-week, prospective, multicenter, controlled, randomized, double-blinded, and within-subject study. *Dermatologic Surgery, 46*(12), 1521–1529.

Rzany, B., Converset-Viethel, S., Hartmann, M., et al. (2019). Efficacy and safety of 3 new Resilient Hyaluronic Acid fillers, crosslinked with decreased BDDE, for the treatment of dynamic wrinkles: results of an 18-month, randomized controlled trial versus already available comparators. *Dermatologic Surgery, 45*(10), 1304–1314.

Salti, G., & Rauso, R. (2015). Facial rejuvenation with fillers: the dual plane technique. *Journal of Cutaneous Aesthetic Surgery, 8*(3), 127–133.

Sundaram, H., Shamban, A., Schlessinger, J., Kaufman-Janette, J., Joseph, J. H., Lupin, M., Draelos, Z., Carey, W., Smith, S., & Eaton, L. (2022). Efficacy and safety of a new resilient Hyaluronic Acid Filler in the correction of moderate-to-severe dynamic perioral rhytides: a 52-week prospective, multicenter, controlled, randomized, evaluator-blinded study. *Dermatologic Surgery, 48*(1), 87–93.

Teoxane. Directions for use for RHA 2, RHA 3, and RHA 4. https://www.accessdata.fda.gov/cdrh_docs/pdf17/P170002C.pdf. Accessed June 6, 2021.

9

Hidroxiapatita de Cálcio Ultradiluída, Diluição de HA

Steven Krueger, Bassel H. Mahmoud, Ada Regina Trindade de Almeida e David M. Ozog

INTRODUÇÃO

A hidroxiapatita de cálcio (CaHA; Radiesse®, Merz North America, Raleigh, NC) é um preenchedor, de cor branca, opaco, que consiste em microesferas de CaHA (25 a 45 μm de diâmetro) suspensas em um gel carreador aquoso de carboximetilcelulose. As microesferas sintéticas de CaHA são lisas, de tamanho uniforme e compostas de minerais (cálcio e fosfato) de ocorrência natural nos ossos e dentes humanos, o que as torna fisiologicamente inertes e biocompatíveis. As partículas são reabsorvidas e eliminadas naturalmente pelos processos metabólicos e excretores do organismo.

O mecanismo de ação da CaHA envolve dois estágios, com a reposição de volume e a subsequente bioestimulação. O gel carreador (veículo) proporciona aumento de volume inicial com redução gradual, enquanto as microesferas de CaHA estimulam a produção endógena de colágeno e elastina pela ativação dos fibroblastos. Estudos em animais demonstraram que a neocolagênese se inicia 4 semanas após o tratamento e que continuava por, pelo menos, 12 meses. Um estudo histológico de pacientes que receberam injeções supraperiosteais de CaHA demonstrou pico na concentração de colágeno de tipo III recém-formado aos 4 meses, enquanto o colágeno tipo I predominava aos 9 meses, o que é compatível com o processo de neocolagênese natural. A expressão da elastina e a angiogênese também aumentaram, sugerindo que a remodelagem dérmica foi acompanhada por melhor suprimento de nutrientes para a pele. É por meio desses mecanismos que o preenchedor à base de CaHA proporciona melhora estética duradoura após a sua aplicação.

Em 2006, a CaHA recebeu a aprovação da Food and Drug Administration (FDA) para a correção de linhas e sulcos faciais moderados a graves, bem como para correção da perda de volume decorrente de lipoatrofia causada pelo HIV. A indicação para a correção da perda de volume no dorso das mãos foi aprovada em 2015. Desde então, várias outras áreas do corpo têm sido tratadas *off-label* com bons resultados. Este capítulo discutirá brevemente o uso de CaHA como volumizador e, em seguida, o foco será principalmente a utilização popular de CaHA diluída e hiperdiluída como agente bioestimulador.

CaHA COMO VOLUMIZADOR

Durante mais de uma década, a CaHA é utilizada sem diluição ou levemente diluída para proporcionar uma correção imediata da perda de volume dos tecidos moles. Segue-se um efeito bioestimulador que resulta em uma pele mais firme e espessa. Os efeitos mostraram duração média de 15 meses e, em alguns casos, 30 meses ou mais. A longevidade é variável, dependendo da localização do tratamento, técnica de injeção, idade e metabolismo do paciente.

A CaHA tem uma das mais altas viscosidades dentre os preenchedores disponíveis, o que impede a migração em áreas sem movimentos musculares significativos. Tem também elevada elasticidade (G'), o que lhe concede uma grande capacidade de *lifting*. Essas propriedades tornam a CaHA adequada para a correção do volume facial em várias camadas, dependendo do local de tratamento. A aplicação supraperiosteal de CaHA não diluída proporciona a restauração profunda do volume, já a aplicação subcutânea do produto ligeiramente diluído proporciona a reconstrução do contorno, enquanto a aplicação dérmica superficial do produto altamente diluído permite a firmeza da pele. Quando utilizada para volumizar, a CaHA pode corrigir imediatamente sulcos e cavidades (Vídeo 9.2). Pode ser aplicada em todas as áreas da face, exceto na glabela, na área periorbital e nos lábios. Técnicas de injeção e experiência foram publicadas para as áreas faciais, incluindo fronte, têmporas, malar-zigomáticas, linha da mandíbula e mento, entre outras. A capacidade da CaHA para criar contornos angulosos também a tornou um preenchedor popular para homens. Embora a quantidade injetada possa variar conforme a área, a proporção de correção da CaHA é de aproximadamente 1:1; portanto, deve-se evitar a sobrecorreção.

Vídeo 9.2

CaHA COMO AGENTE BIOESTIMULADOR

Mais recentemente, houve significativo crescimento no uso *off-label* de CaHA na forma diluída (1:1, ou seja, 1,5 mℓ de produto mais 1,5 mℓ de diluente) ou hiperdiluída (≥ 1:2, ou seja, ≥ 3 mℓ de diluente) para proporcionar rejuvenescimento dérmico sem a volumização dos tecidos. A hiperdiluição provoca a dispersão do gel de carboximetilcelulose, resultando em pouco ou nenhum efeito volumizador, com as microesferas de CaHA estimulando a remodelagem tecidual a longo prazo. Isso permite uma injeção mais superficial em uma área maior de tratamento. Diluições até 1:6 (1,5 mℓ de produto de CaHA para 9 mℓ de diluente) mostraram estimular o colágeno e a elastina. Entretanto, ainda não está claro se a neocolagênese ou neoelastogênese é otimizada por uma proporção específica. A diluição ideal de CaHA deve ser escolhida com base na espessura da pele e na flacidez do tecido para assegurar uma aplicação uniforme do produto. Uma seringa (1,5 mℓ) de CaHA normalmente é utilizada para tratar uma área de 100 a 300 cm^2, mas isso pode variar em função das caraterísticas anatômicas de cada área.

Para diluir corretamente a CaHA, uma seringa Luer-Lock® contendo diluente é conectada à seringa do produto original por meio de um conector em um ambiente estéril. Até 1,5 mℓ de lidocaína a 2%, com ou sem epinefrina, tem sido utilizado por seu efeito anestésico para diluir a CaHA, mas pode ser adicionada solução salina estéril, se forem necessárias diluições mais elevadas. As seringas devem ser grandes o suficiente para acomodar o volume total do produto com o diluente. Devem ser efetuadas pelo menos 20 passagens entre as duas seringas para misturar adequadamente o seu conteúdo. A mistura final deve ser injetada imediatamente após a reconstituição, uma vez que os componentes se separam rapidamente, em especial no caso de diluições mais elevadas. O médico injetor, e não um assistente, deve realizar o seu próprio procedimento de diluição.

Dois painéis distintos de especialistas estabeleceram diretrizes de consenso, detalhando o uso seguro e eficaz, da CaHA diluída e hiperdiluída. Ambos enfatizam que o objetivo é fornecer uma camada fina, suave e uniforme do produto a uma profundidade adequada. Isso pode ser alcançado com uma técnica de injeção em leque, paralela ou linear retrógrada no plano dérmico profundo ou subdérmico. A aplicação superficial de CaHA menos diluída pode resultar em visibilidade indesejável do produto, especialmente em áreas de pele fina ou mais escura. A massagem na área injetada ajuda a distribuir uniformemente o produto final.

Podem ser utilizadas agulhas (calibres 27 a 30G) ou cânulas (calibres 22 a 25G) para a injeção. As agulhas permitem maior movimento e aplicações profundas, mas podem causar mais traumas, bem como a aplicação do material em vários planos anatômicos. As cânulas são menos traumáticas e permitem a aplicação do produto no plano tecidual desejado em grandes áreas. Cerca de 0,1 ou 0,1 a 0,2 mℓ de volume é normalmente depositado a cada passagem, quando se utiliza uma agulha ou cânula, respectivamente.

Um painel recomenda duas a três sessões realizadas em intervalos de 1 a 2 meses para obter o máximo efeito firmador da pele, enquanto o outro recomenda uma a três sessões durante o primeiro ano, seguidas de injeções de manutenção a cada 12 a 18 meses. Com base em dados sugerindo que ocorre maior deposição de novo colágeno e elastina aproximadamente 4 meses após a injeção, este último grupo recomenda que o acompanhamento seja feito 3 a 4 meses após o tratamento inicial, com reaplicação, se necessário. O uso de diluições mais elevadas em determinadas áreas do corpo pode necessitar de avaliação mais frequente e sessões de tratamento adicionais.

Adição de ácido hialurônico

O ácido hialurônico (AH) também tem sido adicionado à CaHA como uma mistura para compensar a indesejável perda de volume precoce pela rápida absorção do gel carreador. Em um estudo, 1 mℓ de AH e 0,5 mℓ de lidocaína foram adicionados a 1,5 mℓ de CaHA, e essa mistura manteve o volume constante com grande satisfação do paciente. Recentemente, foi lançado um preenchedor PEGylated® HA-CaHa (Stimulate, MatexLab SA, Lugano, Suíça) que mostrou uma significativa estimulação das fibras de colágeno de tipo III. Atualmente, a literatura é limitada sobre essa combinação.

Nas seções a seguir serão discutidas as técnicas recomendadas para a administração de CaHA diluída e hiperdiluída para rejuvenescimento dérmico em áreas específicas.

Face

A CaHA diluída e hiperdiluída pode proporcionar o rejuvenescimento dérmico nas porções faciais média e inferior, como adjuvante aos preenchedores volumizadores nesses locais. Em geral, não é utilizada superficialmente na fronte ou áreas temporais. Para os tratamentos faciais, a diluição preferida é de 1:1. Esta proporção mostrou melhorar cicatrizes atróficas de acne, quando usada em combinação com ultrassom microfocado com visualização (MFU-V, do inglês *microfocused ultrasound with visualization*). Diluições de até 1:3 podem ser utilizadas para uma aplicação mais superficial do produto em áreas de pele fina ou com maior flacidez. Normalmente é suficiente uma seringa para toda a face ou para cada hemiface em um tratamento. A entrada na pele, perpendicular ao trajeto dos vasos principais, reduz o risco de complicações vasculares.

Em um estudo recente, injeções de CaHA hiperdiluída na proporção de 1:2 diminuíram as pontuações de gravidade do envelhecimento de maneira segura e eficaz nas regiões faciais média e inferior, 4 meses após o tratamento. As imagens não invasivas demonstraram a remodelagem do colágeno e o aumento da vascularização com altos níveis de satisfação dos pacientes.

Pescoço e colo

Embora a utilização de CaHA no pescoço e no colo seja *off-label*, foi demonstrado melhorar a firmeza e qualidade da pele. Em um estudo, os participantes com flacidez da pele receberam injeções subdérmicas lineares (iniciando lateralmente e movendo-se medialmente em direção à linha média) de CaHA com diferentes diluições em solução salina estéril a depender da espessura da pele: 1:2 pele normal, 1:4 pele fina e 1:6 pele atrófica. A análise imuno-histoquímica demonstrou aumentos significativos de colágeno, elastina e angiogênese até 7 meses após o tratamento. A elasticidade e a flexibilidade da pele (avaliadas por cutometria), assim como a espessura dérmica (avaliada por ultrassom), também melhoraram significativamente. O procedimento foi bem tolerado, com elevados índices de satisfação dos participantes e investigadores. Os pacientes com leve flacidez ou excesso de pele no pescoço apresentam os maiores benefícios. A pele do pescoço é fina e aderente ao platisma subjacente; por essa razão, recomenda-se a utilização de cânulas para reduzir o risco de visibilidade do produto e a formação de nódulos que resultam de injeções muito superficiais. Os produtos podem ser administrados por cânula por meio de injeção retrógrada com três a cinco pontos de entrada, ou por agulha, pela técnica linear. As diluições de 1:2 a 1:4 são utilizadas normalmente de acordo com a espessura da pele do paciente. Em geral, uma seringa é suficiente para cada sessão de tratamento no pescoço.

Na área do colo, recomenda-se a utilização de CaHA hiperdiluída nas proporções de 1:2 a 1:3 para pacientes com flacidez e/ou fotodanos leves, enquanto uma proporção de 1:4 pode ser utilizada para os pacientes com atrofia mais significativa (Vídeo 9.2). Normalmente, é suficiente entre meia e 1 seringa para uma sessão na área do colo; podem ser necessárias várias sessões para se obter o efeito máximo e o acompanhamento deve ocorrer de 6 a 9 meses após o tratamento.

Glúteos e coxas

Utilizadas isoladamente ou em combinação com outros tratamentos, as injeções de CaHA podem melhorar significativamente as irregularidades de contorno da pele dos glúteos e coxas. Como as alterações na estrutura fibrosa da pele contribuem para o agravamento da celulite, o objetivo é melhorar a sustentação e a elasticidade da derme e da fáscia superficial. Um estudo demonstrou melhora significativa da flacidez da pele e aparência da celulite quando a CaHA (diluída a 1:1 com lidocaína a 2%) foi aplicada com microdepósitos na técnica em leque com uma cânula 25G, imediatamente após o MFU-V. Noventa dias após o procedimento, houve melhora de quase 50% na escala de gravidade da celulite, com altos níveis de satisfação dos pacientes e evidência histológica de neocolagênese.

Para o tratamento de flacidez e das irregularidades da pele nos glúteos, a CaHA pode ser utilizada em diluições que variam de 1:1 a 1:6, a depender da espessura dérmica. Os produtos podem ser administrados utilizando uma cânula, com técnica em leque ou asterisco, ou com agulha pela técnica linear sobre o contorno das nádegas, dando prioridade às regiões superior e lateral. Pode-se usar a técnica cruzada (*hashtag*) com diluições mais baixas (1:1 ou 1:2) para as depressões da celulite. Uma seringa de CaHA por glúteo normalmente é suficiente para cada sessão. Podem ser necessários três tratamentos com intervalos de 3 a 4 meses para alcançar um efeito máximo.

Quando utilizada para melhorar a qualidade da pele das coxas, a CaHA pode ser administrada em diluições que variam de 1:1 a 1:4, de acordo com o grau de flacidez. Este tratamento é ideal para pacientes com irregularidades superficiais leves e grau limitado de flacidez da pele sem excesso de gordura. As injeções em leque ou em asterisco podem ser realizadas com uma cânula através de múltiplos pontos de entrada. Alguns recomendam uma técnica de "raspagem" em que são empregadas cânulas rígidas para raspar a parte inferior da derme. Pode-se também usar uma agulha com aplicação linear. Os tratamentos devem ser direcionados para as áreas internas e posteriores das coxas, com uma seringa por região para cada sessão. Tendo em vista a grande área de tratamento, deve-se realizar uma massagem vigorosa após o procedimento para assegurar a distribuição homogênea do produto. O risco de hematomas é mais elevado nessa área pela presença de varizes.

Estrias

As estrias atróficas cutâneas (*striae distensae*) são caracterizadas por colágeno desordenado e fibras de elastina reduzidas, levando à atrofia dérmica. Em um estudo com indivíduos com estrias atróficas vermelhas ou brancas, verificou-se aumento na qualidade e quantidade de colágeno e elastina na derme nas áreas tratadas com uma combinação de CaHA diluída a 1:1 com lidocaína a 2%, microagulhamento e ácido ascórbico tópico. A perda de tecido dérmico pode ser preenchida usando a combinação de uma técnica de *microbolus* subdérmicos e intradérmicos profundos ("colar de pérolas"), com depósitos de 0,05 mℓ de produto por ponto na região central das estrias. Uma alternativa consiste em uma a duas injeções de CaHA pela técnica linear retrógrada, utilizando 0,5 mℓ para cada linha aplicada. Uma injeção superficial que resulte em uma coloração amarelada decorrente da visibilidade do produto pode dar uma aparência mais natural às estrias brancas. A CaHA deve ser injetada nas estrias até não se observar mais uma depressão palpável, seguida de massagem vigorosa para distribuir o preenchedor.

Abdome

Um estudo demonstrou que a injeção de CaHA não hiperdiluída, usando a técnica de vetorização corporal, induziu reduções significativas na flacidez, aumento da densidade e espessura da pele do abdome 5 semanas após um único tratamento. Uma série de casos de pacientes do sexo feminino que receberam injeções subdérmicas de CaHA diluída a 1:4 com solução salina em toda a parede abdominal (com técnica linear ao longo das linhas de Langer) demonstrou aumento de 27% na espessura dérmica. Esse aumento foi associado a altos níveis de satisfação das pacientes e dos médicos.

As irregularidades do contorno do abdome exigem, normalmente, a correção de déficits de volume mais profundos, antes de realizar uma aplicação mais superficial de CaHA diluída ou hiperdiluída. Os produtos podem ser distribuídos pelos quatro quadrantes abdominais, com uma cânula, com a técnica em leque, asterisco ou cruzada. As agulhas também podem ser utilizadas com uma técnica linear (Figura 9.1 e Vídeo 9.1) bastante adequada para a região periumbilical. A diluição pode variar entre 1:1 e 1:4. Em geral, no tratamento de grandes áreas, cada seringa de 1,5 mℓ de CaHA pode tratar uma área de 100 cm^2 (10 × 10 cm). Usando uma diluição de 1:1, 3 mℓ de solução total poderiam tratar a área umbilical, ao passo que podem ser necessários 6 mℓ para tratar áreas abdominais maiores. Uma seringa pode ser suficiente para tratar as porções superior e inferior do abdome, respectivamente. O acompanhamento deve ser realizado dentro de 6 a 9 meses após o tratamento. Pode obter-se um efeito sinérgico com a combinação de CaHA com outras terapias para flacidez de pele, como radiofrequência, ultrassom ou *laser*.

Vídeo 9.1

Braços

A CaHA hiperdiluída é um tratamento eficaz para pacientes com leve flacidez da pele na porção superior dos braços (Figura 9.2). O tratamento melhora a aparência de rugosidade

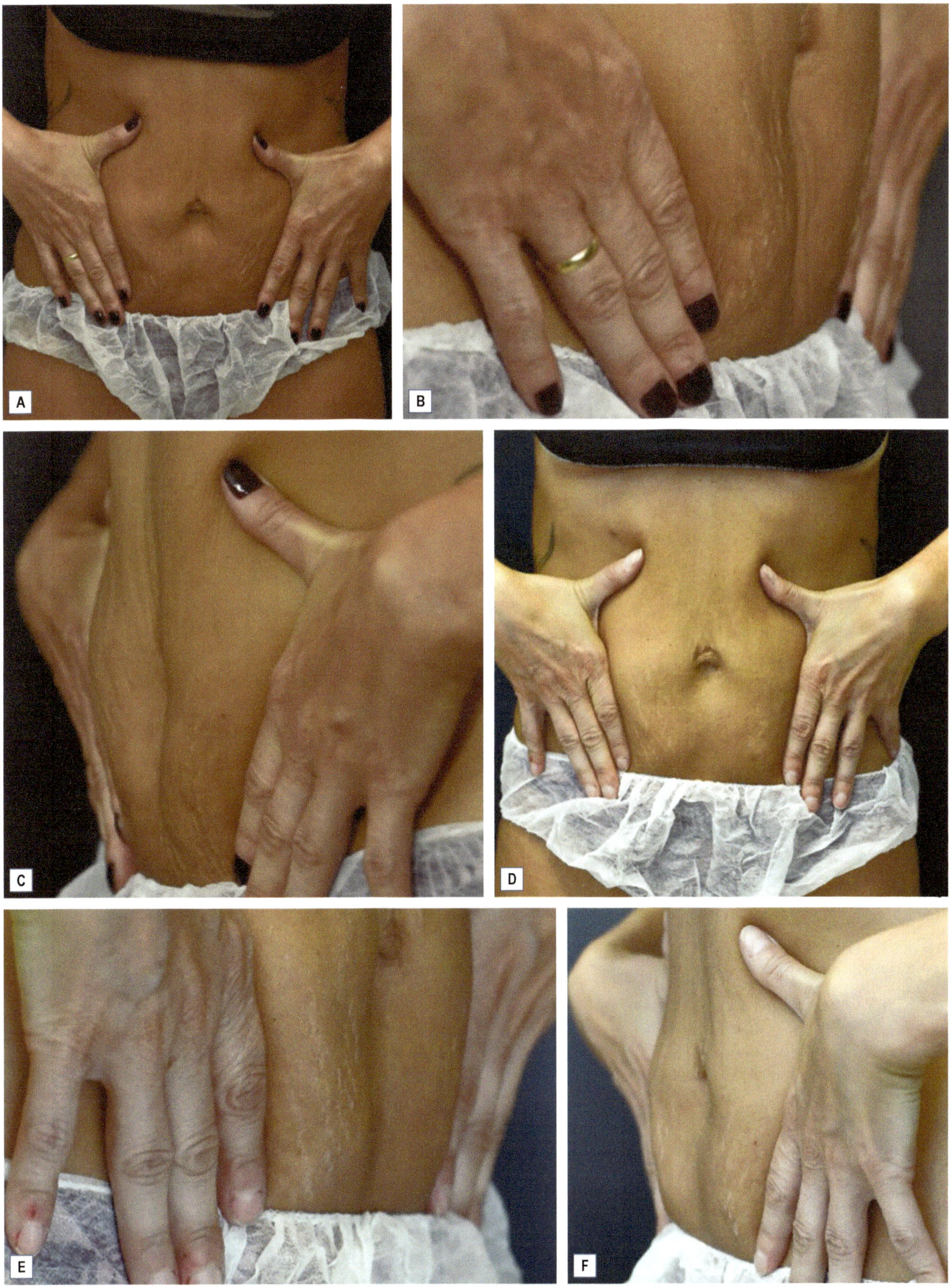

Figura 9.1 Mulher de 42 anos com flacidez da pele abdominal (**A** a **C**). Trinta dias após uma sessão de tratamento, com duas seringas de hidroxiapatita de cálcio hiperdiluída, na proporção de 1:2, observou-se significativo efeito na firmeza da pele (**D** a **F**). (Cortesia da Dra. Almeida.)

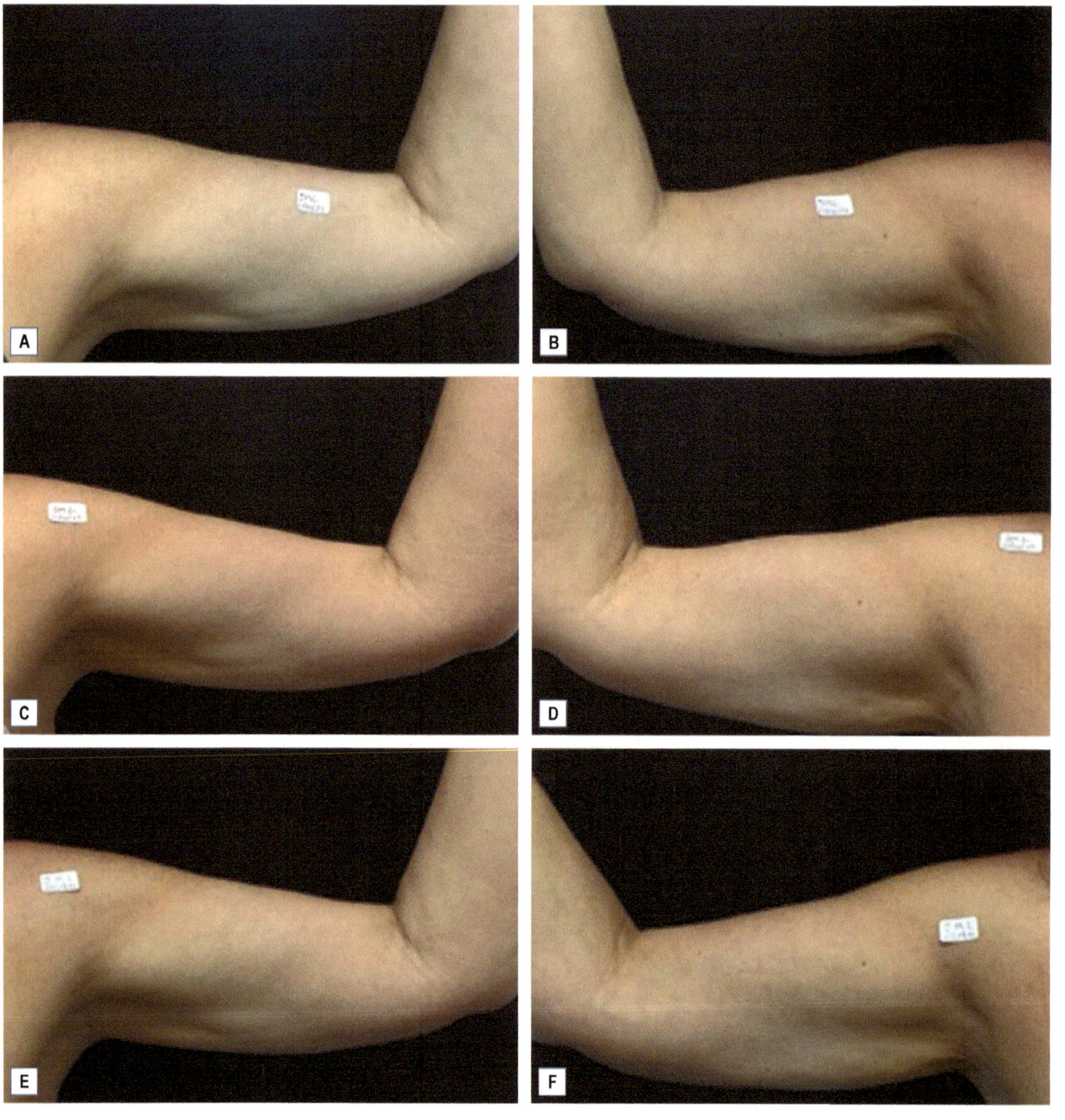

Figura 9.2 Mulher de 59 anos com flacidez da pele do braço (**A**, **B**). Após uma sessão de tratamento, uma seringa por braço, com hidroxiapatita de cálcio hiperdiluída na proporção de 1:2, verificou-se efeito de firmeza progressiva após 60 dias (**C**, **D**) e 15 meses (**E**, **F**). (Cortesia da Dra. Almeida.)

e flacidez da pele, especialmente em pacientes com menos de 50 anos. Em um estudo realizado em indivíduos que receberam injeções de CaHA não hiperdiluída nos braços (1,5 mℓ/braço/por visita) em duas sessões com intervalos mensais, foi observada melhora significativa na qualidade da pele (flacidez e distribuição do volume) 4 meses após o segundo tratamento. Em uma série de casos de pacientes do sexo feminino que receberam injeções subdérmicas de CaHA diluída 1:2 com solução salina e lidocaína a 2% na porção superior dos braços, as medidas de cutometria demonstraram aumento progressivo da elasticidade da pele até 3 meses após um único tratamento. Esse aumento foi associado a altos níveis de satisfação das pacientes e do médico. Um método de tratamento envolve a injeção circunferencial na porção superior do braço usando duas seringas (3 mℓ) de CaHA diluída a 1:2 com lidocaína e solução salina (9 mℓ de solução no total) no plano subdérmico com a técnica em leque. Outra técnica utiliza apenas de 0,5 a 1 seringa para ser distribuída ao longo da porção interna do braço usando uma cânula com dois a quatro trajetos em leque com aplicação retrógrada. Podem ser utilizadas proporções de diluição de 1:1 a 1:4, a depender da espessura da pele. A adição de lidocaína pode melhorar o conforto do paciente, porque a pele da porção superior do braço geralmente é mais sensível que a de outras áreas.

A aplicação de CaHa com técnica retrógrada em leque com cânula mostra-se efetiva no tratamento da púrpura actínica nos antebraços. A teoria é que a reestruturação dérmica completa promove proteção para os vasos.

Mãos

O envelhecimento das mãos caracteriza-se principalmente por afinamento da pele e redução da gordura entre os ossos metacarpais com aumento da visibilidade dos tendões e veias subjacentes. A injeção diluída de CaHA foi descrita pela primeira vez em 2007 como uma abordagem para volumização das mãos. Em 2015, a CaHA tornou-se o primeiro preenchedor aprovado pela FDA para a correção da perda de volume no dorso das mãos. Desde então, seu uso nesse local é descrito com diluições, técnicas e planos de aplicação diferentes (Figuras 9.3 e 9.4). O processo de diluição permite que o *bolus* injetado seja facilmente massageado entre os espaços metacarpais, reduzindo a dor da injeção e também o edema pós-procedimento, os hematomas e a formação de nódulos. A camada de gordura profunda das mãos, situada próximo a veias e tendões, é um plano seguro e eficaz para o rejuvenescimento das mãos com CaHA, facilmente acessada com agulha. Entretanto, alguns especialistas acreditam que a aplicação subdérmica, mais superficial, utilizando uma cânula, leve a melhores resultados com menor risco de danos às estruturas subjacentes. Uma revisão de 220 procedimentos de rejuvenescimento das mãos sugeriu que as injeções em leque com cânula, de proximal a distal, com aplicação na lâmina superficial estão associadas com menos eventos adversos (EAs). Em um estudo com 15 mulheres, verificou-se que a CaHA diluída a 1:1 com lidocaína a 2% melhorou a qualidade da pele (incluindo graus de envelhecimento, medidas de viscoelasticidade e densidade total de colágeno) de mãos

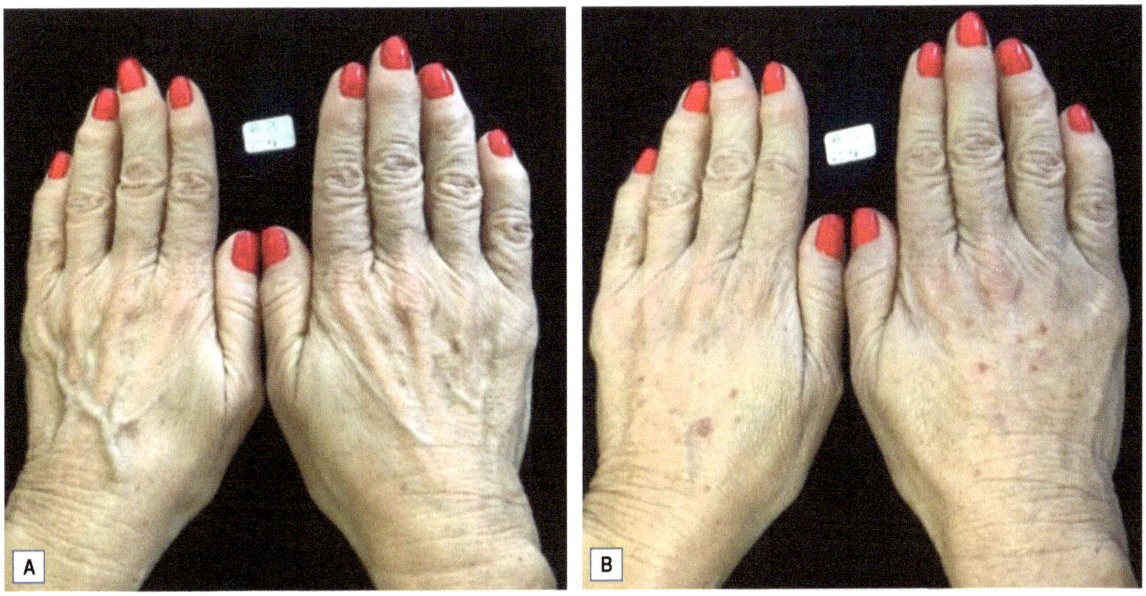

Figura 9.3 Mulher com envelhecimento cutâneo das mãos (**A**). Melhora com redução da visibilidade dos tendões e veias imediatamente após a injeção de meia seringa, por mão, de hidroxiapatita de cálcio hiperdiluída na proporção de 1:2 (**B**). Foi utilizada uma cânula 25G para assegurar a aplicação correta do produto no plano superficial. (Cortesia da Dra. Almeida.)

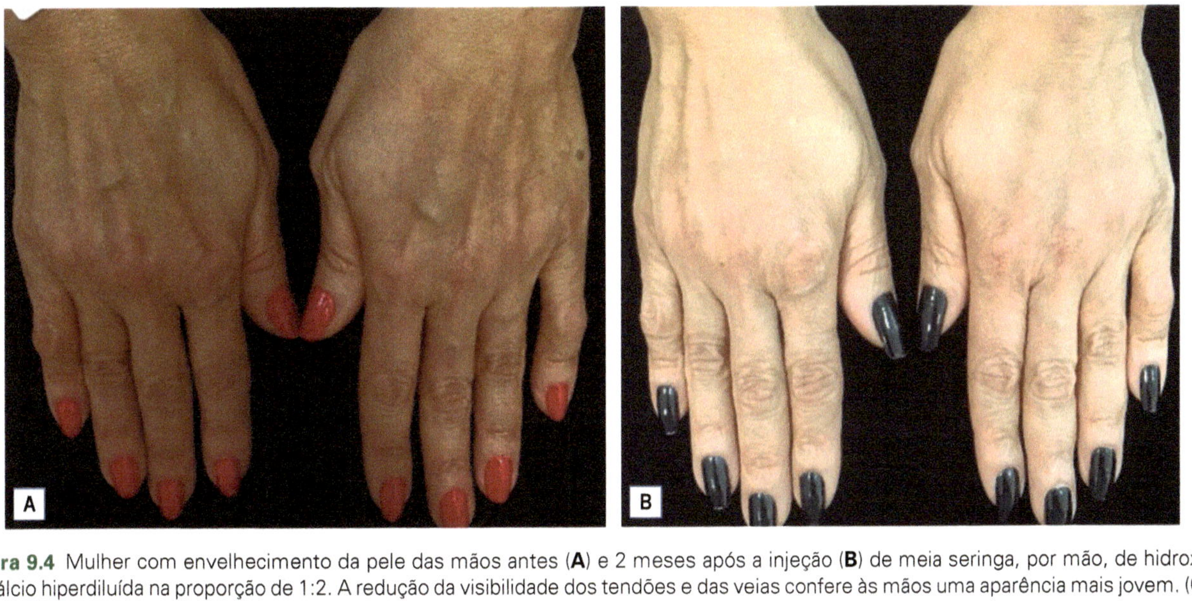

Figura 9.4 Mulher com envelhecimento da pele das mãos antes (**A**) e 2 meses após a injeção (**B**) de meia seringa, por mão, de hidroxiapatita de cálcio hiperdiluída na proporção de 1:2. A redução da visibilidade dos tendões e das veias confere às mãos uma aparência mais jovem. (Cortesia da Dra. Almeida.)

envelhecidas 6 meses após o tratamento. Não houve diferença substancial nos resultados entre a *tenting technique* (previamente descrita como pequenas injeções em *bolus* na camada adiposa profunda intermetacarpiana, com uma agulha 27G, após pinçar a pele sobrejacente para formar uma "tenda") e a técnica na camada superficial (injeções subdérmicas com cânula 25G com distribuição em leque a partir de duas punturas proximais). No entanto, a satisfação dos pacientes ligeiramente superior e o menor risco de EAs favorecem o uso de cânulas nessa área. O plano de aplicação é identificado em relação às veias dorsais da mão: o movimento da agulha/cânula visualizado acima das veias indica uma injeção na lâmina superficial, enquanto o movimento visualizado abaixo das veias indica uma aplicação na lâmina profunda. Um estudo com 114 indivíduos que receberam injeções de CaHA com uma agulha pela *tenting technique* com baixa diluição (1,5 mℓ de CaHA em 0,26 mℓ de lidocaína a 2%), para volumização das mãos, também mostrou melhora significativa em 3 meses e mantida até 12 meses. No entanto, esse estudo demonstrou elevada prevalência de EAs. Apesar dos testes normais de função da mão pós-procedimento, 15% dos indivíduos relataram perda de sensibilidade e 48% relataram dificuldade em realizar atividades. Portanto, uma diluição maior pode ser uma opção mais segura quando o objetivo principal é a melhora da qualidade da pele e não a volumização do dorso das mãos. O paciente médio necessita de uma seringa por mão para um tratamento com CaHA diluída 1:1.

Joelhos e cotovelos

Embora, até o momento, não existam estudos clínicos, alguns especialistas acreditam que a aparência envelhecida dos joelhos e cotovelos pode ser melhorada com injeções de CaHA. O tratamento é sugerido principalmente para a região localizada logo acima da patela ou do cotovelo e pode ser efetuado por injeções em leque retrógradas com cânulas, ou aplicação linear com agulhas, utilizando uma seringa por área e por sessão (metade por lado). As diluições podem variar de 1:1 a 1:4. Não está claro se pode ocorrer migração do produto nessas áreas com grande movimentação.

CONSIDERAÇÕES DE SEGURANÇA

Após mais de 15 anos de experiência clínica, muitas publicações demonstraram a segurança e a tolerabilidade a longo prazo dos preenchedores de CaHA. Como em outros preenchedores, ocorrem reações locais transitórias, como equimose, edema, eritema, dor e prurido, observados em diferentes intensidades. Estes não devem ser classificados como verdadeiros EAs, específicos do preenchedor, mas, sim, como reações no local da injeção decorrentes, sobretudo, do trauma cutâneo provocado pelo volume e pela técnica de injeção, e não diretamente pelo preenchedor de CaHA.

Sua incidência pode, portanto, ser diminuída, observando-se protocolos de tratamento adequados. Em 2017, em 21 artigos revisados por pares, incluindo mais de 5.000 tratamentos com CaHA, houve incidência de 3% de EAs específicos do preenchedor. Estes consistiram, com mais frequência, em nódulos (96%), seguidos de inflamação ou edema persistentes (2%), eritema persistente (1%) e sobrecorreção (1%). A incidência de EAs foi mais alta nos tratamentos dos lábios (9,4%). Não houve relatos de infecções/biofilmes, abscessos, reações de hipersensibilidade, migrações ou deslocamento do produto, calcificações, granulomas ou outros EAs graves nos estudos incluídos.

Reações no local da injeção

Os EAs relacionados com a injeção, mencionados anteriormente, em geral, são leves e resolvem-se espontaneamente em poucas horas a semanas. As equimoses podem ser minimizadas com injeções lentas com cânulas de pequenas alíquotas do produto e limitando o número de punturas cutâneas com técnicas de aplicação linear ou em leque. Idealmente, todos os medicamentos anticoagulantes devem ser interrompidos 1 semana antes da injeção, se possível. O grau de edema pós-procedimento pode ser intenso, mas a aplicação de gelo logo após a aplicação geralmente é suficiente para reduzir o edema.

O paciente deve evitar massagear ou manipular a área de tratamento durante pelo menos 24 horas para não interferir no plano do preenchimento. Deve-se também ter o cuidado de minimizar a exposição excessiva ao sol ou ao calor durante 24 horas, ou até o desaparecimento do edema e eritema. Alguns especialistas orientam os pacientes a se manterem em ortostasia durante o dia e a dormir com a cabeça elevada para reduzir o edema. Para minimizar o risco de infecção, o clínico injetor deve utilizar antissépticos, seringas novas para cada indivíduo e material estéril. O valaciclovir profilático deve ser considerado no tratamento da área perioral, em pacientes com histórico de infecções por herpes.

Dor

A dor relacionada com a injeção pode ser tratada com a aplicação de gelo ou outros sistemas de crioanalgesia, anestesia tópica, infiltrativa (tendo o cuidado de limitar o volume total injetado para evitar a distorção dos tecidos) ou bloqueios nervosos regionais. Como discutido anteriormente, até 1,5 mℓ de lidocaína pode ser combinado com CaHA para aumentar o conforto do paciente.

Reações imunológicas

Como a CaHA é considerada biocompatível, não é necessário realizar testes de sensibilidade pré-procedimento. A forma esférica e uniforme das microesferas também reduz o risco de uma reação granulomatosa. Não foram relatadas reações imunológicas significativas após a implantação.

Nódulos

Os nódulos são, de longe, o EA mais comumente associado ao preenchedor de CaHA, e observados em aproximadamente 3% dos tratamentos em uma revisão em larga escala. Em razão da natureza inerte da CaHA, é maior a probabilidade que os nódulos sejam resultantes do acúmulo de partículas mais do que uma resposta inflamatória granulomatosa. As reações de corpo estranho foram relatadas somente em alguns casos em mais de uma década de utilização. Foi demonstrado que os nódulos ocorrem com mais frequência em áreas faciais dinâmicas, como os lábios e a área periorbital, provavelmente por aglomeração do produto causada por contrações musculares.

Portanto, evitar essas áreas deve diminuir significativamente o risco de formação de nódulos. Maiores diluições de CaHA provavelmente reduzem o risco de formação de nódulos por acúmulo de produto de modo semelhante à redução observada em diluições maiores de ácido poli-L-láctico.

Os especialistas sugerem que os nódulos precoces, 2 semanas após a injeção, se devem a erros técnicos (p. ex., preenchimento excessivo ou injeção muito superficial) e podem ser tratados com injeção intralesional de solução salina ou água esterilizada, massagem vigorosa, aspiração ou *laser* fracionado. Os nódulos tardios decorrem, possivelmente, de deslocamento ou acúmulo de material do produto deslocado ou a uma reação de corpo estranho. Normalmente se resolvem sem intervenção, em razão da natureza biodegradável das microesferas de CaHA. A resolução após uma injeção intralesional de corticosteroides pode sugerir uma reação granulomatosa. A excisão também foi descrita, mas essa opção deve ser utilizada apenas como último recurso.

Preocupações com a segurança radiográfica

Com base em imagens de raios X e tomografia computorizada (TC) de pacientes tratados com injeções faciais de CaHA, um estudo determinou que o produto não causa preocupações evidentes de segurança radiográfica. Nesse estudo, o preenchedor de CaHA era claramente visível nas TCs realizadas imediatamente após a injeção, mas não obscurecia as estruturas subjacentes. Os autores concluíram ser improvável que depósitos de CaHA sejam confundidos com anormalidades radiográficas. Foram observadas apenas quantidades residuais de CaHA 12 meses após a injeção, confirmando que o efeito estético é mais duradouro que o produto. Além disso, o estudo não encontrou qualquer evidência de osteogênese ou migração do produto após a implantação de CaHA na derme profunda ou no plano subcutâneo. Não foi relatada calcificação ou osteogênese na literatura, provavelmente porque não existem células progenitoras para a osteogênese no tecido mole.

Pele negra

Em um estudo de 100 indivíduos, com fotótipos IV a VI da classificação de Fitzpatrick, que receberam preenchedor de CaHA nos sulcos nasolabiais, não houve relatos de formação de queloide, cicatriz hipertrófica, despigmentação ou outros EAs clinicamente significativos, 6 meses após o tratamento. Desenvolveu-se hiperpigmentação pós-inflamatória em dois indivíduos com fotótipo III quando a CaHA foi empregada no tratamento de estrias, com resolução após 1 mês de tratamento com um creme clareador (fórmula de Kligman).

LEITURA ADICIONAL

Amselem, M. (2016). Radiesse(®): A novel rejuvenation treatment for the upper arms. *Clinical, Cosmetic and Investigational Dermatology, 9*, 9–14. https://doi.org/10.2147/CCID.S93137.

Bass, L. S., Smith, S., Busso, M., & McClaren, M. (2010). Calcium hydroxylapatite (Radiesse) for treatment of nasolabial folds: Long-term safety and efficacy results. *Aesthetic Surgery Journal, 30*, 235–238. https://doi.org/10.1177/1090820X10366549.

Bertucci, V., Solish, N., Wong, M., & Howell, M. (2015). Evaluation of the Merz Hand Grading Scale after calcium hydroxylapatite hand treatment. *Dermatologic Surgery, 41*(suppl 1), S389–S396. https://doi.org/10.1097/DSS.0000000000000546.

Busso, M., & Applebaum, D. (2007). Hand augmentation with Radiesse (calcium hydroxylapatite). *Dermatologic Therapy, 20*(6), 385–387. https://doi.org/10.1111/j.1529-8019.2007.00153.x.

Carruthers, A., Liebeskind, M., Carruthers, J., & Forster, B. B. (2008). Radiographic and computed tomographic studies of calcium hydroxylapatite for treatment of HIV-associated facial lipoatrophy and correction of nasolabial folds. *Dermatologic Surgery, 34*(suppl 1), S78–S84. https://doi.org/10.1111/j.1524-4725.2008.34247.x.

Casabona, G., & Marchese, P. (2017). Calcium hydroxylapatite combined with microneedling and ascorbic acid is effective for treating stretch marks. *Plastic and Reconstructive Surgery. Global Open, 5*(9), e1474. https://doi.org/10.1097/GOX.0000000000001474.

Casabona, G., & Pereira, G. (2017). Microfocused ultrasound with visualization and calcium hydroxylapatite for improving skin laxity and cellulite appearance. *Plastic and Reconstructive Surgery. Global Open, 5*(7), e1388. https://doi.org/10.1097/GOX.0000000000001388.

Casabona, G. (2018). Combined use of microfocused ultrasound and a calcium hydroxylapatite dermal filler for treating atrophic acne scars: A pilot study. *Journal of Cosmetic and Laser Therapy, 20*(5), 301–306. https://doi.org/10.1080/14764172.2017.1406606.

Chang, J. W., Koo, W. Y., Kim, E.-K., Lee, S. W., & Lee, J. H. (2020). Facial rejuvenation using a mixture of calcium hydroxylapatite filler and hyaluronic acid filler. *The Journal of Craniofacial Surgery, 31*(1), e18–e21. https://doi.org/10.1097/SCS.0000000000005809.

Cogorno Wasylkowski, V. (2015). Body vectoring technique with Radiesse(®) for tightening of the abdomen, thighs, and brachial zone. *Clinical, Cosmetic and Investigational Dermatology, 8*, 267–273. https://doi.org/10.2147/CCID.S75631.

Coleman, K. M., Voigts, R., DeVore, D. P., Termin, P., & Coleman, W. P. (2008). Neocollagenesis after injection of calcium hydroxylapatite composition in a canine model. *Dermatologic Surgery, 34*(suppl 1), S53–S55. https://doi.org/10.1111/j.1524-4725.2008.34243.x.

Dallara, J.-M., Baspeyras, M., Bui, P., Cartier, H., Charavel, M.-H., & Dumas, L. (2014). Calcium hydroxylapatite for jawline rejuvenation: Consensus recommendations. *Journal of Cosmetic Dermatology, 13*, 3–14. https://doi.org/10.1111/jocd.12074.

de Almeida, A. T., Figueredo, V., da Cunha, A. L. G., et al. (2019). Consensus recommendations for the use of hyperdiluted calcium hydroxyapatite (Radiesse) as a face and body biostimulatory agent. *Plastic and Reconstructive Surgery. Global Open, 7*(3), e2160. https://doi.org/10.1097/GOX.0000000000002160.

Emer, J., & Sundaram, H. (2013). Aesthetic applications of calcium hydroxylapatite volumizing filler: An evidence-based review and discussion of current concepts: (part 1 of 2). *Journal of Drugs in Dermatology, 12*(12), 1345–1354.

Figueredo, V. O., Miot, H. A., Soares Dias, J., Nunes, G. J. B., Barros de Souza, M., & Bagatin, E. (2020). Efficacy and safety of 2 injection techniques for hand biostimulatory treatment with diluted calcium hydroxylapatite.

Dermatologic Surgery, 46(suppl 1), S54–S61. https://doi.org/10.1097/DSS.0000000000002334.

Frank, K., Koban, K., Targosinski, S., et al. (2018). The anatomy behind adverse events in hand volumizing procedures: Retrospective evaluations of 11 years of experience. *Plastic and Reconstructive Surgery, 141*, 650e–662e. https://doi.org/10.1097/PRS.0000000000004211.

Goldie, K., Peeters, W., Alghoul, M., et al. (2018). Global consensus guidelines for the injection of diluted and hyperdiluted calcium hydroxylapatite for skin tightening. *Dermatologic Surgery, 44*(suppl 1), S32–S41. https://doi.org/10.1097/DSS.0000000000001685.

Goldman, M. P., Moradi, A., Gold, M. H., et al. (2018). Calcium Hydroxylapatite Dermal filler for treatment of dorsal hand volume loss: Results from a 12-month, multicenter, randomized, blinded trial. *Dermatologic Surgery, 44*(1), 75–83. https://doi.org/10.1097/DSS.0000000000001203.

Graivier, M. H., Bass, L. S., Busso, M., Jasin, M. E., Narins, R. S., & Tzikas, T. L. (2007). Calcium hydroxylapatite (Radiesse) for correction of the mid- and lower face: Consensus recommendations. *Plastic and Reconstructive Surgery, 120*, 55S–66S. https://doi.org/10.1097/01.prs.0000285109.34527.b9.

Kadouch, J. A. (2017). Calcium hydroxylapatite: A review on safety and complications. *Journal of Cosmetic Dermatology, 16*(2), 152–161. https://doi.org/10.1111/jocd.12326.

Lapatina, N. G., & Pavlenko, T. (2017). Diluted calcium hydroxylapatite for skin tightening of the upper arms and abdomen. *Journal of Drugs in Dermatology, 16*(9), 900–906.

Lemperle, G., Morhenn, V., & Charrier, U. (2003). Human histology and persistence of various injectable filler substances for soft tissue augmentation. *Aesthetic Plastic Surgery, 27*(5), 354–366. discussion 367. https://doi.org/10.1007/s00266-003-3022-1.

Loghem, J. V., Yutskovskaya, Y. A., & Philip Werschler, W. (2015). Calcium hydroxylapatite: Over a decade of clinical experience. *The Journal of Clinical and Aesthetic Dermatology, 8*(1), 38–49.

Marmur, E. S., Phelps, R., & Goldberg, D. J. (2004). Clinical, histologic and electron microscopic findings after injection of a calcium hydroxylapatite filler. *Journal of Cosmetic and Laser Therapy, 6*(4), 223–226. https://doi.org/10.1080/147641704100003048.

Marmur, E. S., Taylor, S. C., Grimes, P. E., Boyd, C. M., Porter, J. P., & Yoo, J. Y. (2009). Six-month safety results of calcium hydroxylapatite for treatment of nasolabial folds in Fitzpatrick skin types IV to VI. *Dermatologic Surgery, 35*(suppl 2), 1641–1645. https://doi.org/10.1111/j.1524-4725.2009.01311.x.

Pavicic, T. (2013). Calcium hydroxylapatite filler: An overview of safety and tolerability. *Journal of Drugs in Dermatology, 12*(9), 996–1002.

Rovatti, P. P., Pellacani, G., & Guida, S. (2020). Hyperdiluted calcium hydroxylapatite 1: 2 for mid and lower facial skin rejuvenation: Efficacy and safety. *Dermatologic Surgery, 46*(12), e112–e117. https://doi.org/10.1097/DSS.0000000000002375.

Souza, G. P., & Serra, M. S. (2018). Treatment of actinic purpura with calcium hydroxyapatite. *Surgical and Cosmetic Dermatology, 10*, 355–358. https://doi.org/10.5935/scd1984-8773.20181041201.

Yutskovskaya, Y., Kogan, E., & Leshunov, E. (2014). A randomized, split-face, histomorphologic study comparing a volumetric calcium hydroxylapatite and a hyaluronic acid-based dermal filler. *Journal of Drugs in Dermatology, 13*(9), 1047–1052.

Yutskovskaya, Y. A., & Kogan, E. A. (2017). Improved neocollagenesis and skin mechanical properties after injection of diluted calcium hydroxylapatite in the neck and décolletage: A pilot study. *Journal of Drugs in Dermatology, 16*(1), 68–74.

Zerbinati, N., Rauso, R., Protasoni, M., et al. (2019). Pegylated hyaluronic acid filler enriched with calcium hydroxyapatite treatment of human skin: Collagen renewal demonstrated through morphometric computerized analysis. *Journal of Biological Regulators and Homeostatic Agents, 33*(6), 1967–1971. https://doi.org/10.23812/19-250-L.

10

Ácido Poli-L-láctico

Daniel Yanes, Rebecca Fitzgerald, Shannon Humphrey e Katie Beleznay

RESUMO E CARACTERÍSTICAS PRINCIPAIS

- Resultados graduais, sutis, naturais e duradouros (> 2 anos) são possíveis com o ácido poli-L-láctico (PLLA)
- A análise facial minuciosa das mudanças em toda a estrutura tecidual direcionará a reposição de volume em áreas específicas com melhores resultados
- É crescente o uso *off-label* do PLLA para volumização tecidual e melhora da flacidez da pele em áreas extrafaciais, como colo, braços, abdome e glúteos
- A quantidade de produto utilizada em uma sessão é determinada pelo tamanho da área de superfície a ser tratada nessa sessão. A correção volumétrica final é determinada pelo número de sessões de tratamento
- Uma técnica adequada de preparação e aplicação desse agente bioestimulador minimizará os eventos adversos
- Com a experiência adquirida com este produto e a evolução das técnicas, verificou-se que se trata de um produto seguro e eficaz com resultados previsíveis e reprodutíveis.

INTRODUÇÃO

O ácido poli-L-láctico (PLLA) é um polímero sintético biocompatível e biodegradável que estimula a produção de colágeno. As formas atualmente disponíveis no mercado, Sculptra® (Sinclair Pharmaceuticals) e Sculptra® Aesthetic (Galderma Laboratories, Fort Worth, TX), foram aprovadas pela Food and Drug Administration (FDA) para o tratamento da lipoatrofia associada ao vírus da imunodeficiência humana (HIV), em 2004, e para a "correção de deficiências de contorno superficiais a profundas dos sulcos nasolabiais e outras rugas faciais utilizando uma aplicação em grade na derme profunda", em 2009. Desde então, o uso *off-label* do PLLA é cada vez maior para o volumização tecidual em áreas faciais e extrafaciais (ou seja, nos glúteos), bem como para melhorar a flacidez da pele (face, colo, braços e abdome).

O PLLA proporciona resultados graduais, sutis e naturais de longa duração. A abordagem de tratamento com PLLA envolve a reposição de volume, considerando uma perspectiva tridimensional (3D) em vez do foco em linhas e sulcos individuais. A seleção e a avaliação adequadas do paciente, assim como a atenção à técnica durante a preparação e a aplicação do material, irão minimizar os eventos adversos e otimizar os resultados.

SELEÇÃO DE PACIENTES, EXPECTATIVAS E SATISFAÇÃO

Os resultados graduais observados com o PLLA (normalmente cerca de 4 semanas após o tratamento) podem não fazer dele uma escolha ideal para quem procura uma "solução rápida" e imediata; no entanto, é uma excelente escolha para quem deseja resultados sutis e duradouros. Nos estudos apresentados para obter a aprovação inicial da FDA, quase 80% dos pacientes tratados ainda percebiam a correção completa aos 25 meses (período de acompanhamento do estudo).

É preciso lembrar que a experiência global inicial com o PLLA se deu na população HIV-positiva e em pacientes mais idosos para fins estéticos, a maioria dos quais necessitava de uma quantidade razoável de produto e várias sessões de tratamento para alcançar o resultado desejado. Reconhecemos agora que esta é uma questão na seleção dos pacientes, e não na do produto. Os rostos envelhecidos e consumidos requerem mais produto que qualquer outro tipo para obter a correção. Os pacientes que necessitam de um volume significativo precisam ser corrigidos com PLLA de maneira gradual e progressiva durante várias sessões de tratamento. Os tratamentos são realizados normalmente com intervalos de 4 a 6 semanas. Os pacientes mais jovens ou com rosto mais cheio podem responder bem e necessitam de menos produto e menor número de sessões de tratamento. Um intervalo maior entre as sessões de tratamento pode ser prudente para esses pacientes mais jovens ou com rosto mais cheio, que necessitam menos volume. Essa diferença é ilustrada nos casos das pacientes das Figuras 10.1 a 10.4. O vídeo que acompanha este capítulo mostra o tratamento de uma paciente de 41 anos com alterações de envelhecimento sobrepostas a uma hipoplasia esquelética congênita (Vídeo 10.1).

Vídeo 10.1

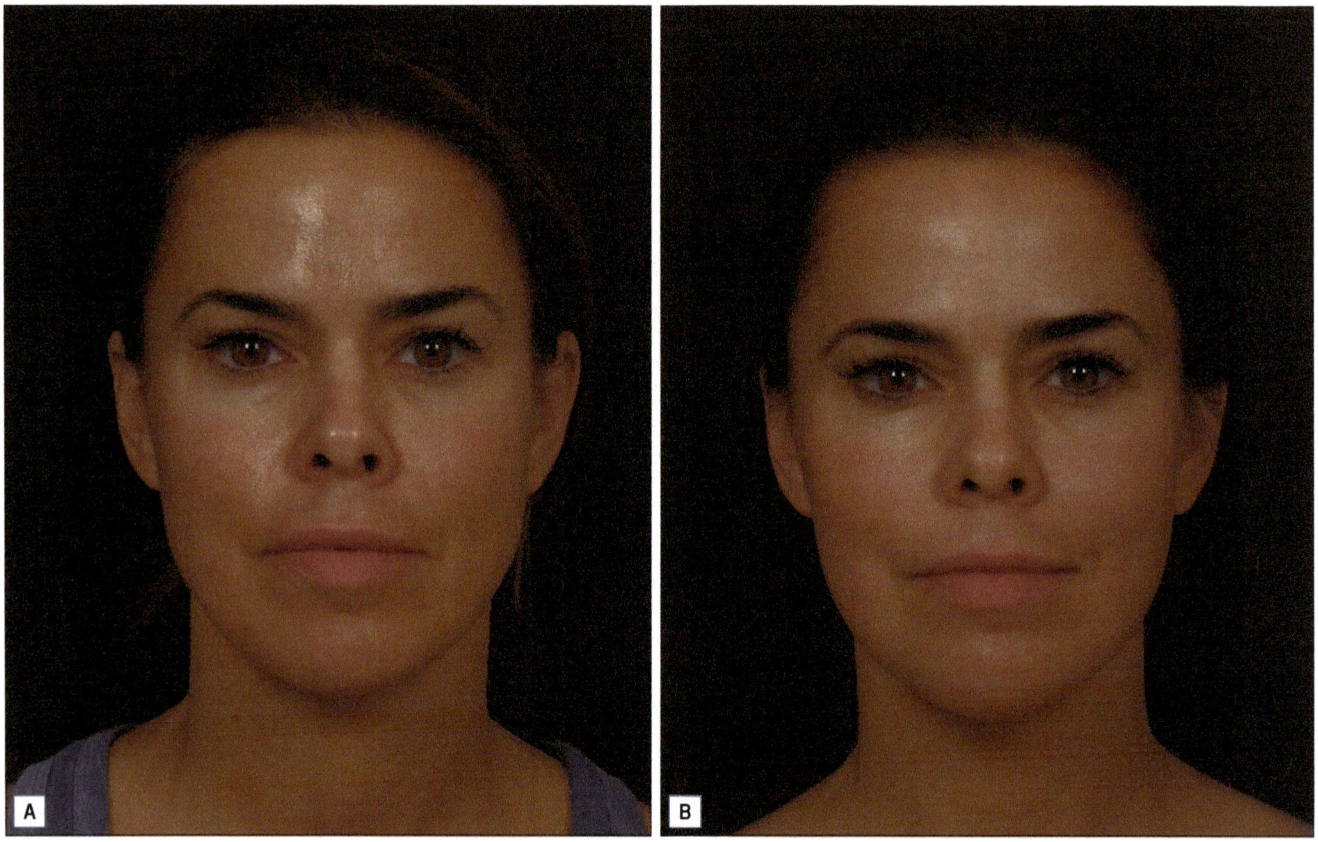

Figura 10.1 Paciente de 41 anos com alterações do envelhecimento sobrepostas a uma hipoplasia esquelética congênita antes (**A**) e 4 semanas depois (**B**) de dois frascos de ácido poli-L-láctico com aplicação panfacial, como demonstrado na narração do vídeo fornecido para este capítulo. Na glabela, foi usado neuromodulador. Observe o aumento da projeção dos supercílios, a largura bizigomática e a melhora da sustentação perioral, resultando em melhor proporção *phi* no terço inferior da face. Observe também o formato facial mais oval, bem como a melhora na qualidade da pele. Veja o Vídeo 10.1 que acompanha o tratamento desta paciente.

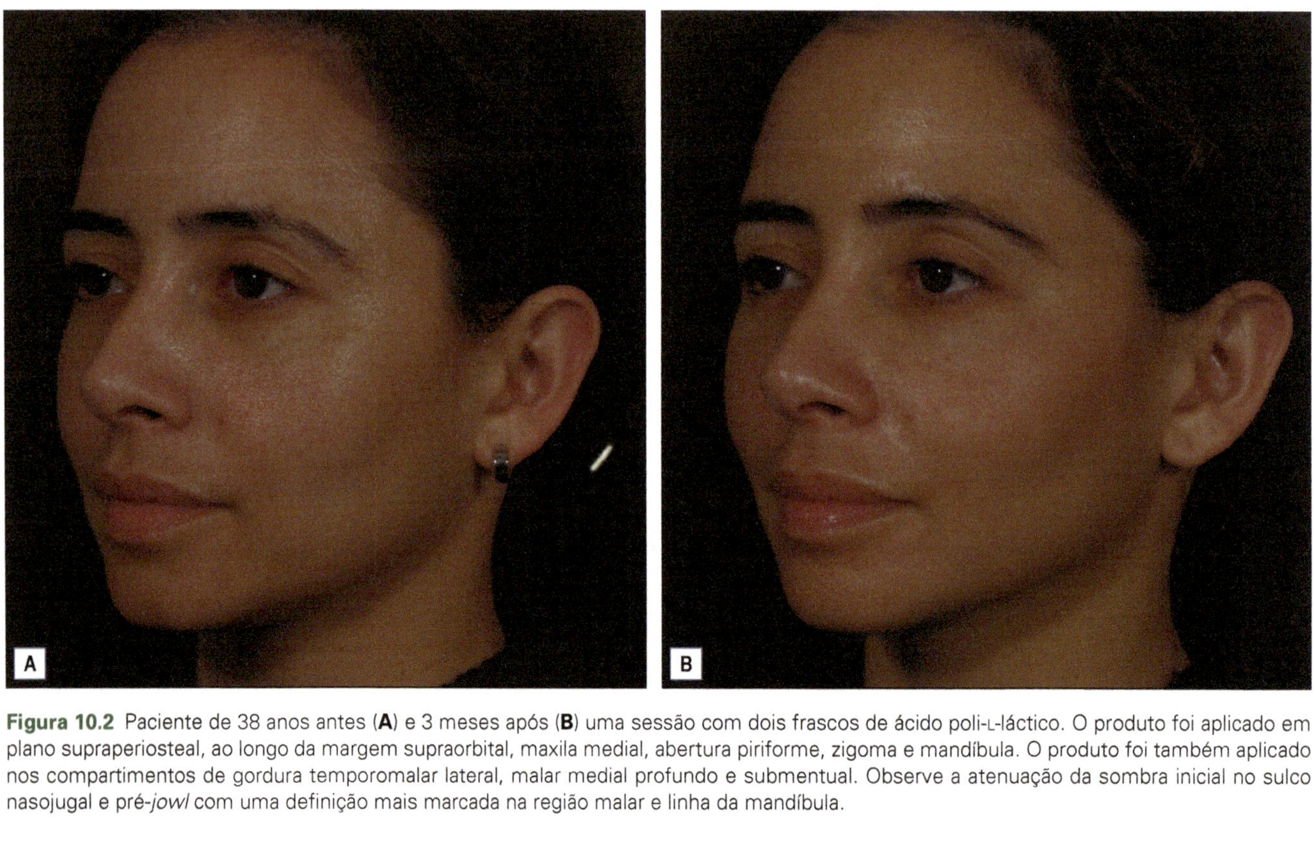

Figura 10.2 Paciente de 38 anos antes (**A**) e 3 meses após (**B**) uma sessão com dois frascos de ácido poli-L-láctico. O produto foi aplicado em plano supraperiosteal, ao longo da margem supraorbital, maxila medial, abertura piriforme, zigoma e mandíbula. O produto foi também aplicado nos compartimentos de gordura temporomalar lateral, malar medial profundo e submentual. Observe a atenuação da sombra inicial no sulco nasojugal e pré-*jowl* com uma definição mais marcada na região malar e linha da mandíbula.

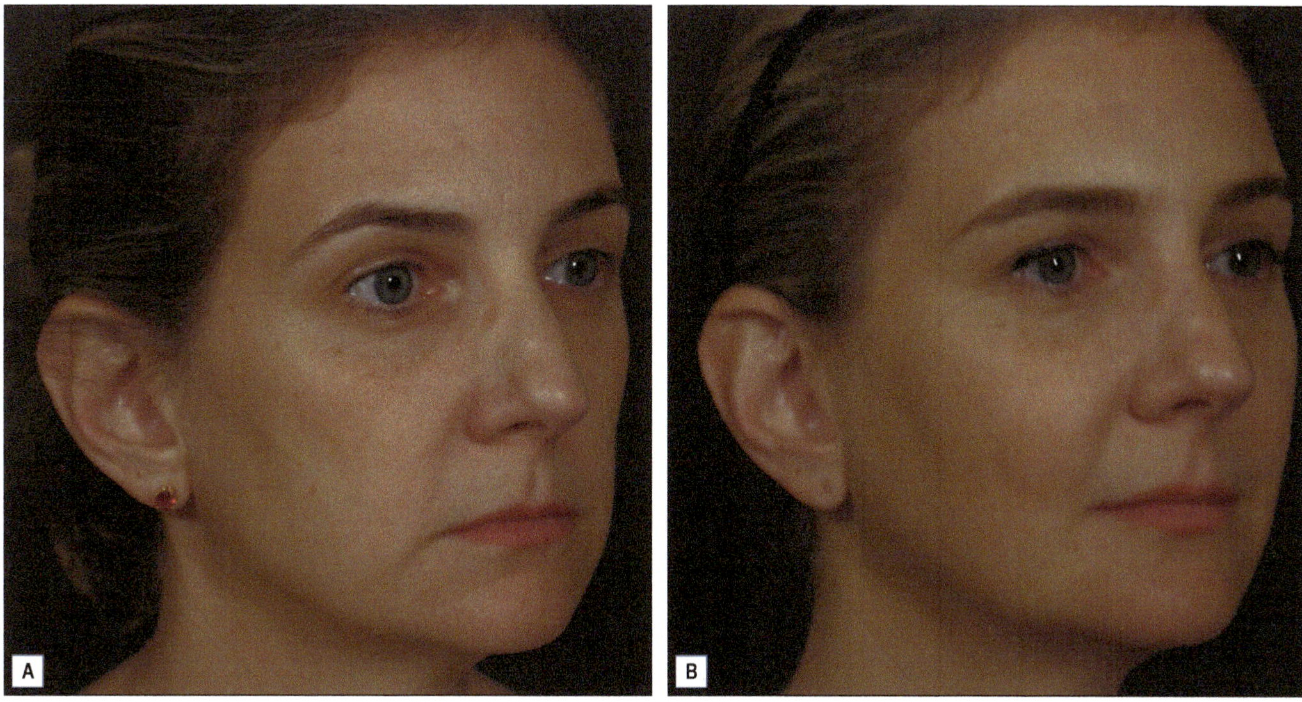

Figura 10.3 Paciente de 38 anos antes (**A**) e 6 meses depois (**B**) do tratamento com ácido poli-L-láctico, dois frascos por sessão, total de três sessões com intervalo de 1 mês. Observe a melhora na projeção anterior e na convexidade do rosto, assim como na qualidade da pele. Esta paciente atlética apresentava perda significativa de volume na gordura facial e, portanto, necessitou de mais sessões que a maioria dos pacientes de sua idade.

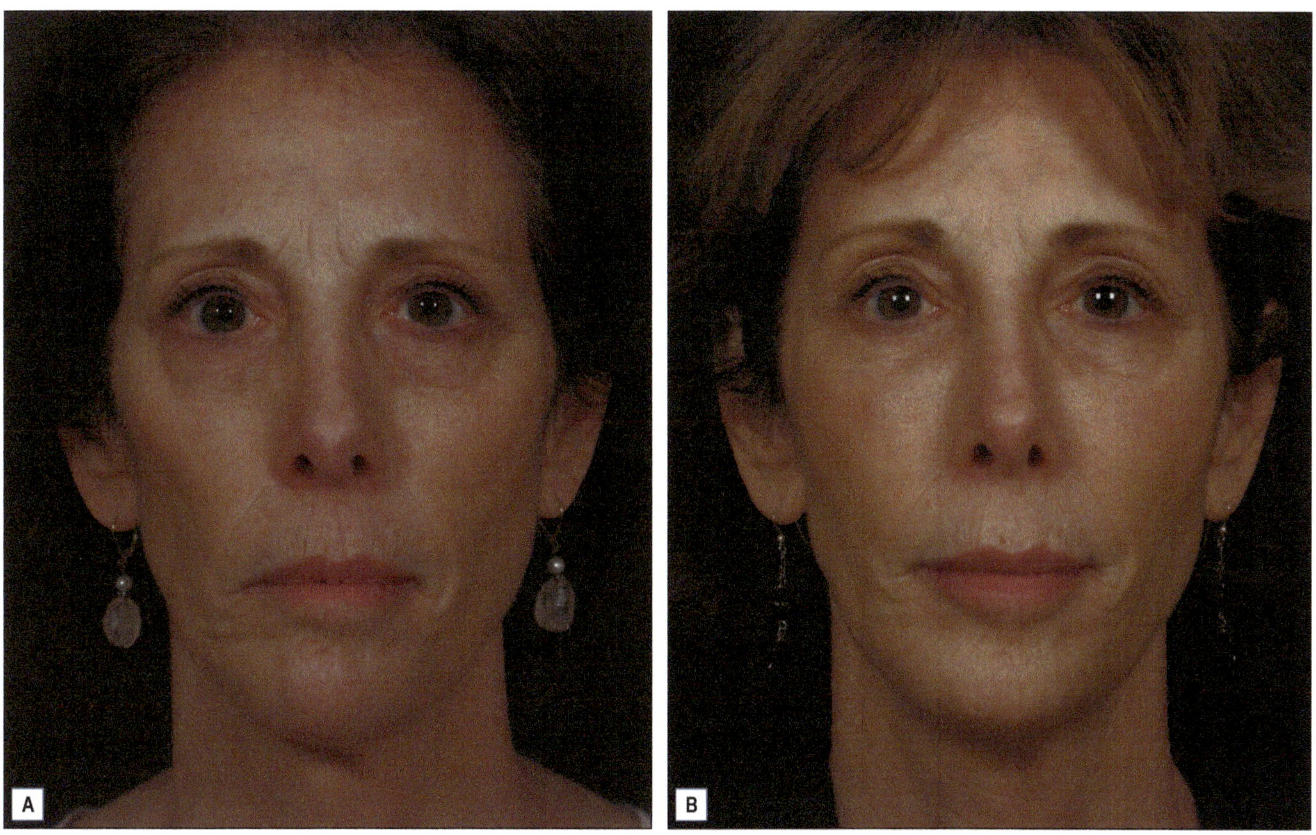

Figura 10.4 Paciente de 59 anos antes (**A**) e 6 meses depois (**B**) da aplicação de ácido poli-L-láctico (PLLA), três frascos por sessão, total de duas sessões com 1 mês de intervalo. O PLLA foi aplicado no plano supraperiosteal, ao longo da margem supraorbital, maxila anterior, abertura piriforme e mandíbula e nos compartimentos de gordura da têmpora, região malar e mento. O ácido hialurônico e o neuromodulador foram aplicados ao redor dos olhos e nos lábios com o tratamento inicial. Observe a o formato mais oval, o aumento da convexidade anterior do rosto, bem como a melhora na qualidade da pele.

FISIOPATOLOGIA DO ENVELHECIMENTO FACIAL: ESTRUTURAL E MORFOLÓGICO

O conceito atual é da face com um arranjo concêntrico de cinco camadas básicas, que consistem em (1) pele, (2) gordura subcutânea, (3) camada musculoaponeurótica, (4) tecido areolar, incluindo os ligamentos e espaços faciais e (5) periósteo e fáscia muscular profunda. Os ligamentos faciais de retenção passam através de todas as camadas para conectar o esqueleto à fáscia superficial (uma composição das camadas 1 a 3).

O envelhecimento leva à perda ou à redistribuição de volume na subestrutura óssea e nos compartimentos de gordura facial, que pode ocorrer em conjunto com a perda de elasticidade da pele. Muitas vezes, os ligamentos de retenção da face tornam-se mais visíveis com o envelhecimento ou a perda de gordura. Essas mudanças determinam a morfologia da face em termos de formato, proporções e topografia tridimensional (3D). Identificar onde as estruturas estão mudando e de que maneira isso afeta os tecidos vizinhos aumenta a nossa capacidade de realizar o tratamento com correções específicas para alcançar ótimos resultados e uma aparência natural. Obviamente, esse conhecimento está em constante evolução.

Agora, é amplamente aceito que, com o avanço da idade, ocorrem alterações significativas em regiões específicas do esqueleto facial, e essas mudanças na estrutura óssea afetam a posição dos tecidos moles. As alterações mais significativas foram documentadas nos ângulos glabelar, orbital, maxilar e piriforme, assim como na altura e largura das aberturas orbital e piriforme, como se observa na Figura 10.5. Em 2007, Rohrich e Pessa realizaram, pela primeira vez, vários estudos em cadáveres utilizando segmentação de corante para mostrar a existência de gordura subcutânea nos compartimentos superficiais e profundos. Alguns anos mais tarde, Geirloff et al. colaboraram com esse achado utilizando tomografia computadorizada 3D e corante radiopaco. Os compartimentos de gordura facial são ilustrados na Figura 10.6. Reconhecemos atualmente que as alterações no volume e posição desses compartimentos de gordura contribuem para as alterações do

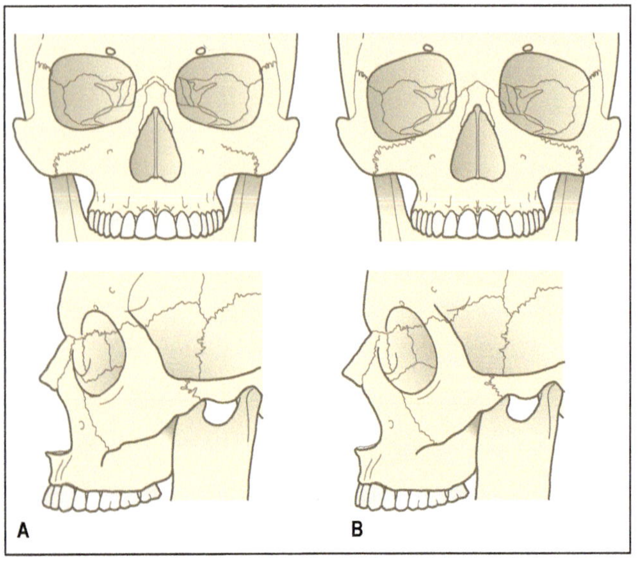

Figura 10.5 Resumo ilustrativo das mudanças relacionadas com o envelhecimento do esqueleto da porção média da face. **A.** As caraterísticas de um crânio jovem incluem eminência malar, margem infraorbital e abertura piriforme que estão posicionadas anterior e verticalmente no plano sagital. A abertura orbital é pequena com uma margem orbital inferior posicionada horizontalmente. **B.** Os pacientes mais idosos têm eminência malar, margem infraorbital e abertura piriforme retroinclinadas, em comparação com os pacientes jovens. A área da abertura orbital é aumentada secundariamente à distorção progressiva superomedial e inferolateral da curva da margem orbital.

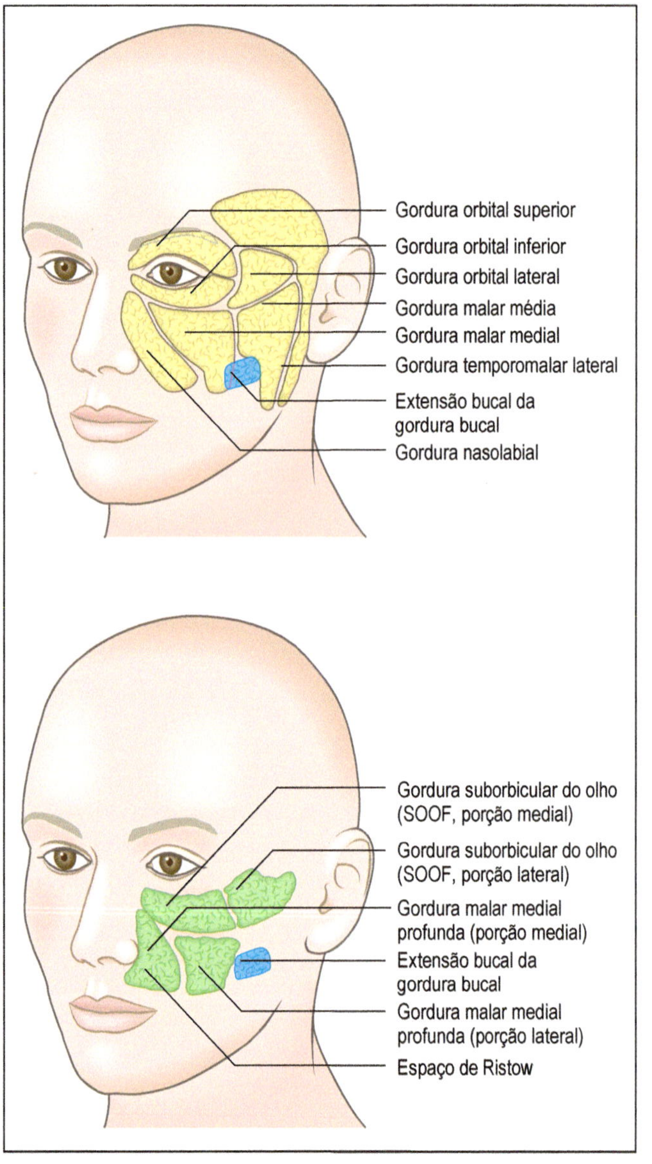

Figura 10.6 Relações anatômicas dos compartimentos de gordura facial superficial e profunda. A camada superficial (*amarela*) é composta pela gordura nasolabial, malar medial e média, malar temporal lateral e três compartimentos orbitais. Os compartimentos da gordura mediofacial profunda são compostos de gordura suborbicular do olho (SOOF, porções medial e lateral) e gordura malar medial profunda (porções medial e lateral). Três camadas de compartimentos de gordura distintos são encontradas lateralmente à abertura piriforme, um compartimento profundo (*azul*) está localizado posteriormente à porção medial da gordura malar medial profunda. A extensão bucal do coxim adiposo bucal estende-se do espaço paramaxilar até o plano subcutâneo. (Modificada de Geirloff M, Stohring C, Buder T, et al. Aging changes of the midfacial fat compartments: a computed tomographic study. *Plast Reconstr Surg.* 2012;129(1):263-273.)

contorno facial observadas com o envelhecimento – por exemplo, a contribuição dos compartimentos de gordura superficial temporal e lateral para o formato oval da face, bem como o papel dos compartimentos na região malar mediofacial profunda na projeção anterior do terço médio da face e no desenvolvimento (ou supressão) dos sulcos nasojugais e nasolabiais. Mendelson e Wong realizaram um extenso trabalho, envolvendo o importante papel que os ligamentos faciais têm nas mudanças caraterísticas da face envelhecida.

A Figura 10.7 ilustra a localização da "linha ligamentar" que delimita a porção facial anterior relativamente móvel e a porção facial lateral relativamente imóvel. O tratamento nessa área lateral da face (*i. e.*, têmporas e porção malar lateral), bem como o tratamento supraperiosteal do zigoma lateral, pode servir para elevação (efeito *lifting*) da região malar e linha da mandíbula.

Não existem dois rostos exatamente iguais. Além disso, à medida que envelhecemos, embora a sequência de eventos seja previsível, o ritmo desses eventos é individualizado. Uma compreensão mais profunda das contribuições de todas as camadas estruturais para a morfologia facial será útil para uma avaliação mais precisa de cada face individual.

PRODUTO E MECANISMO DE AÇÃO

O PLLA é fornecido em frasco de vidro contendo 367,5 mg de micropartículas de PLLA em pó, juntamente com carboximetilcelulose de sódio (um agente de suspensão utilizado para manter uma distribuição uniforme) e manitol (para aumentar a solubilidade do produto). Antes do uso, deve ser reconstituído com água estéril para injeção (SWFI, do inglês *sterile water for*

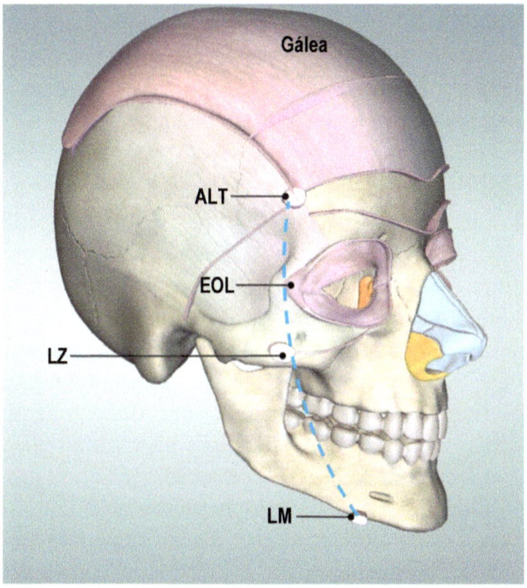

Figura 10.7 Modelo da face mostrando os principais ligamentos faciais. Observe como os ligamentos podem ser representados por uma linha localizada imediatamente lateral à margem orbital lateral que se estende da crista temporal à mandíbula, criando a linha ligamentar (indicada em *azul*). *ALT*, adesão ligamentar temporal; *EOL*, espessamento orbital lateral; *LM*, ligamento mandibular; *LZ*, ligamento zigomático. (Adaptada com permissão de Casabona G, Frank K, Koban KC, et al. Lifting vs volumizing–the difference in facial minimally invasive procedures when respecting the line of ligaments. *J Cosmet Dermatol*. 2019;00:1-7.)

injection) para formar uma suspensão, que então é deixada para "hidratar" por pelo menos 2 horas, de acordo com a bula aprovada pela FDA.

As micropartículas de PLLA têm entre 40 e 63 μm de diâmetro. Este tamanho significa que as partículas são grandes o suficiente para evitar a fagocitose pelos macrófagos dérmicos e não atravessam as paredes dos capilares, mas pequenas o suficiente para serem injetadas com agulhas tão finas quanto as de calibre 26G.

Uma vez injetado, o PLLA induz uma resposta inflamatória subclínica, seguida por encapsulamento das partículas e subsequente proliferação de fibroblastos e formação de colágeno. Goldberg et al. demonstraram um aumento estatisticamente significativo de 33,7% no nível médio do colágeno tipo I 6 meses após a injeção de PLLA ($p = 0{,}03$). Além disso, foram observados aumentos em colágeno tipos I e III em 79% e 72% dos pacientes, respectivamente. A ação do PLLA é diferente daquela dos preenchedores injetáveis tradicionais, pois o volume é gerado de maneira gradual e progressiva por fibroplasia. O PLLA é gradualmente degradado e metabolizado em CO_2 e H_2O.

EVOLUÇÃO DA METODOLOGIA

A aprovação da FDA em 2004 para a lipoatrofia causada pelo HIV (com base em estudos iniciais) utilizava de 3 a 4 mℓ de SWFI. Essa quantidade foi aumentada para 5 mℓ com a aprovação em 2009 para fins estéticos, uma vez que estudos mais recentes, com diluições maiores, mostraram redução significativa na incidência de pápulas indesejáveis. Essa metodologia evoluiu gradualmente ao longo da última década de prática clínica, levando à reconstituição utilizada com mais frequência atualmente: 8 a 9 mℓ para face, e 16 mℓ nas áreas extrafaciais, assim como um tempo de hidratação de 24 a 72 horas. Além disso, injeções subcutâneas e supraperiosteais são mais usadas agora do que o "padrão de grade dérmica profunda" aprovado em 2009.

Recentemente, estudos *in vitro* realizados pelo fabricante apoiaram a viabilidade do uso imediato do produto, permitindo a eliminação do tempo de hidratação. Essa nova modificação no procedimento de reconstituição é dependente de um perfil de segurança aceitável dos estudos clínicos em andamento próximos à conclusão. Isso oferece potencial para a conveniência adicional de um produto de uso imediato. Uma bula atualizada da FDA que reflete essas mudanças (reconstituição com diluição em 8 mℓ/lidocaína 1 mℓ para uso imediato com aplicações subdérmicas, com eliminação do tempo de hidratação) foi aprovada recentemente.

ÁCIDO POLI-L-LÁCTICO: CONSIDERAÇÕES TÉCNICAS

Uma técnica adequada minimiza os efeitos adversos e otimiza os resultados quando se utilizam agentes estimuladores como o PLLA, conforme descrito e resumido no Boxe 10.1.

Diluição, hidratação e armazenamento

Como mencionado anteriormente, os volumes de reconstituição mais utilizados atualmente são de 8 a 9 mℓ na face, 16 mℓ

Boxe 10.1 Pontos técnicos fundamentais para alcançar ótimos resultados com PLLA.

- A preparação e a aplicação corretas são essenciais. A maioria dos problemas com esse agente resulta de sobrecorreção geral ou focal (*too much, too soon* – demais e muito rápido)
- O produto deve estar em uma suspensão uniforme imediatamente antes de cada injeção, uma vez que as micropartículas podem formar precipitados que se separam da suspensão
- A distribuição uniforme e o plano de injeção adequado do PLLA são fundamentais para um resultado desejável
- A aplicação superficial leva a uma neocolagênese visível
- A aplicação em músculos ativos pode levar a acúmulo de partículas e nódulos
- A aplicação de uma quantidade significativa de produto em um único local, como o ápice do "leque" (quando se utiliza a *fanning technique*), pode resultar em pápulas e nódulos focais
- A massagem deve ser realizada imediatamente após a injeção e deve ser mantida durante 5 dias.

PLLA, ácido poli-L-láctico.

em áreas extrafaciais, com um tempo de hidratação de 24 a 72 horas. Recomenda-se água estéril para injeção (SWFI) para a diluição. As instruções tradicionais de reconstituição consistem em adicionar a SWFI lentamente e evitar agitação, para prevenir a deposição inadvertida do produto seco na parede do frasco antes de um período de hidratação. A tampa de borracha pode ser retirada para adicionar água e depois recolocada com o uso de uma técnica estéril. O frasco comporta menos de 10 mℓ. Para obter as diluições maiores, empregadas em injeções extrafaciais, o produto hidratado pode ser diluído em uma seringa grande (ou seja, de 20 mℓ) e distribuído em seringas menores, de 1 a 3 mℓ, por meio de conectores estéreis, ou ser diluído em seringas individuais imediatamente antes do uso (ou seja, aspirar na proporção de 1:1 de produto reconstituído e SWFI na seringa que será usada para a injeção – misturar agitando a seringa). O frasco hidratado pode ser armazenado em temperatura ambiente durante 24 a 72 horas, ou mantido em refrigeração por até 3 a 4 semanas antes da utilização. O produto deve ser aquecido em temperatura ambiente antes da injeção.

Preparação antes da aplicação

Antes da injeção, pode-se aplicar anestésico tópico e/ou gelo na região. A área deve ser limpa cuidadosamente com antissépticos tópicos, como clorexidina a 4% (evitando olhos e ouvidos) e álcool a 70%, imediatamente antes da aplicação, como recomendado para todos os preenchedores.

O frasco deve ser agitado suavemente, com cuidado, logo antes da aspiração do produto nas seringas, prevenindo a formação de espuma excessiva e assegurando uma suspensão homogênea. Imediatamente antes da utilização, pode-se adicionar lidocaína a 1 a 2% com ou sem epinefrina, para obter a diluição final (ou seja, 8 mℓ de SWFI e 1 mℓ de lidocaína para uma diluição final de 9 mℓ). A lidocaína deve ser gotejada lentamente.

Pode-se utilizar uma agulha de calibre 18 ou 22G para aspirar a suspensão em seringas de 1 ou 3 mℓ. A vedação de borracha pode ser removida do frasco para facilitar a extração do produto. As seringas parcialmente cheias podem ser mais confortáveis para a mão de menor tamanho (ou seja, 2 mℓ de produto em uma seringa de 3 mℓ). Deve-se inclinar o frasco e retirar o produto do fundo para evitar a formação de espuma que pode causar o entupimento da agulha. Qualquer espuma presente deve ser expelida do canhão antes da colocação da agulha ou cânula, para evitar entupimento quando da introdução no tecido. Para a injeção, é possível utilizar uma agulha de calibre 25 ou 26G, de 1 a 1½ polegada, ou uma cânula de calibre 25G.

Recomendações potencialmente mais recentes, baseadas em testes físico-químicos e nos estudos clínicos mencionados anteriormente, ainda aguardam uma determinação final, mas são as seguintes: (1) adicionar 5 mℓ de SWFI e agitar vigorosamente por 1 minuto, então (2) adicionar mais 3 mℓ de SWFI, e novamente agitar vigorosamente durante 1 minuto, depois (3) adicionar lentamente (gotejamento) 1 mℓ de lidocaína, agitar e utilizar imediatamente.

Quantidade de produto

O volume (ou seja, o número de frascos) de produto utilizado em qualquer sessão de tratamento individual deve ser determinado pela área de superfície a ser tratada nessa sessão, sendo de aproximadamente 0,1 a 0,3 mℓ/cm para a face. A correção volumétrica final é determinada pelo número de sessões de tratamento. Isso significa, por exemplo, que um rosto muito grande, com uma perda leve de volume, poderá necessitar de três frascos em uma única sessão, enquanto um rosto pequeno, com perda de volume grave, poderá necessitar de um a dois frascos por sessão, com um total de três ou mais sessões. As áreas extrafaciais são tratadas geralmente com 0,05 a 0,1 mℓ/cm empregando uma diluição de 16 mℓ; entretanto, existe alguma variabilidade descrita na literatura atual.

Aplicação do produto

Para o rejuvenescimento facial, o PLLA é injetado profundamente, em localização supraperiosteal, na têmpora e ao longo do zigoma, maxila e mandíbula. Pode ser aplicado também no plano subcutâneo e na porção malar média. As injeções nas porções pré-auricular e malar lateral são realizadas subcutaneamente, uma vez que as injeções mais profundas nessas áreas podem atingir a glândula ou o ducto parotídeo. A Figura 10.8 ilustra as recomendações específicas para cada região para aplicação facial de PLLA. Após a injeção, verifica-se um efeito volumizador imediato em razão da presença do líquido utilizado para a reconstituição, que se dissipa dentro de 3 a 4 dias. Em seguida, desenvolve-se fibroplasia ao longo das 4 semanas subsequentes. O injetor deve massagear o local durante a aplicação e, novamente, ao final do tratamento, a fim de assegurar uma distribuição homogênea do produto. Alguns recomendam que o paciente massageie a área, algumas vezes ao dia, nos dias subsequentes, enquanto outros consideram que isso não traz qualquer benefício. Siga o mantra: "tratar, esperar, avaliar." Os pacientes não devem repetir o tratamento pelo menos 4 semanas após o tratamento anterior.

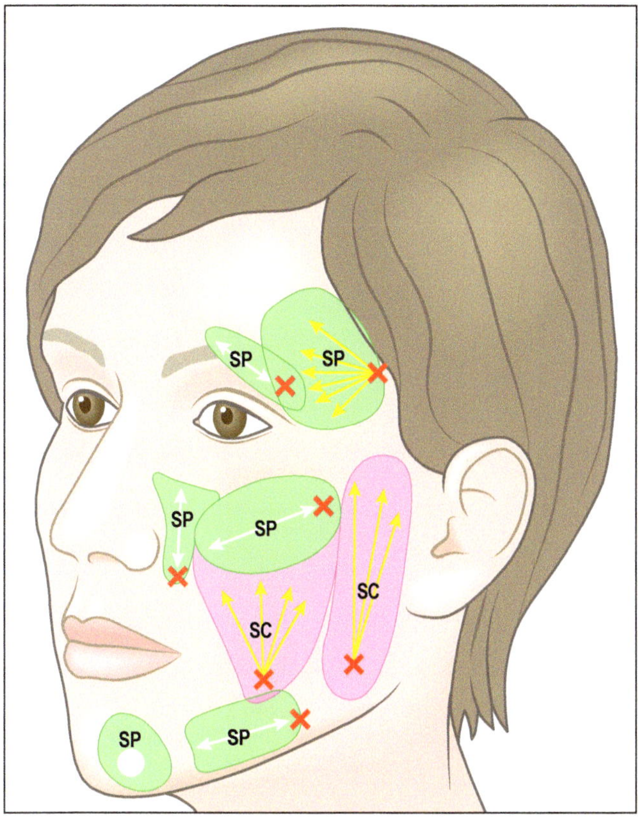

Figura 10.8 Recomendações específicas para cada área nas aplicações faciais de ácido poli-L-láctico (PLLA). As áreas em potencial passíveis de correção com PLLA estão indicadas neste modelo. Os pontos de entrada recomendados para cada local anatômico estão marcados com um *X vermelho*. O PLLA injetável deve ser aplicado no plano supraperiosteal em têmporas, supercílio lateral, áreas zigomática, maxilar, mandibular e mentual (*áreas verdes* marcadas com *SP*). O ácido poli-L-láctico injetável deve ser aplicado na gordura subcutânea, nas regiões malar média e pré-auricular (*áreas roxas* marcadas com *SC*). Dependendo da área anatômica, as técnicas recomendadas são: em leque (*setas amarelas*), linear retrógrado (*setas brancas*) ou depósitos/*bolus* (*círculo branco*). (Adaptada com permissão de Bartus C, Hanke W, Daro-Kaftan E. A decade of experience with injectable poly-l-lactic acid: a focus on safety. *Dermatol Surg.* 2013;39:698-705.)

O produto também é utilizado em áreas extrafaciais. A injeção de PLLA é uma abordagem não cirúrgica popular para o aumento dos glúteos. O número de frascos e sessões necessárias depende do grau de flacidez e da volumização desejada. A terapia combinada com tecnologias direcionadas para firmeza da pele, em um paciente magro, com boa forma física, e que procura melhora modesta de flacidez e volume, pode exigir menos produtos e sessões do que no caso de indivíduos que fazem uso de monoterapia ou que necessitam de volumização substancial (que pode requerer a administração de um grande volume de produto em várias sessões) (Figura 10.9). O produto é injetado na nádega superolateral (descrito como depressão trocantérica), utilizando técnica em leque ou linear, evitando o acúmulo do produto no ápice do leque. As injeções devem ser feitas sob a derme para prevenir a formação de nódulos, mas devem permanecer superficiais ao músculo para evitar a embolização da vasculatura glútea subjacente ou traumatismo do nervo ciático, em especial quando a injeção é realizada mais medialmente. A aplicação no quadrante superolateral da nádega ajudará na elevação (efeito *lifting*) e evita complicações (Vídeo 10.2).

Vídeo 10.2

O PLLA tem sido utilizado com sucesso no tratamento de flacidez da pele em colo, braços e abdome. Para os pacientes com flacidez significativa, podem ser necessárias várias sessões (Figura 10.10, Vídeo 10.3). A parte superior dos joelhos, as coxas e as porções mediais dos tornozelos têm sido tratadas com alguma melhora. Toda flacidez da pele é tratada com aplicações subcutâneas superficiais em leque ou linear. É preciso estar ciente de que pápulas e nódulos foram relatados após o tratamento no pescoço e dorso das mãos. O PLLA tem sido utilizado com sucesso em combinação com subcisão no tratamento de cicatrizes, incluindo cicatrizes de acne. As cicatrizes atróficas são tratadas com uma diluição de 16 cc aplicada topicamente logo após o *laser* de érbio fracionado, também com algum sucesso. A Figura 10.11 ilustra as recomendações para aplicação de PLLA em áreas extrafaciais específicas.

Vídeo 10.3

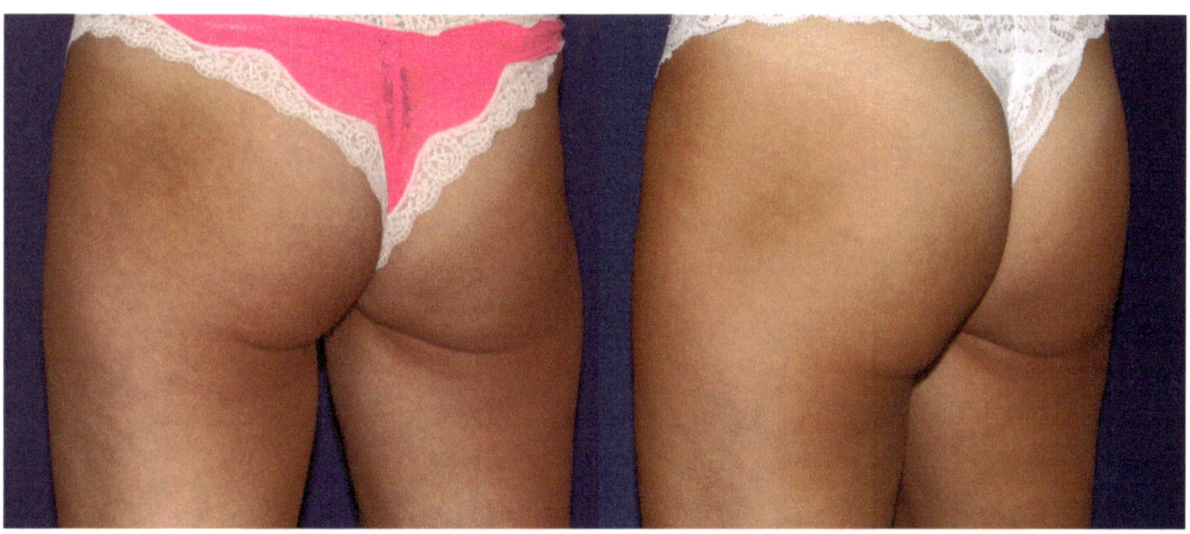

Figura 10.9 Aumento dos glúteos utilizando uma abordagem combinada. Paciente antes (*à esquerda*) e 3 meses depois (*à direita*) da aplicação de três frascos de ácido poli-L-láctico para cada glúteo, seguido imediatamente por tratamento com ultrassom microfocado. (Cortesia de Sabrina Fabi, MD.)

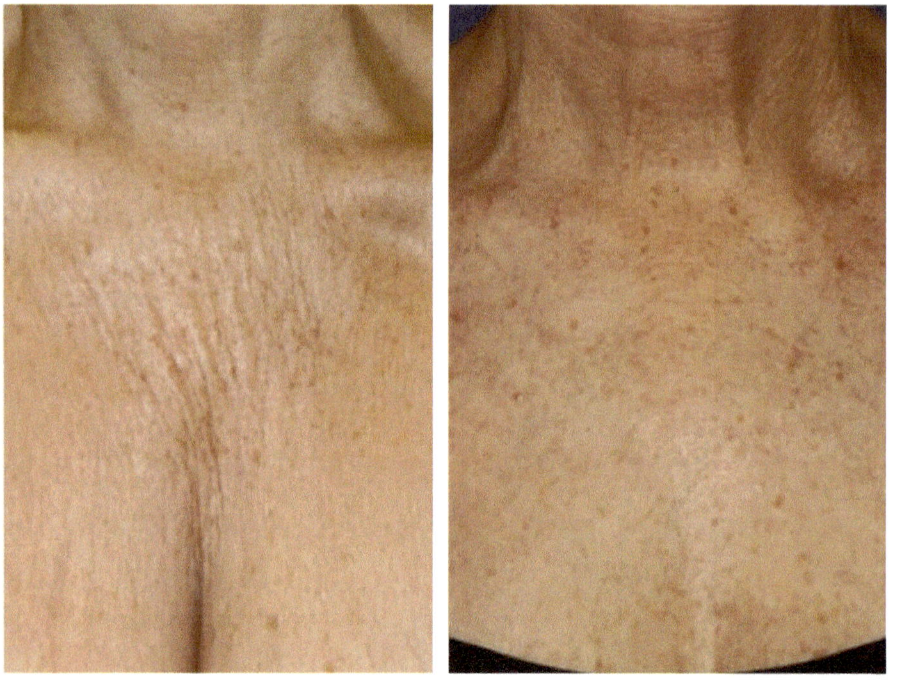

Figura 10.10 Paciente antes (*à esquerda*) e 2 anos depois (*à direita*) do tratamento com ácido poli-L-láctico (diluição de 16 mℓ), um frasco por mês, durante 3 meses consecutivos, para as rugas do colo, e dois tratamentos de luz intensa pulsada para a discromia. (Reproduzida, com autorização, de Vanaman M, Fabi S. Décolletage: regional approaches with injectable fillers. *Plast. Reconstr Surg*. 2015;136:276S).

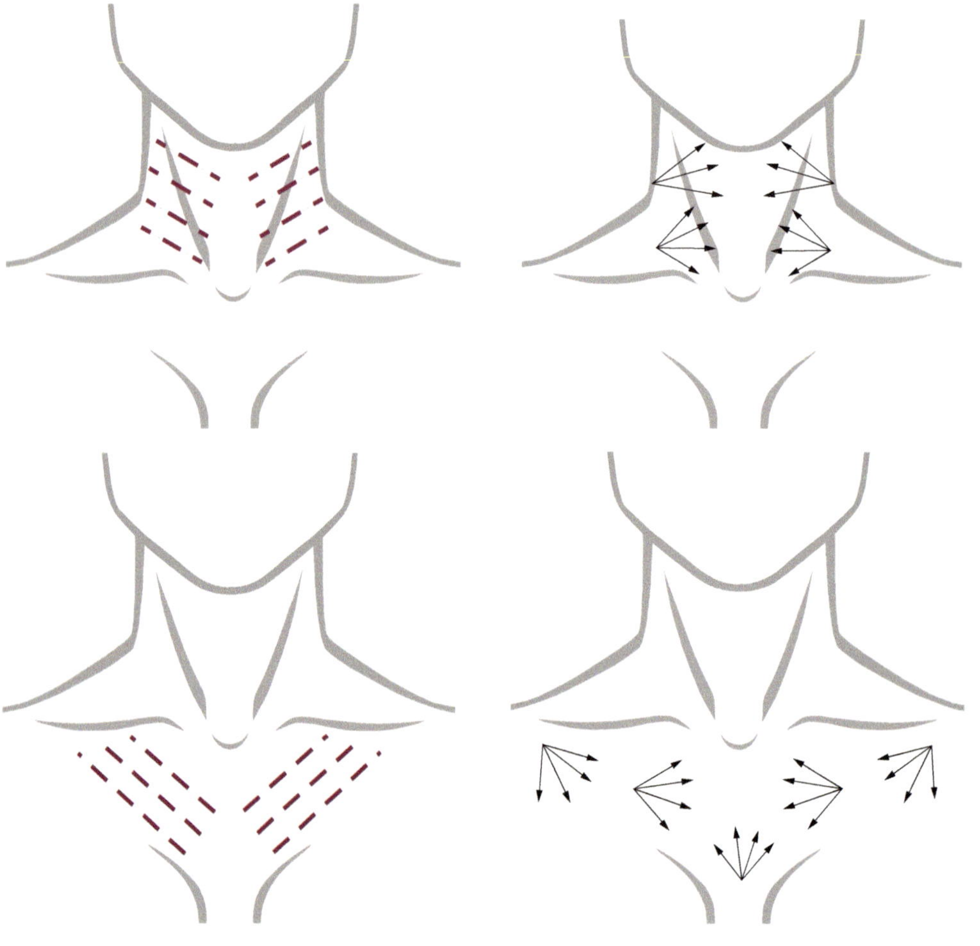

Figura 10.11 Recomendações específicas para áreas extrafaciais para injeções de ácido poli-L-láctico utilizando agulha ou cânula em padrão linear ou em leque. (Modificada com permissão de Haddad A, Menezes A, Guarnieri C, et al. Recommendations on the use of injectable poly-L-lactic acid for skin laxity in off-face areas. *J Drugs Dermatol*. 2019;18(9):929-935.) (*continua*)

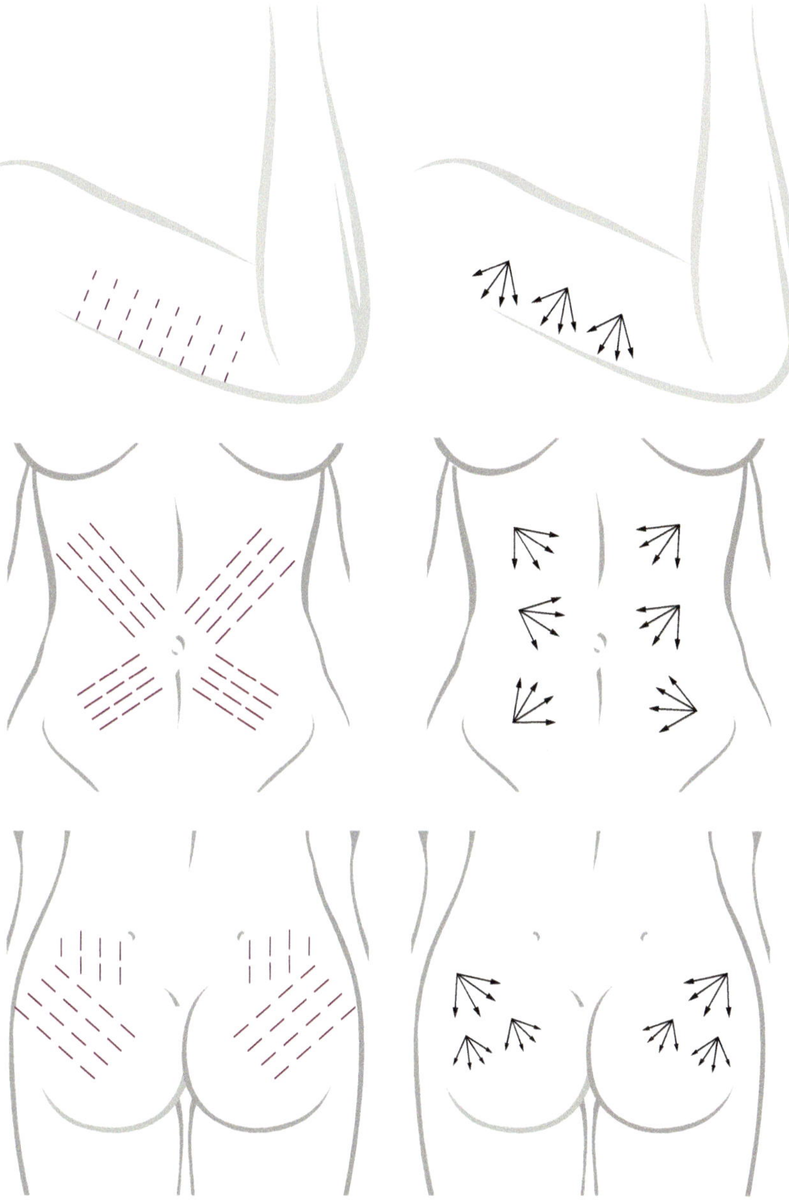

Figura 10.11 (*Continuação*) Recomendações específicas para áreas extrafaciais para injeções de ácido poli-L-láctico utilizando agulha ou cânula em padrão linear ou em leque. (Modificada com permissão de Haddad A, Menezes A, Guarnieri C, et al. Recommendations on the use of injectable poly-L-lactic acid for skin laxity in off-face areas. *J Drugs Dermatol.* 2019;18(9):929-935.)

COMPLICAÇÕES E TRATAMENTO

Os eventos mais comumente relacionados com a aplicação são: edema, equimoses, eritema e dor, geralmente com resolução espontânea em curto período de tempo. Outras complicações em potencial podem ser secundárias a uma preparação ou técnica inadequadas, assim como a eventos inflamatórios ou vasculares. Postergue o tratamento de uma área com infecção ativa ou em um paciente com doença autoimune ativa.

As pápulas e os nódulos resultam de excesso de produto focal ou geral e resultam, com mais frequência, de uma reconstituição ou aplicação inadequada do produto. Esteja atento, pois o produto pode precipitar-se da suspensão com o tempo e a suspensão deve ser uniforme na seringa imediatamente antes da injeção, para evitar uma distribuição desigual. A aplicação deve ser realizada no plano dérmico profundo, subcutâneo ou supraperiosteal. Deve-se evitar a injeção dérmica superficial, uma vez que pode induzir a neocolagênese visível com a formação de nódulos e protuberâncias. Estes diferem dos granulomas verdadeiros que representam uma resposta inflamatória sistêmica com excessiva reação do hospedeiro (p. ex., células gigantes de corpo estranho) a uma quantidade relativamente pequena do produto (Figura 10.12 A). Como se trata de uma resposta sistêmica, os granulomas verdadeiros ocorrem concomitantemente em todos os locais tratados, ao contrário das pápulas e nódulos, que ocorrem em uma área limitada. Como os granulomas verdadeiros representam a reação exacerbada com células gigantes de corpo estranho em proliferação, eles respondem bem ao tratamento com antimetabólitos, como a 5-fluorouracila (5-FU), ou a agentes anti-inflamatórios como os corticosteroides intralesionais (ou seja, 0,1 cc de 40 mg/cc de triancinolona acetonida injetável (Kenalog®) misturado com 0,9 cc de 5-FU

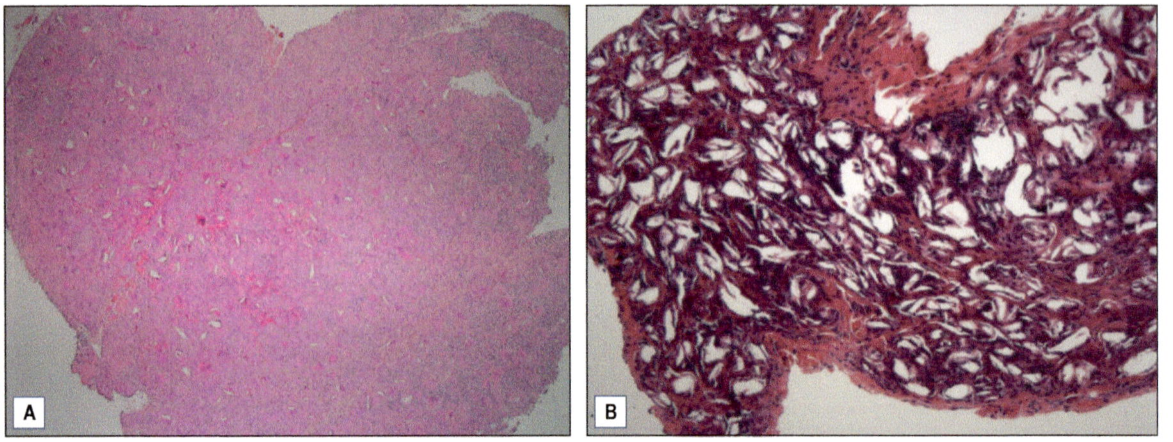

Figura 10.12 Histopatológico de nódulo *versus* granuloma de baixo grau. **A.** Granuloma verdadeiro mostrando excessiva reação do hospedeiro a uma pequena quantidade de produto. **B.** Nódulo com excesso de produto musculoesquelético. (Reproduzida, com autorização, de Fitzgerald R, Vleggaar D. Facial volume restoration of the aging face with poly-L-lactic acid. *Dermatol Ther.* 2011;24:2-27.)

50 mg/cc no máximo de 2 cc em uma sessão). Estes podem ser injetados 1 vez/semana, durante 2 semanas e, depois, semanalmente até a resolução do problema. Normalmente observa-se melhora em 2 a 3 semanas. Granulomas verdadeiros foram relatados com o uso de todos os preenchedores comercialmente disponíveis no momento e, felizmente, são raros (0,01 a 0,1%). Deve-se também evitar a aplicação em áreas musculares dinâmicas, particularmente ao redor dos olhos ou dos lábios, pois pode levar à aglomeração de partículas nas fibras musculares. A histopatologia dessas pápulas ou nódulos mostrará excesso de produto, com algumas células gigantes de corpo estranho (Figura 10.12 B). A presença dessas poucas células gigantes de corpo estranho pode levar a um diagnóstico histopatológico de "granuloma", embora essas lesões não sejam, de fato, granulomas verdadeiros. Como as pápulas e os nódulos representam material, e não células em proliferação, não respondem ao tratamento com esteroides intralesionais ou 5-FU. Na realidade, os esteroides intralesionais podem tornar o problema ainda mais visível, causando atrofia em torno da "protuberância". Nos primórdios do uso deste produto, este era um acidente comum, que agora está desaparecendo graças a uma compreensão mais ampla sobre a diferença entre ambos. A excisão dos nódulos é uma opção, mas resulta em uma cicatriz permanente. Pode ser suficiente tranquilizar o paciente de que se trata de um processo transitório com resolução espontânea com o tempo. Uma boa opção é usar o preenchedor de ácido hialurônico para camuflar o nódulo até sua reabsorção. Nódulos inflamatórios de início tardio (14 a 24 meses) também foram descritos e podem representar a degradação do produto de PLLA. Estes também podem ser tratados com injeções de esteroides ou 5-FU, mas podem se resolver espontaneamente com o tempo.

Complicações vasculares podem ocorrer se o produto for injetado inadvertidamente em um vaso sanguíneo. Isso pode causar isquemia local e/ou necrose da pele. Como o produto não é dissolvível, pode-se considerar uma abordagem de apoio, como a terapia hiperbárica. Cegueira secundária à embolização retrógrada do produto nos vasos oculares, apesar de extremamente rara, tem sido descrita após injeções de todos os preenchedores, tanto faciais como extrafaciais, ressaltando que o conhecimento e o respeito à anatomia são imperativos antes de realizar qualquer injeção de preenchimento. A aspiração pode ser realizada antes de cada injeção para diminuir o risco de injeção intravascular, embora a confiabilidade da aspiração seja controversa. As injeções devem ser realizadas lentamente sem o uso de pressão excessiva. Foi descrito o emprego de uma bomba para acelerar as injeções nas nádegas, mas o injetor deve estar ciente de que o risco de oclusão vascular tem sido associado a uma alta pressão durante a injeção.

CONCLUSÃO

O PLLA é um tratamento seguro e eficaz para a volumização estética. Por promover neocolagênese, o PLLA pode reestruturar o rosto e restaurar gradualmente o volume. A otimização dos resultados e a minimização dos efeitos adversos exigem conhecimento e atenção aos pormenores técnicos descritos anteriormente. A seleção do paciente e uma análise facial cuidadosa das mudanças em toda estrutura tecidual irão melhorar a volumização em áreas específicas e maximizar a satisfação do paciente.

LEITURA ADICIONAL

Baumann, K., Alm, J., Norberg, M., & Ejehorn, M. (2020). Immediate use after reconstitution of a biostimulatory poly-L-lactic acid injectable implant. *Journal of Drugs in Dermatology, 19*(12), 1199–1203.

Casabona, G., Frank, K., Koban, K. C., Freytag, D. L., Schenck, T. L., Lachman, N., Green, J. B., Toni, S., Rudolph, C., & Cotofana, S. (2019). Lifting vs volumizing—the difference in facial minimally invasive procedures when respecting the line of ligaments. *Journal of Cosmetic Dermatology* (Online ahead of print).

Fitzgerald, R., & Vleggaar, D. (2011). Facial volume restoration of the aging face with poly-L-lactic acid. *Dermatologic Therapy, 24*, 2–27.

Geirloff, M., Stohring, C., Buder, T., Gassling, V., Acil, Y., & Wiltfang, J. (2012). Aging changes of the midfacial fat compartments: A computed tomographic study. *Plastic and Reconstructive Surgery, 129*(1), 263–273.

Goldberg, D., Guana, A., Volk, A., & Daro-Kaftan, E. (2013). Single-arm study for the characterization of human tissue response to injectable poly-L-lactic acid. *Dermatologic Surgery, 39*, 915–922.

Haddad, A., Menezes, A., Guarnieri, C., et al. (2019). Recommendations on the use of injectable poly-L-lactic acid for skin laxity in off-face areas. *Journal of Drugs in Dermatology, 18*(9), 929–935.

Jabbar, A., Arruda, S., & Sadick, N. (2017). Off face usage of poly-L-lactic acid for body rejuvenation. *Journal of Drugs in Dermatology, 16*(5), 489–494.

Lemperle, G., & Gauthier-Hazan, N. (2009). Foreign body granulomas after all injectable dermal fillers. Part 2. Treatment options. *Plastic and Reconstructive Surgery, 123*(6), 864–1873.

Lin, M. J., Dubin, D. P., & Khorasani, H. (2020). Poly-L-lactic acid for minimally invasive gluteal augmentation. *Dermatologic Surgery, 46*(3), 386–394.

Mazzuco, R. (2020). Subcision™ plus poly-l-lactic acid for the treatment of cellulite associated to flaccidity in the buttocks and thighs. *Journal of Cosmetic Dermatology, 19*(5), 1165–1171.

Mendelson, B., & Wong, C. (2013). *Anatomy of the Aging Face. Section I, Chap 6. Aesthetic Surgery of the Face.* London: Elsevier.

Palm, M., & Goldman, M. (2009). Patient satisfaction and the duration of effect with PLLA: A review of the literature. *Journal of Drugs in Dermatology, 10*, S15–S20.

Palm, M., Mayoral, F., Rajani, A., Goldman, M. P., Fabi, S., Espinoza, L., Andriopoulos, B., & Harper, J. (2021). Chart review presenting safety of injectable PLLA used with alternative reconstitution volume for facial treatments. *Journal of Drugs in Dermatology, 20*(1), 118–122.

Palm, M., Weinkle, S., Cho, Y., LaTowsky, B., & Prather, H. (2021). *A randomized evaluator-blinded, multi-center study to evaluate safety and effectiveness of a biostimulatory poly-L-lactic acid injectable implant after changes in reconstitution.* Presented at: Maui Derm for Dermatologists, Maui, HI.

Rohrich, R., & Pessa, J. E. (2007). The fat compartments of the face: Anatomy and clinical implications for cosmetic surgery. *Plastic and Reconstructive Surgery, 119*, 2219–2227.

Shaw, R., Katzel, E., Koltz, P., et al. (2011). Aging of the facial skeleton: Aesthetic implications and rejuvenation strategies. *Plastic and Reconstructive Surgery, 127*, 374.

Vanaman, M., & Fabi, S. G. (2015). Décolletage: Regional approaches with injectable fillers. *Plastic and Reconstructive Surgery, 136*(5 suppl), 276S–281S.

Vleggaar, D., Fitzgerald, R., Lorenc, Z. P., et al. (2014). Consensus recommendations on the use of injectable poly-L-lactic acid for facial and nonfacial volumization. *Journal of Drugs in Dermatology, 13*(4 suppl), s29–s51.

11

Família Emervel® (Atual Linha Restylane® *Optimal Balance Technology* como Parte da Família Restylane®)

Gary D. Monheit e Berthold Rzany

RESUMO E CARACTERÍSTICAS PRINCIPAIS

- Em 2016, a família Emervel® passou a ser denominada Restylane® para se enquadrar melhor no portfólio da Galderma
- Em razão de sua tecnologia única de equilíbrio otimizado (OBT™, do inglês *Optimal Balance Technology*), é diferente dos outros preenchedores Restylane®. A família Emervel pode ainda ser identificada pela cor azul de suas caixas e pelos nomes das marcas que contêm um "e" no final. A denominação anterior aparece como um pequeno texto na caixa do produto
- A família Emervel® é disponibilizada em uma variedade de produtos com e sem lidocaína (com exceção do Emervel® Touch, atualmente Restylane® Fynesse™, disponível somente sem lidocaína)
- A família Emervel® é uma das poucas famílias de ácido hialurônico com bons dados clínicos de suporte
- Os produtos estão no mercado há vários anos, na Europa e nos EUA, e parecem ser eficazes e seguros.

INTRODUÇÃO

O preenchimento com ácido hialurônico (AH) começou com preenchedores desenvolvidos e testados para os sulcos nasolabiais, mas posteriormente foram utilizados em várias áreas faciais. Isso teve início em 2004, com a utilização e aprovação do Restylane®, que foi rapidamente seguido por outros preenchedores de AH com caraterísticas físicas e reologia semelhantes. A necessidade de um material de preenchimento à base de AH, destinado a outras áreas além dos sulcos nasolabiais, coincidiu com a abordagem global do tratamento de várias áreas faciais com o objetivo de alcançar uma aparência natural e mais jovem procurada pelos nossos pacientes. Um preenchedor que reestruture os defeitos faciais profundos e outros projetados para os defeitos mais superficiais, com aparência natural, estimulam a necessidade de um material de preenchimento personalizado para cada área. A família Emervel® de preenchedores de AH evoluiu com produtos específicos destinados a tratar indicações faciais variáveis, incluindo sulcos nasolabiais, linhas de marionete, periorais, sulcos malares, lacrimais e rugas dérmicas finas. Cada produto tem propriedades físicas e caraterísticas de extrusão específicas para resolver esses problemas faciais típicos do envelhecimento da pele e dos tecidos moles.

À medida que os preenchedores evoluem, as caraterísticas físicas de cada família de produtos têm uma composição distintiva que lhes confere caraterísticas de extrusão individuais. Essas modificações tornam esses preenchedores individuais adaptáveis a várias áreas da face. A reologia do preenchedor está relacionada com a sua formulação, incluindo fonte e concentração de AH, tecnologia e grau de reticulação (*cross-linking*), tamanho das partículas e processo de fabricação.

PROPRIEDADES FÍSICAS DA FAMÍLIA EMERVEL® (ATUALMENTE FAMÍLIA RESTYLANE® *OPTIMAL BALANCE TECHNOLOGY*)

A família Emervel® (Galderma, Lausanne, Suíça) consiste em cinco preenchedores, com uma gama de propriedades físicas para atender todos os níveis de correção facial. Dentre as variáveis que determinam a natureza de cada produto estão as seguintes:

1. Concentração de AH (20 mg/mℓ).
2. Reticulação/*cross-linking* (por 1,4-butanodiol diglicidil éter [BDDE]).
3. Calibração (este é o termo preferido pela empresa) ou tamanho da partícula.

Todos os produtos Emervel® apresentam a mesma concentração (20 mg/mℓ), variam em grau e tipo de reticulação, e também nos três níveis de calibração ou tamanho da partícula. Essa abordagem personalizada na natureza do preenchimento é denominada "tecnologia de equilíbrio otimizado" (OBT™, do inglês *Optimal Balance Technology*) (Tabela 11.1). A partir de 2016, a família Emervel® foi integrada à marca Restylane®. Para isso, foram criados vários novos nomes, tornando a marca Emervel® ainda distinguível da antiga marca Restylane® (Tabela 11.2).

Tabela 11.1 Propriedades da família Emervel® (atual família Restylane® *Optimal Balance Technology*) e seu impacto clínico.

	Calibração	Reticulação	Concentração
Benefício	Efeito *lifting*	Firmeza	Longevidade do preenchimento
Adversidade	Fluxo desigual muito grande	Implante perceptível com inflamação	Dureza

Tabela 11.2 Nomenclaturas antigas e atuais da família Emervel® (atual família Restylane® *Optimal Balance Technology*).

Indicação	Nomenclatura antiga	Nomenclatura atual
Para aplicações muito superficiais como rugas finas perioculares	Emervel® Touch	Restylane® Fynesse™
Para linhas e sulcos de média profundidade, sulco infraorbital	Emervel® Classic	Restylane® Refyne™[a]
Para linhas e sulcos mais profundos, assim como déficits de volume	Emervel® Deep	Restylane® Defyne™[a]
Para reposição de volume, como região malar, mento etc.	Emervel® Volume	Restylane® Volyme™
Para volumização dos lábios	Emervel® Lip	Restylane® Kysse™

A família Emervel® está incluída na denominação de família Restylane® OBT™. As caixas do produto diferem das caixas do Restylane® pela cor azul e, para os não escandinavos, distinguem-se principalmente pelas denominações um pouco estranhas que terminam em "e". As nomenclaturas anteriores constam como um pequeno texto na caixa do produto.
[a]Estes produtos estão disponíveis nos EUA (em 2021).

Calibração é um termo único empregado para esse grupo de preenchedores e descreve o processamento da massa de AH reticulado em partículas menores, para produzir o tamanho ideal para a área a ser tratada. Isso ocorre por meio de um processo de "peneiramento" para otimização da homogeneidade. Os produtos com reticulação reduzida e calibração pequena são destinados à injeção superficial (p. ex., Restylane® Fynesse™ [antigo Emervel® Touch]), enquanto os produtos com elevada reticulação e maior calibração destinam-se a injeções mais profundas e volumétricas (p. ex., Restylane® Volyme™ [antigo Emervel® Volume]). Com exceção do Restylane® Fynesse™ (antigo Emervel® Touch), estão disponíveis com e sem lidocaína. O tamanho das partículas de calibração e a reticulação determinam as diferenças entre os produtos. O BDDE é o reticulador reativo que mantém unidas as moléculas de AH com uma extremidade livre. O grau de reticulação determina a firmeza do gel. Um gel mais firme resiste à deformação causada pelo movimento facial e tem maior duração; no entanto, é mais difícil de injetar e poderá ser palpável se for injetado muito superficialmente. O grau de calibração também afeta a firmeza e um tamanho menor é injetado com mais facilidade e também se dispersa mais facilmente. Os géis superficiais, Restylane® Fynesse™ (antigo Emervel® Touch) e Restylane® Refyne™ (antigo Emervel® Classic), são destinados à derme, enquanto as partículas maiores destinam-se aos tecidos mais profundos e frouxos, como o tecido subcutâneo (Figura 11.1).

ESTUDOS CLÍNICOS

Estudos clínicos europeus e sul-americanos sobre Emervel®

Em contraste com os EUA, na Europa, naquela época, geralmente não eram necessários estudos clínicos para lançar um preenchedor no mercado. Portanto, é bastante singular que a família Emervel® tenha sido lançada no mercado com vários estudos concomitantes. Dois estudos foram comparativos, utilizando os produtos Restylane® como referência (Tabela 11.3).

Ambos os estudos mostraram a comparabilidade dos produtos testados. No entanto, o Emervel® Deep (atualmente Restylane® Defyne™) mostrou melhor eficácia, em comparação com o Restylane® Perlane™ (atualmente Restylane® Lyft™).

Três outros estudos, todos eles de séries de casos, focaram em cenários da vida real (p. ex., tratamento de pacientes com diferentes membros da família Emervel®) (Tabela 11.4). Os resultados de um estudo (o estudo Fresh de Rzany et al.)

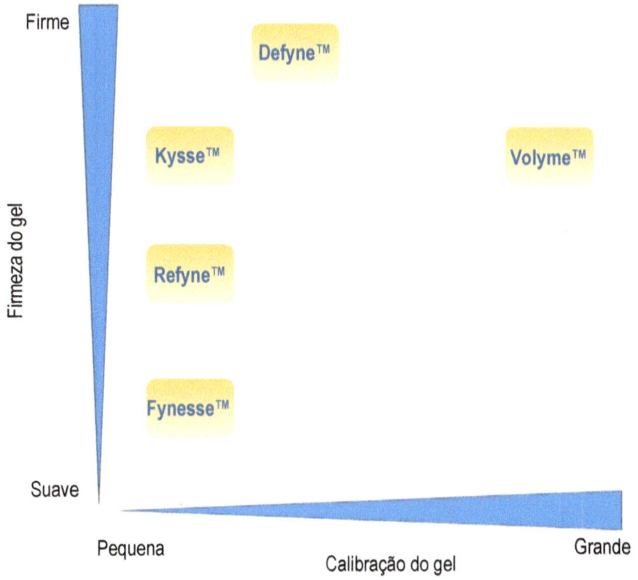

Figura 11.1 Reologia dos preenchedores de ácido hialurônico.

Tabela 11.3 Estudos comparativos europeus com Emervel® (ver na Tabela 11.2 as novas nomenclaturas de Restylane®).

Referência	Produtos	Randomizado/ cego	Área avaliada	Duração do estudo	Quantidade de pacientes	Critérios objetivos de resultados	Comentários
Ascher et al.	Emervel® Deep *versus* Restylane® Perlane	Sim/Sim	SNL	6 meses	60	WSRS de 5 pontos	Emervel® Deep proporciona melhor eficácia e tolerabilidade semelhante em comparação com o Restylane® Perlane
Rzany et al.	Emervel® Classic *versus* Restylane®	Sim/Sim	SNL	18 meses	52	WSRS de 5 pontos	Emervel® Classic proporciona eficácia semelhante e melhor tolerabilidade geral, em comparação com Restylane®

SNL, sulco nasolabial; *WSRS*, *Wrinkle Severity Rating Scale* (Escala de classificação de Gravidade das Rugas).

Tabela 11.4 Séries de casos com a família Emervel® (ver na Tabela 11.2 as novas nomenclaturas de Restylane®).

Referência	Produtos	Randomizado/ cego	Área avaliada	Duração do estudo	Quantidade de pacientes	Critérios objetivos de resultados	Comentários
Rzany et al.	Emervel® Touch, Classic, Deep, Volume e Lips	Estudo multicêntrico de série de casos (58 médicos), reunidos entre setembro de 2010 e julho de 2011	Pelo menos três das oito indicações (linhas periorbitais, canais lacrimais, sulcos malares, nasolabiais, linhas periorais superiores e linhas de marionete; aumento de volume malar e labial	6 meses	77	Escala de Classificação de Lemperle (6 pontos) e Escala de Volume Labial, melhora estética global	Aos 6 meses, 79,7% dos participantes estavam satisfeitos ou muito satisfeitos com a durabilidade dos resultados[a]
Talarico et al.	Emervel® Volume	Estudo multicêntrico de série de casos	Pelo menos duas indicações: mento, áreas temporais, malares, zigomático, linha da mandíbula, sulco nasolabial	18 meses	60 indivíduos	Escala de perda de volume (4 pontos), assim como Escala de Classificação de Lemperle (6 pontos), GAIS, Vectra 3D	Aos 18 meses, pelo menos melhora de um ponto em 68,3% dos pacientes, 6 pacientes com formação de nódulos, principalmente leves
Fahri et al.	Emervel® Classic, Deep, Volume e Lips	Estudo multicêntrico de série de casos consecutivos	Sulcos nasolabiais e linhas de marionete por pontuação – outras áreas apenas para tratamento (malar, lábios, sulco supramentual, canais lacrimais	2 a 4 semanas	1.822	Escore de 5 pontos para sulcos nasolabiais e linhas de marionete	Não há dados sobre eficácia e segurança a longo prazo

[a]Várias subpublicações resultaram desse estudo, todas publicadas em um suplemento do *Journal of Drugs in Dermatology* (p. ex., Referências 3 a 6). *GAIS*, *Global Aesthetic Improvement Scale* (Escala de Melhora Estética Global).

apareceram em várias subpublicações. Esses estudos não se concentram na comparabilidade, mas principalmente na eficácia (como o produto atua quando a sua utilização é menos restrita) e quão seguro é o produto (normalmente, os números de pacientes incluídos são bem elevados, o que também permite atestar sobre efeitos adversos menos frequentes). No entanto, um grande estudo acompanhou os pacientes durante algumas semanas.

Além disso, foi realizado um estudo comparativo menor, comparando Emervel® Lips (atualmente Restylane® Kysse™) *versus* Juvéderm® Volbella®, respectivamente. É importante ressaltar que a eficácia entre os produtos comparados foi muito semelhante (Tabela 11.5).

Estudo clínico nos EUA

O Emervel® US foi um estudo multicêntrico, randomizado, avaliador-cego, intraindividual lado direito-esquerdo, comparando a eficácia e a segurança do Emervel® Classic (atualmente Restylane® Refyne™) e Emervel® Deep (atualmente Restylane® Defyne™) com o Juvéderm® Ultra™ e o Juvéderm® Ultra Plus™ para corrigir os sulcos nasolabiais contralaterais.

Esse foi um estudo de eficácia: não inferioridade *versus* um comparador. A segurança foi determinada por meio de avaliação cega e os eventos adversos foram avaliados pelo paciente e pelo avaliador. Foi utilizada a escala de rugas Emervel® Classic, com sulcos nasolabiais classificados como três (moderados) a quatro (graves). Foi permitida uma reaplicação inicial, se necessário, e os volumes injetados de ambos os preenchedores foram os mesmos. Os resultados aos 6 meses mostraram que as mudanças médias no escore de gravidade das rugas foram iguais. Isso foi verdadeiro para ambos os estudos: Emervel® Classic (atualmente Restylane® Refyne™) *versus* Juvéderm® Ultra™ e Emervel® Deep (atualmente Restylane® Defyne™) *versus* Juvéderm® Ultra Plus™. Os perfis de eventos adversos também foram semelhantes, assim como a satisfação dos pacientes (Tabela 11.6).

PRODUTOS EMERVEL®/RESTYLANE® *OPTIMAL BALANCE TECHNOLOGY* NA PRÁTICA CLÍNICA: USO DOS DIFERENTES TIPOS EM DIFERENTES ÁREAS (OU SEJA, SULCOS NASOLABIAIS, LÁBIOS, VOLUMIZAÇÃO)

A família Emervel®/Restylane® OBT™ é bastante ampla, e varia desde o Restylane® Fynesse™ (antigo Emervel® Touch), para linhas muito superficiais, até o Restylane® Volyme™ (antigo Emervel® Volume) para volumização em planos profundos. A região perioral é bem tratada com Restylane® Refyne™ (antigo Emervel® Classic) e Restylane® Kysse™ (antigo Emervel® Lip) visando a sulcos nasolabiais, linhas de marionete e vermelhão dos lábios. A base para uma aplicação bem-sucedida nessa área consiste em volumização adequada dos lábios e correção das áreas

Tabela 11.5 Estudos comparativos de volume dos lábios com Emervel® Lips (ver na Tabela 11.2 as novas nomenclaturas de Restylane®).

Referência	Produtos	Randomizado/ cego	Área avaliada	Duração do estudo	Quantidade de pacientes	Critérios objetivos de resultados	Comentários
Hilton et al.	Emervel® Lips *versus* Juvéderm® Volbella®	Estudo multicêntrico comparativo randomizado	Lábios finos a moderada espessura	12 meses	60 (58 mulheres)	LFGS (*Lip Fullness Grading Scale*), Escala de Graduação de Volume dos Lábios (5 pontos)	A melhora na LFGS foi semelhante. Um volume menor de Emervel® Lips foi necessário para obter resultados semelhantes

Tabela 11.6 Estudos comparativos realizados nos EUA com Emervel® (ver na Tabela 11.2 as novas nomenclaturas de Restylane®).

Produtos	Randomizado/ cego	Área avaliada	Duração do estudo	Quantidade de pacientes	Critérios objetivos de resultados	Comentários
Emervel® Classic Lidocaína *versus* Juvéderm® Ultra™ (Fagien et al.)	Sim/Sim	SNL	6 meses	170	WSRS de 5 pontos	Eficácia e segurança semelhantes
Emervel® Deep Lidocaine *versus* Juvéderm® Ultra Plus™ (Baumann et al.)	Sim/Sim	SNL	6 meses	162	WSRS de 5 pontos	Eficácia e segurança semelhantes

SNL, sulco nasolabial; *WSRS*, *Wrinkle Severity Rating Scale* (Escala de Classificação de Gravidade das Rugas).

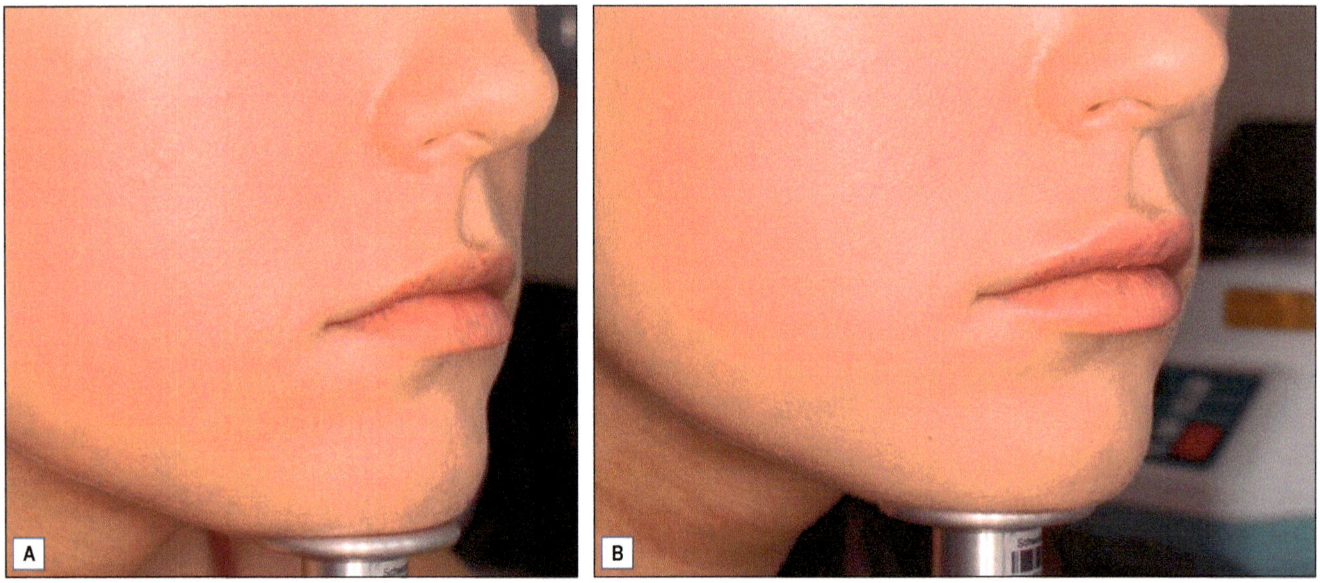

Figura 11.2 Lábios antes (**A**) e 1 semana após (**B**) o aumento de volume com 1 mℓ de Emervel® Lips em uma paciente de 23 anos.

circundantes, para um resultado equilibrado com um efeito natural de juventude. É importante que o injetor aborde o resultado em toda a face, em vez de se concentrar apenas em uma área.

O aumento na região malar pode ser tratado com sucesso com Restylane® Volyme™ (antigo Emervel® Volume) e/ou Restylane® Defyne™ (antigo Emervel® Deep), produtos mais firmes.

O produto Restylane® Kysse™ (antigo Emervel® Lábios) é bastante singular. É um produto muito bom para volumizar o vermelhão dos lábios (Figura 11.2 A, B), especificamente em pacientes mais jovens com pouca elastose. Ao contrário dos outros produtos, tem textura muito firme, e os pacientes podem sentir o preenchedor durante algumas semanas após a injeção. Alguns colegas utilizam o Restylane® Kysse™ também para elevar os sulcos infraorbitais. No entanto, para essa indicação, pode-se também utilizar o Restylane® Fynesse™ (antigo Emervel® Touch).

COMO FAZER A COMPARAÇÃO DE UM PREENCHEDOR COM OUTROS PRODUTOS DE ÁCIDO HIALURÔNICO EM DIFERENTES ÁREAS?

Não existem muitos estudos comparativos entre diferentes produtos de AH. Com base no estudo comparativo de Emervel® Deep e Classic (atualmente Restylane® Defyne™ e Refyne™), não há uma grande diferença em relação ao Restylane® Perlane (atualmente Restylane® Lyft™) e Restylane®. Em outro estudo comparando Emervel® Lips (atualmente Restylane® Kysse™) e Juvéderm® Volbella® de Hilton et al. (2018), não foi observada qualquer diferença clínica de eficácia nos dados de 6 meses. Relativamente a outros produtos Emervel®, o nosso palpite é que não existem diferenças clinicamente relevantes ao comparar o Restylane® Fynesse™ (antigo Emervel® Touch) com, por exemplo, o Restylane® Vital (com exceção da dor, porque o Restylane® Fynesse™ não é disponibilizado com lidocaína).

CONCLUSÃO

Em síntese, Restylane® OBT™ (antiga família Emervel®) de preenchedores personalizados apresenta cinco produtos únicos à base de AH, projetados para o rejuvenescimento facial em áreas e profundidades variáveis. A ciência, a análise do produto e a validação clínica indicam que estes são produtos úteis para o médico estético.

LEITURA ADICIONAL

Ascher, B., Bayerl, C., Brun, P., et al. (2011). Efficacy and safety of a new hyaluronic acid dermal filler in the treatment of severe nasolabial lines—6-month interim results of a randomized, evaluator-blinded, intra-individual comparison study. *Journal of Cosmetic Dermatology, 10*, 94–98. https://doi.org/10.1111/j.1473-2165.2011.00550.x.

Baumann, L., Weiss, R. A., Grekin, S., et al. (2018). Comparison of hyaluronic acid gel with (HARDL) and without lidocaine (HAJUP) in the treatment of moderate-to-severe nasolabial folds: A randomized, evaluator-blinded study. *Dermatologic Surgery, 44*(6), 833–840. https://doi.org/10.1097/DSS.0000000000001424.

Cartier, H., Trevidic, P., Rzany, B., Sattler, G., Kerrouche, N., & Dhuin, J. C. (2012). Perioral rejuvenation with a range of customized hyaluronic acid fillers: Efficacy and safety over six months with a specific focus on the lips. *Journal of Drugs in Dermatology, 11*(suppl 1), s17–s26. PMID:22497040.

Fagien, S., Monheit, G., Jones, D., et al. (2018). Hyaluronic acid gel with (HARRL) and without lidocaine (HAJU) for the treatment of moderate-to-severe nasolabial folds: A randomized, evaluator-blinded, phase III study. *Dermatologic Surgery, 44*(4), 549–556. https://doi.org/10.1097/DSS.0000000000001368.

Farhi, D., Trevidic, P., Kestemont, P., Emervel French Survey Group, et al. (2013). The Emervel French survey: A prospective real-practice descriptive study of 1,822 patients treated for facial rejuvenation with a new hyaluronic acid filler. *Journal of Drugs in Dermatology, 12*(5), e88–e93. PMID:23652965.

Hilton, S., Sattler, G., Berg, A. K., Samuelson, U., Wong, C., et al. (2018). Randomized, evaluator-blinded study comparing safety and effect of two hyaluronic acid gels for lips enhancement. *Dermatologic Surgery*, *44*(2), 261–269. https://doi.org/10.1097/DSS.0000000000001282.

Kestemont, P., Cartier, H., Trevidic, P., et al. (2012). Sustained efficacy and high patient satisfaction after cheek enhancement with a new hyaluronic acid dermal filler. *Journal of Drugs in Dermatology*, *11*(suppl 1), s9–s16. PMID:22497039.

Rzany, B., Bayerl, C., Bodokh, I., et al. (2011). Efficacy and safety of a new hyaluronic acid dermal filler in the treatment of moderate nasolabial folds: 6-month interim results of a randomized, evaluator-blinded, intra-individual comparison study. *Journal of Cosmetic and Laser Therapy*, *13*, 107–112. https://doi.org/10.3109/14764172.2011.571699.

Rzany, B., Cartier, H., Kestemont, P., et al. (2012). Full-face rejuvenation using a range of hyaluronic acid fillers: Efficacy, safety, and patient satisfaction over 6 months. *Dermatologic Surgery*, *38*(7 pt 2), 1153–1161. https://doi.org/10.1111/j.1524-4725.2012.02470.x.

Rzany, B., Cartier, H., Kestermont, P., et al. (2012). Correction of tear troughs and periorbital lines with a range of customized hyaluronic acid fillers. *Journal of Drugs in Dermatology*, *11*(suppl 1), s27–s34. PMID:22497041.

Talarico, S., Meski, A. P., Buratini, L., et al. (2015). High patient satisfaction of a hyaluronic acid filler producing enduring full-facial volume restoration: An 18-month open multicenter study. *Dermatologic Surgery*, *41*(12), 1361–1369. https://doi.org/10.1097/DSS.0000000000000549

12

Gordura Autóloga

Lauren Duffey Crow

RESUMO E CARACTERÍSTICAS PRINCIPAIS

- A gordura autóloga é um preenchedor ideal que proporciona aos pacientes uma revolumização de longa duração. Com avaliação, planejamento e tratamento adequados do paciente, a volumização facial propicia um meio seguro de restaurar os contornos jovens da face. A utilização de nanofat, microfat e fração vascular estromal autólogas, em pequenos enxertos aplicados estrategicamente nos planos de tecidos moles da face, estimula a regeneração contínua de textura, volume e contorno faciais
- Indicações para a transferência de gordura autóloga (TGA)
- Seleção do paciente
- Avaliação e planejamento pré-operatórios
- Técnicas de coleta de gordura
- Preparação do enxerto
- Colocação do enxerto
- Considerações e complicações pós-operatórias.

INTRODUÇÃO

A gordura autóloga é um preenchedor ideal para o rejuvenescimento facial, por ser relativamente abundante e fácil de obter, imunologicamente compatível e mais duradoura que os produtos injetáveis de bioengenharia disponíveis. A transferência de gordura autóloga (TGA) é considerada uma técnica elegante para corrigir os déficits de volume e o envelhecimento da face. Permite uma restauração minimamente invasiva do contorno dos tecidos moles e atrofia facial, com titulação e aplicação precisas de gordura do próprio paciente. A perda de volume dos tecidos moles pode resultar de traumas, cicatrizes, extirpação pós-tumoral, feridas crônicas, lipodistrofia pelo HIV e anomalias congênitas. Entretanto, a causa mais comum, tanto da perda de volume dos tecidos moles como de volume ósseo na face, é o processo natural de envelhecimento. O envelhecimento facial é um processo multifacetado e dinâmico em que todas as estruturas da anatomia facial têm um papel. A gordura subcutânea da face está dividida em compartimentos anatômicos discretos, e a propensão desses compartimentos de gordura à perda de volume relacionada com o envelhecimento é variável. Além disso, as alterações graduais na espessura e elasticidade da pele, diminuição da aderência entre a pele e o tecido subcutâneo, flacidez dos tecidos moles, enfraquecimento dos músculos faciais e progressiva diminuição do volume do esqueleto craniofacial contribuem para o processo natural de envelhecimento. A TGA é um meio não imunogênico e seguro para tratar a perda de volume facial.

Embora o enxerto de gordura seja uma técnica antiga que pode ser datada de 1893, vem ganhando uma popularidade cada vez maior para uso em cirurgia facial e estética. Desde o advento da lipoaspiração, o tecido adiposo pode ser facilmente obtido em quantidades substanciais e produz quantidades significativas de células multipotentes para uso em transplantes. A coleta e a preparação de enxertos de gordura não requerem cultura de células e podem ser realizadas no consultório no mesmo dia do enxerto, tornando o procedimento clinicamente viável, tanto para os pacientes como para os médicos.

Desde a descoberta das células-tronco derivadas do tecido adiposo, em 2001, a pesquisa sobre as aplicações clínicas dessas células progenitoras multipotentes derivadas do mesênquima vem aumentando. As diferentes técnicas de processamento das preparações de células-tronco derivadas do tecido adiposo, seja como macrofat, microfat ou nanofat, permitem diferentes planos e áreas de aplicação no tecido mole facial. O tecido adiposo isolado inicial é composto de adipócitos e células da fração vascular estromal (FVE), que incluem células-tronco adiposas, pré-adipócitos, fibroblastos, células endoteliais vasculares e células imunológicas. Existem, atualmente, vários estudos e revisões que apoiam a melhora da sobrevivência dos enxertos de gordura com a adição de células-tronco adiposas e de células da FVE.

CONSIDERAÇÕES PRÉ-OPERATÓRIAS E SELEÇÃO DE PACIENTES

O fator mais importante para a obtenção de excelentes resultados é a seleção adequada do paciente. Como em todas as consultas estéticas pré-operatórias, é importante discutir as expectativas, a linha do tempo, bem como os riscos e os benefícios da TGA.

Devem ser obtidas fotografias pré e pós-operatórias de cinco ângulos padrões para documentar e mostrar ao paciente as alterações volumétricas associadas ao procedimento. Estas incluem posições frontal, lateral e oblíquas bilaterais (Figura 12.1 A a C).

O candidato ideal para TGA deve conter uma fonte de volume suficiente de gordura, assim como apresentar perda de volume facial (rosto fino com um índice de massa corporal normal ou elevado). Os pacientes com um baixo índice de massa corporal não terão reservas de gordura suficientes para serem coletadas para transplante, e sua gordura está programada para permanecer magra mesmo após o enxerto (não resulta em uma mudança significativa). Além disso, os pacientes devem manter um peso estável, pois as flutuações de peso irão afetar os resultados do enxerto de gordura. Uma perda de peso de 4,5 kg diminuirá os resultados, enquanto o ganho de peso de 4,5 kg pode fazer com que o paciente tenha uma aparência muito cheia. Os pacientes com menos de 60 anos tendem a apresentar melhores resultados e necessitam de menos tratamentos para alcançar os resultados desejados. Acredita-se que isso se deva à diminuição da abundância e plasticidade das células-tronco maduras, à medida que os pacientes envelhecem. Em geral, a transferência de gordura não deve ser realizada em fumantes em virtude da vasoconstrição resultante que não auxiliará a sobrevivência dos enxertos de gordura. O paciente deve ser questionado sobre traumas ou procedimentos cirúrgicos anteriores para evitar a coleta em locais com fibrose aumentada. Para os pacientes com histórico de cirurgia palpebral, especialmente cirurgia da pálpebra inferior, há risco de edema prolongado após TGA, e os pacientes devem ser orientados sobre esse risco. O cirurgião também deve obter um histórico de implante malar ou no mento, pois isso impedirá a aplicação de enxertos de gordura no nível do periósteo nesses locais.

Os pacientes submetidos à TGA devem estar em condições médicas estáveis. Os pacientes que necessitarem de agentes anticoagulantes deverão passar por consultas de cardiologia ou hematologia antes de interromper esses medicamentos, a fim de evitar o risco de formação de trombos. Tendo em vista que o sangue é tóxico para os enxertos de gordura, a anticoagulação deve ser interrompida antes do enxerto de gordura, podendo ser reiniciada somente após um período de tempo adequado no pós-operatório. Recomenda-se que os pacientes evitem/interrompam o uso de ácido acetilsalicílico, medicamentos anti-inflamatórios não esteroides, óleo de peixe, vitamina E e suplementos fitoterápicos 2 semanas antes e 1 semana após o tratamento. O autor sênior recomenda a ingestão de suplementos de bromelaína 500 mg, 2 vezes/dia, com o estômago vazio, iniciando 1 semana antes da cirurgia e continuando por 1 semana, no pós-operatório, para ajudar a reduzir o edema e as equimoses pós-operatórias.

Os pacientes devem ser aconselhados sobre a necessidade de afastamento das atividades sociais e físicas por um período de tempo adequado. A TGA é realizada sob anestesia local e tumescente e, com a devida interrupção de medicamentos e suplementos com ação anticoagulante, a recuperação ocorre normalmente em 7 a 8 dias. Os riscos da TGA incluem infecção, hemorragia, oclusão vascular, necrose, cistos de gordura, granulomas e, em casos raros, cegueira. Não são recomendados antibióticos profiláticos, a não ser que o paciente tenha problemas ortopédicos ou cardíacos que necessitem de profilaxia.

COLETA DE ENXERTOS DE GORDURA

A seleção da área anatômica apropriada para a coleta de adipócitos deve basear-se no *habitus* corporal do paciente, bem como no histórico de cirurgias ou traumas anteriores. As revisões da TGA não mostraram diferenças significativas na sobrevivência dos adipócitos com base no local da coleta. Entretanto, a maioria dos cirurgiões concorda que o local ideal de coleta é a porção externa da coxa, em razão dos níveis mais elevados de

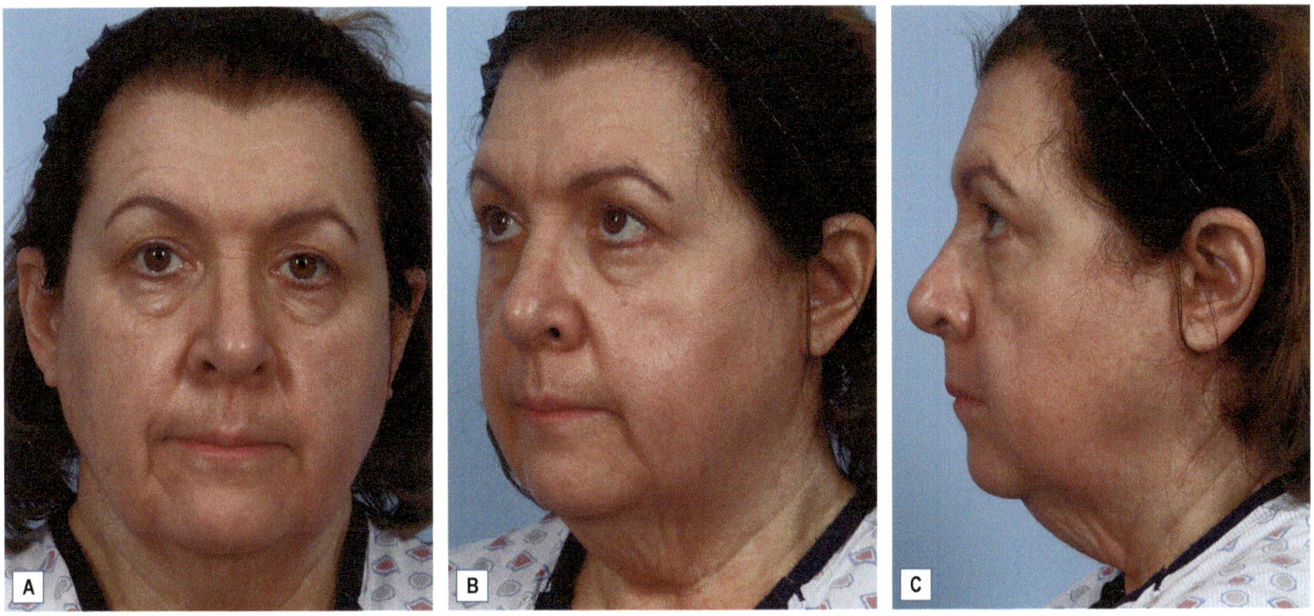

Figura 12.1 Os cinco ângulos padrões de fotos pré-operatórias para TGA, obtidas em posição frontal (**A**), oblíquas bilaterais (*direita* e *esquerda*) (**B**) e laterais bilaterais (*direita* e *esquerda*) (**C**).

células mesenquimais e colágeno. Seguem-se a essa área os flancos e o abdome, na ordem de preferência. No entanto, deve-se sempre evitar a lipoaspiração em áreas de uma cirurgia prévia, pois esses locais tendem a produzir um aspirado mais sanguinolento ou fraturado. No local, deve haver uma área de superfície e espessura subcutânea adequadas, mensuradas pelo teste da palma e da pinça (*pinch test*) para permitir a coleta de uma quantidade suficiente de gordura. Uma área do tamanho da palma da mão (aproximadamente 200 cm^2), com a espessura de uma pinça de pelo menos 0,25 cm, permite um enxerto de gordura de aproximadamente 50 mℓ.[12] A quantidade aproximada de gordura disponível para coleta no local doador deve ser calculada e comparada ao volume de gordura necessário para a revolumização. Muitas vezes, os pacientes exibem assimetria de gordura nas coxas ou flancos; assim, o processo de coleta pode ser empregado para proporcionar um benefício secundário, tornando o paciente mais simétrico, removendo uma quantidade maior de gordura da área mais volumosa.

O local da coleta deve ser marcado e preparado com iodopovidona (Betadine®) (Figura 12.2 A). Os pontos de incisão devem ser anestesiados com lidocaína a 1% com epinefrina, e as incisões podem ser realizadas com uma lâmina de bisturi nº 15. A anestesia tumescente, que consiste em uma solução tumescente a 0,2%, com epinefrina 1:500.000, deve ser injetada, através desses locais de incisão, na área doadora. A solução tumescente é administrada com uma cânula de infiltração de 2 mm e uma seringa de 20 mℓ pela técnica em leque.

Utiliza-se uma seringa de 10 mℓ para a coleta de gordura. Antes da coleta, deve-se colocar 1 mℓ de albumina a 25% (Baxter Pharmaceuticals, Deerfield, IL) nas seringas para concentrar a gordura e restaurar a pressão oncótica. A nanofat deve ser coletada com uma cânula 14G, como a Carraway Harvester™ Cannula (Tulip Medical Products, San Diego, CA) (Figura 12.2 B). Para coletar os enxertos micro e macrofat, utiliza-se uma cânula aceleradora Byron (Mentor, Irvine, CA) (Figura 12.2 C). Procede-se à sucção manual com 1 a 2 mℓ de sucção (< 6 mmHg) para evitar danos aos enxertos. Com movimentos suaves e em leque, a gordura deve ser coletada gradualmente nas seringas. As seringas cheias são invertidas e deixadas para decantar, enquanto as outras seringas são preenchidas. O líquido infranadante é descartado e as seringas são novamente preenchidas com gordura. Os locais de incisão são deixados abertos para drenagem e cicatrização por segunda intenção.

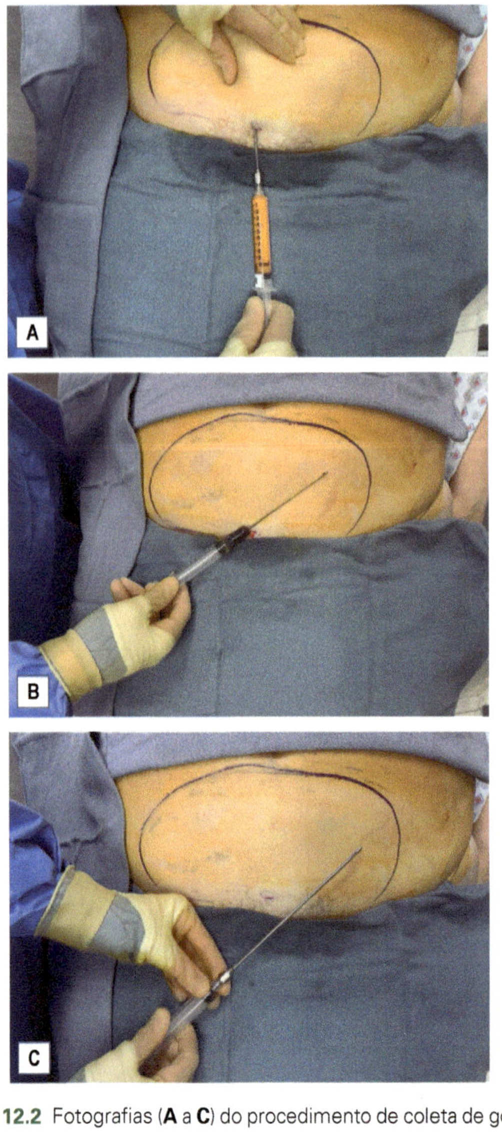

Figura 12.2 Fotografias (**A** a **C**) do procedimento de coleta de gordura.

PREPARAÇÃO DOS ENXERTOS

A gordura coletada deve ser centrifugada em um sistema fechado ou rotores estéreis a uma velocidade de até 3.000 rotações por minuto (rpm), por cerca de 30 a 60 segundos (Figura 12.3).

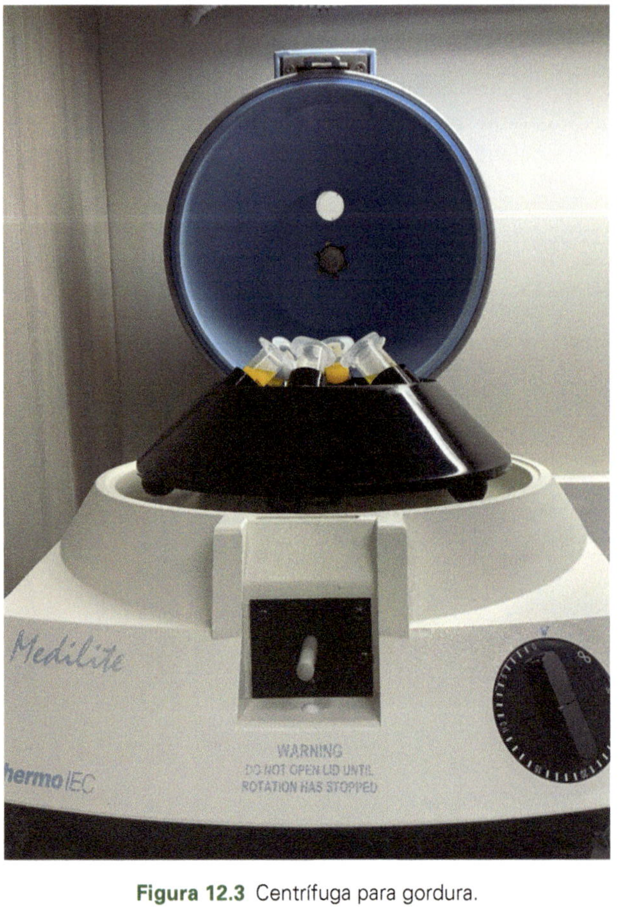

Figura 12.3 Centrífuga para gordura.

Isso permite uma adequada separação da gordura purificada, fatores de crescimento concentrados e células-tronco mesenquimais, derivadas de adipócitos, benéficas para a retenção do enxerto, evitando ao mesmo tempo a concentração excessiva e a ruptura dos adipócitos. O sobrenadante é constituído de células adiposas rotas e óleo, e deve ser retirado da seringa (Figura 12.4) usando uma compressa Telfa™ estéril ou rolos dentais de algodão estéreis. A parte central do produto centrifugado é constituída por adipócitos viáveis, células-tronco e fatores de crescimento, que se tornarão o enxerto de gordura. O infranadante é constituído de líquido e pode ser facilmente drenado do fundo da seringa.

Nanofat: fração vascular estromal de tecido

A nanofat é também referida como "FVE tecidual" (FVEt) em diferentes artigos científicos. Implica uma mistura de células-tronco derivadas de adipócitos e células da matriz extracelular. Para criar a nanofat, a gordura que foi coletada pela cânula Tulip deve ser micronizada e adicionalmente emulsionada. O processamento mecânico de nanofat para isolamento das células-tronco mesenquimais derivadas de adipócitos (CTM-ADs) é realizado com o uso de um sistema de nanofat Tulip (Tulip Medical Products). Primeiramente, a gordura é passada de um lado para o outro em seringas Luer-Lock® de 2,4 mm, no total de 20 a 30 passagens, que são seguidas de outras 20 a 30 passagens em seringas Luer-Lock® de 1,2 mm (Figura 12.5). A gordura será então passada através de um dispositivo de

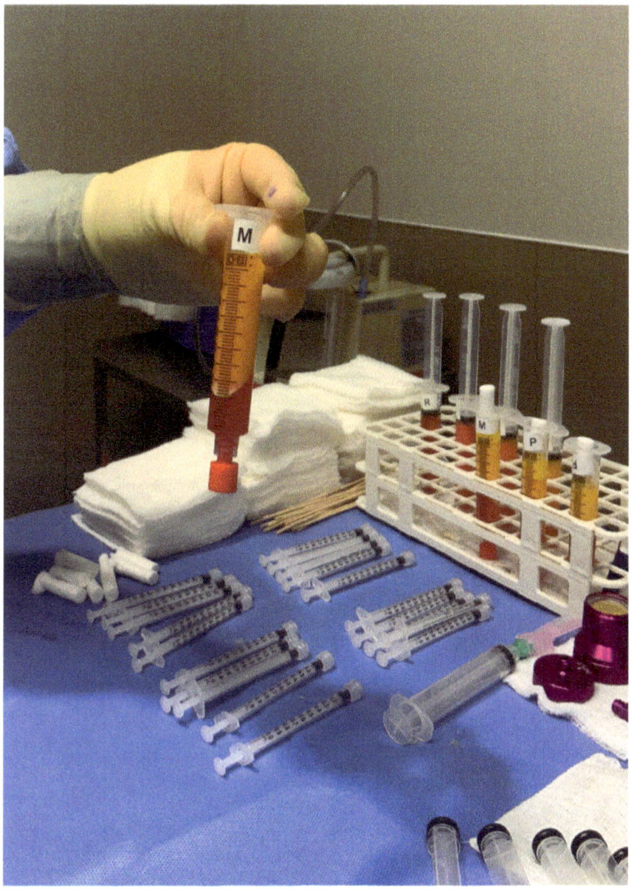

Figura 12.4 Separação da gordura após centrifugação.

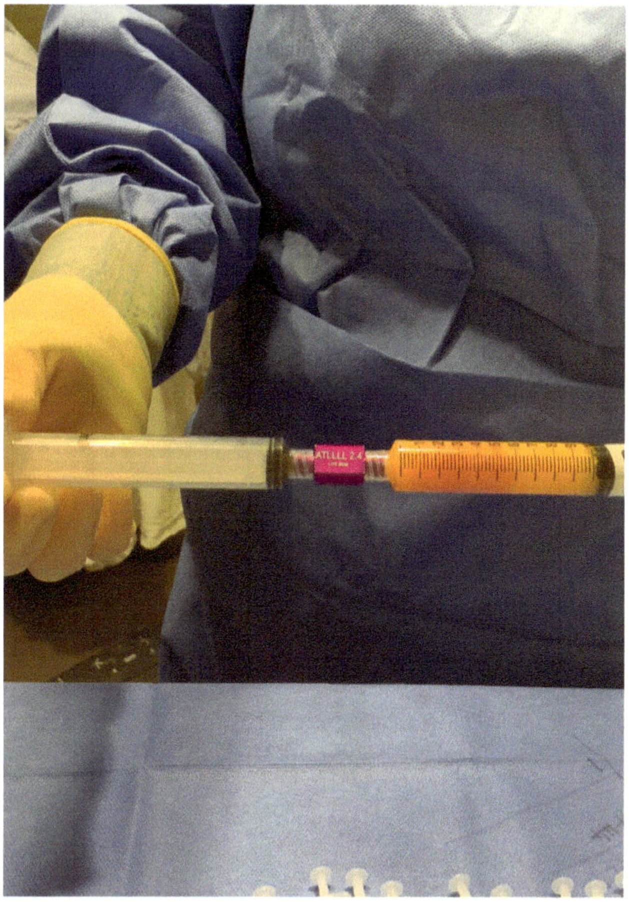

Figura 12.5 Processamento mecânico de nanofat para isolamento de células-tronco mesenquimais derivadas de adipócitos.

matriz celular autóloga (MCA), para filtrar o estroma e os adipócitos maduros, deixando passar as células-tronco. A gordura micronizada é passada através do filtro MCA e coletada em uma seringa com o plasma rico em plaquetas (PRP) do paciente. A nanofat será utilizada em áreas de pele mais fina para melhorar sua textura. A nanofat não é utilizada para volumizar uma área.

Adiciona-se aproximadamente 1 mℓ de nanofat ou FVE a 9 mℓ de enxertos regulares e microfat para aumentar as células-tronco. Depois de preparados, os enxertos de gordura devem ser transferidos para seringas de 1 mℓ para injeção (Figura 12.6).

APLICAÇÃO DO ENXERTO

Deve-se limpar a face cuidadosamente com álcool a 70% e realizar as marcações pré-operatórias para delinear os compartimentos de gordura facial destinados à revolumização (Figura 12.7). O posicionamento vertical do paciente durante a marcação pré-operatória é fundamental, pois a assimetria, a flacidez e os sulcos mudam com o posicionamento. As marcações devem ser revistas com o paciente antes de iniciar o procedimento.

Os pontos de incisão cirúrgica são desenhados para acomodar o menor número possível de pontos de acesso, permitindo alcance e mobilidade para a aplicação exata do enxerto de gordura. Isso geralmente envolve pontos de acesso na porção

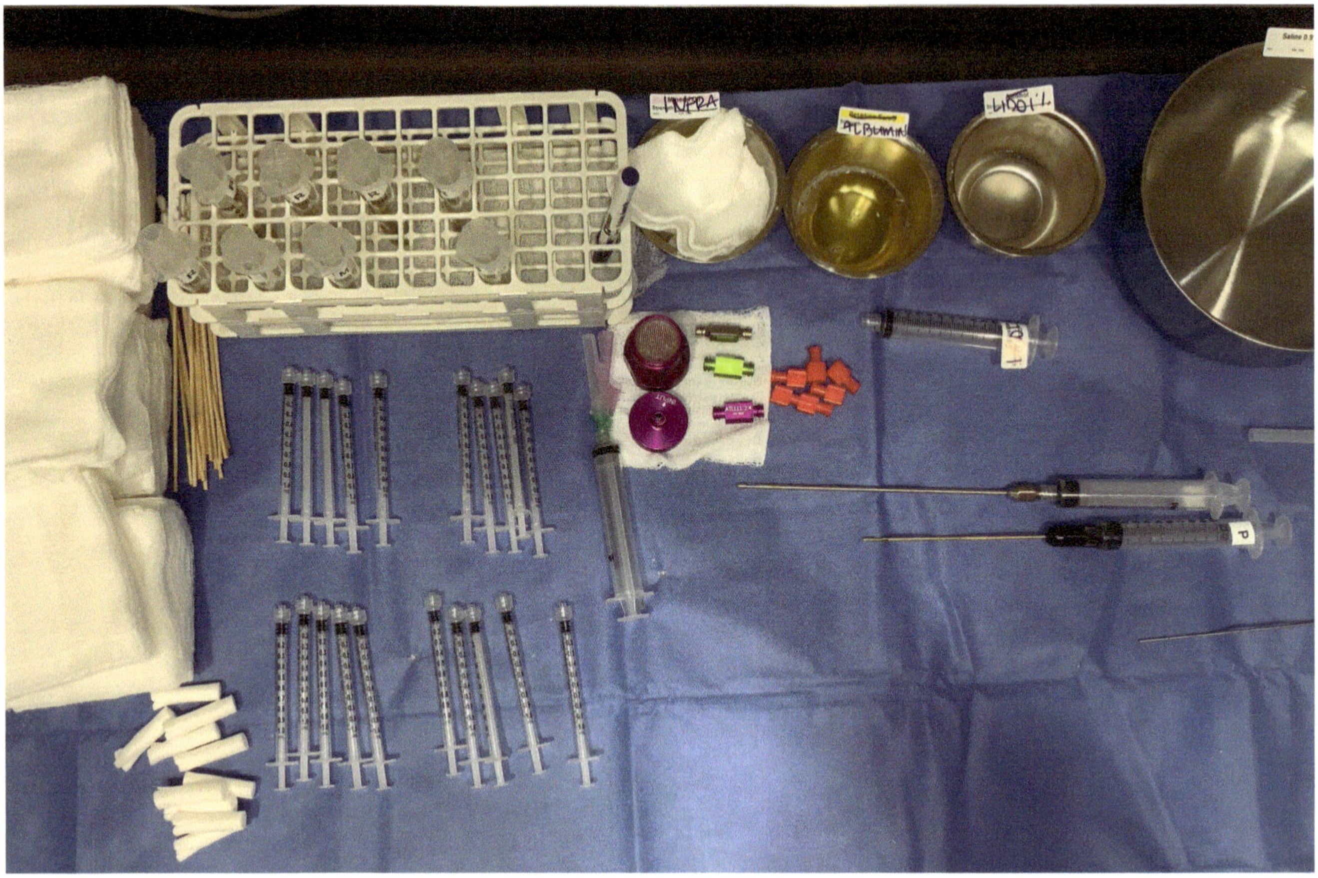

Figura 12.6 Bancada estéril para a transferência de gordura.

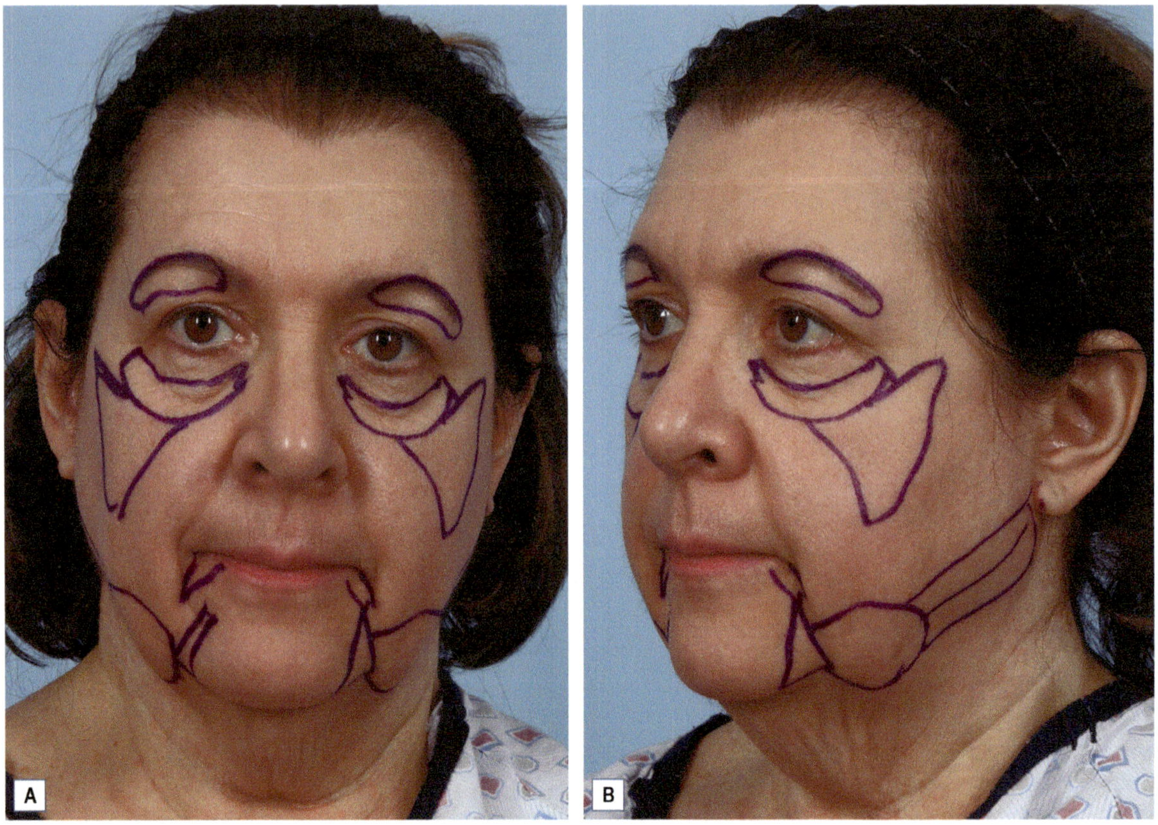

Figura 12.7 Marcações pré-operatórias para delinear os compartimentos de gordura facial designados para revolumização.

média do supercílio, porção lateral do zigoma, sulco nasolabial lateral e ângulo goníaco bilateralmente (Figura 12.8). Os bloqueios dos nervos supraorbital, supratroclear, infraorbital, zigomatico facial e mentuais devem ser realizados com lidocaína a 1% com epinefrina, de acordo com as áreas de tratamento desejadas. A realização correta dos bloqueios neurais possibilita o uso de menos anestesia tumescente para promover o conforto do paciente.

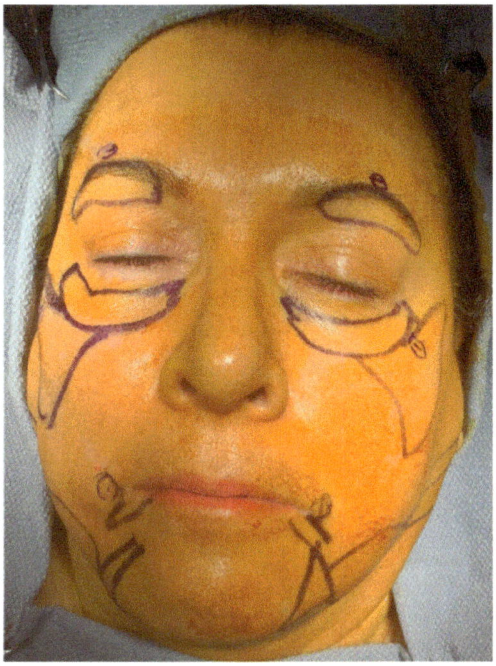

Figura 12.8 Os pontos de incisão cirúrgica são desenhados para acomodar o menor número possível de pontos de acesso, permitindo, ao mesmo tempo, o alcance e a mobilidade para a aplicação exata do enxerto de gordura. Isso envolve normalmente pontos de acesso na porção média do supercílio, porção lateral do zigoma, sulco nasolabial lateral e ângulo goníaco bilateralmente.

A anestesia tumescente é então injetada com seringa de 20 mℓ, conectada a uma agulha espinal de calibre 25G, para infiltrar áreas da face não alcançadas pelos bloqueios neurais (Figura 12.9). Normalmente, os volumes de anestesia tumescente consistem em 15 a 30 mℓ de lidocaína a 0,2% com epinefrina 1:500.000 para toda a face.

Uma agulha No-Kor de calibre 16G (Becton Dickinson, Franklin Lakes, NJ) é usada então para efetuar incisões nos pontos de acesso designados (Figura 12.10). Depois de preparar a cânula Coleman II (Mentor, Irvine, CA) (Figura 12.11) para a aplicação do enxerto de gordura, deve ter-se o cuidado de assegurar que o orifício aberto esteja direcionado para o tecido profundo. Ao alternar entre nanofat e microfat, a cânula deve ser lavada com solução salina normal e ser novamente preparada.

A gordura é injetada com seringas de 1 mℓ para evitar que grandes *bolus* de gordura sejam injetados no tecido. O objetivo é depositar alíquotas de cerca de 0,05 mℓ em vários níveis anatômicos (Boxe 12.1). Isso permite que a gordura absorva nutrientes do tecido circundante até estabelecer um suprimento vascular. Alíquotas maiores de gordura podem resultar em sobrevivência da porção externa do enxerto, enquanto a porção central se torna necrótica, dando origem a cistos de gordura. A palma da mão injetora deve ser usada para exercer pressão suave sobre o êmbolo da seringa, de tal forma que sejam injetadas pequenas alíquotas de gordura. Isso confere ao cirurgião maior controle que o uso do polegar para empurrar o êmbolo.

Todos os pontos de incisão do enxerto de gordura são suturados com sutura única de absorção rápida de 5-0. As incisões são suturadas para minimizar o risco de infecção e ajudar a assegurar a cicatrização discreta das incisões.

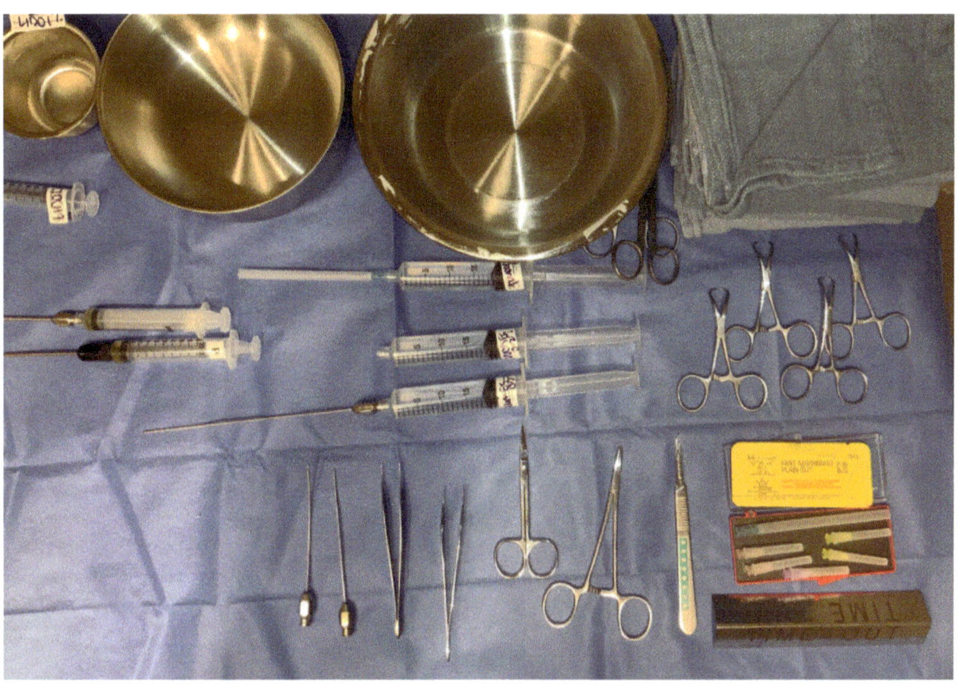

Figura 12.9 A anestesia tumescente é injetada via seringa de 20 mℓ, conectada a uma agulha espinal de calibre 25G, para infiltrar as áreas da face não alcançadas pelos bloqueios neurais.

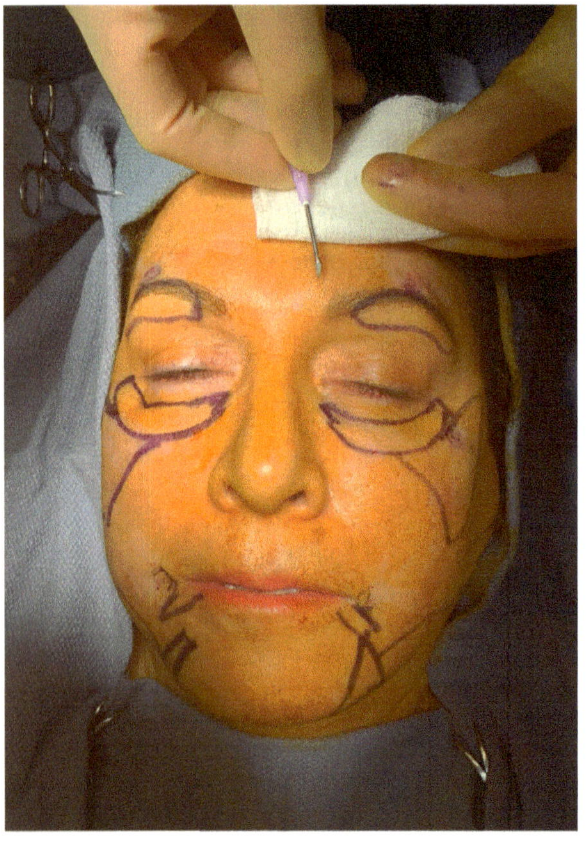

Figura 12.10 Uma agulha No-Kor de calibre 16G (Becton Dickinson, Franklin Lakes, NJ) é utilizada para realizar incisões em pontos de acesso designados.

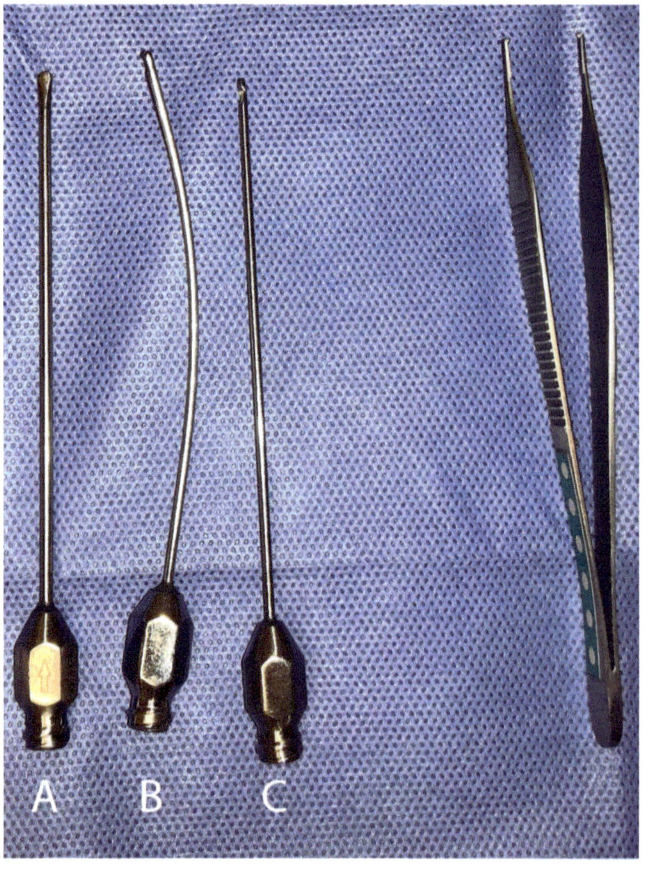

Figura 12.11 Várias cânulas de microfat e nanofat usadas para transferência de gordura.

Boxe 12.1 Profundidade de aplicação do enxerto de gordura por localização anatômica.

Região anatômica	Nanofat	Microfat	Macrofat
Supercílios[a]	Plano subdérmico ao longo do supercílio e margem orbital	Coxim adiposo da porção superior do supercílio, periósteo sob o supercílio	
Têmporas[a]		Plano subcutâneo	
Margem orbital e canal lacrimal	Plano subdérmico ao longo do supercílio e margem orbital	Supraperiósteo	
Zigoma e malar		Supraperiósteo com pequenas alíquotas lineares, plano muscular e subcutâneo	
Lábios	Subdérmico ao longo dos lábios cutâneos superficiais	Mucosa com pequenas alíquotas lineares, subdérmica além da borda do vermelhão	Mucosa
Sulcos melolabiais			Subdérmica com técnica de subcisão
Mento e sulcos melomentuais		Periosteal, intramuscular e subdérmica ao longo da mandíbula; subdérmica ao longo dos sulcos melomentuais	Subdérmica e periosteal na projeção do mento, periosteal ao longo da porção medial do mento com técnica em leque
Mandíbula	Subdérmica	Subdérmica, intramuscular e periosteal com técnica linear	Subdérmica, intramuscular e periosteal com técnica linear

[a]Áreas que necessitam de aplicação em zigue-zague ou não linear para evitar a formação de "rolos" de gordura visíveis.

Supercílios

Pode-se aplicar nanofat (0,5 a 1 mℓ) no plano subdérmico, ao longo do supercílio e da margem orbital, através de um ponto de acesso na porção média do supercílio (Figura 12.12 A e B). Essa nanofat, aplicada superficialmente, é utilizada para melhorar a textura e a qualidade da pele, e deve ser injetada por técnica linear. Com a microfat, pode-se adicionar uma pequena quantidade (1 a 2 mℓ) ao coxim adiposo da porção superior da sobrancelha. Uma pequena quantidade de microfat também pode ser aplicada sob o supercílio, ao longo do periósteo, para obter maior efeito *lifting*. Isso também pode ser feito de maneira linear.

Têmporas

O acesso às têmporas pode ser feito pela porção lateral do zigoma, ou ao longo da linha do cabelo, acima do arco zigomático. Isso permite o acesso tanto à fossa temporal como à margem orbital inferior. Aproximadamente 2 a 3 mℓ de microfat são depositados no tecido subcutâneo por meio de uma aplicação em zigue-zague, para evitar acúmulos lineares de gordura que podem se tornar visíveis. A aplicação de gordura abaixo do músculo temporal não é recomendada, pois a gordura pode gerar uma protuberância e tornar-se visível durante a mastigação.

Margem orbital e canal lacrimal

Através da margem orbital lateral ou da região malar média, a nanofat pode ser injetada sob a derme para melhorar a qualidade da pele, usando um padrão de aplicação não linear (Figura 12.13). A microfat pode ser injetada ao longo do supraperiósteo por meio de uma cânula com a ponta para baixo, em um movimento de zigue-zague. Esse movimento é empregado para a injeção em áreas com pele fina, para evitar a formação de rolos lineares de gordura visíveis. Os pacientes com pele mais espessa podem beneficiar-se da injeção de macrofat para um aumento mais significativo, com menos risco de a gordura se tornar visível. No entanto, o canal lacrimal é, de longe, a área mais difícil de injetar. Os cirurgiões iniciantes são aconselhados a começar volumizando a região malar e a parte inferior do rosto até se sentirem confortáveis com a aplicação de quantidades precisas de gordura em vários planos teciduais.

Zigoma e região malar

Com acesso pelo zigoma lateral, a cânula pode ser usada para aplicar macrofat em pequenas alíquotas lineares ao longo do periósteo (Figura 12.14). Aproximadamente 2 a 3 mℓ de microfat são injetados nesse local. A cânula é redirecionada então para o plano muscular e depois para o plano subcutâneo, completando assim três níveis diferentes de enxerto de gordura nessa área. Deve ter-se o cuidado de evitar o excesso de gordura superficialmente, pois isso pode dar origem a irregularidades na superfície que podem ser desfigurantes.

Lábios

Com a utilização de um ponto de acesso lateral à comissura oral, a cânula pode ser então movimentada em um ângulo ascendente ou descendente, para tratar tanto o lábio superior como o inferior (Figura 12.15). A textura e o tônus das rítides periorais podem ser tratados com a aplicação de nanofat ao longo do lábio cutâneo superficial. Normalmente, aplica-se 1 mℓ de nanofat sob a derme, em cada quadrante ao redor da boca.

Pode-se então adicionar microfat ou macrofat na profundidade da mucosa, através do mesmo ponto de acesso na comissura oral lateral, para melhorar o volume dos lábios. A gordura deve ser aplicada em pequenas alíquotas pela técnica linear.

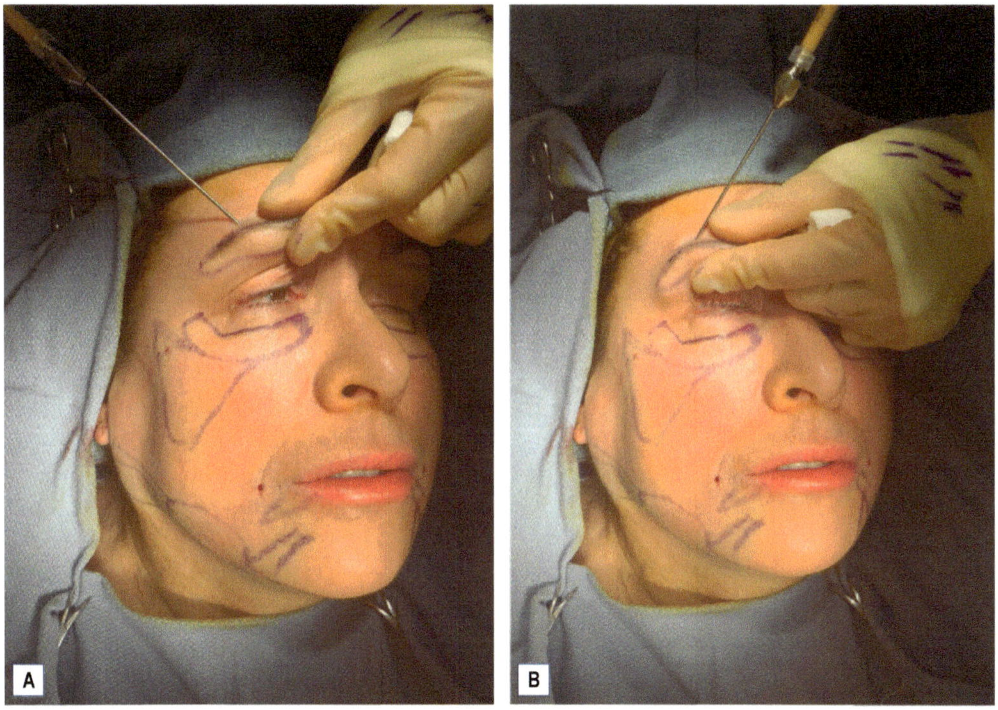

Figura 12.12 Pode-se aplicar nanofat (0,5 a 1 mℓ) no plano subdérmico, ao longo do supercílio e da margem orbital, através de um ponto de acesso na porção média do supercílio.

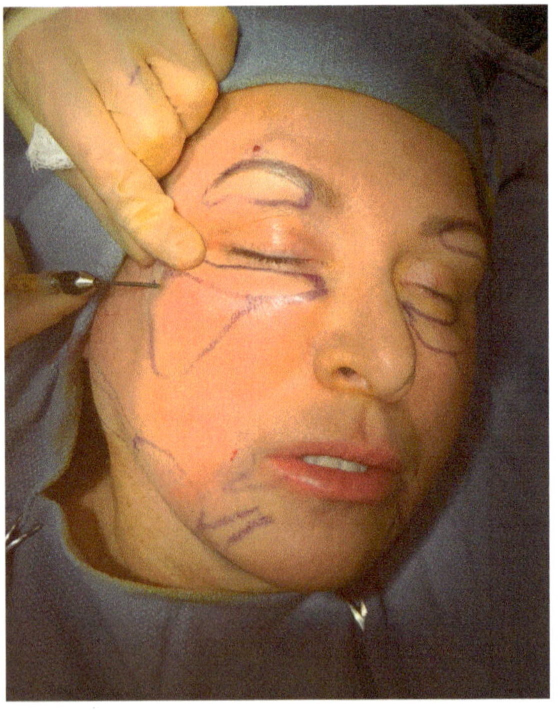

Figura 12.13 Através da margem orbital lateral ou da região malar média, pode-se injetar nanofat subdermicamente para melhorar a qualidade da pele, usando um padrão de aplicação não linear.

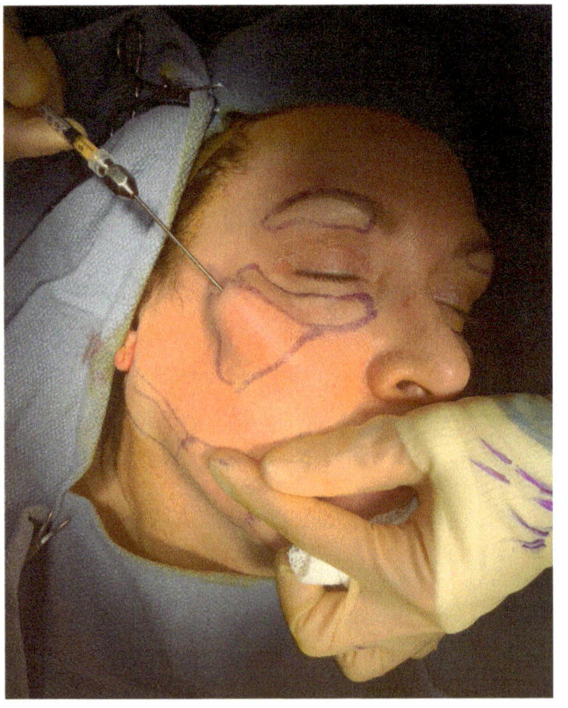

Figura 12.14 Acesso pelo zigoma lateral, a cânula pode ser usada para aplicar macrofat em pequenas alíquotas lineares ao longo do periósteo.

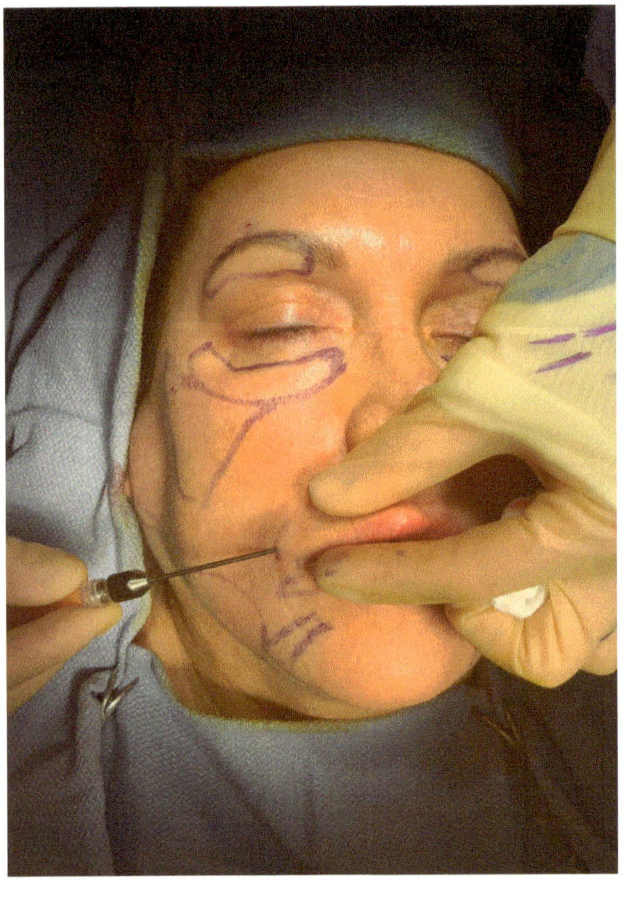

Figura 12.15 Utilizando um ponto de acesso exatamente lateral à comissura oral, a cânula pode ser girada em um ângulo ascendente ou descendente, para tratar tanto o lábio cutâneo superior como o inferior.

A aplicação de microfat deve se estender ao plano subdérmico, além da borda do vermelhão para proporcionar uma transição suave e suavizar as rítides periorais. Normalmente, aplica-se 1 mℓ de microfat por quadrante, no total de 4 mℓ.

Sulcos melolabiais

Para tratar os sulcos melolabiais, a macrofat pode ser injetada a partir do zigoma lateral no plano subdérmico, em uma técnica semelhante à subcisão. Isso permite que pequenas alíquotas de gordura sejam aplicadas exatamente mediais e logo abaixo do sulco melolabial em um plano superficial. Com a realização de subcisão e aplicação superficial de gordura, obtém-se melhor correção do sulco melolabial. O objetivo é suavizar o sulco e não sobrecorrigir a área. Normalmente, utiliza-se 1 mℓ de gordura em cada lado.

Mento e sulcos melomentuais

Os sulcos melomentuais são preenchidos em vários planos. Na borda mandibular, a gordura é aplicada ao longo do periósteo, nos planos intramuscular e subdérmico. À medida que o preenchimento prossegue em direção mais cefálica, para as comissuras orais, a gordura é aplicada subdermicamente, uma vez que não há periósteo nessa área. Essa área requer normalmente de 2 a 4 mℓ por lado.

A macrofat pode ser injetada sob a derme e no periósteo para aumentar o volume e a projeção do mento. Por um ponto de entrada, ao longo da borda mandibular anterior ao ligamento mandibular, zigoma lateral (Figura 12.16), ou pelo ângulo goníaco, pode-se injetar a macrofat ao longo do periósteo, com uma abordagem em leque para revolumizar a porção medial do mento. Esta área requer normalmente de 3 a 4 mℓ de macrofat.

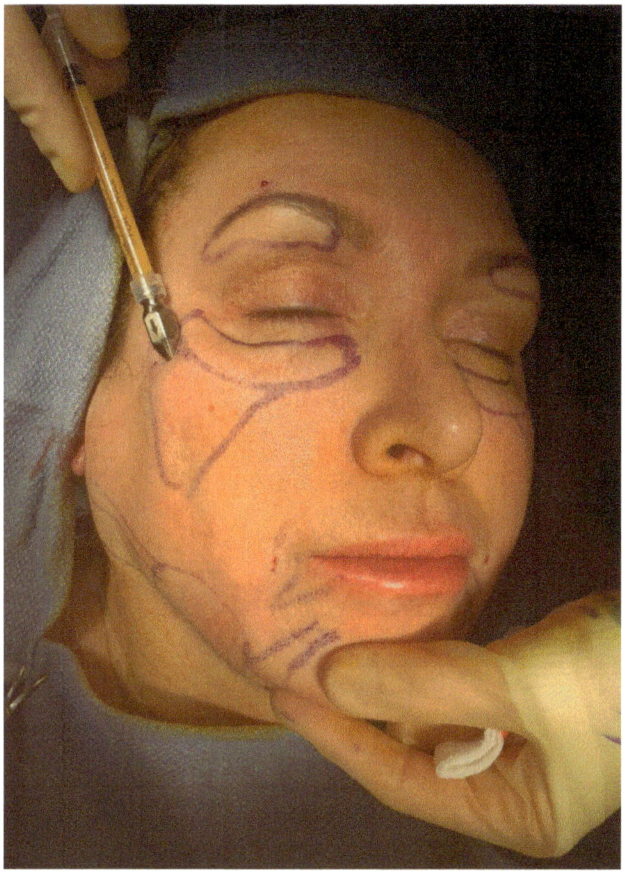

Figura 12.16 Por um ponto de entrada ao longo da borda mandibular anterior ao ligamento mandibular, zigoma lateral ou pelo ângulo goníaco, a macrofat pode ser injetada ao longo do periósteo, com uma abordagem em leque para revolumizar a porção medial do mento.

Mandíbula

Com o envelhecimento, a mandíbula perde altura e largura, tornando assim mais pronunciada a flacidez do pescoço. A macrofat pode ser adicionada pelo ângulo goníaco com técnica linear para realçar a linha da mandíbula e corrigir a regressão ascendente da linha da mandíbula que é observada com o envelhecimento. Como a pele nessa área é mais espessa, os enxertos podem ser aplicados de forma linear. Os enxertos podem ser adicionados em vários planos, incluindo o subdérmico, o intramuscular e o periosteal. O objetivo do enxerto de gordura nessa área é melhorar a definição da linha da mandíbula e alongar a face. Assim, a gordura é aplicada tanto em sentido cefálico como caudal à borda mandibular, permitindo o alongamento facial (Figura 12.17 A e B).

Demonstração da transferência de gordura facial – Vídeo 12.1.

Vídeo 12.1

CONSIDERAÇÕES PÓS-OPERATÓRIAS

No pós-operatório, os pacientes devem ser informados de que são esperados graus variáveis de edema e equimoses, que se desenvolvem nas primeiras 24 a 48 horas e se resolvem gradualmente ao longo de 1 a 2 semanas (Figura 12.18 A e B). Para melhorar o edema, os pacientes são orientados a aplicar compressas geladas como bolsas de gelo ou um saco de ervilhas congeladas sobre a face, durante 5 a 10 minutos, a cada hora, enquanto acordados, nas primeiras 48 horas de pós-operatório. Os pacientes são também incentivados a dormir em posição supina com a cabeça ligeiramente elevada durante a primeira semana. Se forem clinicamente necessários, os anticoagulantes deverão ser reiniciados em 48 a 72 horas.

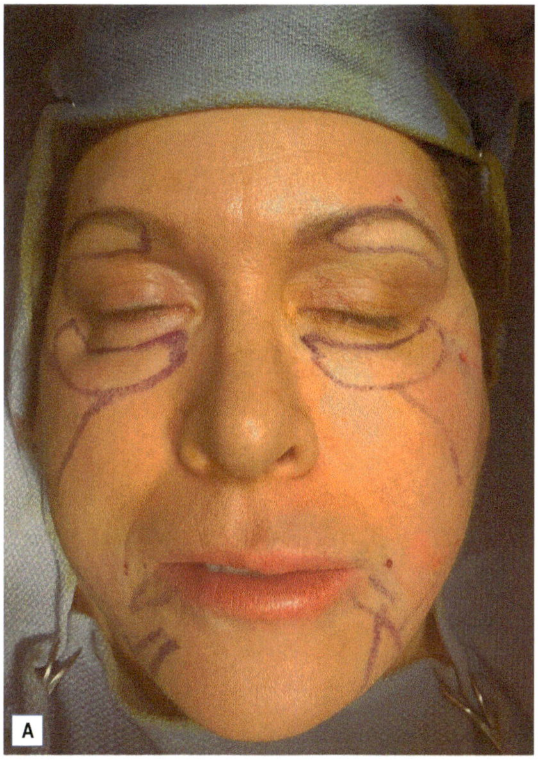

A

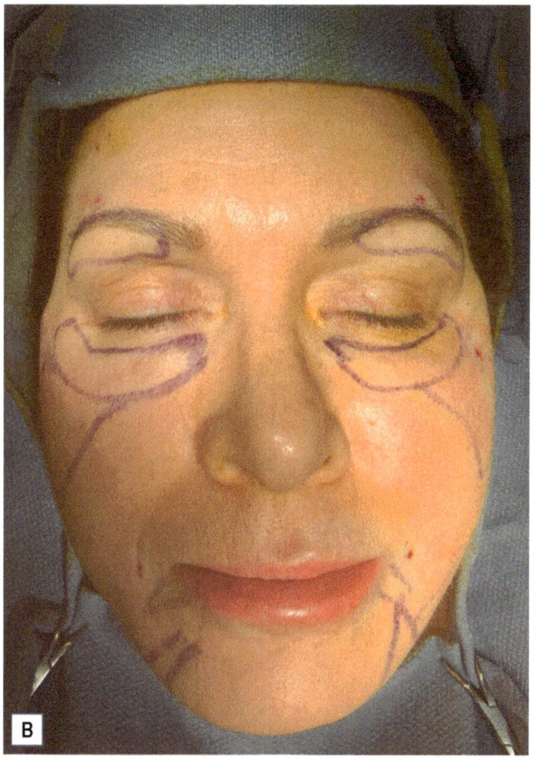

B

Figura 12.17 A gordura é aplicada tanto no sentido cefálico como caudal à borda mandibular, permitindo o alongamento da face.

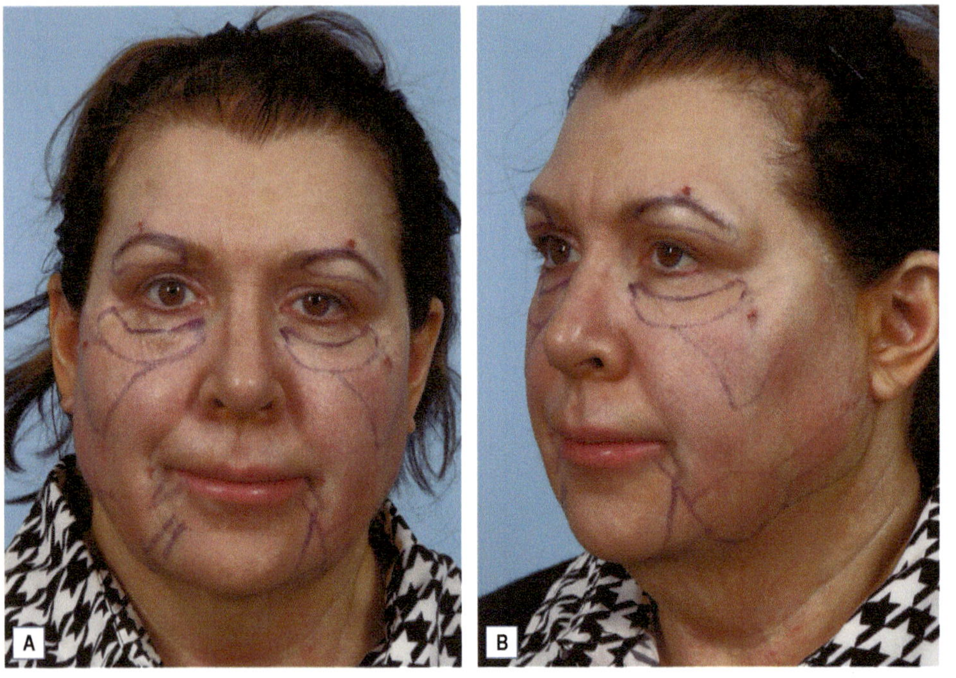

Figura 12.18 Edema e equimose pós-operatórios, que se desenvolvem nas primeiras 24 a 48 horas.

Todos os outros agentes anticoagulantes (anti-inflamatórios não esteroides [AINEs], óleo de peixe) devem ser interrompidos durante pelo menos 1 semana após a TGA, para minimizar hemorragia e necrose do enxerto.

Os pacientes podem limpar a pele facial no mesmo dia da cirurgia, com água destilada e um produto de limpeza suave. Os pacientes não devem massagear o rosto ou friccioná-lo excessivamente. Durante 2 semanas após a TGA, todas as formas de exercício devem ser evitadas para diminuir o risco de interromper o novo suprimento sanguíneo que está se formando ao redor dos enxertos. Deve-se recomendar aos pacientes evitar procedimentos dentários durante 2 semanas após a cirurgia, pelo potencial para colonização de bactérias nos enxertos de gordura. Para aproveitar ao máximo o tempo de afastamento, os pacientes podem considerar o acréscimo de outros procedimentos complementares à TGA, como *resurfacing* ablativo a *laser*, *peelings* químicos, blefaroplastia e/ou *lifting* facial.

A primeira consulta pós-operatória deve ser efetuada 7 dias (Figura 12.19 A e B) após o procedimento e seguida de uma reavaliação aos 3 meses. Os pacientes são informados por escrito sobre

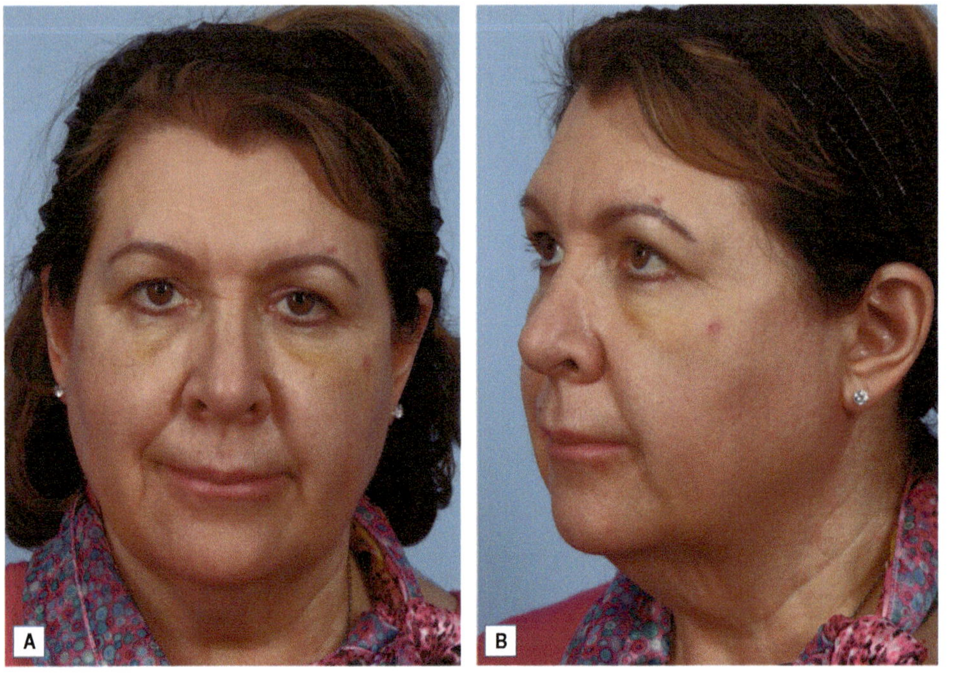

Figura 12.19 A resolução do edema e das equimoses pós-operatórias ocorre nas primeiras 1 a 2 semanas.

o que podem esperar durante os 6 a 12 meses seguintes. No primeiro mês após a TGA, os pacientes terão a melhor aparência possível; eles são informados de que, nos primeiros 3 meses, podem esperar alguma perda de volume, à medida que os adipócitos maduros morrem. A apoptose dessas células sinaliza às células pré-adipócitos para começar a proliferar e desenvolver-se em células maduras. Por volta de 3 a 6 meses, pode parecer que não há muitas mudanças, uma vez que o processo está em andamento. Contudo, os pacientes devem ser informados de que a expectativa é de uma contínua melhora do volume facial durante os próximos 6 a 12 meses (Figura 12.20 A a D). O método Tonnard de injeção de pequenas alíquotas de nanofat e microfat demonstrou produzir uma diferenciação contínua de células-tronco e regeneração de tecidos que levam à melhora constante do volume facial. Após um período de 4 a 6 meses, os pacientes podem ser reavaliados em relação à necessidade de enxerto de gordura adicional.

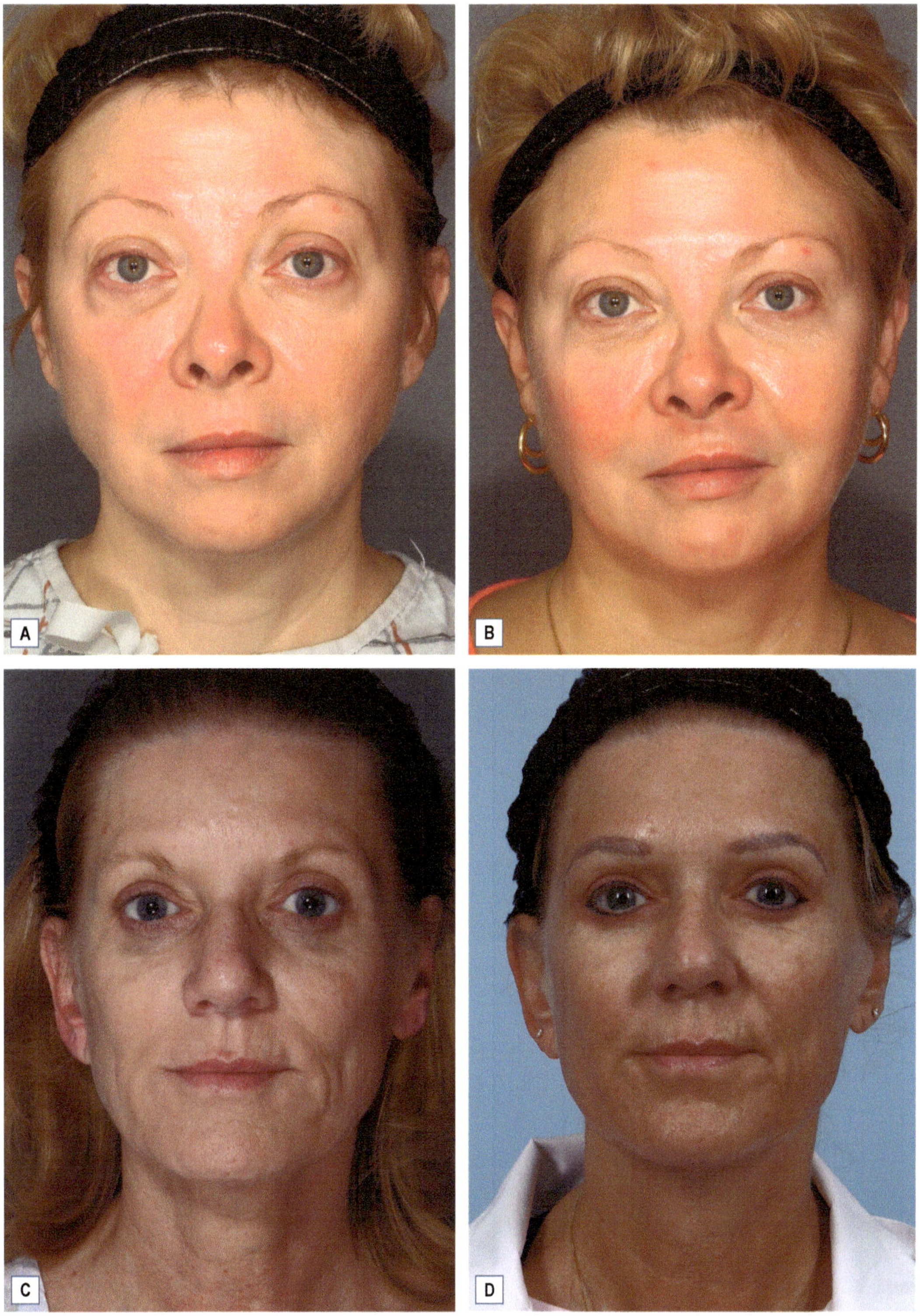

Figura 12.20 Antes (**A**, **C**) e depois (**B**, **D**) do rejuvenescimento panfacial com transferência de gordura.

COMPLICAÇÕES

A complicação mais grave relacionada com todos os produtos injetáveis para a face é a oclusão vascular, particularmente a oclusão dos vasos que irrigam as estruturas orbitais. A taxa de oclusão vascular parece ser ligeiramente mais elevada no caso da injeção de gordura do que com os preenchedores faciais sintéticos; no entanto, é mais provável que se deva ao uso de agulhas e seringas grandes para injetar a gordura na região central da face. Em uma revisão sistemática de casos relatados de oclusão vascular, publicada em 2012, nenhum dos pacientes com oclusão de gordura recuperou a visão. Apesar da gravidade, essa complicação é rara em termos gerais. Para limitar os riscos de oclusão vascular e embolia gordurosa, a injeção retrógrada lenta, a baixa pressão, com movimentos constantes, e o uso de uma cânula de ponta romba conectada a uma seringa de 1 mℓ são recomendados. A injeção de pequeno volume também ajuda a reduzir o risco de compressão venosa.

As complicações no local doador relacionadas com a lipoaspiração parecem ser mínimas e incluem dor, edema, formação de hematoma, infecção, irregularidades de contorno, parestesia, cicatrizes hipertróficas e, raramente, danos às estruturas intraperitoneais ou intramusculares com a penetração da cânula. Em uma revisão sistemática da literatura de 2018, foi relatada uma taxa global de complicações da TGA de 2,27%. As complicações, em ordem de maior para menor frequência, incluíram assimetria, cistos de gordura/granulomas, edema prolongado, sangramento, hipertrofia do enxerto, necrose da gordura, infecção, eritema, telangiectasia e ativação da acne. A assimetria pode ser tratada com TGA subsequente ou adição de outros preenchedores faciais. Nódulos de gordura podem ser resolvidos ou melhorados com injeções intralesionais de esteroides.

Os médicos também devem estar atentos às complicações associadas à sedação consciente e aos procedimentos cirúrgicos gerais. Dentre essas complicações estão toxicidade da lidocaína, dose excessiva de opioides, dose de benzodiazepínicos e reações anafiláticas. Os agentes de reversão e a epinefrina devem ser mantidos à mão para o caso de toxicidade.

CONCLUSÃO

A gordura autóloga é um preenchedor ideal que proporciona aos pacientes uma revolumização duradoura. Com avaliação, planejamento e tratamento adequados, a volumização facial proporciona um meio seguro de restaurar os contornos jovens da face. A aplicação de nanofat, microfat e FVE autólogas, em pequenos enxertos aplicados de maneira estratégica, ao longo dos planos de tecidos moles da face, estimula a regeneração de textura, volume e contorno facial.

LEITURA ADICIONAL

Boureaux, E., Chaput, B., Bannani, S., et al. (2016). Eyelid fat grafting: Indications, operative technique and complications; a systematic review. *Journal of Cranio-Maxillo-Facial Surgery, 44*(4), 374–380. https://doi.org/10.1016/j.jcms.2015.12.013.

Bourin, P., Peyrafitte, J.-A., & Fleury-Cappellesso, S. (2011). A first approach for the production of human adipose tissue-derived stromal cells for therapeutic use. *Methods in Molecular Biology Clifton NJ, 702*, 331–343. https://doi.org/10.1007/978-1-61737-960-4_24.

Carruthers, J. D. A., Fagien, S., Rohrich, R. J., Weinkle, S., & Carruthers, A. (2014). Blindness caused by cosmetic filler injection: A review of cause and therapy. *Plastic and Reconstructive Surgery, 134*(6), 1197–1201. https://doi.org/10.1097/PRS.0000000000000754.

Fitzgerald, R., Graivier, M. H., Kane, M., et al. (2010). Update on Facial aging. *Aesthetic Surgery Journal, 30*, 11S–24S. https://doi.org/10.1177/1090820X10378696.

Geissler, P. J., Davis, K., Roostaeian, J., et al. (2014). Improving fat transfer viability: The role of aging, body mass index, and harvest site. *Plastic and Reconstructive Surgery, 134*(2), 227–232. https://doi.org/10.1097/PRS.0000000000000398.

Gornitsky, J., Viezel-Mathieu, A., Alnaif, N., Azzi, A. J., & Gilardino, M. S. (2019). A systematic review of the effectiveness and complications of fat grafting in the facial region. *JPRAS Open, 19*, 87–97. https://doi.org/10.1016/j.jpra.2018.12.004.

Hamza, A., Lohsiriwat, V., & Rietjens, M. (2013). Lipofilling in breast cancer surgery. *Gland Surgery, 2*(1), 7–14. https://doi.org/10.3978/j.issn.2227-684X.2013.02.03.

Illouz, Y.-G., & Illouz, Y.-G. (1983). Body contouring by lipolysis: A 5-year experience with over 3000 cases. *Plastic and Reconstructive Surgery, 72*(5), 591–597. https://doi.org/10.1097/00006534-198311000-0.

Khouri, R. K., Rigotti, G., Cardoso, E., Khouri, R. K., & Biggs, T. M. (2014). Megavolume autologous fat transfer: Part II. Practice and techniques. *Plastic and Reconstructive Surgery, 133*(6), 1369–1377. https://doi.org/10.1097/PRS.0000000000000179.

Lazzeri, D., Agostini, T., Figus, M., et al. (2012). Blindness following cosmetic injections of the face. *Plastic and Reconstructive Surgery, 129*(4), 995–1012. https://doi.org/10.1097/PRS.0b013e3182442363.

Lin, J.-Y., Wang, C., & Pu, L. L. Q. (2015). Can we standardize the techniques for fat grafting? *Clinics in Plastic Surgery, 42*(2), 199–208. https://doi.org/10.1016/j.cps.2014.12.005.

Mashiko, T., & Yoshimura, K. (2015). How does fat survive and remodel after grafting? *Clinics in Plastic Surgery, 42*(2), 181–190. https://doi.org/10.1016/j.cps.2014.12.008.

Neuber, F. (1893). Fettransplantation Bericht uber die Verhandlungen der Deutscht Gesellsch Chir. *Zentralblatt fur Chirurgie, 22*, 66.

Rihani, J. (2019). Microfat and nanofat: When and where these treatments work. *Facial Plastic Surgery Clinics of North America, 27*(3), 321–330. https://doi.org/10.1016/j.fsc.2019.03.004.

Rohrich, R. J., & Pessa, J. E. (2007). The fat compartments of the face: Anatomy and clinical implications for cosmetic surgery. *Plastic and Reconstructive Surgery, 119*(7), 2219–2227. https://doi.org/10.1097/01.prs.0000265403.66886.54.

Strong, A. L., Cederna, P. S., Rubin, J. P., Coleman, S. R., & Levi, B. (2015). The current state of fat grafting: A review of harvesting, processing, and injection techniques. *Plastic and Reconstructive Surgery, 136*(4), 897–912. https://doi.org/10.1097/PRS.0000000000001590.

Tonnard, P., Verpaele, A., Peeters, G., et al. (2013). Nanofat grafting: Basic research and clinical applications. *Plastic and Reconstructive Surgery, 132*, 1017–1026. https://doi.org/10.1097/PRS.0b013e31829fe1b0.

Zuk, P. A., Zhu, M., Mizuno, H., et al. (2001). Multilineage cells from human adipose tissue: Implications for cell-based therapies. *Tissue Engineering, 7*(2), 211–228. https://doi.org/10.1089/107632701300062859.

13

Introdução aos Preenchedores Permanentes: Prós e Contras

Paola Barriera, Shilpi Khetarpal e Jeffrey S. Dover

RESUMO E CARACTERÍSTICAS PRINCIPAIS

- Os preenchedores permanentes são materiais compostos por substâncias não absorvíveis ou permanentes
- Esses agentes podem proporcionar resultados duradouros, mas apresentam maior potencial de risco
- O polimetilmetacrilato e o silicone líquido injetável são os únicos materiais permanentes atualmente disponíveis nos EUA
- Os preenchedores não biodegradáveis podem obter uma correção completa e duradoura, mas acarretam o risco de efeitos adversos permanentes.

INTRODUÇÃO

Nos últimos 15 anos, houve um aumento expressivo no uso de preenchedores faciais injetáveis para o rejuvenescimento da face envelhecida. Em 2019, com mais de 2,7 milhões de preenchimentos realizados nos EUA, há um crescente interesse na pesquisa e no desenvolvimento de agentes temporários e permanentes. Não existe uma classificação universalmente aceita para os preenchedores; no entanto, podem ser classificados pela origem – animal natural, sintética ou sintética natural. Podem, ainda, ser classificados pela longevidade: temporários, semipermanentes ou permanentes. O preenchedor ideal é eficaz; facilmente injetável e indolor; parece natural; é não tóxico, não reativo, não carcinogênico e não imunológico; apresenta baixa incidência de eventos adversos e é duradouro. A Food and Drug Administration (FDA) define os preenchedores permanentes como materiais compostos por substâncias não absorvíveis ou permanentes. Esses agentes podem proporcionar excelentes resultados a longo prazo, mas envolvem um risco potencial e requerem um nível mais elevado de experiência do profissional, uma vez que as complicações são mais comuns em comparação aos agentes temporários, e podem ser mais difíceis de resolver. Nos EUA, os preenchedores permanentes atualmente disponíveis são o polimetilmetacrilato (PMMA) e o silicone líquido injetável (SLI), mas apenas o primeiro é aprovado pela FDA para a correção dos sulcos nasolabiais e cicatrizes faciais atróficas e distensíveis de acne, moderadas a graves, em pacientes com mais de 21 anos. Vários outros agentes estão disponíveis para uso fora dos EUA, ou estão em desenvolvimento atualmente (Tabela 13.1).

POLIMETILMETACRILATO

Bellafill® (Suneva Medical, San Diego, CA) é um preenchedor de terceira geração de PMMA e colágeno, uma versão atualizada do seu antecessor criado há mais de 20 anos. O produto original nunca esteve disponível comercialmente nos EUA (Arteplast®/Artecoll®); entretanto, uma versão aperfeiçoada chamada Artefill® foi utilizada nos EUA. Embora fossem eficazes, esses agentes apresentavam a elevada incidência de 2,5% de formação de granulomas de corpo estranho, em razão do pequeno tamanho das microesferas de PMMA (< 20 μm) que provocavam uma resposta de corpo estranho, porque os macrófagos digerem essas pequenas partículas. A última geração, Bellafill®, contém microesferas de PMMA 20% maiores (30 a 50 μm) suspensas em um gel à base de água, contendo colágeno bovino a 3,5% e lidocaína a 0,3%. O tamanho maior das partículas reduz a digestão pelos macrófagos e a imunogenicidade geral; a suavidade e a uniformidade das microesferas individuais atenuam a resposta inflamatória; e a aglomeração das partículas é evitada pela viscosidade do colágeno bovino que incorpora as microesferas uniformemente no local. Em razão do componente de colágeno bovino, a FDA recomenda um teste cutâneo pelo menos 28 dias antes da utilização em razão de uma taxa de 3% de hipersensibilidade ao colágeno. O componente de colágeno é absorvido em aproximadamente 1 a 3 meses após a injeção, e as microesferas de PMMA atuam como um suporte para o desenvolvimento de colágeno autólogo tipo 3 e pró-colágeno 1. Essa combinação de neocolagênese, seguida da microencapsulação

Tabela 13.1 Preenchedores permanentes por categoria e composição.

Categoria	Produto de marca	Composição
Silicone líquido injetável	Silikon-1000®	Polímero de polidimetilsiloxano purificado
	Adato Sil-ol-5000®	Polímero de polidimetilsiloxano purificado
Outros "silicones"	Produtos adulterados e desconhecidos	Variável e, muitas vezes, desconhecido
Géis de polialquilimida (hidrofílicos)	Bio-Alcamid®	Gel de polialquilimida a 3 ou 4% em água estéril a 97 ou 96%
Géis de poliacrilamida (hidrofílicos)	Amazingel®	Gel de poliacrilamida em água estéril
	Aquamid®	Gel de poliacrilamida a 2,5% em água estéril a 97,5%
Polimetilmetacrilato (hidrofóbico)	Arteplast®/Artecoll®/Artefill®	Microesferas de PMMA < 20 μm em um carreador de colágeno bovino
	Bellafill®	Microesferas de PMMA 30 a 50 μm em um carreador de colágeno bovino
Hidrogel acrílico (hidroxietilmetacrilato/etilmetacrilato) (hidrofóbico)	Dermalive®	Fragmentos poligonais de hidrogel acrílico de 45 a 65 μm (40%) em AH (60%)
	Dermadeep®	Fragmentos poligonais de hidrogel acrílico de 80 a 110 μm (40%) em AH (60%)

AH, ácido hialurônico; *PMMA*, polimetilmetacrilato.
Prather C.L., Wiest L.G. Modificada de *Soft Tissue Augmentation, Complications of Permanent Fillers.* 3rd ed. USA: Elsevier Saunders; 2013.

das microesferas de PMMA pelos fibroblastos no novo tecido, propicia resultados duradouros. O crescimento e o padrão do novo tecido conjuntivo mimetizam a resposta normal de cicatrização de feridas.

É necessária uma série de injeções múltiplas para alcançar um ótimo resultado. Os resultados podem demorar de vários meses a mais de 1 ano após a injeção. É essencial que o profissional adote uma abordagem conservadora, aguardando de 1 a 3 meses entre as injeções, tempo necessário para a degradação do carreador de colágeno. Embora haja menos complicações com o Bellafill® do que com os seus antecessores, elas continuam a ocorrer. Se as injeções forem aplicadas muito superficialmente, podem ocorrer nódulos e cicatrizes. Em geral, o preenchedor dérmico com gel de PMMA-colágeno mostrou um excelente perfil de segurança e eficácia em estudos clínicos, bem como em dados de vigilância pós-comercialização (PMSD, do inglês *postmarketing surveillance data*) de 12 anos. A taxa relatada de eventos adversos para 754.229 seringas distribuídas por todo o mundo, durante esse período, é de 0,11%. No entanto, o viés de subnotificação, caraterístico do PMSD, geralmente leva a taxas mais baixas de eventos adversos que as observadas na vida real. O processo de fabricação e purificação do PMMA desempenhou papel importante na minimização dos efeitos adversos do Bellafill®.

A nova geração de PMMA apresenta menor incidência de formação tardia de granulomas, por tamanho e uniformidade maior e formato das microesferas. O tamanho das microesferas de PMMA é fundamental para evitar a fagocitose, e partículas com tamanho inferior a 20 μm causam uma resposta de corpo estranho. A geração original de agentes de PMMA apresentava taxas de granuloma de 2,5% em 5 anos, em comparação com 1,7% com o produto de última geração. Em 2006, o Bellafill® recebeu a aprovação da FDA para os sulcos nasolabiais e, ao final de 2014, para cicatrizes atróficas e distensíveis de acne, moderadas a graves, na região malar. Os requisitos para a fabricação do produto são rigorosos e as caraterísticas de formulação são únicas, o que o torna superior, quando comparado aos produtos anteriores de PMMA. Bellafill® é o único preenchedor de PMMA fabricado nos EUA e utiliza uma matriz de colágeno mais refinada derivada de fontes de colágeno bovino proveniente de um rebanho restrito. A nova classe de preenchedores à base de PMMA tem longevidade superior a 5 anos e, se injetada corretamente, pode ser segura para as suas indicações aprovadas no tipo de paciente apropriado – aquele que deseja uma correção duradoura.

SILICONE LÍQUIDO INJETÁVEL

SLI, um óleo de silicone de polidimetilsiloxano de cadeia longa, altamente purificado, terminado em trimetilsilóxi, é um dos mais antigos e duradouros preenchedores injetáveis. Recebeu aprovação da FDA em 1959 para uso intraocular como agente estabilizador e para tamponamento da retina, durante cirurgia vítrea. Nos anos 1990, a FDA aprovou duas novas formas de silicone de grau médico, altamente purificado – Silikon 1000® (Alcon, Fort Worth, TX) e Adato Sil-ol-5000® (Bausch & Lomb, Rochester, NY) – para uso oftalmológico relacionado com o descolamento da retina. Desde a promulgação da Lei de Modernização da FDA em 1997, os médicos estão autorizados a utilizar produtos legalmente comercializados e aprovados pela FDA para uma indicação que não consta no rótulo aprovado. Assim, o interesse pelo óleo de silicone como um preenchedor dérmico permanente foi renovado. Seu uso cosmético *off-label* inclui lipoatrofia causada pelo vírus da imunodeficiência humana (HIV), cicatrizes de acne e aumento do volume facial.

Assim como o PMMA, o SLI induz a produção de novo colágeno em torno das microgotículas individuais, além de produzir um efeito volumizador direto. As complicações variam de menores e temporárias até graves e permanentes. Dentre as complicações menores estão eritema, equimoses e edema nos locais de injeção, o que pode ocorrer com o uso de qualquer preenchedor. Complicações mais graves incluem infecção, formação de granuloma de silicone (semanas a anos após a aplicação), ulceração, nódulos inflamatórios, oclusão vascular e migração do produto. Muitas dessas complicações ocorrem quando são usados produtos de grau industrial contaminados ou técnica de injeção inadequada. Recomenda-se que seja utilizado um dos óleos de silicone de grau médico aprovados pela FDA – Silikon 1000® ou Adato Sil-ol-5000® – com a técnica de microgotículas. Com essa técnica, gotículas de 0,01 mℓ são injetadas na gordura subcutânea ou derme profunda nos locais desejados. O Silikon 1000® e o Adato Sil-ol-5000® diferem em viscosidade, que é mensurada em centistokes (cSt). Como suas denominações sugerem, o Silikon® tem viscosidade de 1.000 cSt, enquanto o Adato Sil-ol® tem viscosidade de 5.000 cSt. O óleo de silicone é disponibilizado por fabricantes no México e na América do Sul; entretanto, essas formulações podem estar contaminadas e impuras, resultando em uma elevada taxa de complicações. Antes do desenvolvimento da técnica de microgotículas, o SLI era injetado em grandes *bolus* em única sessão, resultando em altas taxas de migração do produto. Apesar das complicações em potencial, o SLI tem muitas qualidades "ideais" para o preenchimento de tecidos moles. É incolor, inodoro, não volátil, não carcinogênico, estável para esterilização por calor, e quimicamente estável em temperatura ambiente (o possibilita o armazenamento por tempo prolongado); não precisa ser reconstituído antes do uso; não requer testes cutâneos e, quando injetado de maneira adequada, tem aparência muito natural. Se utilizado para as indicações corretas, nas mãos de um injetor qualificado, o óleo de silicone de grau médico é um preenchedor dérmico seguro, econômico e permanente, com mínimas complicações, que é empregado há mais de meio século em prática de "uso *off-label* de um dispositivo médico aprovado".

OUTROS PREENCHEDORES PERMANENTES

Os implantes faciais sintéticos têm finalidade semelhante à dos preenchedores permanentes. A maioria é composta de silicone ou politetrafluroetileno (Gore-Tex®). As desvantagens desses implantes são geralmente sua visibilidade através da pele (especialmente com o movimento), e podem tornar-se visíveis, à medida que ocorrem mudanças na anatomia facial, podendo também comprimir estruturas próximas.

Há outras categorias de produtos injetáveis disponíveis fora dos EUA ou que estão em desenvolvimento atualmente. O hidrogel de poliacrilamida – Aquamid® (Polymekon, Milão, Itália) – é um hidrogel biocompatível, não absorvível, que contém água e poliacrilamida reticulada, com efeito volumizador direto. O Aquamid® está disponível e aprovado em vários países europeus, do Oriente Médio e asiáticos para o tratamento de rítides, contorno facial e lipoatrofia pelo HIV. Embora os estudos realizados com o Aquamid® mostrem elevados índices de satisfação dos pacientes, as taxas de complicações são altas em comparação com os preenchedores temporários de ácido hialurônico (AH). Os efeitos colaterais consistem em irregularidades, formação de nódulos e deslocamento do gel. Foram relatados eventos imunomediados tardios cerca de 10 meses após a injeção do produto; estes incluem nódulos inflamatórios e pseudoabscessos.

O Bio-Alcamid® é um hidrogel de polialquilimida hidrofílico a 97%, um preenchedor permanente, aprovado para uso no Canadá para contorno facial e tratamento da lipoatrofia relacionada com o HIV. Após a injeção, ocorre uma reação inflamatória dentro de 45 a 60 dias e leva à formação de uma cápsula fibrosa fina ao redor do material injetado. Foi usado com mais frequência na região malar e na porção média inferior da face, sendo relatado sucesso com o seu uso para o aumento de volume do mento. Em geral, os pacientes relatavam uma elevada taxa de sucesso com o produto quando eram empregadas pequenas quantidades em cada sessão de injeção (10 a 30 cm^3 por lado). Não existem relatos de granulomas de corpo estranho. Infelizmente, o produto torna-se móvel após aproximadamente 4 anos e se espalha pela face, formando nódulos inestéticos (Figura 13.1 A e B). A remoção pode ser feita com o uso de analgesia tumescente por meio de punção

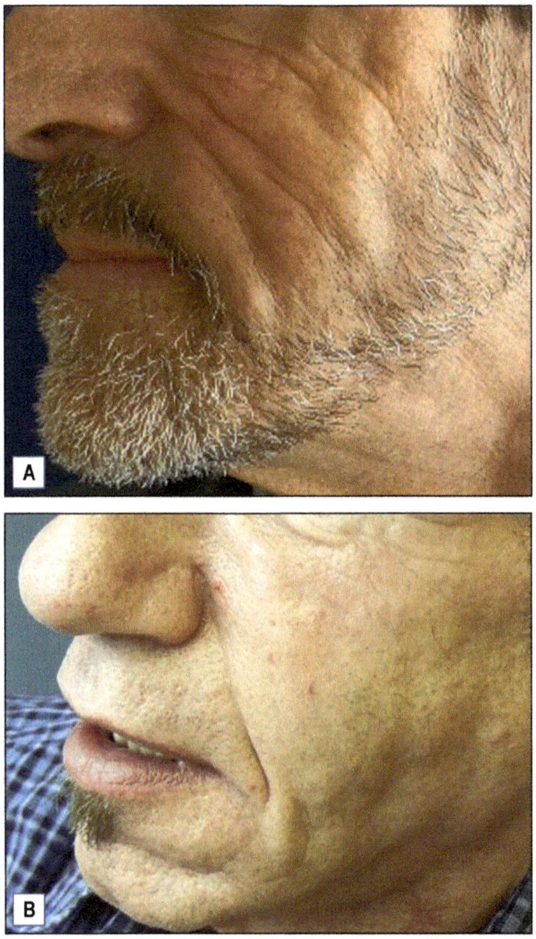

Figura 13.1 A e **B.** Quatro anos após a injeção com Bio-Alcamid®, ambos os pacientes apresentam nódulos inestéticos nas regiões malares. (Fotografias – cortesia dos Drs. Jean Carruthers e Alastair Carruthers.)

e drenagem com compressão manual, em várias sessões. Em um estudo de 2.000 injeções, 12 pacientes tiveram infecções (0,06%), todas causadas por *Staphylococcus* e tratadas com sucesso com antibióticos orais e aspiração por agulha.

PADRÕES DE IMAGEM

Os preenchimentos faciais injetáveis são considerados como achados casuais em métodos de imagem, incluindo ultrassom, tomografia computorizada (TC), ressonância magnética (RM) e tomografia por emissão de pósitrons (PET)-TC. Os achados em exames de imagem variam conforme o tipo de preenchedor dérmico.

- PMMA. As imagens de ultrassom de preenchedores à base de PMMA eram definidas anteriormente como pontos hiperecoicos com um artefato de reverberação em cauda. Um estudo recente descobriu que os preenchedores à base de PMMA estavam associados a um padrão em "granulação em flocos de neve grosseiros", caracterizado por imagens hiperecoicas distribuídas por todo o tecido, associadas a uma sombra ecogênica posterior
- Silicone. O padrão ultrassonográfico do óleo de silicone foi definido como de "granulação em flocos de neve finos", caracterizado pela alternância de imagens hiperecoicas com sombras ecogênicas posteriores. A aparência dos preenchedores de silicone na RM varia conforme a viscosidade e a pureza. O óleo de silicone de baixa viscosidade é ligeiramente hiperintenso em relação à água, em imagens ponderadas em T1 (T1W), é liso ou ligeiramente hipointenso em relação à água nas imagens T2W e hiperintenso na sequência de "silicone isolado". O óleo de silicone de alta viscosidade é hipointenso em imagens T2W. A sequência de "silicone isolado" é destinada a suprimir todos os tecidos, exceto o silicone. Na TC, o silicone aparece ligeiramente hiperdenso
- Hidrogéis de polialquilimida e poliacrilamida (PAAGs). Os preenchedores de PAAG apresentam um elevado conteúdo de água e, portanto, aparecem hiperintensos em T2W e hipointensos nas sequências T1W. Na TC, o PAAG aparece como uma área bem-definida de atenuação de fluido.

PRÓS DOS PREENCHEDORES PERMANENTES

A utilização de SLI de grau médico e PMMA é apoiada atualmente por uma ampla evidência científica que mostra que esses preenchedores permanentes podem ser utilizados de forma segura e eficaz por um injetor experiente. Após a correção com esses agentes, não há necessidade de injeções de manutenção que contribuem para inconveniências e custos adicionais. Bellafill® é o único agente de preenchedor dérmico aprovado pela FDA para tratar cicatrizes de acne. É também o único preenchedor não absorvível aprovado pela FDA para a correção dos sulcos nasolabiais.

CONTRAS DOS PREENCHEDORES PERMANENTES

Ao contrário dos preenchedores permanentes, o grupo de agentes injetáveis à base de AH tem uma caraterística única, que é a sua reversibilidade por meio da digestão enzimática com hialuronidase. A falta de permanência e a facilidade de correção, com a possibilidade de sua dissolução, tornam o grupo de preenchedores de AH atraentes para médicos e pacientes. Uma preocupação com o uso de preenchedores dérmicos sintéticos permanentes é o perfil de segurança desses agentes de longa duração. Muitos injetores evitam seu uso pelo receio de que, depois de injetados, não possam ser removidos com facilidade. Embora todos os preenchedores tenham efeitos colaterais potenciais, os efeitos adversos associados aos agentes permanentes tendem a ser mais duradouros pela presença contínua do produto. A outra preocupação em relação aos preenchedores permanentes é sua irreversibilidade, uma vez que o formato facial se altera com o envelhecimento. Os preenchedores não biodegradáveis podem alcançar uma correção completa e duradoura, mas envolvem o risco de efeitos adversos permanentes.

LEITURA ADICIONAL

American Society of Plastic Surgeons. (2020). *Plastic Surgery Statistics Report 2019* (online). American Society of Plastic Surgeons. https://www.plasticsurgery.org/documents/News/Statistics/2019/plastic-surgery-statistics-full-report-2019.pdf.

Attenello, N. H., & Maas, C. S. (2015). Injectable fillers: Review of material and properties. *Facial Plastic and Surgery, 31*, 29–34.

Carruthers, J., Carruthers, A., & Humphrey, S. (2015). Introduction to fillers. *Plastic Reconstructive Surgery, 136*(5S), 120S–131S.

Conrad, K., Togerson, C. S., & Gillman, G. S. (2008). Applications of GORETEX implants in rhinoplasty reexamined after 17 years. *Archives of Facial Plastic Surgery, 10*(4), 224–231.

Duffy, D. (2002). The silicone conundrum: A battle of anecdotes. *Dermatologic Surgery, 28*(7), 590–595.

Ellis, D. A. F., & Segall, L. (2007). Review of non-FDA approved fillers. *Facial Plastic Surgery Clinics of North America, 15*(2), 239–246.

Ellis, L., Cojen, J., & High, W. (2012). Granulomatous reaction to silicone injection. *Journal of Clinical Aesthetic Dermatology, 5*(7), 44–47.

Fulton, J., & Caperton, C. (2012). The optimal filler: Immediate and long-term results with emulsified silicone with cross-linked hyaluronic acid. *Journal of Drugs in Dermatology, 11*(11), 1336–1341.

Jones, D. H., Carruthers, A., Brody, H. J., Black, J. M., Humphrey, S., Carruthers, J., Wesley, N. O., Minokadeh, A., et al. (2019). Ten-year and beyond follow-up after treatment with highly purified liquid-injectable silicone for HIV-associated facial lipoatrophy: A report of 164 patients. *Dermatologic Surgery, 45*(7), 941–948. https://doi.org/10.1097/DSS.0000000000001889.

Joseph, J. H. (2015). The case for synthetic injectables. *Facial Plastic Surgery Clinics of North America, 23*(4), 433–445. https://doi.org/10.1016/j.fsc.2015.07.003.

Joseph, J. H., Eaton, L. L., & Cohen, B. R. (2015). Current concepts in the use of Bellafill. *Plastic Reconstructive Surgery, 136*(5S), 171–179.

Lehman, A., Pilcher, B., Roberts, W. E., Schlesinger, T. E., & Vachon, G. (2020). Postmarket experience of polymethylmethacrylate-collagen gel dermal filler. *Dermatologic Surgery, 46*(8), 1086–1091. https://doi.org/10.1097/DSS.0000000000002222.

Lemperle, G., Knapp, T. R., Sadick, N. S., & Lemperle, S. M. (2010). ArteFill permanent injectable for soft tissue augmentation: I. Mechanism of action and injection techniques. *Aesthetic Plastic Surgery, 34*(3), 264–272.

Liu, M. H., Beynet, D. P., & Gharavi, N. M. (2019). Overview of deep dermal fillers. *Facial Plastic Surgery, 35*(3), 224–229. https://doi.org/10.1055/s-0039-1688843.

Mills, D. C., Camp, S., Mosser, S., Sayeg, A., Hurwitz, D., & Ronel, D. (2013). Malar augmentation with a polymethylmethacrylate-enhanced filler: Assessment of a 12-month open-label pilot study. *Aesthetic Surgery Journal, 33*(3), 421–430.

Mundada, P., Kohler, R., Boudabbous, S., Toutous Trellu, L., Platon, A., & Becker, M. (2017). Injectable facial fillers: Imaging features, complications, and diagnostic pitfalls at MRI and PET CT. *Insights into Imaging, 8*(6), 557–572. https://doi.org/10.1007/s13244-017-0575-0.

Narins, R. S., & Cohen, S. R. (2010). Novel polymethylmethacrylate soft tissue filler for the correction of nasolabial folds: Interim results of a 5-year long-term safety and patient satisfaction study. *Dermatologic Surgery, 36*, 766–774.

Nettar, K., & Maas, C. (2012). Facial filler and neurotoxin complications. *Facial Plastic Surgery, 28*(3), 288–293.

Niamtu, J. (2018). Injectable fillers: Lip augmentation, lip reduction, and lip lift. In J. Niamtu (Ed.), *Cosmetic facial surgery* (pp. 569–638). Edinburgh: Elsevier.

Pacini, S., Ruggiero, M., Morucci, G., Cammarota, N., Protopapa, C., & Gulisano, M. (2002). Bio-Alcamid: A novelty for reconstructive and cosmetic surgery. *Italian Journal of Anatomy and Embryology, 107*, 209–214.

Ronan, S. J., Eaton, L., Lehman, A., Pilcher, B., & Erickson, C. P. (2019). Histologic characterization of polymethylmethacrylate dermal filler biostimulatory properties in human skin. *Dermatologic Surgery, 45*(12), 1580–1584. https://doi.org/10.1097/DSS.0000000000001877.

Schelke, L. W., Velthuis, P. J., & van Dijk, M. R. (2018). Polyalkylimide: A nonstable filler over time. *Dermatologic Surgery, 44*(4), 563–567. https://doi.org/10.1097/DSS.0000000000001388

Urdiales-Gálvez, F., De Cabo-Francés, F. M., & Bové, I. (2021). Ultrasound patterns of different dermal filler materials used in aesthetics. *Journal of Cosmetic Dermatology, 20*(5), 1541–1548. https://doi.org/10.1111/jocd.14032.

Wilson, Y., & Ellis, D. (2011). Permanent soft tissue fillers. *Facial Plastic Surgery, 27*(6), 540–546.

Yamauchi, P. S. (2014). Emerging permanent filler technologies: Focus on aquamid. *Clinical Cosmetic and Investigational Dermatology, 7*, 261–266.

14

Silicone Líquido Injetável

Ardalan Minokadeh, Harold Brody e Derek Jones

RESUMO E CARACTERÍSTICAS PRINCIPAIS

- Duas formas de silicone líquido injetável altamente purificado (Silikon-1000® e Adatosil-5000®) são aprovadas pela Food and Drug Administration (FDA) para tamponamento intraocular em descolamento da retina
- Ambos os produtos podem ser legalmente injetados *off-label* para volumização da pele, de acordo com a Lei de Modernização da FDA de 1997
- O silicone líquido industrial, incluindo o silicone líquido industrial de "grau médico", pode conter contaminantes que causam reações granulomatosas
- O silicone líquido de grau industrial nunca deve ser injetado no corpo humano
- Deve-se sempre seguir três regras quando se utiliza silicone líquido injetável (SLI) para volumização da pele:
  - Regra 1: injetar apenas silicone líquido altamente purificado e aprovado pela FDA
  - Regra 2: utilizar apenas a técnica de microgotículas
  - Regra 3: injetar quantidades limitadas de volume com intervalos mínimos de 1 mês
- Há muitas evidências em relação à segurança e à eficácia do SLI para a lipoatrofia associada ao vírus da imunodeficiência humana (HIV). Entretanto, as reações granulomatosas tardias não são raras (> 5%), podem ser tratadas com injeções intralesionais de 5-fluoruracila e triancinolona, mas tendem a recidivar
- Com um protocolo adequado, os eventos adversos graves são raros e geralmente tratáveis
- Com a disponibilidade de preenchedores de ácido hialurônico de maior durabilidade, estes podem ser considerados como uma alternativa para o tratamento da lipoatrofia facial associada ao HIV, embora sejam mais caros. O uso de SLI pode ser considerado nos estados patológicos em que o custo-benefício supera o risco dos eventos adversos
- A utilização de SLI de pequeno volume em microgotículas no tratamento de cicatrizes de acne pode ser menos suscetível a reações tardias com nódulos persistentes.

INTRODUÇÃO

Os médicos e os pacientes continuam a esforçar-se em busca do "preenchedor ideal", que ofereça resultados consistentes e sustentados, permaneçam naturais e livres de complicações ao longo do tempo e, ainda, sejam biocompatíveis, seguros, custo-efetivos e versáteis. Quando injetado corretamente, o silicone líquido injetável altamente purificado (SLIAP) preenche a maior parte desses critérios. Entretanto, como em qualquer preenchedor permanente, podem surgir nódulos, protuberâncias e reações granulomatosas. A utilização de silicone injetável, historicamente, tem sido alvo de controvérsia. No entanto, quando o SLIAP moderno foi injetado de maneira adequada em pequenas quantidades, empregando a técnica de microgotículas com tratamentos repetidos em intervalos mínimos de 1 mês, os médicos obtiveram correção ótima e duradoura de cicatrizes, rítides e atrofia facial.

O SLIAP pode ser muito menos tolerável que os preenchedores temporários, e envolve um risco potencial quando injetado de forma incorreta, resultando em volumização indesejável, ou servindo como fonte de inflamação e infecção. Portanto, para alcançar bons resultados, experiência e técnica precisa são imperativas. Os médicos só devem utilizar o SLIAP após um extenso treinamento na técnica correta e na adequada seleção dos pacientes. Os candidatos ao tratamento devem ter objetivos claros nesse sentido e compreender que podem ser necessárias muitas sessões de tratamento para obter uma ótima correção e, também, que as reações inflamatórias e granulomatosas de aparecimento tardio (meses a muitos anos) e aparência clínica de nódulos ou "endurecimento" são mais frequentes com SLIAP do que com a maioria dos preenchedores de ácido hialurônico.

Para os pacientes que desejam uma correção imediata, não têm certeza sobre os seus objetivos de tratamento ou apresentam pouca tolerância ao risco, o melhor tratamento consiste no uso de preenchedores temporários em vez de SLIAP.

CIÊNCIA BÁSICA

O *silício* (Si), um elemento relativamente inerte, é essencial para os seres humanos em pequenas quantidades e só perde para o oxigênio como o elemento mais abundante da crosta terrestre.

"Silicone" descreve um grupo de polímeros sintéticos que contêm silício elementar. Os polímeros da família do silicone podem existir nos estados sólido, líquido e em gel, com várias propriedades químicas, físicas e térmicas. Os polímeros de silicone variam também em relação a pureza, esterilidade e biocompatibilidade. Há vários polímeros de silicone para uso médico, sendo o *polidimetilsiloxano* o silicone líquido injetável (SLI) utilizado para volumização de tecidos moles. A estrutura molecular desse óleo incolor, inodoro e não volátil consiste em unidades repetidas de dimetilsiloxano com extremidades terminais de trimetilsiloxano.

A viscosidade de determinado produto de silicone líquido depende do número médio e do tamanho das cadeias das subunidades de dimetilsiloxano dentro do polímero; as moléculas de cadeia mais longa conferem maior viscosidade. A viscosidade é medida em centistokes (cSt), em que 1 cSt é equivalente à viscosidade da água. A viscosidade do SLIAP atual é de 1.000 cSt (semelhante à viscosidade do mel) ou 5.000 cSt.

Verificou-se que os silicones não são carcinogênicos e têm demonstrado "um registro invejável de segurança", de acordo com *National Science Panel* que avaliou os implantes de silicone em 1998, por Diamond et al. O SLIAP não é alterado *in vivo*, embora pequenas quantidades possam ser fagocitadas e entrar no sistema reticuloendotelial.

MECANISMO DE AÇÃO

O SLIAP cria inicialmente uma volumização por efeito direto de preenchimento de espaço. O preenchimento adicional ocorre por fibroplasia com deposição de novo colágeno. Após a injeção, segue-se uma reação inflamatória localizada, com migração de neutrófilos e algum grau de atividade fagocitária dos macrófagos, em que os fibroblastos depositam uma cápsula delgada de colágeno ao redor das microgotículas de silicone. Esta cápsula fixa efetivamente a microgotícula no local e impede a sua migração.

Vários preenchedores, tanto temporários como permanentes, foram reportados por Jones, em 2009, como indutores de fibroplasia do colágeno como um mecanismo de ação parcial para a melhora estética.

Em vez de tentar alcançar uma ótima correção em uma só sessão, os preenchedores fibroplásticos necessitam de injeções repetidas de pequenas quantidades de produto em várias sessões, com intervalos mínimos de 1 a 2 meses. Isso evita a sobrecorreção e possibilita tempo adequado para o processo fibroplástico antes das sessões subsequentes.

CONTROVÉRSIAS

As últimas décadas testemunharam um notável debate sobre a segurança do SLI, em críticos e defensores, sustentando suas posições com base em dados empíricos e não em estudos rigorosos. É simplesmente desconhecido o número real de pacientes tratados com silicone líquido disponível antes de 1990 com sucesso no tratamento *versus* complicações significativas. Outra dificuldade da análise histórica da segurança do "silicone" como agente volumizador é que, independentemente dos modernos produtos aprovados pela FDA disponíveis desde os anos 1990, é provável que um número desconhecido de produtos, alegadamente denominados silicone, tenha representado substâncias não silicones, adulteradas e impuras. Embora os produtos altamente purificados de 1.000 e 5.000 cSt destinados à injeção no corpo humano tenham sido aprovados pela FDA na década de 1990, várias substâncias mascaradas de silicone foram injetadas nos últimos 60 anos, por vezes com complicações significativas, conforme relatado por Delage et al., Baselga e Pujol e Rapaport et al. Mesmo os produtos rotulados como silicone de "grau médico" não foram historicamente regulamentados ou autenticados. Uma análise realizada por Parel, em 1989, de seis óleos de silicone de "grau médico" geralmente usados para injeção revelou produtos com viscosidade variável, cada um com quantidades significativas de impurezas elementares e adulterantes de baixo peso molecular passíveis de produzir reações inflamatórias e granulomatosas.

Os críticos argumentam que o silicone líquido é um implante intrinsecamente imprevisível e repleto de complicações em potencial. Vários relatos informais de complicações, tais como celulite, nódulos, reações granulomatosas e migração, foram feitos pelos grupos mencionados anteriormente, apesar de não ser possível estabelecer, com certeza, variáveis como pureza do produto, volume e técnica de injeção. Além disso, Rapaport et al. relataram a ocorrência de complicações até 36 anos após o tratamento. A migração do produto para outras áreas do corpo pode ocorrer quando são injetados grandes *bolus* de silicone líquido, mas isso nunca foi relatado quando é utilizada a técnica de microgotículas, como nos estudos de Duffy, em 2005, e de Price et al., em 2006.

Os defensores afirmam que o SLIAP é extremamente seguro e benéfico quando três regras de injeção são rigorosamente seguidas: (1) usar apenas produtos aprovados pela FDA destinados à injeção no corpo humano, (2) usar exclusivamente a técnica de microgotículas e (3) seguir rigorosamente um protocolo que utilize volumes limitados, injetados em várias sessões, em intervalos de no mínimo 1 mês.

Vários autores publicaram excelentes registros de segurança a longo prazo em pacientes tratados com silicone líquido. Wallace et al. relataram um acompanhamento a longo prazo, durante 41 anos, utilizando silicone líquido como substituto de tecido mole para perda de gordura plantar em mais de 1.500 pacientes, sendo registradas 25.000 injeções de silicone; eles constataram que a resposta do hospedeiro às injeções consistia em uma "formação de tecido fibroso comum e estável". Outros autores, incluindo Jones et al., Chen et al., Orentreich e Leone, e Hevia, publicaram vários relatos sobre sua extensa e bem-sucedida experiência com o silicone líquido e reiteram que os três princípios de pureza do produto, técnica e protocolo adequados são imperativos para o sucesso. Duffy, que escreveu extensamente sobre o assunto, conclui que o SLI tem sido utilizado para volumização de tecidos moles em todo o mundo há pelo menos 40 anos e, hipoteticamente, em pelo menos 200.000 pacientes nos EUA. Ele adverte que, embora o silicone líquido puro possa ser um preenchedor superior para a correção permanente de certos defeitos, os médicos que o utilizam devem estar cientes de que o seu uso incorreto, ou o emprego de outros materiais mascarados como silicone puro, criou "um clima generalizado de desconfiança e um verdadeiro campo minado de possibilidades médico-legais extraordinariamente desagradáveis". Essas percepções reafirmam a importância dos estudos em curso, pois eles substituem relatos empíricos por dados obtidos com mais rigor. Apesar de 60 anos de uso, somente nos últimos 12 anos foram iniciados estudos bem desenhados com a nova geração de produtos padronizados, altamente purificados, injetados de acordo com um protocolo rigoroso. Esses estudos demonstraram, até agora, um perfil de segurança e eficácia a curto prazo. Contudo, não são raras as reações granulomatosas tardias, que se manifestam sob a forma de nódulos ou endurecimento ao redor do implante muitos anos após o tratamento (Jones, 2019). A coleta de dados objetivos contínuos e o acompanhamento a longo prazo são necessários para esclarecer sobre os verdadeiros riscos e benefícios da volumização dos tecidos moles com o SLIAP moderno.

INDICAÇÕES E SELEÇÃO DE PACIENTES

Apesar de não existirem atualmente indicações cosméticas aprovadas pela FDA para o SLIAP, este pode ser legalmente injetado *off-label* para volumização facial em casos de lipoatrofia associada ao vírus da imunodeficiência humana (HIV), sulcos nasolabiais e labiomentuais, depressões na porção malar média, atrofia labial, atrofia hemifacial, cicatrizes de acne, outras cicatrizes atróficas, atrofia das mãos relacionada com o envelhecimento, calos e calosidades dos pés e úlceras neuropáticas do pé diabético (ver estudos de Orentreich e Jones, Balkin e Fulton et al.) (Figuras 14.1 a 14.4). O SLIAP é especificamente contraindicado para injeção em mama, pálpebras, cicatrizes delimitadas ou locais de inflamação ativa. Sua segurança não foi estudada em mulheres grávidas ou lactantes. Não deve ser injetado em pacientes com sinusite bacteriana crônica, cáries dentárias ou outras infecções bacterianas ativas ou naqueles que possam ser predispostos a traumas na área tratada. Além disso, o SLIAP não é um substituto de *lifting* cirúrgico, *resurfacing* químico ou a *laser*, dermabrasão ou tratamento de rítides dinâmicas com toxina botulínica. O paciente ideal é aquele que tem um conhecimento adequado sobre o caráter permanente e natureza *off-label* do SLI, expectativa realista em relação aos resultados alcançáveis, boa saúde física e adesão às recomendações. Os pacientes que procuram uma correção imediata ou um aumento temporário devem ser tratados com os

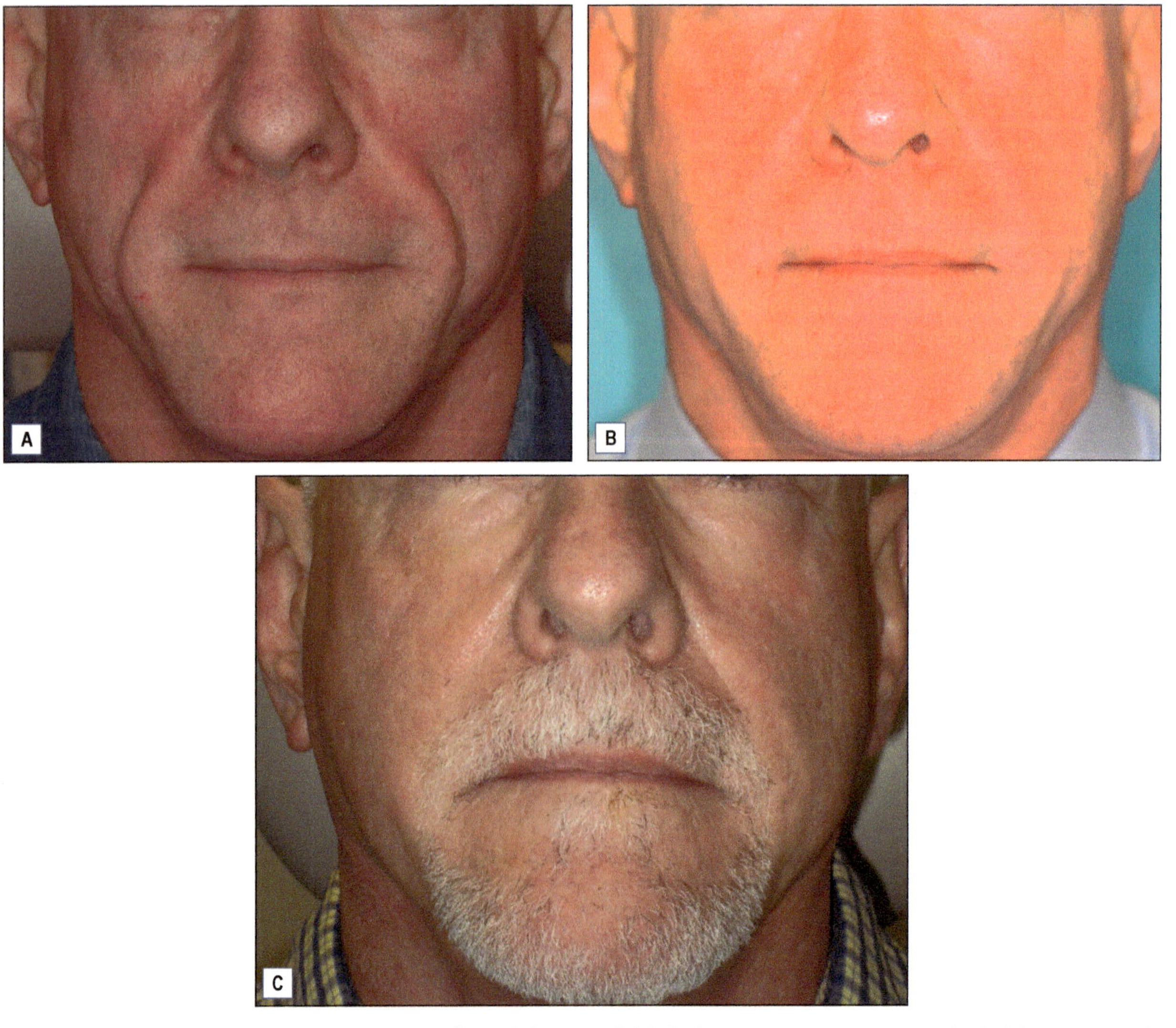

Figura 14.1 **A.** Lipoatrofia facial pelo vírus da imunodeficiência humana (HIV). **B.** Após correção com uma série de injeções mensais com Silikon-1000®. **C.** Acompanhamento de 10 anos.

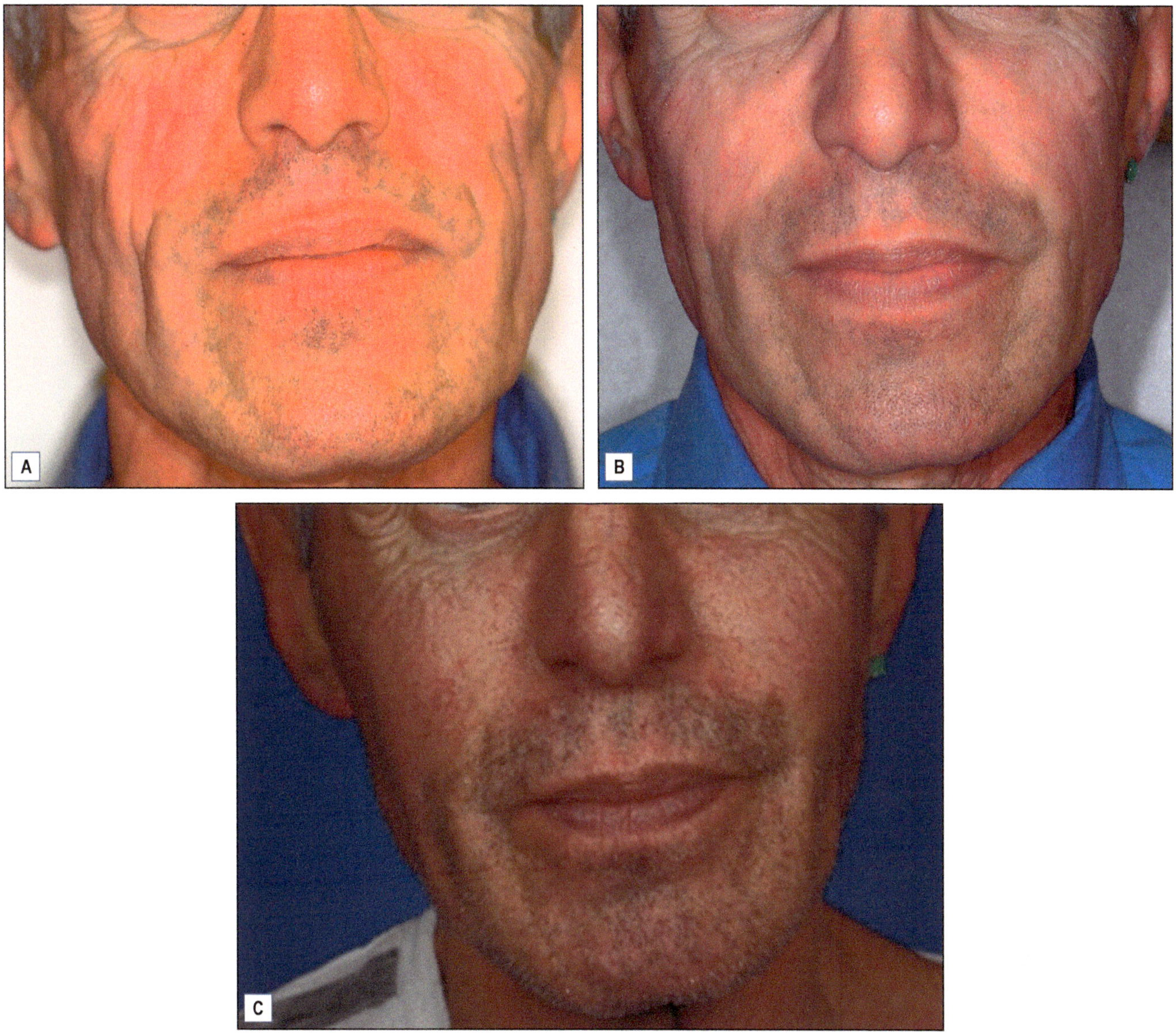

Figura 14.2 A. Lipoatrofia facial provocada pelo vírus da imunodeficiência humana (HIV) após implantes de fios de Gore-Tex®. Observe o contorno facial irregular. **B.** Após uma série de injeções mensais com Silikon-1000® para restaurar o volume e uniformizar o contorno. **C.** Acompanhamento de 10 anos.

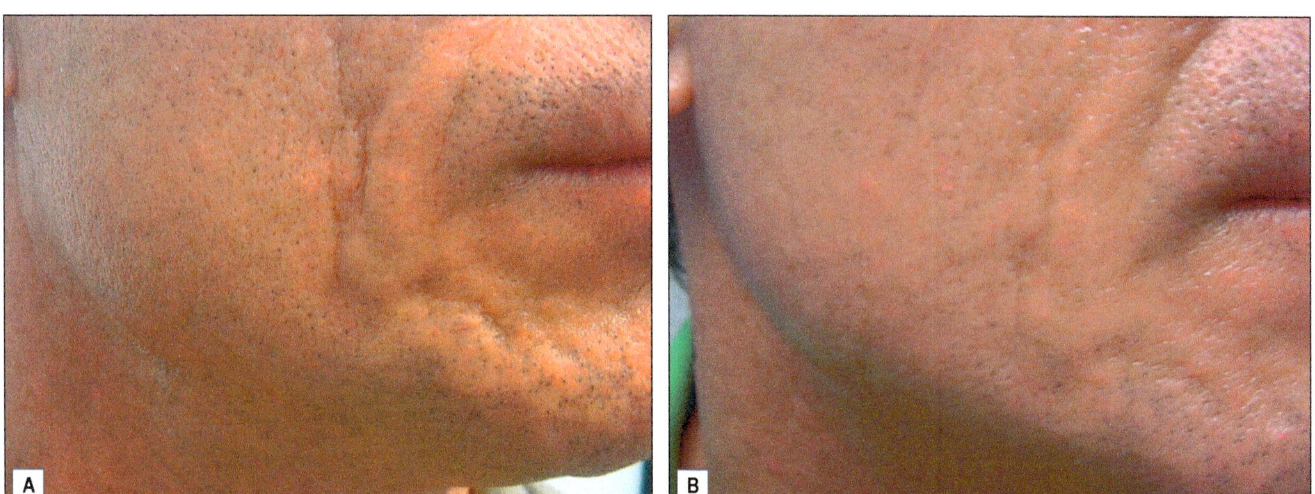

Figura 14.3 A. Cicatriz de acne. **B.** Após uma série de injeções com Silikon-1000®.

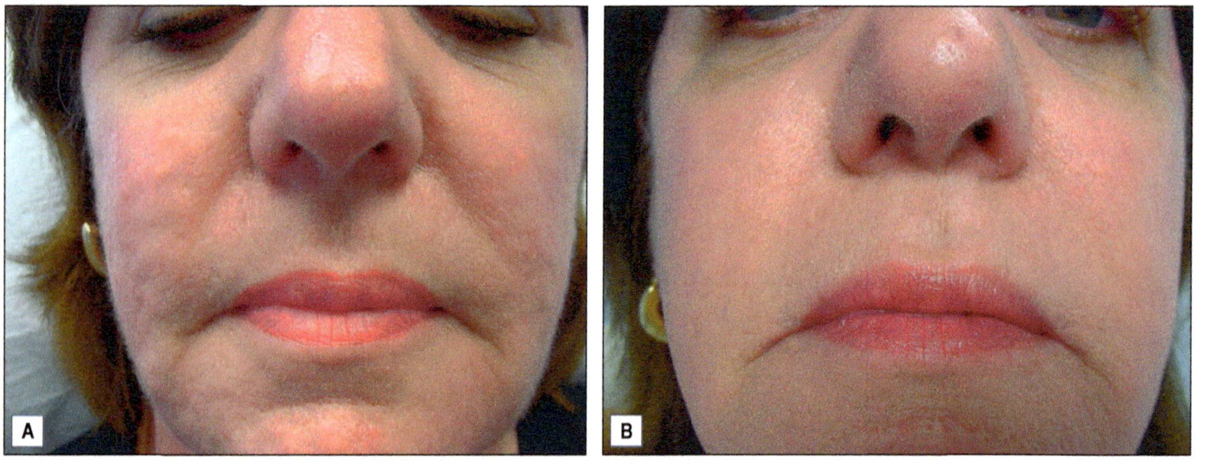

Figura 14.4 A. Cicatriz de acne antes do tratamento. **B.** Melhora da aparência das cicatrizes de acne após uma série de injeções com Silikon-1000®.

preenchedores temporários. O paciente e o médico devem avaliar cuidadosamente a longevidade dos resultados obtidos com o SLIAP e a possibilidade real de surgimento tardio de reações granulomatosas anos após o tratamento, como nódulos e endurecimento em torno do implante. Embora os preenchedores permanentes possam ser preferidos aos temporários por sua longevidade, é preciso considerar a possibilidade de que os objetivos de estética pessoal e social podem mudar com o tempo. Além disso, um resultado indesejável dificilmente diminuirá com o tempo e poderá ser difícil de corrigir.

As indicações anteriormente mencionadas para SLIAP são bem atendidas também pelos preenchedores modernos e temporários, como ácido hialurônico, hidroxiapatita de cálcio e ácido poli-L-láctico. Entretanto, há mais de uma década, a lipoatrofia facial relacionada com o HIV (LAF do HIV) era uma epidemia e, na opinião dos autores, o SLIAP era a opção com maior custo-efetividade. As pessoas afetadas geralmente eram estigmatizadas, o que levava a desconforto psicológico e social com impactos na carreira, além de prejudicar a adesão ao uso dos medicamentos contra o HIV. As opções de tratamentos temporários eram limitadas pelo custo excessivo, em uma condição em que eram necessários grandes volumes e correção duradoura. Os novos preenchedores à base de ácido hialurônico, mais duradouros, podem ser uma alternativa ao SLI para casos de LAF do HIV, com um perfil de segurança substancial, demonstrado em uma prova de conceito realizada por Hausauer e Jones, em 2018.

Um estudo-piloto aberto de Jones et al., publicado em 2004, avaliou a segurança e a eficácia do óleo de silicone altamente purificado de 1.000 cSt, injetado com a técnica de microgotículas para o tratamento da LAF do HIV. Foram analisados os dados de 77 pacientes com uma correção completa, tendo sido determinado que o volume de silicone, o número de tratamentos e o tempo necessário para alcançar a correção ideal estavam diretamente relacionados com a gravidade inicial da lipoatrofia ($P < 0,0001$). Os contornos faciais flexíveis e uniformes foram restaurados de forma rotineira, com boa tolerância de todos os pacientes tratados. Aproximadamente 3 meses de tratamento, utilizando 2 mℓ de SLIAP, foram necessários para cada grau da escala de classificação da gravidade da lipoatrofia de James/Carruthers. Não foram observados quaisquer efeitos adversos iniciais. Nesse estudo-piloto, foi demonstrado que o óleo de silicone 1.000 cSt altamente purificado é uma opção de tratamento segura e eficaz para a LAF do HIV.

Em 2010, Jones relatou os resultados de segurança em 135 pacientes, com acompanhamento de 5 anos ou mais, após o tratamento com SLIAP para LAF do HIV. No acompanhamento de 5 anos, 4 dos 135 pacientes apresentaram um nódulo subcutâneo palpável ou rigidez no local da injeção. Todos os eventos responderam completamente à triancinolona intralesional e à minociclina oral, e nenhum foi considerado grave. Em 2016, Black e Jones apresentaram os resultados de segurança em 113 pacientes com 10 anos ou mais após o tratamento com SLIAP para LAF do HIV. Em 2019, foi apresentada uma atualização que incluía os dados de 2016 em adição à experiência de duas outras práticas, com um total de 164 pacientes com acompanhamento igual ou superior a 10 anos. Dos 164 pacientes, 10 apresentaram eventos adversos leves e tratáveis, resultantes de fibroplasia excessiva, que se manifestaram como endurecimento subcutâneo leve ou sobrecorreção. Foram observados dois casos de eventos adversos graves, que se manifestaram como edema facial agudo sem calor ou sensibilidade. As histórias específicas de cada paciente apoiam uma base bacteriana e/ou imunológica para essas reações. Todos os eventos adversos foram tratáveis. Atualmente, Jones prefere tratar esses eventos adversos, que consistem em nódulos de surgimento tardio e endurecimento e representam as reações granulomatosas, com injeções subcutâneas intralesionais de 5-fluoruracila (5-FU) 50 mg/mℓ líquido misturado com triancinolona 40 mg/mℓ. Normalmente, adiciona-se 0,1 mℓ de triancinolona 40 mg/mℓ a 1 mℓ de 5-FU 50 mg/mℓ. A solução é injetada mensalmente na camada subcutânea profunda em que se encontra o nódulo, até se alcançar melhora satisfatória. Deve-se evitar a injeção intradérmica para prevenir atrofias epidérmicas e dérmicas.

Barnett e Barnett, empregando a técnica de microgotículas e injeções múltiplas, obtiveram sucesso com injeções de SLI para cicatrizes de acne, com acompanhamentos de 10, 15 e 30 anos (conforme relatado por Jones em 2010). Um acompanhamento telefônico, em 2021, não revelou nódulos persistentes na série de Barnett. Um dos autores (HJB) duplicou a sua técnica e o sucesso em um exame retrospectivo de 103 pacientes ao longo de 11 anos, empregando as técnicas de microgotículas para cicatrizes deprimidas com sucesso semelhante, especialmente em pacientes negros difíceis de tratar com *resurfacing*. Não foram observados nódulos persistentes. Observou-se edema temporário das cicatrizes após o microagulhamento em um paciente, meses após o tratamento com silicone, com resolução em 1 semana, e pode ter sido decorrente do microagulhamento. Isso não foi observado na série Barnett, apesar de muitos dos seus casos terem sido submetidos ao microagulhamento após o uso de SLI. A utilização de quantidades muito pequenas de SLI, com técnica rigorosa de microgotículas para o tratamento de cicatrizes de acne, produz uma ocorrência muito menor de nódulos e reações tardias.

MATERIAIS

O SLIAP mais adequado para volumização de tecidos moles é o Silikon-1000® (Alcon, Fort Worth, TX) (Figura 14.5); Adatosil-5000 (Bausch & Lomb, Rochester, NY) também pode ser utilizado *off-label*, mas é muito viscoso para ser injetado por agulhas de pequeno calibre. Empregando uma agulha Nokor de calibre 16G, introduz-se 0,5 mℓ de SLI em uma seringa Luer-Lock® Becton Dickinson (BD de 1 mℓ) (Figura 14.6), usando uma técnica estéril. Como as moléculas do êmbolo de borracha da seringa, teoricamente, poderiam contaminar o SLIAP após um longo período de exposição, o produto deve ser introduzido na seringa imediatamente antes da aplicação e nunca deve ser armazenado na seringa. O SLIAP é mais facilmente injetado com uma agulha Kendall Monoject™, calibre 27G, de 0,5 polegada (6 mm) com canhão de alumínio. As agulhas com canhão de plástico tendem a se soltar com as pressões de injeção mais elevadas necessárias quando são utilizadas agulhas de pequeno calibre. Para aumentar o conforto do injetor, buchas de borracha de isolamento elétrico, de 0,5 polegada (1,2 cm) de diâmetro interno, adquiridas em loja de ferragens, podem ser esterilizadas em autoclave e colocadas sobre o corpo da seringa para apoiar o segundo e o terceiro dedo do médico durante a injeção.

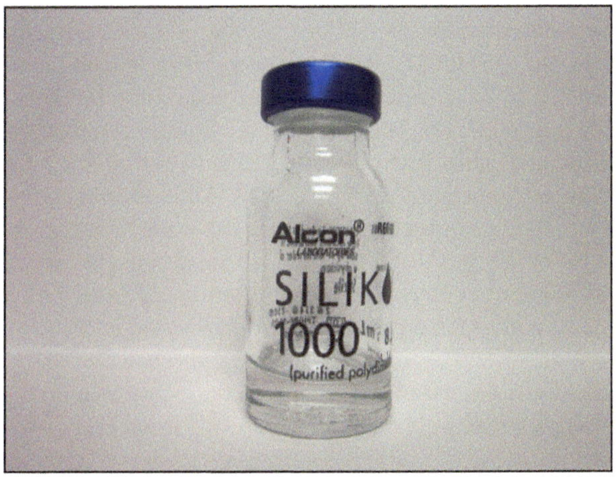

Figura 14.5 Silikon-1000® é especificamente aprovado pela FDA para uso oftálmico, mas pode ser legalmente usado *off-label* para volumização da pele.

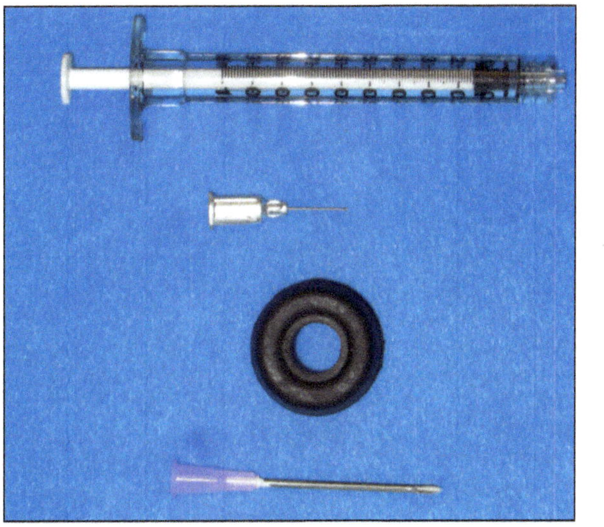

Figura 14.6 Instrumentação. De cima para baixo, seringa Becton Dickinson de 1 mℓ, agulha de calibre 27G, de 0,5 polegada, bucha de isolamento elétrico esterilizada em autoclave, agulha de calibre 16G.

> **Dica 1:** Dos dois silicones líquidos aprovados pela FDA, Adatosil-5000® e Silikon-1000®, o Silikon-1000® é mais adequado para volumização da pele através de agulhas de pequeno calibre, em razão de sua menor viscosidade.

> **Dica 2:** Uma bucha de borracha de isolamento elétrico, com 1,2 cm de diâmetro interno, adquirida em loja de ferragens local, esterilizada em autoclave, pode ser colocada sobre o corpo da seringa para apoiar o segundo e o terceiro dedo do médico durante a injeção.

PREPARAÇÃO DO PACIENTE

Como todos os preenchedores, os pacientes devem evitar anticoagulantes, como ácido acetilsalicílico, preparações anti-inflamatórias não esteroides e anticoagulantes por 7 a 10 dias antes da injeção. É obrigatório discutir com o paciente os riscos, os benefícios e os tratamentos alternativos ao SLIAP e documentar isso antes da injeção. Os pacientes devem compreender que o SLIAP é um preenchedor permanente, que está sendo utilizado *off-label* e que podem ocorrer nódulos e endurecimento tardio após alguns anos. Deve-se obter do paciente o consentimento informado por escrito.

Além disso, devem ser obtidas fotografias de alta qualidade do pré-tratamento. A maquiagem é removida e a pele é lavada com uma loção de limpeza antibacteriana e preparada com o antisséptico iodopovidine ou outra solução preparatória cirúrgica. As áreas a serem injetadas são delineadas sob boa iluminação, com o paciente na posição sentada, utilizando uma caneta marcadora de ponta fina. As áreas-alvo para a restauração do volume devem ser marcadas tanto no sorriso como em repouso, uma vez que essas posições se alteram notavelmente com a atividade facial. No tratamento da lipoatrofia facial do HIV, depressões na porção malar média tornam-se muitas vezes ligeiramente elevadas ao sorrir, e a correção excessiva dessa área pode resultar em uma aparência de "esquilo".

Dica 3: Fotografias bidimensionais ou tridimensionais de alta qualidade nos três perfis são obrigatórias no pré-tratamento e servem para documentar defeitos e caraterísticas preexistentes.

Dica 4: As áreas a serem tratadas devem ser cuidadosamente marcadas antes do tratamento com uma caneta de ponta fina.

Dica 5: No tratamento da lipoatrofia facial do HIV, as depressões podem tornar-se elevadas ao sorrir. A correção excessiva dessa área pode causar uma aparência de "esquilo".

Dica 6: Um anestésico tópico, como lidocaína ou outra mistura de amida, é aplicado na área de tratamento, com limpeza após 30 minutos antes da injeção com uma gaze estéril.

TÉCNICA DE INJEÇÃO

Embora os preenchedores temporários possam ser injetados com várias técnicas, o SLIAP deve ser injetado apenas pela técnica de microgotículas, originalmente descrita em 2000 por Orentreich. Outras técnicas de injeção podem ter consequências indesejáveis, como o acúmulo ou a formação de macrogotículas de silicone no trajeto da injeção e possível migração do produto via escape das cápsulas fibroplásticas de ancoragem. Uma microgotícula é definida como 0,005 a 0,01 mℓ de produto, uma quantidade com uma relação superfície-volume muito grande. Essa relação área de superfície-volume maior permite efetivamente que as microgotículas sejam ancoradas no local pela fibroplasia circunjacente. Com macrogotículas maiores, definidas como acima de 0,01 mℓ, o encapsulamento pode não ser suficiente para impedir a migração do produto. Determinado volume de SLIAP, disperso em muitas microgotículas, proporciona uma área de superfície total maior que aquela fornecida por um número menor de gotículas maiores. A maximização da área de superfície total do produto injetado maximiza efetivamente o grau de volumização.

▶ Vídeo 14.1

As injeções são feitas no plano subdérmico imediato ou mais profundo (Vídeo 14.1). Muitas vezes, quando a agulha adentra o plano subdérmico, há uma leve resistência do tecido à agulha. A injeção intradérmica deve ser cuidadosamente evitada, uma vez que pode provocar eritema e sulcos dérmicos. Deve-se estar atento para assegurar que a agulha esteja no plano subdérmico, antes de impulsionar o êmbolo. Além disso, o polegar do injetor deve ser retirado do êmbolo antes da remoção da agulha. As injeções devem ser aplicadas ao longo da superfície da pele, em intervalos de 2 a 5 mm, no ângulo ideal para a penetração e deposição no plano subdérmico. O ângulo ideal varia conforme a profundidade desejada. Em áreas em que se deseja uma aplicação mais profunda, é melhor um ângulo de inserção mais oblíquo (quase perpendicular à superfície da pele), enquanto um ângulo de inserção mais agudo (quase paralelo à superfície da pele) funciona melhor para uma deposição mais superficial.

Em geral, deve-se evitar várias passagens sobre uma mesma área de tratamento durante uma sessão, embora os injetores experientes possam fazer uma segunda passagem em uma camada subcutânea diferente e empregar uma técnica de tunelização para injetar microgotículas em diferentes áreas subdérmicas. É importante ressaltar que uma correção mais extensa deve ser realizada durante um período de tempo mais longo e não com um volume maior por sessão. Os volumes de tratamento por sessão devem ser limitados a 0,5 mℓ em áreas de superfície menores, como o sulco nasolabial, e de até 2,0 mℓ em áreas de superfície maiores, como na lipoatrofia facial. Esses volumes por sessão permitem aproximadamente 100 a 200 depósitos de microgotículas, em intervalos de 2 a 5 mm, possibilitando a cobertura de uma grande área de tratamento em única sessão.

As sessões de injeção devem ser realizadas em intervalos de, no mínimo, 1 mês, para permitir uma reação limitada do tecido fibroso ao redor de cada microgotícula de silicone. A sobrecorreção deve ser evitada. À medida que se aproxima da correção desejada, os intervalos de tratamento devem ser aumentados para permitir a deposição completa de tecido fibroso antes da injeção seguinte.

EFEITOS COLATERAIS E CONTROLE DAS COMPLICAÇÕES

Os efeitos colaterais imediatos relacionados com a injeção e geralmente observados com todos os preenchedores também ocorrem com o SLIAP. A dor associada à agulha, em geral, é bem controlada com anestésicos tópicos de lidocaína. O pré-tratamento com analgésicos orais (p. ex., 0,5 mg de alprazolam e dois comprimidos de hidrocodona/paracetamol 5/300 mg) 1 hora antes da aplicação pode ser necessário para o paciente intolerante à dor. Edema e eritema leves pós-injeção são comuns e desaparecem em alguns dias. O edema transitório pode até ser representativo da aparência de uma ótima correção após vários tratamentos. A púrpura, de ocorrência rara, resolve-se normalmente dentro de alguns dias e pode ser tratada com um *dye laser* para acelerar a resolução.

Com o uso de uma técnica adequada, o SLI é notavelmente semelhante, em textura e sensação, aos tecidos moles naturais. No entanto, quando são injetados volumes cumulativos maiores, como na LAF do HIV, a área tratada pode apresentar uma consistência levemente borrachosa e mais dura que o tecido mole natural. A migração do silicone líquido injetado é um evento adverso indesejável e mencionado com frequência. A utilização de pequenos volumes, em várias sessões de tratamento, com a técnica de microgotas evita esse problema, pois as microgotículas de silicone são ancoradas no tecido mole circundante por fibroplasia. No entanto, o SLI pode migrar entre os planos teciduais, em um trajeto de menor resistência, quando injetado de uma só vez em grandes *bolus*.

A discromia cutânea é um raro efeito colateral do SLI e ocorre com mais frequência quando se injeta inadvertidamente quantidade excessiva de silicone líquido na derme. Quando a resposta inflamatória ao SLI se estende para a derme, podem ocorrer eritema, hiperpigmentação pós-inflamatória e telangiectasia. Geralmente ocorre a formação de sulcos dérmicos junto com a discromia. O tratamento de eritema e telangiectasia pode ser realizado com um *dye laser* ou luz pulsada intensa. A hiperpigmentação pode ser tratada com hidroquinona e protetor solar. Os sulcos dérmicos podem melhorar com injeção intralesional de esteroides, mas a resposta, muitas vezes, é incompleta e o problema persiste. Um evento adverso em potencial, e mais preocupante, do SLI são as reações granulomatosas que se apresentam como um nódulo subcutâneo palpável ou endurecimento, muitas vezes pétreo, após muitos anos ou mesmo décadas pós-tratamento. Essas reações foram descritas por Jones, em 2009, com o silicone líquido e uma variedade de outros preenchedores permanentes ou de longa duração, como o polimetilmetacrilato e ácido poliláctico. Acredita-se que essas reações sejam imunomediadas e, na maioria das vezes, granulomatosas. Tem-se postulado que as reações granulomatosas podem ser resultantes de uma infecção a distância, uma vez que já se observaram reações granulomatosas ao silicone líquido, na presença de abscessos dentários bacterianos agudos ou sinusite, com resolução com o tratamento da infecção. Outra teoria, proposta por Christensen, é que a formação de biofilme bacteriano ao redor das microgotículas de SLI pode causar uma infecção crônica de baixo grau, resultando em uma resposta inflamatória do hospedeiro. Os biofilmes podem se formar se microrganismos bacterianos forem introduzidos quando da injeção do preenchedor, ou com colonização posterior durante episódios de bacteriemia. Uma vez presentes, podem permanecer inativos durante meses ou anos em superfícies de corpos estranhos, como o silicone líquido injetado. Os biofilmes podem servir de alvo de uma resposta imunológica tardia do paciente, quando os microrganismos voltam a um estado planctônico, o que explica o potencial para a formação de granulomas anos após a injeção. Caso se desenvolvam reações granulomatosas, o tratamento pode ser feito com altas concentrações de triancinolona intralesional (20 a 40 mg/mℓ) com intervalos de 2 a 4 semanas. Deve-se observar que a infecção pelo HIV, ou o ritonavir (Norvir®), pode predispor os indivíduos a uma supressão adrenal com doses mais elevadas de cortisona. Nesses casos, pode ser benéfica a adição de 5-FU injetável, com os conhecidos efeitos antifibróticos (antimitóticos) e antimicrobianos, descritos por Beer e Avelar. Com base na hipótese do biofilme, uma dose completa de um antibiótico de amplo espectro, como a minociclina, 1 ou 2 vezes/dia, também deve ser instituída. A isotretinoína e o etanercepte também foram usados com sucesso para o tratamento de granulomas de SLI, em estudos de Desai et al., Lloret et al. e Pasternack et al. Entretanto, os granulomas que não se resolvem podem, em última análise, exigir a remoção cirúrgica. Pela presença desses possíveis eventos indesejáveis, recomenda-se que o SLIAP seja utilizado em circunstâncias e estados patológicos em que os benefícios superam os riscos de eventos adversos.

Dica 7: A infecção pelo HIV, ou o ritonavir (Norvir®), pode predispor os indivíduos a desenvolver supressão adrenal quando são utilizadas doses mais elevadas de corticosteroide. Nos casos em que podem ser necessárias doses mais elevadas para tratar reações granulomatosas raras, o 5-FU injetável pode ser útil.

CONCLUSÃO

A longevidade do SLIAP e o seu custo relativamente baixo proporcionaram um benefício que tem sido satisfatório, tanto para os médicos como para os pacientes. O SLIAP é um preenchedor seguro e eficaz, quando utilizado de maneira adequada pelos injetores experientes com a técnica de microgotículas. Atualmente, sua principal indicação é na correção permanente da LAF do HIV, embora seja eficaz na correção de uma variedade de atrofias faciais, cicatrizes de acne e deformidades. O silicone líquido injetável gerou controvérsia nas últimas décadas. Contudo, o silicone moderno e altamente purificado, estudado em contextos clínicos controlados, demonstrou, até o momento, ser um agente seguro que merece consideração. Os médicos devem ser capazes de identificar e tratar complicações, leves e graves, que podem ser mais difíceis de tratar pela natureza permanente do produto. Por essa razão, os médicos devem usar um método de injeção apropriado, em pacientes adequados e informados sobre o uso *off-label* e com um consentimento informado. Estudos contínuos estão em andamento para examinar melhor a segurança e a eficácia do produto a longo prazo.

Adendo: No momento em que este capítulo foi escrito, o uso de inibidores orais da enzima conversora de angiotensina, para o tratamento de reações inflamatórias tardias aos preenchedores de ácido hialurônico dérmico, após vacinação contra a covid-19, como um modelo de inibição da inflamação cutânea induzida pela angiotensina II, foi relatado como bem-sucedido. É possível que o lisinopril seja um tratamento viável para as reações tardias ao silicone e justifique um estudo mais aprofundado (Munavalli et al., 2021).

LEITURA ADICIONAL

Balkin, S. W. (2005). Injectable silicone and the foot: a 41-year clinical and histologic history. *Dermatol Surg.*, *31*(11 pt 2), 1555–1559.

Barnett, J. G., & Barnett, C. R. (2005). Treatment of acne scars with liquid silicone injections: 30-year perspective. *Dermatol Surg.*, *31*(11 pt 2), 1542–1549.

Baselga, E., & Pujol, R. (1994). Indurated plaques and persistent ulcers in an HIV-1 seropositive man. *Arch Dermatol.*, *130*(6), 785–789.

Beer, K., & Avelar, R. (2014). Relationship between delayed reactions to dermal fillers and biofilm: facts and considerations. *Dermatol Surg*, *11*, 1175–1179.

Benedetto, A. V., & Lewis, A. T. (2003). Injecting 1000 centistoke liquid silicone with ease and precision. *Dermatol Surg.*, *29*(3), 211–214.

Black, J. M., & Jones, D. H. (2016). A report of 113 patients with 10-year and beyond follow up after treatment with highly purified liquid injectable silicone for HIV associated facial lipoatrophy. In *Poster abstract. American Society for Dermatologic Surgery Annual Meeting.* New Orleans, LA.

Chen, F., Carruthers, A., Humphrey, S., & Carruthers, J. (2013). HIV-associated lipoatrophy treated with injectable silicone oil: a pilot study. *Dermatol Surg.*, *69*(3), 431–437.

Christensen, L. (2007). Normal and pathologic tissue reactions to soft tissue gel fillers. *Dermatol Surg.*, *33*, s168–s175.

Delage, C., Shane, J. J., & Johnson, F. B. (1973). Mammary silicone granuloma: migration of silicone fluid to abdominal wall and inguinal region. *Arch Dermatol.*, *108*(1), 105–107.

Desai, A. M., Browning, J., & Rosen, T. (2006). Etanercept therapy for silicone granuloma. *J Drugs Dermatol.*, *5*(9), 894–896.

Diamond, B., Hulka, B., Kerkvliet, N., et al. (1998). *Summary of report of National Science Panel: silicone breast implants in relation to connective tissue diseases and immunologic dysfunction.* http://www.fjc.gov/BREIMLIT/SCIENCE/summary.htm. (Accessed 31 January 2009).

Duffy, D. M. (1998). Tissue injectable liquid silicone: new perspectives. In A. W. Klein (Ed.), *Augmentation in Clinical Practice: Procedures and Techniques* (pp. 237–263). New York: Marcel Dekker.

Duffy, D. M. (2002). The silicone conundrum: a battle of anecdotes. *Dermatol Surg.*, *28*, 590.

Duffy, D. M. (2005). Liquid silicone for soft tissue augmentation. *Dermatol Surg.*, *31*(11 pt 2), 1530–1541.

Duffy, D. M. (2006). Liquid silicone for soft tissue augmentation: histological, clinical, and molecular perspectives. In A. Klein (Ed.), *Tissue Augmentation in Clinical Practice* (2nd ed., pp. 141–237). New York: Taylor & Francis.

Fulton, J. E., Jr., Porumb, S., Caruso, J. C., et al. (2005). Lip augmentation with liquid silicone. *Dermatol Surg.*, *31*(11 pt 2), 1577–1586.

Hausauer, A. K., & Jones, D. H. (2018). Long-term correction of iatrogenic facial lipoatrophy with volumizing hyaluronic acid filler. *Dermatol Surg.*, S60–S62.

Hevia, O. (2009). Six-year experience using 1,000-centistoke silicone oil in 916 patients for soft-tissue augmentation in a private practice setting. *Dermatol Surg.*, *35*, 1646–1652.

Jones, D. (2005). HIV facial lipoatrophy: causes and treatment options. *Dermatol Surg.*, *31*(11 pt 2), 1519–1529.

Jones, D. (2009). Semi-permanent and permanent injectable fillers. *Dermatol Clin.*, *27*(4), 433–444.

Jones, D. (2010). A report of 135 patients with 5 year and beyond follow up after treatment with highly purified liquid injectable silicone (LIS) for HIV associated facial lipoatrophy (HIV FLA). In *American Society for Dermatologic Surgery Annual Meeting*. Chicago, IL.

Jones, D. H. (2014). Treatment of delayed reactions to dermal fillers. *Dermatol Surg.*, *40*(11), 1180.

Jones, D. H. (2002). Injectable silicone for facial lipoatrophy. *Cosmet Dermatol.*, *15*, 13–15.

Jones, D. H., Carruthers, A., Brody, H. J., et al. (2019). Ten-year and beyond follow-up after treatment with highly purified liquid-injectable silicone for HIV-associated facial lipoatrophy: a report of 164 patients. *Dermatol Surg.*, *45*, 941–948.

Jones, D. H., Carruthers, A., Orentreich, D., et al. (2004). Highly purified 1000-cSt silicone oil for treatment of human immunodeficiency virus-associated facial lipoatrophy: an open pilot trial. *Dermatol Surg.*, *30*, 1279–1286.

Lloret, P., Espana, A., Leache, A., et al. (2005). Successful treatment of granulomatous reactions secondary to injection of esthetic implants. *Dermatol Surg.*, *31*(4), 486–490.

Munavalli, G. G., Knutsen-Larson, S., Lupo, M. P., & Geronemus, R. G. (2021). Oral angiotensin converting enzyme inhibitors for the treatment of delayed inflammatory reaction of dermal hyaluronic acid fillers following COVID-19 vaccination—a model for inhibition of angiotensin II- induced cutaneous inflammation. *JAAD Case Rep*, *10*, 63–68.

Orentreich, D. S. (2000). Liquid injectable silicone: techniques for soft tissue augmentation. *Clin Plast Surg.*, *27*, 595–612.

Orentreich, D., & Leone, A. S. (2004). A case of HIV-associated facial lipoatrophy treated with 1000-cs liquid injectable silicone. *Dermatol Surg.*, *30*, 548–551.

Orentreich, D. S., & Jones, D. H. (2006). Liquid injectable silicone. In J. Carruthers, & A. Carruthers (Eds.), *Soft Tissue Augmentation* (pp. 77–91). New York: Elsevier.

Parel, J. M. (1989). Silicone oils: physiochemical properties. In B. M. Glaser, & R. G. Michels (Eds.), *3. Retina* (pp. 261–277). St Louis: Mosby.

Pasternack, F. R., Fox, L. P., & Engler, D. E. (2005). Silicone granulomas treated with etanercept. *Arch Dermatol.*, *141*(1), 13–15.

Price, E. A., Schueler, H., & Perper, J. A. (2006). Massive systemic silicone embolism: a case report and review of literature. *Am J Forensic Med Pathol.*, *27*(2), 97–102.

Rapaport, M. J., Vinnik, C., & Zarem, H. (1996). Injectable silicone: cause of facial nodules, cellulitis, ulceration, and migration. *Aesthetic Plast Surg.*, *20*, 267–276.

Rapaport, M. R. (2002). Silicone injections revisited. *Dermatol Surg.*, *28*, 594–595.

Selmanowitz, V. J., & Orentreich, N. (1977). Medical grade fluid silicone: a monographic review. *J Dermatol Surg Oncol.*, *3*, 597–611.

Spanoudis, S., & Koski, G. (2009). *Sci polymers*. http://www.plasnet.com.au/index.php?option=com_content&view=article&id=89:polymer-faq&catid=118:FAQ&Itemid=258. (Accessed 31 January 2009).

Turekian, K. K., & Wedepohl, K. H. (1961). Distribution of the elements in some major units of the earth's crust. *Bull Geol Soc Am.*, *72*(2), 175–192.

Wallace, W. D., Balkin, S. W., Kaplan, L., et al. (2004). The histological host response of liquid silicone injections for prevention of pressure-related ulcers of the foot: a 38-year study. *J Am Podiatr Med Assoc.*, *94*, 550–557.

Bellafill®

Heidi B. Prather, Kachiu C. Lee, Neil S. Sadick e Annie Chiu

RESUMO E PRINCIPAIS CARACTERÍSTICAS

- Bellafill® é atualmente o único preenchedor de longa duração aprovado pela Food and Drug Administration (FDA), indicado para a correção dos sulcos nasolabiais e cicatrizes atróficas de acne
- Bellafill® é composto de microesferas lisas, redondas e uniformes (30 a 50 μm de diâmetro) de polimetilmetacrilato (PMMA) não absorvível
- As microesferas de PMMA do Bellafill® são suspensas em um gel de colágeno bovino à base de água com lidocaína
- O colágeno bovino é clivado enzimaticamente nas extremidades para reduzir a imunogenicidade
- O colágeno tipo I e tipo III produzido a partir da estimulação de microesferas de PMMA apresenta resultados duradouros estudados por até 5 anos, com um perfil de segurança favorável
- A seleção cuidadosa dos pacientes, associada a uma técnica criteriosa de injeção, faz do Bellafill® uma ferramenta desejável para resultados estéticos otimizados a longo prazo.

INTRODUÇÃO

Os preenchimentos tornaram-se um dos procedimentos estéticos minimamente invasivos mais populares nas últimas décadas. A maioria dos preenchedores disponíveis é totalmente reabsorvida para promover a segurança em detrimento da durabilidade. As microesferas de polimetilmetacrilato (PMMA) em suspensão de gel de colágeno à base de água, atualmente sob a marca Bellafill®, são o único preenchedor de longa duração aprovado pela FDA para a correção dos sulcos nasolabiais e cicatrizes atróficas de acne. Antes de sua utilização em estética, o PMMA era empregado há muito tempo na Medicina, particularmente na área de Ortopedia e na Odontologia. As primeiras formulações de PMMA tinham um perfil de segurança desfavorável pela sua reatividade alérgica. As formulações de PMMA, desde então, foram objeto de desenvolvimento e aperfeiçoamentos consideráveis para atender às atuais normas clínicas e de segurança (Figura 15.1). O produto de primeira geração, denominado Arteplast® (Arteplast, George Lemperle), foi desenvolvido na Europa na década de 1980. Essa formulação consistia em pequenas partículas grosseiras de PMMA, de diâmetros variáveis, suspensas em gelatina, o que possibilitava a aglutinação das microesferas levando a infiltração de macrófagos, fagocitose das partículas e subsequente inflamação. O produto de segunda geração, também desenvolvido na Europa, Artecoll® (Artecoll, Rofil Medical), substituiu a gelatina por colágeno bovino, o que criou uma suspensão mais consistente de microesferas mais refinadas, porém ainda de tamanho variável e com algumas rugosidades na superfície. A adição de um processo de peneiramento úmido eliminou algumas cargas eletrostáticas para ajudar a minimizar a aglutinação. Bellafill®, a terceira e última geração de PMMA, anteriormente denominado Artefill® (Artefill, Artes Medical), é o resultado de 25 anos de desenvolvimento científico contínuo para melhorar a segurança e a eficácia do PMMA. No Bellafill®, as microesferas são pequenas, consistentes e lisas. Sete filtros de peneiramento úmido e um banho de ultrassom removem as partículas carregadas negativamente para eliminar os aglomerados e criar um preenchedor de PMMA uniforme, seguro para injeção dérmica.

VISÃO GERAL DO PRODUTO E MECANISMO DE AÇÃO

Bellafill® (anteriormente denominado Artefill®) é um preenchedor injetável, não biodegradável, composto de microesferas de PMMA, de 30 a 50 μm, lisas e redondas (20% do volume) suspensas em gel à base de água com colágeno bovino e lidocaína. O Bellafill® tem mecanismo de ação imediato e a longo prazo (Figura 15.2). O colágeno que contém gel à base de água e constitui 80% do volume da seringa proporciona um efeito imediato de volumização e *lifting*, e contém colágeno bovino a 3,5% e lidocaína a 0,3%. Com o tempo, o gel de colágeno é reabsorvido, deixando as microesferas de PMMA nos 20% restantes da seringa para atuar como matriz de estimulação à produção de colágeno. A análise histológica demonstrou que, dias após a injeção, os monócitos infiltram-se nos locais de

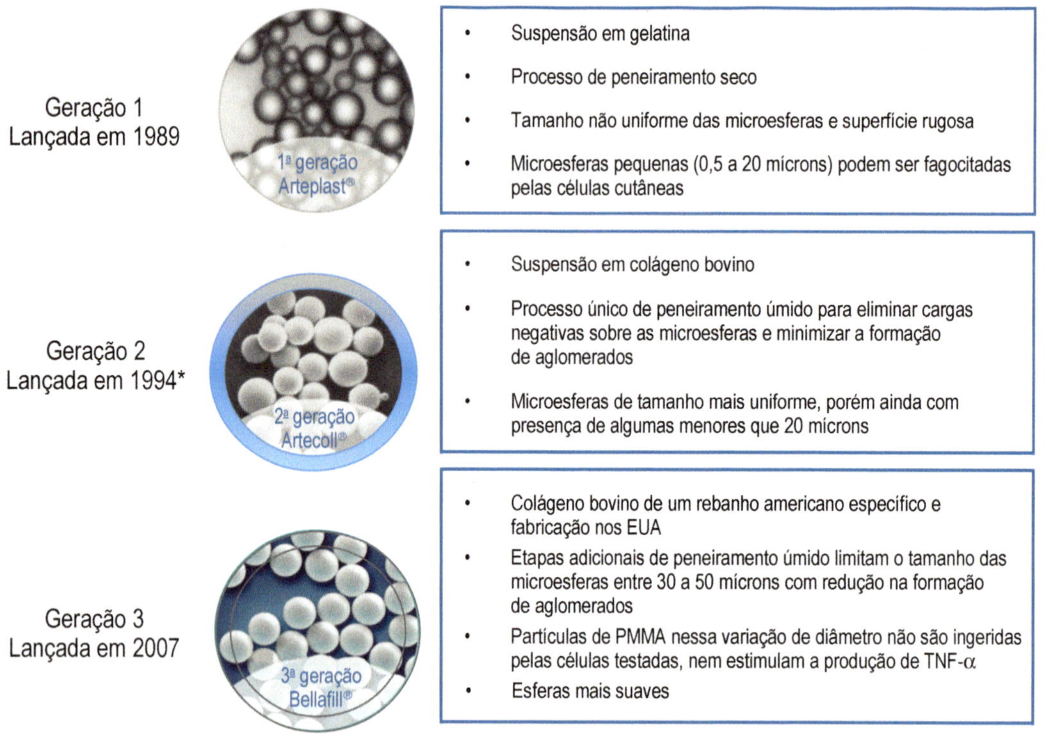

Figura 15.1 Visão geral de três gerações de PMMA. *PMMA*, polimetilmetacrilato; *TNF-α*, fator de necrose tumoral α.

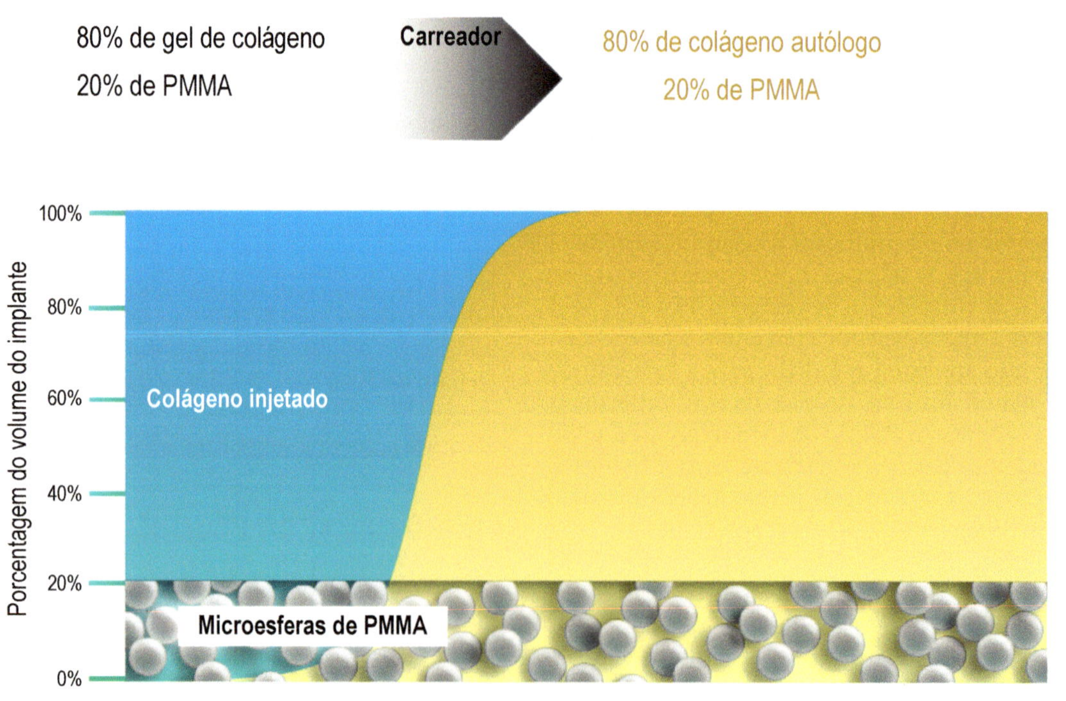

Figura 15.2 Mecanismo de ação do Bellafill®. *PMMA*, polimetilmetacrilato.

injeção, diferenciam-se em fibroblastos e produzem uma cápsula fibrosa ao redor das microesferas. As fibras de colágeno podem ser detectadas já em 3 semanas após o tratamento, com progressiva remodelagem dérmica e angiogênese. Durante as semanas e meses subsequentes, as fibras de colágeno continuam a aumentar em densidade e volume; e após 4 meses, a remodelagem dérmica está completa.

CONSIDERAÇÕES TÉCNICAS

Cada *kit* de Bellafill® contém cinco seringas de 0,85 mℓ com 10 agulhas de calibres 26G. Bellafill® é fabricado com lidocaína para conforto na injeção. Para maximizar o conforto, podem ser aplicados anestésicos locais tópicos na área de tratamento antes do procedimento, com base nos protocolos de injeção de cada consultório. O prazo de validade do produto Bellafill® é de 12 meses e deve ser mantido em refrigeração entre 3°C e 8°C. Para diminuir a viscosidade do produto e o cansaço do injetor, deve-se deixar produto aquecer em temperatura ambiente antes da injeção. Se ocorrer a separação de fases entre o colágeno e as microesferas, o produto deve ser descartado.

Embora o colágeno bovino usado no Bellafill® seja clivado nas extremidades para minimizar as reações alérgicas, ainda se recomenda a realização de um teste de alergia 4 semanas antes do tratamento, usando o *kit* de teste de colágeno intradérmico do Bellafill® para minimizar qualquer risco de hipersensibilidade, em especial na presença de doença do tecido conjuntivo, histórico de atopia ou alergia à carne de vaca. Esta recomendação baseia-se nos dados do Artecoll® que é fabricado com uma proteína completa de colágeno bovino. Atualmente, as correções de cicatrizes de acne e sulcos nasolabiais são as únicas indicações clínicas aprovadas pela FDA para o Bellafill® (Vídeos 15.1 e 15.2). Pela durabilidade e elevado G', deve-se evitar a injeção em áreas de pele fina, como os lábios ou os sulcos lacrimais perioculares.

Vídeos 15.1 e 15.2

Técnica de injeção em cicatrizes de acne

Bellafill® é indicado para cicatrizes atróficas e distensíveis de acne. Essas cicatrizes são identificadas por suas bordas suaves e capacidade de desaparecer quando a pele é esticada. As cicatrizes não distensíveis indicam a presença de travas ou aderências subdérmicas que podem impedir a correção completa sem subcisão, como as cicatrizes do tipo *boxcar* (vagão) ou *ice pick* (picador de gelo) (Figura 15.3). A preparação completa da pele é fundamental para minimizar os efeitos colaterais dos preenchedores de longa duração. Idealmente, os pacientes chegam sem maquiagem ou protetor solar. A limpeza com água e sabão deve ser seguida por antissépticos com álcool isopropílico a 70% para assegurar que não restem resíduos de maquiagem ou protetor solar. Os autores recomendam uma etapa secundária adicional para criar um campo estéril com clorexidina ou ácido hipocloroso (Vídeo 15.3). Deve-se lavar a clorexidina da pele após a conclusão do tratamento, em virtude da irritação cutânea, tendo o cuidado de evitar os olhos e os ouvidos, para não resultar em ceratite e otite. Marcar as cicatrizes adequadas e esticar a pele ao redor da cicatriz, com os dedos indicador e polegar, para fixar a pele durante a injeção. Introduzir a agulha com o bisel para cima, a um ângulo de 30º a 40º em relação à superfície da pele, exatamente fora da borda da cicatriz, e avançar a agulha sob a cicatriz, paralela à superfície no plano dérmico, movendo-se para a frente e para trás, criando um pequeno espaço potencial dentro da cicatriz por microssubcisão. Após o descolamento, aplicar as microgotículas de Bellafill® com microssubcisão contínua, até obter uma correção de 100% da cicatriz (Figura 15.4 e Vídeo 15.4). Podem ser empregadas várias técnicas de injeção para preencher a área sob a cicatriz, tais como puntura seriada e aplicação linear. Recomenda-se evitar a sobrecorreção e, ao realizar sessões subsequentes, aplicar Bellafill® sobre o implante anterior para construir uma rede de suporte ao déficit tecidual (Figuras 15.5 a 15.7).

Vídeo 15.3

Vídeo 15.4

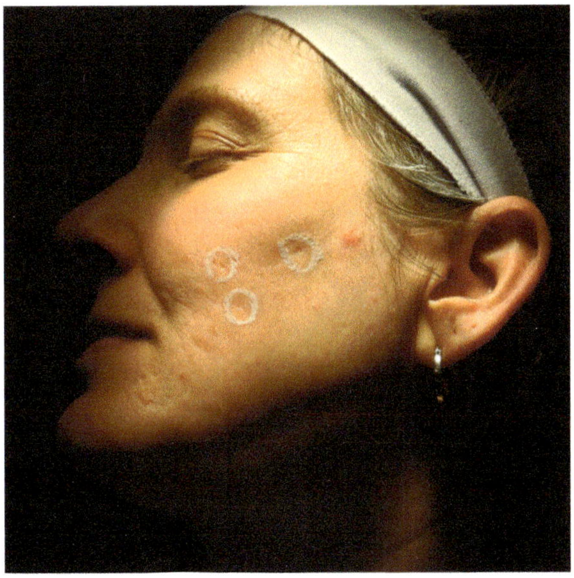

Figura 15.3 Tipos de cicatrizes de acne: cicatrizes tipo *boxcar* (vagão), *ice pick* (picador de gelo) e distensíveis são ilustradas da esquerda para a direita.

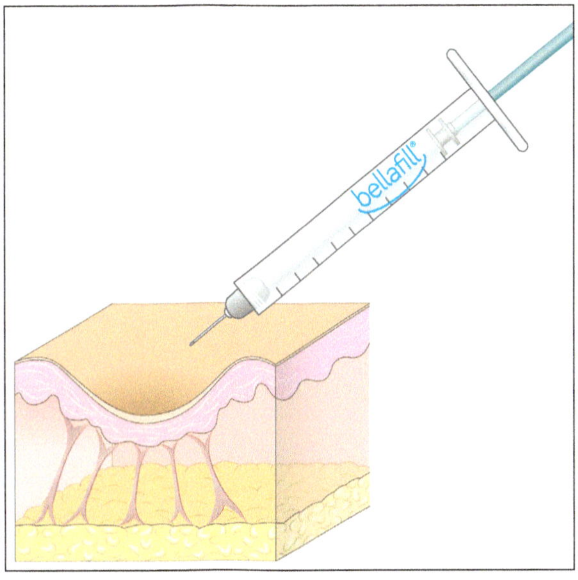

Figura 15.4 Técnica de injeção para cicatrizes de acne.

Técnica de injeção no sulco nasolabial

Os candidatos ideais para o tratamento com Bellafill® nos sulcos nasolabiais são os pacientes com perda de volume moderada a grave sem flacidez da pele. É desejável que os pacientes apresentem elasticidade e espessura da pele preservadas para evitar depósitos visíveis ou palpáveis de Bellafill®, que podem ser mais comuns em pele extremamente fina ou solta. Deve ter-se o cuidado de evitar a aplicação lateral ou superficial de Bellafill®, o qual pode permanecer viscoso nos primeiros dias após a injeção e tem possibilidade de migrar com o movimento facial. A técnica linear pode ser realizada usando a agulha de calibre 26G fornecida com o produto, iniciando na base dos sulcos nasolabiais e utilizando depósitos retrógrados na derme profunda

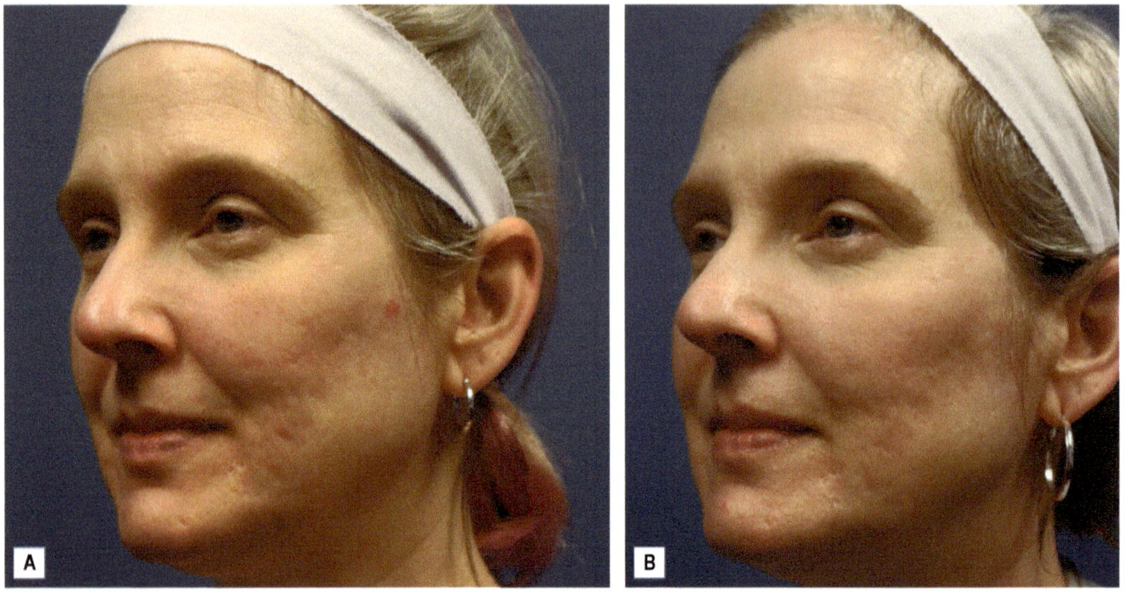

Figura 15.5 Paciente de 50 anos antes (**A**) e 1 mês depois (**B**) do tratamento com Bellafill® 0,8 cc, em cicatrizes atróficas distensíveis malares, e 0,8 cc, nos sulcos nasolabiais.

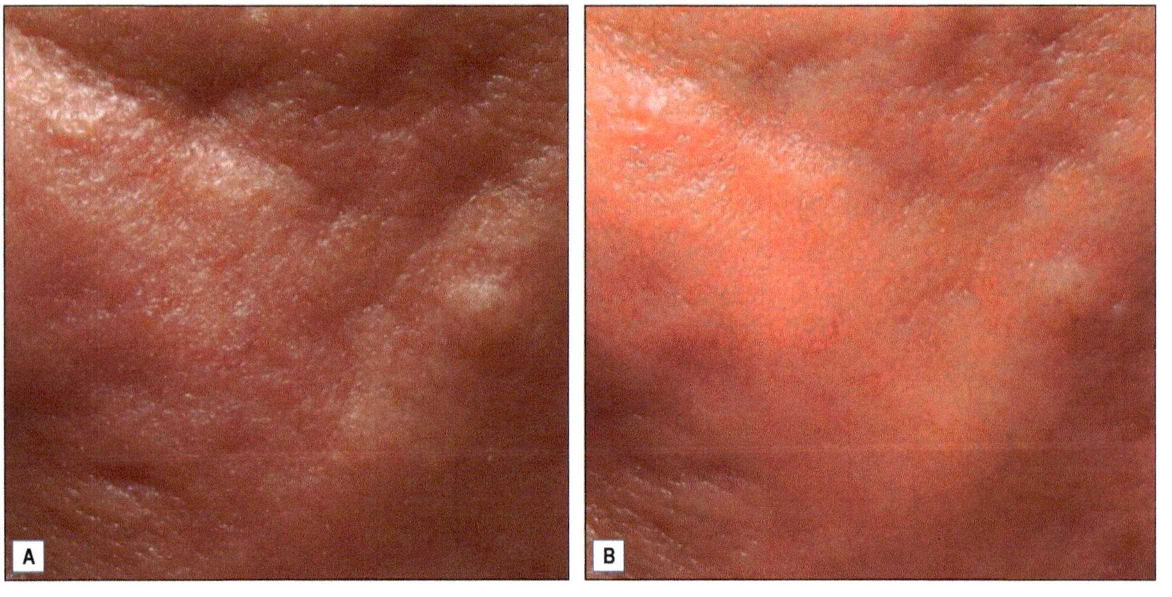

Figura 15.6 Paciente de 35 anos antes (**A**) e 12 meses após (**B**) duas sessões de Bellafill® para acne.

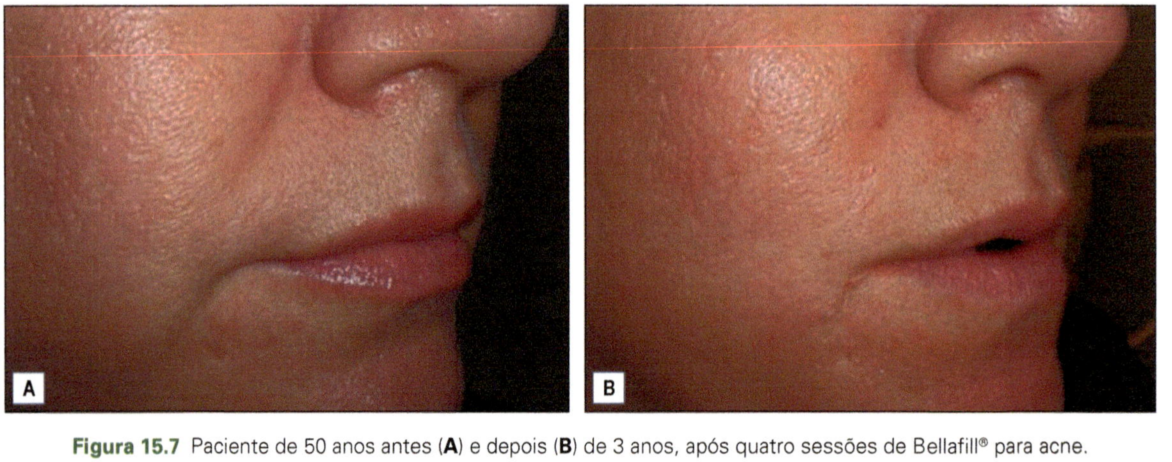

Figura 15.7 Paciente de 50 anos antes (**A**) e depois (**B**) de 3 anos, após quatro sessões de Bellafill® para acne.

e, ao mesmo tempo, fazendo um pinçamento na pele (Vídeos 15.5 e 15.6). A técnica de injeção lenta é essencial para prevenir a canulação acidental da artéria angular que corre sob o sulco nasolabial. A aspiração negativa pode não representar exatamente a penetração vascular em razão da viscosidade do produto (Figura 15.8).

Vídeos 15.5 e 15.6

USO *OFF-LABEL* DE POLIMETILMETACRILATO

Considerando a indicação de 5 anos do PMMA para os sulcos nasolabiais, seus benefícios de longa duração tornaram-no objeto de consideração para uso *off-label* em outras áreas, incluindo a fossa temporal (com injeções no osso), que é resistente a outros tipos de preenchedores, rinoplastia não cirúrgica e dorso das mãos. O uso de PMMA nas têmporas pode ser clinicamente considerado, de forma isolada ou em combinação com outros preenchedores, em pacientes com perda significativa de volume na fossa temporal. Nesses pacientes, é frequente o uso de outros preenchedores, incluindo ácido poli-L-láctico (PLLA), ácido hialurônico (AH) e hidroxiapatita de cálcio (CaHA), cuja duração é insatisfatória, em especial nos pacientes significativamente atléticos. Um estudo retrospectivo com o PMMA para reposição de volume no dorso das mãos relatou que 92% dos pacientes ainda apresentavam algum grau de melhora aos 12 meses. A utilização de PMMA para rinoplastia não cirúrgica também se mostrou segura e eficaz em uma pequena série de casos, uma vez que os pacientes geralmente desejam que essas correções sejam duradouras. Antes do uso do produto nessa área, os autores sugerem uma grande experiência, pois o PMMA não é reversível e a embolia intra-arterial pode levar à cegueira catastrófica e à necrose tecidual. Quando o PMMA é utilizado *off-label* em áreas de alto risco, deve-se sempre considerar múltiplas sessões com volumes pequenos, aplicadas com força cautelosa, sempre de forma retrógrada. Por fim, estudos demonstram que as áreas tratadas com PMMA podem ser submetidas a uma terapia combinada com *laser*, luz ou ultrassom, sem qualquer alteração histológica nas microesferas de PMMA (Vídeo 15.7).

Vídeo 15.7

ESTUDOS CLÍNICOS PILOTOS

A eficácia e a segurança do Bellafill® só foram demonstradas nos dois estudos clínicos pilotos realizados para fins de aprovação do Bellafill® pela FDA para o tratamento de cicatrizes de acne e sulcos nasolabiais, respectivamente. Além disso, o uso *off-label* de Bellafill® também foi investigado em estudos clínicos prospectivos. O estudo-piloto US Acne Scar do Bellafill® foi um estudo clínico prospectivo multicêntrico (10 centros), randomizado, placebo-controlado, duplo-cego, com 147 indivíduos maiores de 18 anos, que desejavam a correção de cicatrizes atróficas e distensíveis de acne moderadas a graves, no rosto. O objetivo primário de eficácia foi a taxa de sucesso aos 6 meses, com base na avaliação cega (AC) do investigador, utilizando a escala validada de quatro pontos *Acne Scar Rating Scale* (ASRS), sendo o sucesso definido como a melhora de, no mínimo, dois pontos nessa escala, em pelo menos 50% das cicatrizes tratadas. O volume médio inicial de injeção do Bellafill® em indivíduos randomizados foi de 0,11 mℓ por cicatriz, e o volume inicial médio injetado por sujeito foi de 0,93 mℓ. Os retoques foram realizados conforme necessário, durante as visitas de acompanhamento, nas semanas 2, 4, 6 e 8 e nos meses 3, 6, 9 e 12. Os resultados do estudo mostraram que o objetivo primário de eficácia foi alcançado, com 64,4% de respondedores no grupo do Bellafill® e 32,6% no grupo-controle ($P = 0,0005$) aos 6 meses. A satisfação do indivíduo foi avaliada pela escala de seis pontos da *Subject's Assessment of Scar Correction* (SASC). Mais de 83% dos sujeitos do estudo Bellafill® consideravam-se pelo menos um pouco até muito satisfeitos com a aparência de suas cicatrizes tratadas, em todos os momentos. Não foram relatados efeitos adversos graves relacionados com o tratamento. A avaliação não cega até 12 meses confirmou um nível de eficácia consistente. Com base nesses resultados, demonstrou-se que o tratamento da cicatriz de acne com o Bellafill® ocorreu de forma relativamente rápida, além de ser sustentado e eficaz em todas as etnias, gêneros e idades.

A FDA exigiu a realização de um estudo em grande escala, 5 anos após a aprovação do Bellafill®, para obtenção de aprovação total do produto para uso nos sulcos nasolabiais, com

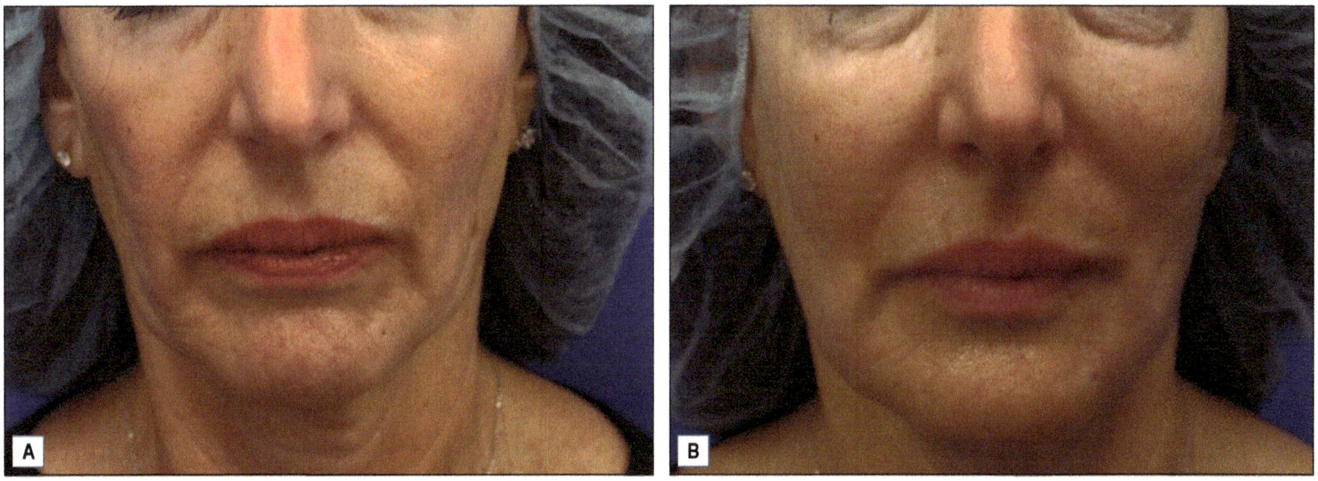

Figura 15.8 Paciente de 65 anos antes (**A**) e 12 meses após (**B**) duas sessões com Bellafill® para volumização panfacial.

o objetivo de documentar a incidência da formação de granulomas e a satisfação a longo prazo com o tratamento. Assim, foi conduzido um estudo prospectivo, multicêntrico, aberto, pós-aprovação em 23 centros dos EUA, com a inclusão de 1.008 indivíduos. A adesão dos pacientes ao acompanhamento foi excelente, com uma taxa de conclusão de 87% (871/1.008) aos 5 anos. Os indivíduos receberam tratamento com Bellafill® nos sulcos nasolabiais, e foram realizadas visitas de acompanhamento de segurança aos 3 e aos 60 meses. Os resultados do estudo mostraram uma taxa de incidência geral de granulomas de 1,7%, a maioria dos quais de gravidade leve a moderada. Esse estudo de 5 anos foi o maior e mais longo estudo de um preenchimento dérmico aprovado nos EUA até o momento, confirmando a segurança e a eficácia do Bellafill® nos sulcos nasolabiais. Um estudo prospectivo de 12 meses, monocêntrico, tratou 23 indivíduos com Bellafill® para restaurar o volume da porção média da face.

Por meio de uma escala de déficit de volume da porção média da face, *Midface Volume Deficit Scale*, e escalas de classificação de melhora médica, os investigadores observaram melhora significativa aos 12 meses. Os efeitos colaterais limitaram-se a edema, equimoses, sensibilidade e dor com eritema. O Bellafill® também foi avaliado para perda de volume no dorso das mãos. Um estudo prospectivo, monocêntrico, de 12 meses, avaliou os resultados das injeções de PMMA para a correção da perda de volume das mãos usando a escala de classificação das mãos de Merz de 5 pontos – *Merz 5-point Hand Grading Scale*. Todos os pacientes notaram pelo menos melhora de 1 ponto, 12 meses após a injeção, com mínimos efeitos adversos (hemorragia pontual, eritema leve, edema). A pontuação média da Escala de Classificação da Mão de Merz – *Merz Hand Grading Scale*, no início do estudo, foi de 3,27 e 3,33 para as mãos direita e esquerda, respectivamente. Após 12 meses do tratamento, o escore médio na *Merz Hand Grading Scale* foi de 1,5 para ambas as mãos.

Outros estudos notáveis usando o PMMA de terceira geração, sob a marca Artefill®, incluem um estudo-piloto monocêntrico, aberto, com 14 indivíduos qualificados para o tratamento de cicatrizes atróficas de acne. As avaliações do investigador após 8 meses pós-procedimento indicaram que 96% das cicatrizes atróficas de acne apresentaram algum grau de melhora, com a maioria dos pacientes relatando uma correção moderada. Não foram relatados eventos adversos ou efeitos colaterais. Em outro estudo prospectivo, em múltiplos locais, aberto, incluindo 24 pacientes com lipoatrofia relacionada com o envelhecimento, o Artefill® foi injetado na camada supraperiosteal da região malar com volume máximo de 6 mℓ (3 mℓ/lado). As injeções de retoque foram realizadas nas semanas 4 e 6 até um volume máximo total de 8,8 mℓ. Com base na avaliação realizada pelo paciente e pelo médico, 95,8% dos participantes do estudo relataram terem "melhorado" ou "melhorado muito". A mudança no grau de lipoatrofia malar melhorou significativamente da linha de base até 1 ano em $0,96 \pm 0,98$ ($P < 0,0003$). Os pacientes também relataram altos níveis de satisfação, com 87,5% "satisfeitos" ou "muito satisfeitos". Não foram relatados eventos adversos de segurança no estudo.

COMPLICAÇÕES E TRATAMENTO

Como ocorre com qualquer material estranho injetado no corpo, há risco de complicações, como irregularidade, correção incompleta, dor, equimoses, edema, infecção, formação de granulomas e reação alérgica. No entanto, o Bellafill® mostrou apresentar um perfil de segurança desejável. A perícia do injetor é fundamental para minimizar complicações potenciais.

- No caso de adversidades potenciais técnico-dependentes, como a distribuição desigual do preenchedor que aparece sob a forma de um colar de pérolas, um segundo implante nos espaços vazios pode atenuar o problema
- A aplicação profunda do preenchedor na gordura subcutânea, aliada aos movimentos musculares, pode resultar em um tratamento inadequado e, neste caso, é necessário um implante sucessivo
- Por outro lado, um tratamento superficial pode provocar prurido e eritema passíveis de serem tratados com um creme de corticosteroide ou injeções intradérmicas de corticosteroide. As irregularidades ou os nódulos de preenchedor, que são palpáveis após uma injeção superficial, podem ser removidos por dermoabrasão ou *shaving*
- Pode-se tratar deslocamento ou migração do preenchedor com injeções intralesionais de corticosteroides ou, se palpável intraoralmente, por excisão. A excisão deve ser realizada de forma cuidadosa e completa, porque o Bellafill® residual tem potencial para causar cicatrizes hipertróficas secundárias, especialmente em pacientes com tendência à formação de queloides (etnias asiática e afro-americana)
- Os pacientes com pele fina sobre o implante podem apresentar capilares dilatados visíveis que podem ser tratados e resolvidos com terapia a *laser* ou luz intensa pulsada (LIP)
- Os granulomas são as complicações potenciais mais graves que ocorrem com os preenchedores de tecidos moles, e a preocupação foi mais acentuada, no caso do Bellafill®, por suas formulações anteriores e por ser um preenchedor não reabsorvível. A etiologia dos granulomas em implantes dérmicos é multifatorial e os fatores em potencial consistem em resposta imunológica excessiva, colonização bacteriana do implante adquirida no momento da implantação, contaminação tardia do local do implante por microrganismos, presumivelmente disseminados por via hematogênica, e biofilmes produzidos por colonização por microrganismos. Os resultados de segurança do estudo de 5 anos do Bellafill® demonstraram que a taxa geral de granulomas foi de apenas 1,7%, e todos os casos confirmados foram leves a moderados e o tratamento incluiu injeções intralesionais de corticosteroides com ou sem 5-fluoruracila. O tratamento do granuloma é difícil, sendo mais comum o uso de injeções intralesionais de corticosteroides (Kenalog®). Pode-se injetar com segurança a mistura 1:1 de lidocaína e triancinolona = fluorprednisolona ([Kenalog® ou Volon-A®] até 20 mg/mℓ ou betametasona [Diprosone®] até 5 mg/mℓ) com uma seringa de 1 mℓ Luer-Lock® e uma agulha de calibre 30G, com uma concentração menor quando aplicação mais superficial, para evitar atrofia tardia. O esteroide deve ser injetado estritamente no nódulo, guiando a ponta da agulha para a frente e para trás.

CONCLUSÃO

Bellafill®, a última geração de microesferas de PMMA com colágeno, comprovou-se uma importante adição ao arsenal de preenchedores de tecidos moles disponíveis para correção estética. Com base em dados de 5 anos de segurança e eficácia, Bellafill® está aprovado pela FDA, para correção a longo prazo dos sulcos nasolabiais moderados a graves e para cicatrizes atróficas de acne. Na experiência colaborativa do autor, o uso *off-label* de Bellafill® para volumização panfacial, assim como para outras utilizações, apresenta resultados favoráveis, especialmente em pacientes mais velhos que procuram um tratamento de ação mais prolongada e necessitam de um suporte facial estrutural considerável, ou tenham apresentado resposta precária a outros preenchedores (ver Figura 15.8). O Bellafill® também pode servir como adjuvante em tratamentos combinados com tecnologias. Finalmente, é responsabilidade do profissional ter um criterioso treinamento para obter conhecimentos anatômicos, técnica de injeção e protocolos de tratamento atuais, a fim de capitalizar os benefícios e minimizar os riscos para o paciente, quando da utilização de um preenchedor de longa duração como o Bellafill®. Ao fazer recomendações aos nossos pacientes sobre rejuvenescimento estético e correção de cicatrizes de acne, é importante lembrar o possível valor agregado do Bellafill® aos resultados dos pacientes, se usado de maneira adequada.

LEITURA ADICIONAL

Bagal, A., Dahiya, R., Tsai, V., & Adamson, P. A. (2007). Clinical experience with polymethylmethacrylate microspheres (Artecoll) for soft-tissue augmentation: a retrospective review. *Arch Facial Plast Surg., 9*(4), 275–280.

Broder, K. W., & Cohen, S. R. (2006). ArteFill: a permanent skin filler. *Expert Rev Med Devices., 3*(3), 281–289.

Cohen, S., Dover, J., Monheit, G., et al. (2015). Five-year safety and satisfaction study of PMMA-collagen in the correction of nasolabial folds. *Dermatol Surg., 41*(suppl 1), s302–s313.

Conejo-Mir, J. S., Sanz Guirado, S., & Angel, Munoz M. (2006). Adverse granulomatous reaction to Artecoll treated by intralesional 5-fluorouracil and triamcinolone injections. *Dermatol Surg., 32*(8), 1079–1081. discussion 1082.

Epstein, R. E., & Spencer, J. M. (2010). Correction of atrophic scars with artefill: an open-label pilot study. *J Drugs Dermatol., 9*(9), 1062–1064.

Haneke, E. (2004). Polymethyl methacrylate microspheres in collagen. *Semin Cutan Med Surg., 23*(4), 227–232.

Honma, T., & Hamasaki, T. (1996). Ultrastructure of multinucleated giant cell apoptosis in foreign-body granuloma. *Virchows Arch., 428*(3), 165–176.

Jones, D. H., Fitzgerald, R., Cox, S. E., et al. (2021). Preventing and treating adverse events of injectable fillers: evidence-based recommendations from the American Society for Dermatologic Surgery Multidisciplinary Task Force. *Dermatol Surg., 47*(2), 214–226.

Joseph, J. H., Eaton, L. L., & Cohen, S. R. (2015). Current concepts in the use of Bellafill. *Plast Reconstr Surg., 136*(5 suppl), 171s–179s.

Kadouch, J. A., Kadouch, D. J., Fortuin, S., van Rozelaar, L., Karim, R. B., & Hoekzema, R. (2013). Delayed-onset complications of facial soft tissue augmentation with permanent fillers in 85 patients. *Dermatol Surg., 39*(10), 1474–1485.

Karnik, J., Baumann, L., Bruce, S., et al. (2014). A double-blind, randomized, multicenter, controlled trial of suspended polymethylmethacrylate microspheres for the correction of atrophic facial acne scars. *J Am Acad Dermatol., 71*(1), 77–83.

Katz, B., Lehman, A., Misev, V., Vachon, G., & Saeed, S. (2021). A 12-month study to evaluate safety and efficacy of polymethylmethacrylate-collagen gel for correction of midface volume loss using a blunt cannula as measured by 3-D imaging. *Dermatol Surg., 47*(3), 365–369.

Lee, S. C., Kim, J. B., Chin, B. R., Kim, J. W., & Kwon, T. G. (2013). Inflammatory granuloma caused by injectable soft tissue filler (Artecoll). *J Korean Assoc Oral Maxillofac Surg., 39*(4), 193–196.

Lemperle, G., de Fazio, S., & Nicolau, P. (2006). ArteFill: a third-generation permanent dermal filler and tissue stimulator. *Clin Plast Surg., 33*(4), 551–565.

Lemperle, G., Sadick, N. S., Knapp, T. R., & Lemperle, S. M. (2010). ArteFill permanent injectable for soft tissue augmentation: II. Indications and applications. *Aesthetic Plast Surg., 34*(3), 273–286.

Lemperle, G., & Gauthier-Hazan, N. (2009). Foreign body granulomas after all injectable dermal fillers: part 2. Treatment options. *Plast Reconstr Surg., 123*(6), 1864–1873.

Lemperle, G., Rullan, P. P., & Gauthier-Hazan, N. (2006). Avoiding and treating dermal filler complications. *Plast Reconstr Surg., 118*(3 suppl), 92s–107s.

Mills, D. C., Camp, S., Mosser, S., Sayeg, A., Hurwitz, D., & Ronel, D. (2013). Malar augmentation with a polymethylmethacrylate-enhanced filler: assessment of a 12-month open-label pilot study. *Aesthet Surg J., 33*(3), 421–430.

Park, T. H., Seo, S. W., Kim, J. K., & Chang, C. H. (2012). Clinical experience with polymethylmethacrylate microsphere filler complications. *Aesthetic Plast Surg., 36*(2), 421–426.

Sadick, N. (2010). The manufacturer of the FDA approved non-resorbable aesthetic dermal filler Artefill. *J Drugs Dermatol., 9*(7), 751. author reply 751.

Smith, K. C., & Melnychuk, M. (2005). Five percent lidocaine cream applied simultaneously to the skin and mucosa of the lips creates excellent anesthesia for filler injections. *Dermatol Surg., 31*(11 pt 2), 1635–1637.

Solomon, P., Sklar, M., & Zener, R. (2012). Facial soft tissue augmentation with Artecoll(®): a review of eight years of clinical experience in 153 patients. *Can J Plast Surg., 20*(1), 28–32.

Yeh, L. C., & Goldberg, D. J. (2020). Twelve-month prospective study of polymethylmethacrylate/collagen dermal filler for volume loss of the dorsal of hands. *J Cosmet Dermatol., 19*(9), 2259–2266.

16

Reestruturação Frontal

Kavita Mariwalla e Marguerite Germain

RESUMO E CARACTERÍSTICAS PRINCIPAIS

- O rejuvenescimento da porção superior da face depende de toxinas, mas, para alguns pacientes com linhas de expressão profundas, a verdadeira correção requer a reposição de volume na concavidade frontal e o preenchimento das linhas na camada dérmica superficial. Embora vários preenchedores estejam disponíveis para corrigir o terço superior da face, recomendamos a hidroxiapatita de cálcio para volumização profunda e os preenchedores de ácido hialurônico para linhas finas
- A correção frontal é alcançada pela aplicação de um *bolus* de material na eminência frontal inferior. A correção das linhas finas é obtida pela aplicação de ácido hialurônico diretamente nas próprias linhas, embora um *bolus* para dar suporte à concavidade frontal possa ser realizado simultaneamente
- O conhecimento da anatomia frontal, especialmente do suprimento arterial, é essencial para um preenchimento seguro e eficaz dessa região
- O edema pós-operatório é um efeito colateral comum com resolução espontânea em 72 horas
- A ptose relativa dos supercílios também é um efeito colateral temporário resultante da lidocaína e do edema, com resolução típica em 24 horas.

INTRODUÇÃO

Apesar de serem normalmente utilizados para restaurar a perda de volume a fim de criar uma aparência jovem, um papel adicional dos preenchedores geralmente negligenciado é redesenhar o contorno facial. Esse processo não apenas corrige os defeitos, mas também restaura a proporção facial que pode ou não estar presente naturalmente no paciente. Como, em muitos pacientes, o uso de toxina tem sido consistente ao longo de anos ou décadas, a atrofia muscular também se apresenta com mais frequência na atualidade.

Uma das principais áreas passíveis de reestruturação com preenchedores é a fronte. Com o tempo, o terço superior da face alonga-se, à medida que a linha de implantação capilar se move para cima e os supercílios deslocam-se para baixo. Tanto os fatores intrínsecos como os extrínsecos têm um papel importante. O gênero, a idade, o histórico familiar e os penteados habituais podem influenciar a posição da linha capilar, enquanto a gravidade, o tabagismo e a exposição solar podem causar displasia queratinocítica, que se manifesta como rugas grosseiras e uma superfície cutânea áspera.

Inicialmente, as alterações associadas ao envelhecimento, como as rítides, podem ser corrigidas com o uso de neurotoxinas. Com o tempo, a flacidez da pele e a atrofia muscular temporal relativa geram alguma ptose da sobrancelha, levando à diminuição da eficácia da neurotoxina nessa área. Mesmo em pacientes que nunca fizeram uso de neurotoxina, a queda do supercílio pode ocorrer pelas contrações repetitivas dos músculos depressores da testa e perda das fibras elásticas. Embora muitos médicos tenham por foco a elevação das sobrancelhas, é importante considerar a aplicação complementar de preenchedor na testa para otimizar uma aparência mais jovem (coincidentemente, o *lifting* do supercílio é observado em pacientes submetidos à reestruturação frontal).

Neste capítulo, revisamos uma técnica simples para a reposição da perda de volume frontal, melhora da flacidez da pele e reposicionamento das estruturas faciais para corrigir a deflação, usando hidroxiapatita de cálcio (CaHA; Radiesse® ou Radiesse® Plus [Merz Aesthetics, Raleigh, NC]) e ácido hialurônico (AH). Apesar de utilizarmos principalmente CaHA e AH, a gordura autóloga e o ácido poli-L-láctico (PLLA; Sculptra® [Galderma Laboratories LP, Forth Worth, TX]) também são opções e serão analisados brevemente.

AVALIAÇÃO DO PACIENTE

As alterações na região da testa, em termos de textura, são normalmente relacionadas à fotoexposição, enquanto as mudanças relacionadas com a idade promovem perda de volume, deflação no posicionamento dos supercílios e atrofia muscular, juntamente com linhas horizontais persistentes. Para as linhas horizontais marcadas na superfície da pele, é importante utilizar primeiro a neurotoxina para avaliar o grau de melhora, e o uso de preenchedores nessa região deve ocorrer somente após o efeito total das neurotoxinas. Devem ser abordadas questões relativas a malignidades, infecção pelo vírus da imunodeficiência humana (HIV), diabetes e disfunção da tireoide, porque todas estas são condições médicas passíveis de contribuir para a lipoatrofia. Além disso, é importante saber se o paciente é alérgico à lidocaína ou se já teve uma reação adversa a preenchedores no passado. Isso é especialmente importante quando se utiliza PLLA, que pode causar granulomas. O consentimento informado do paciente e a documentação fotográfica pré-procedimento sempre devem ser obtidos. Também é importante avaliar a presença de assimetria facial. Antes da injeção, estes autores recomendam o preparo da pele com álcool ou gluconato de clorexidina. Como o anestésico adicional diluído é acrescentado ao produto (o CaHA é disponibilizado atualmente com lidocaína), não é necessária a anestesia tópica do paciente antes do procedimento.

CONSENTIMENTO DO PACIENTE

Como em qualquer procedimento estético, o consentimento informado é obrigatório. Além dos efeitos colaterais usuais do uso de preenchedores, como equimoses e edema, é importante discutir o risco de formação de nódulos. Na fronte, a aplicação do preenchedor em plano incorreto é intolerável, pois, sendo uma área facial móvel, até mesmo pequenos nódulos tornam-se muito aparentes, dependendo da iluminação do local. A migração do preenchedor deve ser discutida com os pacientes, bem como a possibilidade de um evento vascular. Como será discutido na seção de anatomia, embora a injeção intravascular apenas esporadicamente seja relatada na literatura, ela pode ocorrer e levar à necrose da pele. É importante discutir esse fato com os pacientes e incluir sinais e sintomas nos cuidados pós-preenchimento, para que os pacientes saibam quando devem procurar assistência médica imediata. Também é imperativo que a equipe de atendimento esteja atenta os relatos de equimoses nessa área, que podem ser um sinal de algo mais grave e necessitar de avaliação médica.

UMA NOTA ESPECÍFICA SOBRE A PREPARAÇÃO DO PACIENTE

Com a utilização mais frequente de diferentes tipos de terapias anticoagulantes, é importante discutir a extensão das equimoses que podem desenvolver-se com a reestruturação frontal, tendo em vista a ocorrência de pontos de entrada, seja por agulha ou cânula. Os anticoagulantes orais diretos – apixabana, dabigatrana, rivaroxabana e edoxabana – têm maior probabilidade de causar sangramento significativo, em comparação com um único agente antiplaquetário; entretanto, no caso desses agentes, é mais fácil controlar a exsudação. Apesar da variabilidade de um medicamento a outro, é importante alertar os pacientes sobre o risco significativo de equimoses. Dito isto, não é aconselhável que os pacientes interrompam a terapia anticoagulante para o preenchimento dessa área facial. Outros fatores de risco de hemorragia, como o uso de álcool e de suplementos (p. ex., erva-de-são-joão, alho) é desaconselhado durante 72 horas e 2 semanas antes da injeção, respectivamente.

> **Dica 1:** Antes da injeção na testa, devem ser obtidas três fotografias pré-operatórias nos seguintes ângulos: frontal inteira, oblíquas em ângulo de 45° olhando para a direita e para a esquerda.

ANATOMIA

Fronte

A pele da testa é normalmente espessa, em comparação com outras áreas da face, é ricamente vascularizada e são abundantes as glândulas sebáceas e sudoríparas nessa área. Embora a testa seja uma estrutura convexa, há uma concavidade que se torna mais proeminente com o envelhecimento na região acima dos supercílios. Localiza-se entre a eminência frontal da testa e os arcos superciliares. As cristas superciliares são proeminências do osso frontal, acima das margens orbitais, que se encontram na linha média da glabela e normalmente são mais visíveis em homens.

A fronte constitui o terço superior da face e, superiormente, é limitada pela linha de implantação capilar e, inferiormente, pela glabela e pelos supercílios. Por várias razões, a linha capilar não é um ponto de referência confiável entre indivíduos, e as rítides podem estender-se quase até a área inferior dessa linha. Lembre-se de que o ramo frontal do nervo facial passa pela têmpora e fronte, havendo risco de lesão desse nervo durante o uso do preenchedor. Por esse motivo, não se recomenda a técnica em leque, pois pode causar lesões nervosas. O ramo frontal do nervo facial faz a inervação motora para os músculos de expressão facial dos supercílios e fronte. O trajeto habitual do nervo inicia-se em um ponto situado 5 mm abaixo do trago, indo até um ponto 15 mm acima da extremidade lateral da sobrancelha. O método mais comum para delimitar essa "zona de perigo" é traçar uma linha do lóbulo da orelha até a sobrancelha lateral e, então, do trago até a rítide mais superior da testa. O resultado será uma área correspondente ao trajeto usual do ramo frontal. A transecção com uma agulha nessa área pode resultar em ptose da pálpebra.

A lesão do nervo supraorbital é motivo de preocupação quando abordamos a fronte. O nervo emerge do forâmen supraorbital, situado na margem orbital medialmente. Embora, em geral, ensinemos a palpação para localizar o forâmen, estes estão presentes bilateralmente em apenas 49% dos crânios. Pode-se prevenir a lesão por compressão do nervo realizando a injeção lateralmente e a pelo menos 1 cm lateral ao forâmen supraorbital. A artéria supraorbital situa-se adjacente ao nervo supraorbital. A injeção retrógrada pode diminuir o risco de embolização vascular, da mesma forma que o uso de cânulas, mas o calibre da cânula deve ser considerado, uma vez que mesmo as cânulas apresentam um risco de perfuração vascular (ver Dica 3).

As camadas teciduais da fronte são as seguintes: pele, gordura subcutânea, gálea aponeurótica, tecido areolar frouxo e periósteo. Na região do supercílio, a gálea dá lugar aos músculos de expressão facial. O plano preferido de injeção é posteriormente ao músculo frontal. Os septos fibrosos transversais do músculo frontal até a derme da testa são parcialmente responsáveis pelas rugas profundas e horizontais na testa. A camada subcutânea superior ao músculo frontal tem sido utilizada para injeções de PLLA. Os preenchedores com maior coesividade, como o CaHA, podem não se espalhar tão facilmente e exigir múltiplas injeções e, desse modo, causar mais trauma aos tecidos. Foram relatados casos de cegueira com injeções realizadas próximo à glabela; desse modo, é fundamental conhecer a anatomia dessa área antes de injetar. Por essa razão, geralmente em pacientes com atrofia visível, utilizamos AH por sua flexibilidade e possibilidade de dissolução.

O suprimento vascular não é tão simples como muitas vezes se ensina nas escolas médicas. A dissecção cadavérica efetuada por Cong et al. demonstrou que há variabilidade no trajeto topográfico das artérias supratroclear e supraorbital. Em um esquema de tipo Ia, a camada superficial ao músculo frontal é suprida medialmente pelo ramo superficial da artéria supraorbital, enquanto os ramos profundos da artéria supratroclear e da artéria supraorbital são distribuídos profundamente ao músculo frontal. No tipo Ib, a camada superficial ao músculo frontal é suprida pelo ramo superficial da artéria supraorbital, além da artéria central ou artéria paracentral, e a distribuição na camada profunda ao músculo frontal é a mesma do tipo Ia. Em uma distribuição de tipo II, a camada superficial ao músculo frontal é suprida de modo semelhante à do tipo Ia, mas apenas o ramo profundo da artéria supraorbital supre a camada profunda do músculo frontal. É importante identificar essas variantes, uma vez que se descreve classicamente a passagem da artéria supraorbital pelo forâmen supraorbital e, em seguida, sua divisão em ramos superficial e profundo, que se anastomosam com o ramo frontal, ramo anterior da artéria temporal e com a artéria do lado oposto. O nosso conhecimento anatômico decorrente de dissecções em cadáveres também evoluiu para o reconhecimento de que as perfurantes finas também suprem a pele na área superior do supercílio. Portanto, um dos pontos de entrada mais seguros para a volumização frontal é lateralmente ao plano vertical do forâmen supraorbital para evitar lesão vascular.

Dica 2: A aplicação das injeções nas rugas da testa é relativamente superficial e, portanto, dolorosa. As preparações tópicas anestésicas geralmente causam hiperemia e, combinadas a um leito vascular rico, as injeções de preenchedor nesse nível podem resultar em equimoses extensas. Como prevenção, recomendamos a anestesia por seções, utilizando compressas de gelo em vez de agentes anestésicos tópicos. Também é importante trocar a agulha a cada cinco a seis pontos de injeção.

Dica 3: As cânulas estão se tornando cada vez mais populares nos últimos anos, mas alertamos os leitores para ter cuidado com o termo "ponta romba". Uma cânula de calibre 27G com uma ponta romba ainda pode estourar um balão inflado; deve ser considerada um instrumento afiado. Caso se utilize uma cânula, recomendamos a de calibre 25G, embora alguns defendam que não se use calibre inferior ao 22G nessa área. A utilização da cânula pode minimizar equimoses, mas, em todos os casos, deve-se criar um ponto de entrada comum à agulha de calibre superior. Recomendamos cautela ao confiar que uma cânula evite ou minimize o risco de injeção intravascular na têmpora ou na fronte, por serem áreas de anatomia complexa por definição.

SELEÇÃO DO PREENCHEDOR ADEQUADO

Existem muitos preenchedores à escolha para o rejuvenescimento do terço superior da face. A transferência de gordura autóloga pode proporcionar resultados duradouros, embora sejam necessárias várias sessões de tratamento e edema significativo seja a regra no pós-operatório. A gordura autóloga também é menos acessível em pacientes com lipoatrofia associada ao HIV, por serem mais difíceis a coleta e a integração das células adiposas.

O PLLA é outra opção para o preenchimento; no entanto, várias sessões de tratamento, com intervalos de 4 a 6 semanas, são necessárias para se obterem ótimos resultados. Na experiência destes autores, a diluição ideal do PLLA consiste em 8 mℓ de água esterilizada e 1 mℓ de lidocaína a 1% ou 2%. O produto pode ser pré-misturado dias antes, apesar das instruções da embalagem para realizar a mistura 2 horas antes da injeção, adicionando-se 1 mℓ de lidocaína imediatamente antes da injeção no paciente. O uso de agulhas de 35 mm com calibre 25G em seringas de 3 mℓ permite uma injeção uniforme e dispersão controlada do produto. É crítico que o paciente massageie a área após o procedimento, utilizando a "regra dos cinco" (5 vezes/dia, por 5 dias, durante 5 minutos).

Os preenchedores de AH são viáveis nessa área e, por sua fácil dissolução, são recomendados para o preenchimento da fronte, especialmente para as linhas de expressão. Para o preenchimento de concavidades, os produtos mais viscosos, como Restylane® Lyft™ (Galderma Laboratories LP, Fort Worth, TX), Juvéderm® Ultra Plus™ (Allergan, Irvine, CA) e RHA® 3 (Revance, Irvine, CA), são preferíveis, enquanto para sulcos individuais, Restylane® Silk™ (Galderma Laboratories LP, Fort Worth, TX), Belotero® Balance (Merz Aesthetics, Raleigh, NC), RHA® 2 ou Redensity® (Revance, Irvine CA) são ótimos. Alguns profissionais "diluem" o Juvéderm® Ultra™ (Allergan, Irvine, CA) ou o Restylane® (Galderma Laboratories LP, Fort Worth, TX), adicionando 0,5 mℓ de lidocaína a uma seringa de 1 mℓ, e injetando na camada dérmica média em pequenos depósitos ao longo das rugas horizontais da testa. A aplicação desses produtos pode ocorrer na porção superior da derme sem causar efeito Tyndall, tornando-os a escolha ideal para suavizar as linhas em pacientes que se tornaram resistentes a toxinas ou naqueles que requerem uma ação frontal para levantar a sobrancelha e, portanto, não toleram a injeção de toxina (especialmente o músculo frontal lateral). A aplicação de Restylane® Silk™, Belotero® Balance ou RHA® 2 diretamente nas linhas ainda permitirá o movimento muscular, mas cria uma suavização relativa. Alguns profissionais empregam a técnica tumescente com solução salina para criar um plano para uma fácil passagem da cânula; no entanto, é opinião destes autores que a técnica tumescente leva a excessivo edema e cria dificuldade na avaliação dos resultados finais para as linhas profundas.

A família de preenchedores AH é ideal quando se deseja uma correção reversível. A adição de 0,5 mℓ de lidocaína a 1% por seringa de AH e a injeção profunda ao músculo frontal facilitam uma correção uniforme.

Novamente, é necessário avaliar o grau de atrofia e a espessura da pele, antes de escolher qual é o melhor produto para a área. Para os preenchedores com AH, a duração do efeito é normalmente de 4 a 6 meses.

Em nossa prática clínica, utilizamos tanto o AH como o CaHA para essas aplicações específicas. O preenchedor à base de CaHA, especialmente misturado com lidocaína, presta-se a uma aplicação confiável, sem migração, e proporciona longevidade, enquanto os de AH têm um papel único na correção de linhas acentuadas e profundas. A injeção com CaHA e AH é descrita em detalhes nas seções seguintes.

MATERIAIS, LOCAIS E TÉCNICAS DE APLICAÇÃO

Materiais

O CaHA é um preenchedor com viscosidade relativamente elevada. Podem ser implementadas alterações na viscosidade sem comprometer a eficácia a longo prazo. Consequentemente, antes da administração de CaHA na fronte, o produto deve ser misturado homogeneamente com lidocaína. Em nossa prática clínica, a seringa de 1,5 mℓ de CaHA é combinada com 1,0 mℓ de lidocaína a 1%/diluente de solução salina normal para a fronte. Caso se utilize CaHA que já contém lidocaína a 2%, reconstituir então com 1,0 mℓ de diluente de solução salina normal. Essa mistura aumenta a facilidade de distribuição do produto pela área de tratamento. Sabe-se que essa técnica de CaHA hiperdiluído pode estimular a neocolagênese, que é outra razão para preferirmos utilizar esse produto na fronte.

Uma seringa comum de 3,0 mℓ contendo o diluente pode ser conectada à seringa de 1,5 mℓ, utilizando um adaptador Luer-Lock® (Figura 16.1). Normalmente, de 10 a 15 passagens do CaHA e do diluente para a frente e para trás, de seringa para seringa, são suficientes para uma distribuição homogênea do diluente e do preenchedor dérmico. Quando se utiliza um preenchedor de AH, normalmente não é necessária a adição de diluente, a não ser para preenchimento de linhas específicas – neste caso, se for utilizado um produto mais viscoso (que não seja o Restylane® Silk™ ou o Belotero® Balance), 0,5 mℓ de lidocaína a 1% deve ser igualmente adicionado à seringa. Voluma®, Restylane® Lyft™ e Juvéderm® Ultra Plus™ não são recomendados para essa área.

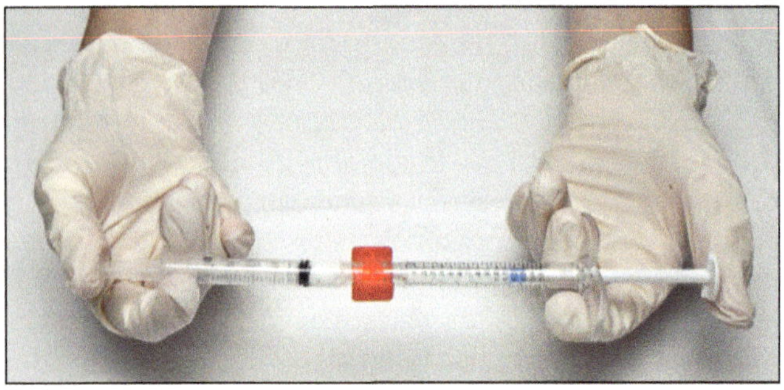

Figura 16.1 É utilizado um conector Luer-Lock® para misturar o conteúdo da seringa de hidroxiapatita de cálcio de 1,5 mℓ com a lidocaína ou lidocaína/diluente de solução salina normal na seringa de 3,0 mℓ. (Cortesia da Merz North America, Inc., Raleigh, NC.)

Local para aplicação frontal

O alvo é a concavidade superciliar. Especificamente, essa área é delimitada inferiormente pela crista superciliar do osso frontal e superiormente pela eminência frontal, cerca 3 cm de distância dos arcos superciliares. Na porção lateral, o espaço é marcado por extensão no compartimento temporal, abaixo do compartimento temporomalar (Figura 16.2). O assoalho da área-alvo da injeção é o supraperiósteo frontal, e o teto é o músculo frontal. O toque no osso é uma verificação de segurança importante para confirmar que a agulha ou o ponto de inserção da cânula está profundo ao músculo frontal. Ao abordar as faces mediais da área, as injeções devem estender-se lateralmente à projeção do nervo supraorbital. Essa projeção está localizada a mais de 1 cm do forâmen supraorbital. As injeções devem ser realizadas no plano subcutâneo, sendo o preenchedor aplicado no plano supraperiosteal atrás do coxim adiposo da gálea (Figura 16.3).

As áreas seguras para a entrada da cânula devem ser avaliadas em relação ao comprimento da própria cânula. O ponto de entrada recomendado deve ser lateral ao plano vertical do forâmen supraorbital, para evitar lesão vascular e, à semelhança da utilização de agulhas, deve-se empregar a técnica de "raspar" no osso para assegurar que esteja penetrando profundamente ao músculo frontal. A cânula deve ser guiada ao longo da camada superperiosteal até atingir a área medial da testa. Depois de alcançada essa área, o preenchedor deve ser aplicado.

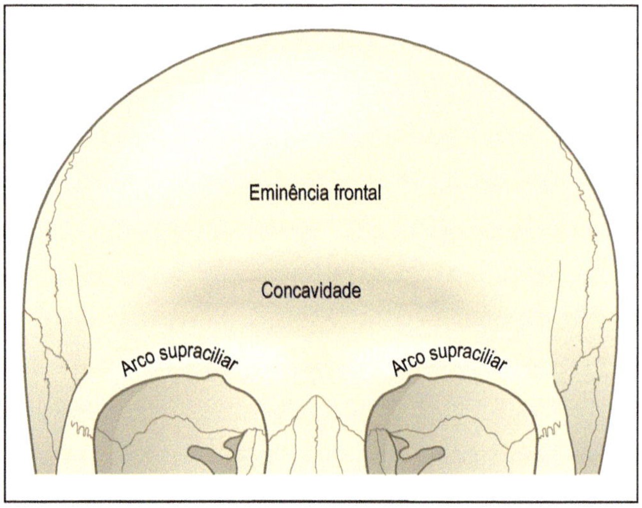

Figura 16.2 A concavidade superciliar estende-se inferiormente na crista superciliar do osso frontal e superiormente na eminência frontal.

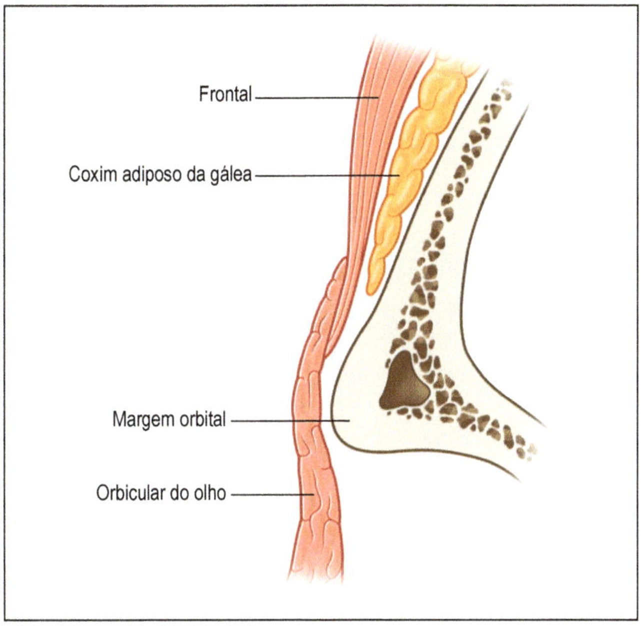

Figura 16.3 As injeções devem ser executadas no plano subcutâneo, para atenuar as linhas profundas ou outras linhas em pacientes nos quais os neuromoduladores não foram eficazes.

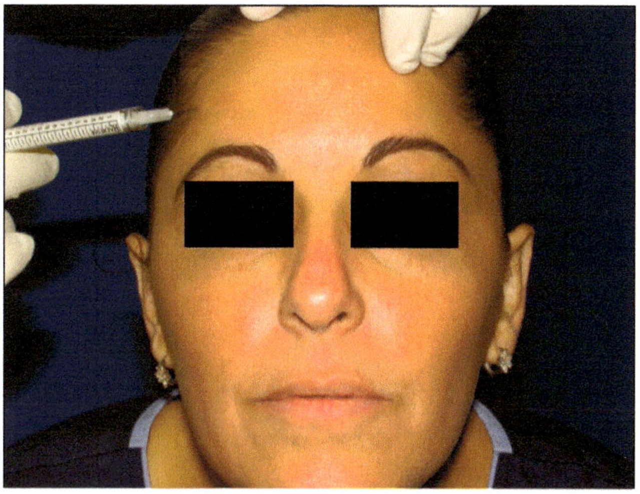

Figura 16.4 É aplicado um *bolus* linear de hidroxiapatita de cálcio na eminência frontal inferior. (Reproduzida de Busso M. Forehead contouring with calcium hydroxylapatite. *Dermatol Surg.* 2010;36(s3):s1910-s1913.)

Na correção de linhas superficiais que não foram corrigidas com a neurotoxina isoladamente, posicionar a agulha do AH (calibre 30G) no plano dérmico, sob a linha, com o bisel para cima. Injetar empregando uma técnica linear retrógrada e, em seguida, massagear a área. Lembre-se de que, com os preenchedores de AH, não é necessária uma sobrecorreção, e que o edema é comum e deve ser esperado por 24 a 48 horas após a aplicação do produto (Vídeo 16.1).

Vídeo 16.1

Dica 4: Os pacientes que tomam anticoagulantes são suscetíveis a equimoses. Quando se realiza a estruturação frontal, pode-se esperar a ocorrência de equimoses e, em pacientes que tomam alguns dos agentes anticoagulantes mais recentes, que não requerem monitoramento sanguíneo de rotina, o risco de sangramento é significativo, e pode deixar deposição de hemossiderina, especialmente nas têmporas. Por essa razão, os pacientes que fazem uso de anticoagulantes, que não o ácido acetilsalicílico, são solicitados a realizar uma verificação da razão normalizada internacional (INR, do inglês *international normalized ratio*) no dia anterior ao procedimento. Para aqueles que tomam anticoagulantes e não necessitam de controle, discutimos exaustivamente o risco de sangramento e equimoses. Verificamos que a maioria dos sangramentos causados por procedimentos cutâneos ocorre em pacientes que usam uma combinação de clopidogrel e ácido acetilsalicílico ou com prasugrel. Outros agentes que causam hematomas extensos são os anticoagulantes orais diretos.

Técnica de injeção para redesenhar o contorno frontal

Usa-se uma agulha de calibre 27G, de 35 mm, para introduzir a solução de CaHA-lidocaína na fronte. Um *bolus* linear é aplicado na eminência frontal inferior (Figura 16.4). A quantidade de produto é variável; o objetivo é reestruturar o arco superciliar. Após aplicação do produto por injeção retrógrada em *bolus*, a área é massageada para promover a distribuição uniforme nos limites descritos na seção anterior. Os volumes podem variar de 1,5 a 3,0 mℓ de CaHA, além dos volumes de diluente necessários.

Em alguns casos, o *lifting* das sobrancelhas representa uma feliz consequência da reestruturação frontal. Isso ocorre sem qualquer aplicação de produto atrás do supercílio. Entretanto, mesmo na ausência de um *lifting* da sobrancelha, a aplicação do preenchedor em padrão de "ferradura" resulta em benefícios cosméticos, incluindo a projeção da porção lateral do supercílio e a redução das transições entre as regiões superciliar, temporal e malar.

No preenchimento de linhas individuais, deve-se utilizar uma agulha de calibre 30G, ½ polegada, conectada à seringa de AH. Prepare-se para substituir a agulha com frequência, pois as agulhas de calibre 30G perdem o "corte" rapidamente, após várias injeções na pele espessa da fronte. Injete em um movimento retrógrado com o bisel da agulha voltado para cima. Não injete com o paciente deitado, porque isso dará uma falsa sensação de melhora. Para maior conforto, o paciente deve estar em um ângulo de 45°, porque, na posição sentado (a 90°), pode desenvolver síncope vasovagal pelo número de injeções aplicadas nas linhas individuais. Quando se utiliza um preenchedor de baixa viscosidade, pode-se observar a extrusão de pequenas quantidades de preenchedor através dos poros, dependendo do plano superficial em que se está injetando.

Dica 5: A utilização de uma técnica de *bolus* é preferível à técnica em leque na região frontal. Uma agulha de 35 mm facilita a aplicação.

Nota: Após a injeção, é provável que a área tratada fique edematosa. Esta condição é autolimitada e se resolve entre 24 horas até 10 dias. Uma queda temporária inicial da sobrancelha, em oposição ao *lifting*, é uma provável consequência da difusão da lidocaína. A ptose é de curta duração e se resolve em algumas horas.

CONSIDERAÇÕES DE SEGURANÇA E EVENTOS ADVERSOS

A anatomia da fronte pode ser desafiadora tanto para injetores inexperientes quanto experientes. A artéria temporal superficial e o ramo frontal do nervo facial, ambos intimamente associados à fáscia temporal superficial, devem ser evitados. A técnica em tenda (pinçamento) na fronte pode ser difícil pela flacidez relativamente baixa da pele, mas a aplicação em tenda na área temporal pode separar a camada subcutânea da fáscia e ajudar a identificar a área onde o preenchedor deve ser injetado. A injeção retrógrada e a utilização de cânulas podem diminuir as complicações vasculares, embora não sejam garantia de segurança.

Mesmo com uma técnica de injeção mais cuidadosa na fronte, é provável que ocorra edema. Esse edema é de curta duração e normalmente se resolve sem necessidade de gelo, compressas frias ou analgésicos em casa. No entanto, os nossos pacientes são sempre orientados a contatar-nos caso o edema persista por mais de 72 horas. Também é possível a ocorrência de equimoses tardias que surgem até 48 horas após a injeção. Para evitar edemas excessivos ou de longa duração, a reestruturação da porção superior da face pode ser fracionada, limitando o volume total de CaHA a 1,5 mℓ por sessão. Em alguns pacientes, também se observa uma ptose da sobrancelha, com duração de apenas algumas horas após a injeção do preenchedor.

CONCLUSÃO

No início do século XXI, os médicos da área de estética estavam habituados a considerar a aplicação de preenchedores dérmicos direcionados para linhas e rugas. Na realidade, até mesmo as indicações para o CaHA e outros preenchedores abordam a correção de linhas finas e rugas. Entretanto, nos últimos 10 anos, ocorreu uma mudança radical na área profissional de Dermatologia em relação à abordagem no uso de preenchedores. Atualmente, os dermatologistas veem os preenchedores como ferramentas para volumizar as porções média e inferior da face. Acreditamos que a porção superior do face também pode se beneficiar da volumização, em particular da restauração dos contornos originais da fronte e suavização de sulcos resistentes ao uso de neurotoxina isoladamente. Embora o PLLA e até mesmo a transferência de gordura possam ter utilidade na reestruturação da porção superior da face, descobrimos atualmente que o CaHA e os AHs nos oferecem a melhor opção de tratamento para a fronte e têmporas.

ESTUDO DE CASO 1

Sara é uma paciente de 55 anos que nos consultou para obter mais informações sobre as opções não cirúrgicas de rejuvenescimento facial. Ao exame, foi estabelecido que a reconstituição do volume periorbital deveria fazer parte do regime antienvelhecimento. O CaHA foi injetado posterior ao frontal. Logo após o início da injeção, observou-se um branqueamento em formato de árvore na base da margem orbital, muito provavelmente causado por oclusão vascular ou compressão de um ramo da artéria supraorbital. As etapas subsequentes incluíram a interrupção imediata da injeção de preenchedor e o início de massagem vigorosa. Não foram observadas outras alterações nos dias subsequentes. Se tivesse sido injetado um preenchedor de AH, teria sido realizada a administração de hialuronidase.

É importante estar atento a quaisquer alterações da cor da pele durante a injeção de qualquer preenchedor. Injetar lateralmente aos vasos supraorbitais com uma cânula, em pequenas quantidades, diluída com anestésico, ajudará a evitar essa complicação.

LEITURA ADICIONAL

Busso, M. (2009). Vectoring approach to midfacial contouring using calcium hydroxylapatite and hyaluronic acid. *Cosmet Dermatol.*, *22*(10), 522–528.

Busso, M. (2010). Commentary on extrinsic addition of lidocaine to calcium hydroxylapatite. *Dermatol Surg.*, *36*(11), 1795.

Cong, L. Y., Phothong, W., Lee, S. H., et al. (2017). Topographic analysis of the supratrochlear artery and the supraorbital artery: implication for improving the safety of forehead augmentation. *Plast Reconstr Surg.*, *139*(3), 620e–627e.

Jones, D. (2009). Semi-permanent and permanent injectable fillers. *Dermatol Clin.*, *27*(4), 433–444.

Knize, D. M. (1996). An anatomically based study of the mechanism of eyebrow ptosis. *Plast Reconstr Surg.*, *97*(7), 1321–1333.

Knize, D. M. (2009). Anatomic concepts for brow lift procedures. *Plast Reconstr Surg.*, *124*(6), 2118–2126.

Le Louarn, C., Buthiau, D., & Buis, J. (2007). The face recurve concept: medical and surgical applications. *Aesthet Plast Surg.*, *31*(3), 219–231. discussion 232.

Rohrich, R. J., & Pessa, J. E. (2007). The fat compartments of the face: anatomy and clinical implications for cosmetic surgery. *Plast Reconstr Surg.*, *119*(7), 2219–2227.

Sullivan, P. K., Salomon, J. A., Woo, A. S., & Freeman, M. B. (2006). The importance of the retaining ligamentous attachments of the forehead for selective eyebrow reshaping and forehead rejuvenation. *Plast Reconstr Surg.*, *117*(1), 95–104.

Sundaram, H., Voigts, R., Beer, K., & Meland, M. (2010). Comparison of the rheological properties of viscosity and elasticity in two categories of soft tissue fillers: calcium hydroxylapatite and hyaluronic acid. *Dermatol Surg.*, *36*(S3), 1859–1865.

17

Preenchimento das Têmporas

Adele Haimovic, Diane K. Murphy e Derek Jones

RESUMO E PRINCIPAIS CARACTERÍSTICAS

- A lipoatrofia da região temporal pode resultar do processo de envelhecimento, baixo percentual de gordura corporal, certos distúrbios genéticos, terapia antirretroviral ou traumas físicos
- A volumização efetiva da região temporal com preenchedores pode produzir resultados gratificantes, tanto para o paciente como para o médico
- A administração de preenchedores de ácido hialurônico para volumizar a têmpora ganhou significativa popularidade pela facilidade de uso e resultados previsíveis do tratamento
- Para diminuir o risco de complicações graves associadas à oclusão vascular, é essencial um conhecimento preciso da anatomia temporal e da técnica de injeção para alcançar um preenchimento seguro e eficaz das têmporas.

INTRODUÇÃO

A aparência de equilíbrio no volume da face resulta da interação multifacetada de todos os tecidos faciais, incluindo osso, gordura, músculo e pele. A lipoatrofia relacionada ao envelhecimento, a redução lenta e simétrica de tecido adiposo subdérmico, pode resultar em perda desse equilíbrio em muitas áreas faciais, embora a lipoatrofia também possa resultar de baixo percentual de gordura corporal, certos distúrbios genéticos, terapia antirretroviral ou traumas físicos em qualquer idade. A lipoatrofia relacionada com doenças geralmente é mais rápida e assimétrica e pode estar associada a problemas psicológicos (p. ex., distorções da imagem corporal, ansiedade social/afastamento).

Um dos sinais mais precoces e geralmente não abordados do envelhecimento é a lipoatrofia das têmporas (ou seja, perda de volume das têmporas). Com o envelhecimento, o osso temporal torna-se progressivamente mais côncavo e o volume do músculo temporal sobrejacente se reduz. A perda de volume das têmporas faz com que a cauda da sobrancelha pareça mais curta, resultando na perda de arcos de luz suaves em torno da órbita temporal, ressaltando a margem orbital lateral. É importante notar que as têmporas côncavas podem também ser uma caraterística dos indivíduos magros e não estarem relacionadas com o envelhecimento. Independentemente disso, os indivíduos com perda substancial de tecido subcutâneo, em especial os mais magros, podem ter a aparência côncava e magra, e perder a estrutura temporal preenchida que está associada à juventude. Um tratamento bem-sucedido e a correção da região temporal podem produzir resultados satisfatórios, tanto para o paciente quanto para o médico.

> **Dica 1:** A fossa temporal é uma área grande e côncava, localizada na superfície lateral do crânio, que se estende quase até a extremidade do osso parietal e é limitada pela linha de fusão temporal, arco zigomático e linha de implantação do cabelo. A região anterior próxima à linha de fusão temporal é o foco dos procedimentos de preenchimento.

PROCEDIMENTOS ESTÉTICOS UTILIZADOS PARA VOLUMIZAR AS TÊMPORAS

Várias técnicas são empregadas para volumizar as têmporas côncavas, incluindo implantes cirúrgicos, transferência de gordura autóloga ou injeções de preenchedores. Os implantes apresentam desafios, como tamanho ou local incorreto de aplicação, sendo a migração ou extrusão os possíveis resultados. São limitações da transferência de gordura autóloga a não padronização da coleta de gordura e as técnicas de seu processamento, imprevisibilidade da retenção do enxerto e potencial para necrose, hematoma, seroma, lesão neural e cegueira. O ácido poli-L-láctico (Sculptra®, Galderma) é um bioestimulador injetável que pode proporcionar aumento das têmporas de aparência natural por até 2 anos. No entanto, são necessárias muitas injeções ao longo de vários meses para obter o efeito desejado, e a eficácia depende da quantidade de fibroplasia que o paciente desenvolve ao redor das micropartículas de ácido poli-L-láctico. O tratamento pode ser imprevisível e, em alguns casos, resultar em formação de nódulos. A hidroxiapatita de cálcio (Radiesse®, Merz Aesthetics) permite a correção do volume por 10 a 14 meses e tem efeito imediato em virtude de seu veículo aquoso. É importante notar que, ao contrário do ácido hialurônico (AH), tanto o ácido poli-L-láctico como a hidroxiapatita de cálcio geralmente não são reversíveis, caso ocorram complicações ou resultados estéticos insatisfatórios.

O uso de preenchedores de AH para restaurar o volume das têmporas cresceu substancialmente em popularidade pela facilidade de utilização, pelos resultados consistentes e previsíveis, assim como pela satisfação do médico e do paciente. Os efeitos estéticos imediatos dos preenchedores de AH podem durar até 1 ano ou mais; além disso, esses agentes têm a qualidade única de serem reversíveis (*i. e.*, são dissolvíveis) com hialuronidase, caso ocorra oclusão vascular, formação de nódulos e sobrecorreção. Como mostra a Figura 17.1, o preenchimento das têmporas pode criar uma aparência menos côncava, proporcionar o *lifting* da face e da sobrancelha, resultando em um realce considerável da porção superior da face. Com base nesses resultados, o aumento das têmporas com preenchedores de AH pode fazer parte de uma abordagem abrangente do tratamento estético facial.

ESCALAS PARA AVALIAR A PERDA DE VOLUME DA TÊMPORA

As escalas com graduação padronizadas são essenciais para produzir avaliações objetivas da gravidade da perda de volume das têmporas antes e depois do tratamento. Existem atualmente duas escalas fotonuméricas validadas para que o médico avalie o déficit de volume e a aparência das têmporas. A *Allergan Temple Hollowing Scale* (Escala Allergan de Perda de Volume Temporal) é uma escala de cinco pontos (Figura 17.2) que demonstrou concordância quase perfeita tanto inter como intra-avaliadores, sugerindo substancial confiabilidade de numerosas avaliações, em um mesmo indivíduo, por diferentes avaliadores e em diferentes pontos no tempo por um mesmo avaliador. A escala também mostrou sensibilidade suficiente para determinar que a mudança de um grau representa uma melhora clinicamente significativa no déficit de volume da têmpora. Os componentes da escala incluem um diagrama da área de avaliação, descrição em texto e representação de ambos os gêneros e vários tipos de pele por meio de imagens transformadas e imagens de pacientes da vida real. A *Galderma Temple Volume Deficit Scale* é uma escala de quatro pontos com descrição em texto, imagens transformadas e de pacientes da vida real, e teve uma concordância substancial inter e intra-avaliadores. Como ambas as escalas foram validadas em indivíduos vivos e incluíram tanto imagens alteradas como inalteradas, as escalas podem ser aplicadas na prática clínica cotidiana e em estudos clínicos de indivíduos que procuram a volumização da têmpora.

TÉCNICA PARA APLICAÇÃO DE ÁCIDO HIALURÔNICO NAS TÊMPORAS

É fundamental um conhecimento excepcional da anatomia temporal para obter, com segurança, um preenchimento ideal da têmpora, e deve ser realizado apenas por injetores experientes. A complexidade da rede de vasos sanguíneos na região temporal aumenta o risco de comprometimento vascular e complicações graves. Assim, é fundamental conhecer a localização exata dessas estruturas vasculares específicas para evitar lesões no paciente. Os ramos da artéria temporal superficial situam-se no plano superficial da fossa temporal e têm importantes comunicações vasculares que levam aos vasos oftálmicos e retinianos. Além disso, a localização da veia temporal média (VTM) profundamente à camada superficial da fáscia temporal profunda apresenta desafios para se evitar essa veia durante a injeção, em especial porque o seu diâmetro máximo pode ser de 0,5 a 9,1 mm (média 5,1 mm) e seu comprimento pode variar de 10 a 60 mm (em média de 24 mm). Da mesma forma, a veia zigomaticotemporal medial (VZTM) está localizada na mesma área anatômica e também é suscetível a lesões vasculares relacionadas com a injeção. Com base no conhecimento anatômico da área da fossa temporal e na experiência clínica, determinou-se que as injeções mais seguras na têmpora são realizadas profundamente ao músculo temporal no periósteo, usando uma agulha e evitando as artérias temporais superficiais e profundas. A injeção segura também depende do tipo de preenchedor utilizado. O médico deve considerar as caraterísticas específicas

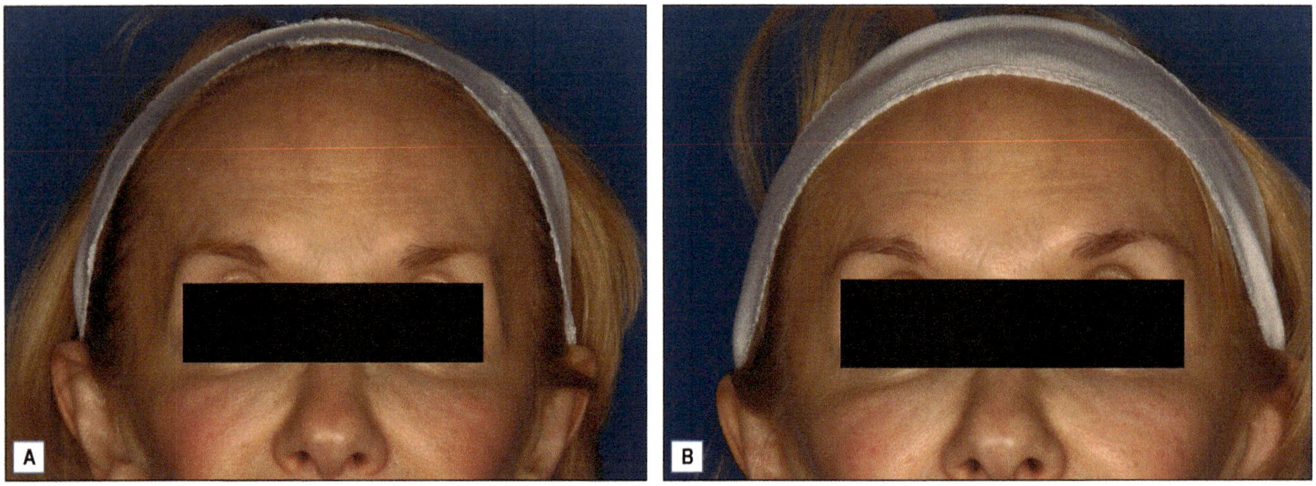

Figura 17.1 Paciente antes (**A**) e depois (**B**) do tratamento com Juvéderm® Voluma® XC nas têmporas (2 mℓ injetados por têmpora). (As fotografias são uma cortesia de Derek Jones.)

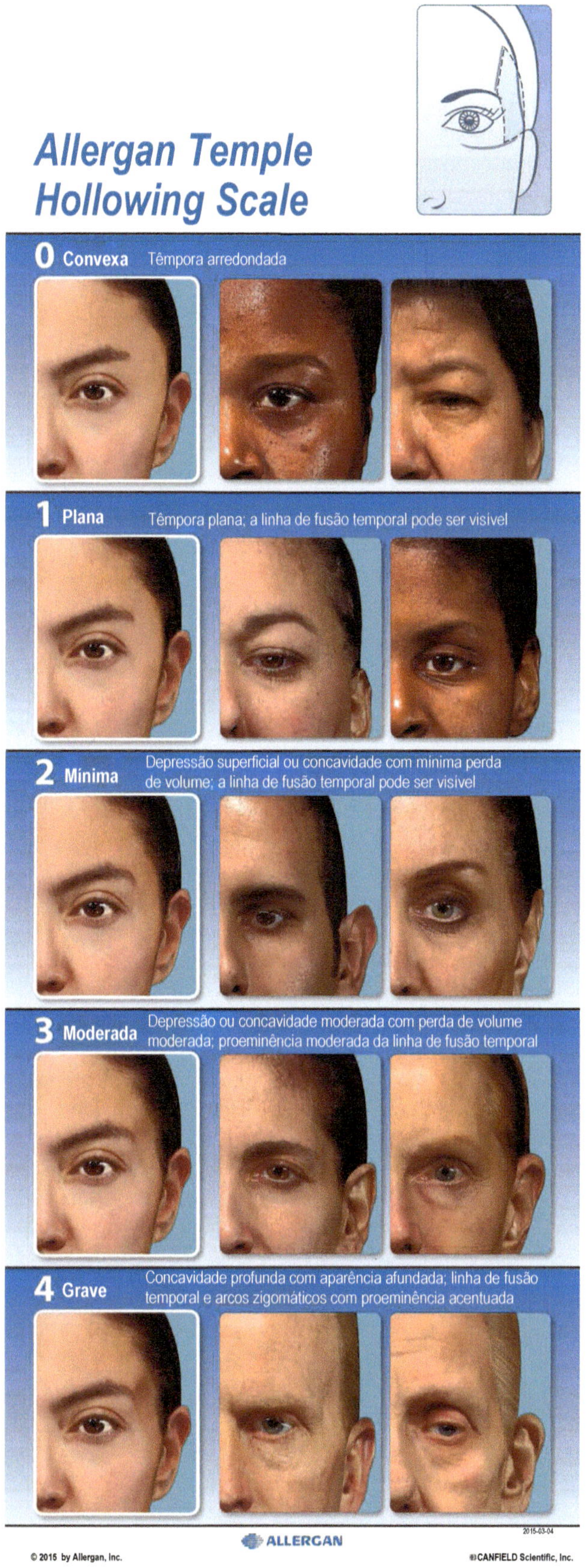

Figura 17.2 *Allergan Temple Hollowing Scale.* Atribui-se à extensão do déficit de volume da têmpora (dentro da área do diagrama no canto superior direito) um grau de 0 (convexa) a 4 (grave). (Reproduzida com a permissão de Carruthers J, Jones D, Hardas B et al. Development and validation of a photonumeric scale for evaluation of volume deficit of the temple. *Dermatol Surg.* 2016;42(suppl 1):S203-S210.)

do produto, pois as formulações com maior viscosidade ou elasticidade podem resistir a qualquer tração descendente da porção média ou inferior da face.

Antes de iniciar a injeção, deve-se limpar cuidadosamente a região temporal com álcool e clorexidina para prevenir infecção e formação de biofilme. Um preenchedor de AH pode ser injetado com uma agulha de calibre 27 ou 30G, de 12 mm, e a injeção deve ser iniciada dentro da janela terapêutica segura, que inclui três referências anatômicas que servem como limites de segurança. A linha de fusão temporal (crista temporal) representa o limite superomedial que inicia na cauda da sobrancelha; todas as injeções devem ser realizadas posterior e lateralmente a esse ponto. Todas as injeções devem ser aplicadas 1,5 cm acima do arco zigomático, para evitar o contato com a VTM, e anteriormente à linha de implantação capilar, para evitar a artéria temporal profunda (Vídeo 17.1).

Vídeo 17.1

As recomendações recentes baseadas em evidências da American Society for Dermatologic Surgery são para aplicações com agulha no periósteo profundamente aos vasos superficiais da têmpora. A zona de segurança sugerida para evitar a VTM é 1 cm acima da margem orbital superior, 1 cm lateral à linha de fusão temporal e mais de 2,5 cm acima do arco zigomático (Figura 17.3).

Para uma aplicação bem-sucedida do preenchedor no periósteo, o clínico injetor deve inserir a agulha perpendicularmente à pele, guiando-a profundamente até que ela entre

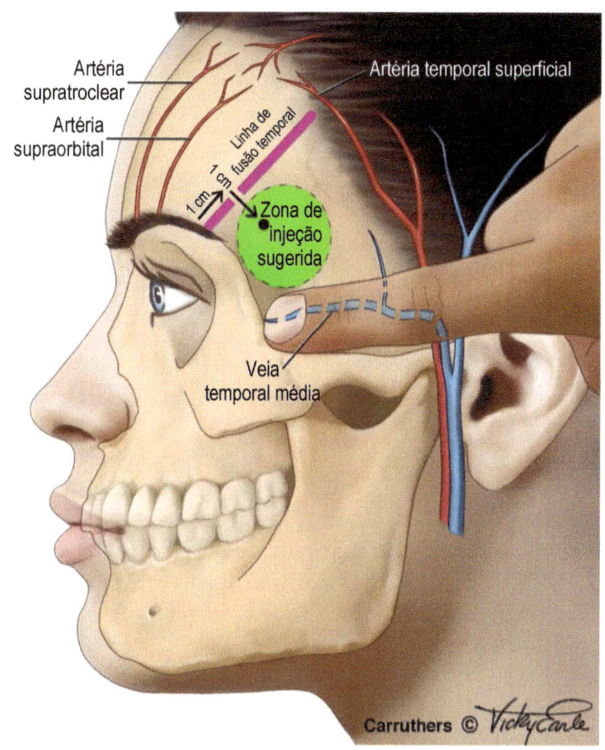

Figura 17.3 A área de aplicação segura sugerida para a têmpora situa-se entre a margem orbital óssea superolateral, aproximadamente 1 cm inferior à linha de fusão temporal e mais que a largura de um dedo acima da margem superior do zigoma, para evitar a veia temporal média. (Reproduzida, com autorização, de Carruthers J, Humphrey S, Beleznay K, Carruthers A. Suggested injection zone for soft tissue fillers in the temple? *Dermatol Surg.* 2017;43(5):756-757.)

em contato com o osso. É fundamental manter a ponta da agulha em contato com o osso, para evitar a injeção intravascular. O clínico injetor deve então aspirar a seringa durante alguns segundos; isso ajudará a confirmar que a agulha não está posicionada intravascular, embora não seja infalível, especialmente no caso de agulhas de pequeno calibre. Recomenda-se uma injeção lenta e constante de 0,5 a 1,0 mℓ de preenchedor de AH para cada sessão de tratamento por têmpora, usando técnica de *bolus* no osso. Um volume maior, de até 2 mℓ por têmpora, pode ser injetado em concavidades mais graves. O injetor pode optar por colocar um dedo posteriormente para facilitar o fluxo do produto na têmpora e prevenir a difusão para a linha do cabelo e massagear a área temporal para assegurar uma distribuição homogênea do produto e obter um contorno uniforme (Vídeo 17.1). Não se recomenda injetar profundamente no osso muito posterior ou inferiormente dentro da fossa, uma vez que a artéria temporal profunda pode situar-se nesses locais.

Para pacientes com leve perda de volume na porção anterior da têmpora, pode ser utilizada uma cânula romba (calibre 25 ou maior) para preenchimento superficial no plano subdérmico com um preenchedor de baixo G'. Este é um método mais arriscado e avançado, uma vez que as artérias temporais se encontram nesse plano mais superficial. Os contornos da cânula devem ser visíveis se o injetor estiver no plano correto; ele deve espalhar lenta e firmemente a cânula em toda a região temporal, empregando uma técnica de injeção retrógrada e massageando a área para assegurar uma distribuição uniforme do preenchedor. Menos de 0,7 mℓ de produto AH geralmente é necessário para obter os resultados desejados.

> **Dica 2:** O conhecimento completo da anatomia temporal e uma técnica adequada de injeção são fundamentais para alcançar um preenchimento ideal das têmporas. A técnica recomendada é a injeção de preenchedor de AH profundamente ao músculo temporal, no espaço diretamente sobre o periósteo, dentro da zona de segurança descrita na Figura 17.3.

PREVENÇÃO E TRATAMENTO DAS COMPLICAÇÕES DE PREENCHEDORES DE ÁCIDO HIALURÔNICO

As complicações em potencial associadas à injeção de preenchedores à base de AH podem ser minimizadas ou prevenidas com um conhecimento suficiente do produto e da técnica de injeção. Em geral, os eventos adversos mais comumente associados à aplicação de preenchedores nas têmporas são leves e transitórios e incluem equimoses na pálpebra inferior, proeminência de vasos sanguíneos superficiais, cefaleia, dor no local da injeção e dor ou sensibilidade que se agrava com a mastigação ou durante a alimentação. Um estudo sobre o aumento das têmporas com Juvéderm® Voluma® XC (Allergan Aesthetics) constatou que 40% dos 30 indivíduos apresentavam dores leves a moderadas na mandíbula durante a mastigação. Isso porque o músculo temporal conecta-se à articulação temporomandibular, e a pressão do produto sob o músculo pode resultar em tensão e dor transitória na articulação. Para evitar a dor ao mastigar ou se alimentar, os pacientes devem ser orientados a consumir alimentos moles até a resolução da dor. Os eventos adversos relativamente leves de equimoses e dor podem ser minimizados, se os pacientes evitarem quaisquer medicamentos que possam aumentar o risco de equimoses (ácido acetilsalicílico, anti-inflamatórios não esteroides, óleo de peixe, alho, *Gingko biloba*) durante 7 a 10 dias antes do procedimento. Se ocorrer um sangramento proeminente após a retirada da agulha, deve ser aplicada pressão direta no local da injeção. O gelo, a pressão e os corticosteroides podem ser recomendados para edema agudo e intenso no local da injeção, o que é raro.

Podem ocorrer complicações graves associadas à volumização da têmpora, usando agentes bioestimuladores ou preenchedores de AH, em consequência de uma injeção intravascular acidental. Apesar de raras, essas complicações podem consistir em isquemia cutânea distante do local da injeção, dor cutânea intensa, alterações da acuidade visual, dor ocular ou cegueira permanente. A oclusão da VTM durante a aplicação do preenchedor de AH pode levar a acidente vascular encefálico e danos no sistema nervoso central, uma vez que esta veia está conectada ao seio cavernoso, podendo levar à embolização do seio cavernoso. A VZTM também pode ter um papel nas complicações oculares, pois esta veia drena na VTM. Prevenir o comprometimento vascular e a oclusão, portanto, é fundamental, e o risco é substancialmente reduzido com a injeção do preenchedor de AH no espaço supraperiosteal. Além disso, a aspiração deve ser realizada antes da injeção, e é absolutamente necessário que o preenchedor seja aplicado lentamente e sem força. Se a agulha ficar obstruída, deverá ser removida e substituída antes de reiniciar a injeção. Se os sinais ou sintomas de oclusão vascular se tornarem aparentes, incluindo alterações cutâneas, dor intensa, alteração da visão ou dor ocular, a agulha deve ser retirada imediatamente. A hialuronidase deve ser injetada liberalmente para dissolver qualquer produto responsável pela oclusão vascular. Outros tratamentos potencialmente benéficos para o comprometimento vascular com alterações visuais são: massagem ocular, respirar dentro de um saco de papel, ácido acetilsalicílico, sildenafila, timolol tópico, acetazolamida, entre outros. As recomendações baseadas em evidências para tratar oclusão vascular, incluindo cegueira e eventos adversos visuais, foram publicadas recentemente pela American Society for Dermatologic Surgery Task Force para prevenção e tratamento dos eventos adversos dos preenchedores injetáveis.

> **Dica 3:** As complicações podem ser minimizadas desde que se tenha conhecimento da localização das estruturas vasculares para evitar lesões no paciente. O periósteo é o local de injeção mais seguro, 1 cm superior e 1 cm lateral à linha de fusão temporal.

CONCLUSÃO

A concavidade das têmporas pode ser corrigida com sucesso usando preenchedores à base de AH. No entanto, a anatomia complexa da região temporal aumenta o risco de eventos adversos potencialmente graves e não deve ser negligenciada. Pode-se realizar injeções seguras e eficazes de preenchedores de AH na têmpora com um conhecimento profundo da anatomia temporal e emprego de técnicas adequadas de injeção.

LEITURA ADICIONAL

Baumann, L. S., Weisberg, E. M., Mayans, M., & Arcuri, E. (2019). Open label study evaluating efficacy, safety, and effects on perception of age after injectable 20 mg/ml hyaluronic acid gel for volumization of facial temples. *J Drugs Dermatol., 18*(1), 67–74.

Beleznay, K., Carruthers, J. D. A., Humphrey, S., Carruthers, A., & Jones, D. (2019). Update on avoiding and treating blindness from fillers: a recent review of the world literature. *Aesthet Surg J., 39*(6), 662–674.

Breithaupt, A. D., Jones, D. H., Braz, A., Narins, R., & Weinkle, S. (2015). Anatomical basis for safe and effective volumization of the temple. *Dermatol Surg., 41*(suppl 1), s278–s283.

Carruthers, J., Humphrey, S., Beleznay, K., & Carruthers, A. (2017). Suggested injection zone for soft tissue fillers in the temple? *Dermatol Surg., 43*(5), 756–757.

Carruthers, J., Jones, D., Hardas, B., et al. (2016). Development and validation of a photonumeric scale for evaluation of volume deficit of the temple. *Dermatol Surg., 42*(suppl 1), S203–S210.

Cotofana, S., Gaete, A., Hernandez, C. A., et al. (2020). The six different injection techniques for the temple relevant for soft tissue filler augmentation procedures—clinical anatomy and danger zones. *J Cosmet Dermatol., 19*(7), 1570–1579.

Gause, T. M., 2nd, Kling, R. E., Sivak, W. N., Marra, K. G., Rubin, J. P., & Kokai, L. E. (2014). Particle size in fat graft retention: a review on the impact of harvesting technique in lipofilling surgical outcomes. *Adipocyte., 3*(4), 273–279.

Jones, D. H., Fitzgerald, R., Cox, S. E., et al. (2021). Preventing and treating adverse events of injectable fillers: evidence-based recommendations from the American Society for Dermatologic Surgery Multidisciplinary Task Force. *Dermatol Surg., 47*(2), 214–226.

Jung, W., Youn, K. H., Won, S. Y., Park, J. T., Hu, K. S., & Kim, H. J. (2014). Clinical implications of the middle temporal vein with regard to temporal fossa augmentation. *Dermatol Surg., 40*(6), 618–623.

Kapoor, K. M., Bertossi, D., Li, C. Q., Saputra, D. I., Heydenrych, I., & Yavuzer, R. (2020). A systematic literature review of the middle temporal vein anatomy: 'venous danger zone' in temporal fossa for filler injections. *Aesthetic Plast Surg., 44*(5), 1803–1810.

Lambros, V. (2011). A technique for filling the temples with highly diluted hyaluronic acid: the "dilution solution". *Aesthet Surg J., 31*(1), 89–94.

Moradi, A., Lin, X., Allen, S., Fagien, S., Norberg, M., & Smith, S. (2020). Validation of photonumeric assessment scales for temple volume deficit, infraorbital hollows, and chin retrusion. *Dermatol Surg., 46*(9), 1148–1154.

Moradi, A., Shirazi, A., & Perez, V. (2011). A guide to temporal fossa augmentation with small gel particle hyaluronic acid dermal filler. *J Drugs Dermatol., 10*(6), 673–676.

Othman, S., Cohn, J. E., Burdett, J., Daggumati, S., & Bloom, J. D. (2020). Temporal augmentation: a systematic review. *Facial Plast Surg., 36*(3), 217–225.

Rose, A. E., & Day, D. (2013). Esthetic rejuvenation of the temple. *Clin Plast Surg., 40*(1), 77–89.

Sykes, J. M., Cotofana, S., Trevidic, P., et al. (2015). Upper face: clinical anatomy and regional approaches with injectable fillers. *Plast Reconstr Surg., 136*(5 suppl), 204s–218s.

Szczerkowska-Dobosz, A., Olszewska, B., Lemanska, M., Purzycka-Bohdan, D., & Nowicki, R. (2015). Acquired facial lipoatrophy: pathogenesis and therapeutic options. *Postepy Dermatol Alergol., 32*(2), 127–133.

Wollina, U., & Goldman, A. (2020). Facial vascular danger zones for filler injections. *Dermatol Ther., 33*(6), e14285.

Yang, H. M., Jung, W., Won, S. Y., Youn, K. H., Hu, K. S., & Kim, H. J. (2015). Anatomical study of medial zygomaticotemporal vein and its clinical implication regarding the injectable treatments. *Surg Radiol Anat., 37*(2), 175–180.

18

Reestruturação Tridimensional da Glabela e Fronte Adjacente

Sara Hogan, Jean Carruthers e Alastair Carruthers

RESUMO E CARACTERÍSTICAS PRINCIPAIS

- Os preenchedores são utilizados para restaurar o volume frontal e promover *lifting* do supercílio
- A fronte é um local de alto risco de complicações decorrentes da injeção de preenchedores. Um conhecimento detalhado da anatomia neurovascular subjacente é essencial para um tratamento eficiente e seguro
- O consentimento informado deve incluir a discussão do potencial de oclusão vascular superficial e profunda, bem como o tratamento dessa complicação.

INTRODUÇÃO

O arco da testa denota juventude e, desde a Idade Média, é considerado um sinal de beleza. Este contorno é criado tanto pela espessura da pele como pelo volume subcutâneo da fronte. O envelhecimento provoca a deflação e a descida dos tecidos moles. Este processo inicia-se mais cedo nas mulheres (ou seja, aos 25 anos) do que nos homens (ou seja, aos 45 anos). Mudanças semelhantes também afetam o supercílio, a glabela e a órbita, particularmente o músculo orbicular do olho lateral. Os resultados são sobrancelhas retificadas, pele da glabela e fronte enrugada, pálpebras superiores flácidas e uma expressão cansada ou desanimada (Figura 18.1).

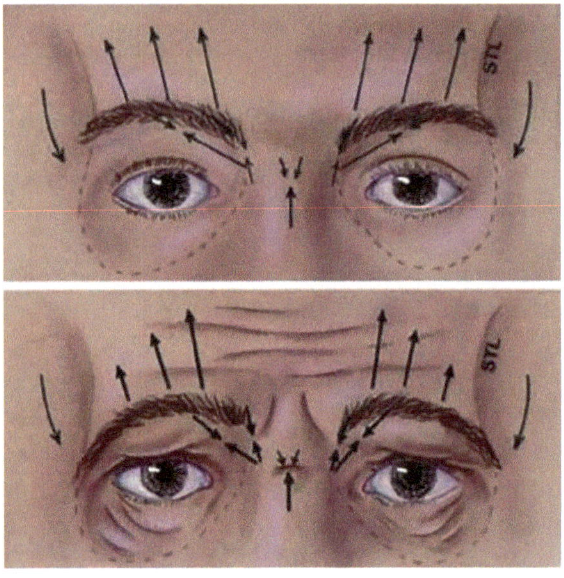

Figura 18.1 O envelhecimento da glabela e da fronte.

Tanto as mulheres como os homens desejam eliminar essa aparência de desânimo. Assim, a fronte e os supercílios são um importante foco do envelhecimento facial.

A toxina botulínica A (BoNT-A), por si só, pode não ser suficiente para o tratamento da fronte envelhecida, especialmente em situações em que o tratamento do músculo frontal resulta em maior retificação e queda do supercílio. Esta ptose do supercílio produz uma expressão indiferente com uma aparência inexpressiva da fronte. Normalmente, a adição de ácido hialurônico (AH) intradérmico ao BoNT-A para dar suporte às linhas da glabela tem sido bem-sucedida há muitos anos. No entanto, essa combinação não resolve totalmente as alterações no contorno da fronte relacionadas com o envelhecimento. Uma alternativa aceitável, detalhada neste capítulo, é a injeção mais profunda de preenchedor para restaurar a forma da fronte com uma expressão relaxada e realce do olhar.

ANATOMIA DO COMPARTIMENTO DE GORDURA

A nossa compreensão dos compartimentos de gordura da fronte melhorou, recentemente, graças a estudos de dissecção anatômica e imagens de tomografia computadorizada. Sabemos agora que existem três compartimentos de gordura superficial subcutânea e três compartimentos de gordura profunda, situados profundamente ao músculo frontal e superficialmente ao periósteo. O compartimento central de gordura superficial é contínuo com a glabela, contém a veia frontal central proeminente que, em geral, é observada clinicamente, e é delimitado em ambos os lados pelos feixes neurovasculares supraorbitais. Os dois compartimentos de gordura superficial laterais contêm vasos sanguíneos menores e, lateralmente, são contíguos às aderências do ligamento temporal. O compartimento central de gordura profunda é emoldurado, em ambos os lados, pelos feixes neurovasculares supratrocleares. Obtém-se melhor volumização com os preenchedores por meio de injeção dentro dos limites dos compartimentos de gordura da fronte, os quais são definidos pelas adesões ligamentares fibrosas.

ANATOMIA VASCULAR

A anatomia vascular da fronte é complexa e variável, não apenas entre indivíduos, mas também entre as metades da face. As artérias supratroclear, supraorbital e dorsal do nariz, todas elas ramos distais da artéria oftálmica, constituem o suprimento vascular da fronte.

A glabela contém a conexão da artéria angular, formada pelo ramo terminal da artéria facial com as redes vasculares da dorsal do nariz. A artéria dorsal do nariz origina-se do septo orbital e pode ramificar-se para a artéria central da fronte, que se anastomosa com a artéria central da fronte contralateral no terço inferior da região. As artérias supratrocleares encontram-se de 18 a 22 mm laterais à linha média da glabela e podem se comunicar com a artéria angular na margem orbital medial. As artérias supraorbitais saem da órbita no forâmen supraorbital, a cerca de 1 cm lateral aos vasos supratrocleares e geralmente se anastomosam com as artérias temporais superficiais na margem orbital lateral. Os ramos laterais das artérias temporais superficiais podem, em geral, ser visíveis através da pele da fronte. As artérias supratroclear e supraorbital são os dois vasos principais responsáveis por complicações secundárias à volumização nessa região.

A introdução inadvertida de um preenchedor em uma dessas artérias, com uma quantidade adequada de pressão, pode deslocá-lo *retrogradamente* para a circulação oftálmica. A consequência clínica pode ser necrose da pele, alterações visuais, ou mesmo amaurose. Infartos cerebrais, hemorragia intracraniana e trombose do seio sagital superior também foram relatados.

Pelas muitas variações nos padrões de ramificação vascular, é útil compreender que existe uma área relativamente livre de vascularização entre o periósteo e a gálea. Esta área é conhecida como o plano de deslizamento da fronte (Figura 18.2).

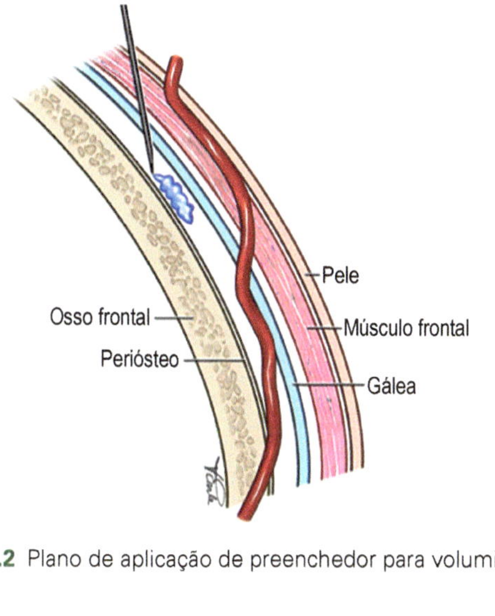

Figura 18.2 Plano de aplicação de preenchedor para volumização da fronte.

AVALIAÇÃO

O envelhecimento da fronte deve-se a vários fatores, e todos devem ser considerados durante a avaliação do paciente. O paciente deve ser avaliado em posição sentada ereto. A posição da linha de implantação capilar frontal e a densidade do cabelo podem influenciar os limites e o arco da testa e devem ser considerados ao se planejar a volumização. Deve-se observar a altura, o formato e a curvatura da testa (p. ex., côncava *versus* convexa), bem como o número e a profundidade das rítides horizontais. A altura, o formato e o movimento dos supercílios devem ser avaliados para se aproximar da posição "real" do supercílio. O paciente deve ser solicitado a abrir e fechar os olhos e a levantar as sobrancelhas para determinar a força do músculo frontal. Segurar o supercílio com um dedo, enquanto o paciente abre os olhos, também permite a avaliação do espaço entre o supercílio e a pálpebra.

Os pacientes devem ser questionados sobre o histórico de procedimentos cirúrgicos faciais (p. ex., blefaroplastia, rinoplastia), pois isso pode aumentar o risco de complicações vasculares, considerando o possível desenvolvimento de circulação colateral. As expectativas do paciente devem ser estabelecidas antes do tratamento. A correção total pode não ser alcançada em um só tratamento. O paciente deve ser fotografado nas posições de frente, oblíqua (45°) e perfil (90°) para capturar a altura e a curvatura da fronte. O paciente deve ser fotografado antes e depois da sessão de preenchimento. Os efeitos colaterais esperados incluem edema, equimoses e áreas focais de sensibilidade ou nodulação. A irregularidade do contorno é uma consideração significativa a ser discutida com o paciente. O consentimento informado completo deve também incluir a discussão da rara possibilidade de amaurose iatrogênica secundária ao preenchedor, bem como o tratamento a ser adotado, se isso ocorrer.

TÉCNICAS DE APLICAÇÃO

Embora possam ser utilizados diferentes preenchedores para volumizar a testa, os autores preferem usar um preenchedor à base de AH. Isso se deve, em parte, ao aumento do risco de migração do preenchedor e formação de granulomas tardios observados com o uso de outros preenchedores.

Antes da injeção, os autores marcam os vasos a serem evitados na porção medial da fronte – vasos supratrocleares e supraorbitais. Por serem principalmente avasculares, injeta-se nos planos subgaleal, pré-periosteal ou no plano de deslizamento da fronte (ver Figura 18.2). Cada 0,5 mℓ de uma seringa de 1 mℓ de preenchedor de AH pode ser diluído com 0,1 mℓ de lidocaína a 2% com epinefrina 1:100.000, misturada com 20 movimentos de vai e volta através de uma seringa dupla Luer-Lock®. Adiciona-se então 0,4 mℓ de solução salina preservada a cada seringa de 0,5 mℓ até um volume total de 1 mℓ, respectivamente. Isso também é misturado com 20 movimentos de vai e volta, utilizando Luer-Lock® dupla.

Duas abordagens são empregadas, a depender da anatomia do paciente e dos objetivos estéticos.

A primeira técnica envolve a deposição de um *bolus* de AH diluído na glabela entre os arcos vasculares supratrocleares (Figura 18.3). Após a injeção sob a derme, o êmbolo da seringa é puxado para verificar se há alguma regurgitação de sangue

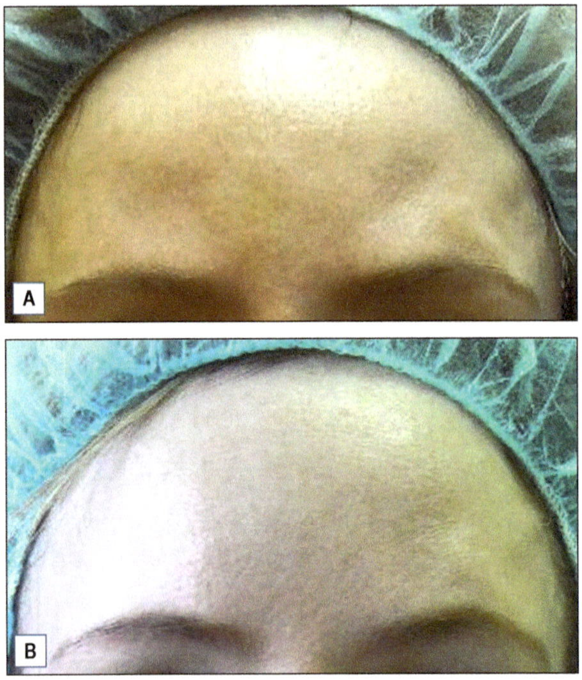

Figura 18.3 Técnica de injeção subgaleal anterógrada de preenchedor de ácido hialurônico diluído dentro do plano de deslizamento entre o periósteo e a gálea. Após a deposição do *bolus* diluído, uma delicada massagem ascendente distribuiu o produto sem uso adicional da agulha.

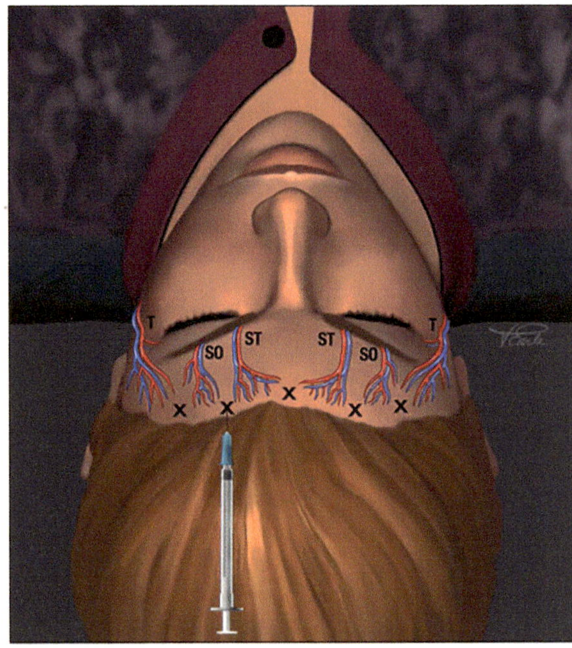

Figura 18.4 Locais da aplicação subgaleal na porção superior da fronte para volumização. *SO*, supraorbital; *ST*, supratroclear; *T*, temporal. (De Carruthers JDA, Carruthers JA. Appreciation of the vascular anatomy of aesthetic. *Reflation Dermatol Surg*. 2018;44:S2-S4.)

Vídeo 18.1

(aspiração) para o canhão da agulha. Em seguida, os *bolus* são aplicados de maneira lenta e suave com injeção anterógrada e em leque radial (Vídeo 18.1). Pode-se então fazer uma suave massagem para distribuir o preenchedor sem uso adicional da agulha. Na segunda técnica, os *bolus* são injetados inferiormente à linha de implantação capilar, entre os trajetos das artérias supratroclear, supraorbital e temporal superficial (Figura 18.4). Nesse local, as artérias localizam-se superficialmente na camada subcutânea após um curso a partir de suas origens profundas nas proximidades da órbita. Os *bolus* são então massageados na concavidade adequada (Vídeo 18.2 ou "Reinflação da testa"). Pode-se aplicar gelo imediatamente após o procedimento para reduzir o edema e o eritema transitórios. É importante explicar aos pacientes que, por um período de 40 minutos a 1 hora, a lidocaína contida no preenchedor de AH afetará a função do músculo frontal e as sobrancelhas podem sofrer ptose transitória.

Vídeo 18.2

Essas abordagens podem ser realizadas concomitantemente ao preenchimento das rugas glabelares no plano intradérmico, se necessário. O resultado é a suavização das rugas glabelares, reestruturação das concavidades da fronte, *lifting* da glabela e supercílios, bem como a restauração de uma expressão relaxada com realce/abertura do olhar (Figura 18.5). É importante observar que alguns pacientes notam uma suavização das rítides frontais horizontais sem qualquer queda do supercílio ou redução da expressividade. Os resultados do tratamento normalmente duram pelo menos de 10 a 12 meses, e a associação do tratamento depressor da sobrancelha com BoNT-A é útil para aumentar a longevidade da resposta.

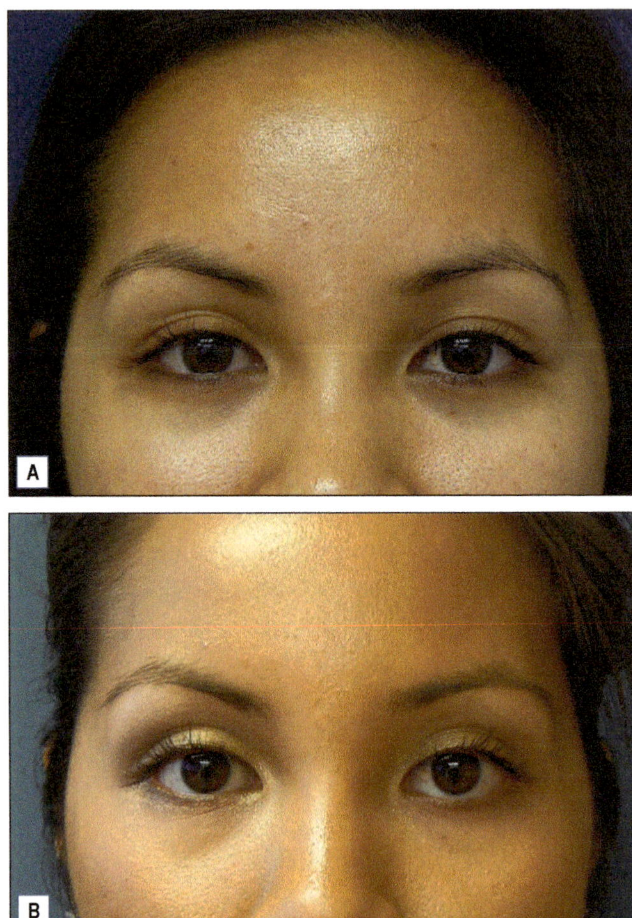

Figura 18.5 Antes (**A**) e depois (**B**) de reestruturação da fronte com injeção de ácido hialurônico (Juvéderm® Voluma®) na porção medial da fronte.

CONCLUSÃO

Os preenchedores restauram o volume frontal perdido, produzem um efeito de *lifting* no supercílio e, com menos frequência, suavizam as rítides horizontais da testa. O preenchimento tridimensional reinventou o rejuvenescimento da porção superior da face. O resultante *lifting* do supercílio e a ação contínua do músculo frontal podem devolver ao paciente uma expressão descansada, atenta e positiva, muito benéfica em todas as interações sociais.

LEITURA ADICIONAL

Beleznay, K., Carruthers, J. D. A., & Humphrey, S. (2019). Update on avoiding and treating blindness from fillers: a recent review of the world literature. *Aesthet Surg J., 39*(6), 662–674.

Beleznay, K., Carruthers, J. D. A., Humphrey, S., & Jones, D. (2015). Avoiding and treating blindness from fillers: a review of the world literature. *Dermatol Surg., 41,* 1097–1117.

Carruthers, J., & Carruthers, A. (2015). Three-dimensional forehead reflation. *Dermatol Surg., 41,* S321–S324.

Carruthers, J., & Carruthers, A. (2003). A prospective, randomized, parallel group study analyzing the effect of BTX-A (Botox) and nonanimal sourced hyaluronic acid (NASHA, Restylane) in combination compared with NASHA (Restylane) alone in severe glabellar rhytides in adult female subjects: treatment of severe glabellar rhytides with a hyaluronic acid derivative compared with the derivative BTX-A. *Dermatol Surg., 29,* 802–809.

Carruthers, J. D. A., & Carruthers, J. A. (2010). Volumizing the glabella and forehead. *Dermatol Surg., 36,* 1905–1909.

Carruthers, J. D. A., & Carruthers, J. A. (2018). Appreciation of the vascular anatomy of aesthetic. *Forehead Reflation Dermatol Surg., 44,* S2–S4.

Carruthers, J. D. A., & Carruthers, J. A. (2018). Appreciation of the anatomy of aesthetic forehead reflation. *Dermatol Surg., 44,* S2–S4.

Carruthers, J. D. A., Fagien, S., Rohrich, R., Weinkle, S., & Carruthers, A. (2014). Blindness caused by cosmetic filler injection. *Plast Reconstr Surg., 134*(6), 1197–1201.

Coleman, S. R., & Grover, R. (2006). The anatomy of the aging face: volume loss and changes in 3-dimensional topography. *Aesthetic Surg J., 26*(suppl), S4–S9.

Cotofana, S., Mian, A., & Sykes, J. M. (2017). Update on the anatomy of the forehead compartments. *Plast Reconstr Surg., 139,* 864e.

Kleintjes, W. G. (2007). Forehead anatomy: arterial variations and venous link of the midline forehead flap. *J Plast Reconstr Aesthet Surg., 60*(6), 593–606.

Knize, D. M. (2009). Anatomic concepts for brow lift procedures. *Plast Reconst Surg., 124*(6), 2118–2126.

Langelier, N., Beleznay, K., & Woodward, J. (2016). Rejuvenation of the upper face and periocular region. *Dermatol Surg., 42*(suppl 2), S77–S82.

Paik, J. S., Wk, Cho, Park, G. S., et al. (2013). Eyelid-associated complications after autogenous fat injection for cosmetic forehead augmentation. *BMC Ophthalmol., 13,* 325.

Pao, S., Lin, S. M., & Chang, Y. H. (2016). Upper eyelid granuloma: a rare delayed-onset complication secondary to cosmetic filler injection on forehead. *Int Med Case Rep J., 9,* 155–157.

Park, Y. R., Choi, J. A., & La, Y. T. (2013). Periorbital lipogranuloma after cryopreserved autologous fat injection at forehead: unexpected complication of a popular cosmetic procedure. *Can J Ophthalmol., 48,* 6.

Prevot, M., Thomet, C., Cornette, T. B., et al. (2017). Forehead rejuvenation. *Ann Aesthet Plast Surg., 62*(5), 406–423.

Ramanadhan, S., & Rohrich, R. (2015). Newer understanding of specific anatomic targets in the aging face as applied to injectables: superficial and deep fat compartments—an evolving target for site-specific facial augmentation. *Plast Reconstr Surg., 136,* 49s–55s.

Richard, M. J., Morris, C., Deen, B. F., Gray, L., & Woodward, J. A. (2009). Analysis of the anatomic changes of the aging facial skeleton using computer-assisted tomography. *Ophthal Plast Reconstr Surg., 25,* 382–386.

Shaw, R. B., Jr., Katzel, E. B., Koltz, P. F., et al. (2011). Aging of the facial skeleton: aesthetic implications and rejuvenation strategies. *Plast Reconstr Surg., 127*(1), 374–383.

Sykes, J. M., Cotofana, S., & Trevidic, P. (2015). Upper face: clinical anatomy and regional approaches with injectable fillers. *Plast Reconstruct Surg.,* (November Supplement), 204S–218S.

Wong, C., & Medelson, B. (2015). Newer understanding of specific anatomic targets in the aging face as applied to injectables: aging changes in the craniofacial skeleton and facial ligaments. *Plast Reconstr Surg., 136,* 44s–48s.

Yao, B., Shen, F., Zhao, X., et al. (2019). Ophthalmic artery occlusion combined with superior sagittal sinus thrombosis caused by hyaluronic acid injection for facial soft tissue augmentation: a case report. *Medicine (Baltimore)., 98*(36), e17048.

19

Preenchimento dos Supercílios

Val Lambros

RESUMO E CARACTERÍSTICAS PRINCIPAIS

- Região orbital grande, redonda e côncava está associada ao envelhecimento e não à juventude
- Área orbital jovem tem formato amendoado, o osso não é visível e há volume adequado na pálpebra superior
- As mesmas configurações observadas em pacientes mais jovens podem ser percebidas como uma aparência envelhecida em pacientes mais velhos
- Quando se trata da área periorbital, a comunicação é difícil. Muitos pacientes desejam o *lifting* do olho ou a remoção de pele e gordura porque lhes disseram que esse é o procedimento. Além disso, outras pacientes apreciam uma aparência côncava e definida, pois, além de parecer mais dramática, a maquiagem também poderá ser usada de forma mais livre
- O autor prefere usar um teste com anestésico local na pálpebra superior para mostrar o efeito visual do preenchimento nessa área de supercílios. Caso o paciente goste da aparência, a injeção é realizada imediatamente. O anestésico local proporciona uma ação vasoconstritora. Esta é a melhor forma de comunicar o efeito visual esperado do preenchimento dos supercílios
- A aplicação de anestésico local sem promover preenchimento excessivo ou extravasamento do líquido na pálpebra superior é difícil de alcançar e necessita alguma prática. Deve-se massagear a área e aguardar alguns minutos para ocorrer a distribuição do anestésico local, antes de mostrar o efeito ao paciente
- É melhor um preenchimento insuficiente do que excessivo. Não é um método para se preencher uma grande quantidade de pele, embora o preenchimento de fato volumize um pouco a região. Também não é um método de *lifting* das sobrancelhas, mas o supercílio pode elevar-se em alguns pacientes. Um indivíduo com pálpebras muito pesadas não é candidato a esse procedimento
- O autor prefere usar produtos à base de ácido hialurônico (AH) no supercílio por terem efeito de maior projeção
- A expectativa de duração dos produtos de AH, nesse local, é de pelo menos 2 anos
- O injetor deve estar sempre atento ao globo ocular. Algumas órbitas superiores são muito rasas, e o globo ocular situa-se imediatamente adjacente ao osso.

INTRODUÇÃO

São caraterísticos do envelhecimento periorbital: o esvaziamento, a flacidez e a perda de volume subcutâneo. Mesmo não sendo absolutamente universal, observado principalmente em indivíduos sem rosto volumoso, esse padrão é conhecido ao longo dos anos e geralmente utilizado como uma caricatura do processo de envelhecimento. A expressão "olhos de lar de idosos" proporciona uma imagem visual imediata do problema. Os tratamentos tradicionais em torno da pálpebra superior são principalmente cirúrgicos, pois, até há pouco tempo, as abordagens disponíveis eram excisionais. Pele e gordura "extras" ao redor da pálpebra superior eram removidas; para muitas órbitas, essa correção se comprovou totalmente satisfatória. No entanto, em alguns pacientes, a pele extra aparente era secundária à perda de volume da pálpebra superior e no supercílio, e a remoção tecidual mais significativa tinha o duplo efeito de tornar a órbita mais definida, arredondada e côncava. Ambos os efeitos são tradicionalmente considerados benéficos. A vantagem percebida dessa aparência é que a órbita parece maior e dramática na dimensão vertical, o que deixa mais espaço para a maquiagem; além disso, a aparência de "rejuvenescimento" da pálpebra superior é tradicional e familiar. Entretanto, essas também são caraterísticas dos "olhos do lar de idosos" e, em alguns indivíduos, torna-se evidente uma aparência geral de olhos menores, mais velhos e cansados. Com o advento de ferramentas para a restauração do volume facial, foram disponibilizadas alternativas, das quais o paciente (e o médico) deve estar ciente antes de tomar decisões sobre o tratamento na área periorbital.

Não há nada de novo nessas observações. Os preenchedores já eram usados na década de 1890 exatamente como agora, muito antes do desenvolvimento da cirurgia de *lifting* facial. Infelizmente, naquela época, só havia parafina e gel de petrolato (Vasenol®); a taxa de complicações era elevada, e esses tratamentos caíram em desuso, como descrito por Kolle e por Goldwyn.

PRÉVIA DO RESULTADO

Normalmente, os pacientes têm suas próprias ideias preconcebidas sobre o que parece ideal. Se houver a opção de preenchimento ou definição com remoção de tecido em determinada área, deve-se informar, de alguma maneira, ao paciente os diferentes efeitos prováveis. Em outras palavras, em uma consulta adequada, deve-se estar apto a explicar as alternativas estéticas ao paciente. É difícil descrever em palavras a melhora da aparência geral do paciente como um efeito do preenchimento do supercílio; este é um conceito totalmente visual. É algo semelhante a tentar escolher um vestido, assumindo que, mesmo sem experimentar, a cliente irá gostar da peça.

Uma "prévia do resultado", descrita por VL em 2009, comprovou-se extremamente útil: injeta-se na sobrancelha 1 ou 2 cc de 1/4% de lidocaína com epinefrina, tendo por objetivo não apenas visualizar o efeito do preenchimento da área, mas também produzir dormência e vasoconstrição (Figura 19.1). Usando-se um cubo de gelo para as injeções iniciais, esse procedimento é quase indolor.

Um resultado realista do preenchimento do supercílio com anestésico local não é fácil, mas é uma boa prática antes do uso do preenchedor. A tendência dos injetores inexperientes é inserir a agulha superficialmente e provocar nódulos individuais de líquido. Isso não é nada convincente. O plano correto consiste em aplicar em torno ou profundamente ao músculo orbicular do olho, e a agulha deve ser retirada deixando um fluxo horizontal e uniforme de anestésico local. Esse procedimento é realizado em toda a sobrancelha, com o intuito de antecipar o resultado final pretendido. Massageia-se um pouco a área. Após alguns minutos, ocorre a difusão suficiente do produto, o que possibilita demonstrar ao paciente a aparência pretendida.

Dizemos aos pacientes que essa visualização antecipada tem uma precisão aproximada de 80% em relação ao resultado final. A maioria dos pacientes, desde que corretamente selecionados, gosta da aparência e afirma que há uma "abertura do olhar". Esta é uma percepção interessante porque, na realidade, a órbita está sendo estreitada. Além da capacidade de demonstrar uma prévia do resultado, a área agora apresenta vasoconstrição, o que diminui a possibilidade de uma injeção intravascular. Em termos estritos, o preenchimento do supercílio pode ser realizado com ou sem anestesia, mas o poder comunicativo da prévia de resultado é inestimável – os pacientes determinam se gostam do visual antes que o injetor faça algo definitivo. O médico também pode verificar se gosta do efeito. Tendo visto e aprovado os resultados antes da injeção do produto, pela minha experiência, os pacientes não pedem para remover o produto. Caso não gostem da aparência da prévia de resultado, então nada mais é feito; não se injeta nenhum produto e outras alternativas podem ser exploradas. Os pacientes adoram a ideia de ser possível visualizar os resultados antes da realização de um procedimento e aceitam a ideia com entusiasmo.

Dica 1: Há um grupo de pacientes, com olhos "ansiosos" e sobrancelhas niveladas. Esses pacientes não têm uma dobra medial da pálpebra superior bem desenvolvida, ou está ausente. A restauração dessa dobra faz com que os olhos pareçam muito mais normais e projetam menos ansiedade.

Dica 2: Há pacientes com pequenos excessos de pele palpebral que estão acostumados com o aumento do volume abaixo do rebordo orbital.

Dica 3: A margem orbital anterior pode ser empurrada para a frente em alguns olhos, ocultando a dobra da pálpebra superior e fazendo com que o olho pareça menos volumoso.

APLICAÇÃO

Durante a escrita deste capítulo, os produtos à base de ácido hialurônico (AH), cálcio e também de ácido poli-L-láctico encontram-se disponíveis. Emprego preenchedores de AH somente fora do centro cirúrgico, onde posso utilizar gordura autóloga. Esses produtos são de fácil utilização e podem ser removidos com hialuronidase, se necessário. A duração do AH no supercílio e no canal lacrimal é de 2 a 3 anos, um tempo equivalente ou superior a outros produtos disponíveis. Em minha opinião, não há vantagem no emprego de produtos que não sejam à base de AH na região periorbital.

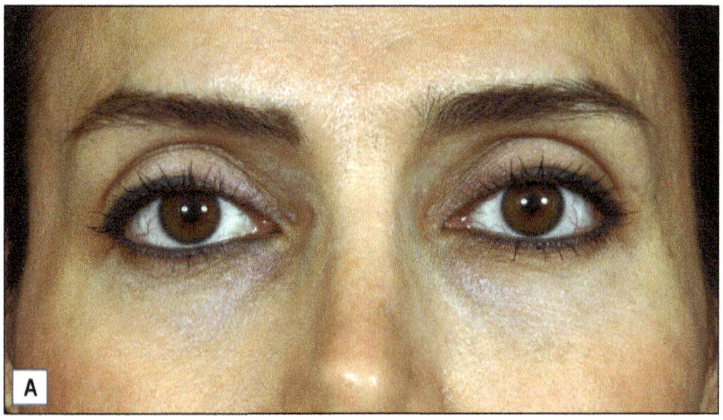

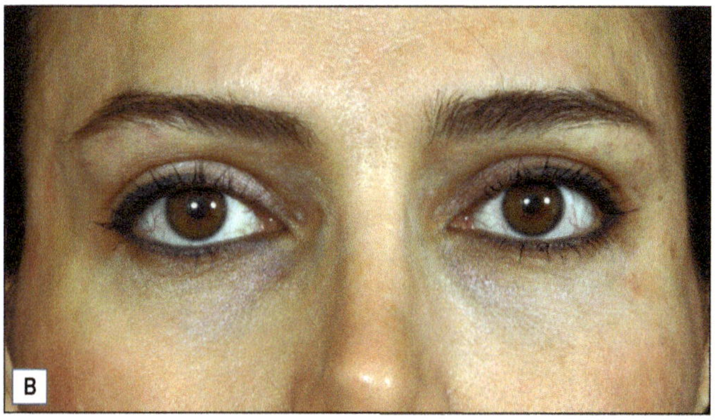

Figura 19.1 A "prévia do resultado". É difícil comunicar os efeitos visuais do volume em torno da órbita sem sua efetiva visualização. Uma forma inestimável para isso é injetar anestésico local na área, pois isso demonstra o efeito do preenchimento e, ao mesmo tempo, produz dormência e vasoconstrição na área. Os pacientes aprovam ou desaprovam o efeito visual, antes da realização do preenchimento. Normalmente, é necessário um preenchimento mais significativo que a própria injeção do produto – cerca de 0,5 a 1 mℓ em cada lado. A longo prazo, o resultado assemelha-se àquele no final do procedimento e, normalmente, tem duração de 2 a 3 anos. Antes (**A**) e após (**B**) a injeção.

> **Dica 4:** O autor não é favorável à utilização de preenchedores que não sejam à base de AH nessa região. A duração de outros produtos é exagerada e não pode ser revertida. O autor cita a duração de 2 anos para os pacientes, mas já constatou duração de produtos de AH por até 4 anos na área periorbital.

Esta não é uma área para injetores principiantes. Se o médico tiver experiência apenas na aplicação em lábios e sulcos nasolabiais, onde injeta *bolus* e massageia, as pálpebras superiores serão fontes de desapontamentos e complicações, algumas potencialmente catastróficas. Embora não seja algo difícil para injetores experientes, a técnica na pálpebra superior é importante. O objetivo é criar uma forma agradável ao longo do supercílio, e não apenas preencher a concavidade. A profundidade da aplicação deve ser ao nível do músculo orbicular do olho. Há muitas artérias grandes e imóveis no plano periosteal, as quais devem ser evitadas. A injeção no sulco da pálpebra superior pode resultar em ptose, como descrito por Coleman. Manter um plano de injeção superficial ao osso também mantém a agulha mais afastada do globo ocular, como será mencionado mais adiante neste capítulo.

Após o término da prévia de visualização e com a aprovação do paciente, dou início à aplicação. A área agora apresenta vasoconstrição e está anestesiada. A presença do anestésico não altera a capacidade de distribuição uniforme do produto, percebida visualmente e pelo tato. Embora eu não possa provar, acredito que os produtos à base de AH se distribuem de forma mais uniforme em ambiente bem umidificado.

Como ilustrado na Figura 19.2, minha técnica preferida é começar lateralmente, aplicando em três pontos longitudinais em leque, realizando o preenchimento com uma agulha de 30 G, de 0,5 polegada (6 mm): alto, médio e baixo. O processo é repetido em todo o supercílio. São aplicadas pequenas quantidades de produto a cada passagem. Se o polegar se mover de forma perceptível, é porque o volume é excessivo. Uma agulha pequena, como a de 30G e 0,5 polegada, é protetora para evitar sobrecorreção. A palpação é uma excelente forma de determinar a uniformidade da injeção. Normalmente, a injeção não deve ser realizada inferiormente à borda do osso orbital lateral e centralmente. Nesse ponto, a não ser que se esteja confiante quanto ao objetivo e aos resultados, é muito fácil criar irregularidades ou pior. A expansão da curva do osso orbital é suficiente para melhorar a concavidade de todas as órbitas, com exceção das mais profundas. À medida que avança medialmente, pode ser necessário descer um pouco abaixo do nível do osso. Normalmente, injeta-se 0,5 mℓ em cada lado. Por motivos econômicos, este parece ser um bom ponto de partida e, de fato, pode-se melhorar a maioria dos supercílios, bem como a expressividade facial com essa pequena quantidade de produto, mesmo que com uma correção menor que a necessária. Sempre me causa espanto que uma quantidade tão pequena de preenchedor promova tanta diferença. Com experiência, torna-se evidente para o injetor o local onde o produto precisa de ser aplicado.

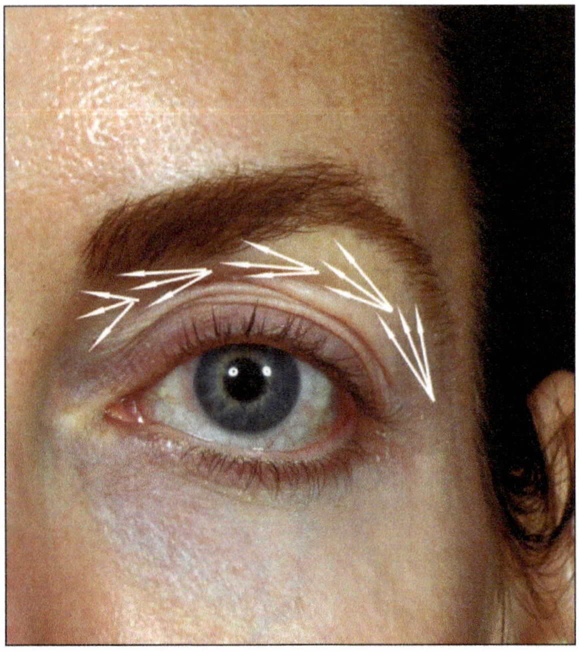

Figura 19.2 Técnica de aplicação do autor: após anestesia e vasoconstrição da área, realizo três passagens de cada injeção – em localizações alta, média e baixa. A aplicação é repetida em todo o supercílio, se necessário. A presença de anestésico local não altera de forma alguma a capacidade do injetor de visualizar os resultados.

> **Dica 5:** O autor prefere realizar pequenas passagens radiais no supercílio, de lateral para medial, profundamente ao músculo orbicular do olho, mas superficialmente ao osso. Três passagens – alta, média e baixa – geralmente são suficientes para fazer o preenchimento da região de forma homogênea. Os pontos de injeção então seguem ao longo de todo o supercílio.

> **Dica 6:** O uso de 0,5 mℓ de produto em cada lado cria um resultado convincente, mesmo com uma correção levemente menor que a necessária. A aparência dos pacientes pode se mostrar surpreendentemente estranha, caso se exagere nas injeções.

A injeção não deve ser exagerada. Mais não é o melhor. O paciente recebe um saco de gelo para usar posteriormente. As equimoses são ocasionais. Não há muito edema, apesar de haver alguns relatos. As complicações habituais são leves e normalmente estão relacionadas com irregularidades que podem ser dissolvidas ou corrigidas. Em geral, a aparência ao final da aplicação representa o resultado final.

INJEÇÃO INTRA-ARTERIAL

Em geral, as injeções são inócuas e de baixo risco. No entanto, a possibilidade da injeção intra-arterial está sempre presente, mas felizmente é rara. Para que isso ocorra, a ponta da agulha deve estar em uma artéria e ser injetado um *bolus* de tamanho suficiente para causar um fluxo retrógrado, causando, por exemplo, cegueira decorrente de uma injeção periocular, ou embolização distal, como na necrose labial ou nasal por injeção no sulco nasolabial, conforme descrito por Coleman. Esses são excelentes argumentos para não se realizarem injeções em *bolus*.

Favorecemos as injeções lineares, mantendo sempre a ponta da agulha em movimento com pequenos fluxos de baixa pressão e vasoconstrição. Acreditamos que essa complicação é, principalmente, decorrente da técnica e evitável.

Algumas órbitas são planas superiormente, sem sulco na pálpebra superior. Em órbitas como estas, o globo ocular situa-se imediatamente adjacente à margem orbital, e há uma clara possibilidade de lesão direta causada pela agulha. Nunca observamos essa complicação, mas é fácil presumir essa possibilidade. O médico deve concentrar-se na posição do globo ocular e na ponta da agulha. Manter a ponta da agulha afastada do osso orbital também a manterá afastada do globo ocular. Não temos certeza em relação à utilização de cânulas nessa área. Apesar de serem rombas, as cânulas também são longas e flexíveis e podem facilmente seguir por via subcutânea e ancorar em locais inesperados.

QUEM É CANDIDATO A TRATAMENTOS DE PREENCHIMENTO DOS SUPERCÍLIOS/PÁLPEBRAS?

Ao contrário do lábio ou sulco nasolabial, não se pode confiar em fórmulas ou dogmas no tratamento dessa região. Embora algumas órbitas tenham sido mais cheias na juventude do paciente, pode ser difícil alcançar a restauração da aparência do olhar e volume da área. Existem configurações que se prestam a esse tratamento, assim como algumas em que é mais difícil a adição de volume. Em geral, com exceção de algumas pálpebras asiáticas, as pálpebras superiores cheias não melhoram com um preenchimento adicional. Olhos muito fundos melhoram apenas modestamente. Como mencionado por Mancini et al., existe a preocupação de que a injeção no sulco real cause uma ptose por expansão local.

Dica 7: Esta não é uma técnica que todos os olhos necessitem. A experiência mostrará quais são os olhos que melhoram.

Órbitas/pálpebras que se esvaziaram uniformemente são excelentes candidatas (Figuras 19.3 a 19.5), assim como aquelas em que a dobra supraorbital apresenta um pico medialmente. Este último grupo é interessante, na medida em que um pico medial na dobra supraorbital dá às pessoas um ar de ansiedade ou preocupação. Uma quantidade muito pequena de preenchimento, nesse local, altera a projeção emocional da face (Figura 19.6). Embora a elevação real das sobrancelhas em 1 ou 2 mm seja, às vezes, vista com a injeção, acreditamos que a impressão de elevação é, em grande parte, ilusória, baseada na maior reflexão da luz a partir do supercílio agora preenchido e mais arredondado. Em qualquer caso, tentar levantar as sobrancelhas com volume pode proporcionar uma ligeira elevação ao custo de um olho inatural e cheio demais.

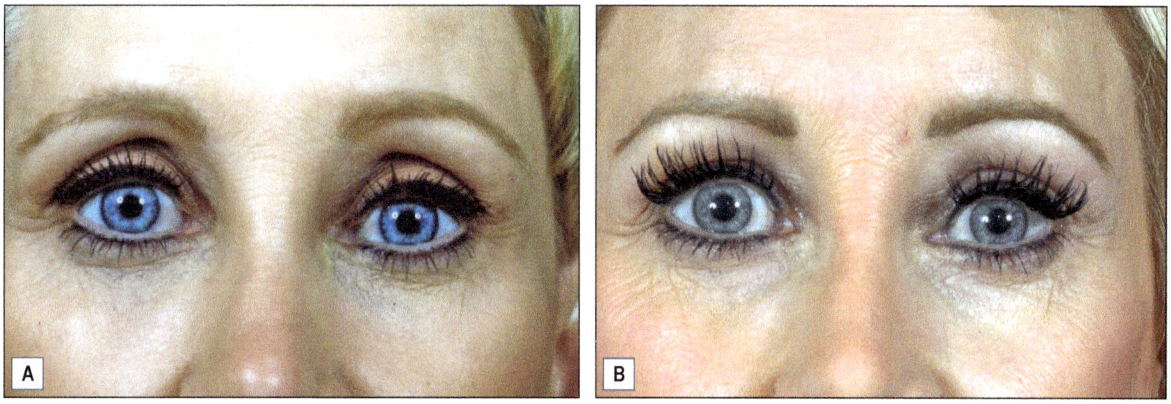

Figura 19.3 **A.** Paciente de 56 anos, em consulta, em 2009 (**B**), na qual foi injetado 1/2 mℓ de Restylane® em cada sobrancelha. A paciente regressou em 2016, relatando não ter havido mais nenhuma cirurgia ou injeções nas sobrancelhas, embora tenha feito preenchimentos labiais. Essa foi a maior longevidade que já constatei com o uso de preenchimentos de ácido hialurônico nessa localização. Assim como nas têmporas e nos canais lacrimais, a duração de 2 anos é normal, e de 4 anos é comum, mas a duração de 7 anos é notável. O produto pode ser palpado e visto. Nota-se o aparecimento de ansiedade na imagem pré-injeção, que desapareceu após a aplicação. (Foto cedida por V. Lambros, MD.)

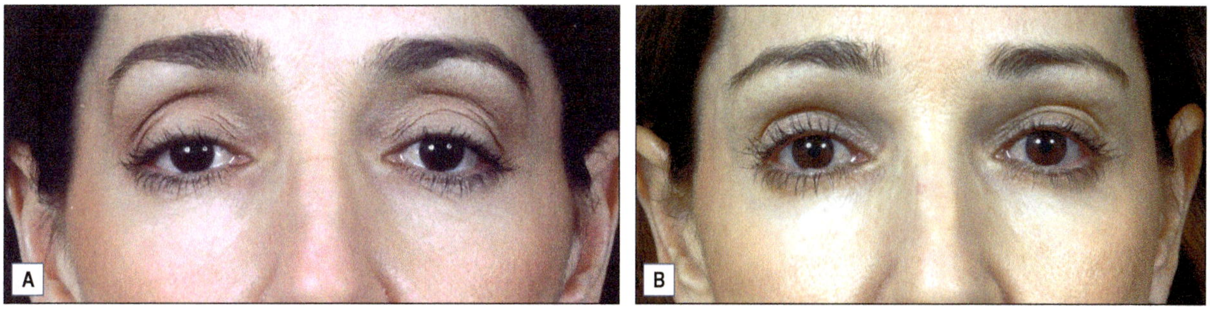

Figura 19.4 **A.** Paciente de 58 anos com órbita superior côncava. **B.** Em consulta 3 anos após a injeção no supercílio de 1 mℓ em cada lado. As têmporas também foram preenchidas 6 meses antes.

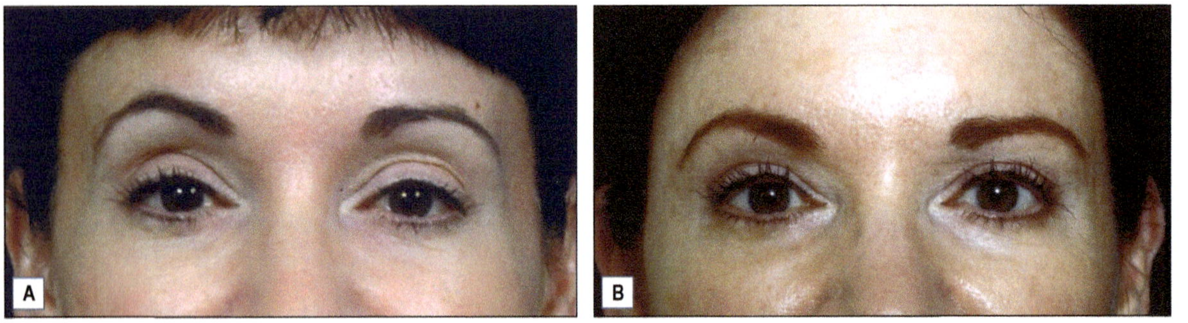

Figura 19.5 **A.** Paciente de 68 anos com sobrancelhas côncavas. **B.** Em consulta 3 anos após a aplicação de 1 mℓ de preenchimento com ácido hialurônico em cada lado.

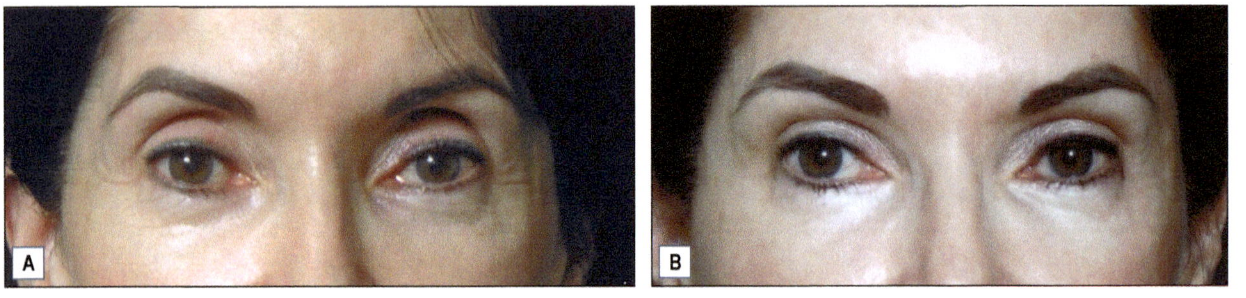

Figura 19.6 **A.** Paciente de 54 anos com olhos muito côncavos e ansiosos. **B.** Em consulta 3 anos após aplicação de 1 mℓ de preenchedor de AH, em cada lado, e 10 meses após o preenchimento das têmporas com 2 mℓ em cada lado com preenchedores de AH diluídos.

O objetivo desses tratamentos não é, necessariamente, tornar a órbita mais cheia, mas, sim, conceder melhor aparência à área periorbital e, se não tivermos pelo menos algum senso de apreciação daquilo que fica bem em um rosto, o sucesso do tratamento da área será limitado.

LEITURA ADICIONAL

Coleman, S. R. (2006). Hyaluronic acid fillers. *Plastic Reconstructive Surgery, 117*(2), 661–665.

Goldwyn, R. M. (1980). The paraffin story. *Plastic Reconstructive Surgery, 65*(4), 517–524.

Kolle, F. S. (1911). *Plastic and Cosmetic Surgery*. New York: Appleton.

Lambros, V. S. (2007). Observations on periorbital and midface aging. *Plastic Reconstructive Surgery, 120*(5), 1367–1376. discussion 1377.

Lambros, V. (2009). Volumizing the brows with HA fillers. *Aesthetic Surgery Journal, 29*, 177–179.

Mancini, R., Taban, M., Lowinger, A., et al. (2009). Use of hyaluronic acid gel in the management of paralytic lagophthalmos: the hyaluronic acid gel 'gold weight'. *Ophthalmic Plastic Reconstructive Surgery, 25*(1), 23–26.

Sulco Nasojugal e Infraorbital

Femida Kherani e Allison Sutton

RESUMO E CARACTERÍSTICAS PRINCIPAIS

- Sulco infraorbital (SIO) refere-se clinicamente à depressão curvilínea sob os olhos e compreende o canal lacrimal, os sulcos nasojugal e palpebromalar
- Com a pele fina sobreposta ao osso e escassa ou nenhuma gordura subcutânea nessa região, o SIO pode ser uma região desafiadora de ser tratada com injetáveis
- Os preenchedores na região periocular produzem melhores resultados em pacientes com pele mais espessa e lisa, com um canal lacrimal bem-definido, assim como pseudo-herniação de gordura e flacidez mínimos na pálpebra inferior
- O ácido hialurônico (AH) é, atualmente, o agente injetável de escolha para o tratamento dos SIOs e pálpebra inferior, bem como para volumização periorbital
- A aplicação criteriosa com pequenos volumes, lenta, no plano supraperiosteal e com um número mínimo de punturas pode diminuir as complicações
- Alguns pacientes não são adequados para o uso de preenchedores isoladamente e necessitam de terapia adjuvante ou cirurgia de rejuvenescimento periorbital.

INTRODUÇÃO

Os olhos são o principal ponto focal do rosto, e têm importantes papéis na transmissão de emoções e em nossa percepção de beleza. À medida que ocorre o envelhecimento da face, as alterações produzidas na região infraorbital afetam negativamente a nossa percepção de beleza e evocam, potencialmente, emoções de tristeza e cansaço. Consequentemente, o rejuvenescimento periocular é um pedido frequente dos pacientes.

O sulco infraorbital (SIO) refere-se à depressão curvilínea ou em formato de "U" sob os olhos, desde o osso nasal até o canto externo do olho, e consiste em três elementos centrais: o "canal lacrimal" (*tear trough*) e o "sulco nasojugal", medialmente, e o sulco palpebromalar lateralmente (Figura 20.1). Os termos "canal lacrimal" e "sulco nasojugal" têm sido, historicamente, usados de maneira intercambiável. O canal lacrimal é visível em indivíduos de todas as idades e refere-se ao aspecto superior do sulco nasojugal. Sendo um sinal de envelhecimento precoce, o aprofundamento do canal lacrimal leva a uma verdadeira indentação na junção da pele fina da pálpebra com a pele mais espessa da região malar abaixo. Posteriormente, com a mobilização inferior da porção malar média, ocorre acentuação crescente da concavidade sob os olhos e alongamento da pálpebra inferior. O surgimento de concavidade e hipercromia sob os olhos resulta da interação de vários fatores. Genética, hábitos e exposições ambientais resultam em discromias e alterações da pigmentação, flacidez dos tecidos moles, alterações de volume subcutâneo e ósseas, assim como redistribuição da gordura superficial; todos esses fatores contribuem para as "sombras" no contorno e sulcos mais profundos. A alteração e a perda volumétricas periorbitais não são eventos isolados, mas parte de uma mudança global nos contornos da face envelhecida.

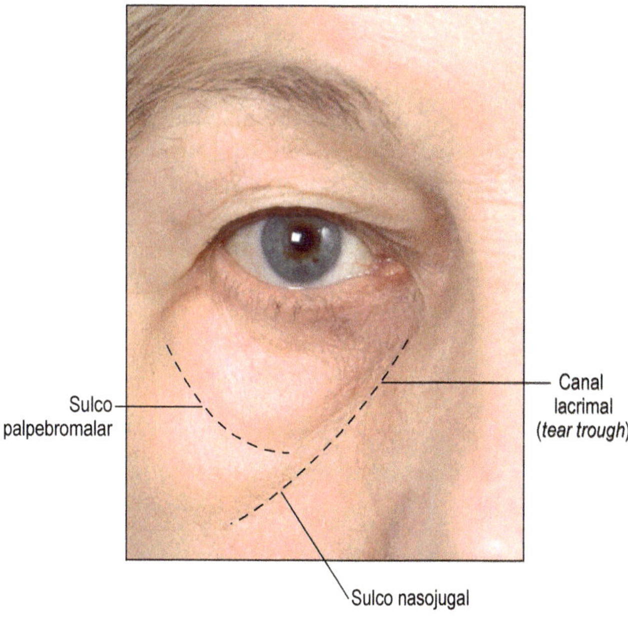

Figura 20.1 Anatomia do sulco infraorbital.

Abaixo da pálpebra inferior há uma quantidade mínima de gordura. O músculo orbicular do olho tem inserções ósseas no rebordo orbital, a partir do osso nasal até o limbo medial. Lateralmente, os ligamentos de retenção orbicular unem a superfície profunda da pele até o osso. Ocorre enfraquecimento dos ligamentos de retenção, recuo dos ossos faciais e diminuição do volume nos coxins adiposos profundos, provocando a mobilização inferior da região malar e prolapso da gordura superficial sob o olho, tudo isso combinado a despigmentações e alterações ósseas resultantes de predisposição genética, contribuindo para a percepção de olhos encovados e, algumas vezes, com bolsas sob os olhos, "sombra" e aprofundamento dos canais lacrimais, além de uma aparência envelhecida e cansada, refratária às tentativas cosméticas de camuflagem.

O tratamento da área periorbital com agentes injetáveis deixa pouca margem a erros. Para obter ótimos resultados, é necessária a seleção cuidadosa do paciente, além da escolha criteriosa do agente de preenchimento e técnicas precisas para prevenir complicações.

CANDIDATOS A PREENCHIMENTO DO SULCO INFRAORBITAL

A seleção adequada dos pacientes é fundamental e depende de um cuidadoso histórico médico, oftalmológico e exame físico. É pouco provável que candidatos inadequados obtenham ótimos resultados, podem não ficar satisfeitos com os efeitos estéticos e, além disso, correr maior risco de efeitos colaterais, como visibilidade e irregularidade (Tabela 20.1). Os pacientes com doenças ou condições metabólicas que predispõem a irregularidade da pálpebra inferior, sangramento e infecção devem ser excluídos. Todos os medicamentos e suplementos anticoagulantes devem ser interrompidos, se clinicamente possível. Alguns pacientes apresentam uma pigmentação geneticamente determinada que pode assemelhar-se a um canal lacrimal, mas sem uma indentação passível de ser preenchida. Pálpebras inferiores hiperpigmentadas podem não se beneficiar com preenchedores e podem até mesmo ser agravadas. Os pacientes idosos com pele mais fina, rugosa e inelástica, assim como os indivíduos com edema malar preexistente – seja metabólico (doença tireóidea) ou por outras razões (doença crônica dos seios nasais, cirurgia prévia etc.) – podem não responder bem ao tratamento; além disso, apresentam maior risco de eventos adversos e insatisfação com os resultados. É prudente identificar o candidato ideal para o preenchimento periorbital durante a consulta. Os pacientes com pseudo-herniação da gordura orbital e flacidez significativa da pele podem beneficiar-se primeiramente de uma blefaroplastia da pálpebra inferior, com possível *lifting* da porção medial da face ou outros procedimentos adjuvantes. O preenchimento funciona melhor em pacientes com pele espessa e lisa, com um canal lacrimal bem definido, retrusão ou hipoplasia maxilar definida (normalmente observada em mulheres asiáticas), sem prolapso de gordura palpebral ou sem excesso de pele nas pálpebras. As pálpebras inferiores devem ser avaliadas quanto a hipertrofia do músculo orbicular do olho, flacidez palpebral e prolapso de gordura orbital (Tabela 20.2).

Tabela 20.1 Identificação de candidatos para preenchimento do sulco infraorbital.

Melhores candidatos	Maus candidatos
Pacientes jovens com boa elasticidade da pele	Pacientes idosos com pouca elasticidade da pele
Pele lisa e espessa	Pele muito fina
Boa tonalidade de pele	Pele translúcida ou despigmentada
Flacidez mínima	Flacidez significativa da pele
Canais lacrimais leves a moderados	Canais lacrimais extremamente profundos

AGENTES DE PREENCHIMENTO APROPRIADOS

A pele fina com inserções ligamentares diretamente sobre o osso permite que qualquer irregularidade seja facilmente visível. Além disso, a área de tratamento periocular é altamente vascularizada e apresenta uma elevada propensão à despigmentação. O preenchedor ideal é aquele com força de extrusão ou densidade para permitir uma injeção precisa e delicada através de agulhas ou cânulas de menor calibre e que seja reversível ou, no mínimo, biodegradável. Como a tendência, nessa área, é que qualquer produto injetado forme nódulos visíveis, em especial durante a movimentação facial, os preenchedores

Tabela 20.2 Características anatômicas e considerações sobre o tratamento.

Diagnóstico	Considerações sobre o tratamento
Hipertrofia pré-tarsal do músculo orbicular do olho	Pode ser tratada com neuromoduladores
Hiperpigmentação da pele	Pode apresentar várias causas. Se coexistirem acentuação do canal lacrimal e hiperpigmentação, é razoável tratar com preenchedor de AH
Flacidez/rugas da pele	Os melhores resultados para os preenchedores são obtidos na pele firme e espessa, embora os preenchedores de AH possam melhorar essa aparência até certo ponto
Prolapso do compartimento adiposo	O preenchedor de AH pode ajudar, mas é importante considerar a correção cirúrgica
Edema da pálpebra inferior e/ou malar	O AH pode agravar esta situação devido à sua hidrofilicidade, bem como à possível compressão das estruturas linfáticas

AH, ácido hialurônico.

permanentes devem ser considerados excepcionalmente. De fato, os músculos dos olhos são os mais ativos do corpo e, consequentemente, os preenchedores aplicados nessa área dinâmica precisam se integrar perfeitamente e resistir aos movimentos musculares.

O ácido hialurônico (AH) – com sua consistência de gel, concentrações variáveis e possibilidade de diluição, além de caraterísticas de fluxo favoráveis, menos efeitos colaterais e duração temporária, emerge como o tratamento de escolha de muitos médicos da área de estética para o rejuvenescimento periocular. Os nódulos ou irregularidades podem ser evitados com técnicas de injeção cuidadosas e precisas, podem também ser facilmente revertidos com a injeção de hialuronidase, que é uma importante consideração quando se trata de aplicação em áreas delicadas que requerem uma aplicação mais precisa dos preenchedores. Surpreendentemente, os preenchedores de AH na região periorbital mostram longevidade maior que a expectativa. Lambros (e outros) descreveram a persistência do efeito, muitas vezes, superior a 1 ano. Donath et al. utilizaram imagens tridimensionais em 20 pacientes tratados com AH no canal lacrimal e encontraram, em média, manutenção do efeito de 85% na consulta de seguimento (em média, aos 14,4 meses); o paciente com a duração mais longa manteve o aumento de volume de 73% aos 23 meses sem qualquer reaplicação. Na prática, não raro se observa a persistência do efeito do preenchedor de AH durante muitos anos após sua aplicação. Os efeitos colaterais comuns dos preenchedores de AH podem incluir nódulos, coloração azulada (efeito *Tyndall*), aliados a equimoses e edema relacionados com a aplicação (ver seção *Complicações* adiante). Além disso, pela proximidade com as artérias infraorbital, infratroclear, dorsal do nariz e angular, existe o risco de oclusão vascular e, mais raramente, de eventos adversos visuais relacionados com a injeção.

A hidroxiapatita de cálcio (CaHA) produziu resultados positivos em outras áreas da face, e Hevia detalhou resultados bem-sucedidos na região infraorbital com o uso de CaHA em diluição de 10 a 30%, com lidocaína a 2%. Entretanto, a CaHA tem um histórico de nódulos palpáveis (e algumas vezes visíveis), particularmente nos lábios, e Goldman relatou um caso de nodularidade superficial após injeção de CaHA no SIO. Sua desvantagem principal continua a ser a não reversibilidade. Apesar de sua natureza biodegradável, se ocorrer um evento adverso, pouco se poderá fazer, a não ser esperar a reabsorção natural do produto.

TÉCNICAS DE PREENCHIMENTO

As técnicas de preenchimento sob o olho são variáveis. A substituição do volume periorbital consiste em focar não apenas regiões específicas do SIO que requerem volumização – o canal lacrimal, as faces central e lateral da margem orbital, o sulco palpebromalar –, mas também outras áreas que influenciam a aparência da porção inferior do olho. Uma região malar medial sem estruturação, por exemplo, parecerá não natural sem um aumento concomitante, em especial com a movimentação. A correção malar, às vezes, melhora a aparência do SIO, e requer volumes menores de agente de preenchimento para obter ótimos resultados. Hill et al. demonstraram que o tratamento malar medial, por si só, não melhora significativamente o déficit do canal lacrimal. Apesar do pequeno tamanho da amostra, seu estudo mostrou que o tratamento direto do canal lacrimal com AH apresentou melhora mais profunda do canal lacrimal do que o preenchimento isolado da região malar medial profunda. Idealmente, a volumização periorbital deve ser realizada em conjunto com o rejuvenescimento da porção facial média e, às vezes, de toda a face, para preservar o equilíbrio e restaurar as proporções estéticas. O tratamento da região malar lateral pode ter um efeito benéfico sobre o canal lacrimal.

Preparação da pele, anestesia e seringas

Idealmente, os pacientes são tratados sentados, em posição ereta, com o encosto da cadeira reclinado a cerca de 80°. As fotografias pré-tratamento devem ser obtidas sem maquiagem e com iluminação controlada para iluminar a aparência das rítides, a deformidade do canal lacrimal e o prolapso da gordura da pálpebra inferior. O cabelo é preso para trás, a maquiagem é removida, e a pele é cuidadosamente limpa. Realiza-se a marcação da área de tratamento; solicita-se ao paciente que olhe para cima, para acentuar e delinear os limites do canal lacrimal, e as áreas de injeção planejadas são marcadas com o uso de uma caneta marcadora, incluindo as áreas adjacentes que necessitam de volumização. Os autores marcam geralmente o rebordo orbital inferior do epicanto medial ao lateral, observando-se que as injeções não devem ocorrer acima dessa linha, pois, com isso, há o risco de se injetar no espaço retro-orbital. A localização da artéria infraorbital também deve ser marcada e evitada durante as injeções. O forâmen infraorbital pode ser encontrado passando-se um dedo ao longo da margem orbital inferior até ser sentida uma chanfradura. Esta geralmente está alinhada com o limbo medial a cerca de 8 a 11 mm abaixo do rebordo orbital inferior.

A escolha do anestésico depende da tolerância do paciente e do número de locais de puntura. Normalmente, a combinação de anestésico tópico e de agentes de AH contendo lidocaína proporciona um ótimo conforto para o paciente. A infiltração direta ou o bloqueio do nervo infraorbital raramente são necessários. A utilização de sacos de gelo, a conversa tranquilizadora com o paciente (*talkesthesia*) e a analgesia vibratória são ferramentas úteis para distrair e minimizar a dor.

Os instrumentos para injeção variam desde cânulas, de calibre 22 a 25G, até agulhas de calibre 27 a 32G, a depender da preferência do injetor, da área de tratamento e da técnica empregada. As cânulas de maior calibre podem diminuir o risco de injeção intravascular inadvertida; entretanto, alguns injetores acreditam que as agulhas possibilitam uma aplicação mais precisa do material de preenchimento na região periorbital.

> **Dica 1:** As áreas anatômicas de risco do SIO incluem as artérias infratroclear, infraorbital, angular e dorsal do nariz.

Técnicas gerais

A área é preparada com álcool ou clorexidina. São injetadas pequenas quantidades de preenchedor, geralmente até 1 mℓ, no total, para ambos os lados. As injeções são realizadas sob baixa pressão para minimizar complicações, como a aparência de "salsicha" sob o olho. Se 0,2 a 0,4 mℓ de AH não levar a uma melhora notável, é possível – ou até provável – que o preenchedor tenha sido mal aplicado. O objetivo é aplicar um depósito confluente de preenchedor ao longo do rebordo orbital, sob a aparente "concavidade" sem utilizar uma volumização completa pelo produto e permitir que as propriedades físicas adicionais desses preenchedores (incluindo a hidrofilicidade) aumentem os tecidos moles sobrejacentes para diminuir a aparência côncava (Vídeo 20.1).

Vídeo 20.1

As injeções são profundas sob o músculo orbicular do olho, na margem orbital ou abaixo dela, ao nível supraperiosteal, exceto na região medial, em que o músculo orbicular do olho se fixa ao osso e requer injeção direta. As aplicações superficiais na região periorbital aumentam o risco de visibilidade e despigmentação da pele secundárias ao efeito *Tyndall* (ver seção *Complicações* adiante), embora alguns pesquisadores, como Hirmand et al., tenham descrito a necessidade ocasional de uma injeção subdérmica muito superficial, utilizando uma agulha de calibre 32, para a aplicação pontual de 1 a 2 mm, a fim de "levantar" a pele sobrejacente. A região medial do canal lacrimal, que se estende para a linha médio-pupilar, é a área de maior risco de injeção em razão da anatomia vascular.

O uso de agulhas com o menor calibre possível, porém mais longas (ou seja, uma agulha de calibre 30G com 1 polegada [12 mm]) e a diminuição do número de punturas podem minimizar as equimoses causadas por traumatismo aos vasos sanguíneos, à medida que a agulha atravessa a pele e o músculo orbicular do olho subjacente. A tentativa de utilizar o menor número possível de punturas ajudará a diminuir os riscos de equimoses e edema. Quando são empregadas múltiplas passagens e técnicas em camadas, é melhor retirar a agulha apenas o suficiente para reposicioná-la sem sair através do músculo. O uso de cânulas também pode ajudar a diminuir o risco de equimoses.

Volumização do sulco infraorbital

Dentre as técnicas de aplicação preferidas, estão a injeção linear anterógrada ou retrógrada com uma cânula ou agulha, ou injeções de *depot* (depósito) em série com a agulha perpendicular à pele ao nível supraperiosteal. A técnica de *depot* vertical supraperiosteal, iniciada por Sattler, envolve a deposição vertical de pequenas alíquotas de AH através de uma agulha no plano supraperiosteal. Recentemente, Hussein descreveu a técnica Tick para o tratamento dos SIOs, que envolve a injeção em três pontos com o uso de seringas BD (Becton Dickinson), com agulhas de 31G e 6 mm. Ele emprega a mesma abordagem perpendicular com depósitos supraperiosteais nesses três pontos. O primeiro ponto de injeção situa-se na junção entre a porção inferolateral do canal lacrimal e o sulco nasojugal, na linha médio-pupilar. O segundo ponto é a área infraorbital medial entre o epicanto e o limbo medial. O terceiro é a área infraorbital lateral, 1 cm ao limbo lateral, na junção palpebromalar. São injetados pequenos *bolus* de 0,1 a 0,2 mℓ em cada ponto, supraperiostealmente, seguidos de moldagem e massagem suaves. Alguns podem preferir iniciar suas injeções na região lateral do rebordo orbital inferior, porque, desse modo, pode-se esticar a pele e reduzir a profundidade do canal lacrimal medial. Essa abordagem potencialmente reduz o volume de produto necessário medialmente, que tende a ser a região mais refratária ao tratamento.

Se for escolhida uma cânula, um ponto de entrada empregado com frequência é encontrado traçando-se uma linha a partir do sulco nasojugal e estendendo-a inferolateralmente. O local onde esta linha faz a intersecção com uma linha traçada inferiormente, a partir do epicanto lateral, é um excelente ponto de entrada. A cânula deve ser inserida perpendicularmente até alcançar o periósteo e, então, inclinada em direção ao epicanto medial, permanecendo no plano supraperiosteal sob o músculo orbicular do olho. O dedo indicador da mão não dominante direciona a localização correta da ponta da cânula. Pequenas alíquotas de preenchedor são depositadas de maneira retrógrada, de maneira linear ou em pequenos *bolus*.

A escolha da técnica de injeção depende de fatores do paciente e da preferência do médico. Também é possível empregar ambas as técnicas no mesmo paciente, por exemplo, utilizando agulha supraperiosteal no osso, lateralmente, e uma cânula medialmente.

Deve-se ter um cuidado extra na porção medial do SIO para evitar a injeção inadvertida nas artérias infraorbital, infratroclear, dorsal do nariz e angular. Alguns defendem a injeção de um pequeno depósito de preenchedor nessa área e depois usam a manipulação digital para "empurrar" o preenchedor até o local pretendido (Figura 20.2).

Conduta e acompanhamento pós-tratamento

Após o tratamento, a pressão suave e a aplicação de gelo podem minimizar o edema e o eritema localizados. O paciente deve ser informado de que edema e equimoses são esperados por, no máximo, 2 semanas; é necessário evitar a massagem ou a manipulação da área até seu desaparecimento completo. Outros cuidados mais específicos variam conforme as preferências clínicas; podem incluir evitar o consumo de álcool e o exercício físico durante 48 horas e o uso de comprimidos de *Arnica montana* durante 3 dias.

> **Dica 2:** Tomar comprimidos de *Arnica montana*; empregar uma técnica de injeção cuidadosa e lenta; usar agulhas muito pequenas, ou uma cânula; e aplicar gelo podem minimizar as equimoses, embora estes continuem a ser um efeito colateral comum na área infraorbital.

O acompanhamento durante 2 a 4 semanas após o tratamento permite a avaliação da resposta e as irregularidades de contorno ou volume. Podem ser necessárias reaplicações ou injeções de hialuronidase. O AH no SIO pode durar 1 ano ou mais; visitas regulares de acompanhamento e reaplicações antes da absorção do preenchedor manterão o efeito estético.

> **Dica 3:** Os pacientes devem ser avaliados com a movimentação facial durante todo o procedimento para identificar e corrigir abaulamentos ou depressões que podem ocorrer com o movimento.

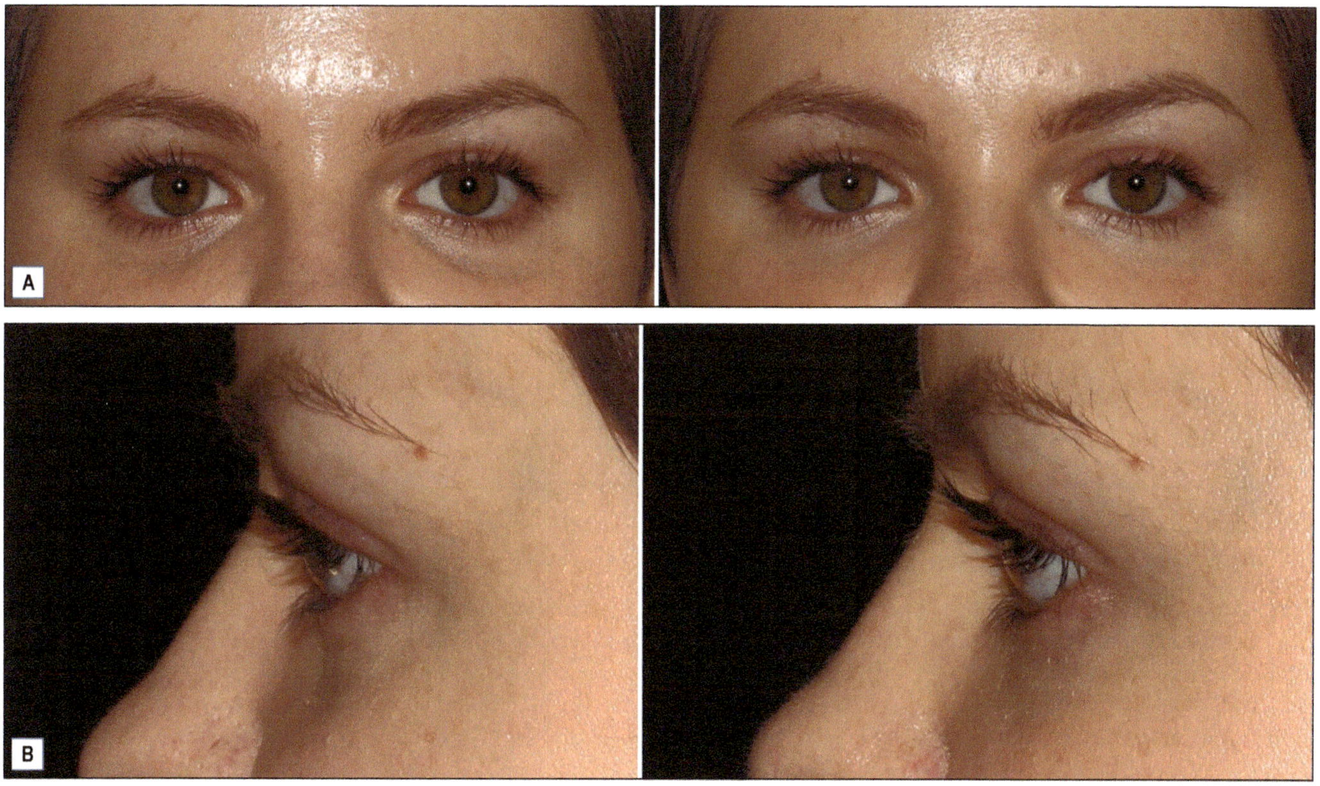

Figura 20.2 **A.** Paciente antes e depois do tratamento com preenchedor de ácido hialurônico (AH) na visão frontal. **B.** Paciente antes e depois do tratamento com preenchedor de ácido hialurônico no perfil. (Cortesia de Dr. A. Sutton.)

COMPLICAÇÕES

A equimose e o edema são os efeitos colaterais mais comumente relacionados com a injeção. A equimose pode durar até 10 dias, enquanto o edema pode persistir por 3 semanas ou mais, dependendo da causalidade. Em indivíduos tratados concomitantemente com neuromoduladores no músculo orbicular do olho, o edema pode perdurar por mais tempo. Irregularidades visíveis em pacientes com pele fina ou flácida podem ser massageadas durante várias semanas. A injeção superficial aumenta o risco de formação de nódulos que, muitas vezes, são difíceis de resolver sem injeções de hialuronidase para dissolução do produto (Figura 20.3).

As injeções aplicadas muito superficialmente podem apresentar tom cinza-azulado secundário ao efeito *Tyndall*, em que o preenchedor injetado, facilmente visível sob a pele fina, provoca uma dispersão preferencial da luz azul (Figura 20.4). A sobrecorreção pode levar a protuberâncias não naturais e à

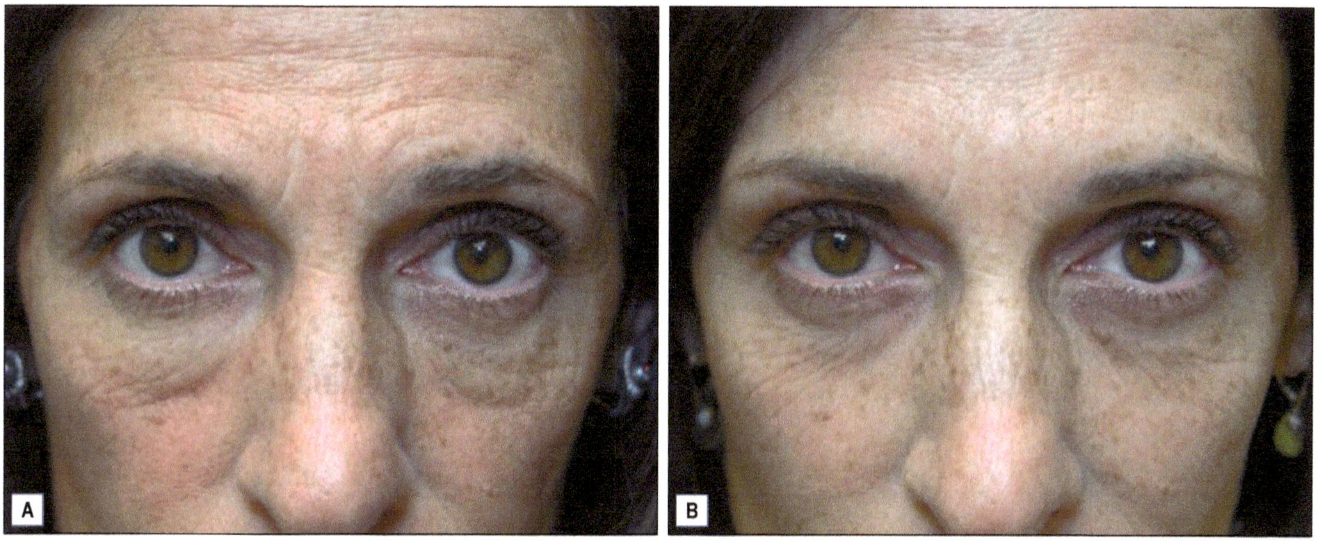

Figura 20.3 **A.** Edema na pálpebra inferior após injeção de ácido hialurônico no canal lacrimal. **B.** Edema resolvido após uma abordagem de "espera vigilante".

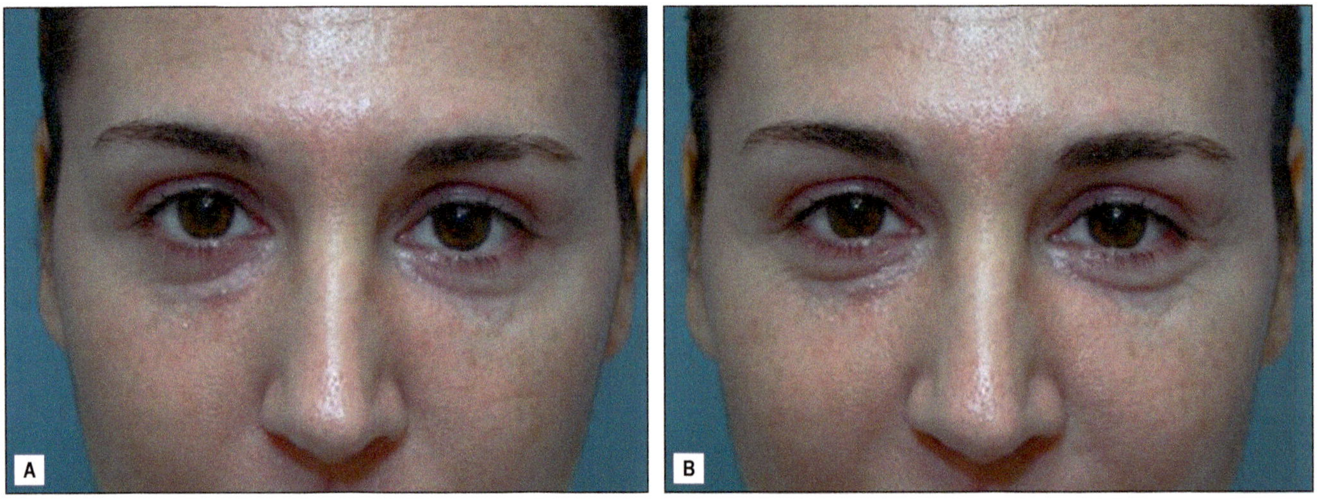

Figura 20.4 Tom cinza-azulado secundário ao efeito *Tyndall* aparente em repouso (**A**) e ao sorrir (**B**).

formação de *festoons* ou "bolsas" palpebrais. É fundamental abordar outras áreas de déficit; a subcorreção da órbita lateral ou da porção facial média resultará em aparência de um canal lacrimal aumentado e pouco atraente. A sub ou sobrecorreção pode ser avaliada durante o acompanhamento e ser tratada adequadamente.

Dica 4: Lembre-se do ditado: "Menos é mais".

Dentre as complicações mais graves, mas raras, do SIO estão a oclusão do suprimento vascular levando a necrose da pele, cegueira ou acidente vascular cerebral. O risco de injeção intravascular pode ser diminuído com uma atenção especial à anatomia combinada a técnicas de injeção cuidadosas.

Dica 5: Os pacientes com edema das pálpebras por alergias sazonais ou outras causas podem ser maus candidatos ao preenchimento do canal lacrimal, uma vez que a injeção nessa área pode induzir mais edema.

TERAPIA ADJUVANTE

Alguns pacientes não são adequados para o uso de preenchedores isoladamente e requerem terapia adjuvante para a restauração completa do SIO. As olheiras podem ser decorrentes de uma série de variáveis; a identificação da causa permite um tratamento adequado. A hiperpigmentação da pele pode responder a *peelings* químicos de α-hidroxiácidos e a agentes que reduzem a formação de pigmentos, como o ácido kójico tópico ou a hidroquinona em combinação com retinoides tópicos. As olheiras decorrentes de pigmentação excessiva também foram tratadas com sucesso com vários *lasers* de pigmentação (como os *lasers Q-switched* alexandrita ou Nd:YAG de picossegundos). A flacidez da pele e a deformidade do canal lacrimal podem ser tratadas com *resurfacing* ablativo e não ablativo, embora os efeitos secundários associados ao primeiro – eritema prolongado, alterações pigmentares, infecções ou mesmo cicatrizes – tenham levado os médicos e os pacientes a optarem por terapias menos invasivas como tecnologias não ablativas. As sombras escurecidas sob os olhos causadas por hipertrofia pré-tarsal do músculo orbicular do olho podem ser melhoradas com injeções de toxina botulínica e/ou cirurgia. Finalmente, o excesso de pele e flacidez na pálpebra inferior ou o prolapso da gordura requerem, muitas vezes, uma correção cirúrgica com remoção da gordura ou reposicionamento (blefaroplastia).

CONCLUSÃO

O uso de preenchedores tornou-se uma abordagem comum para tratar o sulco e a região periorbital; no entanto, isso pode estar associado a complicações significativas. A melhor prática requer um conhecimento profundo da anatomia regional, incluindo a natureza delicada e vascular dos tecidos circundantes, seleção cuidadosa dos pacientes e técnicas de injeção precisas para produzir ótimos resultados e evitar complicações graves.

LEITURA ADICIONAL

Anido, J., Fernandez, J. M., Genol, I., Ribe, N., & Sevilla, G. P. (2021). Recommendations for the treatment of tear trough deformity with cross-linked hyaluronic acid filler. *J Cosmet Dermatol.*, *20*, 6–17.

Bagci, B. (2018). A new technique for the correction of tear trough deformity via filler injections. *Plast Reconstr Surg Glob Open.*, *6*, e1901.

Bellman, B. (2006). Complication following suspected intra-arterial injection of Restylane. *Aesthet Surg J.*, *26*, 304–305.

Bosniak, S., Sadick, N. S., Cantisano-Zilkha, M., Glavas, I. P., & Roy, D. (2008). The hyaluronic acid push technique for the nasojugal groove. *Dermatol Surg.*, *34*, 127–131.

Carruthers, J. D., & Carruthers, A. (2005). Facial sculpting and tissue augmentation. *Dermatol Surg.*, *31*(11 pt 2), 1604–1612.

Coleman, S. R. (2002). Avoidance of arterial occlusion from injection of soft tissue fillers. *Aesthet Surg J.*, *22*, 555.

Donath, A. S., Glasgold, R. A., Meier, J., & Glasgold, M. J. (2010). Quantitative evaluation of volume augmentation in the tear trough with a hyaluronic acid-based filler: a three-dimensional analysis. *Plast Reconstr Surg.*, *125*, 1515–1522.

Donofrio, L. M. (2003). Technique of periorbital lipoaugmentation. *Dermatol Surg., 29,* 92–98.

El-Garem, Y. F. (2015). Estimation of bony orbit depth for optimal selection of the injection technique to correct the tear trough and palpebromalar groove. *Dermatol Surg., 41,* 94–101.

Goldberg, R. A., & Fiaschetti, D. (2006). Filling the periorbital hollows with hyaluronic acid gel: initial experience with 244 injections. *Ophthal Plast Reconstr Surg., 22,* 335–343.

Goldman, M. P. (2010). Superficial nodularity of hydroxylapatite filler to fill the infraorbital hollow. *Dermatol Surg., 36,* 822–824.

Hevia, O. (2009). A retrospective review of calcium hydroxylapatite for correction of volume loss in the infraorbital region. *Dermatol Surg., 35,* 1487–1494.

Hill, R. H., 3rd, Czyz, C. N., Kandapalli, S., et al. (2015). Evolving minimally invasive techniques for tear trough enhancement. *Ophthal Plast Reconstr Surg., 31,* 306–309.

Hirmand, H. (2010). Anatomy and nonsurgical correction of the tear trough deformity. *Plast Reconstr Surg., 125,* 699–708.

Hirsch, R. J., Carruthers, J. D. A., & Carruthers, A. (2007). Infraorbital hollow treatment by dermal fillers. *Dermatol Surg., 33,* 1116–1119.

Hirsch, R. J., Cohen, J. L., & Carruthers, J. D. (2007). Successful management of an unusual presentation of impending necrosis following a hyaluronic acid injection embolus and proposed algorithm for management of hyaluronidase. *Dermatol Surg., 33,* 357–360.

Hirsch, R. J., Narurkar, V., & Carruthers, J. D. (2006). Management of injected hyaluronic acid induced Tyndall effects. *Lasers Surg Med., 38,* 202–204.

Hussein, S., Mangal, S., & Goodman, G. (2019). The Tick technique: a method to simplify and quantify treatment of the tear trough region. *J Cosmet Dermatol, 18,* 1642–1647.

Lambros, V. S. (2007). Hyaluronic acid injections for correction of the tear trough deformity. *Plast Reconstr Surg., 120,* 745–805.

Lambros, V. S. (2010). Discussion: quantitative evaluation of volume augmentation in the tear trough with a hyaluronic acid-based filler: a three-dimensional analysis. *Plast Reconstr Surg., 125,* 1523–1524.

Lowe NJ (2003). Arterial embolization caused by injection of hyaluronic acid (Restylane). *Br J Dermatol., 148,* 379.

Morley, A. M. S., & Malhotra, R. (2011). Use of hyaluronic acid filler for tear-trough rejuvenation as an alternative to lower eyelid surgery. *Ophthal Plast Reconstr Surg., 27,* 69–73.

Murthy, R., Roos, J., & Goldberg, R. A. (2019). Periocular hyaluronic acid fillers: applications, implications and complications. *Curr Opin Ophthalmol., 30*(5), 395–400.

Pessa, J. E., Desvigne, L. D., Lambros, V. S., Nimerick, J., Sugunan, B., & Zadoo, V. P. (1999). Changes in ocular globe-to-orbital rim position with age: implications for aesthetic blepharoplasty of the lower eyelids. *Aesthet Plast Surg., 23,* 337–342.

Roh, M. R., & Chung, K. Y. (2009). Infraorbital dark circles: definition, causes, and treatment options. *Dermatol Surg., 35,* 1163–1171.

Rohrich, R. J., Arbique, G. M., Wong, C., et al. (2009). The anatomy of suborbicularis fat: implications for periorbital rejuvenation. *Plast Reconstr Surg., 124,* 946–951.

Sadick, N. S., Bosniak, S. L., Cantisano-Zilkha, M., Glavas, I. P., & Roy, D. (2007). Definition of the tear trough and the tear trough rating scale. *J Cosmet Dermatol., 6,* 218–222.

Saylan, Z. (2003). Facial fillers and their complications. *Aesthet Surg J., 23,* 221–224.

Schanz, W., Schippert, W., Ultmer, A., Rassner, G., & Fierlbeck, G. (2002). Arterial embolization caused by injection of hyaluronic acid (Restylane). *Br J Dermatol., 146,* 928–929.

21

Terço Médio da Face

Ada Regina Trindade de Almeida, Luciana de Abreu e André Vieira Braz

RESUMO E CARACTERÍSTICAS PRINCIPAIS

- Considera-se como terço médio da face a região entre a pálpebra inferior e a comissura oral
- Um terço médio da face estruturado, largo e com uma projeção natural está relacionado com juventude e beleza
- Assim como outras áreas faciais, o envelhecimento local engloba osso, músculos, ligamentos de retenção, gordura e alterações cutâneas em um processo multifatorial
- A avaliação de estrutura e contorno dos diferentes formatos faciais pode ser uma ferramenta importante na determinação de quais áreas faciais serão priorizadas na restauração e/ou volumização
- Pela segurança, eficácia, reversibilidade e resultados de aparência natural, os preenchedores biodegradáveis e os bioestimuladores são ótimos para o rejuvenescimento não cirúrgico do terço médio da face
- O conhecimento da anatomia facial, incluindo proeminências ósseas, compartimentos de gordura, músculos da mímica e áreas de risco, é crucial para alcançar melhores resultados e prevenir complicações.

INTRODUÇÃO

Considera-se como terço médio da face a área entre a pálpebra inferior e a comissura oral.

Uma face jovem e atraente caracteriza-se por um arco zigomático com um contorno nítido e cobertura adequada, assim como projeção anterior da região malar, além de uma transição suave de e para as regiões vizinhas, por exemplo, sem delimitação visível entre área malar e pálpebra, sulco nasolabial (SNL) e *jowls*.

Imagens anatômicas, ultrassonográficas, tomográficas e de ressonância magnética possibilitaram uma evolução exponencial na compreensão do processo de envelhecimento do terço médio da face na última década. De modo semelhante às outras áreas faciais, o envelhecimento local engloba osso, músculos, ligamentos de retenção, gordura e alterações cutâneas em um processo multifatorial. A genética e/ou as caraterísticas anatômicas individuais podem influenciar quão precoce ou tardiamente aparecerão os sinais de envelhecimento.

Pela segurança, eficácia, reversibilidade e resultados de aparência natural, os preenchedores de ácido hialurônico (AH) biodegradáveis e os bioestimuladores são ótimas escolhas para o rejuvenescimento não cirúrgico do terço médio da face.

CONSIDERAÇÕES ANATÔMICAS

Na porção média da face, o osso maxilar é mais achatado nos homens, produzindo menor projeção anterior à face, e a proeminência zigomática é mais angulada. Nas mulheres, por outro lado, a proeminência zigomática é mais arredondada e o osso maxilar apresenta maior projeção. Em ambos os gêneros, com o envelhecimento, o assoalho orbital e a abertura piriforme alargam-se inferior e lateralmente, facilitando a mobilização descendente do terço médio da face.

O tecido adiposo subcutâneo facial é compartimentado por limites septais em porções superficiais e profundas, separadas pelo sistema músculo-aponeurótico superficial (SMAS) e pelos músculos da expressão facial. No terço médio da face, os compartimentos de gordura profunda são: compartimento de gordura nasolabial (GNL) profundo ou piriforme, porções de gordura malar medial e lateral profunda (MMP e MLP), bem como duas porções localizadas sob o músculo orbicular do olho (gordura suborbicular medial e lateral [SOOF, do latim e inglês *suborbicularis oculi fat*]) (Figura 21.1 A). Existem quatro compartimentos de gordura superficial: nasolabial superficial e as três porções malares: malar medial, porção média e lateral (Figura 21.1 B). A reposição de volume nos compartimentos de gordura profundos resulta em um suporte estrutural para o rejuvenescimento do terço médio da face.

São importantes ligamentos de retenção do terço médio da face: ligamentos de retenção orbital, septo malar ou zigomático cutâneo e condensação de MacGregor ou zigomático.

O septo transverso da face ligado à parte inferior do músculo zigomático maior foi descrito recentemente, e proporciona suporte para os compartimentos de gordura malar medial e lateral. A contração do músculo zigomático maior durante o sorriso pode "tensionar" esse septo, promovendo o deslocamento cranial dos compartimentos de gordura da porção média da face, projetando-a em direção anterior.

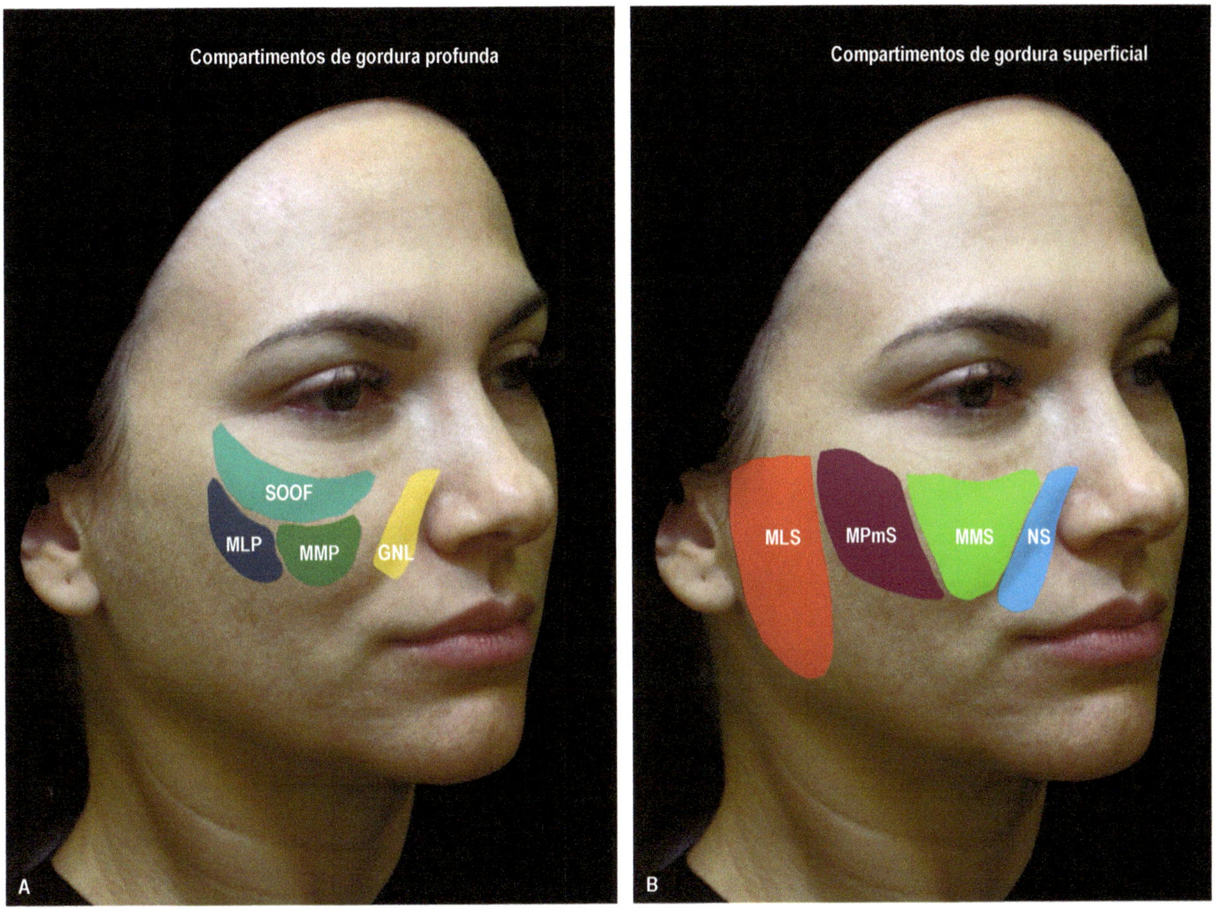

Figura 21.1 **A.** Os compartimentos de gordura profunda são: gordura nasolabial (*GNL*) profunda, gordura suborbicular do olho (*SOOF*) medial e lateral e as porções de gordura malar medial e lateral profunda (*MMP* e *MLP*). **B.** Os compartimentos de gordura superficial são: nasolabial superficial (*NS*), malar medial superficial (*MMS*), porção malar média superficial (*MPmS*) e malar lateral superficial (*MLS*).

As artérias faciais seguem ao longo das bordas dos compartimentos de gordura superficial, mas localizam-se profundamente a eles. A artéria facial é o vaso principal que irriga a porção média da face diretamente ou através de seus ramos, mas, em estudos recentes, foram descritas diversas variações no seu trajeto anatômico.

Normalmente, essa artéria origina-se da artéria carótida externa, atravessa a borda inferior da mandíbula anteriormente ao músculo masseter e continua seu curso lateralmente ao nariz, emitindo algumas ramificações como as artérias labial inferior e labial superior e nasais laterais. A partir da comissura oral para o SNL, a artéria facial, agora denominada *artéria angular*, segue no plano subcutâneo acima dos músculos faciais. A partir desse ponto, a artéria facial segue superiormente e pode anastomosar-se com as artérias dorsal do nariz, infraorbital e faciais transversas, conectando os sistemas carotídeos externo e interno.

Em virtude de sua localização e anastomose com outros vasos, a artéria angular é o vaso mais suscetível a comprometimento por injeções de preenchedor na porção média da bochecha, SNL e área periorbital (Figura 21.2).

> **Dica 1:** A artéria angular é o vaso mais suscetível a comprometimento por injeções de preenchedor na porção média da região malar, SNL e área periorbital.

A inervação sensitiva da porção malar média é realizada pelo ramo maxilar do nervo trigêmeo, enquanto a inervação motora é efetuada pelos ramos temporal e zigomático do nervo facial.

OBJETIVOS ESTÉTICOS

Um terço médio da face estruturado, largo e com uma projeção natural está relacionado com juventude e beleza. O contorno ideal malar segue a curva de Ogee, uma curva em formato de "S" constituída por um arco côncavo a partir da pálpebra inferior, movendo-se para um arco convexo, que inclui a proeminência ou o osso malar, e um deslizamento suave até a depressão submalar (SM). Sua restauração ajuda a alcançar um rejuvenescimento de aparência natural da porção média da face.

As diferenças de gênero devem ser consideradas no planejamento do tratamento da porção média da face com preenchedores, a fim de preservar ou aumentar as angulações do rosto masculino ou as curvas faciais femininas mais arredondadas/oblíquas para obter resultados naturais. Na paciente feminina, o terço médio da face é mais proeminente que o inferior, o que significa que a distância bizigomática é mais larga que a distância bigonial, enquanto, nos homens, essas distâncias são quase as mesmas e a porção inferior da face é mais destacada (Figura 21.3 A e B).

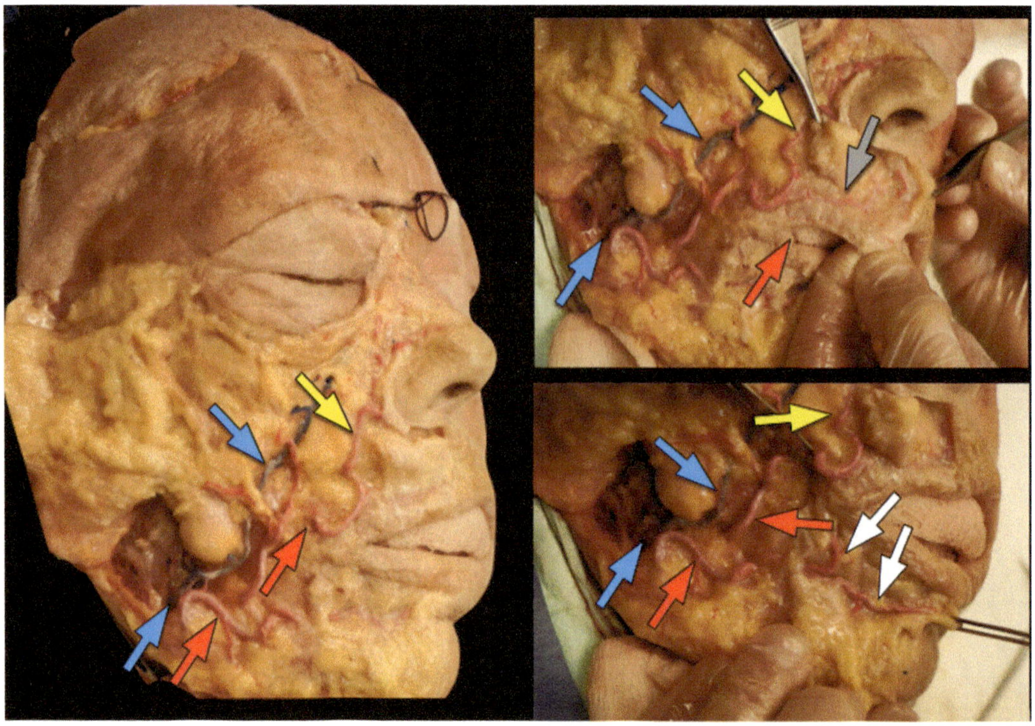

Figura 21.2 Peça anatômica ilustrando os principais vasos da porção média da face: artéria facial (*setas vermelhas*), veia facial (*setas azuis*), artéria angular (*setas amarelas*), artéria labial superior (*seta cinza*) e artéria labial inferior (*setas brancas*).

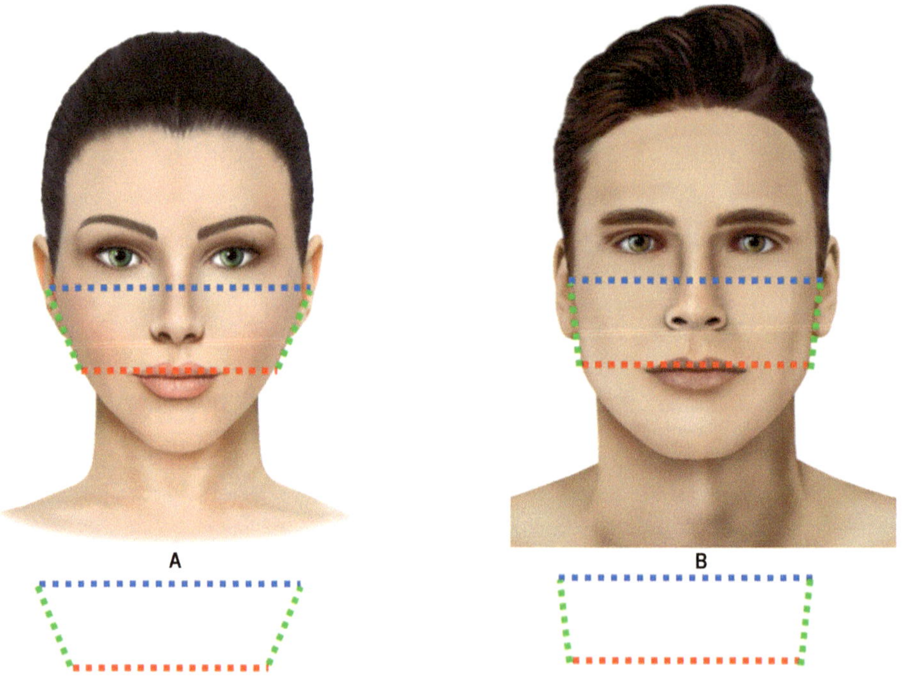

Figura 21.3 Diferenças de gênero no terço médio da face. Na paciente do sexo feminino (**A**), a porção média da face é mais proeminente que a inferior, o que significa que a distância bizigomática (*linha horizontal tracejada em azul*) é mais larga que a distância bigonial (*linha horizontal tracejada em vermelho*), enquanto, nos homens (**B**), essas distâncias são quase as mesmas e a porção inferior da face é mais destacada (formato quadrado).

De acordo com Remington e Swift, a região malar feminina é ovoide, com o ápice angular localizado no alto da porção facial média, abaixo e lateralmente ao epicanto lateral. A região malar masculina tem uma base malar mais larga e um ápice mais modesto, localizado em direção mais inferomedial que o feminino. No entanto, para todos os gêneros, em um indivíduo jovem e atraente, a transição da junção palpebromalar para a porção média da face, bem como da região malar para a porção facial inferior, precisa ser suave e uniforme, sem transições abruptas.

Com base em quatro formatos faciais (oval, em coração, redondo e angular), uma técnica inovadora e uma abordagem facial para a aplicação de preenchedores, denominada *AB Face* (Anatomia da Beleza), foi descrita recentemente por Braz e Cazerta (Figura 21.4). Consiste em uma diretriz para realçar as caraterísticas positivas de cada formato facial, melhorando suas proporções e contornos, restaurando a sustentação e promovendo o *lifting* da face, além de contribuir para retardar o processo de envelhecimento. Esta técnica oferece, ainda, a possibilidade de remodelagem para outro formato facial, com o objetivo de embelezamento individual.

Divide-se em duas etapas: *AB Face Structure* e *AB Face Refinement* – estrutura e refinamento, incluindo abordagens das porções faciais inferior e média, mas apenas a última será abordada neste capítulo. Na primeira etapa (*AB Face* – estrutura), o objetivo é melhorar a estrutura facial, restaurando a perda de volume e melhorando os contornos e proporções de cada formato facial. O objetivo estético da segunda etapa (*AB Face* – refinamento) é tratar sulcos e depressões remanescentes, promovendo uma transição suave e a conexão entre as áreas previamente tratadas. As áreas anatômicas sugeridas para tratamento são ilustradas na Figura 21.5.

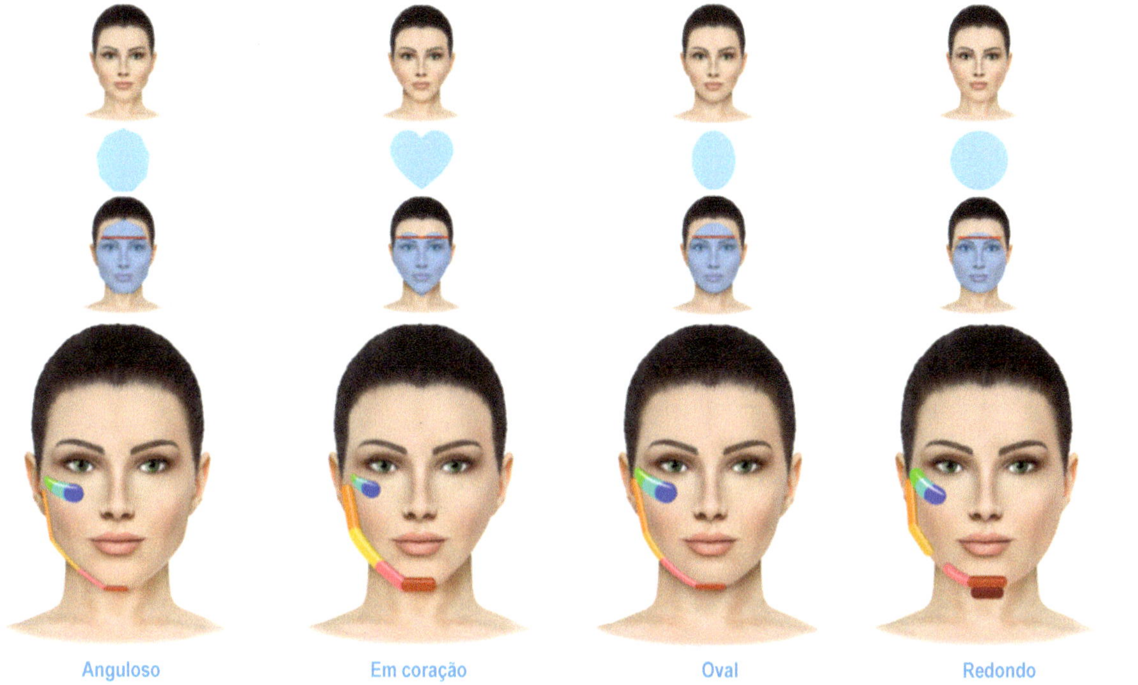

Figura 21.4 Os quatro formatos faciais: anguloso, em coração, oval e redondo. Na linha inferior, é mostrado cada formato facial com as respectivas áreas (*figuras esféricas e elípticas coloridas*) sugeridas para tratamento pela técnica *AB face* de estrutura facial. As áreas de tratamento são muito semelhantes; no entanto, a quantidade de preenchedor utilizada em cada formato muda de acordo com a necessidade de cada paciente e com os seus pontos fortes e fracos. Por exemplo, no formato em coração, as prioridades são a porção inferior da face, enquanto, no formato anguloso, o mais importante é tratar a porção facial média.

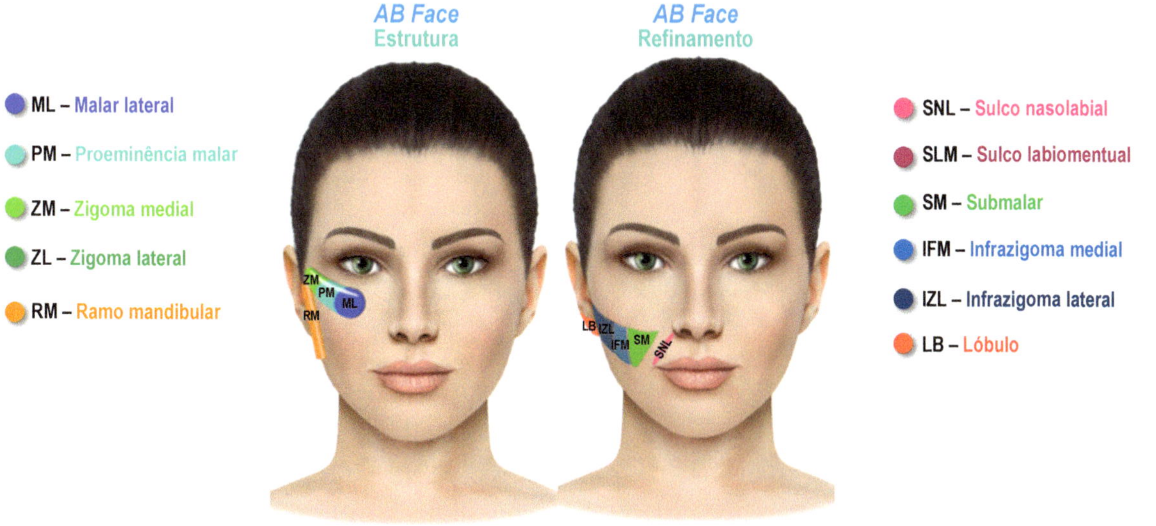

Figura 21.5 Áreas anatômicas do terço médio da face passíveis de serem tratadas com preenchedores na técnica *AB face* – estrutura e refinamento, respectivamente. A utilização de cânulas de calibres 22 a 25G é fortemente recomendada para essa técnica.

ÁREAS DE TRATAMENTO

Antes do procedimento, remove-se toda a maquiagem e realiza-se a limpeza da pele com gliconato de clorexidina a 4%. Pode-se aplicar anestésico tópico para aumentar o conforto do paciente. Antes e durante o procedimento de injeção, repete-se várias vezes a limpeza da pele com gliconato de clorexidina a 4%.

Área malar

Resultados surpreendentes podem ser obtidos no rejuvenescimento facial com reposição do volume dos compartimentos de gordura malar e do SOOF com o uso de preenchedores. Estudos recentes descobriram que os compartimentos SOOF, em conjunto, têm o mais alto coeficiente de volume de superfície (CVS), o que significa que 95% de um produto injetado se traduz em projeção de superfície.

A melhor área para a restauração do volume é identificada marcando-se duas linhas: uma delas unindo o epicanto externo do olho à comissura labial e outra a partir do trago superior até a porção superior da asa nasal. A intersecção dessas duas linhas estabelece um ponto, designado AB, que identifica o limite entre a eminência malar lateral ou zigomática e o osso maxilar (região malar) (Figura 21.6, *círculo azul*). A partir desse ponto, uma linha côncava é traçada, seguindo o limite inferior do canal lacrimal, limitado pela margem orbital (Figura 21.6, *linha preta superior*). Uma segunda linha côncava é traçada a partir do ponto AB para baixo, seguindo a borda posteroinferior do osso malar (Figura 21.6, *linha verde lateral*). E, finalmente, é traçada uma linha convexa que une os cantos livres das duas linhas côncavas, delineando o limite anterior da perda de volume (Figura 21.6, *linha marrom anterior*). A área delimitada corresponde profundamente ao SOOF medial e superficialmente à região do compartimento adiposo malar, e a sua convexidade é proporcional à área de perda de volume (Vídeo 21.1).

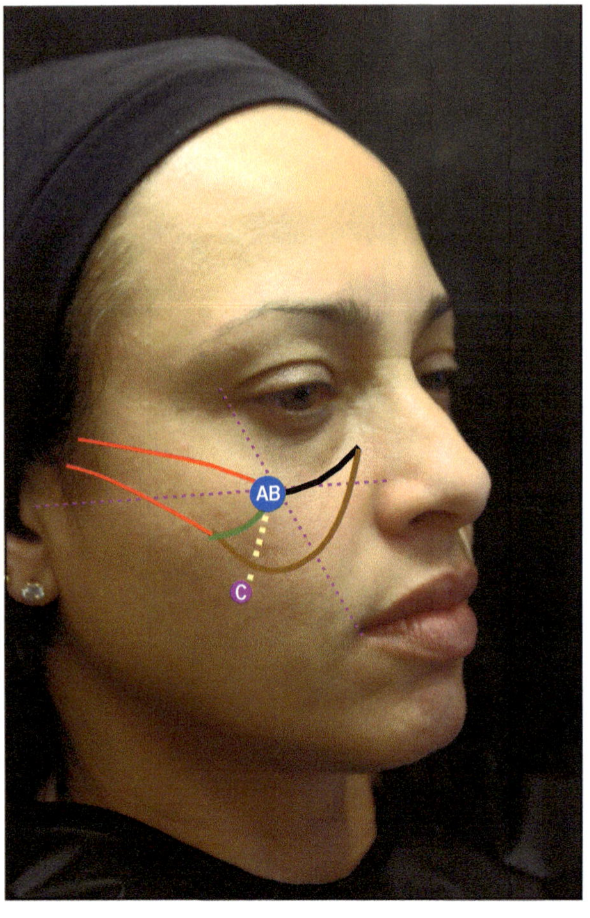

Figura 21.6 Marcações para preenchimento das áreas malar e zigomática.

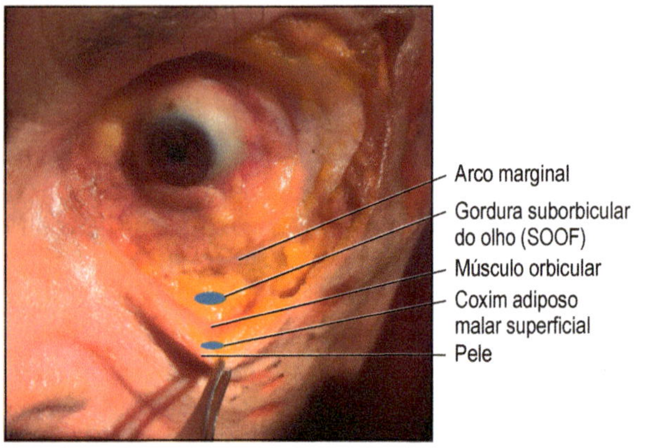

Figura 21.7 Demonstração anatômica dos locais para preenchimento superficial (gordura malar superficial) e profunda (SOOF – gordura suborbicular do olho) na área malar.

Vídeo 21.1

A aplicação profunda de pequenos *bolus* de um preenchedor de AH com lidocaína, com elevado G' e capacidade de *lifting* é o passo inicial para restaurar o suporte estrutural da porção malar anterior. Para evitar o risco de injeção inadvertida no forame infraorbital, prefere-se a utilização de cânulas de calibres 22 a 25G e 40 mm de comprimento. O preenchedor é depositado em injeção linear retrógrada, seguida de uma suave massagem de moldagem. Pode também ser aplicado nos compartimentos de gordura superficiais, se necessário, para melhorar a projeção natural (Figura 21.7). A quantidade total injetada varia de acordo com o grau de depleção de volume, oscilando de 0,5 a 2 mℓ por lado (Vídeo 21.1).

Área zigomática

Em menor grau que a redução do coxim adiposo, também há retração e perda de volume do osso malar com o envelhecimento, e requer tratamento para obter uma aparência natural e rejuvenescida. Após a palpação do osso zigomático, desenhamos duas linhas que destacam as margens superior e inferior do arco zigomático, iniciando na eminência malar (ponto AB). O preenchedor é aplicado entre as duas linhas, ao longo do arco zigomático, plano profundo ao osso, até um ponto correspondente à cauda da sobrancelha (Figura 21.8). Ao injetar na camada supraperiosteal, utilizando agulhas ou cânulas, o preenchedor será aplicado entre o osso e o SOOF lateral (Figura 21.8). A aplicação do preenchedor nessas áreas laterais da porção zigomática promoverá um efeito de *lifting* da porção facial média e melhora da aparência da pálpebra inferior (Figura 21.9) (Vídeo 21.2).

Vídeo 21.2

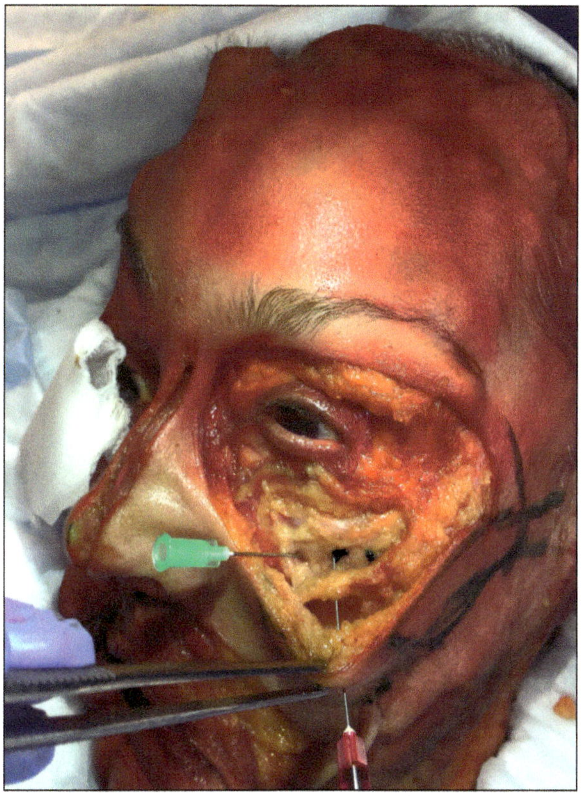

Figura 21.8 Demonstração anatômica de depósitos de preenchedor com agulha (canhão *verde*) e cânula (canhão *vermelho*) ao longo do arco zigomático.

Região submalar

A estruturação da região SM ajuda no *lifting* da porção inferior do SNL e do terço inferior da face. O objetivo estético é manter a "sombra" natural para a porção facial média, realçando o ápice malar e mantendo a "curva de Ogee". Para permitir uma transição suave para a porção malar superior, o preenchedor de AH é aplicado no plano subcutâneo superficial pela técnica em leque retrógrada, usando cânulas de calibre 25 ou 22G. Em alguns indivíduos com aparência muito côncava, como os corredores, os compartimentos de gordura mais profundos também precisam ser tratados para reposição da perda de volume.

Para melhorar as linhas de sorriso profundas, uma opção é injetar um preenchedor de AH de baixo G', com agulhas de pequeno calibre (calibres 27 a 31G), com técnicas lineares retrógrada ou anterógrada, punturas seriadas, ou em leque. Deve-se ter o cuidado para não preencher excessivamente essa área, pois, em vez do formato oval ideal, o resultado será uma face arredondada com aparência de excesso de peso (Figura 21.10).

Outra alternativa é a aplicação de hidroxiapatita de cálcio diluída (1:1, ou seja, 1,5 mℓ de produto mais 1,5 mℓ de diluente), empregando a técnica em leque com cânulas de calibre 25G no plano subdérmico, ou aplicação linear retrógrada em séries com agulhas de calibre 27G no plano dérmico profundo.

Após o procedimento, aplica-se massagem suave na pele sobrejacente e intraoral, a fim de promover distribuição uniforme do produto.

> **Dica 2:** A estruturação da região SM também ajuda na elevação e suavização do terço inferior do SNL.

Região pré-auricular ou malar superficial lateral ou ramo mandibular

Esta região ganhou relevância recentemente com o novo conceito de linha ligamentar – uma linha imaginária que une os quatro principais ligamentos faciais: ligamento de adesão temporal (têmporas, porção superior da face), espessamento orbital lateral (periorbital, porção superior/média da face), zigomático (arco zigomático, porção média da face) e ligamentos mandibulares. Esta linha delimita uma distribuição diferente dos tecidos moles: medialmente, os tecidos são exibidos obliquamente à superfície da pele, enquanto, lateralmente, estão dispostos em camadas paralelas. Os tratamentos da porção lateral da face, como a região pré-auricular ou malar lateral,

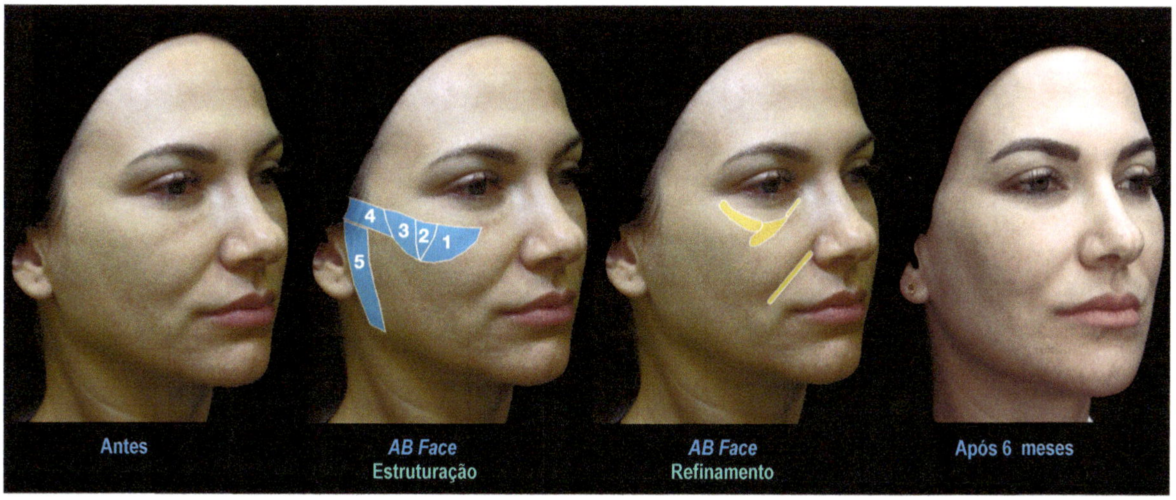

Figura 21.9 Antes e 6 meses após o preenchimento do terço médio da face com preenchedores de ácido hialurônico empregando a técnica *AB Face* – estrutura e refinamento. Áreas anatômicas tratadas (*AB Face* – estrutura): malar lateral *(1)*, proeminência malar *(2)*, zigoma medial *(3)*, zigoma lateral *(4)* e ramo mandibular (5); e áreas tratadas com *AB Face* – refinamento (*em amarelo*): sulco nasojugal, junção palpebromalar, sulco palpebromalar e sulco nasolabial.

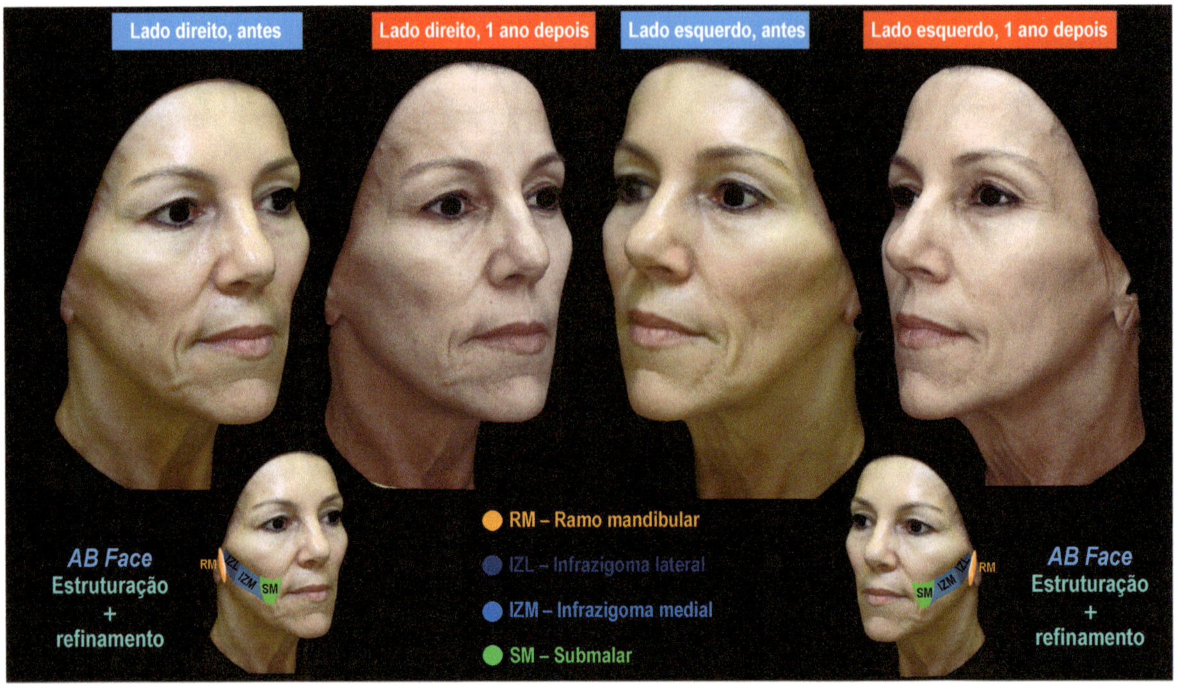

Figura 21.10 Antes e 1 ano após o preenchimento da porção média da face com preenchedores de ácido hialurônico utilizando a técnica *AB Face* – estrutura e refinamento. Área anatômica tratada (*AB Face* – estrutura): ramo mandibular (*RM*); e áreas tratadas com a técnica *AB Face* – refinamento: submalar (*SM*), infrazigoma medial (*IZM*), infrazigoma lateral (*IZL*).

resultarão principalmente em efeitos de *lifting*, enquanto esses tratamentos na porção medial da face promoverão efeitos de volumização ou projeção (Figura 21.11).

Algumas estruturas relevantes a serem lembradas aqui são: a glândula e o ducto parotídeo, a artéria e a veia transversas, todos situados abaixo do SMAS, que é mais espesso nessa região.

Essa área é considerada o ramo mandibular na técnica *AB Face* – estruturação e infrazigoma lateral (IZL) na técnica *AB Face* – refinamento. Entre as áreas IZL e SM, descrevemos o infrazigoma medial (IZM) (ver Figura 21.10).

O plano correto de injeção é o subdérmico, para abordar o compartimento de gordura lateral superficial, utilizando cânulas de calibres 22 a 25G. Preenchedores de AH de baixo ou alto G', bem como hidroxiapatita de cálcio diluída, podem ser usados para reposição de volume, se necessário.

Os pontos de entrada podem ser realizados na porção malar medial, no ângulo mandibular, ou mesmo na área pré-auricular e, às vezes, pode ser necessário mais de um ponto. Deposita-se o preenchedor ou a hidroxiapatita de cálcio diluída em pequenas alíquotas de 0,05 a 0,1 mℓ por linha em injeções retrógradas na

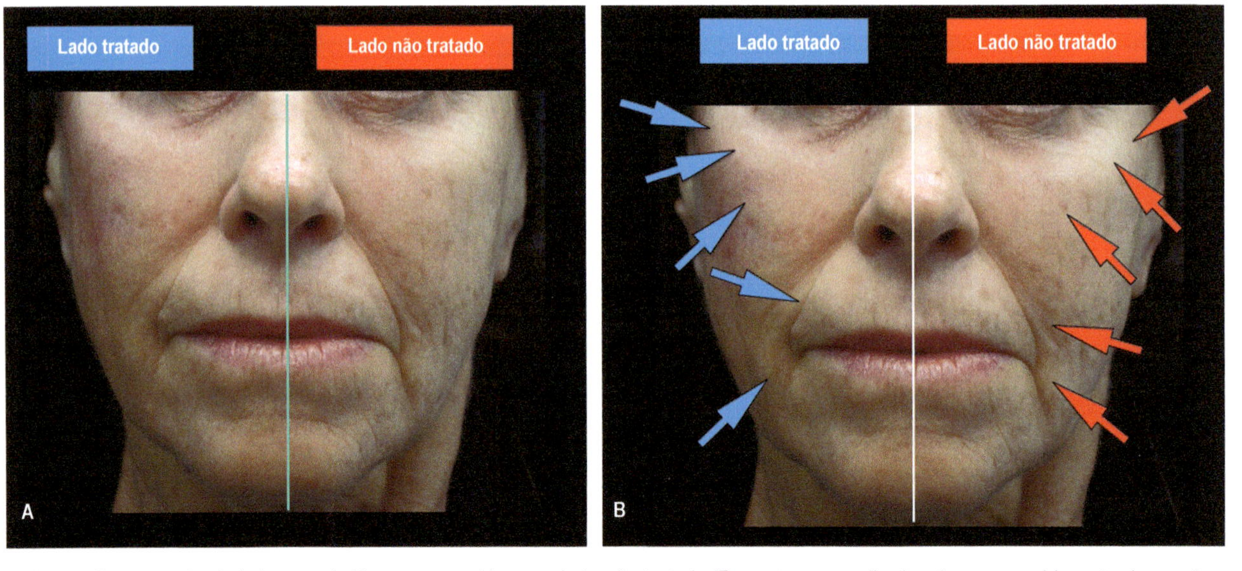

Figura 21.11 Comparação do lado tratado (**A** – *setas azuis*) com o lado não tratado (**B** – *setas vermelhas*) após o preenchimento da porção malar média com preenchedores de ácido hialurônico: melhora da junção palpebromalar, sulco nasolabial e sulco labiomentual (*setas azuis*), resultados dos efeitos de *lifting*.

técnica "em leque". Uma massagem suave pode ajudar a espalhar o produto, assegurando uma superfície uniforme no final do procedimento, embora algumas irregularidades possam ser difíceis de corrigir em razão das inserções da fáscia parotídea.

A correção da região pré-auricular ajuda a finalizar a "moldura" malar, produzindo um efeito de aparência natural no rejuvenescimento da porção média da face.

CONCLUSÃO

A projeção e a proporção do terço médio da face têm impacto na nossa percepção de juventude e beleza. O envelhecimento dessa região manifesta-se predominantemente pela perda de volume, revelada pelas sombras. Os preenchedores biodegradáveis são as melhores opções de tratamento, pois são seguros, reversíveis, e seus resultados são duradouros. A hidroxiapatita de cálcio também é segura e eficaz, podendo ser utilizada isoladamente ou associada a preenchedores de AH. Para todas as indicações, é crucial um treinamento adequado do profissional para promover resultados de aparência natural, satisfação do paciente e para evitar complicações.

LEITURA ADICIONAL

Avelar, L. E., Cardoso, M., Bordoni, L., & Avelar, L. (2017). Aging and sexual differences in the human skull. *Plast Reconstr Surg Glob Open.*, *5*, e1297.

Avelar, L. E., Cazerta, C., Avé, M., & Shitara, D. I. (2018). Dynamic changes of facial supporting cornerstones (pillars): considerations in aesthetic approach. *J Drugs Dermatol.*, *17*(4), 611–615.

Braz, A. V., & Sakuma, T. (2012). Midface rejuvenation: an innovative technique to restore cheek volume. *Dermatol Surg.*, *38*(1), 118–120.

Braz, A., & Eduardo, C. C. P. (2020). The facial shapes in planning the treatment with injectable fillers. *Indian J Plast Surg.*, *53*(2), 230–243.

Braz, A., & Eduardo, C. C. P. (2020). Reshaping the lower face using injectable fillers. *Indian J Plast Surg.*, *53*(2), 207–218.

Casabona, G., Bernadini, F., Skippen, B., et al. (2019). How to best utilize the line of ligaments and the surface volume coefficient in facial soft tissue filler injections. *J Cosmet Dermatol.*, *19*(2), 303–311.

Cotofana, S., & Lachman, N. (2019). Anatomy of the facial fat compartments and their relevance in aesthetic surgery. *J Deutsch Dermatol Ges.*, *17*(4), 399–413.

Cotofana, S., Gotkin, R., Frank, K., et al. (2019). The functional anatomy of the deep facial fat compartments: a detailed imaging-based investigation. *Plast Reconstr Surg.*, *143*, 53–63.

Cotofana, S., Gotkin, R., Frank, K., et al. (2020). Anatomy behind the facial overfilled syndrome: the transverse facial septum. *Dermatol Surg.*, *46*(8), e16–e22.

Cotofana, S., Koban, K., Konstantin, F., et al. (2019). The Surface-volume coefficient of the superficial and deep facial fat compartments: a cadaveric three-dimensional volumetric analysis. *Plast Reconstr Surg.*, *143*(6), 1605–1613.

Cotofana, S., Schenck, T., Trevidic, P., et al. (2015). Midface: clinical anatomy and regional approaches with injectable fillers. *Plast Reconstr Surg.*, *136*, 219S–234S.

Furukawa, M., Mathes, D. W., & Anzai, Y. (2013). Evaluation of the facial artery on computed tomographic angiography using 64-slice multidetector computed tomography: implications for facial reconstruction in plastic surgery. *Plast Reconstr Surg.*, *131*(3), 526–535.

Goldie, K., Peerts, W., Alghoul, M., et al. (2018). Global Consensus guidelines for the injection of diluted and hyperdiluted calcium hydroxyapatite for skin tightening. *Dermatol Surg.*, *44*(suppl 1), S32–S41.

Lam, S., Glasgold, R., & Glasgold, M. (2015). Analysis of facial aesthetics as applied to injectables. *Plast Reconstr Surg.*, *136*, 11S–21S.

Pilsl, U., Anderhuber, F., & Neugebauer, S. (2016). The facial artery—the main blood vessel for the anterior face? *Dermatol Surg.*, *42*, 203–208.

Ramanadhan, S., & Rohrich, R. (2015). Newer understanding of specific anatomic targets in the aging face as applied to injectables: superficial and deep fat compartments—an evolving target for site-specific facial augmentation. *Plast Reconstr Surg.*, *136*, 49S–55S.

Sadick, N., Dorizas, A., Krueguer, N., & Nassar, A. (2015). The facial adipose system: its role in facial aging and approaches to volume restoration. *Dermatol Surg.*, *41*, S333–S339.

Schaverien, M. V., Pessa, J. E., & Rohrich, R. J. (2009). Vascularized membranes determine the anatomical boundaries of the subcutaneous fat compartments. *Plast Reconstr Surg.*, *123*, 695–700.

Swift, A., & Remington, K. (2011). BeautiPHIcation! A global approach to facial beauty. *Clin Plast Surg.*, *38*, 347–377.

Trindade de Almeida, A., Figueiredo, V., et al. (2019). Consensus recommendations for the use of hyperdiluted calcium hydroxyapatite (Radiesse) as a face and body biostimulatory agent. *Plast Reconstr Surg Glob Open.* 7e2160.

Wang, W., Xie, Y., Hunag, R., et al. (2017). Facial contouring by targeted restoration of facial fat compartment volume: the midface. *Plast Reconstr Surg.*, *139*, 563.

Wong, C., & Medelson, B. (2015). Newer understanding of specific anatomic targets in the aging face as applied to injectables: aging changes in the craniofacial skeleton and facial ligaments. *Plast Reconstr Surg.*, *136*, 44S–48S.

22

Bases Anatômicas para uma Rinoplastia Não Cirúrgica Segura

Woffles T.L. Wu e Steven Liew

INTRODUÇÃO

A rinoplastia não cirúrgica injetável não é um conceito novo. Esteticistas e profissionais não certificados há décadas têm injetado parafina, óleo de silicone, óleo de cozinha e outros materiais de "preenchimento" permanentes no nariz, principalmente na Ásia, onde é grande o desejo de aumentar o nariz. Isso levou a uma série de complicações de corpo estranho, incluindo edema anormal, migração, granulomas, infecção e até mesmo trombose do seio cavernoso. Com o tempo, vários desses pacientes desenvolveram uma aparência dismórfica com narizes infiltrados com edema persistente. A remoção do material permanente impregnado com a restauração do contorno nasal normal é algo extremamente desafiador.

Desde os anos 1990, gordura e uma variedade de novos preenchedores têm sido usados na rinoplastia não cirúrgica. A linha mais recente de preenchedores sintéticos começou com o colágeno (Zyplast®), depois progredindo para uma variedade de preenchedores à base de ácido hialurônico (AH) reticulado e não reticulado, hidroxiapatita de cálcio e outros preenchedores contendo diferentes substâncias. Eles são normalmente injetados no nariz utilizando agulhas finas ou cânulas por médicos com diferentes formações, mediante a percepção de que este é um procedimento simples e fácil. Consequentemente, se tornou uma das técnicas injetáveis mais populares para correção de narizes asiáticos pouco salientes ou narizes caucasianos, que podem ter irregularidades ou leves problemas de contorno.

A rinoplastia não cirúrgica injetável é um procedimento que acarreta complicações catastróficas, ainda que extremamente raras. Na verdade, rinoplastia não cirúrgica e injeções nas linhas de expressão da área glabelar, têmporas e testa estão sendo atualmente consideradas como as regiões anatômicas com o maior risco vascular, repletas de possíveis complicações inerentes desastrosas que incluem necrose de pele, amaurose e acidentes vasculares cerebrais (AVC). Nos últimos 10 anos, já foram relatados inúmeros casos de necrose de pele, mais de 200 casos de amaurose, e mais de 40 pacientes já sofreram AVC. O verdadeiro número de casos não relatados pode ser muito maior.

Em todos os casos de cegueira, a perda de visão foi permanente a despeito da implementação de quaisquer medidas corretivas. Destes casos, aproximadamente metade teve como substância causadora a gordura, e a outra metade, devido a uma variedade de preenchedores injetáveis sintéticos. Surpreendentemente, mais de 75% dessas complicações foram associadas ao uso de cânula, indicando que seu uso pode não ser tão seguro quanto antes se acreditava. É, portanto, oportuno revisar a anatomia do nariz e de seu entorno para entender por que essas complicações ocorreram e como podemos desenvolver técnicas seguras para a rinoplastia não cirúrgica.

BASES ANATÔMICAS PARA INJEÇÕES SEGURAS

Conhecer a anatomia nasal nos permite formular estratégias claras para a realização da rinoplastia não cirúrgica. Em 1990, Wu descreveu as cinco camadas de tecido mole que se sobrepõem à estrutura osteocartilaginosa no nariz, a saber: o envelope de pele (mais espesso na ponta do que sobre o dorso ou na raiz), a camada areolar fibroadiposa superficial, a camada fibromuscular média, a camada areolar profunda e o periósteo ou pericôndrio, dependendo se o mesmo estiver localizado na cripta óssea ou na parte cartilaginosa do nariz (Figura 22.1 A e B).

A pele da ponta do nariz é espessa, firme e difícil para aplicar injeções. O periósteo e o pericôndrio estão, ambos, firmemente fixados à estrutura osteocartilaginosa subjacente e são igualmente difíceis de injetar nos mesmos ou abaixo deles. Isso deixa um plano de menor resistência contida entre as camadas mais externa e mais interna, composta pela camada fibromuscular, com as duas camadas areolares frouxas acima e abaixo da mesma. As camadas areolares superficial e profunda representam dois planos naturais de dissecção que permitem que a pele seja facilmente dissecada da camada fibromuscular (Figura 22.2 A) ou a camada fibromuscular da camada pericondrial/periosteal (Figura 22.2 B). A rede vascular do nariz se encontra na superfície dessa camada fibromuscular, com poucas ramificações sob ela (Figura 22.3 A e B). Acima dos lóbulos alares, todas as cinco camadas ficam densamente aderidas umas às outras, enquanto, acima da ponta e do dorso, a pele é facilmente descolada no nível da camada areolar superficial (subcutânea).

O suprimento vascular do nariz é derivado dos dois sistemas da artéria carótida, interna e externa, que anastomosam umas com as outras em vários pontos do rosto (Figura 22.4).

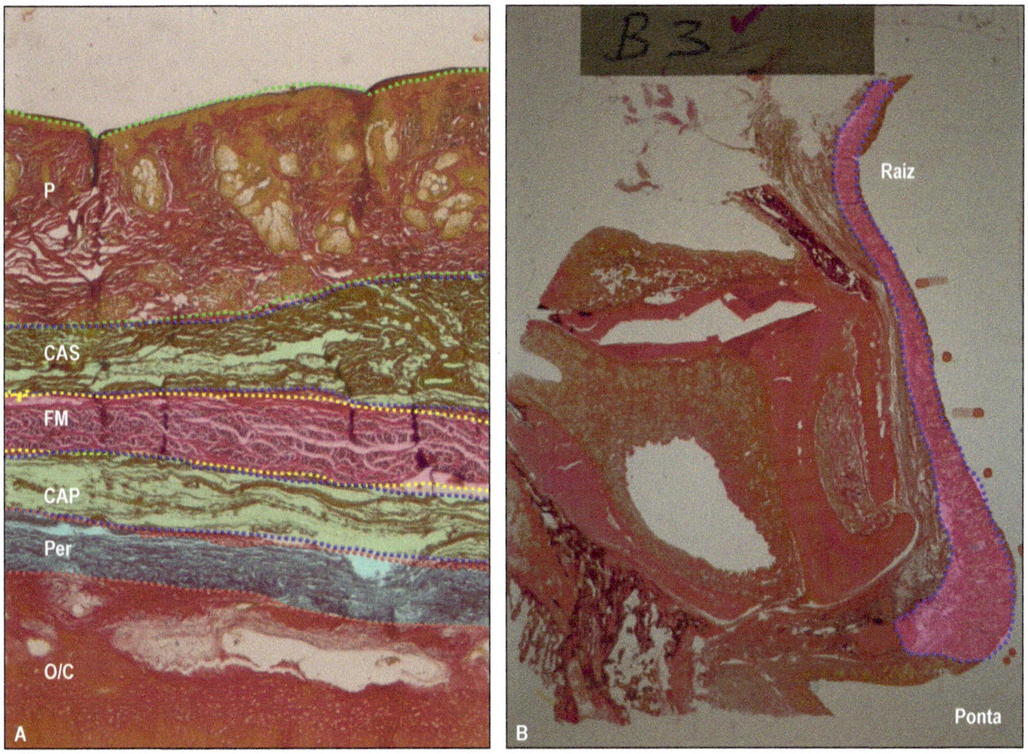

Figura 22.1 **A.** As cinco camadas distintas de tecido mole que recobrem a estrutura osteocartilaginosa (O/C): o revestimento de pele (*P*), a camada areolar superficial (*CAS*), a camada fibromuscular (*FM*), a camada areolar profunda (*CAP*), o periósteo ou pericôndrio (*Per*). **B.** Corte sagital do nariz e septo mostrando a camada fibromuscular como uma lâmina contínua contida entre as camadas areolares superficial e profunda. A espessura da pele do nariz aumenta da raiz à ponta.

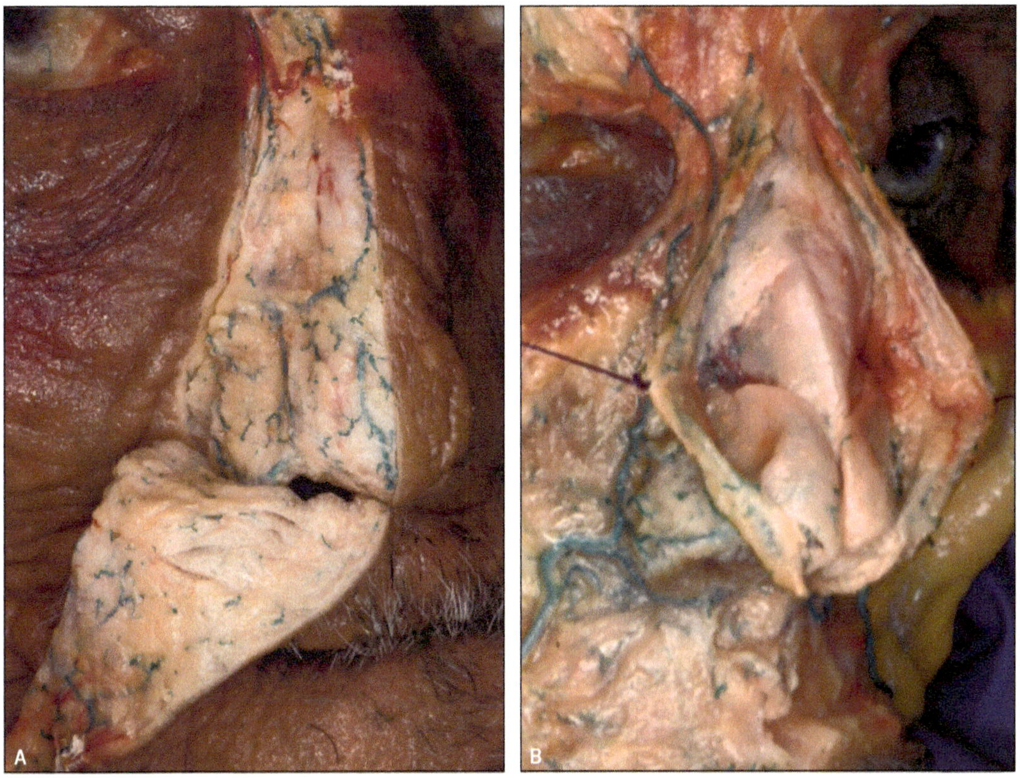

Figura 22.2 **A** e **B.** Dissecação anatômica do nariz e suas camadas de tecido mole. Em **A**, o envelope de pele já foi descolado no nível da camada areolar superficial, expondo os vasos em cima da camada fibromuscular. Em **B**, a camada fibromuscular foi dividida na linha média e rebatida no nível da camada areolar profunda, mostrando a estrutura osteocartilaginosa subjacente. Não há vasos sanguíneos abaixo da camada fibromuscular. Todos os principais vasos sanguíneos se encontram em sua superfície superior. Portanto, o local mais seguro para injetar um preenchedor no nariz é profundamente no osso ou no próprio periósteo, ou na borda dorsal do septo cartilaginoso.

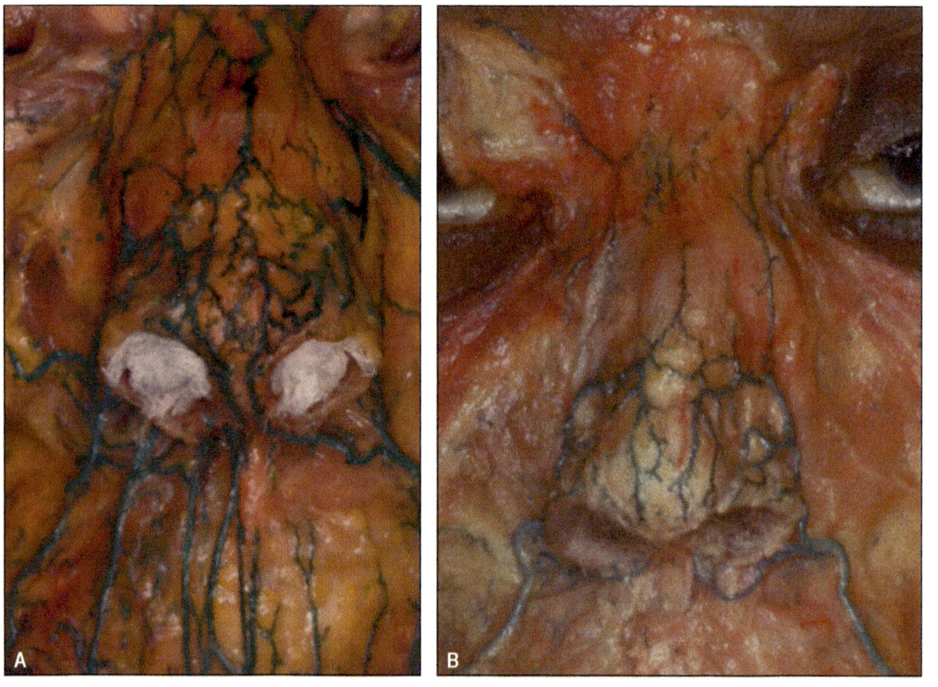

Figura 22.3 A e **B.** Sobre o nariz, o suprimento arterial vem das artérias alares, columerares (derivadas da artéria facial), e dorsais nasais (uma ramificação da artéria oftálmica) de cada lado, com o plexo vascular anastomótico na linha média. A linha média do nariz é, portanto, um local anatomicamente seguro para injeções com agulhas e aplicações profundas no osso ou cartilagem subjacente do nariz. Nessas peças anatômicas, observa-se que a artéria facial percorre para cima através da região nasolabial até a junção do lóbulo alar com o lábio, em que ela se divide em uma robusta artéria columelar, que corre na entrada da narina, e então ao longo da columela até a ponta do nariz e uma artéria alar, que circunda o sulco alar suprindo o lóbulo alar (**B**). Um ramo da artéria alar continua em direção ao epicanto medial do olho, onde se anastomosa com a artéria dorsal do nariz, que, por sua vez, é uma ramificação terminal da artéria oftálmica (**A**). Observe as artérias columelares pareadas correndo superficialmente ao longo da columela até a ponta do nariz, onde elas se anastomosam com o plexo alar, que une as ramificações das artérias columelares, alares e dorsais do nariz.

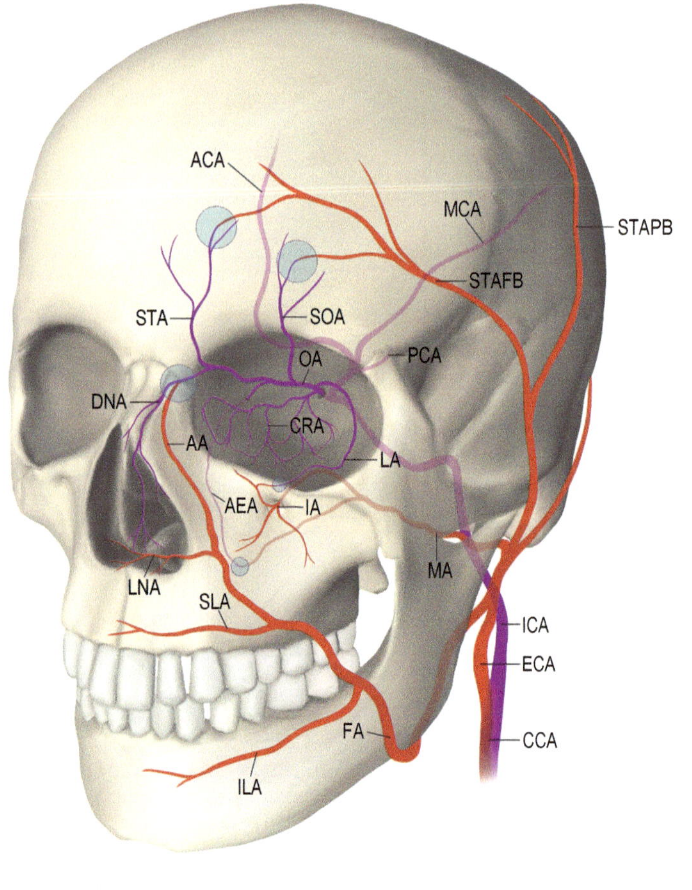

Figura 22.4 Diagrama esquemático mostrando as ramificações extracranianas da artéria oftálmica e as ramificações anastomóticas (*círculos azuis*) da artéria carótida interna (em *roxo*) e da artéria carótida externa (em *vermelho*). *AA*, artéria angular; *ACA*, artéria cerebral anterior; *AEA*, artéria etmoidal anterior; *CCA*, artéria carótida comum; *CRA*, artéria central da retina; *DNA*, artéria dorsal do nariz; *ECA*, artéria carótida externa; *FA*, artéria facial; *IA*, artéria infraorbital; *ICA*, artéria carótida interna; *ILA*, artéria labial inferior; *LA*, artéria lacrimal; *LNA*, artéria nasal lateral; *MA*, artéria maxilar; *MCA*, artéria cerebral média; *OA*, artéria oftálmica; *PCA*, artéria cerebral posterior; *SLA*, artéria labial superior; *SOA*, artéria supraorbital; *STA*, artéria supratroclear; *STAFB*, ramo frontal da artéria temporal superficial; *STAPB*, ramo parietal da artéria temporal superficial. *Arte criada por R. Dong, reproduzida com autorização do autor.*

Isso é a base anatômica para qualquer material de preenchimento que seja inadvertidamente injetado na artéria facial, na artéria temporal superficial, ou em um vaso sanguíneo nasal que pode atingir retrogradamente a órbita através desses canais anastomóticos e ocluir a artéria oftálmica, causando comprometimento visual, ou até mesmo um AVC.

O principal suprimento de sangue do nariz é derivado dos ramos columelares e alares da artéria facial (sistema da carótida externa) à medida que ascende para o canto medial do olho para se tornar a artéria angular. Essas ramificações suprem os dois terços inferiores do nariz. O terço superior do nariz também é alimentado pela artéria dorsal do nariz, que é uma ramificação da artéria supratroclear, a qual é um ramo terminal da artéria oftálmica (do sistema da carótida interna). Em uma grande porcentagem dos casos, a artéria angular pode se ligar diretamente à artéria supratroclear, dessa forma, fornecendo uma comunicação direta entre os sistemas interno e externo da artéria carótida.

Além disso, as artérias dorsal do nariz, alar e columelar de cada lado do nariz entram em um denso plexo vascular que recobre a ponta e o tecido mole do lóbulo do nariz. Em várias amostras anatômicas, a artéria alar pode ser vista comunicando-se diretamente com a artéria dorsal do nariz. A maioria dos principais vasos sanguíneos do nariz se apresenta em pares simetricamente de cada lado do nariz, com uma resultante rede vascular descendo pela linha média desde a glabela até a espinha nasal anterior (ver Figura 22.3).

Pareceria que a maneira mais segura de se injetar material de preenchimento no nariz é permanecer na linha média e injetar diretamente "no osso" ou dorso do septo cartilaginoso, de modo a evitar qualquer um dos grandes vasos sanguíneos que se encontram predominantemente na superfície da camada fibromuscular. Por esse motivo, o uso de uma agulha cortante de 27 ou 30G para todas as injeções no nariz pode ser o mais seguro, visto que a ponta da agulha pode alcançar a camada perióstea e o osso de forma mais precisa e com bom controle do pequeno volume que será injetado. "No osso" não implica que o preenchedor está realmente sob o periósteo e no osso, pois isso é fisicamente impossível. Contudo, tocar conscientemente a superfície do osso com a ponta da agulha, de fato, garante que a aplicação da gotícula do preenchedor seja feita o mais profundamente possível e longe dos grandes vasos sanguíneos. No momento da injeção, a ponta da agulha deve permanecer em contato com o "osso".

Tradicionalmente, cânulas para injeção nasal têm sido consideradas como a alternativa mais segura para a aplicação de preenchedores, assim como no restante do rosto. No entanto, comprovou-se que este não era o caso, sendo que a maioria das complicações vasculares relatadas no nariz está associada ao uso de cânulas. As cânulas têm a tendência de entrar no primeiro plano de menor resistência, sendo este o plano do tecido areolar superficial. Com a cânula orientada em direção à camada mais profunda, ela deslizará no plano médio do sistema músculo-aponeurótico superficial (SMAS), que, infelizmente, é onde os grandes vasos sanguíneos estão localizados. Isso pode explicar por que a maioria dos casos de amaurose foi associada ao uso de cânulas, e não de agulhas. Foi conjecturado que as cânulas penetravam no vaso no ponto da bifurcação onde há mais estabilidade. Cânulas de calibre maior podem ser intuitivamente mais seguras, mas podem causar mais desconforto, e o ponto de entrada pode deixar uma marca visível no nariz.

Estamos cientes sobre um caso extraoficial de cegueira após injeções retrógradas de um preenchedor de AH utilizando uma cânula de 21G inserida pela ponta do nariz sobre o dorso até a região glabelar. O cirurgião notou um branqueamento periorbital e, imediatamente após, o paciente se queixou de visão embaçada. Apesar da canulação emergencial das artérias supraorbital e supratroclear e da infiltração de hialuronidase, o paciente ficou cego de um olho. Esta é uma terrível complicação.

INDICAÇÕES

A rinoplastia não cirúrgica é indicada para pacientes que desejam melhorar a aparência estética do nariz sem cirurgia. Pacientes mais jovens têm mais preocupação em corrigir qualquer deficiência estrutural percebida e normalmente solicitam mudanças significativas dos formatos de seus narizes. Pacientes mais velhos, por outro lado, apreciam mais os efeitos rejuvenescedores que resultam da volumização da raiz e da ponte nasal ou elevação da ponta caída. Considerações étnicas desempenham papel significativo na escolha dos preenchedores.

Narizes asiáticos tendem a ser largos e achatados, com um dorso baixo, ponta bulbosa carnuda e lóbulos alares mais separados. As indicações comuns para a rinoplastia não cirúrgica para esse grupo de pacientes consistem em aumento da altura dorsal, projeção e alongamento da ponta do nariz, com o objetivo geral de aumentar a definição tridimensional do nariz, bem como causar um "efeito de afinamento" do formato nasal. Esses narizes requerem preenchedores com alta coesividade para resistir às forças de contração do espesso e firme envelope cutâneo sobrejacente para elevar a ponte, projetando a ponta do nariz anteriormente, ou alongar o nariz inferiormente. Uma pequena quantidade de preenchedor colocado lateralmente em relação à parte superior do sulco nasolabial também pode deslocar os lóbulos alares medialmente, dando a impressão de uma base nasal mais estreita (Figuras 22.5 A e D e 22.6 A e F).

Narizes caucasianos geralmente têm altura dorsal suficiente, melhores projeção e definição da ponta porque o envelope de pele é mais fino; porém, podem apresentar uma giba dorsal, uma ponte nasal estreita com uma linha orbitonasal aguda, ou uma ponta caída. A indicação comum para esse grupo é corrigir algumas irregularidades dorsais com um perfil dorsal e frontonasal mais reto, rotação dorsal da ponta do nariz e ampliação da raiz dorsal do nariz. Preenchedores com alta coesividade são preferíveis para proporcionar suporte estrutural onde há necessidade, mas preenchedores com menos coesividade podem suavizar melhor irregularidades superficiais ou de contorno. Pacientes com resultados abaixo do ideal após rinoplastia cirúrgica podem se beneficiar do uso criterioso e cuidadoso de preenchimento para suavizar quaisquer

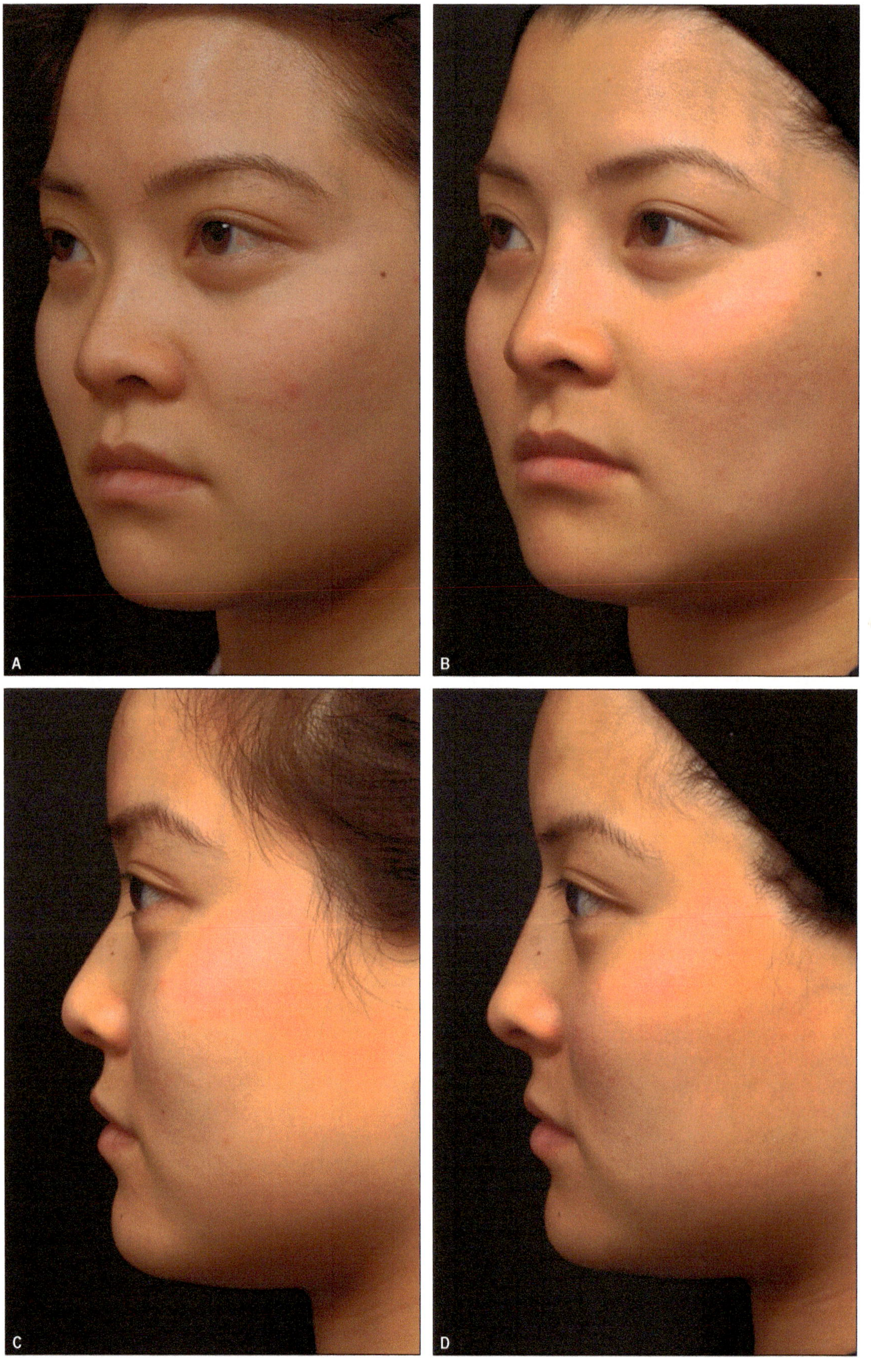

Figura 22.5 **A** a **D.** Uma jovem asiática solicitou um dorso nasal mais elevado e uma ponta nasal mais definida. Foi usado um total de 1,5 mℓ de ácido hialurônico (AH): 0,9 mℓ do preenchedor AH foi colocado na espinha nasal e na columela para criar melhor projeção da ponta do nariz a partir do plano facial, enquanto 0,6 mℓ do mesmo preenchedor AH é colocado no dorso nasal e na ponta do nariz para criar ponte nasal mais alta, maior definição da ponta e alongamento do perfil nasal.

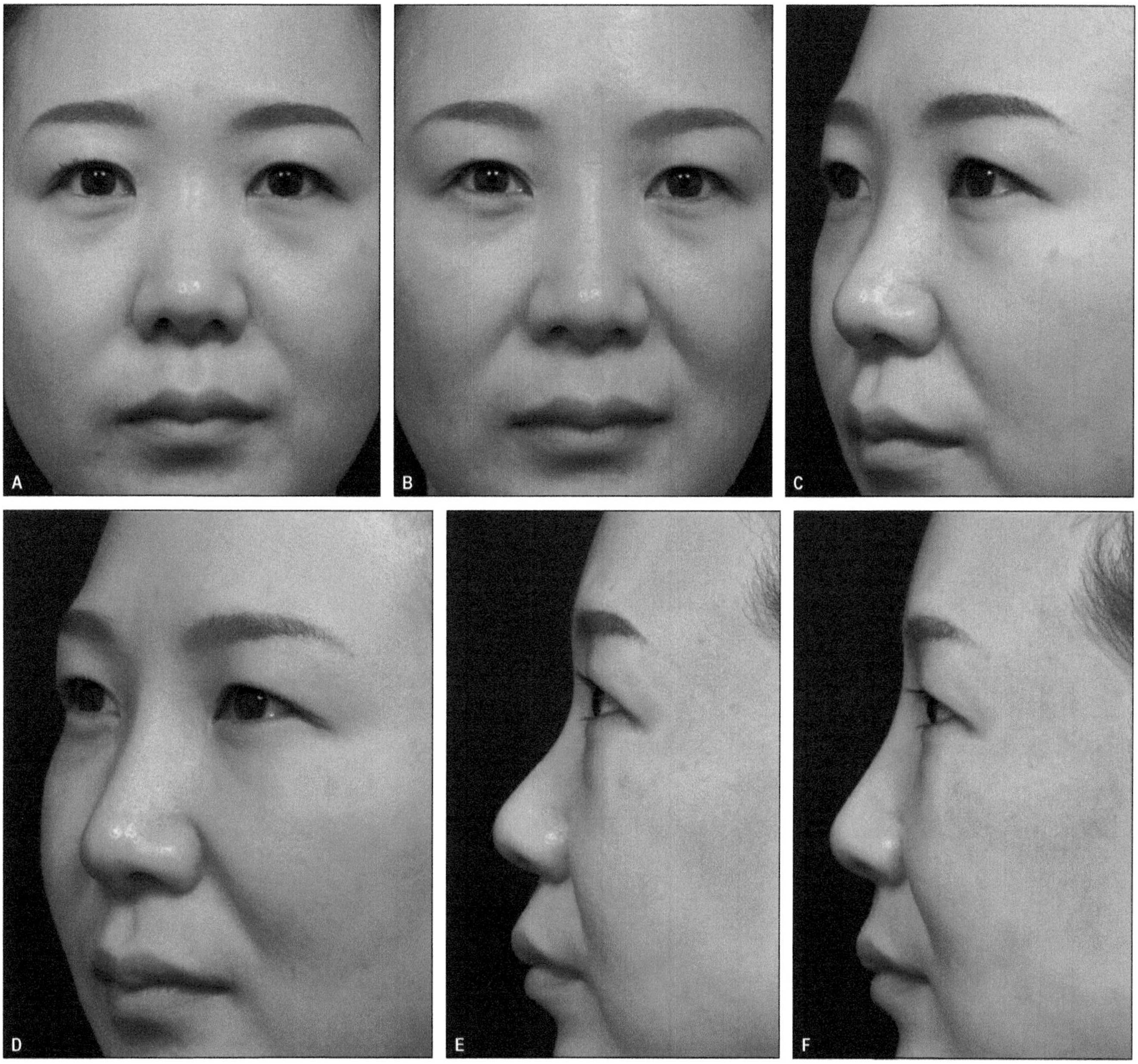

Figura 22.6 A a **F.** Uma jovem asiática solicitou uma aparência nasal mais equilibrada e delicada, principalmente reduzindo os lóbulos nasais largos. Foi usado um total de 1,6 mℓ do preenchedor AH: 1,1 mℓ foi colocado na espinha nasal, columela e base alar, e 0,5 mℓ foi usado para aumentar o dorso e refinar a ponta do nariz. O resultado final é uma aparência de nariz mais fino, com uma ponta mais projetada, ângulo labiocolumelar mais agudo, e um dorso nasal mais alto e definido.

irregularidades dorsais, camuflar algum enxerto cartilaginoso visível e corrigir uma aparência "de tobogã" excessiva (Figura 22.7 A a D). Pontas caídas podem ser elevadas colocando-se suporte na espinha nasal anterior e na columela. Tratar de qualquer paciente que já tenha passado anteriormente por cirurgia ou acidente no nariz requer habilidade e conhecimentos especiais, visto que há um risco ainda maior de complicação vascular devido à anatomia vascular alterada e ao tecido cicatricial. Deve-se reservar esses casos aos que operam na área ou àqueles que tenham *expertise* suficiente neste campo de tratamento.

Anteriormente, os preenchedores eram usados somente para aumentar o dorso nasal, mas, nos dias atuais, com a variedade de preenchedores de diferentes graus de coesividade disponíveis, podemos esculpir e modelar melhor a ponta, a columela, além da base do nariz. As considerações estéticas para a rinoplastia não cirúrgica não devem ser diferentes das feitas para rinoplastias cirúrgicas de aumento, com preenchedores assumindo o lugar de implantes ou de enxertos de cartilagem. Em alguns casos, como no embelezamento da linha estética dorsal com a extremidade medial da sobrancelha (linha orbitonasal), um preenchedor pode ser mais útil que um implante isoladamente, visto que ele cria uma transição esteticamente mais suave e arredondada entre a lateral do nariz e a extremidade medial da sobrancelha. Implantes, por si sós, podem agravar os sulcos glabelares verticais com um vinco antiestético rompendo a continuidade da linha orbitonasal.

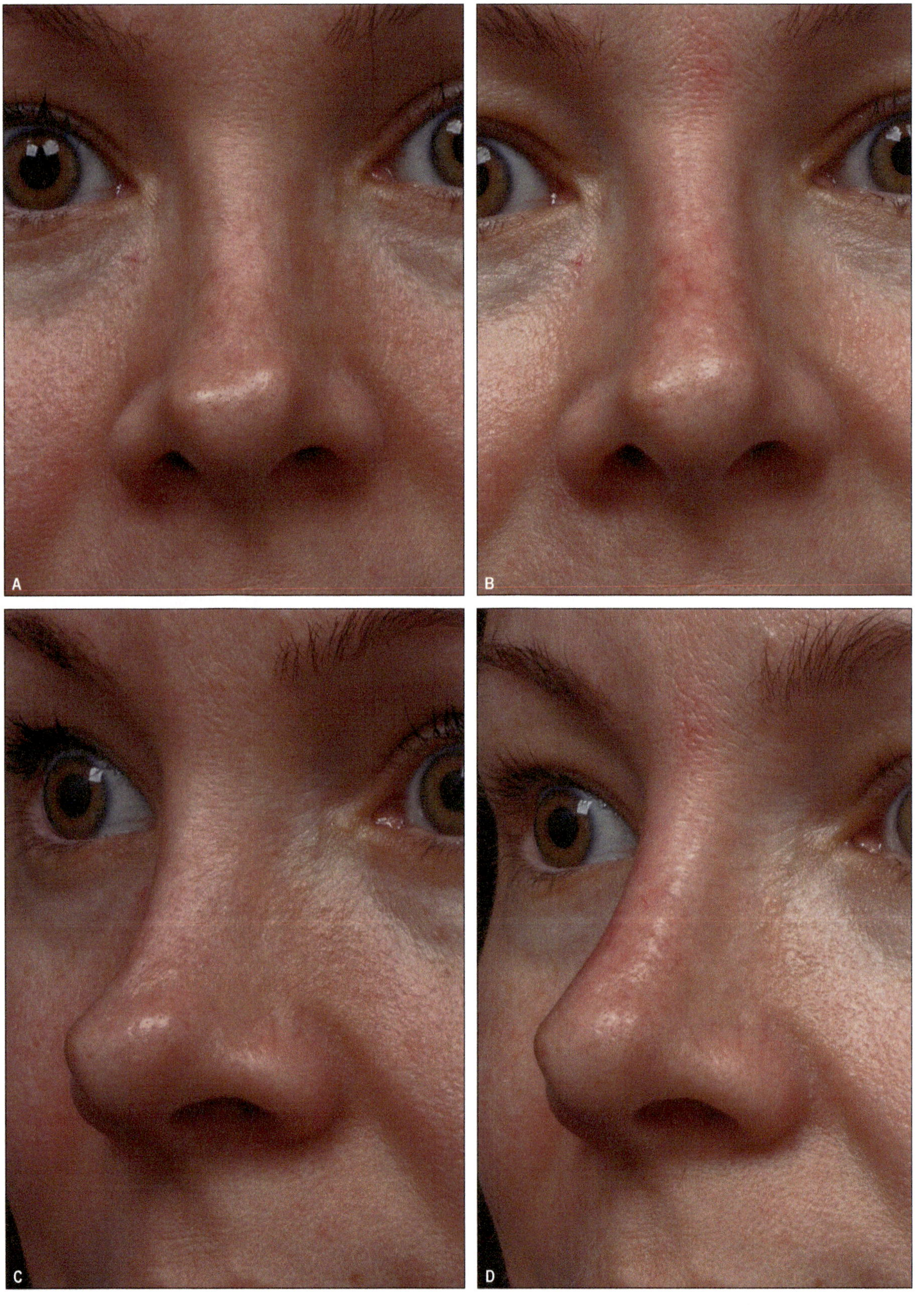

Figura 22.7 **A** a **D.** Esta paciente queria um nariz mais reto, além de reduzir irregularidades dorsais e o perfil de "tobogã" pós-cirúrgico. Ela estava insatisfeita com a visibilidade das cartilagens na ponta de seu nariz. Um total de 0,5 mℓ de ácido hialurônico foi aplicado na forma de múltiplas pequenas alíquotas na camada óssea e na camada cartilaginosa ao longo do dorso e da ponta do nariz. Esta aplicação foi seguida por massagem delicada e efetiva. A paciente permaneceu no consultório por um período de observação de 30 minutos antes da alta, para garantir que não ocorresse nenhum comprometimento vascular. O resultado em 6 semanas foi de um nariz mais reto e mais suave com um perfil nasal mais agradável, com boa camuflagem da cartilagem da ponta do nariz. Foi oferecido *laser* vascular para tratar as suas telangiectasias persistentes após sua cirurgia de nariz.

MANEJO DA DOR

Um dos autores (WW) usa a seguinte abordagem de rotina para anestesiar o nariz de pacientes ansiosos, antes da injeção: uma pequena quantidade (0,25 mℓ) de lidocaína 1% simples (sem epinefrina) é administrada em cada um dos nervos supraorbital e infraorbital, tomando cuidado para não deixar que a agulha entre no forâmen onde vasos sanguíneos periféricos ou nervos podem ser danificados. Um *bolus* adicional de 0,25 mℓ também é injetado no ângulo labiocolumelar. Com essa combinação, consegue-se obter anestesia adequada do nariz. Lidocaína com epinefrina não deve ser usada, visto que o branqueamento que inevitavelmente acontece devido à vasoconstrição pode mascarar uma obstrução vascular.

TÉCNICA DE INJEÇÃO

A preferência pessoal, a experiência e a familiaridade do próprio cirurgião com suas ferramentas determinarão se deverá ser usada uma cânula ou uma agulha para aplicar os preenchedores no nariz. Resultados igualmente bons podem ser obtidos por meio de qualquer uma das técnicas. Nós preferimos a técnica com agulha utilizando uma de meia polegada, de 30 ou 27G, com o bisel voltado para baixo para injeções no nariz, por permitir "sentir" e ajudar na colocação mais precisa dos preenchedores na camada desejada do nariz, o que, na maioria das situações, deve ser diretamente sobre o osso. O fluxo da injeção deve ser lento e constante. Uma agulha de 30G reduz o tempo de fluxo da injeção e diminui a velocidade da aplicação sob alta pressão. Reduzir a velocidade da injeção também cria mais conscientização sobre o processo de volumização e das sutis alterações no formato do nariz que podem ser alcançadas. Desde que a injeção seja aplicada profundamente sobre o osso e na linha média, os problemas de oclusão vascular podem ser minimizados. Deve-se sempre estar atento à anatomia vascular subjacente e minimizar os riscos de comprometimento vascular.

Nível 1 – Técnica de injeção de seis pontos

Esta é uma abordagem simples e segura para aumentar o dorso e a ponta do nariz, visto que todos os seis pontos de injeção descritos se encontram na linha média e são injetados profundamente sobre o osso ou a cartilagem. Uma agulha de 27 ou 30G é usada e introduzida perpendicularmente pela pele e tecido mole até que a ponta da agulha encoste no osso. O êmbolo é delicadamente retraído para verificar se há refluxo de sangue. Um *bolus* de preenchedor é então lentamente injetado mantendo a pressão constante à medida que a agulha continua fazendo contato com o osso ou dorso da cartilagem septal. Cada *bolus* aplicado não deve ser de mais que 0,1 a 0,2 mℓ. Deve-se prestar muita atenção a qualquer branqueamento súbito ou dor intensa sentida pelo paciente que possa indicar uma oclusão vascular que necessite de tratamento imediato com hialuronidase.

Ponto 1 – Este é o ponto mais inferior da raiz do nariz normalmente em um nível médio entre a sobrancelha medial e o canto medial do olho.

Ponto 2 – Este fica entre o ponto 1 e a elevação dorsal ou ponto K do nariz.

Ponto 3 – Este ponto se encontra exatamente abaixo da projeção da elevação dorsal e é injetado no dorso cartilaginoso.

Ponto 4 – Este ponto fica na depressão acima da ponta, também injetado na borda dorsal do septo cartilaginoso.

Ponto 5 – A agulha atravessa o ápice da ponta do nariz e é inserida profundamente em direção à coluna nasal anterior, atravessando a columela entre a crura medial. Aqui, a injeção começa profundamente e continua à medida que a agulha é retrocedida em direção à ponta, criando uma coluna de preenchedor que projeta a ponta para a frente ou para cima.

Ponto 6 – Este ponto fica ligeiramente acima do ponto 5, e, aqui, uma gotícula muito pequena de preenchedor é injetada na intraderme ou no ponto imediatamente subdérmico para formatar a ponta e criar uma nuance estética (Figura 22.8) (Vídeo 22.1).

Vídeo 22.1

Nível 2 – Técnica de injeção de oito pontos

Esta técnica usa dois pontos adicionais (pontos 7 e 8) de cada lado da linha média e no meio do ponto 1 e da borda medial da sobrancelha. Isso amplia a raiz do nariz e cria uma linha orbitonasal mais estética. A injeção deve ser profunda no osso para evitar injeção intravascular. No caso de injeções em qualquer outro plano que não subcutâneo ou profundas no osso, há risco potencial de comprometimento vascular com necrose do território supratroclear. Um exemplo de um caso em que foi aplicada a técnica de oito pontos é mostrado na Figura 22.9 A e B.

Nível 3 – Técnica de injeção de 10 pontos

Deve-se tomar muito cuidado ao utilizar esta técnica. Outros dois pontos, 9 e 10, são injetados de cada lado do lóbulo alar na extremidade superior do sulco nasolabial, a fim de afinar a largura aparente do nariz. O preenchedor é injetado profundamente como *bolus* diretamente sobre o osso pela lateral da fossa piriforme, aplicando uma pressão lenta e constante (Figura 22.9 C). Essas injeções podem potencialmente ocluir um ramo ou até mesmo a própria artéria facial se aplicadas indevidamente. Desde que a agulha encoste no osso, há menor risco de comprometimento vascular, visto que não há nenhum grande vaso sanguíneo no periósteo. É quando a injeção é aplicada muito superficialmente nessa região que o risco aumenta, visto que a artéria facial está, neste ponto, bastante superficial.

DEZ DICAS ÚTEIS PARA BONS RESULTADOS DE INJEÇÕES

1. Posicione o paciente sentado, ereto, com a cabeça estável e sob boa iluminação.
2. Preenchedores de AH são os mais seguros.
3. Misture e deixe preparada uma dose de hialuronidase antes de começar a injetar o preenchedor. Complicações graves podem ocorrer muito rapidamente.
4. Use uma agulha de 27 ou 30G para todas as injeções, visto que a ponta da agulha pode fazer contato adequado com o osso ou a cartilagem.

5. Assim que a ponta da agulha encostar no osso ou na cartilagem, não a movimente enquanto o êmbolo estiver sendo pressionado.
6. Agulhas de 30G diminuem a velocidade da injeção e ajudam a manter o foco para aplicação da quantidade correta de preenchedor.
7. Permaneça na linha média.
8. Esteja atento às estruturas anatômicas subjacentes e mantenha distância dos foramens ósseos.
9. Tome cuidado ao usar cânulas, visto que elas tendem a escorregar para o plano de menor resistência, onde os vasos se encontram. É difícil manter a ponta da cânula em contato com o osso do dorso nasal. Se utilizar uma cânula, certifique-se de que a ponta esteja se movendo durante todo o tempo.
10. Evite linhas longas e contínuas de preenchedor ao longo da ponte nasal, pois isso causa uma aparência inestética de "salsicha".

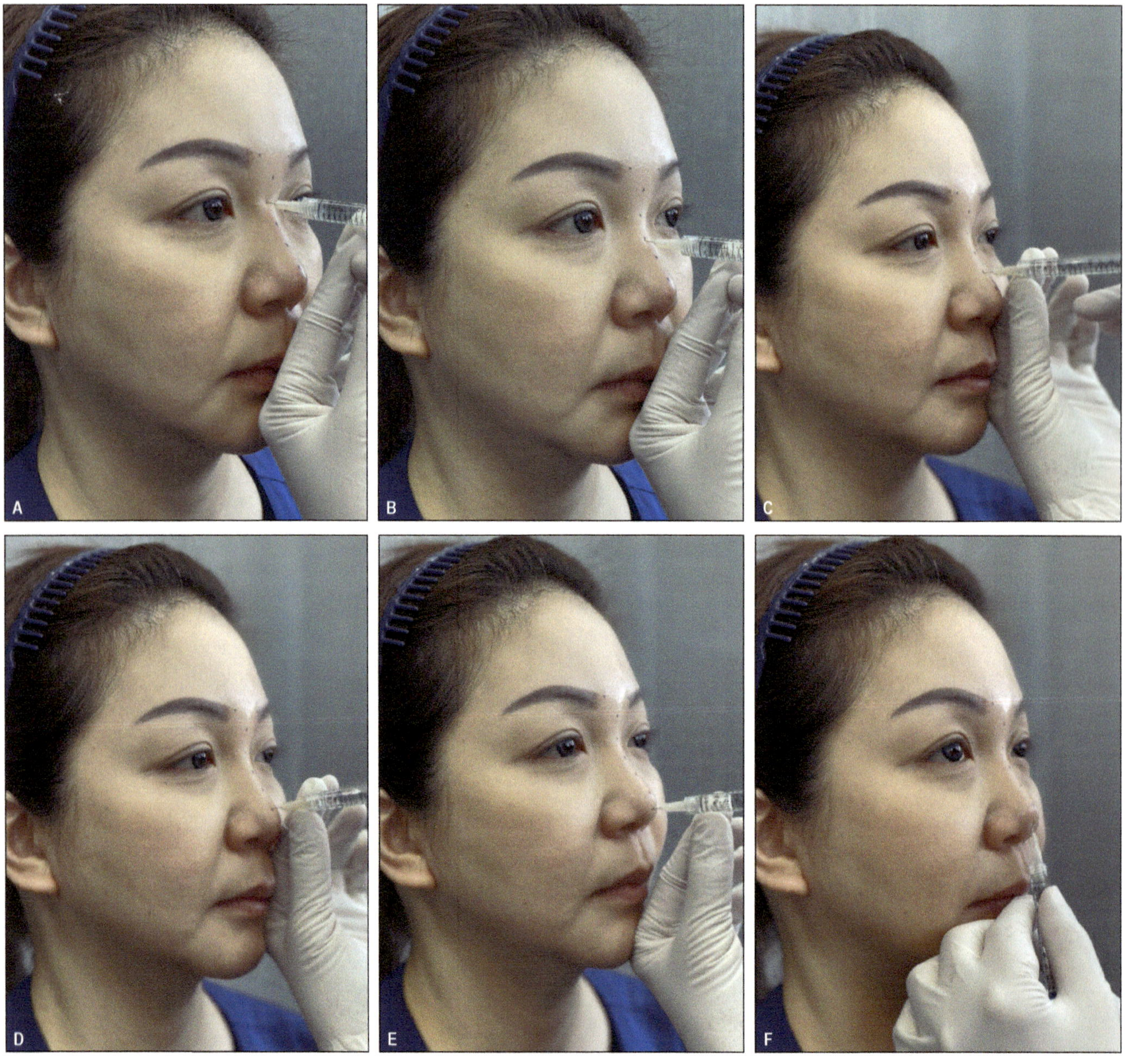

Figura 22.8 **A** a **F**. Técnica de injeção de 6 pontos para preenchimento e contorno do nariz. O paciente deve se sentar ereto com a cabeça confortavelmente apoiada no encosto da cadeira de procedimento. **A.** Preenchimento com ácido hialurônico utilizando uma agulha de 27 ou 30G inserida perpendicularmente em direção ao osso da raiz do nariz na linha média (ponto 1). Um pequeno *bolus* é aplicado diretamente no osso, até que a altura desejada do nariz seja alcançada. **B** a **D.** A agulha é removida e recolocada no ponto inferior à injeção anterior para criar uma série de *bolus* não contínuos, que criam coletivamente uma ponte estética fina (pontos 2, 3 e 4). **E.** Um suporte columelar é criado injetando-se retrogradamente uma longa coluna de preenchedor a partir da espinha nasal anterior até a ponta (ponto 5). Esta injeção linear deve passar profundamente entre a crura medial e não em sua superfície, visto que as artérias columelares correm superficialmente bem abaixo da pele. **F.** Para mais projeção e refinamento da ponta, uma pequena quantidade de preenchedor pode ser injetada na derme ou no plano subdérmico superficial na linha média da ponta, evitando assim os principais vasos sanguíneos.

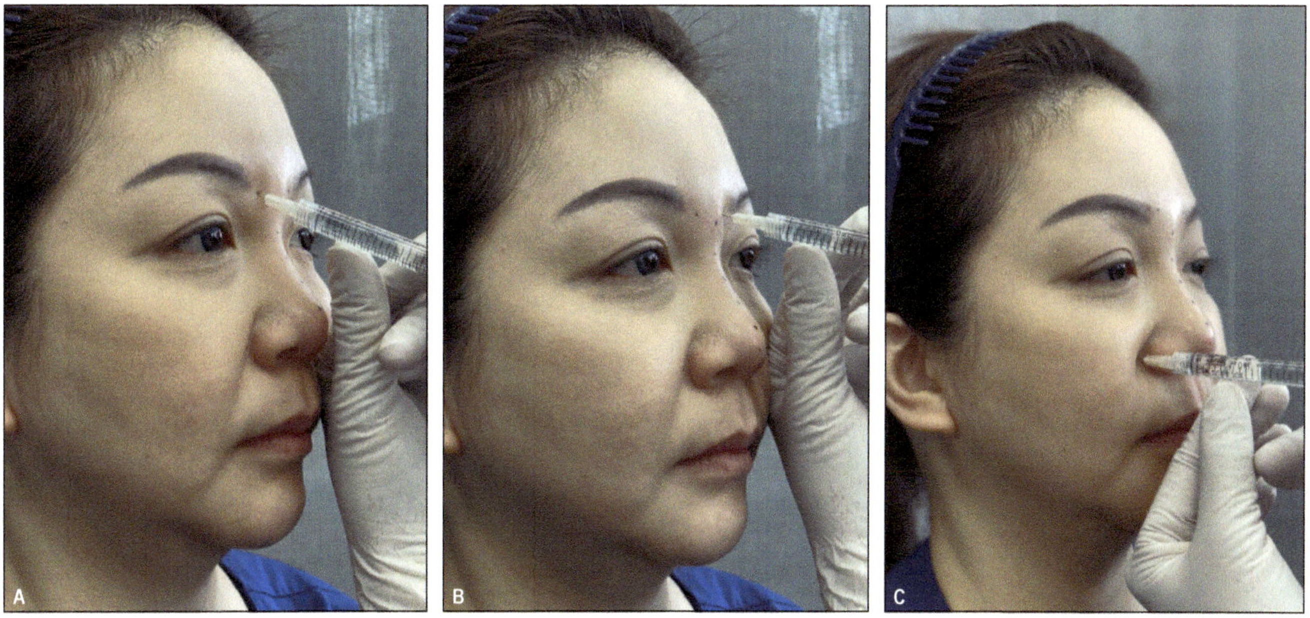

Figura 22.9 A e **B.** O formato do nariz é completado adicionando-se pequenos *bolus* de cada lado da raiz (pontos 7 e 8) para criar uma linha estética naso-orbital uniformemente arredondada ou nos pontos 9 e 10, profundamente em cada fossa piriforme (**C**).

LEITURA ADICIONAL

Beleznay, K., Carruthers, J. D. A., Humphrey, S., & Jones, D. (2015). Avoiding and treating blindness from fillers: A review of the world literature. *Dermatologic Surgery, 41*(10), 1097–1117.

Carruthers, J. D., Fagien, S., Rohrich, R. J., Weinkle, S., & Carruthers, A. (2014). Blindness caused by cosmetic filler injection: A review of cause and therapy. *Plastic and Reconstructive Surgery, 134*(6), 1197–1201.

Chatrath, V., Bannerjee, P. S., Goodman, G., & Rahman, E. (2019). Soft-tissue filler associated blindness: A systematic Rreview of case reports and case series. *Plastic and Reconstructive Surgery. Global Open, 7*(4), e2173.

De Lacerda, D. A., & Zancanaro, P. (2007). Filler rhinoplasty. *Dermatologic Surgery, 33*, S207–S212.

De Lorenzi, C. (2014). Complications of injectable fillers, part 2: Vascular complications. *Aesthetic Surgery Journal, 34*(4), 584–600.

Fukuta, K. (2016). Case report of blindness following injection rhinoplasty. Presentation ated at: 23rd Biennial Congress of ISAPS, 23-27 Oct. 23–27, 2016.

He, M. S., Sheu, M. M., Huang, Z. L., Tsai, C. H., & Tsai, R. K. (2013). Sudden bilateral vision loss and brain infarction following cosmetic hyaluronic acid injection. *JAMA Ophthalmology, 131*, 1234–1235.

Humphrey, C. D., Arkins, J. P., & Dayan, S. H. (2009). Soft tissue fillers in the nose. *Aesthetic Surgery Journal, 29*(6), 477–484.

Jiang, X., Liu, D. L., & Chen, B. (2014). Middle temporal vein: A fatal hazard in injection cosmetic surgery for temple augmentation. *JAMA Facial Plastic Surgery, 16*(3), 227–229.

Kim, E. G., Eom, T. K., & Kang, S. J. (2014). Severe visual loss and cerebral infarction after injection of hyaluronic acid gel. *The Journal of Craniofacial Surgery, 25*(2), 684–686.

Kim, Y. J., Kim, S. S., Song, W. K., Lee, S. Y., & Yoon, J. S. (2011). Ocular ischemia with hypotony after injection of hyaluronic acid gel. *Ophthalmic Plastic and Reconstructive Surgery, 27*(6), 152–155.

Lazzeri, D., Agostini, T., Figus, M., Nardi, M., Pantaloni, M., & Lazzeri, S. (2012). Blindness following cosmetic injections of the face. *Plastic and Reconstructive Surgery, 129*(4), 995–1012.

Lazzeri, S., Figus, M., Nardi, M., Lazzeri, D., Agostini, T., & Zhang, Y. X. (2013). Iatrogenic retinal artery occlusion caused by cosmetic facial filler injections. *American Journal of Opthalmology, 155*(2), 407–408.

Liew, S., Wu, W. T. L., Chan, H. H., Ho, W. W., Kim, H. J., Goodman, G. J., Peng, P. H., Rogers, J. D., et al. (2015). Consensus on changing trends, attitudes, and concepts of Asian beauty. *Aesthetic Plastic Surgery, 40*(2), 193–201.

Liu, O. G., Chunming, L., Juanjuan, W., & Xiaoyan, X. (2014). Central retinal artery occlusion and cerebral inrfarction following forehead injection with a corticosteroid suspension for vitiligo. *Indian Journal of Dermatology, Venereology and Leprology, 80*, 177–179.

Park, S. W., Woo, S. J., Park, K. H., Huh, J. W., Jung, C. L., & Kwon, O. K. (2012). Iatrogenic retinal artery occlusion caused by cosmetic facial filler injections. *American Journal of Opthalmology, 154*(4), 653–662.

Piggot, J. R., & Yazdani, A. (2011). Hyaluronic acid used for the correction of nasal deviation in an 18 year old Middle Eastern man. *The Canadian Journal of Plastic Surgery, 19*(4), 156–158.

Redaelli, A. (2008). Medical rhinoplasty with hyaluronic acid and botulinum toxin A: A very simple and quite effective technique. *Journal of Cosmetic Dermatology, 7*, 210–220.

Samizadeh, S., & Wu, W. T. L. (2020). Ideals of facial beauty amongst the Chinese population: Results from a large national survey. *Aesthetic Plastic Surgery, 42*(6), 1540–1550. https://doi.org/10.1007/s00266-018-1188-9.

Tansatit, T., Apinuntrum, P., & Phetudom, T. (2015). Temporal vein and the drainage vascular networks to assess the potential complications and the preventive maneuver during temporal augmentation using both anterograde and retrograde injections. *Aesthetic Plastic Surgery, 39*(5), 791–799.

Wang, H. C. W., Yu, N. Z., Wang, X. J., et al. (2022). Cerebral embolism as a result of facial filler injections: A literature review. *Aesthetic Surgery Journal, 42*(3). NP162–NP175.

Wu, W. T. L., Carlisle, I., Huang, P., et al. (2010). Novel administration technique for large particle stabilised hyaluronic acid-based gel of non-animal origin in facial tissue augmentation. *Aesthetic Plastic Surgery, 34*(1), 88–95.

Wu, W. T. L., Liew, S., Chan, H. H., et al. (2015). Consensus on current injectable treatment strategies in the Asian face. *Aesthetic Plastic Surgery, 40*(2), 202–214.

Wu Woffles, T. L. (2017). Aesthetic contouring of the upper and central third of the face with soft tissue fillers. In V. Tonnard (Ed.), *Centrofacial rejuvenation* (pp. 278–288). Publishers Thieme. chapter 10.

Wu, W. T. L. (2019). Injection rhinoplasty—aesthetic considerations and the anatomical basis for safe injection techniques. In D. Jones, & A. Swift (Eds.), *Injectable fillers: Facial contouring and shaping* (2nd ed., pp. 131–147). Wiley Publishing. chapter 7.

Woffles, T. L., & Wu, W. T. L. (2009). Periorbital rejuvenation with injectable fillers. In S. R. Cohen, & T. M. Born (Eds.), *Facial rejuvenation with fillers. techniques in aesthetic plastic surgery series* (pp. 93–105). Saunders. chapter 8.

Wu, W. T. L. (1992). The oriental nose: An anatomical basis for surgery. *Annals of the Academy of Medicine, Singapore, 21*, 176–189.

Zhang, L., Feng, X., Shi, H. Y., Wu, W. T. L., & Wu, S. F. (2020). Blindness after facial filler injections: The role of extravascular hyaluronidase on intravascular hyaluronic acid embolism in the rabbit experimental model. *Aesthetic Surgery Journal, 40*(3), 319–326.

Zhang, L., Feng, X., Shi, H. Y., Wu, W. T. L., & Wu, S. F. (2019). Clinical observation and the anatomical basis of blindness after facial hyaluronic acid injection. *Aesthetic Plastic Surgery, 43*(4), 1054–1060.

23

Preenchimento dos Sulcos Melolabiais e Linhas de Marionete

Britney N. Wilson, Andrew F. Alexis e Kent Remington

RESUMO E CARACTERÍSTICAS PRINCIPAIS

- Tratar os sulcos melolabiais e as linhas de marionete é uma importante questão no rejuvenescimento facial. Conhecer a anatomia subjacente da região perioral, consideração cuidadosa das propriedades do preenchedor e adequar o tratamento aos objetivos individuais do paciente são cruciais para o alcance de resultados ideais
- Discussão sobre os fatores subjacentes que contribuem para o desenvolvimento dos sulcos melolabiais e linhas de marionete
- Recomendações de especialistas para seleção do preenchedor e técnica ideal de preenchimento.

INTRODUÇÃO

Mobilização descendente da pele e formação de rugas próximas às comissuras da boca estão entre os sinais mais evidentes do envelhecimento do rosto. Tratar os sulcos melolabiais e as linhas de marionete é uma questão-chave para o rejuvenescimento facial. Os melhores resultados são obtidos com o conhecimento dos fatores envolvidos no desenvolvimento desses sulcos ou linhas – a anatomia do envelhecimento nas comissuras orais, a zona da marionete (também chamada de sulcos labiomandibulares ou melomentuais) e o sulco do *prejowl*. A perda de estrutura do mento que ocorre com o envelhecimento resulta na formação de uma depressão dentro da qual observamos a queda da comissura oral lateral. Isso, combinado à maior proeminência da zona da marionete que ocorre com o envelhecimento, resulta em deterioração e inversão das comissuras orais. Juntas, essas mudanças fazem com que a pessoa tenha uma aparência triste. A anatomia subjacente – especificamente a hiper-reatividade do platisma e do músculo depressor do ângulo oral (DAO) – é responsável por esses sinais indesejados do envelhecimento.

ANATOMIA SUBJACENTE E CONCEITOS FUNDAMENTAIS

O conhecimento profundo da anatomia do terço médio da face é necessário, visto que o desenvolvimento das linhas de marionete pode estar relacionado a mudanças como a perda da elasticidade da face média e do volume nessa área. A gordura bucal produz a aparência de juventude e, com o envelhecimento, ela pode ter um movimento descendente. Conforme envelhecemos, a zona da marionete se torna ainda mais visível devido à perda de suporte malar e à força descendente do *jowl*. Tratar os sulcos melomentuais profundos e proeminentes de classes III a IV pode necessitar de foco inicial na estruturação do terço médio e revolumização da gordura bucal. Isso minimiza a pseudoptose responsável pelo agravamento das mudanças relacionadas à idade da zona da marionete e dos sulcos melolabiais.

Discordância dinâmica é um importante conceito a ser compreendido no desenvolvimento dos sulcos melolabiais e de linhas de marionete. Os músculos de expressão facial se sobrepõem à resistência do tecido criando os sulcos e linhas característicos do envelhecimento facial. Embora fatores extrínsecos como exposição à luz solar e tabagismo desempenhem um papel, a mímica facial é o maior fator influenciador para a formação de rugas na região perioral. Expressões idiossincrásicas, que os pacientes geralmente não percebem, levam ao desenvolvimento de linhas e sulcos com o tempo. Isso é mais evidente nas zonas periorais (e periorbitais) e, a princípio, somente visível com animação, mas com a evolução visível também em repouso. A constante ativação da tração descendente do músculo DAO é um importante contribuinte para essas linhas e sulcos.

CONSIDERAÇÕES IMPORTANTES E RECOMENDAÇÕES PRÁTICAS PARA A INJEÇÃO DE PREENCHEDORES

Preenchedores de ácido hialurônico (AH) são cruciais para o rejuvenescimento da região perioral, incluindo as zonas da marionete e melolabial. Eles tratam o que o presente autor (KR) chama de "7 dimensões (7 Ds)" do rejuvenescimento facial: (1) linhas e rugas; (2) sulcos e pregas; (3) volumização e contorno facial; (4) criação de equilíbrio e proporções phi; (5) equilíbrio entre forma e função por meio do uso sinérgico de preenchedores e neuromoduladores; (6) miomodulação dos músculos de animação, (7) neuromiomodulação combinando preenchedor de AH com um neuromodulador. Uma abordagem multimodal utilizando AH com um neuromodulador objetiva dois principais fatores contribuintes para o pregão do sulco melomentual do envelhecimento – atividade muscular mimética e perda de volume. Para conseguir *lifting* e estabilização sinérgica da comissura oral lateral, a zona da marionete e o sulco *prejowl* devem ser estruturados e elevados – com preenchimentos de AH e neuromoduladores no grupo muscular DAO. Injetar um AH com elasticidade e resistência dentro e exatamente acima do músculo DAO pode criar algum efeito miomodulador com melhora da atividade e conectividade neuromuscular. Injetar um neuromodulador no DAO aumenta a persistência do AH por reduzir a atividade muscular mimética dessa região. Isso pode criar um efeito de neuromiomodulação compondo a reversão positiva do músculo DAO na comissura oral lateral. Isso afeta o resultado positivo e aumenta a longevidade do resultado.

É importante escolher a "personalidade" correta do preenchedor: ele precisa ser flexível e causar algum *lifting*. A personalidade de um preenchedor de AH é influenciada por fatores como concentração, coesividade, grau de *cross-linking* e dureza do gel (G′). É importante que o preenchedor de AH tenha elasticidade e resistência suficiente para ser flexível com a animação que contribui para a satisfação do paciente. Preenchedores de AH com um G′ maior e menor captação de água, como o Voluma® (Allergan, Irvine, CA) proporcionam suporte tecidual e são adequados para injeções mais profundas em regiões como sulco *prejowl* e na zona da marionete, onde tanto o suporte tecidual como o volume são desejados. Restaurar a comissura oral lateral, a zona da marionete e o sulco *prejowl* contribui para a restauração da juventude do terço inferior da face e não deve ser ignorado na volumização de um mento que perdeu estrutura. Juvederm® Volift®, um preenchedor mais diluído, mais suave e com menor efeito de *lifting*, também pode ser usado na zona da marionete, isoladamente ou sobreposto ao Voluma®. Há relatos de que outros preenchedores como Perlane™-L (Galderma Laboratories LP, Fort Worth, Texas), com um G′ e capacidade de *lifting* maior, também podem ser utilizados nessa região.

A zona da comissura oral lateral (COL) é um "campo minado de vasos sanguíneos". Assim, um dos autores (KR) prefere usar cânulas com preenchedores de AH para reduzir o risco de equimose, danos teciduais e edema pós-tratamento. A técnica *Flying V*, desenvolvida pelo autor KR, é muito gratificante para seus pacientes e para a clínica. Começando pelo ângulo da mandíbula (ver a mídia do vídeo narrado completo de demonstração do procedimento, Vídeo 23.1), uma cânula de 25G com 50 mm é direcionada em um padrão de V horizontal para a comissura oral lateral. Começando exatamente acima do vermelhão do lábio superior com um movimento giratório, a cânula é posicionada delicadamente no subcutâneo bem acima e medialmente ao canto da comissura oral lateral (COL). O canto da boca é então elevado com a "mão inteligente" (ou seja, a mão oposta à que está sendo usada para a injeção) enquanto é injetado para recriar o suporte da COL.

Vídeo 23.1

A zona da marionete é preenchida e contornada com um efeito tipo "limpador de para-brisas", e o produto é injetado de maneira anterógrada e retrógrada. Isso permite o desenvolvimento de uma zona de preenchedor, em vez de uma faixa indesejada de preenchedor. É importante injetar também no modíolo e na área sob o músculo DAO. Com a boca do paciente ligeiramente aberta, pode-se aplicar a injeção no modíolo usando a mão não dominante para segurar a pele esticada entre o dedo indicador posicionado acima do lábio e com o polegar posicionado abaixo do lábio. Isso permite o desenvolvimento de contração, que auxilia na injeção do preenchedor. Em pacientes muito expressivos, pode ser necessário injetar embaixo e em cima do músculo além do plano subcutâneo. De acordo com a experiência do presente autor (KR), utilizar a eminência tenar para movimentar o êmbolo permite um controle mais minucioso, delicado e preciso da cânula. A quantidade de AH necessária para correção da comissura oral lateral-zona da marionete-sulco *prejowl* depende de vários fatores, incluindo comprimento, largura, profundidade, perda de volume associada e presença ou ausência de vincos, com média de 1,5 mℓ por sessão. Após a injeção, o modelamento e a massagem do preenchedor de AH fora e dentro da comissura oral com gel de ultrassom são uma técnica útil.

O conhecimento detalhado da anatomia subjacente da região perioral da face é essencial. A área inferior do sulco melomentual pode abrigar o nervo, a artéria e a veia mentual. Conhecer esses locais anatômicos ajudará a prevenir desconforto do paciente e comprometimento vascular. Quando for aplicar injeções nessa área, também se devem tomar precauções de segurança para evitar enfraquecer inadvertidamente o músculo depressor do lábio inferior (DLI), o que pode resultar em incompetência oral e/ou assimetria de lábio inferior.

CONCLUSÃO

Os sulcos melolabiais e as linhas de marionete são características que definem o envelhecimento do rosto. Essas mudanças não são apenas esteticamente desagradáveis, como também têm implicações sociais indesejadas. Ptose das comissuras orais transmite uma imagem de tristeza ou descontentamento, e isso influencia a maneira como as pessoas são percebidas pelas outras. Essas implicações sociais podem ter consequências econômicas. Aparências jovens por meio de cirurgia estética estão associadas a sucesso profissional, enquanto uma aparência envelhecida foi citada como um obstáculo para contratações de trabalho.

Felizmente, o advento dos preenchedores de tecidos moles revolucionou a capacidade de reduzir os sinais do envelhecimento, em particular na área perioral. Preenchedores de AH são uma técnica segura e minimamente invasiva que pode melhorar significativamente a aparência e minimizar os sinais do envelhecimento. Eles trazem o benefício adicional da correção gradativa, facilitando alcançar a aparência desejada pelo paciente. Personalizar o tratamento de acordo com a aparência atual do indivíduo e sua aparência jovem anterior, juntamente com o conhecimento profundo da anatomia perioral, otimizará os resultados da terapia de preenchimento e levará ao nível ideal de satisfação do paciente.

LEITURA ADICIONAL

Ali, M. J., Ende, K., & Maas, C. S. (2007). Perioral rejuvenation and lip augmentation. *Facial Plastic Surgery Clinics of North America, 15*(4), 491–500. https://doi.org/10.1016/j.fsc.2007.08.008. vii.

American Society of Plastic Surgeons. (2009). Women in the workforce link cosmetic surgery to success. http://www.plasticsurgery.org/Media/Press_Releases/Women_in_the_Workforce_Link_Cosmetic_Surgery_to_Success.html. Accessed June 26, 2021.

Berger, E. D. (2009). Managing age discrimination: An examination of the techniques used when seeking employment. *The Gerontologist, 49*(3), 317–332. https://doi.org/10.1093/geront/gnp031.

Borrell, M., Leslie, D. B., & Tezel, A. (2011). Lift capabilities of hyaluronic acid fillers. *Journal of Cosmetic and Laser Therapy, 13*(1), 21–27. https://doi.org/10.3109/14764172.2011.552609.

Braz, A., Humphrey, S., Weinkle, S., Yee, G. J., Remington, B. K., Lorenc, Z. P., et al. (2015). Lower face: Clinical anatomy and regional approaches with injectable fillers. *Plastic and Reconstructive Surgery, 136*, 235s–257s. https://doi.org/10.1097/PRS.0000000000001836.

Carruthers, A., Carruthers, J., Hardas, B., Kaur, M., Goertelmeyer, R., Jones, D., et al. (2008). A validated grading scale for marionette lines. *Dermatologic Surgery, 34*(suppl 2), S167–S172. https://doi.org/10.1111/j.1524-4725.2008.34366.x.

Carruthers, J., & Carruthers, A. (2003). A prospective, randomized, parallel group study analyzing the effect of BTX-A (Botox) and nonanimal sourced hyaluronic acid (NASHA, Restylane) in combination compared with NASHA (Restylane) alone in severe glabellar rhytides in adult female subjects: Treatment of severe glabellar rhytides with a hyaluronic acid derivative compared with the derivative and BTX-A. *Dermatologic Surgery, 29*(8), 802–809. https://doi.org/10.1046/j.1524-4725.2003.29212.x.

Charles Finn, J., Cox, S. E., & Earl, M. L. (2003). Social implications of hyperfunctional facial lines. *Dermatologic Surgery, 29*(5), 450–455. https://doi.org/10.1046/j.1524-4725.2003.29112.x.

Coleman, K. R., & Carruthers, J. (2006). Combination therapy with BOTOX and fillers: The new rejuvnation paradigm. *Dermatologic Therapy, 19*(3), 177–188. https://doi.org/10.1111/j.1529-8019.2006.00072.x.

Cotofana, S., Fratila, A. A., Schenck, T. L., Redka-Swoboda, W., Zilinsky, I., & Pavicic, T. (2016). The anatomy of the aging face: A review. *Facial Plastic Surgery, 32*(3), 253–260. https://doi.org/10.1055/s-0036-1582234.

Goodman, G. J., Swift, A., & Remington, B. K. (2015). Current concepts in the use of Voluma, Volift, and Volbella. *Plastic and Reconstructive Surgery, 136*, 139s–148s. https://doi.org/10.1097/PRS.0000000000001734.

McKee, D., Remington, K., Swift, A., Lambros, V., Comstock, J., & Lalonde, D. (2019). Effective rejuvenation with hyaluronic acid fillers: Current advanced concepts. *Plastic and Reconstructive Surgery., 143*(6), 1277e–1289e. https://doi.org/10.1097/PRS.0000000000005607.

Muhn, C., Rosen, N., Solish, N., Bertucci, V., Lupin, M., Dansereau, A., et al. (2012). The evolving role of hyaluronic acid fillers for facial volume restoration and contouring: A Canadian overview. *Clinical, Cosmetic and Investigational Dermatology, 5*, 147–158.

Perkins, N. W., Smith, S. P., Jr., & Williams, E. F., 3rd. (2007). Perioral rejuvenation: Complementary techniques and procedures. *Facial Plastic Surgery Clinics of North America, 15*(4), 423–432, vi. https://doi.org/10.1016/j.fsc.2007.08.002.

Swift, A., Liew, S., Weinkle, S., Garcia, J. K., & Silberberg, M. B. (2021). The facial aging process from the "inside out". *Aesthetic Surgery Journal, 41*(10), 1107–11190. https://doi.org/10.1093/asj/sjaa339.

Tezel, A., & Fredrickson, G. H. (2008). The science of hyaluronic acid dermal fillers. *Journal of Cosmetic and Laser Therapy, 10*(1), 35–42. https://doi.org/10.1080/14764170701774901.

Weinkle, S. (2010). Injection techniques for revolumization of the perioral region with hyaluronic acid. *Journal of Drugs in Dermatology, 9*(4), 367–371.

Wise, J. B., & Greco, T. (2006). Injectable treatments for the aging face. *Facial Plastic Surgery, 22*(2), 140–146. https://doi.org/10.1055/s-2006-947720.

24

Preenchimento do Mento e da Mandíbula

Matthew Sandre e Vince Bertucci

RESUMO E CARACTERÍSTICAS PRINCIPAIS

- O uso de preenchedores injetáveis no mento e na mandíbula está se tornando cada vez mais popular
- Um conhecimento profundo sobre a anatomia subjacente e sobre as mudanças anatômicas que ocorrem com o envelhecimento é essencial para melhorar os resultados e minimizar riscos no tratamento do terço inferior da face
- Preenchedores injetáveis à base de ácido hialurônico, hidroxiapatita de cálcio e ácido poli-L-láctico podem todos ser considerados para volumização do mento e da mandíbula
- Terapia adjuvante com neuromoduladores, tecnologias e, em alguns casos, modalidades cirúrgicas podem ajudar a otimizar os resultados estéticos.

INTRODUÇÃO

A popularidade dos preenchimentos do terço inferior da face está aumentando, conforme comprovado pela American Society for Aesthetic Plastic Surgery, cujos dados mostram que houve aumento de 20% das mentoplastias entre 2017 e 2018, sendo este procedimento mais comum entre a faixa etária de 18 a 34 anos. Historicamente, o preenchimento do terço inferior da face costumava ser feito de modo cirúrgico; atualmente, um injetor experiente pode obter resultados estéticos semelhantes com preenchedores. Apesar dos benefícios dos preenchedores, não é incomum que os profissionais não consigam tratar o terço inferior da face, possivelmente devido às técnicas avançadas e à natureza desafiadora da abordagem nessa área. A avaliação do terço inferior da face é uma importante consideração na estética facial tanto para homens quanto para mulheres, visto que o tratamento adequado do mento e da mandíbula pode levar à melhora significativa da estética facial geral.

ENVELHECIMENTO DO TERÇO INFERIOR DA FACE

O envelhecimento facial ocorre em consequência de diversos fatores, incluindo remodelamento e reabsorção óssea e do tecido adiposo, atenuação dos septos faciais e perda da elasticidade tecidual (Figura 24.1). Quando combinadas com a gravidade, essas mudanças resultam em mobilização descendente dos tecidos moles. Um estudo tomográfico computadorizado (TC) de 2010 revelou várias similaridades entre as alterações esqueléticas de homens e mulheres com o tempo, inclusive redução na altura do ramo mandibular, bem como na altura e no comprimento do corpo mandibular e aumento do ângulo goníaco (Figura 24.2). Consequentemente, a mandíbula passa por um processo de reabsorção anterior e inferior. O mento também sofre mudanças, tornando-se mais anteriorizado e encurtado com a idade.

Reabsorção dos compartimentos de gordura e enfraquecimento dos ligamentos e septos faciais contribuem para as alterações observadas no terço inferior da face. Alguns autores acreditam que os ligamentos mantêm sua resistência enquanto os tecidos entre eles se deslocam inferiormente devido à gravidade. Em compensação, acredita-se que um enfraquecimento do septo mandibular faz com que as bolsas de gordura do *jowl* inferior e superior se desloquem inferiormente, contribuindo para a aparição do *jowl*. Nenhum deslocamento anterior significativo de bolsa de gordura ocorre devido ao que se considera ser a resistência mantida do ligamento mandibular, que aparece como um sulco na pele anterior ao *jowl*. A baixa aderência do platisma com a mandíbula posterior a este ligamento também demonstrou contribuir para a formação do *jowl*. Ademais, Suwanchinda et al. demonstraram, em dissecações de cadáveres, que o arranjo do tecido fibroconjuntivo subcutâneo leva à formação do sulco mentual.

Mulheres tendem a apresentar atrofia mais rápida de tecidos moles no período perimenopáusico, enquanto os homens apresentam um declínio mais linear ao longo do tempo. Combinadas com atrofia da pele, essas alterações resultam em perda geral da definição do mento e mandíbula, levando a uma aparência envelhecida do terço inferior da face.

IDEAIS DE BELEZA DO TERÇO INFERIOR DA FACE

Embora os conceitos e ideais de beleza tenham, de certo modo, evoluído com o tempo e variem entre os grupos étnicos, conhecer as proporções e simetrias faciais globais ainda é fundamental

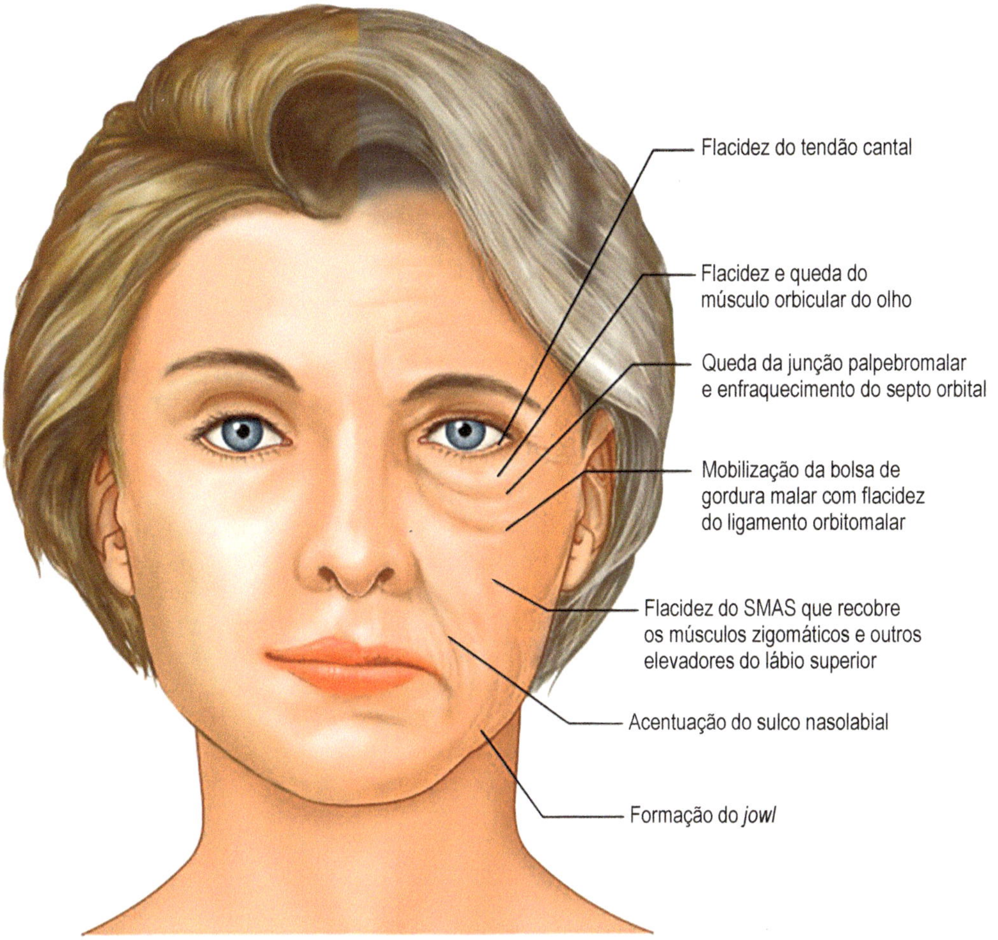

Figura 24.1 Diagrama *split face* destacando as mudanças observadas durante o processo de envelhecimento. (De The Aging Face – ClinicalKey Fig. 38.12.)

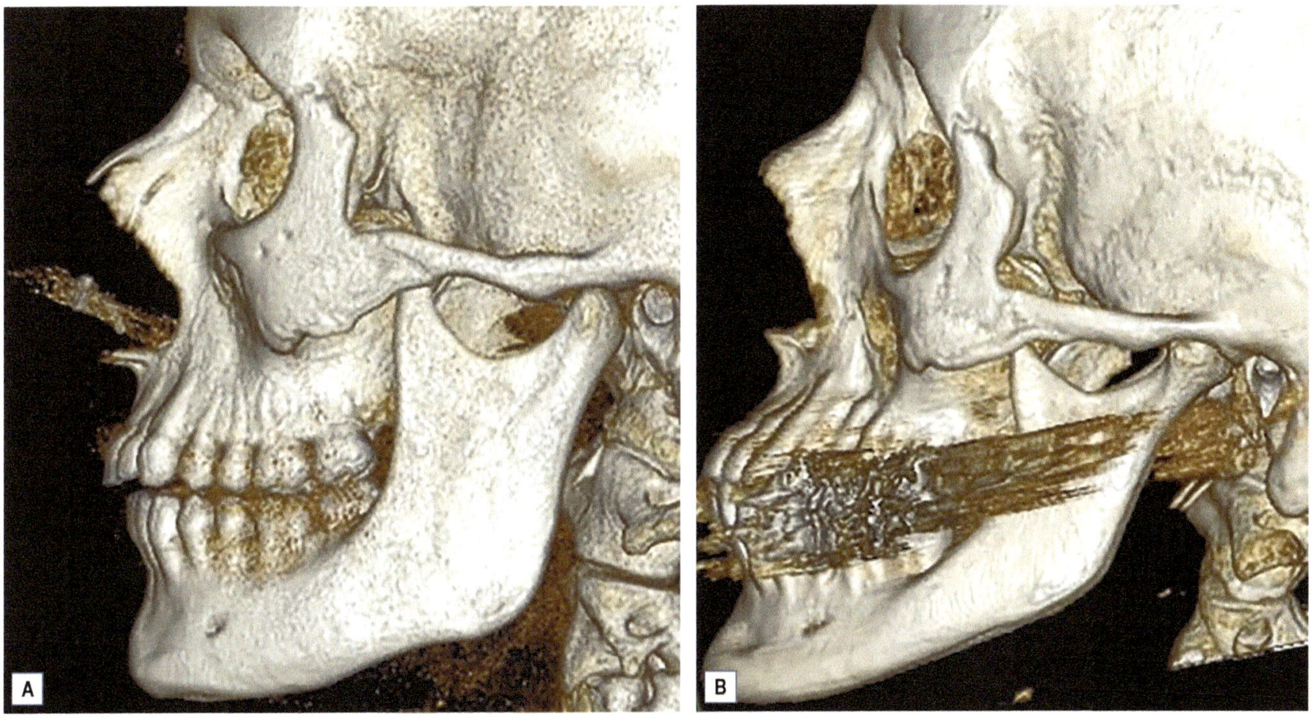

Figura 24.2 Mudanças mandibulares que ocorrem com o envelhecimento. **A.** Esqueleto jovem. **B.** Esqueleto envelhecido. (De Rejuvenation of the aging face and skeleton with implants – ClinicalKey Fig. 13.8.)

para alcançar resultados ideais. Além disso, muitos ideais de beleza facial são compartilhados entre as culturas, e é por intermédio do conhecimento desses ideais que se pode entender o que é beleza facial.

Um conceito fundamental para se obterem resultados ideais é o da avaliação facial em 360°. Este conceito aparentemente simples é geralmente negligenciado tanto pelos pacientes quanto pelos profissionais que fazem preenchimento. A falha em avaliar o posicionamento de perfil carrega em si um verdadeiro risco de criar proporções antinaturais. Da mesma forma, é importante avaliar o rosto em repouso e nas expressões dinâmicas.

A visão frontal permite a avaliação dos terços verticais e quintos horizontais da face, que devem ser proporcionais. O entendimento desses padrões e a importância das proporções faciais conduzem o injetor a planejar, por exemplo, o alongamento do mento ou o alargamento da mandíbula, a fim de ajudar a equilibrar as proporções faciais.

Conforme observado na Figura 24.3, um formato masculino de rosto é geralmente comparado a um quadrado, no qual a razão de largura bizigomática e bigoníaca é próxima a 1:1. Os homens geralmente têm queixos mais largos que são aproximadamente da largura da boca, e têm tubérculos mentuais laterais bem desenvolvidos. Em compensação, as mulheres normalmente desejam ter um queixo mais arredondado e estreito. O formato geral facial ideal para as mulheres pode variar de paciente para paciente, incluindo os formatos oval, coração, redondo e anguloso, entre outros. É importante notar que, em mulheres, uma razão bizigomática e bigoníaca maior que 1:1 é desejada, com o terço médio da face mais largo e o terço inferior da face mais estreito. No entanto, os injetores devem ter em mente que zigoma e mandíbula, em suas proporções ideais, não existem, independentemente dos terços médio e superior da face. Por exemplo, em um paciente com perda de volume temporal, ampliar a largura bizigomática para alcançar harmonia facial com a largura bigoníaca pode, inadvertidamente, acentuar a aparência esqueletizada da face superior.

Na visão de perfil, homens têm o mento mais protuberante, enquanto o mento feminino se encontra ligeiramente posterior ao vermelhão do lábio inferior. As projeções do lábio superior, nariz e mento estão intimamente relacionadas e devem ser consideradas conjuntamente no planejamento do tratamento. Foi desenvolvida uma série de métodos para avaliar o equilíbrio dos tecidos moles de lábios, nariz e mento, incluindo a linha E de Ricketts e a linha S de Steiner (Figura 24.4), sendo este último amplamente utilizado na ortodontia. Quando as estruturas mencionadas anteriormente estão balanceadas, os lábios devem tocar na linha S de Steiner, que é uma linha que se estende do pogônio até o meio de uma curva em formato de S entre a ponta do nariz e o subnásio. A análise do tecido mole de Jacobson é outra referência cefalométrica útil para avaliar perfis faciais (Figura 24.5). Esta análise classifica os perfis faciais nas categorias reto, convexo ou côncavo, com base no ângulo formado na intersecção de linhas traçadas da glabela ao subnásio, e do subnásio ao pogônio. Um ângulo de convexidade de 8 a 16° indica um perfil reto, enquanto um ângulo maior ou menor que isso representa um perfil convexo ou côncavo, respectivamente.

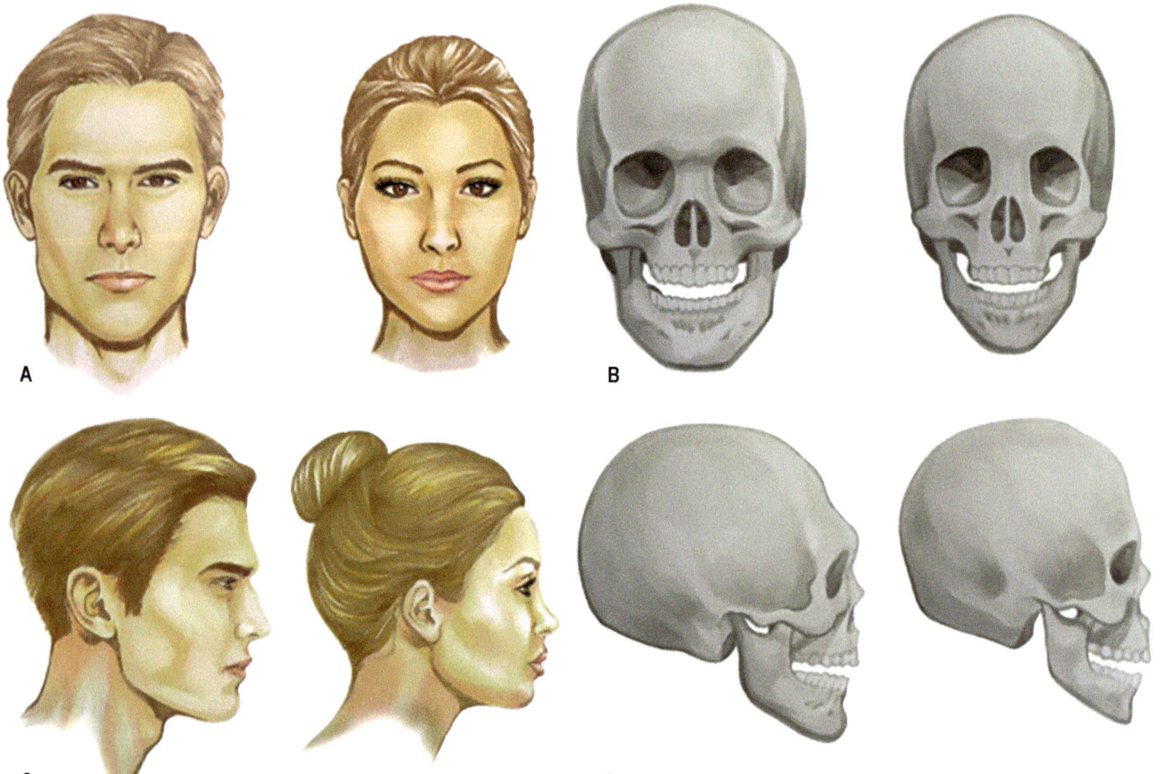

Figura 24.3 Diferenças entre as faces masculina e feminina. **A.** Visão frontal. **B.** Visão esquelética frontal. **C.** Visão lateral. **D.** Visão esquelética lateral. (De Lower jaw recontouring in facial gender-affirming surgery – ClinicalKey.)

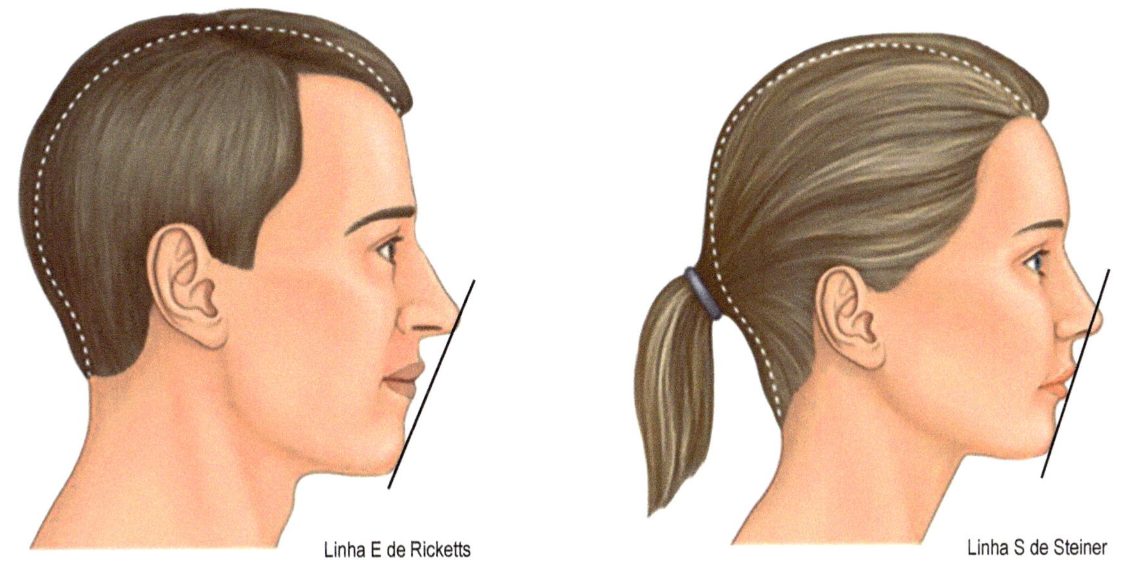

Figura 24.4 Linha E de Ricketts (*esquerda*) e linha S de Steiner (*direita*). (De Aesthetic contouring of the craniofacial skeleton – ClinicalKey Fig. 14.4.)

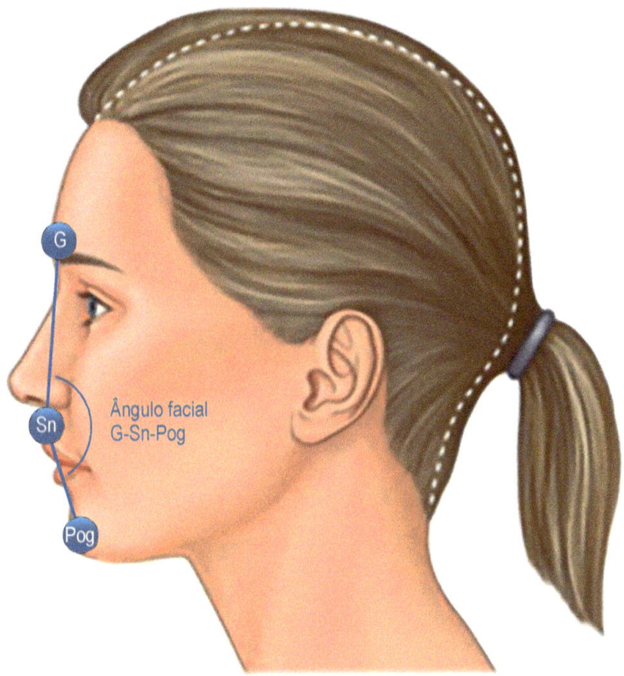

Figura 24.5 Ângulo facial G-Sn-Pog.

O ponto em que a parte mais inferior do ramo mandibular e a parte mais lateral do corpo mandibular se encontram é denominado "ângulo mandibular ou goníaco". Uma pesquisa *on line*, em 2016, sobre o formato do queixo masculino revelou que, entre as características desejadas, está um ângulo mandibular de 130° e que a transição para a porção vertical da mandíbula não deve estar abaixo do lábio inferior e, idealmente, deve estar alinhada à comissura oral. Considera-se que uma redução do ângulo mandibular, resultando em uma transição mais suave do vertical para o horizontal, crie uma mandíbula mais feminina em comparação à curvatura proeminente da mandíbula masculina.

ANATOMIA

Osso

A mandíbula é a principal estrutura óssea do terço inferior da face, consistindo em um corpo inferior em formato de ferradura e dois ramos mandibulares perpendiculares. Os corpos mandibulares se unem na linha média na sínfise mentoniana. Ficando perto da linha vertical médio-pupilar, o forâmen mentual se encontra entre as bordas mandibulares superior e inferior. Uma linha vertical traçada através do segundo pré-molar inferior é outro marco de referência utilizado para localizar o forâmen mentual. Tanto o nervo quanto a artéria mentual saem deste forâmen.

Compartimentos de gordura

Assim como em outras áreas do rosto, o terço inferior da face tem compartimentos de gordura superficial e profunda (Figura 24.6). A região mandibular consiste em quatro compartimentos de gordura profunda: os compartimentos de gordura mandibular superior e inferior, o compartimento de gordura submandibular e um compartimento de gordura que recobre a fáscia parotídeo-massetérica. Os compartimentos de gordura superficial relevantes para o preenchimento de tecidos moles são o temporomalar lateral, localizado na área pré-auricular, o médio malar e o *jowl* superior e inferior. O mento também apresenta seus próprios compartimentos de gordura superficial e profunda que podem ser tratados com preenchedores.

Ligamentos e septos

Os septos e ligamentos faciais mais relevantes para o preenchimento do terço inferior da face são o septo mandibular, o ligamento mandibular e o ligamento cutâneo massetérico (Figura 24.7). Sua possível importância para o processo de envelhecimento já foi discutida anteriormente. O septo mandibular se origina aproximadamente 1 cm acima da margem mandibular e separa o rebordo mandibular do compartimento de gordura submandibular. Alguns autores acreditam que este seja uma

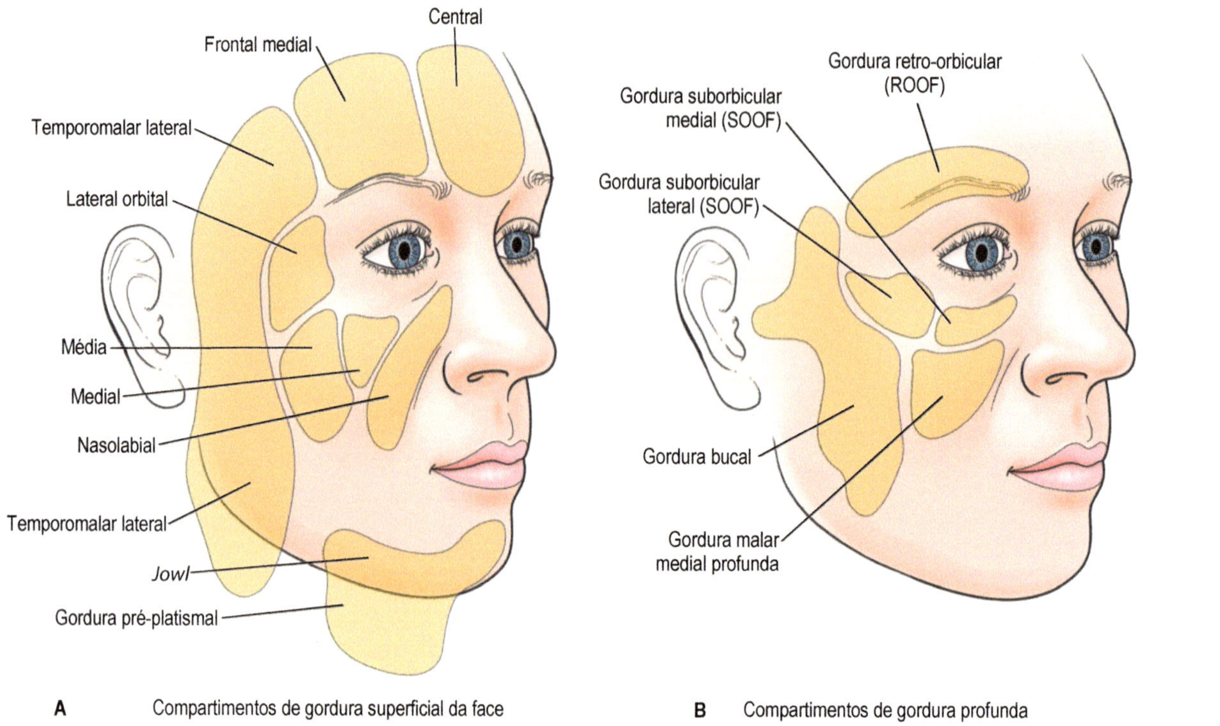

Figura 24.6 Compartimentos de gordura facial. (De Nerad, Jeffrey A., MD, FACS: Techniques in Ophthalmic Plastic Surgery. Published December 31, 2020. © 2021, Elsevier.)

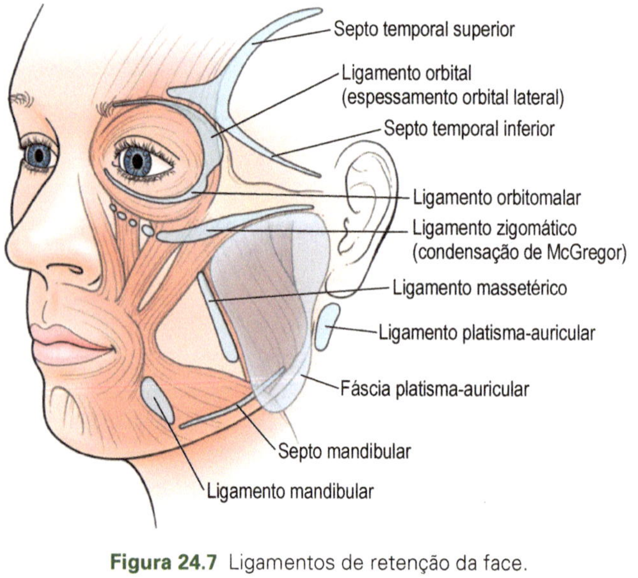

Figura 24.7 Ligamentos de retenção da face.

extensão do ligamento mandibular. O ligamento mandibular se encontra na margem inferior do sulco labiomandibular, anteriormente ao *jowl*, posterior ao músculo depressor do ângulo oral (DAO), inserindo-se na derme. O ligamento mandibular reflete a parte mais inferior da linha facial de ligamentos. É importante que os injetores conheçam essa linha ligamentar, visto que a colocação do produto lateral e medialmente a essa linha causa um efeito de *lifting* e volumização, respectivamente. Por fim, o ligamento cutâneo massetérico é considerado uma separação vertical da região malar lateral e do espaço pré-massetérico. Sua localização exata sobre o masseter parece variar da margem anterior para a linha média do músculo.

Vasculatura

A artéria facial atravessa a mandíbula na incisura antegonial, aproximadamente 3 cm anterior ao ângulo mandibular e 1 cm anterior à margem anterior do masseter (Figura 24.8). Este vaso pode frequentemente ser palpável. Lateral e profundamente à artéria facial está a veia facial. Ambos atravessam a mandíbula na gordura profunda, posterior ao platisma. A artéria facial corre profundamente na gordura bucal, ramificando-se nas artérias labiais superior e inferior perto do modíolo. É perto dessa área que a artéria facial inicia a artéria angular, e muda sua profundidade, ficando mais superficial à medida que caminha caudalmente.

No queixo, a artéria mentual se origina do forâmen mentual na lateral do queixo e corre medialmente como ramos terminais. O nervo mentual é um nervo sensorial que também se origina do forâmen mentual e segue um caminho semelhante ao da artéria mentual. O ramo cervical da artéria facial se ramifica na artéria submentual. Ela surge embaixo da mandíbula, na glândula submandibular, correndo anteriormente antes de atravessar a mandíbula, próximo da sínfise mandibular.

Musculatura

Injetores especialistas devem ter um conhecimento profundo da dinâmica dos músculos faciais nas áreas de preenchimento, visto que, mesmo na ausência de neurotoxinas, o preenchedor também pode alterar de forma independente o movimento muscular, um conceito denominado miomodulação.

Os cinco principais músculos encontrados no terço inferior da face são o DAO, o depressor do lábio inferior (DLI), o mentual, o masseter e a porção superior do platisma. Originando-se ao longo da mandíbula e se inserindo em diferentes áreas próximas

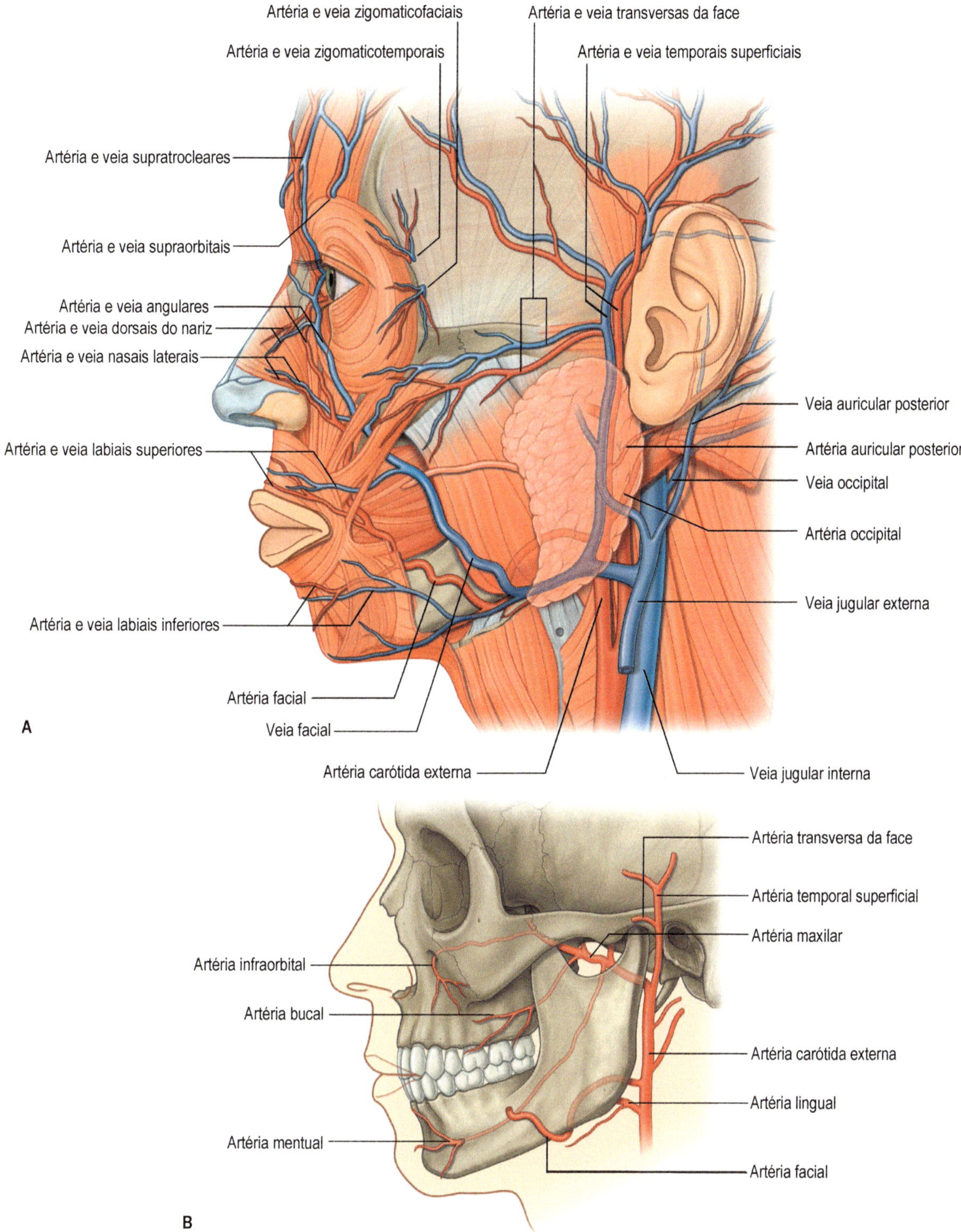

Figura 24.8 Anatomia vascular superficial e profunda da face. (De Head and Neck – ClinicalKey Fig. 8.67.)

ao lábio inferior, DAO, DLI e mentual se encontram na área mentual e convergem inferiormente com o platisma. Observam-se que as fibras dos músculos DAO, DLI, mentual e até mesmo do orbicular da boca se entrelaçam em vários locais da área mentual.

O masseter é um músculo de formato quadrado ou romboide posterior aos compartimentos de gordura superficial malar lateral e inferior, dando suporte à parte lateral do rosto e à mandíbula. Esse músculo tem um componente superficial maior e um componente profundo menor, que se originam do arco zigomático e se inserem na mandíbula.

Glândula parótida e ducto parotídeo

A parte posterior do músculo masseter é coberta pela glândula parótida. O ducto parotídeo, também conhecido como ducto de Stensen, surge da parte anterior da glândula, atravessa o masseter e penetra no bucinador na margem anterior do masseter para, enfim, entrar na cavidade oral. Uma referência cutânea aproximada do caminho do ducto parotídeo é uma linha traçada desde o lóbulo da orelha até a comissura oral ipsilateral.

Camadas de tecido

Na face anterior, as camadas de tecido variam anterior e posteriormente em relação ao sulco labiomandibular. A porção anterior do terço inferior da face da porção superficial a profunda tem a seguinte ordem: pele, compartimentos de gordura superficial, músculo, gordura labiomandibular/mentual profunda, periósteo. No plano posterior a este sulco, as camadas em ordem da superficial a profunda são: pele, compartimentos de gordura superficial, platisma, compartimentos de gordura profunda, fáscia massetérica, músculo masseter e periósteo. Nessa área posterior, a camada musculoaponeurótica, como o platisma, tem menor aderência a suas estruturas adjacentes, tornando-a mais suscetível ao processo de envelhecimento.

PLANEJAMENTO E TÉCNICA DE PREENCHIMENTO

Assim como em tantos outros empreendimentos, avaliação e planejamento minuciosos são fundamentais. Além disso, uma discussão aberta com o paciente é essencial para garantir que os objetivos do profissional e do paciente estejam alinhados. Embora aparentemente simples, essas conversas podem ser desafiadoras quando há uma diferença entre o que os pacientes querem e o que o profissional acredita que o paciente precisa. Os autores acreditam que uma abordagem educativa durante o processo de consulta é mais eficaz para chegar a um plano satisfatório para ambas as partes e que proporcione os resultados mais esteticamente agradáveis.

Embora muitas áreas do terço inferior da face possam ser preenchidas com segurança com agulha ou cânula, os autores preferem usar a cânula, principalmente, desde que foi demonstrado recentemente que o uso da cânula tem um risco 77,1% menor de oclusão vascular comparado ao uso de agulha. Os autores normalmente usam cânula de 50 mm 25G, que oferece acessibilidade à maioria das áreas do terço inferior da face com mínimos pontos de entrada. Produtos com G′ elevado são geralmente selecionados para uso no terço inferior da face nas áreas onde se desejam estrutura, suporte e definição, como no mento e na mandíbula. Modelar o produto após a injeção é especialmente importante quando se usam produtos com G′ elevado para reduzir o risco de nódulos visíveis ou palpáveis. Contudo, produtos mais flexíveis que se movimentam com as expressões são preferíveis em áreas como a região melomentual, em que menos definição e mais flexibilidade são preferíveis. Preenchedores de ácido hialurônico (AH) são os preferidos dos autores, mas hidroxiapatita de cálcio e ácido poli-L-láctico também podem ser efetivamente utilizados no terço inferior da face.

Mento

Princípios gerais

Familiarizar-se com padrões de oclusão dentária pode ajudar os injetores a comunicar os benefícios do preenchimento do mento para os pacientes (Figura 24.9). Ter um padrão de mordida alinhado é considerado como um padrão classe I de oclusão ou ortognatismo. No padrão de oclusão classe II, os pacientes geralmente apresentam sobremordida com retrognatismo e retrusão do mento. Por fim, *underbite*, prognatismo e queixo excessivamente projetado são observados em pacientes com oclusão classe III.

Embora existam vários possíveis pontos de entrada de cânulas para preenchimento do mento, dois pontos de entrada comuns incluem a região média do sulco *prejowl* logo acima da margem mandibular e a área lateral ao sulco mentual na altura do mesmo. Pelo fato de o mento apresentar tecido fibroso e densamente compactado, colocar produto em excesso no queixo durante uma sessão pode causar um grande desconforto póstratamento e afetar o movimento do lábio inferior. Os autores recomendam não colocar mais que 2 mℓ de produto no mento em uma sessão, e sugerem adicionar mais volume em uma sessão algumas semanas depois.

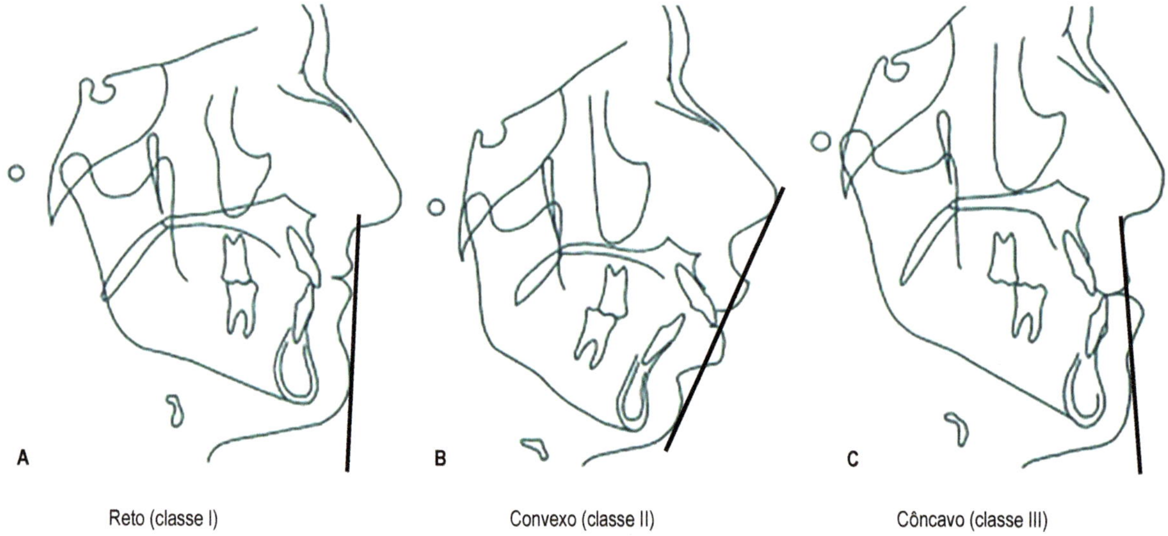

Figura 24.9 Padrões de oclusão dentária.

Ao tratar a área do mento, solicitar que os pacientes mantenham a boca levemente aberta durante a injeção para relaxar o músculo mentual, permitindo o avanço mais fácil de cânula e agulha e a colocação do produto.

Sulco mentual

Um sulco mentual profundo pode ser tratado com cânula ou agulha. Um ponto de entrada da cânula é suficiente para alcançar toda a extensão do sulco mentual e aproximadamente 0,5 a 1 mℓ de preenchedor de AH pode ser inserido no plano subcutâneo. Fazendo o paciente dobrar o lábio inferior superior e posteriormente sobre os dentes inferiores, a pele sobre o sulco mentual será esticada, de modo a facilitar o acesso para a colocação uniforme do produto e garantir que não haja acúmulo visível de produto. Se a colocação do produto dentro do plano subcutâneo profundo não for suficiente para melhorar o sulco mentual, uma pequena quantidade de produto pode ser colocada mais superficialmente com uma agulha ou cânula utilizando a técnica de microgotas. É importante observar que essas injeções mais superficiais podem aumentar o risco de nódulos visíveis e efeito Tyndall. Além de reduzir a profundidade do sulco mentual, um benefício secundário ao diminuir o sombreamento nessa área é a capacidade de criar uma ilusão de alongamento do queixo mediante aumento da área de superfície da luminosidade confluente do mento.

Projeção

Bolus supraperiosteais bilateralmente no tecido mole do pogônio usando uma agulha podem promover aumento do eixo anteroposterior. Os volumes variam amplamente, dependendo da quantidade de projeção necessária. Conforme observado anteriormente, quando há necessidade de grandes volumes, deve-se considerar fazer o tratamento em mais de uma sessão. O local da injeção varia de acordo com os objetivos de contorno. Se o desejo for alargamento do mento, recomenda-se injetar aproximadamente 1 cm lateralmente em relação à linha média. Embora não seja infalível, os autores recomendam aspiração, visto que o forâmen mentual e as artérias mentuais geralmente se encontram exatamente laterais a esses pontos de injeção, com as artérias mentuais estando em um plano mais superficial. Alternativamente, um único ponto de injeção na linha média pode ser usado em alguns casos, principalmente se o objetivo for obter um contorno mais estreito e arredondado do queixo, como desejam algumas mulheres. Abordar o queixo a partir de um ponto de entrada lateral com uma cânula também pode ser feito para injetar *bolus* ou depósitos lineares de produto. Puxar o mento anteriormente enquanto avança a cânula ajuda a garantir um plano profundo de injeção. Em pacientes que têm uma fenda no mento ("covinha") pronunciada e não querem atenuar sua aparência, uma haste de algodão pode ser colocada perpendicularmente dentro da fenda, podendo aplicar pressão durante a injeção para diminuir a chance de preenchimento dessa depressão.

Alongamento ou arredondamento

No paciente correto, o alongamento do queixo pode melhorar significativamente a estética facial geral por melhorar o equilíbrio e as proporções. O rosto pode parecer mais fino quando se aumenta a altura vertical em relação à largura. Se for usar um ponto de entrada lateral ao sulco mentual, pode-se usar uma cânula para colocar pequenos *bolus* de produto no gnátio e no tecido mole do mento. Com um ponto de entrada exatamente acima da linha mandibular, pequenos segmentos lineares podem ser colocados em locais similares. Injeções com agulhas são frequentemente aplicadas no osso na linha média do gnátio e na área submentual/mento, mas também podem ser aplicadas na camada subcutânea. A aspiração é fortemente recomendada se estiver usando uma agulha para injeção, visto que a artéria submentual está localizada próximo a esses pontos de injeção. Um volume de 0,2 a 0,3 mℓ de preenchedor de cada lado é geralmente suficiente, mas o melhor é que cada caso deve seja analisado individualmente.

Em homens, modelar o produto para formar uma margem inferior mais linear ajuda a criar o formato geralmente desejado de queixo quadrado. Ao contrário, um mento classicamente feminino, mais arredondado, é obtido moldando-se o produto mais centralmente. Deve-se observar que injeções de toxina botulínica no músculo mentual podem ajudar sinergicamente a alongar o queixo, por relaxar o músculo e permitir que o mento fique mais estendido.

Alargamento e angulação

Alargamento do queixo é um objetivo geralmente, porém não exclusivamente, reservado a pacientes masculinos, o qual pode ser alcançado utilizando-se uma agulha ou cânula para injetar pequenos *bolus* supraperiostealmente nos ápices laterais do queixo (Vídeo 24.1). Quando estiver planejando injeções nessa área, é importante lembrar que o mento ideal tem aproximadamente a mesma largura da boca nos homens e do nariz nas mulheres. Aconselha-se tomar cuidado ao injetar nessa área, visto que a artéria submentual se encontra nas imediações.

Vídeo 24.1

"Encurtamento"

A percepção do comprimento vertical do queixo é afetada pelo ponto de reflexo máximo de luz na área. De acordo com a experiência dos autores, posicionar o reflexo de luz mais acima no mento pode dar a ilusão de um queixo mais curto. Isso pode ser obtido injetando segmentos de preenchedor por toda a largura do queixo na altura vertical desejada, criando, em essência, um pogônio novo e mais superiormente posicionado. Tudo que estiver abaixo disso parecerá mais sombreado, de modo a dar a impressão de uma altura vertical mais curta do queixo.

Mandíbula

Princípios gerais

Ao avaliar e planejar preenchimentos de mandíbula, uma discussão franca com os pacientes é essencial para determinar sua aparência final desejada. Por exemplo, quando questionados sobre os objetivos do tratamento, muitos pacientes puxam posteriormente o terço inferior da face para demonstrar a aparência da pele mais esticada e com menos *jowl*. Nesses casos, estabelecer expectativas realistas é de suma importância, visto que o preenchimento pode não conseguir alcançar os resultados cirúrgicos que se desejam.

Sulco *prejowl*

O tratamento do sulco *prejowl* é uma área gratificante, já que pode ajudar a obter uma mandíbula mais definida. Embora a melhora do sulco *prejowl* possa ser obtida por meio de injeção direta na área, é importante reconhecer que também pode ser tratado indiretamente utilizando vetores laterais e anteriores por meio do tratamento da lateral da mandíbula/área pré-auricular e do mento, respectivamente. Se a abordagem indireta não for suficiente ou adequada, então o tratamento direto da área do *prejowl* é possível. Deve-se ter cuidado ao avaliar o formato e o tamanho geral da linha mandibular e mento antes do tratamento, visto que a correção completa dos sulcos *prejowl* pode, às vezes, resultar em alargamento do mento ou angulação mandibular, levando a uma aparência masculina indesejada em mulheres.

Uma injeção supraperiosteal utilizando um produto com G′ elevado pode ser aplicada diretamente no sulco *prejowl* com uma agulha. Alternativamente, um ponto de entrada lateral ou medial permite acesso da cânula a essa área para injeções no plano subcutâneo. Se houver *jowl*, é importante evitar injetar nessa área para que não ocorra sua acentuação.

Contorno da linha mandibular

Os injetores geralmente abordam o contorno da mandíbula com o objetivo de criar um formato masculino ou feminino. Embora essa divisão possa ser válida na maioria dos casos, deve-se reconhecer que cada indivíduo tem seus próprios objetivos e que, portanto, é importante discutir isso com o paciente para garantir que os ideais e os objetivos estéticos estejam alinhados. Tradicionalmente, uma linha mandibular masculina é considerada mais angulosa e representada por duas linhas praticamente perpendiculares que se encontram no ângulo da mandíbula. Em contraste, uma linha mandibular feminina tradicional é geralmente observada como uma curva convexa contínua desde a incisura antegonial até a margem inferior da área pré-auricular. A avaliação do formato geral do rosto também é importante antes de prosseguir com o preenchimento da linha mandibular, visto que pode resultar em uma aparência mais angulosa e masculina dos terços inferior e médio da face, o que pode não se encaixar nos desejos do paciente.

O contorno da linha mandibular pode ser considerado em três zonas anatômicas, porém não mutuamente exclusivas: a própria mandíbula, o ângulo mandibular e a área pré-auricular. Injeções nessas áreas são mais bem realizadas utilizando-se produtos de G′ elevado com agulha ou cânula. Os autores preferem cânulas para a mandíbula devido ao fato de que a artéria facial atravessa a mandíbula na incisura antegonial e, portanto, geralmente está na rota da injeção nessa área. Felizmente, a artéria facial pode ser facilmente palpável e marcada como zona perigosa a ser evitada durante a injeção. Além disso, o uso da cânula permite amplo acesso à região com mínimos furos de agulha. Quando for usar uma cânula nessa área, os pontos de entrada são diferentes para cada injetor com base em fatores como preferência individual, comprimento da cânula, tamanho do rosto, outras áreas estéticas sob tratamento, presença ou ausência de *jowls* e resultado desejado. A quantidade de preenchedor necessária para fazer o contorno da mandíbula pode variar amplamente entre os pacientes, e, portanto, é importante discutir expectativas realistas em relação a limitações orçamentárias.

Em pacientes sem *jowls*, o produto pode ser colocado ao longo de toda a extensão da mandíbula, conforme a necessidade. No entanto, se houver *jowls*, deve-se tomar cuidado para evitar injetar diretamente nesta área para não promover piora.

Conforme observado anteriormente, um perfil de mandíbula tradicionalmente masculina pode ser obtido com aplicação linear do produto no comprimento mandibular, no plano subcutâneo, e então mudando a direção para a área pré-auricular. Um *bolus* no ângulo mandibular pode ajudar a alcançar um alargamento mais masculino do terço inferior da face, trazendo a razão bizigomático:bigoníaca mais próxima de 1:1. Se for usar uma agulha para injetar esse *bolus*, o injetor deve palpar o ângulo goníaco e aplicar em um ângulo de 90° no plano ósseo.

Para um perfil de mandíbula tradicionalmente feminino, o preenchedor pode ser aplicado com cânula a partir de um único ponto de entrada posterior à incisura antegonial, seguindo um trajeto linear para a margem inferior da área pré-auricular, a fim de criar um contorno convexo. Uma dica dos autores para determinar se há necessidade de preenchedor na área pré-auricular é observar se o trago é visível ao examinar o paciente de frente. Se todo o trago estiver visível, adicionar preenchedor na região pré-auricular pode levar a um resultado esteticamente agradável. Os autores recomendam injetar no plano subcutâneo na área pré-auricular, visto que a glândula parótida e o ducto parotídeo correm profundamente e podem ser acidentalmente lesionados se não houver cuidado. Lesões podem resultar no característico inchaço não doloroso e não equimótico da região subzigomática.

Em alguns casos, o alongamento da mandíbula é desejado. Isso pode ser obtido adicionando-se preenchedor no plano posterior ao ângulo da mandíbula com uma agulha ou cânula. Com esta última, o ponto de entrada ideal é posterior ao ângulo goníaco, com o preenchedor depositado sobre o osso para aumentar o comprimento da mandíbula.

Conforme observado anteriormente, o músculo masseter fornece apoio e estrutura para a face lateral e a mandíbula. Embora o foco deste capítulo seja em preenchedores injetáveis para o terço inferior da face, os profissionais que realizam preenchimentos também devem ter em mente que o tratamento do músculo masseter com toxina botulínica para reduzir seu tamanho pode exercer tanto efeitos positivos quanto negativos no formato geral do rosto, principalmente do terço inferior da face. Injeções de toxina botulínica reduzem o volume do músculo masseter, levando a uma aparência mais fina do terço inferior da face e, por fim, aumentando a razão bizigomático:bigoníaca. Embora isso possa ser benéfico em alguns casos, deve-se tomar cuidado, principalmente em pacientes mais velhos, pois a redução do tamanho do masseter pode acentuar significativamente a aparência dos *jowls*. Se a finalidade do tratamento do masseter é reduzir o "apertamento" da mandíbula e o bruxismo, usar preenchedor para restaurar o volume perdido ao longo da mandíbula posterior causado pela redução do volume muscular do masseter é uma boa solução para evitar acentuação dos *jowls*.

CONCLUSÃO

Com a maior conscientização sobre a importância do terço inferior da face para a aparência geral, harmonia e equilíbrio do rosto, o uso de preenchedores no mento e mandíbula promete desempenhar um papel de crescente relevância no rejuvenescimento facial. É por isso que os injetores devem se instruir, treinar e se tornar confiantes em avaliação, anatomia, planejamento do tratamento e aplicação de preenchedores no mento e na mandíbula, a fim de criar resultados naturais e esteticamente agradáveis. Além disso, é essencial adquirir conhecimentos abrangentes de outras modalidades de tratamento e seus papéis no tratamento do terço inferior da face, como cirurgia de *lifting* facial, tecnologias e injeção de neuromoduladores isoladamente ou em combinação com preenchedores se quisermos alcançar os melhores resultados estéticos possíveis.

LEITURA ADICIONAL

Alam, M., Kakar, R., Dover, J. S., et al. (2021). Rates of vascular occlusion associated with using needle vs. cannulas for filler injection. *JAMA Dermatology, 157*(2), 174–180. https://doi.org/10.1001/jamadermatol.2020.5102.

Alghoul, M., & Codner, M. (2013). Retaining ligaments of the face: Review of anatomy and clinical applications. *Aesthetic Surgery Journal, 33*(6), 769–782. https://doi.org/10.1177/1090820X13495405.

Braz, A., & Aquino, B. O. (2013). Reabsorção Óssea. In M. H. L. Sandoval, & E. L. Ayres (Eds.), *Preenchedores: Guia prático de técnica e produtos* (1st ed., pp. 39–44). AC Farmacêutica.

Braz, A., & de Paula Eduardo, C. (2020). Reshaping the lower face using injectable fillers. *Indian Journal of Plastic Surgery, 53*(2), 207–218. https://doi.org/10.1055/s-0040-1716185.

Braz, A., & de Paula Eduardo, C. (2020). The facial shapes in planning the treatment with injectable fillers. *Indian Journal of Plastic Surgery, 54*(2), 230–243. https://doi.org/10.1055/s-0040-1715554.

Braz, A. V., & Pirmez, R. (2014). Preenchimento global ("Volumização"). In D. Steiner, & F. Addor (Eds.), *Tratado de Envelhecimento Cutâneo* (1st ed., pp. 255–260). AC Farmacêutica.

Braz, A. V., & Sakuma, T. H. (2013). Compartimentos de gordura. In M. Sandoval, & E. Ayres (Eds.), *de tecnica e produtos* (1st ed., pp. 35–38). AC Farmacêutica.

Braz, A., Humphrey, S., Weinkle, S., et al. (2015). Lower face: Clinical anatomy and regional approaches with injectable fillers. *Plastic and Reconstructive Surgery, 136*(5 suppl), 235S–257S. https://doi.org/10.1097/PRS.0000000000001836.

Braz, A. V., Louvain, D., & Mukamal, L. V. (2013). Combined treatment with botulinum toxin and hyaluronic acid to correct unsightly lateral-chin depression. *Anais Brasileiros de Ginecologia, 88*, 138–140. https://doi.org/10.1590/s0365-05962013000100024.

Casabona, G., Frank, K., Koban, K. C., et al. (2019). Lifting vs volumizing—The difference in facial minimally invasive procedures when respecting the line of ligaments. *Journal of Cosmetic Dermatology, 18*, 1237–1243. https://doi.org/10.1111/jocd.13089.

Choi, Y. J., Kim, J. S., Gil, Y. C., et al. (2014). Anatomical considerations regarding the location and boundary of the depressor anguli oris muscle with reference to botulinum toxin injection. *Plastic and Reconstructive Surgery, 134*, 917–921. https://doi.org/10.1097/PRS.0000000000000589.

Dayan, S. H., & Arkins, J. P. (2012). The subliminal difference: Treating from an evolutionary perspective. *Plastic and Reconstructive Surgery, 129*, 189e–190e. https://doi.org/10.1097/PRS.0b013e3182365eec.

De Maio, M. (2015). Ethnic and gender considerations in the use of facial injectables: Male patients. *Plastic and Reconstructive Surgery, 136*(5s), 40s–43s. https://doi.org/10.1097/PRS.0000000000001729.

De Maio, M. (2018). Myomodulation with injectable fillers: An innovative approach to addressing facial muscle movement. *Aesthetic Plastic Surgery, 42*, 798–814. https://doi.org/10.1007/s00266-018-1116-z.

De Maio, M., & Rzany, B. (2009). Facial aesthetics in male patients. In *The Male Patient in Aesthetic Medicine* (pp. 1–18). Springer-Verlag.

De Maio, M., Wu, W., Goodman, G., et al. (2017). Facial assessment and injection guide for botulinum toxin and injectable hyaluronic acid fillers: Focus on the lower face. *Plastic and Reconstructive Surgery, 140*(3), 393e–404e. https://doi.org/10.1097/PRS.0000000000003646.

Donnelly, S., Hens, S. M., Rogers, N. L., & Schneider, K. L. (1998). A blind test of mandibular ramus flexure as a morphological indicator of sexual dimorphism in the human skeleton. *American Journal of Physical Anthropology, 107*, 363–366. https://doi.org/10.1002/(SICI)1096-8644(199811)107:3<363::AID-AJPA11>3.0.CO;2-Y.

Eslami, N., Omidkhoda, M., Shafaee, H., & Mozhdehifard, M. (2016). Comparison of esthetics perception and satisfaction of facial profile among male adolescents and adults with different profiles. *Journal of Orthodontic Science, 5*(2), 47–51. https://doi.org/10.4103/2278-0203.179406.

Fagien, S., Bertucci, V., von Grote, E., & Mashburn, J. (2019). Rheologic and physicochemical properties used to differentiate injectable hyaluronic acid filler products. *Plastic and Reconstructive Surgery, 143*(4), 707–720. https://doi.org/10.1097/PRS.0000000000005429.

Farhadian, J., Bloom, B., & Brauer, J. (2015). Male aesthetics: A review of facial anatomy and pertinent clinical implications. *Journal of Drugs in Dermatology, 14*(9), 1029–1034.

Fitzgerald, R. (2018). Addressing facial shape and proportions with injectable agents in youth and age. In B. Azizzadeh, M. Murphy, C. Johnson, G. Massry, & R. Fitzgerald (Eds.), *Master Techniques in Facial Rejuvenation* (pp. 15–54). Canada: Elsevier.

Hur, M. S., Kim, H. J., Choi, B. Y., et al. (2013). Morphology of the mentalis muscle and its relationship with the orbicularis oris and incisivus labii inferioris muscles. *Journal of Craniofacial Surgery, 24*, 602–604. https://doi.org/10.1097/SCS.0b013e318267bcc5.

Hur, M. S., Kim, H. J., & Lee, K. S. (2014). An anatomic study of the medial fibers of depressor anguli oris muscle passing deep to the depressor labii inferioris muscle. *Journal of Craniofacial Surgery, 25*(2), 614–616. https://doi.org/10.1097/SCS.0000000000000452.

Hussain, G., Manktelow, R. T., & Tomat, L. R. (2004). Depressor labii inferioris resection: An effective treatment for marginal mandibular nerve paralysis. *British Journal of Plastic Surgery, 57*, 502–510. https://doi.org/10.1016/j.bjps.2004.04.003.

Jacobson, A. (1995). *Radiographic cephalometry: From basics to video imaging* (1st ed.). Quintessence Publishing Co.

James, R. D. (1998). A comparative study of facial profiles in extraction and nonextraction treatment. *American Journal of Orthodontics and Dentofacial Orthopedics, 114*, 265–276. https://doi.org/10.1016/s0889-5406(98)70208-2.

Keaney, T. (2016). Aging in the male face: Intrinsic and extrinsic factors. *Dermatologic Surgery, 42*, 797–803. https://doi.org/10.1097/DSS.0000000000000505.

Lee, J. Y., Kim, J. N., Yoo, J. Y., et al. (2012). Topographic anatomy of the masseter muscle focusing on the tendinous digitation. *Clinical Anatomy, 25*, 889–892. https://doi.org/10.1002/ca.22024.

Marur, T., Tuna, Y., & Demirci, S. (2014). Facial anatomy. *Clinical. Clinical Dermatology, 32*, 14–23. https://doi.org/10.1016/j.clindermatol.2013.05.022.

Mazess, R. B., & Barden, H. S. (1990). Interrelationships among bone densitometry sites in normal young women. *Bone and Mineral, 11*, 347–356. https://doi.org/10.1016/0169-6009(90)90030-J.

Mendelson, B. C. (1995). Extended sub-SMAS dissection and cheek elevation. *Clinics in Plastic Surgery, 22*, 325–339. https://doi.org/10.1016/S0094-1298(20)30971-8.

Mommaerts, M. (2016). The ideal male jaw angle—An internet survey. *Journal of Cranio-Maxillo-Facial Surgery, 44*(4), 381–391. https://doi.org/10.1016/j.jcms.2015.12.012.

Moradi, A., Shirazi, A., & David, R. (2019). Non surgical chin and jawline augmentation using calciumhydroxylapatite and hyaluronic acid fillers. *Facial Plastic Surgery, 35*(02), 140–148. https://doi.org/10.1055/s-0039-1683854.

Morrison, S., Vyas, K., Motakef, S., et al. (2016). Facial feminization: Systemic review of the literature. *Plastic and Reconstructive Surgery, 137*(6), 1759–1770. https://doi.org/10.1097/PRS.0000000000002171.

Naini, F., Moss, J., & Gill, D. (2006). The enigma of facial beauty: Esthetics, proportions, deformity and controversy. *American Journal of Orthodontics and Dentofacial Orthopedics, 130*(3), 277–282. https://doi.org/10.1016/j.ajodo.2005.09.027.

Owsley, J. (1986). Superficial musculoaponeurotic system platysma face lift. In H. Dudley, D. Carter, & R. Russell (Eds.), *Operative surgery* Butterworth.

Özdemir, R., Kilinc, H., Unlu, R. E., et al. (2002). Anatomicohistologic study of the retaining ligaments of the face and use in face lift: Retaining ligament correction and SMAS plication. *Plastic and Reconstructive Surgery, 110*, 1134–1149. https://doi.org/10.1097/01.PRS.0000021442.30272.0E.

Pessa, J. E., & Rohrich, R. J. (2012). The cheek. In J. E. Pessa, & R. J. Rohrich (Eds.), *Facial Topography, Clinical Anatomy of the Face* (pp. 47–93). Missouri: Quality Medical Publishing.

Proffit, W., Fields, H., & Sarver, D. (2007). *Contemporary Orthodontics*. Missouri: Elsevier.

Radlanski, R. J., & Wesker, K. H. (2012). The facial skeleton. In R. J. Radlanski, & K. H. Wesker (Eds.), *The face, pictorial atlas of clinical anatomy* (pp. 148–161). Quintessence Publishing.

Reece, E. M., Pessa, J. E., & Rohrich, R. J. (2008). The mandibular septum: Anatomical observations of the jowls in aging-implications for facial rejuvenation. *Plastic and Reconstructive Surgery, 121*(4), 1414–1420. https://doi.org/10.1097/01.prs.0000302462.61624.26.

Saghiri, M., Eid, J., Tang, C. K., & Freag, P. (2021). Factors influencing different types of malocclusion and arch form—A review. *Journal of Stomatology, Oral and Maxillofacial Surgery, 122*, 185–191. https://doi.org/10.1016/j.jormas.2020.07.002.

Schenck, T., Koban, K. C., Schlattau, A., et al. (2018). The functional anatomy of the superficial fat compartments of the face: A detailed imaging study. *Plastic and Reconstructive Surgery, 141*(6), 1351–1359. https://doi.org/10.1097/PRS.0000000000004364.

Shaw, R., Katzel, E., Koltz, P., et al. (2010). Aging of the facial skeleton: Aesthetic implications and rejuvenation strategies. *Plastic and Reconstructive Surgery, 127*(1), 374–383. https://doi.org/10.1097/PRS.0b013e3181f95b2d.

Steiner, C. (1953). Cephalometric for you and me. *American Journal of Orthodontics, 39*, 729–754. https://doi.org/10.1016/0002-9416(53)90082-7.

Stuzin, J. M., Baker, T. J., & Gordon, H. L. (1992). The relationship of the superficial and deep facial fascias: Relevance to rhytidectomy and aging. *Plastic and Reconstructive Surgery, 89*, 441–451. https://doi.org/10.1097/00006534-199203000-00007.

Stuzin, J. M., Baker, T. J., Gordon, H. L., et al. (1995). Extended SMAS dissection as an approach to midface rejuvenation. *Clinics in Plastic Surgery, 22*, 295–311. https://doi.org/10.1016/S0094-1298(20)30969-X.

Suwanchinda, A., Rudolph, C., Hladik, C., et al. (2018). The layered anatomy of the jawline. *Journal of Cosmetic Dermatology, 17*(04), 625–631. https://doi.org/10.1111/jocd.12728.

Swift, A., & Remington, K. (2011). BeautiPHIcation: A global approach to facial beauty. *Clinics in Plastic Surgery, 38*, 347–377. https://doi.org/10.1016/j.cps.2011.03.012.

Thayer, Z. M., & Dobson, S. D. (2010). Sexual dimorphism in chin shape: Implications for adaptive hypotheses. *American Journal of Physical Anthropology, 143*, 417–425. https://doi.org/10.1002/ajpa.21330.

The American Society for Aesthetic Plastic Surgery. (2018). Cosmetic (Aesthetic) Surgery National Data Bank STATISTICS [PDF file]. https://www.surgery.org/sites/default/files/ASAPS-Stats2018.pdf.

Toledo Avelar, L. E., Cardoso, M. A., Santos Bordoni, L., de Miranda Avelar, L., & de Miranda Avelar, J. V. (2017). Aging and sexual differences of the human skull. *Plastic and Reconstructive Surgery. Global Open, 5*(4), e1297. https://doi.org/10.1097/GOX.0000000000001297.

Vanaman Wilson, M. J., Jones, I. T., Butterwick, K., & Fabi, S. G. (2018). Role of nonsurgical chin augmentation in full face rejuvenation: A review and our experience. *Dermatologic Surgery, 44*(7), 985–993. https://doi.org/10.1097/DSS.0000000000001461.

Vazirnia, A., Braz, A., & Fabi, S. G. (2019). Nonsurgical jawline rejuvenation using injectable fillers. *Journal of Cosmetic Dermatology, 19*(9). https://doi.org/10.1111/jocd.13277.

Wysong, A., Joseph, T., Kim, D., Tang, J. Y., et al. (2013). Quantifying soft tissue loss in facial aging: A study in women using magnetic resonance imaging. *Dermatologic Surgery, 12*, 1895–1902. https://doi.org/10.1111/dsu.12362.

Wysong, A., Kim, D., Joseph, T., et al. (2014). Quantifying soft tissue loss in the aging male face using magnetic resonance imaging. *Dermatologic Surgery, 40*, 786–793. https://doi.org/10.1111/dsu.0000000000000035.

Yin, L., Jiang, M., Chen, W., Smales, R. J., Wang, Q., & Tang, L. (2014). Differences in facial profile and dental esthetic perceptions between young adults and orthodontists. *American Journal of Orthodontics and Dentofacial Orthopedics, 145*, 750–756. https://doi.org/10.1016/j.ajodo.2014.01.021.

25

Preenchimento dos Lábios

Sabrina Fabi, Jean Carruthers, Susan Weinkle e Michelle Vy

RESUMO E CARACTERÍSTICAS PRINCIPAIS

- Os lábios são uma característica definidora do rosto; o aumento do volume e da estrutura dos lábios por meio do uso de preenchedores é um procedimento cosmético comumente solicitado
- Variações étnicas e preferências estéticas devem ser consideradas na avaliação e no planejamento do preenchimento labial
- Os ácidos hialurônicos são produtos comumente usados para o rejuvenescimento dos lábios; seu perfil de segurança, aliado a sua potencial reversibilidade com o uso da hialuronidase, os torna uma escolha frequente para o tratamento dos lábios. Preenchedores semipermanentes e permanentes, como hidroxiapatita de cálcio, ácido poli-L-láctico, silicone e polimetilmetacrilato, têm maior incidência de formação de nódulos e granulomas e, portanto, devem ser evitados nos lábios
- A aplicação do preenchimento no contorno do lábio aumentará sua definição. A aplicação de produto ao longo da junção úmido-seca dos lábios aumentará o seu volume
- Hematomas e inchaço são efeitos colaterais comuns e temporários do preenchimento labial. Injeções de pequeno volume podem minimizar esses efeitos. Reaplicações após 1 a 2 semanas podem ser necessárias
- Complicações mais graves, como comprometimento vascular, podem ser evitadas com conhecimento profundo da anatomia, técnica de injeção especializada e uso potencial de um ultrassom com doppler
- Tratamentos multimodais, incluindo preenchedores, toxina botulínica e técnicas de *resurfacing*, podem ser incorporados ao tratamento dos lábios e da área perioral.

INTRODUÇÃO

Os lábios são uma característica definidora de juventude e beleza. Com a crescente ênfase cultural na juventude e na beleza, os lábios carnudos são esteticamente desejados porque são considerados jovens. Embora possam representar uma pequena parte do rosto em termos de tamanho, eles podem ter um efeito substancial na aparência geral de uma pessoa. Infelizmente, à medida que envelhecemos, os lábios passam por algumas das mudanças mais dramáticas de todo o rosto. Essas mudanças são uma parte natural do processo de envelhecimento, mas podem ser suavizadas ou revertidas para dar aparência rejuvenescida e mais jovial. Ao compreender o processo normal de envelhecimento, a anatomia e suas variações, administrar as expectativas do paciente e levar em consideração as características faciais únicas do paciente e sua origem étnico-racial, é possível criar um resultado agradável e alcançar resultados estéticos ideais.

PROCESSO DE ENVELHECIMENTO LABIAL

Embora este capítulo se concentre especificamente no rejuvenescimento labial, é importante considerar o contexto mais amplo da região perioral, demarcada por base nasal, região malar, mento e emoldurada pelo músculo masseter. Os pacientes podem ter lábios finos constitucionalmente ou apresentar afinamento progressivo como parte do processo de envelhecimento. Lábios carnudos e cheios geralmente são sinônimos de juventude, enquanto a perda dessas características é atribuída à aparência de envelhecimento geral do rosto.

Há uma infinidade de causas e efeitos do processo de envelhecimento na face inferior. É importante considerar as seguintes mudanças causadas pelo envelhecimento que contribuem para o tamanho e a posição dos lábios: reabsorção óssea maxilar, aumento da proeminência da fossa piriforme e reabsorção óssea mandibular. Com a primeira, há uma perda dentária alveolar associada e perda do arco maxilar, causando deslocamento posterior da base do nariz e do lábio superior. Adicionalmente, há perda dos músculos elevadores e tecidos moles, resultando em redundância, o que causa alongamento do lábio superior e perda da sua projeção anterior. Com a reabsorção óssea mandibular, há perda de suporte dos músculos depressores labiais, o que inevitavelmente causa menor exposição do lábio inferior e diminuição da exposição dos incisivos. Além do envelhecimento intrínseco, a radiação ultravioleta promove o fotoenvelhecimento, resultando em pigmentação e textura irregular. As fibras de colágeno diminuem, o tecido elástico é degradado e há perda óssea e de gordura subcutânea. Essas alterações resultam em uma queda geral da região perioral, o que pode chamar a atenção para os lábios. Portanto, para realmente rejuvenescer os lábios, pode ser necessário abordar toda a região perioral, incluindo os sulcos nasolabiais, melomentuais e o mento. Esses tópicos são abordados em outras partes deste livro, mas devem ser considerados em qualquer consulta envolvendo estética.

> **Dica 1:** Para o rejuvenescimento dos lábios, pode ser necessário intervir em outros componentes da região perioral. Abordagens multimodais, incluindo o uso de preenchedores, toxina botulínica e *resurfacing*, podem ser necessárias para se alcançarem os melhores resultados.

Os lábios, especificamente, são drasticamente afetados com uma perda global de volume e estrutura durante o processo de envelhecimento: o lábio superior torna-se fino e alongado, e o lábio inferior torna-se fino e invertido. Há desbotamento da aparência rosada do vermelhão labial e flacidez dos cantos da boca, que é ainda mais acentuada pela atividade do músculo depressor do ângulo oral. A flacidez na região perioral causando decaimento da parte superior da boca sobre o lábio inferior pode resultar em uma entidade chamada "*festoon* labial lateral". O resultado final é perda de exposição dos dentes superiores, com aumento da exposição dos dentes inferiores. O arco do cupido – a área definida pelos dois pontos altos e arqueados do lábio superior – torna-se apagado e achatado; as duas colunas filtrais do lábio superior também perdem a definição. Com o tempo, a estrutura bonita, definida e arqueada do lábio superior é perdida e, em seu lugar, um lábio superior fino e mal definido se desenvolve. Em conjunto com a perda global do volume labial, há também o efeito crônico da atividade do músculo orbicular da boca, levando à formação de rugas periorais profundas radiais. Os pacientes costumam reclamar que essas rugas fazem parecer que o batom está "borrado" e são uma queixa frequente em consultas estéticas. Dado que o processo de envelhecimento é multifatorial, o objetivo do rejuvenescimento labial inclui diminuir as linhas finas, reduzir o comprimento do lábio superior, redefinir o arco do cupido e o contorno labial, everter o vermelhão e melhorar o volume dentro das comissuras orais que podem contribuir para os "*festoons* labiais laterais".

Foram desenvolvidas várias escalas de avaliação para quantificar essas mudanças. As escalas validadas incluem a Escala Medicis de Volume Labial de 5 pontos (MLFS, do inglês *Medicis Lip Fullness Scale*) de Carruthers et al. (Figura 25.1), a Escala de 5 pontos de volume labial Allergan (*Allergan Lip Fullness Scale*) de Werschler et al., as Linhas Periorais em Repouso (POL, do inglês *Perioral Lines at Rest*), Linhas Periorais em Contração Máxima (POLM, do inglês *Perioral Lines at Maximum Contraction*) e Escalas de Gravidade das Comissuras Orais (OCS, do inglês *Oral Commissures Severity*) de Cohen et al., a escala de avaliação dos sulcos faciais de Narins et al., a escala de Catherine-Knowles-Clarke (CKC) de Downie et al. (Tabela 25.1) e a escala de graduação fotonumérica de volume e espessura dos lábios de Rossi et al. Essas escalas podem ser úteis na avaliação inicial dos pacientes e de sua melhora clínica após o preenchimento labial.

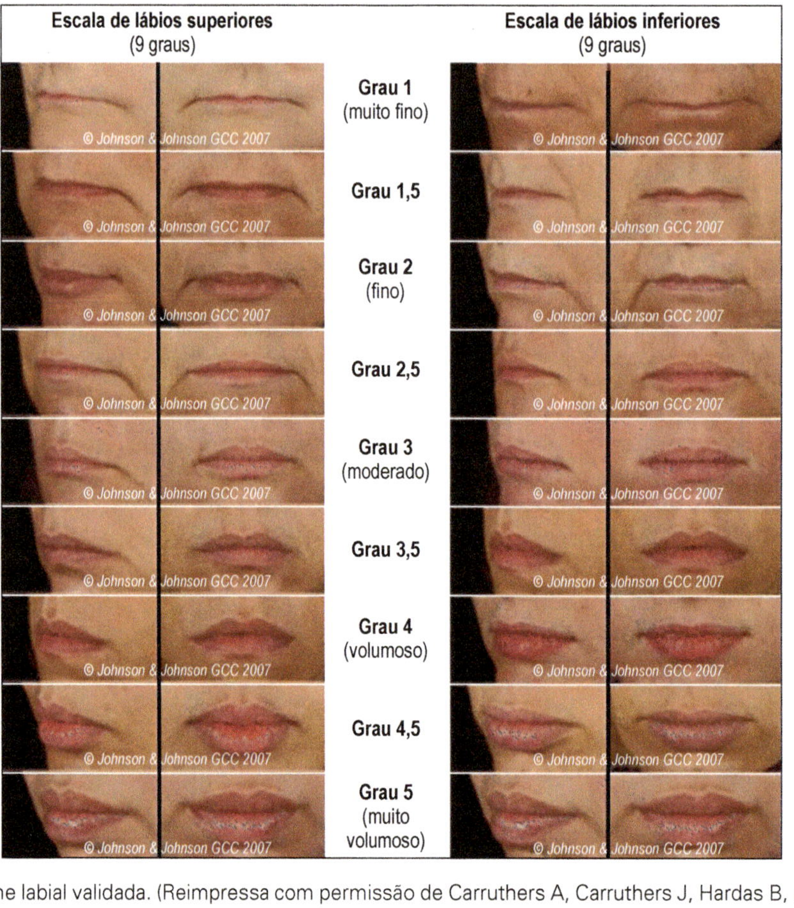

Figura 25.1 Escala de volume labial validada. (Reimpressa com permissão de Carruthers A, Carruthers J, Hardas B, et al. A validated lip fullness grading scale. *Dermatologic Surgery*. 2008;34(suppl 2):S161-S166.)

Tabela 25.1 Escala de avaliação labial de Catherine-Knowles-Clarke.

TAMANHO			
Pontuação	**Letra**	**Descrição**	
–2	V	Muito fino	≤ 1:15
–1	T	Fino	1:15 a 1:10
0	M	Espessura média	1:10 a 1:7
1	F	Volumoso	1:7 a 1:4
2	E	Extremamente volumoso	> 1:4

CORPO DO VERMELHÃO	
Pontuação	**Descrição**
–1	Liso, quase sem linhas
0	Arredondado, com linhas naturais
1	Menos arredondado, com linhas finas
2	Plano, com rugas moderadas
3	Rugas graves

BORDA DO VERMELHÃO	
Pontuação	**Descrição**
–1	Saliente e/ou criando sombra perioral
0	Distinta e intacta, com/sem sombra do lábio médio-inferior
1	Distinta, mas interrompida por linhas finas, com/sem sombra do lábio médio-inferior
2	Indistinta e interrompida por linhas moderadas com/sem sombra do lábio médio-inferior
3	Indistinta e com linhas acentuadas, com/sem sombra do lábio médio-inferior

Reimpressa com permissão de Downie J, Mao Z, Lo WR, et al. A double-blind, clinical evaluation of facial augmentation treatments: a comparison of PR 1, PR 2, Zyplast® and Perlane®. *J Plast Reconstr Aesthet Surg*. 2009;62:1636-1643.

Quando bem-feitos, o preenchimento e o rejuvenescimento dos lábios podem solucionar drasticamente muitas dessas mudanças associadas ao envelhecimento dos lábios com a reposição da perda de volume e a redefinição na estrutura dos lábios. Diversos estudos demonstraram que, para a maioria dos pacientes, a injeção de preenchedores de AH nos lábios produz melhora significativa do volume labial e da aparência geral, conforme avaliação do investigador e do paciente (por meio da Escala Global de Melhora Estética [GAIS, do inglês *Global Aesthetic Improvement Scale*]).

No entanto, em alguns casos, a simples injeção de preenchedores apenas nos lábios pode não gerar os melhores resultados. Toxina botulínica em baixas doses ao redor dos lábios pode melhorar as rugas periorais, enquanto as injeções de toxina botulínica nos músculos depressores do ângulo oral podem reduzir a queda das comissuras e aumentar a longevidade dos preenchedores. Além dos preenchedores, o *lip flip* – em que a toxina botulínica é injetada na borda do vermelhão – demonstrou melhorar o contorno, a eversão e o volume dos lábios. No entanto, embora relatados na literatura, esses são usos *off-label* da toxina botulínica não aprovados por autoridades regulatórias, como a Food and Drug Administration (FDA) dos EUA, a Health Canada ou autoridades regulatórias europeias. Em casos graves, pode ser necessário rejuvenescer a pele perioral com *lasers* ou *peelings* químicos. Embora este capítulo tenha como foco o uso de preenchedores, em muitos casos, uma abordagem multimodal pode ser benéfica para os pacientes alcançarem o rejuvenescimento ideal.

ABORDAGEM PARA AVALIAÇÃO DO PACIENTE

A primeira questão a ser abordada no preenchimento labial é determinar os objetivos do paciente. O paciente busca realçar ou reparar os lábios? Os pacientes mais jovens geralmente buscam aumento do volume dos lábios, e seu desejo é resultado do que é visto na cultura pop de celebridades modernas e nas plataformas de mídia social. Os pacientes mais velhos geralmente procuram o rejuvenescimento para tratar os sinais de envelhecimento, recriando a forma e a proporção da juventude, com realce sutil para o batom e diminuição das linhas verticais. Com relação às mulheres em comparação aos homens, Ramaut et al. relataram que as mulheres têm um lábio superior até 31,79% mais fino que seus pares masculinos na mesma faixa etária.

O paciente está buscando realçar os lábios, está satisfeito com o formato atual dos lábios, mas deseja lábios mais cheios, ou o paciente está procurando um formato totalmente diferente para seus lábios? É importante realizar uma avaliação cuidadosa se a aparência desejada estará em equilíbrio com as proporções globais do rosto do paciente. Surek et al. sugerem três áreas definidas para aprimoramento potencial:

1. A linha branca, que é a junção entre o lábio cutâneo e o vermelhão seco. Responsável por determinar o perfil dos lábios.
2. O contorno do vermelhão, que fica entre a linha branca e o corpo do vermelhão. Isso determina a projeção labial.
3. O corpo do vermelhão, que é a invaginação do músculo orbicular da boca e da mucosa úmida. Está relacionado ao preenchimento dos lábios.

Maior volume dos lábios não apenas aumenta a altura vertical do vermelhão, mas também o volume dos lábios circunferencialmente, resultando potencialmente na aparência indesejável de "boca de pato". Para evitar uma aparência antinatural, a projeção frontal do lábio mal deve tocar uma linha traçada da columela média até o queixo (linha de Steiner), não se projetando além de 1 a 2 mm além do lábio inferior. Defendemos tratamentos de pequeno volume, especialmente em abordagens iniciais, com possíveis reaplicações após 1 a 2 semanas para obter o melhor resultado e limitar a sobrecorreção.

Para pacientes que procuram reparação labial, é importante determinar suas preocupações específicas. Os lábios são assimétricos constitucionalmente? O paciente perdeu a estrutura geral dos lábios? Há queixa de "batom borrado"? Uma única queixa pode exigir vários tratamentos, enquanto, às vezes, um tratamento pode atingir vários objetivos. Os tratamentos não precisam ocorrer em uma única sessão; de fato, muitas vezes, é apropriado agendar várias consultas para tratamentos gradativos para avaliar melhor os efeitos das sessões anteriores em relação ao objetivo geral.

Além das preferências individuais, as diferenças morfológicas entre grupos raciais e as variações étnicas também devem ser consideradas, a fim de otimizar os resultados e alcançar a satisfação do paciente. Muitos pacientes étnicos procuram fazer preenchimento labial com base em sua origem cultural e racial, em vez de obter uma aparência mais ocidentalizada. Afro-americanos e hispânicos tendem a ter lábios mais volumosos. Os afro-americanos tendem a ter maior reabsorção maxilar e mandibular; portanto, a consideração do suporte ósseo pode ajudar a fornecer ao lábio uma estrutura melhor. Indivíduos de ascendência africana tendem a ter lábios mais volumosos e colunas filtrais mais curtas, mas, à medida que envelhecem, ocorre perda de volume, principalmente do lábio superior. Portanto, o objetivo do preenchimento labial se concentraria mais em realçar o lábio superior do que em reparar os lábios superior e inferior. Kar et al. relataram que pacientes afro-americanos têm, geneticamente, lábios superiores de maior volume; no entanto, eles são menos propensos à elastose solar, portanto, raramente desenvolvem rugas periorais e retêm volume no vermelhão. Os hispânicos, naturalmente, têm lábios maiores que os caucasianos. Embora não tenha havido muita pesquisa em relação às medidas detalhadas dos lábios preferidos para hispânicos, Kollipara et al. relataram que os lábios superior e inferior dos mexicanos eram de 2 a 3 mm e de 0,6 a 2,4 mm mais projetados, respectivamente, em comparação aos descendentes de europeus. Os autores mencionaram que isso provavelmente se deve a fatores dentários e à maior espessura dos tecidos moles encontrada nos mexicanos. Heidekrueger et al. mostraram que, em comparação com todos os outros grupos demográficos, havia uma tendência maior entre os da América Latina de terem os maiores lábios em tamanho.

Os asiáticos tendem a ter lábios mais volumosos, sendo necessário, assim, fazer uma abordagem diferente para a injeção labial. Peng et al. discutiram as diferenças anatômicas e estéticas entre asiáticos e caucasianos e relataram que os asiáticos tendem a ter lábios cutâneos superior e inferior mais longos, vermelhões superior e inferior mais cheios, mais volume no lábio superior e mais comumente têm protrusão bimaxilar e mento retraído. Além disso, esse estudo propõe quatro categorizações de lábios asiáticos para abordagens de injeção, que incluem lábios jovens com boa proporcionalidade, lábios desproporcionais de qualquer idade, lábios bem proporcionais com ressecamento ou enrugamento e, por último, lábios envelhecidos.

Muitas vezes, o exame de simetria, movimento, formato geral e volume pode ser feito durante uma conversa normal, e avaliar essa natureza dinâmica pode ser muito útil para saber o que precisa ser feito. Uma parte importante da avaliação também envolve avaliar a oclusão de um paciente antes da injeção. A má oclusão de classe II ou classe III pode criar um desafio para dar as proporções e equilíbrio adequados ao perfil, podendo causar um pseudoaumento do lábio superior ou um pseudoaumento do lábio inferior, respectivamente.

A partir da discussão dos objetivos durante a consulta pré-tratamento, as assimetrias existentes devem ser apontadas, e fotos frontais, oblíquas e laterais devem ser tiradas antes que qualquer intervenção seja realizada. É prudente definir expectativas com o que pode ser alcançado antes do tratamento para evitar decepções, além de compreender os ideais e objetivos estéticos do paciente. Aconselhe o paciente sobre os efeitos colaterais esperados e o tempo de afastamento de suas atividades.

PREENCHEDORES

Para realização de rejuvenescimento labial, os preenchimentos temporários são o tratamento de escolha. Historicamente, o colágeno foi o produto padrão-ouro para preenchimento labial. O colágeno não está mais comercialmente disponível nos EUA, e os produtos de AH são agora os mais usados para o rejuvenescimento dos lábios. Esses preenchedores de AH são reticulados (*cross-linked*) para prolongar sua duração para 6 a 12 meses. Restylane® (Galderma Laboratories, LP Fort Worth, TX), Restylane-L®, Restylane® Silk™, Juvéderm® Ultra™ XC (Allergan Inc., Irvine, CA), Juvéderm® Volbella® XC e Restylane® Kysse™ foram aprovados pela FDA para preenchimento labial em pacientes com mais de 21 anos em 2011, 2012, 2014, 2015, 2016 e 2020, respectivamente. Restylane® Silk™, Restylane® Kysse™, Juvéderm® Ultra™ XC e Juvéderm® Volbella® XC, além de Belotero® Balance (Merz North America, Greensboro, NC), também são aprovados pela FDA para rugas periorais. A maioria desses produtos contém lidocaína para reduzir o desconforto durante as injeções. O futuro do preenchimento é animador, uma vez que existem outros produtos de AH em estudos clínicos para aprovação pela FDA destinados para uso labial.

Em 2007, um grupo multidisciplinar de *experts* em tratamentos estéticos (Facial Aesthetics Consensus Group) desenvolveu recomendações para preenchimento e rejuvenescimento labial. Dos produtos de AH disponíveis, esse grupo normalmente usava Restylane®, Juvéderm® Ultra™ ou Juvéderm® Ultra Plus™ para rejuvenescimento labial e perioral. A maioria dos docentes (67%) utilizava 1,0 mℓ de AH, enquanto o restante (33%) utilizava 2,0 mℓ para remodelar a borda do vermelhão e rejuvenescer os lábios. Em um estudo de Restylane®, Glogau et al. mostraram que o uso de mais de 3 mℓ de preenchedor foi associado a um aumento significativo de eventos adversos moderados a graves.

Embora uma discussão completa das propriedades de preenchimento esteja além do escopo deste capítulo, algumas notáveis diferenças devem ser consideradas. Restylane® e Restylane® Silk™ são géis particulados bifásicos que criam uma área de superfície maior para a retenção de água, o que pode resultar em mais edema pós-procedimento. Restylane® Silk™ é ainda mais hidrofílico que Restylane® e Restylane-L®, por apresentar um número maior de partículas, que também são menores. Juvéderm® Ultra™ e Juvéderm® Ultra Plus™ são géis monofásicos não particulados que contêm AH de cadeia longa reticulado por meio da tecnologia Hylacross®. Comparativamente, Juvéderm® Voluma®, Volbella® e Volift® são géis viscosos não particulados produzidos com a tecnologia Vycross®, que incorpora cadeias longas e curtas de AH com mais reticulação e maior duração tecidual. Além disso, sua menor concentração de AH resulta em menor absorção de água.

Preenchedores semipermanentes, como hidroxiapatita de cálcio e ácido poli-L-láctico, podem ser usados para rejuvenescer a área perioral, incluindo os sulcos nasolabiais e *jowl*, mas apresentam maior risco de efeitos adversos e de formação de nódulos. Preenchedores permanentes, como polimetilmetacrilato e silicone líquido injetável, têm sido usados para o rejuvenescimento dos lábios. No entanto, esses preenchedores permanentes apresentam maior risco de desenvolvimento de granulomas, reação de corpo estranho, extrusão, inflamação crônica recorrente e possíveis cicatrizes permanentes quando injetados nos lábios. Como resultado, preenchedores semipermanentes e permanentes não são recomendados para volumização labial.

TÉCNICAS DE INJEÇÃO PARA REJUVENESCIMENTO LABIAL

Para proporcionar o melhor resultado e minimizar as complicações com preenchedores labiais, é imprescindível ter conhecimento detalhado da anatomia facial, particularmente das áreas que podem estar associadas a complicações. As artérias labiais superior e inferior originam-se da artéria facial, aproximadamente 1,5 mm superolateral à comissura oral. Cotofana et al. observaram que as variações anatômicas das artérias são comuns e acontecem em três localizações. A artéria labial superior (ALS) localiza-se mais comumente entre o músculo orbicular da boca e a mucosa oral (78,1%), no plano intramuscular (17,6%) e entre a pele e o músculo (2,6%). A artéria labial inferior (ALI) localiza-se mais comumente entre o orbicular da boca e a mucosa oral (78,1%), dentro dos músculos (17,3%) e entre a pele e o músculo (1,7%). Essas artérias formam uma rede circular perioral e estão localizadas posteriormente à margem úmido-seca. Como a ALS é geralmente mais superficial na linha média, deve-se tomar mais cuidado no tratamento da área do arco do cupido. Tanto no lábio inferior quanto no superior, as regiões medianas são apontadas como zonas de perigo, enquanto as áreas paramedianas são normalmente mais seguras para injeção superficial. As injeções superficiais geralmente são a escolha mais segura, uma vez que a ALS e a ALI tendem a ocorrer em planos mais profundos; no entanto, foi demonstrado que essas artérias podem atravessar qualquer profundidade, devido a variações individuais e por evidências de estudos anteriores em cadáveres. Além das variações individuais, os autores também mostraram variabilidade na profundidade das artérias labiais, mesmo entre dois lados diferentes de uma mesma pessoa. Trévidic et al. mostraram, em 20 dissecações hemifaciais de 10 cadáveres, que as áreas seguras para preenchedores longe da ALS, ALI ou suas ramificações estavam localizadas 3 a 4 mm acima da junção mucosa do vermelhão do lábio superior e 3 a 5 mm abaixo da junção mucosa do vermelhão do lábio inferior. Lee et al. examinaram o curso da ALS em 36 cadáveres. Eles descobriram que, na maioria dos casos, a artéria corria superior à borda do vermelhão lateral sob o músculo orbicular da boca a uma profundidade mínima de 3 mm. Antes de se aproximar do ápice do arco do cupido, a artéria segue embaixo da borda do vermelhão. Vinte e um por cento das artérias labiais superiores examinadas continham um ramo septal nasal que se ramificava na linha média sagital e corria acima do músculo orbicular. Os autores concluíram que, para tratar o lábio superior com segurança, as injeções não devem ultrapassar a profundidade de 3 mm. Como a ALI segue no lábio inferior cutâneo entre o orbicular da boca e os depressores labiais, as injeções acima do músculo são consideradas seguras.

Existem várias técnicas diferentes para injetar preenchedores, incluindo tunelização, punturas seriadas, linear, *cross-hatching* e em leque. Em nossa experiência, a localização exata e o volume do produto injetado são os mais importantes para o resultado (Vídeo 25.1).

Vídeo 25.1

A maioria dos pacientes sente desconforto leve a moderado durante as injeções labiais. Embora os produtos de AH com lidocaína possam reduzir o desconforto, alguns pacientes ainda podem preferir receber anestesia tópica ou bloqueio neural. O bloqueio neural deve ser feito próximo ao forâmen infraorbital (linha médio-pupilar, lateral à ala nasal) e ao forâmen mentoniano (ângulo da linha da mandíbula, inferior aos cantos da boca), e pode ser injetado por via intraoral ou através da pele. Alternativamente, uma pequena quantidade de lidocaína pode ser colocada na junção entre a gengiva e a mucosa. É importante lembrar que, se for utilizada lidocaína, deve-se injetar a quantidade mínima desse produto para evitar distorção da arquitetura labial, o que dificulta a avaliação da correção estética. Em nossa experiência, esses bloqueios geralmente não são necessários.

> **Dica 2:** Em geral, as injeções na borda (contorno) do lábio produzem definição, enquanto as injeções no corpo aumentam o volume. Aplicar de forma anterógrada ou "tunelizada" em uma única injeção de lateral para medial e permitir que ele "flua" para o espaço potencial logo abaixo da derme pode resultar em um efeito uniforme e evitar nódulos associados a punturas seriais.

A estética dos lábios mudou ao longo da história e entre diferentes grupos raciais e étnicos. A proporção de altura vertical "ideal" do lábio superior para o lábio inferior, também conhecida como "proporção áurea" ou "proporção de Fibonacci", é de 1:1,6 nos caucasianos. Em mulheres asiáticas, Peng et al. sugerem que a proporção ideal é de aproximadamente 1:1,2 a 1:1,36. Pacientes afro-americanos podem precisar de injeções de maior volume no lábio superior do que no lábio inferior para atingir o resultado ideal. Um estudo anterior de Keramidas et al., conduzido em 2008, mostrou que a maioria (70%) preferia uma proporção de 0,85:1, enquanto 20% escolheram a proporção de 1:1. Heiderueger et al. publicaram um estudo de pesquisa em 2017 mostrando que a tendência contemporânea atual dava preferência à proporção de lábios femininos de 1:1 em mulheres caucasianas. O estudo de Popenko et al., em 2017, mostrou que a maioria preferia a proporção de 1:2, enquanto, curiosamente, a proporção de 2:1 foi considerada a menos atraente. No geral, muitos pacientes requerem um pouco mais de volume no lábio inferior do que no lábio superior, mas o volume e as proporções exatas devem ser individualizados para cada paciente.

Existem inúmeras técnicas de abordagem de preenchimento labial que podem resultar no aprimoramento da estética dos lábios. Normalmente, ao rejuvenescer o lábio superior, a borda do vermelhão é tratada primeiro para definir o arco do cupido e a borda do vermelhão antes de volumizar o corpo do lábio (Figura 25.2). A agulha ou cânula é inserida na borda lateral do lábio superior e com aplicação linear de lateral a medial ao longo da borda do vermelhão até os pontos G-K no arco do cupido. Uma pequena quantidade de preenchedor é colocada no arco do cupido para definir essa área. O restante do produto é então injetado de forma retrógrada, à medida que a agulha é retirada. Alternativamente, o preenchedor pode ser "empurrado" de forma anterógrada ao longo da borda na derme superficial a média. Aplicar tração suave na pele ao redor pode tornar a inserção da agulha mais confortável. A injeção deve ser interrompida antes que a agulha saia da pele para evitar que o preenchedor seja aplicado muito superficialmente. Embora a maioria dos médicos use agulhas hipodérmicas, Fulton et al. demonstraram que microcânulas podem ser usadas para injetar na borda do vermelhão dos lábios. Os autores do estudo recomendam uma microcânula de 27G de 38 mm para essa área.

Se as colunas filtrais do paciente estiverem mal definidas, também pode ser usado preenchedor para redefinir esses pontos. Um preenchedor coesivo altamente reticulado será melhor para as colunas filtrais. A agulha deve ser inserida nos pontos G-K e, em seguida, avançada superiormente ao longo da coluna filtral em um plano dérmico médio. Novamente, o produto é colocado através de uma técnica de injeção retrógrada. Uma pequena quantidade de preenchedor é suficiente para redefinir cada coluna; uma quantidade ligeiramente maior do preenchedor deve ser colocada na região inferior para manter o contorno natural e a aparência da coluna filtral. Se o paciente desejar aumentar o volume do lábio superior, o preenchedor pode ser colocado ao longo do corpo do lábio usando uma técnica de puntura seriada ou aplicação linear, com foco na manutenção do volume dos tubérculos por meio da adição de mais produto nessas áreas. Após qualquer injeção, é importante palpar a área tratada e massagear os nódulos para criar um contorno uniforme.

O lábio inferior é tratado de forma semelhante. Recomendamos inserir a agulha na borda lateral do lábio inferior e, em seguida, empurrar o preenchedor de forma anterógrada no espaço subdérmico ou aplicação da agulha ao longo da borda do vermelhão até o ponto médio do lábio inferior, e injetar de forma retrógrada linear. Se desejar volumizar, o produto pode ser injetado ao longo do corpo do lábio inferior.

Em relação às comissuras orais e aos *festoons* labiais laterais, a injeção de AH nessa área pode ajudar no suporte estrutural e levantar os cantos da boca. Weinkle sugere uma técnica de punção seriada para as depressões mais profundas e uma técnica linear para os sulcos mais superficiais. Para começar, a agulha deve ser inserida no modíolo, no plano dérmico médio. A boca do paciente deve estar ligeiramente aberta e o produto deve ser injetado lentamente para formar um suporte à medida que a agulha se movimenta de baixo para cima. Para pacientes com depressão mais profunda que requerem mais correção, recomenda-se uma abordagem de *cross-hatching* ou multidirecional, que permite a cobertura máxima do preenchedor na área de tratamento.

Se os lábios do paciente forem simétricos antes do preenchimento, é importante garantir que uma quantidade igual de produto seja colocada em cada lado do lábio para manter essa simetria. Frequentemente, os pacientes têm lábios assimétricos e necessitam que uma quantidade ligeiramente diferente seja injetada em cada lado dos lábios. Deve-se notar que, às vezes, uma pequena quantidade de preenchedor (de 0,1 a 0,3 mℓ) pode fazer uma enorme diferença na aparência dos lábios.

Vários estudos foram publicados nos últimos anos com novas técnicas de injeção labial que resultaram em um preenchimento labial seguro e eficaz, com melhores resultados. Sahan et al. relataram uma técnica chamada "técnica de injeção de quatro pontos". Os autores dividiram os lábios igualmente em lado direito e esquerdo, e quatro pontos de entrada foram feitos acima da borda do vermelhão para o lábio superior e abaixo da borda do vermelhão para o lábio inferior. Eles administraram o preenchimento por meio de uma técnica em leque em cada ponto de entrada e descobriram que 90% dos pacientes (45 de 50) estavam satisfeitos ou extremamente satisfeitos com seus procedimentos de preenchimento labial. Os autores não tiveram complicações graves e relatam que essa técnica reduz o risco de complicações e permite fácil acesso aos locais de injeção com

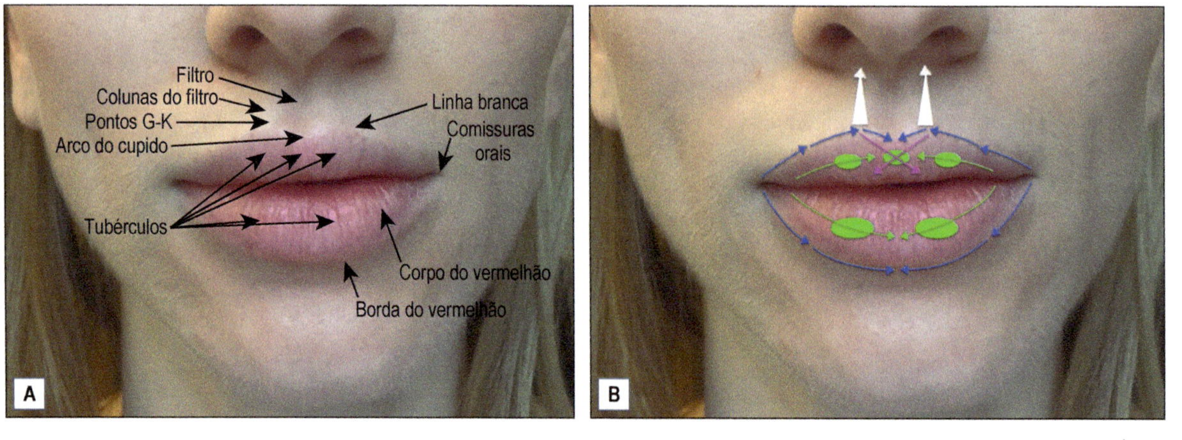

Figura 25.2 **A.** Referências anatômicas dos lábios. **B.** Localização das injeções nos lábios. As *linhas azuis* representam a borda (contorno) do vermelhão. As *linhas brancas* representam as colunas filtrais; deve-se colocar mais preenchedor na região inferior. As *linhas rosa* indicam a técnica de injeção para o lábio superior medial. As *linhas verdes* denotam a área de injeção no corpo dos lábios; deve-se colocar mais preenchedor nos tubérculos (*círculos verdes*).

bons resultados. Surek et al. publicaram uma técnica *No-Touch* para preenchimento labial. Os autores realizaram análise labial por meio de medidas antropométricas e avaliação da atratividade do sorriso do paciente, dentes, gengiva, características étnicas, linha branca, vermelhão e junção úmido-seca. Essa técnica se concentra em buscar uma abordagem gradual baseada em anatomia para determinar as necessidades estéticas de um paciente e descreve um método que não viola a mucosa labial. Os autores relatam que esse método de adaptar o tratamento labial ao perfil, projeção e/ou aumento dos lábios com trauma mínimo da mucosa permite um resultado previsível e reprodutível para o aprimoramento labial adequado. Trévidic et al. publicaram uma técnica chamada "técnica do beijo francês" (FKT, do inglês *French kiss technique*). Os autores propuseram uma nova abordagem para identificar locais onde a eversão labial usando preenchedores seria bem tolerada, com resultados demonstrando que a nova FKT produziu um acentuado efeito de preenchimento labial natural. Esse método permite a eversão labial, mas não trata as rugas periorais nem aumenta o volume labial em geral. A técnica é relevante principalmente para pacientes caucasianos. Embora a maioria dos estudos e autores recomende não injetar preenchedores profundamente sob o orbicular da boca, os autores injetaram pequenas quantidades de preenchedor no plano submucoso com base em seus achados anatômicos, para obter a eversão labial. Eles avaliaram 20 hemifaces de cadáveres para revelar "áreas seguras" para injeções de preenchedor, que demonstraram se encontrar no plano submucoso 3 a 4 mm acima da junção vermelhão-mucosa do lábio superior e 3 a 5 mm abaixo da junção vermelhão-mucosa do lábio inferior. Os autores concluíram que a técnica de injeção FKT permite bons resultados cosméticos, menor intensidade de dor e sem grandes complicações. No entanto, é necessária uma avaliação mais aprofundada da abordagem, e estudos em uma coorte mais diversificada com diferentes origens étnicas são recomendados. Por fim, a técnica de injeção labial mais recentemente relatada, denominada "técnica phi passo a passo", foi publicada por Keramidas et al. em 2021. Essa técnica utiliza um paquímetro específico com o guia de "proporção áurea" de 1:1.618 para identificar os pontos adequados para injeção, e nunca injetam mais de 1 a 1,5 mℓ de AH em uma única sessão. Usando o paquímetro específico, eles identificam de três a quatro pontos em cada metade superior do lábio. Para restaurar o volume, uma agulha de calibre 30 é inserida a um ângulo de 30°, com pequenos *bolus* de 0,01 a 0,05 mℓ de AH injetados lentamente em cada um dos pontos, da borda do vermelhão para o vermelhão, tomando cuidado para não ultrapassar 2,5 mm de profundidade para evitar vasos labiais. Os autores sugerem inclinar a agulha a 2,5 mm para garantir a profundidade. O mesmo é feito para o lábio inferior. Para restaurar a forma, os mesmos pontos de injeção são usados, mas a injeção é realizada na borda do vermelhão em um ângulo paralelo (em vez de 30°). Se necessário, os pacientes são atendidos em sessões de acompanhamento em intervalos de 15 a 30 dias. Os autores relataram que 92,4% dos pacientes afirmaram que seus resultados eram excepcionais na escala de 5 pontos do GAIS. No geral, os autores descrevem a "técnica phi passo a passo" como um método seguro, fácil de aprender/executar para proporcionar resultados melhores e mais naturais no preenchimento labial.

Além de rejuvenescer os lábios em si, muitas vezes, é necessário reforçar os cantos da boca para evitar ou reverter os cantos caídos dos lábios. Isso pode ser facilmente feito injetando produto preenchedor sob os cantos laterais da boca, proporcionando um suporte para apoiar o restante dos lábios. Este efeito pode ser ainda mais reforçado pela injeção de toxina botulínica nos músculos depressores do ângulo oral para ajudar a elevar os cantos da boca.

Por fim, o paciente pode desejar tratar as rugas periorais. Essas linhas podem ser melhoradas com preenchimento. A agulha deve ser inserida em uma extremidade das rugas e inserida ao longo da depressão. Quantidades muito pequenas de preenchedor são colocadas em um plano relativamente superficial. Alternativamente, microgotículas podem ser injetadas ao longo da linha usando a técnica de microgotículas. Também pode-se administrar toxina botulínica para relaxar o músculo orbicular da boca e ajudar a prevenir ou reduzir essas rugas. Em casos graves, um *peeling* químico, *resurfacing* com *laser* ou radiofrequência microagulhada podem ser necessários para proporcionar melhora mais acentuada.

> **Dica 3:** Para comissuras da boca que relaxam e invertem com a idade, o preenchimento deve ser posicionado embaixo delas para fornecer um suporte para elevação e eversão.

POSSÍVEIS EFEITOS COLATERAIS

Stojanovic et al. publicaram uma revisão sistêmica sobre o uso de preenchedores de AH para os lábios e, analisando os dados de satisfação e de segurança dos pacientes de 2000 a 2017, descobriram que a maioria dos pacientes está satisfeita com sua melhora labial. No entanto, uma ampla gama de eventos adversos foi relatada, sendo que os mais comuns foram reações locais, incluindo edema, equimoses, dor, vermelhidão e prurido. A maioria dos pacientes relatou eventos adversos relacionados ao tratamento como leves (71 a 88%) ou moderados (11 a 16%) em gravidade, sendo que a maioria se resolveu em 2 semanas. Alguns estudos mostraram que peles tipos IV/V/VI na escala de Fitzpatrick tendem a ter incidência menor de eventos adversos em comparação a peles tipos I/II/III na escala de Fitzpatrick. Não há evidências de risco de alterações pigmentares pós-inflamatórias, cicatrizes hipertróficas ou formação de queloides em pacientes étnicos após o tratamento. Embora raros, há relatos de migração de preenchedores para a pele perioral circundante, reativação do vírus do herpes e formação de nódulos e granulomas de início tardio, mesmo com preenchedores de AH.

Entre as complicações graves dos preenchedores estão comprometimento vascular, levando à necrose da pele ou, em casos mais raros, cegueira. Muitas vezes, os pacientes que desenvolvem comprometimento vascular e necrose apresentarão branqueamento do lábio e dor como sinal mais comum. Beleznay et al. descreveram suas experiências clínicas ao longo de um período de 10 anos com um total de 12 casos de comprometimento vascular, de um total de 14.335 injeções de preenchedor nesse período. Desses 12 casos, três pacientes apresentaram complicações vasculares do lábio. Vários outros estudos que analisaram

ESTUDO DE CASO 1

Uma paciente apresentou-se para rejuvenescimento labial (Figura 25.3 A). No exame físico, o lábio superior era fino e plano, com perda do arco do cupido. As colunas filtrais não estavam bem-definidas. Existiam várias rugas radiais periorais. O lábio inferior era fino e com pouca definição.

A paciente foi submetida ao rejuvenescimento labial com 1 mℓ de AH (Figura 25.3 B). Após o preenchimento, observe o arco do cupido redefinido; há também melhor definição das regiões inferiores das colunas filtrais. O volume geral dos lábios superior e inferior também aumentou ligeiramente. Finalmente, há uma redução da aparência das rugas periorais radiais.

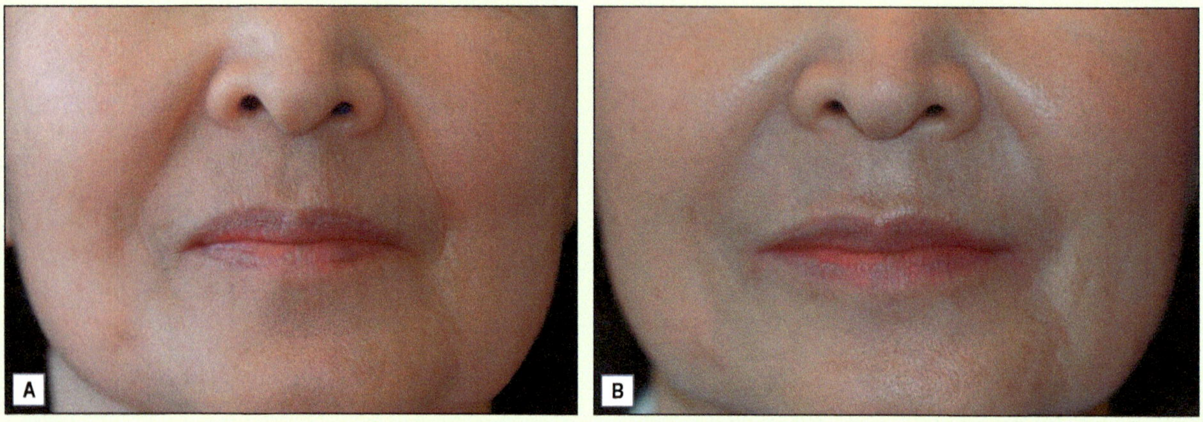

Figura 25.3 A. Paciente com queixa de lábios finos, perda de estrutura e forma no lábio superior e rugas periorais radiais. **B.** Após o rejuvenescimento labial com 1 mℓ de ácido hialurônico, observe a definição do arco de cupido e do contorno labial. Há também aumento do volume e redução da aparência das rugas periorais radiais.

casos de cegueira devido a preenchedores foram publicados por Beleznay et al., Chatrath et al. e Lazzeri et al. Esses estudos indicam que as áreas de alto risco de cegueira incluem a região nasal e o complexo glabelar. Lazzeri et al. conduziram uma revisão sistemática encontrando 32 pacientes em cujos casos a cegueira foi uma consequência direta das injeções de preenchedor. Dos 32 casos, três desenvolveram cegueira após injeções no terço inferior do rosto (eles agruparam a região como sulcos nasolabiais, lábios e queixos) com injeções de gordura autóloga. Entre esses estudos, não há nenhum caso relatado de cegueira por injeções de AH nos lábios.

Complicações leves (edema e equimoses) geralmente se resolvem nas primeiras 2 semanas. Embora massagear a área após as injeções possa ajudar a eliminar nódulos, uma massagem muito vigorosa pode levar a um edema mais intenso. Normalmente, o uso de bolsas de gelo por curtos períodos imediatamente após o tratamento pode ajudar no edema. Os pacientes devem ser aconselhados a manter a posição da cabeceira da cama elevada enquanto descansam e evitar exercícios vigorosos, particularmente com a cabeça para baixo por 24 horas após a injeção. Para complicações como reativação do vírus do herpes, um ciclo curto (7 a 10 dias) de um antiviral com valaciclovir ou aciclovir pode ser administrado. Para complicações vasculares do lábio, Belaznay et al. recomendam o seguinte tratamento: compressas quentes; massagem; bloqueio neural, se necessário (sem epinefrina); hialuronidase se tiver sido usado preenchedor de AH – tendo em mente que uma injeção pode não ser suficiente e várias aplicações de hialuronidase podem ser necessárias para tratamento; 325 mg de ácido acetilsalicílico sublingual imediatamente após e, posteriormente, 81 mg/dia; 20 a 40 mg de prednisolona oral por dia, por 3 a 5 dias; e, por último, oxigenoterapia hiperbárica, principalmente se houver perda tecidual iminente. Schelke et al. propuseram a aplicação de hialuronidase guiada por ultrassom para injeção no depósito do preenchedor, o que permite maior precisão e melhores resultados no tratamento de eventos adversos de preenchedores labiais.

PREVENÇÃO E TÉCNICAS DE SEGURANÇA OTIMIZADAS

Embora complicações leves de injeções labiais sejam comuns e, felizmente, as complicações mais graves sejam raras, devem-se tomar medidas para maximizar o resultado e minimizar quaisquer eventos adversos. Como os vasos não são visíveis clinicamente e dadas as variações anatômicas entre os indivíduos, entender a anatomia e os passos para a prevenção de complicações é extremamente importante. As diretrizes aconselham o uso de cânulas para injetar lentamente pequenos volumes, no intuito de reduzir esses efeitos colaterais leves e a possibilidade de sobrecorreção e assimetria; possíveis procedimentos de reaplicação 1 a 2 semanas após os tratamentos iniciais podem ser realizados conforme a necessidade.

Pavicic et al. mostraram que as cânulas resultaram em injeção mais precisa de materiais em comparação com as agulhas. Além disso, os autores descobriram que as cânulas em todos os tamanhos medidos, exceto as de calibre 27, requerem mais força para penetração intra-arterial em comparação com os tamanhos de agulha correspondentes, o que justifica a maior segurança das cânulas de calibres 22 e 25. As cânulas demonstraram minimizar o risco de injeção

ESTUDO DE CASO 2

Uma paciente de 40 anos apresentou-se para preenchimento labial. O lábio superior foi preenchido com 0,3 mℓ de AH para definir o contorno. O lábio inferior foi preenchido com 0,5 mℓ de AH, com injeções ao longo do contorno e na junção úmido-seca do lábio. Ao término do procedimento, os lábios estão ligeiramente edemaciados, mas pareciam simétricos. Dois dias depois, a paciente ligou para o consultório, chateada porque seus lábios estão "enormes e sobrecorrigidos". Ela solicita tratamento com um agente reversor para desfazer o preenchimento. O que o médico que a atendeu deve fazer a seguir?

A paciente deve ser tranquilizada e instruída a retornar ao consultório. Edema pós-preenchimento é muito comum e pode levar vários dias para desaparecer. A hialuronidase removerá o produto, mas não melhorará as equimoses ou edema associados às injeções em si. Os pacientes geralmente se beneficiam de massagem na área para eliminar quaisquer nódulos. Os pacientes devem então ser instruídos a colocar gelo nas áreas e aguardar a resolução de qualquer edema associado ao procedimento antes de julgar o resultado final. Nódulos translúcidos ainda presentes após o edema ter diminuído podem representar acúmulos superficiais de preenchedor. Uma agulha de calibre 18 ou 22 pode ser usada para perfurar o centro do acúmulo e extrair manualmente o preenchedor. A paciente neste estudo de caso voltou ao consultório, teve uma boa resposta à massagem e, 1 semana depois, ficou feliz com a aparência do seu preenchimento.

intravascular, e van Loghem et al. relataram que 71% dos 58 profissionais especialistas em preenchimento concordaram que as cânulas são mais seguras que as agulhas para injetar preenchedores no periósteo. Murad et al., recentemente, realizaram um estudo de coorte retrospectivo, apresentando as taxas de oclusão vascular usando agulhas *versus* cânulas para injeções de preenchedores. Os autores mostraram que o risco geral de eventos de oclusão intravascular foi muito baixo com agulhas ou cânulas, e que o risco de oclusão com microcânulas foi significativamente menor do que com agulhas. É importante ressaltar que eles verificaram que a maioria dos eventos de oclusão vascular foi de menor importância e resolvida sem cicatrizes ou outras lesões significativas. Schelke et al. mostraram que o uso de ultrassom com doppler pode minimizar o risco ao identificar músculos, veias e artérias subjacentes. Os autores são capazes de identificar estruturas e substâncias de preenchimento com base na ecogenicidade e mostraram que é possível o mapeamento anatômico desses vasos clinicamente não visíveis. Portanto, eles sugerem o uso de ecodoppler em clínicas quando se usam preenchedores à base de AH para elevar o grau de segurança e minimizar as complicações.

CONCLUSÃO

Os lábios são uma característica pronunciada e definidora do rosto. Infelizmente, o processo de envelhecimento faz com que os pacientes percam a bela estrutura e o volume dos lábios. O rejuvenescimento e o preenchimento labial consistem em um procedimento seguro, simples e eficaz para reverter essas alterações. Os preenchedores de AH são o tratamento de escolha para redefinir e restaurar o volume dos lábios. Em casos mais avançados, uma abordagem multimodal pode ser necessária para completar o rejuvenescimento da área perioral.

LEITURA ADICIONAL

Alam, M., Gladstone, H., Kramer, E. M., with the Guidelines Task Force., et al. (2008). ASDS guidelines of care: Injectable fillers. *Dermatologic Surgery, 34*, S115–S148. https://doi.org/10.1111/j.1524-4725.2008.34253.x.

Alam, M., Kakar, R., Dover, J. S., et al. (2021). Rates of vascular occlusion associated with using needles vs cannulas for filler injection. *JAMA Dermatology, 157*(2), 174–180. https://doi.org/10.1001/jamadermatol.2020.5102.

Beer, K., Glogau, R. G., Dover, J. S., et al. (2015). A randomized, evaluator-blinded, controlled study of effectiveness and safety of small particle hyaluronic acid plus lidocaine for lip augmentation and perioral rhytides. *Dermatologic Surgery, 41*(suppl 1), S127–S136. https://doi.org/10.1097/DSS.0000000000000199.

Beleznay, K., Humphrey, S., Carruthers, J. D., et al. (2014). Vascular compromise from soft tissue augmentation: Experience with 12 cases and recommendations for optimal outcomes. *The Journal of Clinical and Aesthetic Dermatology, 7*(9), 37–43.

Beleznay, K., Carruthers, J. D., Humphrey, S., et al. (2015). Avoiding and treating blindness from fillers: A review of the world literature. *Dermatologic Surgery, 41*(10), 1097–1117. https://doi.org/10.1097/DSS.0000000000000486.

Carruthers, J., Glogau, R., Blitzer, A., & Facial Aesthetics Consensus Group Faculty. (2008). Advances in facial rejuvenation: Botulinum toxin type A, hyaluronic acid dermal fillers, and combination therapies—Consensus recommendations. *Plastic and Reconstructive Surgery, 121*(suppl 5), S5–S30. https://doi.org/10.1097/PRS.0b013e31816de8d0.

Chatrath, V., Banerjee, P. S., Goodman, G. J., & Rahman, E. (2019). Soft-tissue filler-associated blindness: A systematic review of case reports and case series. *Plastic and Reconstructive Surgery. Global Open, 7*(4), e2173. https://doi.org/10.1097/GOX.0000000000002173.

Cohen, J. L., Thomas, J., Paradkar, D., et al. (2014). An interrater and intrarater reliability study of 3 photographic scales for the classification of perioral aesthetic features. *Dermatologic Surgery, 40*(6), 663–670. https://doi.org/10.1111/dsu.0000000000000008.

Cotofana, S., Steinke, H., Schlattau, A., et al. (2017). The anatomy of the facial vein: Implications for plastic, reconstructive, and aesthetic procedures. *Plastic and Reconstructive Surgery, 139*, 1346–1353. https://doi.org/10.1097/PRS.0000000000003382.

Custis, T., Beynet, D., Carranza, D., et al. (2010). Comparison of treatment of melomental fold rhytides with cross-linked hyaluronic acid combined with onabotulinumtoxinA and cross-linked hyaluronic acid alone. *Dermatologic Surgery, 36*(suppl 3), S1852–S1858. https://doi.org/10.1111/j.1524-4725.2010.01741.x.

Dayan, S., Bruce, S., Kilmer, S., et al. (2015). Safety and effectiveness of the hyaluronic acid filler, HYC-24L, for lip and perioral augmentation. *Dermatologic Surgery, 41*(suppl 1), S293–S301. https://doi.org/10.1097/DSS.0000000000000540.

DeJoseph, L. M., Agarwal, A., & Greco, T. M. (2018). Lip augmentation. *Facial Plastic Surgery Clinics of North America, 26*(2), 193–203. https://doi.org/10.1016/j.fsc.2017.12.005.

Eccleston, D., & Murphy, D. K. (2012). Juvéderm® VolbellaTM in the perioral area: A 12-month prospective, multicenter, open-label study. *Clinical, Cosmetic and Investigational Dermatology, 5*, 167–172. https://doi.org/10.2147/CCID.S35800.

Fulton, J., Caperton, C., Weinkle, S., et al. (2012). Filler injections with the blunt-tip microcannula. *Journal of Drugs in Dermatology, 11*(9), 1098–1103.

Glogau, R. G., Bank, D., Brandt, F., et al. (2012). A randomized, evaluator-blinded, controlled study of the effectiveness and safety of small gel particle hyaluronic acid for lip augmentation. *Dermatologic Surgery, 38*(7 pt 2), 1180–1192. https://doi.org/10.1111/j.1524-4725.2012.02473.x.

Heidekrueger, P. I., Juran, S., Szpalski, C., et al. (2017). The current preferred female lip ratio. *Journal of Cranio-Maxillo-Facial Surgery, 45*(5), 655–660. https://doi.org/10.1016/j.jcms.2017.01.038.

Ibher, N., Kloepper, J., Penna, V., Bartholomae, J. P., & Stark, G. B. (2008). Changes in the aging upper lip—A photomorphometric and MRI-based study (on a quest to find the right rejuvenation approach). *Journal of Plastic, Reconstructive & Aesthetic Surgery, 61*, 1170–1176. https://doi.org/10.1016/j.bjps.2008.06.001.

Kar, M., Muluk, N. B., Bafaqeeh, S. A., et al. (2018). Is it possible to define the ideal lips? *Acta Otorhinolaryngologica Italica, 38*(1), 67–72. https://doi.org/10.14639/0392-100X-1511.

Keramidas, E., Rodopoulou, S., & Gavala, M. I. (2021). A safe and effective lip augmentation method: The Step-by-Step Φ (Phi) Technique. *Plastic and Reconstructive Surgery. Global Open, 9*(2), e3332. https://doi.org/10.1097/GOX.0000000000003332.

Kollipara, R., Walker, B., & Sturgeon, A. (2017). Lip measurements and preferences in Asians and Hispanics: A brief review. *The Journal of Clinical and Aesthetic Dermatology, 10*(11), 19–21.

Lazzeri, D., Agostini, T., Figus, M., Nardi, M., Pantaloni, M., & Lazzeri, S. (2012). Blindness following cosmetic injections of the face. *Plastic and Reconstructive Surgery, 129*(4), 995–1012. https://doi.org/10.1097/PRS.0b013e3182442363.

Lee, S. H., Gil, Y. C., Choi, Y. J., Tansatit, T., Kim, H. J., & Hu, K. S. (2015). Topographic anatomy of the superior labial artery for dermal filler injection. *Plastic and Reconstructive Surgery, 135*(2), 445–450. https://doi.org/10.1097/PRS.0000000000000858.

Melo, A. R., Conti, A. C. C. F., Almeida-Pedrin, R. R., Didier, V., Valarelli, D. P., & Capelozza Filho, L. (2017). Evaluation of facial attractiveness in black people according to the subjective facial analysis criteria. *Dental Press Journal of Orthodontics, 22*(1), 75–81. https://doi.org/10.1590/2177-6709.22.1.075-081.oar.

Narins, R. S., Carruthers, J., Flynn, T. C., et al. (2012). Validated assessment scales for the lower face. *Dermatologic Surgery, 38*, 333–342. https://doi.org/10.1111/j.1524-4725.2011.02247.x (2 spec no).

Pavicic, T., Frank, K., Erlbacher, K., et al. (2017). Precision in dermal filling: A comparison between needle and cannula when using soft tissue fillers. *Journal of Drugs in Dermatology, 16*(9), 866–872.

Pavicic, T., Webb, K. L., Frank, K., et al. (2019). Arterial wall penetration forces in needles versus cannulas. *Plastic and Reconstructive Surgery, 143*(3), 504e–512e. https://doi.org/10.1097/PRS.0000000000005321.

Peng, J. H., & Peng, H. P. (2020). Classifications and injection strategy for lip reshaping in Asians. *Journal of Cosmetic Dermatology, 19*(10), 2519–2528. https://doi.org/10.1111/jocd.13635.

Popenko, N. A., Tripathi, P. B., Devcic, Z., et al. (2017). A quantitative approach to determining the ideal female lip aesthetic and its effect on facial attractiveness. *JAMA Facial Plastic Surgery, 19*, 261–267. https://doi.org/10.1001/jamafacial.2016.2049.

Ramaut, L., Tonnard, P., Verpaele, A., et al. (2019). Aging of the upper lip: Part I: A retrospective analysis of metric changes in soft tissue on magnetic resonance imaging. *Plastic and Reconstructive Surgery, 143*(2), 440–446. https://doi.org/10.1097/PRS.0000000000005190.

Rossi, A. B., Nkengne, A., Stamatas, G., & Bertin, C. (2011). Development and validation of a photonumeric grading scale for assessing lip volume and thickness. *Journal of the European Academy of Dermatology and Venereology, 25*(5), 523–531. https://doi.org/10.1111/j.1468-3083.2010.03816.x.

Sahan, A., & Funda, T. (2018). Four-point injection technique for lip augmentation. *Acta Dermatovenerologica Alpina, Pannonica, et Adriatica, 27*(2), 71–73.

San Miguel Moragas, J., Reddy, R. R., Hernández Alfaro, F., et al. (2015). Systematic review of "filling" procedures for lip augmentation regarding types of material, outcomes and complications. *Journal of Cranio-Maxillo-Facial Surgery, 43*(6), 883–906. https://doi.org/10.1016/j.jcms.2015.03.032.

Schelke, L. W., Decates, T. S., & Velthuis, P. J. (2018). Ultrasound to improve the safety of hyaluronic acid filler treatments. *Journal of Cosmetic Dermatology, 17*(6), 1019–1024. https://doi.org/10.1111/jocd.12726.

Shahrabi Farahani, S., Sexton, J., Stone, J. D., et al. (2012). Lip nodules caused by hyaluronic acid filler injection: Report of three cases. *Head and Neck Pathology, 6*(1), 16–20. https://doi.org/10.1007/s12105-011-0304-9.

Stojanovič, L., & Majdič, N. (2019). Effectiveness and safety of hyaluronic acid fillers used to enhance overall lip fullness: A systematic review of clinical studies. *Journal of Cosmetic Dermatology, 18*(2), 436–443. https://doi.org/10.1111/jocd.12861.

Surek, C. C., Guisantes, E., Schnarr, K., Jelks, G., & Beut, J. (2016). "No-Touch" technique for lip enhancement. *Plastic and Reconstructive Surgery, 138*(4), 603e–613e. https://doi.org/10.1097/PRS.0000000000002568.

Tansatit, T., Apinuntrum, P., & Phetudom, T. (2014). A typical pattern of the labial arteries with implication for lip augmentation with injectable fillers. *Aesthetic Plastic Surgery, 38*(6), 1083–1089. https://doi.org/10.1007/s00266-014-0401-8.

Teixeira, J. C., Ostrom, J. Y., Hohman, M. H., et al. (2021). Botulinum toxin type-A for lip augmentation: "Lip flip". *The Journal of Craniofacial Surgery, 32*(3), e273–e275. https://doi.org/10.1097/SCS.0000000000007128.

Trévidic, P., & Criollo-Lamilla, G. (2020). French kiss technique: An anatomical study and description of a new method for safe lip eversion. *Dermatologic Surgery, 46*(11), 1410–1417. https://doi.org/10.1097/DSS.0000000000002325.

van Loghem, J. A. J., Humzah, D., & Kerscher, M. (2017). Cannula versus sharp needle for placement of soft tissue fillers: An observational cadaver study. *Aesthetic Surgery Journal, 38*(1), 3–88. https://doi.org/10.1093/asj/sjw220.

Votto, S. S., Read-Fuller, A., & Reddy, L. (2021). Lip augmentation. *Oral and Maxillofacial Surgery Clinics of North America, 33*(2), 185–195. https://doi.org/10.1016/j.coms.2021.01.004.

Weinkle, S. (2010). Injection techniques for revolumization of the perioral region with hyaluronic acid. *Journal of Drugs in Dermatology, 9*(4), 367–371.

Werschler, W. P., Fagien, S., Thomas, J., Paradkar-Mitragotri, D., Rotunda, A., & Beddingfield, F. C. (2015). Development and validation of a photographic scale for assessment of lip fullness. *Aesthetic Surgery Journal, 35*(3), 294–307. https://doi.org/10.1093/asj/sju025.

26

Preenchimento das Linhas Labiais

Farah Moustafa, Omer Ibrahim e Jeffrey S. Dover

RESUMO E CARACTERÍSTICAS PRINCIPAIS

- Fatores intrínsecos e extrínsecos contribuem para a aparência envelhecida da pele
- Linhas labiais verticais ou rugas periorais contribuem para a aparência envelhecida da área perioral e são uma preocupação estética significativa para os pacientes
- As mulheres exibem linhas periorais com muito mais frequência e gravidade que os homens
- As linhas são causadas pela contração repetida do músculo orbicular da boca, juntamente com a perda de fibras de colágeno e elastina ao longo do tempo
- Antes do tratamento, deve ser feito um aconselhamento adequado com o paciente, a fim de discutir as expectativas e resultados realistas do tratamento
- O tratamento das linhas periorais é multimodal e, muitas vezes, requer uma combinação de métodos para produzir os melhores resultados. Entre eles incluem-se neuromoduladores, preenchedores e *resurfacing* a *laser*
- O preenchimento com preenchedores à base de ácido hialurônico se apresenta como uma ferramenta valiosa para melhorar a aparência das rugas labiais, proporcionando uma aparência geral rejuvenescida à área perioral
- Preenchedores de ácido hialurônico mais refinados e G′ menor devem ser usados apenas nas quantidades mínimas para dar os efeitos desejados. Preenchedores permanentes, semipermanentes e não hialurônicos devem ser evitados
- Com o tratamento, os pacientes podem esperar equimoses e edema e, com boa técnica, os pacientes podem esperar resultados modestos e de aparência natural
- O risco de complicações mais graves, como oclusão vascular, pode ser minimizado com um conhecimento profundo da anatomia e uma técnica precisa e eficaz.

HISTÓRICO

O envelhecimento da pele ocorre por meio de uma infinidade de processos lesivos que levam a linhas cutâneas finas, rugas mais profundas, discromia e flacidez. Fatores intrínsecos, como a fisiologia inerente e a composição genética, contribuem apenas marginalmente para o processo de envelhecimento. Por outro lado, influências extrínsecas (ambientais), incluindo radiação solar e poluição, são responsáveis pela maioria dos fatores que causam o envelhecimento cutâneo e a formação de rugas. Linhas finas e rugas podem afetar quase qualquer parte do rosto, e a área perioral não é uma exceção. As linhas dos lábios podem ser especialmente incômodas e notoriamente difíceis de tratar. Neste capítulo, discutiremos a base anatômica das linhas labiais, aconselhamento e abordagem adequados ao problema e diretrizes de tratamento seguras e eficazes.

PATOGÊNESE DAS LINHAS LABIAIS

As linhas periorais surgem de uma combinação de contração repetida do músculo orbicular da boca e da atrofia epidérmica e dérmica natural, bem como perda de colágeno e elastina em consequência do envelhecimento. As diversas fibras musculares do músculo orbicular da boca originam-se da face medial da maxila e mandíbula, pele perioral e modíolo (Figura 26.1). As porções superior e inferior do músculo se inserem na derme profunda da mucosa labial. Esse arranjo intrincado permite o fechamento da boca e o movimento de contrair os lábios. A contração dinâmica repetida desse grupo muscular resulta na projeção vertical de linhas radiais para fora da borda do vermelhão dos lábios superior e inferior (perpendicular à direção da contração muscular). Essas linhas são mais proeminentes em indivíduos com fotoenvelhecimento acentuado devido a outros fatores intrínsecos e extrínsecos e naqueles que frequentemente contraem os lábios ou expiram com força (fumantes, certos instrumentistas de sopro etc.).

Existem outras mudanças gerais que ocorrem no rosto e que podem exacerbar a aparência envelhecida dos lábios e da área perioral. A perda estrutural ocorre devido a reabsorção óssea e atrofia da gordura subcutânea, o que resulta em aplanamento do terço inferior da face e surgimento do *jowl* e acentuação do sulco labiomandibular (linhas de marionete). As comissuras labiais, que são viradas para cima na juventude, tornam-se invertidas com a idade, criando uma aparência

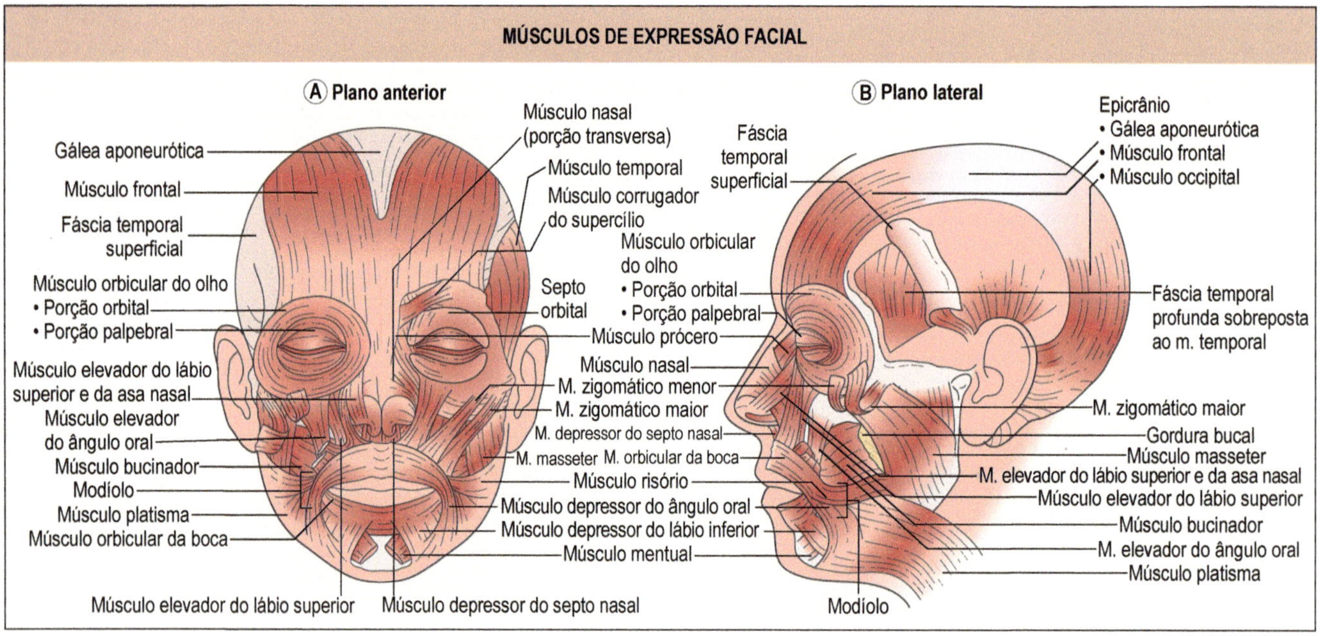

Figura 26.1 Músculos de expressão facial.

carregada em repouso e expressão facial cronicamente triste. Isso é exacerbado pela atividade do músculo depressor do ângulo oral (DAO), que deixa os cantos da boca ainda mais invertidos. Embora esteja fora do escopo deste capítulo, estes são fatores importantes que devem ser abordados no momento da consulta sobre linhas periorais, pois uma abordagem holística produz resultados mais agradáveis esteticamente.

LINHAS LABIAIS: O SEXO DO PACIENTE IMPORTA?

Historicamente, mais mulheres do que homens buscam corrigir rugas periorais. Isso pode ser devido, em parte, ao fato de que as mulheres procuram tratamentos estéticos com mais frequência que os homens. No entanto, estudos histológicos confirmaram diferenças anatômicas importantes entre homens e mulheres que predispõem estas últimas a linhas labiais mais graves. Na área perioral, os homens apresentam maior número de glândulas sebáceas e glândulas sudoríparas, com uma contagem de glândulas sebáceas significativamente maior por folículo piloso, embora o número de folículos pilosos não seja diferente. Os homens têm mais vasos sanguíneos, epiderme mais espessa e tecido conjuntivo mais robusto na derme. Finalmente, verificou-se que a distância entre a derme e o músculo orbicular da boca era significativamente maior nos homens, ou seja, o músculo orbicular da boca se liga mais próximo à derme nas mulheres do que nos homens. Essas diferenças anatômicas observadas na histologia podem explicar por que as mulheres expressam rugas periorais mais graves.

CONSULTA

A seleção do paciente ideal ajuda a garantir resultados satisfatórios. Embora estudos sugiram que uma classificação "3" ou "moderada" na escala de Lemperle ou de Linhas Periorais em Repouso seja apropriada para tratar, essa determinação é baseada no desejo do paciente e na capacidade do médico de melhorar os achados indesejados. Embora essas ferramentas validadas sejam úteis, uma consideração prática para a avaliação do paciente é (1) se a ruga individual do paciente tem profundidade suficiente em repouso (talvez 1 mm ou mais), (2) o número de rugas verticais na área (para avaliar a quantidade de produto ou limitações de tratamento) e (3) a anatomia perioral geral, com foco especialmente no lábio cutâneo superior. Pacientes com lábio superior significativamente alongado ou com prognatismo maxilar significativo devem ser tratados com cautela, pois o preenchimento dos tecidos moles das linhas verticais dos lábios pode resultar em mais desequilíbrio na harmonia facial geral, adicionando volume à parte superior da boca. O preenchimento das estruturas faciais inferiores, como mento e linha da mandíbula, pode ser útil nesses pacientes que ainda desejam tratamento. Antes de qualquer intervenção estética, discuta os objetivos do tratamento e administre as expectativas do paciente. Comunique claramente que o objetivo é a suavização das linhas periorais e não sua eliminação total. É essencial discutir o equilíbrio entre suavizar as linhas, manter uma aparência natural e evitar a colocação excessiva de preenchedores que não são esteticamente agradáveis e que podem causar comprometimento funcional. Pacientes que não têm expectativas realistas não são candidatos ideais para o tratamento. Durante a discussão, avalie a disponibilidade do paciente de permanecer inativo pelo tempo necessário e quaisquer contraindicações que possam impedir o tratamento. Equimoses são comuns com injeções de preenchedores nessa área e, portanto, devem ser observadas. Por fim, discuta o custo do tratamento, bem como a necessidade de tratamento de manutenção para obter os melhores resultados a longo prazo. O médico e o paciente devem trabalhar juntos para priorizar as intervenções com base no orçamento, na disponibilidade para o período necessário de afastamento das atividades e na disponibilidade para tratamentos repetidos, se necessário.

PLANEJAMENTO

Antes de qualquer intervenção, tire uma série de fotografias de alta qualidade sob iluminação adequada. Recomendamos capturar pelo menos três posicionamentos para fotografias clínicas – no plano frontal e também em um ângulo de 45° de cada lado. Além disso, considere incluir fotografias dinâmicas, fazendo com que o paciente contraia o rosto e sorria. A captura de fotos de expressões não só permite uma documentação mais completa da anatomia do paciente, como também documenta sutilezas nos movimentos dinâmicos do paciente, caso posteriormente sejam feitas comparações entre antes e depois. Obtenha consentimento informado por escrito e inclua riscos e benefícios detalhados do procedimento planejado. Finalmente, avalie a necessidade de anestesia tópica pré-intervenção.

Durante a consulta, é melhor determinar a profundidade, a largura, o tipo e a gravidade das linhas dos lábios. Isso ajuda a orientar a abordagem do tratamento. A base para o tratamento de linhas labiais dinâmicas são injeções regulares de neuromoduladores. Doses muito baixas injetadas com bastante frequência (a cada 6 semanas) produzem o maior grau de melhora. Linhas em repouso e perda de volume no lábio são mais bem tratadas com preenchedor de ácido hialurônico. Finalmente, o *resurfacing* a *laser*, com ou sem administração de medicamentos, deve ser mais reservado para indivíduos com fotoenvelhecimento e elastose extensos.

TÉCNICA PARA PREENCHIMENTO DAS LINHAS LABIAIS

Injeções nas linhas verticais dos lábios devem ser superficiais para corrigir a aparência da linha com a menor quantidade de produto e evitar uma aparência pesada e antinatural. O plano ideal de injeção é na derme papilar e reticular superior. O profissional que está realizando o preenchimento ainda deve ser capaz de ver a agulha através da pele. As artérias labiais superior e inferior que se encontram na camada submucosa são ramos da artéria facial e suprem os lábios superior e inferior. Como as injeções são mantidas no plano superficial, o risco de canulação desses vasos é pequeno. O preenchimento dos lábios é descrito no Capítulo 25.

A posição do paciente depende de cada profissional que realiza o preenchimento. Alguns preferem que os pacientes fiquem sentados na cadeira de exame, enquanto outros preferem que o paciente fique deitado em decúbito dorsal para receber as injeções. Dobrar a agulha a 15° pode permitir injeções mais superficiais. Insira a agulha na borda superior da ruga e avance inferiormente. Ao inserir a agulha, injete de forma retrógrada. É útil fazer com que o paciente contraia e relaxe o rosto para deixar ainda mais claro em que área deve-se aplicar a injeção. As injeções superficiais permitem não apenas melhor resolução das rugas lineares, como também resultam em uso de uma quantidade menor de produto e um resultado final menos pesado.

Outra técnica de injeção para linhas do lábio superior utiliza o método de depósito, no qual pequenas alíquotas de preenchedor são depositadas ao longo do comprimento da linha (Vídeo 26.1). Se as rugas forem especialmente proeminentes, toda a área pode precisar de reforço usando o método *cross-hatching*, no qual uma série de linhas, ou vários leques, em ângulos ligeiramente diferentes, são injetados para depositar superficialmente uma camada muito fina de preenchedor (Vídeo 26.2). A correção excessiva pode levar a uma aparência antinatural. Independentemente da técnica, após a injeção, é importante pressionar ou "moldar" o gel para evitar qualquer rebordo ou irregularidade entre a área injetada e a não injetada (Figura 26.2).

Vídeo 26.1

Vídeo 26.2

SELEÇÃO DO PREENCHEDOR

Em geral, os preenchedores escolhidos para esta área são finos, à base de ácido hialurônico, são seguros e reversíveis. Os preenchedores aprovados para a área perioral incluem Juvederm® Ultra™, Volbella®, Restylane-L®, Restylane® Refyne™, Restylane® Silk™, Belotero® e RHA® 2. Produtos combinados com lidocaína pura ou com epinefrina, tais como Juvederm® Ultra™, Volbella®, Restylane-L®, Restylane® Refyne™, também são frequentemente usados para preenchimento de linhas labiais verticais finas. De acordo com a experiência dos autores, os ácidos hialurônicos flexíveis e de pequenas partículas de gel

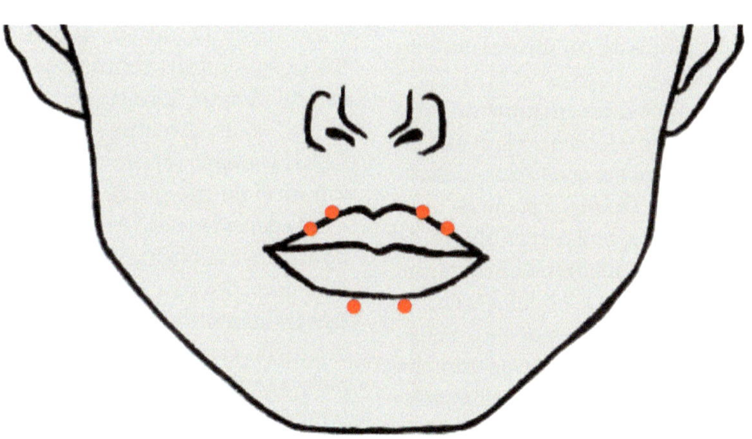

Figura 26.2 Pontos de injeção de toxina botulínica. (De Moustafa, Farah, MD; Ibrahim, Omer, MD; Dover, Jeffrey S., MD, FRCPC. Publicado em 31 de maio de 2020. Volume 3, Edição 1. Páginas 89-98. © 2020.)

são ideais nessa área. Belotero® e Restylane® Silk™ são ótimas opções para essas injeções superficiais. Ao usar os produtos Restylane®, é importante estar atento à possibilidade de Tyndall devido à natureza particulada do gel de ácido hialurônico. Preenchimentos de ácido hialurônico mais espessos, que não são flexíveis (Voluma®, Restylane® Lyft™, Restylane® Defyne™ e RHA® 4), não são escolhas adequadas para esta área. Não recomendamos o uso de injeção de preenchedores permanentes ou não hialurônicos, como hidroxiapatita de cálcio (Radiesse®) ou ácido poli-L-láctico (PLLA) (Sculptra®) devido ao maior risco de esses produtos formarem nódulos.

CONSIDERAÇÕES SOBRE CONTROLE DA DOR/TRATAMENTO

As injeções nessa área são dolorosas, e alguns pacientes podem solicitar anestesia tópica. Recomendamos anestesia tópica nos pacientes mais sensíveis, e não como parte rotineira do procedimento, pois a anestesia tópica pode causar algum edema localizado na área de tratamento. Em vez de anestesia tópica, a aplicação de gelo imediatamente antes e após a injeção pode ajudar a diminuir o desconforto.

EFEITOS COLATERAIS PREVISTOS

Os médicos devem aconselhar os pacientes sobre os efeitos colaterais imediatos associados ao tratamento. Equimoses são bastante comuns e, em alguns pacientes, inevitáveis. A aplicação adequada de pressão durante o procedimento pode ajudar a reduzir a extensão das equimoses. Terapia com *laser* vascular imediatamente após o tratamento e em até 48 horas após o procedimento pode acelerar a absorção das equimoses. O edema pós-procedimento também pode ser significativo e durar de 2 a 5 dias. Gelo, anti-histamínicos e, somente se for absolutamente necessário, corticosteroides orais podem melhorar o edema.

COMPLICAÇÕES

Assim como com qualquer injeção de preenchedor, o risco de canulação e oclusão vascular deve ser reconhecido e respeitado. Injeções superficiais em quantidades pequenas diminuem muito o risco de comprometimento vascular. Se houver suspeita de oclusão, o médico deve iniciar imediatamente o "protocolo de emergência" discutido no capítulo de comprometimento vascular deste livro (ver Capítulo 36).

Os nódulos de início tardio após o preenchimento com ácido hialurônico têm incidência de 0,02 a 4,25% e variam amplamente com base no tipo de preenchedor de ácido hialurônico, tecnologia de reticulação (*cross-linking*) e plano de aplicação do preenchedor. Foi relatado que a tecnologia de reticulação Vycross® resulta em mais nódulos de início tardio em comparação a outros preenchedores. Os nódulos tendiam a ocorrer na área perioral. Por esse motivo, nossos autores não consideram esses preenchedores como tratamento de primeira linha para linhas do lábio superior, principalmente naqueles pacientes imunologicamente sensíveis ou com histórico prévio de formação tardia de nódulos. É necessário reconhecimento imediato e tratamento adequado para a resolução desses nódulos. Na prática dos autores, para nódulos não inflamatórios de início tardio, recomenda-se como tratamento inicial a injeção de uma pequena quantidade de hialuronidase com lidocaína pura na proporção de 1:1 ao longo da área onde o nódulo é palpável. Reavalie o paciente em intervalos de 3 a 4 semanas para verificar se houve melhora e analisar a possibilidade de reinjeção. A adição de triancinolona injetável a uma concentração de 5 mg/mℓ (1:1 com hialuronidase) também pode ser utilizada em injeções subsequentes.

Nódulos inflamatórios são de natureza mais complicada e requerem terapia empírica com anticorpos, cultura e biopsia, quando aplicável, e injeções intralesionais de esteroides após descartar etiologias infecciosas.

TÉCNICAS COMPLEMENTARES PARA MELHORA DAS LINHAS LABIAIS

Neuromoduladores

Embora os neuromoduladores periorais sejam discutidos extensivamente em um capítulo separado desta série, o assunto merece ser mencionado aqui para fins de conclusão, pois os médicos geralmente combinam neuromoduladores e preenchedores nessa área para otimizar os resultados. As neurotoxinas disponíveis comercialmente incluem toxina onabotulínica A (Botox®), toxina abobotulínica tipo A (Dysport®), toxina incobotulínica A (Xeomin®) e, mais recentemente, toxina prabotulínica A (Jeuveau®). A neurotoxina injetada no músculo orbicular da boca pode diminuir a aparência das rugas periorais (ver Figura 26.2).

RESURFACING A *LASER* E *DRUG DELIVERY* COM ÁCIDO POLI-L-LÁCTICO APÓS *LASER*

Além dos injetáveis, os lasers de *resurfacing* ablativos e não ablativos podem ser empregados isoladamente para melhorar ainda mais a aparência da área perioral. O tratamento a *laser* pode ser personalizado para o paciente, dependendo dos resultados desejados e da disponibilidade para o tempo necessário de afastamento de suas atividades. Mais recentemente, a terapia combinada de *laser* de CO_2 fracionado de baixa densidade (CO_2) e PLLA tópico demonstrou melhorar a aparência das rugas do lábio superior. Tendo em vista que o PLLA após *laser* tem sido usado para tratar com sucesso cicatrizes atróficas, um estudo publicado recentemente demonstrou a segurança e a eficácia da aplicação de PLLA após o *laser* no tratamento de rugas do lábio superior em uma coorte de 10 pacientes. Ibrahim et al. descreveram uma passagem do CO_2 fracionado (Fraxel® Re:Pair) com um *spot size* de 135 mm, um nível de energia de 70 mJ (profundidade de 1.579 mm) e uma densidade de 10%, seguida de aplicação tópica de PLLA na área de tratamento. Os autores demonstraram uma redução de quase 50% na aparência das linhas do lábio superior após três tratamentos (Figura 26.3). Essa abordagem aproveita os benefícios combinados de ambas as intervenções para o rejuvenescimento perioral e, ao mesmo tempo, reduz o risco de formação de nódulos e *downtime* prolongado.

- *Drug delivery* PLLA após *laser* – Vídeo 26.3.

Vídeo 26.3

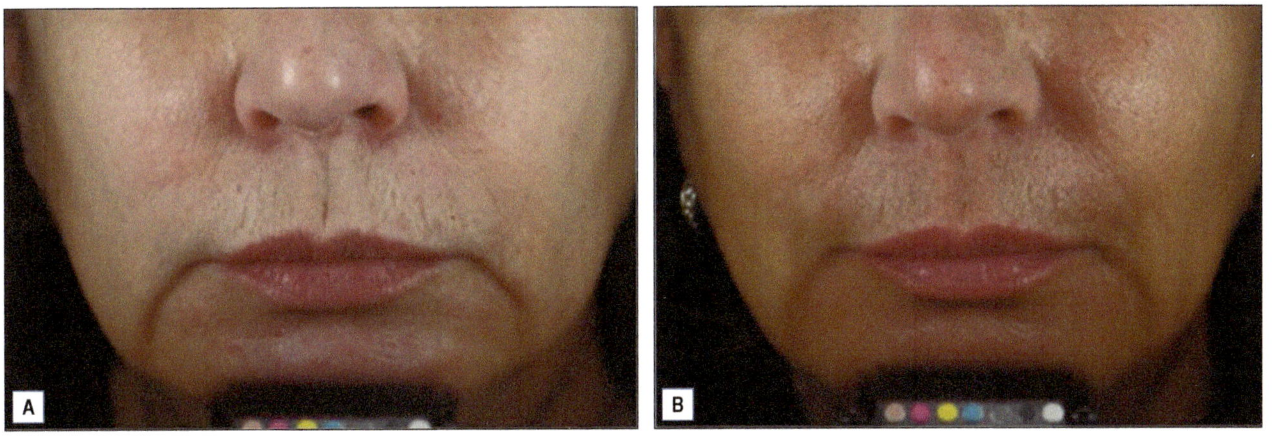

Figura 26.3 Antes (**A**) e depois (**B**) de três sessões de *drug delivery* de ácido poli-L-láctico tópico após *laser* de CO_2 para o tratamento de rugas do lábio superior. (Direitos autorais reservados por Omer Ibrahim, MD.)

CONCLUSÃO

As rugas periorais são queixa importante para muitos pacientes e são notoriamente difíceis de tratar. Devido ao fato de que cada abordagem pode oferecer resultados limitados, os médicos geralmente devem usar uma combinação de modalidades para otimizar os resultados. No âmbito dos preenchedores, a infinidade de produtos à base de ácido hialurônico disponíveis no mercado, bem como as diversas técnicas baseadas em evidências, permitiu que os médicos incorporassem com segurança e eficácia preenchedores injetáveis no tratamento de rugas periorais. Com conhecimento adequado de anatomia e técnica precisa e objetiva, os profissionais que realizam preenchimento podem implementar esses preenchedores com segurança e eficácia no regime de tratamento do paciente.

LEITURA ADICIONAL

Barbarino, S. C., Woodward, J. A., Levine, J., & Fezza, J. (2021). Evaluating an incobotulinumtoxinA and Cohesive Polydensified Matrix((R)) hyaluronic acid filler combination to treat moderate-to-severe periorbital and perioral rhytids. *Journal of Cosmetic Dermatology*, *20*(5), 1459–15466. https://doi.org/10.1111/jocd.13745.

Bertucci, V., Nikolis, A., Solish, N., Lane, V., & Hicks, J. (2021). Subject and partner satisfaction with lip and perioral enhancement using flexible hyaluronic acid fillers. *Journal of Cosmetic Dermatology*, *20*(5), 1499–1504. https://doi.org/10.1111/jocd.13956.

Cohen, J. L., Thomas, J., Paradkar, D., Rotunda, A., Walker, P. S., Beddingfield, F. C., Philip, A., Davis, P. G., & Yalamanchili, R. (2014). An interrater and intrarater reliability study of 3 photographic scales for the classification of perioral aesthetic features. *Dermatologic Surgery*, *40*(6), 663–670. https://doi.org/10.1111/dsu.0000000000000008.

Ibrahim, O., Ionta, S., Depina, J., Petrell, K., Arndt, K. A., & Dover, J. S. (2019). Safety of laser-assisted delivery of topical poly-L-lactic acid in the treatment of upper lip rhytides: A prospective, rater-blinded study. *Dermatologic Surgery*, *45*(7), 968–974. https://doi.org/10.1097/DSS.0000000000001743.

Jansen, D. A., & Graivier, M. H. (2006). Evaluation of a calcium hydroxylapatite-based implant (Radiesse) for facial soft-tissue augmentation. *Plastic and Reconstructive Surgery*, *118*(3 suppl), 22S–30S. discussion 31S–33S https://doi.org/10.1097/01.prs.0000234903.55310.6a.

Keni, S. P., & Sidle, D. M. (2007). Sculptra (injectable poly-L-lactic acid). *Facial Plastic Surgery Clinics of North America*, *15*(1), 91–97. vii https://doi.org/10.1016/j.fsc.2006.10.005.

Lemperle, G., Holmes, R., Cohen, S., & Lemperle, S. (2001). A classification of facial wrinkles. *Plastic and Reconstructive Surgery*, *108*, 1735–1750. discussion 1751 https://doi.org/10.1097/00006534-200111000-00048.

Lindsey, S., Rosen, A., Shagalov, D., & Weiss, E. (2019). Sex differences in perioral rhytides—does facial hair play a role? *Dermatologic Surgery*, *45*(2), 320–323. https://doi.org/10.1097/DSS.0000000000001586.

Lorenc, Z. P., Greene, T., & Gottschalk, R. W. (2016). Injectable Poly-L-lactic acid: Understanding its use in the current era. *Journal of Drugs in Dermatology*, *15*(6), 759–762.

Narurkar, V., Shamban, A., Sissins, P., Stonehouse, A., & Gallagher, C. (2015). Facial treatment preferences in aesthetically aware women. *Dermatologic Surgery*, *41*(suppl 1), S153–S160. https://doi.org/10.1097/DSS.0000000000000293.

Ogilvie, P., Thulesen, J., Leys, C., Sykianakis, D., Chantrey, J., Safa, M., et al. (2020). Expert consensus on injection technique and area-specific recommendations for the hyaluronic acid dermal filler VYC-12L to treat fine cutaneous lines. *Clinical Cosmetic and Investigational Dermatology*, *13*, 267–274. https://doi.org/10.2147/CCID.S239667.

Paes, E. C., Teepen, H. J., Koop, W. A., & Kon, M. (2009). Perioral wrinkles: Histologic differences between men and women. *Aesthetic Surgery Journal*, *29*(6), 467–472. https://doi.org/10.1016/j.asj.2009.08.018.

Penna, V., Stark, G. B., Voigt, M., Mehlhorn, A., & Iblher, N. (2015). Classification of the aging lips: A foundation for an integrated approach to perioral rejuvenation. *Aesthetic Plastic Surgery*, *39*(1), 1–7. https://doi.org/10.1007/s00266-014-0415-2.

Philipp-Dormston, W. G., Goodman, G. J., De Boulle, K., Swift, A., Delorenzi, C., Jones, D., Heydenrych, I., Trindade De Almeida, A., & Batniji, R. K. (2020). Global approaches to the prevention and management of delayed-onset adverse reactions with hyaluronic acid-based fillers. *Plastic and Reconstructive Surgery–Global Open*, *8*(4), e2730. https://doi.org/10.1097/GOX.0000000000002730.

Sadeghpour, M., Quatrano, N. A., Bonati, L. M., Arndt, K. A., Dover, J. S., & Kaminer, M. S. (2019). Delayed-onset nodules to differentially crosslinked hyaluronic acids: Comparative incidence and risk assessment. *Dermatologic Surgery*, *45*(8), 1085–1094. https://doi.org/10.1097/DSS.0000000000001814.

Taylor, S. C., Downie, J. B., Shamban, A., Few, J., Weichman, B. M., Schumacher, A., et al. (2019). Lip and perioral enhancement with hyaluronic acid dermal fillers in individuals with skin of color. *Dermatologic Surgery*, *45*(7), 959–967. https://doi.org/10.1097/DSS.0000000000001842.

27

Preenchimento das Mãos

Nisrine Kawa, Nada Soueidan e Heidi A. Waldorf

RESUMO E CARACTERÍSTICAS PRINCIPAIS

- O envelhecimento das mãos é caracterizado por alterações superficiais, bem como perda de volume e proeminência das estruturas subjacentes
- A restauração do volume por meio de transferência de gordura autóloga ou preenchedor mostrou ser uma estratégia de rejuvenescimento segura e eficaz
- Os preenchedores mais comuns para as mãos são a hidroxiapatita de cálcio, o ácido hialurônico e a gordura autóloga
- O ácido poli-L-láctico caiu em desuso como material de preenchimento das mãos devido ao risco de nódulos visíveis sob a pele flácida
- O uso de cânulas descartáveis tornou mais fácil e reduziu o perfil de efeitos colaterais do preenchimento das mãos
- Após o procedimento, os pacientes devem ser instruídos a colocar gelo, elevar e massagear a mão
- Embora o preenchimento seja uma boa opção para o rejuvenescimento das mãos, as terapias combinadas, como *lasers*, radiofrequência, microagulhamento e plasma rico em plaquetas, podem ser sinérgicas e melhorar os resultados.

INTRODUÇÃO

O envelhecimento da mão torna-se visível a partir da quarta década de vida. Com a exposição crônica à radiação ultravioleta, poluentes, irritantes e estresse mecânico, as mãos ficam sujeitas à senescência visível. Danos superficiais, incluindo manchas, alterações de textura e desenvolvimento de lesões neoplásicas são frequentemente observados. O envelhecimento da mão também envolve mudanças nas estruturas subjacentes. O processo é caracterizado por perda de gordura subcutânea e aumento da visibilidade dos ossos, tendões e veias. Em certos estados patológicos, a microcirculação aberrante pode ser um fator adicional.

Os tratamentos de rejuvenescimento das mãos têm se tornado cada vez mais populares. Em um estudo sobre primeiras impressões, os avaliadores classificaram imagens de mãos submetidas a preenchimento. As pontuações de percepção para habilidades sociais, desempenho acadêmico e várias áreas de sucesso foram significativamente maiores para imagens de mãos tratadas em comparação às não tratadas. Avaliações cegas feitas tanto por especialistas quanto por pacientes indicam o grau de perda de volume e a proeminência dos vasos como principais indicadores de mãos envelhecidas. Embora várias terapias tópicas e tecnologias possam ter como alvo danos superficiais, o preenchimento é o tratamento de escolha para restauração do volume e redução da flacidez. Uma variedade de escalas de classificação, como a escala de classificação fotonumérica de 5 pontos, a Escala Global de Melhoria Estética (*Global Aesthetic Improvement Scale*) e a Escala de Classificação de Merz (*Merz Grading Scale*), foi desenvolvida para avaliar o grau de perda de volume e melhora do rejuvenescimento das mãos após o preenchimento. As intervenções devem levar em consideração as estruturas anatômicas locais e a mobilidade da mão, além de segurança, durabilidade e tolerabilidade dos produtos injetados. Vários materiais têm sido utilizados para esse fim, com níveis variáveis de sucesso. Este capítulo discutirá as técnicas e os resultados de diferentes modalidades, abordando os riscos e benefícios de cada opção.

PREENCHIMENTO DAS MÃOS

Considerações anatômicas

Embaixo da barreira cutânea epidérmica e dérmica, o dorso da mão é composto por três lâminas dorsais, separadas por planos fasciais. A camada mais superficial é desprovida de estruturas e tem conteúdo de gordura variável. Em modelos cadavéricos, maior volume de gordura na lâmina superficial foi associado a maior índice de massa corporal. Várias aderências septais podem ser encontradas dentro da lâmina superficial e podem contribuir para a aparência irregular do material injetado. Durante os procedimentos de preenchimento, a ruptura das artérias perfurantes dentro dessas aderências septais pode resultar em equimoses. Profundamente à fáscia superficial dorsal encontra-se a lâmina intermediária, em que estão localizados os nervos sensoriais e as veias. Os tendões extensores da mão são encontrados ainda mais profundamente, dentro da lâmina dorsal profunda. A avaliação completa do grau de perda de volume, juntamente com a compreensão das estruturas anatômicas, permite que os injetores planejem e executem adequadamente os procedimentos de preenchimento.

Preparação

Antes de prosseguir com qualquer intervenção, o profissional deve avaliar o grau de perda de volume, a presença de danos superficiais concomitantes e discutir os resultados esperados. Os pacientes devem estar cientes da longevidade estimada de cada modalidade de tratamento e entender os possíveis eventos adversos associados, incluindo um possível tempo de afastamento das suas atividades. A combinação de modalidades de tratamento também pode ser discutida para otimização dos resultados. Procedimentos adicionais devem ser adaptados às necessidades do paciente.

Alguns profissionais iniciam o processo de tratamento com 30 a 40 minutos de anestesia tópica. Outros não realizam essa etapa devido à presença de anestésico nos produtos injetáveis e pela possibilidade de ocorrência de edema leve, levando a um possível subtratamento. Antes do procedimento, é necessária uma limpeza completa das mãos. Os pacientes devem começar lavando as mãos com água e sabão. Em seguida, o profissional deve limpar a área até o pulso com antisséptico. Um dos autores (NS) segue um processo de duas etapas, começando com iodopovidona, depois limpando com compressas embebidas em álcool. Outro autor (HAW) prepara a pele primeiro com álcool e depois aplica ácido hipocloroso estabilizado a 0,009%. As mãos são colocadas em uma posição neutra, por exemplo, em uma mesa de Mayo coberta por campos cirúrgicos ou sobre um travesseiro firme, pedindo-se para que os pacientes evitem fechar o punho ou fazer esforço. Para detalhes sobre a preparação e a implementação do procedimento, assista aos Vídeos 27.1 a 27.3.

Vídeos 27.1 a 27.3

Lipoenxertia

Desde seu uso inicial na década de 1980, o preenchimento dos tecidos das mãos com transferência de gordura autóloga evoluiu significativamente. Existe uma variedade de recomendações para coleta, processamento, armazenamento e transplante. Independentemente do método de coleta preferido, a manutenção da esterilidade é obrigatória. Alguns métodos incentivam a centrifugação para reduzir as chances de contaminação, outros observam que essa etapa resulta em danos às células de gordura, reduzindo a viabilidade.

A exposição do tecido adiposo ao ar por mais de 15 minutos resultou em lise celular de mais de 50% da amostra coletada. Da mesma forma, o uso de alta pressão durante a injeção resultou em esmagamento de lipócitos. No geral, o transplante de amostras com células de gordura lisadas levou a resultados abaixo do ideal. Avaliações cegas em pequena escala também compararam os resultados do preenchimento das mãos usando gordura recém-coletada *versus* gordura previamente congelada. Durante o período de acompanhamento de 5 a 7 meses, os resultados das mãos que receberam a gordura congelada pareceram ser equivalentes ou até melhores que seus equivalentes de gordura fresca, apesar do potencial de morte das células de gordura em baixas temperaturas. Os padrões comparativos incluíram preferência estética, proeminência das veias e profundidade do espaço metacarpal.

As primeiras técnicas de injeção descritas por Fournier se baseavam no depósito de um volume de gordura coletada no dorso da mão. Em seguida, era usada a manipulação digital para espalhar a gordura transplantada uniformemente por toda a área. Coleman tentou refinar esse método usando uma agulha de calibre 16G para injetar vários acúmulos a serem distribuídos de maneira semelhante. Resultados decepcionantes levaram ao abandono desses métodos. Em vez disso, Coleman desenvolveu uma nova estratégia de "enxerto de gordura estrutural" que fazia uso de uma cânula inserida através de incisões de 1 a 2 mm. São realizadas aplicações sequenciais para depositar alíquotas de 0,02 a 0,1 mℓ, criando um plano projetado. Do ponto de vista de retenção, um estudo de Carpenela demonstrou que cilindros de gordura com diâmetros inferiores a 3 mm produzem resultados ideais. Isso se deve à capacidade dos nutrientes teciduais de penetrar apenas 1,5 mm no local transplantado.

A longevidade relatada do tratamento é altamente variável e depende de vários fatores, incluindo tipo de anestesia, área doadora e técnicas de coleta e processamento. Enquanto algumas fontes afirmam que os resultados se mantêm por mais de 1 ano, outras observam que um terço do volume injetado é perdido 6 meses após o tratamento. A expectativa é de 30 a 70% de reabsorção; no entanto, cilindros menores de gordura depositada podem minimizar essa perda. No geral, a transferência de gordura autóloga é uma opção segura e viável para pacientes que buscam redução simultânea de gordura em uma área doadora. No entanto, podem ser necessárias reaplicações para preservar a aparência estética a longo prazo.

Hidroxiapatita de cálcio

O preenchedor de hidroxiapatita de cálcio (CaHA) (Radiesse®, Merz Aesthetics) é um agente injetável não permanente que consiste em microesferas indutoras de colagênese (30%) suspensas em gel (70%). Este material foi originalmente aprovado pela autoridade sanitária dos EUA, Food and Drug Administration (FDA), para preenchimento de tecidos moles da face, primeiro para lipoatrofia do HIV e depois para uso estético. Além de sua utilidade como bioestimulador de longa duração, a CaHA era uma escolha atraente para o tratamento da perda de volume das mãos devido à sua opacidade e cor branca, que possibilita boa camuflagem dos vasos e evita o risco do efeito Tyndall presente com os preenchedores de ácido hialurônico (AH). O produto foi utilizado *off-label* para esse fim, mas sua viscosidade e propensão a causar dor levaram os profissionais que realizam preenchimentos a buscar estratégias de modificação, como a injeção prévia com lidocaína.

Em 2007, Busso e Applebaum descreveram uma nova técnica de diluição que melhorou a textura do produto e reduziu a dor do procedimento. Ao homogeneizar a seringa de 1,3 cc padrão de Radiesse® (o produto agora vem como uma seringa de 1,5 cc) com 0,5 cc de lidocaína a 2% sem epinefrina, a mistura tornou-se mais maleável e a injeção, mais tolerável. O processo de mistura foi facilitado pelo uso de conectores Luer-Lock®. Desde então, foram realizados estudos adicionais para otimizar as taxas de diluição. Marmur et al. descrevem uma combinação de 2,0 mℓ de lidocaína a 2% sem epinefrina por seringa de 1,3 mℓ de CaHA como uma opção bem-sucedida. No geral, o grau de diluição fica a critério do profissional. Embora a diluição possa reduzir o potencial de volumização devido à dispersão do gel, a redução da dor, do edema pós-injeção e do potencial de superfície irregular a tornaram um padrão conduta. Diluições acima de 1:1 (a chamada CaHA "hiperdiluída") podem ser utilizadas quando o objetivo principal é a melhoria da qualidade da pele em vez da volumização.

Dica 1: O uso de seringas Luer-Lock® de 3 mℓ ou maiores permite uma homogeneização mais fácil e completa do produto, reduzindo a alta pressão de extrusão e aumentando o espaço disponível para a mistura de CaHA e diluente.

Dica 2: Prepare o conector Luer-Lock® com diluente empurrando o êmbolo até que o diluente preencha o conector antes de conectar à seringa de CaHA para evitar a incorporação de ar na mistura.

Dica 3: Durante a homogeneização, comece injetando a CaHA no diluente. Um total de 10 "passagens" de produto e diluente entre as seringas deve ser suficiente para uma mistura adequada. Para diluições maiores, a seringa original de 1,5 mℓ de CaHA pode ser substituída por uma seringa de 3 mℓ ou maior durante a mistura.

Dica 4: Misture a diluição de 1:1 ou 1,5:1,0 de CaHA com lidocaína a 1% ou 2% sem epinefrina isoladamente ou em combinação com solução salina. (HAW recomenda 0,3 cc de lidocaína a 1% sem epinefrina mais 1,2 cc de solução salina como diluente para uma diluição de 1:1.) A solução salina isoladamente pode ser usada para preparar CaHA pré-misturada com lidocaína (Radiesse® (+), Merz Aesthetics.)

Dica 5: Em casos de perda intensa de volume, pode-se justificar uma diluição menor e pode-se usar diluição de 2,6:1,0 de CaHA com lidocaína a 1% ou 2% sem epinefrina com ou sem solução salina. (Recomendação de NS)

Dica 6: Dividir o tratamento esperado em duas sessões com intervalos de 2 a 4 semanas, em vez de injetar todo o volume de uma vez, pode reduzir significativamente o edema e o desconforto pós-tratamento. (Recomendação de HAW)

Já foram descritas diferentes técnicas de injeção na literatura. Um estudo de Figueredo et al. comparou os resultados da injeção de 3 mℓ de CaHA diluída na lâmina de gordura profunda e no espaço subdérmico. Para a "técnica da tenda", uma agulha de calibre 27G foi usada para injetar oito *bolus* no tecido adiposo profundo intermetacarpal, abaixo das veias. Em contrapartida, foi usada uma cânula para injeção dentro da lâmina superficial, acima das veias. A avaliação foi baseada em escalas de classificação subjetivas (escala de classificação da mão de Merz e Escala Global de Melhoria Estética) e medidas objetivas (viscoelasticidade da pele, biopsia e ultrassonografia). Todos os parâmetros revelaram melhora significativa com ambas as técnicas de injeção, com satisfação ligeiramente maior observada no grupo subdérmico. Nenhuma diferença foi observada em termos de dor ou incidência de eventos adversos.

Após um estudo-piloto com 113 pacientes, a CaHA recebeu aprovação específica da FDA para rejuvenescimento das mãos em 2015, tornando-se o primeiro preenchedor com esta indicação nos EUA. Esse uso aprovado descreve a mistura de CaHA com 0,3 cc de lidocaína a 1% sem epinefrina injetada em pequenos *bolus*, utilizando uma agulha de calibre 25G. Na prática atual, esta mistura é preparada mais frequentemente utilizando diluições mais altas e injetada através de uma cânula descartável de calibre 22 ou 25G, de 1,5 ou 2,0 polegadas. Os pontos de entrada proximal e distal demonstraram ser seguros e eficazes, com mínimo ou nenhum risco de hematomas.

Estudos multinacionais demonstraram alto grau de satisfação dos pacientes e dos médicos com os resultados da CaHA para preenchimento das mãos. Apesar das melhorias significativas na tolerabilidade associada à técnica de diluição, ainda podem ocorrer eventos adversos. De acordo com informações da FDA, edema, dor, vermelhidão e equimoses são as queixas mais comuns, relatadas por mais de 70% dos participantes do estudo. No geral, esses eventos adversos se resolveram espontaneamente e geralmente com duração inferior a 2 semanas. O uso de compressas de gelo e massagem é frequentemente recomendado após o tratamento. Em alguns casos, a prescrição de corticosteroides orais por curtos períodos pode ser justificada se o edema persistir ou se o paciente relatar dificuldade para realizar atividades. Um estudo duplo-cego controlado por simulação, *split-hand*, conduzido por Wu et al. testou a potencial redução dos efeitos colaterais com triancinolona injetável após a aplicação de CaHA. Nesse estudo, 5 mℓ de acetato de triancinolona foram injetados em vários locais imediatamente após o preenchimento com CaHA diluído em solução salina a 1:1. Os grupos de controle receberam um volume equivalente de injeção de solução salina após o procedimento. O acompanhamento a curto prazo durante um período de 2 semanas demonstrou redução significativa no edema relatado pelos pacientes no grupo da triancinolona. Também foi observada uma tendência de redução de outros eventos adversos. A longo prazo, a eficácia do tratamento não foi comprometida no grupo de triancinolona.

Em geral, a injeção de pequenos *bolus* de 0,2 a 0,5 mℓ com um volume máximo injetado de 3 mℓ por mão ajuda a prevenir a incidência de edema significativo e torna desnecessária a adição de triancinolona. Planejar o procedimento em etapas com intervalos de 2 a 4 semanas também é uma opção (ou seja, usando uma seringa de pré-diluição de 1,5 mℓ de CaHA por consulta dividida entre as duas mãos). É desnecessário sobrecorrigir, pois recomenda-se a correção do implante para o defeito na proporção de 1:1. Pode-se prever que a correção dure de 9 a 12 meses, com CaHA residual possivelmente durando até 72 semanas. Devido ao efeito bioestimulatório da CaHA, pode ser observado um benefício na qualidade da pele a longo prazo.

Ácido hialurônico

Preenchedores de AH são extremamente populares na área da estética. Os produtos disponíveis apresentam uma variedade de concentrações, pesos moleculares, graus de reticulação (*cross-linking*) e tamanho de partículas, permitindo versatilidade de uso. A alta biocompatibilidade e a capacidade de dissolver rapidamente o produto com hialuronidase tornam o AH uma ferramenta altamente útil como preenchedor. As primeiras comparações com preenchedores de colágeno humano demonstraram a superioridade do AH para preenchimento das mãos. No entanto, foi menos utilizado no rejuvenescimento das mãos devido à necessidade de acompanhamento pelo potencial de efeito Tyndall (tonalidade azulada na pele devido ao efeito óptico do gel transparente subcutâneo) causado por géis transparentes. Em um estudo comparativo dos tratamentos de rejuvenescimento das mãos com AH e CaHA, descobriu-se que o primeiro causa menos eventos adversos, enquanto a última requer menos retratamentos.

Em um estudo multicêntrico *split-hand*, um gel de AH de partículas grandes com lidocaína foi usado para melhora na Escala de Classificação de Mãos de Merz. Os volumes totais de injeção variaram de 1 a 5 mℓ, dependendo do grau de perda de volume nas áreas tratadas. Dos 89 participantes inscritos, 74 necessitaram de reaplicação em 4 semanas. Com 12 semanas, os questionários de satisfação dos participantes indicaram que 84,5% dos participantes recomendariam o tratamento a um amigo e 77,4% estavam dispostos a repetir o tratamento futuramente. Tanto os pacientes quanto os pesquisadores demonstraram alto grau de satisfação, com 92,8% relatando melhora na Escala Global de Melhoria Estética (*Global Aesthetic Improvement Scale*). Com base nesse estudo, o primeiro preenchedor de AH obteve a aprovação da FDA para indicação nas mãos em 2018 (Restylane® Lyft™, Galderma). Estudos de menor porte avaliando o uso de gel de AH de partículas pequenas também demonstraram resultados bem-sucedidos, com eventos adversos leves (prurido, edema) e nenhuma incidência de eventos graves. Na prática, um autor (NS) observa que os resultados são equivalentes, independentemente do tamanho da partícula.

A técnica de injeção para volumização das mãos com preenchedor de AH é semelhante à utilizada com CaHA. O produto pode ser usado no estado em que se encontra ou, *off-label*, diluído com lidocaína e/ou solução salina para melhorar a moldabilidade. Pode ser utilizada uma cânula descartável (mesmos calibre e comprimento daqueles da CaHA) ou uma agulha. As técnicas de agulha incluem múltiplas microinjeções, poucas injeções de *bolus* pequenos, um único *bolus* central grande ou aplicação linear. A técnica de microgotículas superficiais utilizando preenchedores de AH para hidratação da pele é utilizada fora dos EUA (nenhum desses preenchedores foi aprovado pela FDA). O método de injeção e a profundidade diferem significativamente, e o foco do resultado é hidratação, e não restauração volumétrica. A versatilidade dos preenchedores de AH os torna uma ferramenta útil e segura para o rejuvenescimento das mãos. No entanto, os injetores devem estar atentos ao risco teórico do efeito Tyndall, dada a cor clara do gel. Alguns misturam regularmente AH com quantidades menores de CaHA para, teoricamente, fornecer maior hidratação com opacidade.

Ácido poli-L-láctico

O ácido poli-L-láctico (PLLA) tem sido usado na área médica em uma variedade de aplicações, desde ortopedia (pinos e parafusos) até Dermatologia (tratamento de lipoatrofia em pacientes com HIV). No setor de estética, o PLLA é usado como um preenchedor aprovado pela FDA para rejuvenescimento facial. Acredita-se que esse polímero biodegradável induza uma reação de corpo estranho, levando a neocolagênese e volumização ao longo do tempo. O PLLA tem sido usado *off-label* para preenchimento das mãos, demonstrando uma longevidade substancial, de até 2 anos. No entanto, resultados abaixo do ideal levaram os profissionais a favorecer produtos alternativos.

Em dois estudos europeus, o PLLA diluído com anestésico foi usado para preenchimento das mãos, e o tratamento foi aplicado ao longo de várias sessões. Foi realizada massagem pós-tratamento para distribuição adequada do produto. Nas avaliações de acompanhamento, observou-se formação de nódulos, mesmo 1 ano após a intervenção. Foram feitas tentativas de diluições mais altas de água e lidocaína. Embora essa modificação tenha resultado na redução da formação de nódulos, as "irregularidades" continuaram sendo relatadas. Dadas as considerações anatômicas da mão, pode não ser viável optar por maior profundidade de injeção.

> **Dica 7**: Combinar várias modalidades, como *lasers*, *peelings* e preenchedores, promove resultados melhores e sustentados de rejuvenescimento das mãos.

TERAPIAS COMBINADAS

Assim como em qualquer tratamento estético, uma abordagem holística é altamente recomendada. Embora a restauração do volume por meio do preenchimento proporcione melhora substancial na aparência, os tratamentos combinados podem fornecer resultados ainda melhores e efeitos mais prolongados.

Sendo uma parte do corpo que fica cronicamente exposta, as mãos estão sujeitas ao fotoenvelhecimento, e os tratamentos complementares devem abordar discromias, lentigos e alterações na textura.

Antes de tudo, cuidados de proteção solar devem ser incorporados em qualquer plano de tratamento, principalmente para pacientes que regularmente praticam atividades ao ar livre. Alterações pigmentares leves podem ser tratadas com *peelings* químicos leves, enquanto os lentigos se beneficiarão com *laser* ablativo. Tanto as modalidades não ablativas quanto as fracionadas são eficazes para o rejuvenescimento das mãos, sendo que a última proporciona melhora adicional da textura. Para redução da flacidez, dispositivos de radiofrequência (como o Thermage®) podem ser usados. Observa-se também que os tratamentos direcionados para a redução das veias tornam-se desnecessários quando o preenchimento tecidual é realizado.

Várias revisões da literatura e relatos de experiências pessoais demonstram tratamentos bem-sucedidos para o rejuvenescimento das mãos. Um estudo mostrou resultados bem-sucedidos com preenchimento com CaHA, *resurfacing* fracionado e tratamentos de radiofrequência, demonstrando que não há perda de eficácia da volumização. Os profissionais claramente têm um grande arsenal de opções; no entanto, não há estudos suficientes avaliando a sequência ou a combinação estratégica para a obtenção de resultados ideais.

LEITURA ADICIONAL

Aboudib, J. H., de Castro, C. C., & Gradel, J. (1992). Hand rejuvenescence by fat filling. *Annals of Plastic Surgery, 28*(6), 559–564. https://doi.org/10.1055/s-0039-1700960.

Abrams, H. L., & Lauber, J. S. (1990). Hand rejuvenation: The state of the art. *Dermatologic Clinics, 8*(3), 553–561. https://doi.org/10.1016/S0733-8635(18)30486-8.

Bains, R. D., Thorpe, H., & Southern, S. (2006). Hand aging: Patients opinions. *Plastic and Reconstructive Surgery, 117*(7), 2212–2218. https://doi.org/10.1097/01.prs.0000218712.66333.97.

Bank, D. E. (2009). A novel approach to treatment of the aging hand with Radiesse. *Journal of Drugs in Dermatology, 8*(12), 1122–1126.

Bertucci, V., Solish, N., Wong, M., & Howell, M. (2015). Evaluation of the Merz Hand Grading Scale after calcium hydroxylapatite hand treatment. *Dermatologic Surgery, 41*(suppl 1), S389–S396. https://doi.org/10.1097/DSS.0000000000000546.

Busso, M., & Applebaum, D. (2007). Hand augmentation with Radiesse (calcium hydroxylapatite). *Dermatologic Therapy, 20*(6), 385–387. https://doi.org/10.1111/j.1529-8019.2007.00153.x.

Busso, M., Moers-Carpi, M., Storck, R., Ogilvie, P., & Ogilvie, A. (2010). Multicenter, randomized trial assessing the effectiveness and safety of calcium hydroxylapatite for hand rejuvenation. *Dermatologic Surgery, 36*(s1), 790–797. https://doi.org/10.1111/j.1524-4725.2010.01568.x.

Bidic, S. M., Hatef, D. A., & Rohrich, R. J. (2010). Dorsal hand anatomy relevant to volumetric rejuvenation. *Plastic and Reconstructive Surgery, 126*(1), 163–168. https://doi.org/10.1097/PRS.0b013e3181da86ee.

Butterwick, K. J. (2002). Lipoaugmentation for aging hands: A comparison of the longevity and aesthetic results of centrifuged versus noncentrifuged fat. *Dermatologic Surgery, 28*(11), 987–991.

Butterwick, K. J. (2005). Rejuvenation of the aging hand. *Dermatologic Clinics, 23*, 515–527. https://doi.org/10.1016/j.det.2005.04.007.

Butterwick, K. J., Bevin, A. A., & Iyer, S. (2006). Fat transplantation using fresh versus frozen fat: A side-by-side two-hand comparison pilot study. *Dermatologic Surgery, 32*(5), 640–644. https://doi.org/10.1111/j.1524-4725.2006.32135.x.

Carruthers, A., Carruthers, J., Hardas, B., et al. (2008). A validated hand grading scale. *Dermatologic Surgery, 34*, S179–S183. https://doi.org/10.1111/j.1524-4725.2008.34368.x.

Cohen, J. L., Dayan, S. H., Brandt, F. S., et al. (2013). Systematic review of clinical trials of small- and large-gel-particle hyaluronic acid injectable fillers for aesthetic soft tissue augmentation. *Dermatologic Surgery, 39*(2), 205–231. https://doi.org/10.1111/dsu.12036.

Coleman, S. R. (2002). Hand rejuvenation with structural fat grafting. *Plastic and Reconstructive Surgery, 110*(7), 1731–1744. https://doi.org/10.1097/01.PRS.0000033936.43357.08. discussion 1745–1747.

Dayan, S. H., Arkins, J. P., & Gal, T. J. (2010). Blinded evaluation of the effects of hyaluronic acid filler injections on first impressions. *Dermatologic Surgery, 36*(3), 1866–1873. https://doi.org/10.1111/j.1524-4725.2010.01737.x.

Edelson, K. L. (2009). Hand recontouring with calcium hydroxylapatite (Radiesse). *Journal of Cosmetic Dermatology, 8*(1), 44–51. https://doi.org/10.1111/j.1473-2165.2009.00423.x.

Fabi, S. G., & Goldman, M. P. (2012). Hand rejuvenation: A review and our experience. *Dermatologic Surgery, 38*(7), 1112–1127. https://doi.org/10.1111/j.1524-4725.2011.02291.x.

Figueredo, V. O., Miot, H. A., Dias, J. S., Nunes, G. J., de Souza, M. B., & Bagatin, E. (2020). Efficacy and safety of 2 injection techniques for hand biostimulatory treatment with diluted calcium hydroxylapatite. *Dermatologic Surgery, 46*(suppl 1), S54–S61. https://doi.org/10.1097/DSS.0000000000002334.

Fournier, P. F. (2009). Fat transfer to the hand for rejuvenation. *Autologous Fat Transfer, 26*, 273–280. https://doi.org/10.1007/978-3-642-00473-5_35.

Giunta, R. E., Eder, M., Machens, H. G., Muller, D. F., & Kovacs, L. (2010). Structural fat grafting for rejuvenation of the dorsum of the hand. *Handchirurgie, Mikrochirurgie, Plastische Chirurgie, 42*(2), 143–147. https://doi.org/10.1055/s-0030-1249039.

Goldman, M. P., Moradi, A., Gold, M. H., et al. (2018). Calcium hydroxylapatite dermal filler for treatment of dorsal hand volume loss: Results from a 12-month, multicenter, randomized, blinded trial. *Dermatologic Surgery, 44*(1), 75–83. https://doi.org/10.1097/DSS.0000000000001203.

Graivier, M. H., Lorenc, Z. P., Bass, L. M., Fitzgerald, R., & Goldberg, D. J. (2018). Calcium hydroxyapatite (CaHA) indication for hand rejuvenation. *Aesthetic Surgery Journal, 38*(suppl 1), S24–S28. https://doi.org/10.1093/asj/sjy013.

Gubanova, E. I., & Starovatova, P. A. (2015). A prospective, comparative, evaluator-blind clinical study investigating efficacy and safety of two injection techniques with Radiesse® for the correction of skin changes in aging hands. *Journal of Cutaneous and Aesthetic Surgery, 8*(3), 147–152. https://doi.org/10.4103/0974-2077.167271.

Gutowski, K. A. (2009). Current applications and safety of autologous fat grafts: A report of the ASPS fat graft task force. *Plastic and Reconstructive Surgery, 124*(1), 272–280. https://doi.org/10.1097/PRS.0b013e3181a09506.

Haq, S., Storck, R., Martine, B., et al. (2010). Multinational, multipatient study of calcium hydroxylapatite for treatment of the aging hand: European Cosmetic Physician Group on Hand Augmentation. *Dermatologic Surgery, 36*(s1), 782–789. https://doi.org/10.1111/j.1524-4725.2010.01548.x.

Hartmann, V., Bachmann, F., Plaschke, M., Gottermeier, T., Nast, A., & Berthold, R. (2010). Hand augmentation with stabilized hyaluronic acid (Macrolane VRF20 and Restylane Vital, Restylane Vital Light). *Journal der Deutschen Dermatologischen Gesellschaft, 8*(1), 41–44. https://doi.org/10.1111/j.1610-0387.2009.07271.x.

Jakubietz, R. G., Kloss, D. F., Gruenert, J. G., & Jakubietz, M. G. (2008). The ageing hand. A study to evaluate the chronological ageing process of the hand. *Journal of Plastic, Reconstructive & Aesthetic Surgery, 61*(6), 681–686. https://doi.org/10.1016/j.bjps.2007.12.028.

Kühne, U., & Matthias, I. (2012). Treatment of the ageing hand with dermal fillers. *Journal of Cutaneous and Aesthetic Surgery, 5*(3), 163. https://doi.org/10.4103/0974-2077.101369.

Lefebvre-Vilardebo, M., Trevidic, P., Moradi, A., Busso, M., Sutton, A. B., & Bucay, V. W. (2015). Hand: Clinical anatomy and regional approaches with injectable fillers. *Plastic and Reconstructive Surgery, 136*(5 suppl). https://doi.org/10.1097/PRS.0000000000001828.

Man, J., Rao, J., & Goldman, M. (2008). A double-blind, comparative study of nonanimal-stabilized hyaluronic acid versus human collagen for tissue augmentation of the dorsal hands. *Dermatologic Surgery, 34*(8), 1026–1031. https://doi.org/10.1111/j.1524-4725.2008.34201.x.

Marmur, E. S., Al Quran, H., De Sa Earp, A. P., & Yoo, J. P. (2009). A five-patient satisfaction pilot study of calcium hydroxylapatite injection for treatment of aging hands. *Dermatologic Surgery, 35*(12), 1978–1984.

Moradi, A., Allen, S., Bank, D., et al. (2019). A prospective, multicenter, randomized, evaluator-blinded, split-hand study to evaluate the effectiveness and safety of large-gel particle hyaluronic acid with lidocaine for the correction of volume deficits in the dorsal hand. *Journal of the American Academy of Dermatology, 81*(4), 586–596. https://doi.org/10.1097/PRS.0000000000006070.

Narurkar, V. (2014). Combination therapy of the aging hand using non-ablative fractional resurfacing radiofrequency and calcium hydroxylapatite in clinical practice. *Journal of Drugs in Dermatology, 9*(4), s20–s22. https://doi.org/10.1111/iwj.13213.

Nikolis, A., & Enright, K. M. (2011). Evaluating the role of small particle hyaluronic acid fillers using micro-droplet technique in the face, neck and hands: A retrospective chart review. *Clinical, Cosmetic and Investigational Dermatology, 11*, 467–475. https://doi.org/10.2147/CCID.S175408.

Pu, L. L., Coleman, S. R., Cui, X., Ferguson Jr, R. E., & Vasconez, H. C. (2008). Autologous fat grafts harvested and refined by the Coleman technique: A comparative study. *Plastic and Reconstructive Surgery, 122*(3), 932–937. https://doi.org/10.1097/PRS.0b013e3181811ff0.

Redaelli, A. (2006). Cosmetic use of polylactic acid for hand rejuvenation: Report on 27 patients. *Journal of Cosmetic Dermatology, 5*(3), 233–238. https://doi.org/10.1111/j.1473-2165.2006.00259.x.

Rendon, M. I., Cardona, L. M., & Pinzon-Plazas, M. (2010). Treatment of the aged hand with injectable poly-L-lactic acid. *Journal of Cosmetic and Laser Therapy, 12*(6), 284–287. https://doi.org/10.3109/14764172.2010.538410.

Rivkin, A. (2016). Volume correction in the aging hand: Role of dermal fillers. *Clinical, Cosmetic and Investigational Dermatology, 9*, 225–232. https://doi.org/10.2147/ccid.s92853.

Sadick, N. S. (2011). A 52-week study of safety and efficacy of calcium hydroxylapatite for rejuvenation of the aging hand. *Journal of Drugs in Dermatology, 10*(1), 47–51.

Sadick, N. S., Anderson, D., & Werschler, W. P. (2008). Addressing volume loss in hand rejuvenation: A report of clinical experience. *Journal of Cosmetic and Laser Therapy, 10*(4), 237–241. https://doi.org/10.1080/14764170802524429.

Sattler, G., Walker, T., Buxmeyer, B., & Blwer, B. (2014). Efficacy of calcium hydroxylapatite filler versus hyaluronic acid filler in hand augmentation. *Aktuelle Dermatologie, 40*, 445–451. https://doi.org/10.1055/s-0034-1378110.

Shamban, T. (2009). Combination hand rejuvenation procedures. *Aesthetic Surgery Journal, 29*(5), 409–413. https://doi.org/10.1016/j.asj.2009.08.003.

Villanueva, N. L., Hill, S. M., Small, K. H., & Rohrich, R. J. (2015). Technical refinements in autologous hand rejuvenation. *Plastic and Reconstructive Surgery, 136*(6), 1175–1179. https://doi.org/10.1097/PRS.0000000000001762.

Vleggaar, D. (2006). Soft-tissue augmentation and the role of poly-L-lactic acid. *Plastic and Reconstructive Surgery, 118*(3 suppl), 46S–54S. https://doi.org/10.1097/01.prs.0000234846.00139.74.

Werschler, P. B. M., & Busso, M. (2010). Prepackaged injectable soft-tissue rejuvenation of the hand and other nonfacial area. *Body Rejuvenation, 7*, 221–225.

Wu, D. C., & Goldman, M. O. (2018). Randomized, double-blinded, sham-controlled, split-hand trial evaluating the safety and efficacy of triamcinolone acetate injection after calcium hydroxylapatite volume restoration of the dorsal hand. *Dermatologic Surgery, 44*(4), 534–541. https://doi.org/10.1097/DSS.0000000000001325.

Preenchimento do Pescoço e do Colo

Kerry Heitmiller, Nazanin Saedi e Nicole Y. Lee

RESUMO E CARACTERÍSTICAS PRINCIPAIS

- Preenchedores estão sendo cada vez mais utilizados para o rejuvenescimento do pescoço e linha do decote para criar uma transição perfeita para o rosto rejuvenescido
- Preenchedores de ácido hialurônico são os melhores para atenuar a aparência das linhas no pescoço
- Preenchedores bioestimuladores, como CaHA e PLLA hiperdiluídos, melhoram as linhas finas e a flacidez da pele do pescoço e do colo com mínimo ou nenhum *downtime*
- Resultados ideais são geralmente observados quando esses preenchedores são combinados com outros tratamentos estéticos, incluindo neuromoduladores e *laser*, luz ou outras tecnologias.

INTRODUÇÃO

A crescente popularidade dos procedimentos estéticos no rosto criou um aumento na demanda por tratamentos cosméticos de áreas não faciais. Rosto, pescoço e colo (linha do decote) sofrem padrões semelhantes de envelhecimento com perda de colágeno, aumento da flacidez da pele e discromia causada ou acelerada pela exposição crônica aos raios ultravioleta (UV). À medida que mais tempo e dinheiro são gastos com a estética facial, os sinais de envelhecimento da pele não tratada do pescoço e do colo tornam-se visualmente mais pronunciados. Consequentemente, é igualmente importante abordar essas áreas para fornecer uma aparência uniforme e equilibrada.

Tecnologias como *lasers* fracionados ablativos ou não ablativos e luz intensa pulsada tratam as alterações pigmentares, bem como a textura. Os dispositivos de radiofrequência fracionada melhoram a qualidade e a superfície da pele, enquanto os ultrassons microfocados melhoram a flacidez global da pele. Os neuromoduladores também podem ser usados para reduzir as bandas platismais para proporcionar um "*lifting* líquido" não cirúrgico do pescoço. Os preenchedores podem ser usados para tratar rugas individuais, bem como promover a neocolagênese para melhorar a textura e a flacidez geral da pele. Embora existam várias modalidades de tratamento, este capítulo se concentrará no uso de preenchedores para rejuvenescimento de pescoço e colo.

PESCOÇO

O envelhecimento do pescoço se manifesta como discromia cutânea, flacidez da pele, rugas, perda do contorno mandibular, alargamento do ângulo cervicomentoniano, acúmulo de gordura submentoniana e perda de volume. Além disso, o movimento rotacional, juntamente com as contrações do músculo platisma, resultam em bandas proeminentes, rugas horizontais e flacidez da pele. Tradicionalmente, as pregas transversais do pescoço eram associadas ao envelhecimento. No entanto, houve aumento no número de pacientes mais jovens que apresentam linhas cervicais horizontais ou "pescoço tecnológico" (*tech neck*), que se acredita estarem relacionadas com as horas passadas ao computador e ao telefone. Isso se tornou especialmente mais relevante com a recente pandemia de covid-19 e o uso crescente de reuniões e videoconferências por *zoom*. Dada a etiologia multifatorial do envelhecimento do pescoço, o rejuvenescimento geralmente requer a incorporação de múltiplas abordagens para obter os melhores resultados. No entanto, como monoterapia, os preenchedores de tecidos moles podem ser usados com sucesso para tratar a flacidez e as rugas do pescoço.

Linhas horizontais do decote

Ao avaliar um paciente para tratamento de linhas horizontais do pescoço, é importante determinar seu grau e gravidade, como guia para orientação do tratamento. Foi criada recentemente uma escala validada para avaliar as rugas transversais com um sistema de classificação padronizado que pode ser usada durante a avaliação do paciente. As opções de tratamento disponíveis atualmente incluem neuromoduladores, preenchedores, ritidectomia, *laser* fracionado, radiofrequência fracionada e ultrassom microfocado. Os preenchedores podem ser usados com sucesso para melhorar as linhas horizontais cervicais, especialmente aquelas de gravidade leve a moderada. Os benefícios dos preenchedores injetáveis incluem correção imediata, maior tolerabilidade, tempo de *downtime* mínimo ou desnecessário e baixo risco de efeitos adversos. No entanto, linhas horizontais do decote moderadas a graves se beneficiam mais quando se combinam outras modalidades terapêuticas com o preenchedor, e os pacientes devem ser devidamente aconselhados antes de qualquer procedimento.

Embora haja uma limitação de estudos, os preenchedores de ácido hialurônico (AH), hidroxiapatita de cálcio (CaHA) e ácido poli-L-láctico (PLLA) demonstraram trazer resultados favoráveis para o tratamento de linhas horizontais do pescoço. Normalmente, preenchedores com menor viscosidade e maior coesividade são utilizados para esse fim devido à qualidade mais fina da pele do pescoço. Esses produtos demonstram integração mais perfeita na pele e podem ser injetados superficialmente, com menor risco de formação de nódulos. No entanto, ainda podem ocorrer nódulos. Portanto, é importante injetar o preenchedor em pequenas alíquotas e de maneira uniforme no plano subdérmico, a fim de evitar o surgimento de nódulos nas linhas cervicais corrigidas.

A maioria dos estudos atuais demonstrou a eficácia do preenchedor de AH de matriz polidensificada coesiva (Belotero® Balance) e do preenchedor de AH de pequenas partículas (Restylane® Vital ou Restylane® Silk™) para o tratamento de linhas transversais do pescoço, com melhora significativa em comparação ao pré-tratamento. Recentemente, Minokadeh et al. relataram o uso bem-sucedido de um preenchedor de AH com tecnologia Vycross®, o Juvéderm® Volbella®, no tratamento de linhas horizontais do pescoço e demonstraram resultados semelhantes quando comparados ao Belotero® Balance. Observou-se um leve nódulo após a injeção de Juvéderm® Volbella®, que se resolveu espontaneamente na consulta de acompanhamento da 12ª semana. Ao contrário de muitos relatos anteriores, esses autores utilizaram uma cânula para injeção em vez de uma agulha, com base no argumento de que isso garantia a colocação adequada no espaço subdérmico, limitava o número de injeções necessárias e diminuía o risco de equimoses pós-injeção. No entanto, outros têm sido contra o uso de cânulas, argumentando que sua colocação nas linhas horizontais do decote requer um alto grau de precisão, que somente pode ser obtido por meio do uso de uma agulha (ou seja, seringa de 0,3 cc com agulha calibre 31G). Alternativamente, pode-se utilizar uma técnica de micropunturas ou punturas seriadas com pequenas alíquotas ao longo do comprimento da linha com uma agulha de calibre 27 a 30G. Lee e Kim trataram 14 pacientes com linhas transversais no pescoço com preenchedores de AH usando uma técnica linear ou vertical (micropunturas). Eles observaram melhora estatisticamente significativa, bem como a satisfação do paciente com a técnica vertical no acompanhamento de 2 meses. Eles também descobriram que a técnica linear foi mais frequentemente associada a complicações (ou seja, irregularidade moderada da pele, acentuação das linhas do pescoço) do que a técnica vertical. Os autores argumentaram que a técnica de micropunturas coloca o material de preenchimento em colunas verticais que se opõem diretamente às depressões horizontais do pescoço, resultando em melhor suporte estrutural para a pele. No entanto, dado o tamanho limitado da amostra e a variabilidade entre as técnicas dos profissionais que realizam preenchimentos, são necessários outros estudos para determinar se a micropuntura é realmente superior à aplicação linear. Os autores deste capítulo observaram melhora clínica nas linhas transversais do pescoço quando se utiliza um preenchedor de AH de matriz polidensificada coesiva (Belotero® Balance), diluído com 0,5 mℓ de lidocaína a 2% sem epinefrina e injetado com uma cânula de calibre 25 a 27G usando uma técnica de aplicação linear.

Recentemente, foi introduzida no mercado a linha RHA® de preenchedores dérmicos de AH fabricados na Suíça pela Teoxane e vendidos nos EUA pela Revance (Newark, CA) e no restante do mundo pela TEOXANE SA (Genebra, Suíça). Esses são os primeiros e únicos preenchedores de AH aprovados pela Food and Drug Administration (FDA) dos EUA para rugas e pregas dinâmicas. Estes incluem RHA® 2, RHA® 3 e RHA® 4. Esta linha exclusiva de preenchedores de AH é feita de produtos com cadeias de AH mais longas, menor grau de modificações químicas, mais ligações covalentes preservadas e menos ligações de éter diglicidílico de 1,4-butanodiol (BDDE) necessárias para a estabilização. Portanto, esses produtos são mais maleáveis, menos rígidos e se assemelham mais ao AH natural da pele. Os produtos contêm a mesma concentração de AH (23 mg/mℓ), mas cada produto difere no grau de reticulação (*cross-linking*) – o RHA® 2 tem o menor grau de reticulação (3,1%) e o RHA® 4 tem o maior (4,0%). O grau de reticulação está relacionado à resistência e à capacidade de *lifting* do preenchedor. O RHA® 2 e o RHA® 3 são indicados para injeção na derme média a profunda para correção de rugas e linhas faciais dinâmicas moderadas a graves, e o RHA® 4 é indicado para injeção na derme profunda e no tecido subcutâneo superficial para a correção de rugas e sulcos faciais dinâmicos significativos, como os sulcos nasolabiais. Embora atualmente não existam estudos formais sobre o uso de RHA® 2 ou RHA® 3 para linhas horizontais do pescoço, relatos sobre este uso *off-label* descreveram resultados bem-sucedidos. No entanto, são necessários estudos formais para caracterizar melhor a segurança e a eficácia dos produtos RHA® para o tratamento de linhas horizontais do pescoço.

CaHA (Radiesse®, Merz Aesthetics, Frankfurt, Alemanha) é um preenchedor biodegradável de longa duração composto por microesferas de CaHA 30% suspensas em um gel de carboximetilcelulose de sódio, que será discutido em mais detalhes na próxima seção. Houve apenas um relato descrevendo o uso de CaHA para linhas horizontais do decote. Chao et al. trataram um paciente com CaHA com uma diluição de 1:1 usando uma agulha de calibre 27G, colocando o produto na junção dermossubdérmica com punção seriada em um padrão linear ao redor do pescoço. A melhora das linhas do pescoço foi observada após 7 dias e se manteve durante o acompanhamento de 16 semanas. O procedimento foi bem tolerado, com edema e equimoses proeminentes imediatamente após a injeção, com resolução em 7 dias após o tratamento. Os autores argumentaram que esse produto é ideal para pacientes sem queda excessiva de gordura no pescoço ou bandas platismais. Esse produto também pode ter o benefício adicional de promover a neocolagênese, além do preenchimento direto, o que pode levar à melhoria contínua ao longo do tempo. Embora a CaHA tenha propriedades viscoelásticas maiores, a técnica adequada de diluição e injeção do produto no espaço subdérmico é fundamental para evitar complicações como a formação de nódulos.

Flacidez e retração do pescoço

Além de rugas horizontais discretas no pescoço, a flacidez da pele do pescoço também pode ser tratada com sucesso com preenchedores que tenham capacidades bioestimuladoras, como CaHA e PLLA. Atualmente, a CaHA é aprovada pela FDA para rugas faciais moderadas a graves, lipoatrofia facial associada ao HIV e preenchimento do dorso da mão. No entanto, recentemente, formulações diluídas (1:1) e hiperdiluídas (> 1:2) de CaHA têm sido usadas *off-label* para retração/estiramento (*tightening*) da pele e rejuvenescimento de locais não faciais, incluindo pescoço, colo, braços, abdome, coxas e glúteos. Após a injeção na pele, observam-se imediatamente o preenchimento e o *lifting* pelo excipiente do produto, que vai diminuindo ao longo de várias semanas, deixando as microesferas de CaHA no local da injeção. As microesferas de CaHA, subsequentemente, estimulam uma resposta inflamatória subclínica no hospedeiro, atuando como um suporte para fibroplasia e nova formação de colágeno e elastina, traduzindo-se em melhora estética sustentada. Devido às suas propriedades altamente viscoelásticas, a CaHA é adequada para colocação supraperiosteal, subdérmica e dérmica profunda, especialmente quando usada para aumento de volume. No entanto, pode ser injetada mais superficialmente para rejuvenescimento dérmico quando diluída, como seria necessário no pescoço. Taxas de diluição mais baixas fornecem volume e também remodelação dérmica, enquanto diluições superiores a 1:1 podem ser melhores para bioestimulação. Recentemente, foram publicadas diretrizes em um consenso global sobre o uso de CaHA diluída e hiperdiluída para flacidez da pele. No pescoço, a CaHA hiperdiluída e diluída demonstrou melhorar efetivamente a flacidez da pele e aumentar a espessura dérmica quando usada isoladamente em combinação com tecnologias. De acordo com as diretrizes atuais, são recomendadas taxas de diluição de 1:2 a 1:4 para uso no pescoço. No entanto, as diluições devem ser tituladas com base na espessura e no grau de flacidez da pele. Para diluição, pode-se usar soro fisiológico estéril ou lidocaína a 1 a 2% com ou sem epinefrina. Também podem-se adicionar neuromoduladores ao diluente, conferindo o benefício adicional de relaxar o músculo platisma e diminuir a proeminência das bandas platismais, ou os neuromoduladores podem ser injetados separadamente. O produto deve ser injetado no plano subdérmico através de uma técnica linear retrógrada com uma cânula de calibre 22 a 25G em três a cinco pontos de injeção, conforme ilustrado no Vídeo 28.1. A técnica linear curta com agulha é uma opção alternativa. Normalmente, são indicadas uma a duas seringas por sessão. É importante massagear suavemente a área tratada após a injeção para garantir uma distribuição uniforme e evitar a formação de nódulos. Embora sejam recomendados intervalos de acompanhamento entre 3 e 9 meses após o tratamento inicial para avaliar a resposta, o acompanhamento mais frequente, em 2 a 3 meses, é mais comumente realizado. Os resultados podem ser visíveis após um tratamento, mas, em geral, são necessárias duas a quatro sessões de tratamento, em intervalos de 6 a 8 semanas, para obter resultados significativos, seguidas de tratamentos de manutenção a cada 12 a 18 meses. Pacientes com flacidez leve a moderada e alterações texturais causadas por fotodano podem se beneficiar desse tratamento. O excesso de pele não necessariamente desaparecerá após o tratamento, mas terá uma aparência mais lisa à medida que a pele se contrai devido à neocolagênese, como pode ser visto na Figura 28.1. Se necessário, os preenchedores de AH também podem ser usados em combinação para suavizar quaisquer linhas residuais, a fim de obter os melhores resultados.

Vídeo 28.1

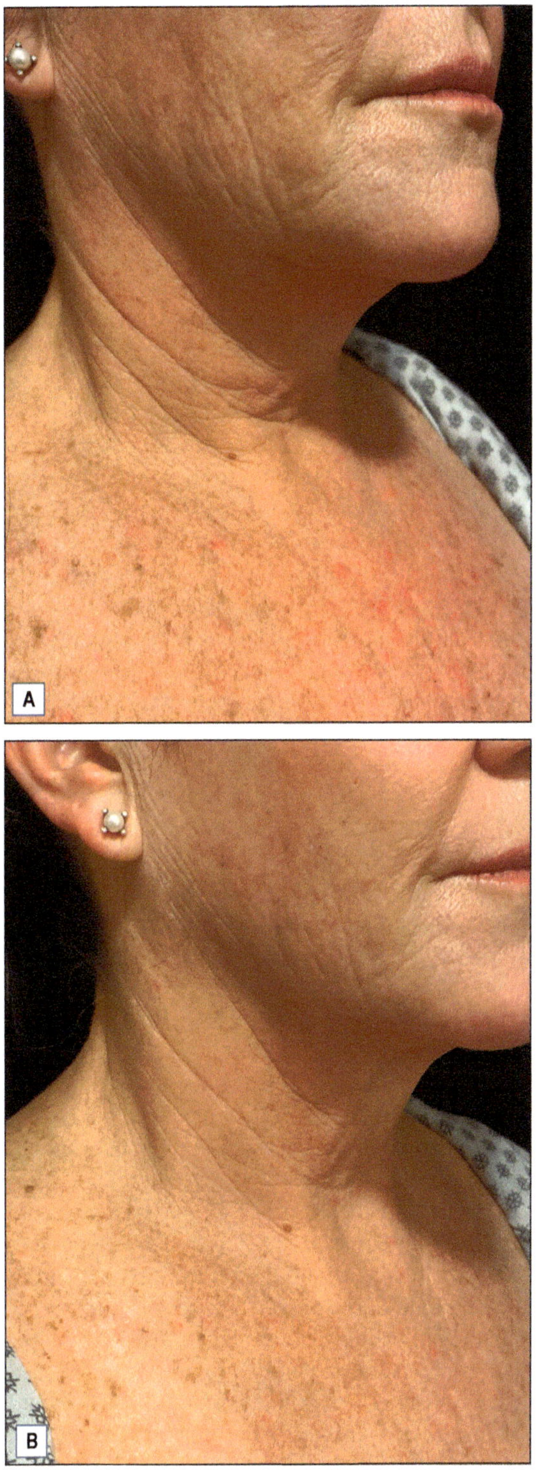

Figura 28.1 Mulher de 62 anos antes (**A**) e após 8 semanas (**B**) da aplicação de duas seringas de hidroxiapatita de cálcio com lidocaína (Radiesse®) no pescoço, em uma diluição de 1:1 com 1 cc de lidocaína a 1% sem epinefrina e 0,5 cc de solução salina estéril, usando uma cânula de calibre 22G de 2 polegadas (50 mm). (Direitos autorais reservados por Nicole Y Lee, MD, MPH.)

O tratamento com CaHA é normalmente bem tolerado. Os efeitos adversos mais comumente associados ao tratamento estão relacionados à própria injeção, incluindo equimoses, edema, dor leve e endurecimento. O edema geralmente desaparece dentro de 48 a 72 horas, embora os pacientes possam apresentar edema tardio 1 semana após a injeção, o qual se resolve espontaneamente. Complicações incomuns são reações de hipersensibilidade, nódulos inflamatórios ou não inflamatórios e formação de granuloma. Uma reação rara semelhante a xantelasma também foi relatada após injeção de CaHA, a qual foi considerada secundária à colocação superficial do produto. O risco de formação de nódulos está associado ao tipo e à qualidade da pele do paciente, à técnica de injeção e ao grau de diluição. Pacientes com pele mais fina e pigmentada tendem a ter maior risco de uma aparência mais irregular na pele após o tratamento, pois o produto pode ser mais visível após a injeção. Além disso, injeções feitas muito superficialmente e o uso de CaHA menos diluído aumentam o risco de formação de nódulos ou uma aparência de "colar de contas" após a injeção. O uso de uma cânula pode ajudar a garantir a aplicação subdérmica do produto. Diluições maiores ajudam a criar um produto menos viscoelástico que permitirá uma inserção suave e uniforme na pele fina do pescoço. Massagem pós-injeção também pode garantir uma distribuição uniforme do produto. Os pacientes podem ser instruídos a massagear a área tratada 2 vezes/dia durante 3 a 7 dias após o procedimento. Se houver desenvolvimento de nódulos, estes podem ser tratados com lidocaína e soro fisiológico intralesionais, seguidos de massagem vigorosa ou 5-fluoruracila, triancinolona ou tiossulfato de sódio intralesional para nódulos mais recalcitrantes. Pode ser necessária excisão para nódulos persistentes.

O PLLA é outro agente preenchedor que tem sido usado para reduzir a flacidez e melhorar com sucesso a aparência do pescoço. O PLLA (Sculptra®, Sinclair Pharmaceuticals, Galderma Laboratories, Fort Worth, TX) é um polímero sintético e biodegradável composto por micropartículas de PLLA em um gel de carboximetilcelulose de sódio. É aprovado pela FDA para o tratamento de lipoatrofia facial associada ao HIV e rugas graves em indivíduos imunocompetentes. No entanto, está sendo cada vez mais utilizado *off-label* em diluições mais altas para rejuvenescimento da pele, perda de volume e estiramento (*skin tightening*) da pele do pescoço, colo e outras áreas do rosto e do corpo. Da mesma forma que a CaHA, o PLLA estimula uma resposta imunológica dependente do hospedeiro, que resulta em aumento da atividade dos fibroblastos e formação de novo colágeno após sua colocação na junção dermossubcutânea ou na hipoderme superior, com resultados estéticos duradouros. Um número limitado de estudos demonstrou a eficácia do PLLA para o rejuvenescimento do pescoço, e esse produto continua a ser usado com sucesso na prática clínica para essa indicação. No entanto, devido à escassez de dados, faltam recomendações atuais e padronizadas de PLLA para rejuvenescimento do pescoço.

Com base em recentes diretrizes de consenso sobre rejuvenescimento do pescoço, os preenchedores (ou seja, preenchedores de AH de baixa viscosidade e CaHA diluída) são considerados agentes de terceira linha após neuromoduladores e tecnologias na correção de linhas de pescoço residuais e mais profundas ou flacidez da pele. No entanto, os preenchedores podem ser usados como monoterapia para reduzir rugas finas e melhorar a textura da pele do pescoço com excelentes resultados estéticos, especialmente em pacientes com fotodano leve a moderado (ou seja, atrofia da pele, rugas, alterações de textura), com um perfil de risco favorável.

COLO (LINHA DO DECOTE)

Semelhante ao rosto e ao pescoço, o colo é suscetível à exposição cumulativa aos raios UV e ao fotodano. A flacidez e as rugas da pele desenvolvem-se progressivamente no colo devido à perda de volume e à diminuição do colágeno devido a esses fatores extrínsecos e também a fatores intrínsecos (como envelhecimento, tamanho dos seios, posição ao dormir etc.). Além disso, o movimento dos seios nas mulheres geralmente contribui para as linhas de clivagem verticais e profundas. O vestuário feminino contemporâneo expõe o decote, levando um número crescente de mulheres a procurar tratamento para essa área. A pele do decote tem epiderme e derme mais finas em comparação ao rosto, com escassez de unidades pilossebáceas. Portanto, os tratamentos de *resurfacing* profundo ou ablativo estão associados a mais eventos adversos, pois o colo cicatriza lentamente e forma cicatrizes facilmente em comparação ao rosto. Os preenchedores injetáveis, por outro lado, oferecem uma alternativa de tratamento favorável, pois podem ser usados com sucesso para o rejuvenescimento da linha do decote com efeitos colaterais mínimos e pouco ou nenhum *downtime*.

FLACIDEZ E CLAREAMENTO DA PELE

A avaliação e o aconselhamento completo do paciente são fundamentais antes de se realizar qualquer tratamento estético. A avaliação do grau de fotodano, perda de volume, flacidez e rugas é importante, pois determina o tratamento mais adequado. Indivíduos mais jovens ou com apenas alterações mínimas relacionadas à idade na linha do decote podem se beneficiar com a simples aplicação diária de um protetor solar de amplo espectro e formulações tópicas (ou seja, retinoides e peptídios tópicos) que estimulam a produção de novo colágeno para prevenir rugas e melhorar a coloração e a textura da pele. Preenchedores injetáveis podem incrementar esse regime de cuidados com a pele para a obtenção de melhoras adicionais. No entanto, pacientes que apresentam fotodano significativo, rugas moderadas a graves e pronunciada perda de volume se beneficiarão mais de uma abordagem multimodal com tecnologias, além de preenchedores injetáveis. É importante discutir as devidas expectativas do tratamento para otimizar a satisfação do paciente.

Os preenchedores injetáveis podem ser usados com eficácia para o rejuvenescimento do decote para melhorar a flacidez e a textura geral da pele. A maior parte da literatura atual descreve o uso de agentes bioestimuladores como CaHA e PLLA com alta eficácia nesse sentido. Embora o preenchedor à base de AH não seja normalmente considerado como primeira linha de tratamento para o colo, há alguns relatos demonstrando melhora das rugas e linhas torácicas com o preenchedor de AH. Os produtos de AH de baixa viscosidade proporcionam correção imediata, estimulam uma leve neocolagênese e melhoram a hidratação cutânea, a textura e a elasticidade da pele. Cohen descreveu o uso de 2 a 3 mℓ de um produto de AH estabilizado não animal (NASHA) (Restylane® Vital) em uma diluição de 1:4 para corrigir as linhas do colo. O produto foi injetado diretamente com uma agulha usando uma técnica linear, uma abordagem semelhante à intradermoterapia ou uma combinação das duas. O procedimento foi bem tolerado, sem relato de efeitos adversos significativos. No entanto, a melhora clínica durou apenas 6 a 8 meses, e os autores recomendaram combinar o tratamento com um *laser* ou outras tecnologias para otimizar os resultados. Outros médicos descreveram o uso de um produto de AH polidensificado monofásico (Belotero® Balance) ou um produto de AH bifásico de pequenas partículas (Restylane® Silk™) diluído com 0,2 a 0,5 mℓ de lidocaína a 1% sem epinefrina com resultados semelhantes de curta duração. Embora os preenchedores de AH possam proporcionar correção imediata com um perfil de risco de complicações baixo, os benefícios estéticos não são duradouros e exigiriam vários tratamentos de manutenção, o que poderia se tornar caro para o paciente. As atuais diretrizes recomendam o uso de preenchedores de AH de baixa viscosidade por meio da aplicação de pequenas alíquotas de produto através de micropunturas em toda a área de tratamento para rejuvenescimento do colo. Isso é considerado como parte da primeira linha de tratamento para intervenção precoce quando estão presentes apenas alterações leves, como linhas finas, rugas ou fotodanos.

Preenchedores injetáveis com propriedades bioestimuladoras, como CaHA e PLLA, são mais comumente usados e têm consistentemente demonstrado melhora no rejuvenescimento do colo (Figura 28.2). Semelhante ao pescoço, a CaHA hiperdiluída tem sido usada *off-label* no decote, e as diluições recomendadas variam de 1:2 a 1:4. Diluições de até 1:6 demonstraram propriedades bioestimuladoras com aumento de colágeno e elastina, embora não existam dados suficientes para determinar se uma diluição é superior à outra em relação ao grau de neocolagênese. A diluição de CaHA preferida para a promoção da bioestimulação e alisamento da pele do colo depende da extensão da flacidez e atrofia da pele presentes. Diluições mais baixas podem ser usadas com segurança em pacientes com pele mais espessa, enquanto diluições maiores que 1:4 são apropriadas em indivíduos com atrofia e flacidez mais extensas. Pode ser realizada por uma técnica de aplicação linear curta com uma agulha ou por meio de uma técnica linear retrógrada ou em leque com uma cânula, conforme demonstrado no Vídeo 28.2. Normalmente, recomenda-se de 0,5 a 1 seringa por sessão, embora os autores deste capítulo normalmente usem duas a três seringas ao tratar o colo. As áreas de tratamento devem ser massageadas após a injeção para garantir uma distribuição uniforme do produto. Recomenda-se acompanhamento de 2 a 3 meses após o tratamento inicial para avaliar a resposta e determinar se há necessidade de tratamento adicional. Os autores deste capítulo normalmente planejam de uma a três sessões de tratamento com intervalos de 8 semanas para obter os melhores resultados, seguidas de tratamentos de manutenção a cada 12 a 18 meses.

Vídeo 28.2

Assim como em tratamentos do pescoço, o tratamento com CaHA hiperdiluída no decote é bem tolerado, apresentando baixo risco de efeitos adversos, que incluem equimoses, edema, dor leve, endurecimento e formação de nódulos. No entanto, o uso da técnica adequada, evitando injetar o produto superficialmente, o uso de diluição apropriada com base na espessura da pele e no grau de atrofia e a massagem pós-injeção podem ajudar a reduzir o risco de eventos adversos.

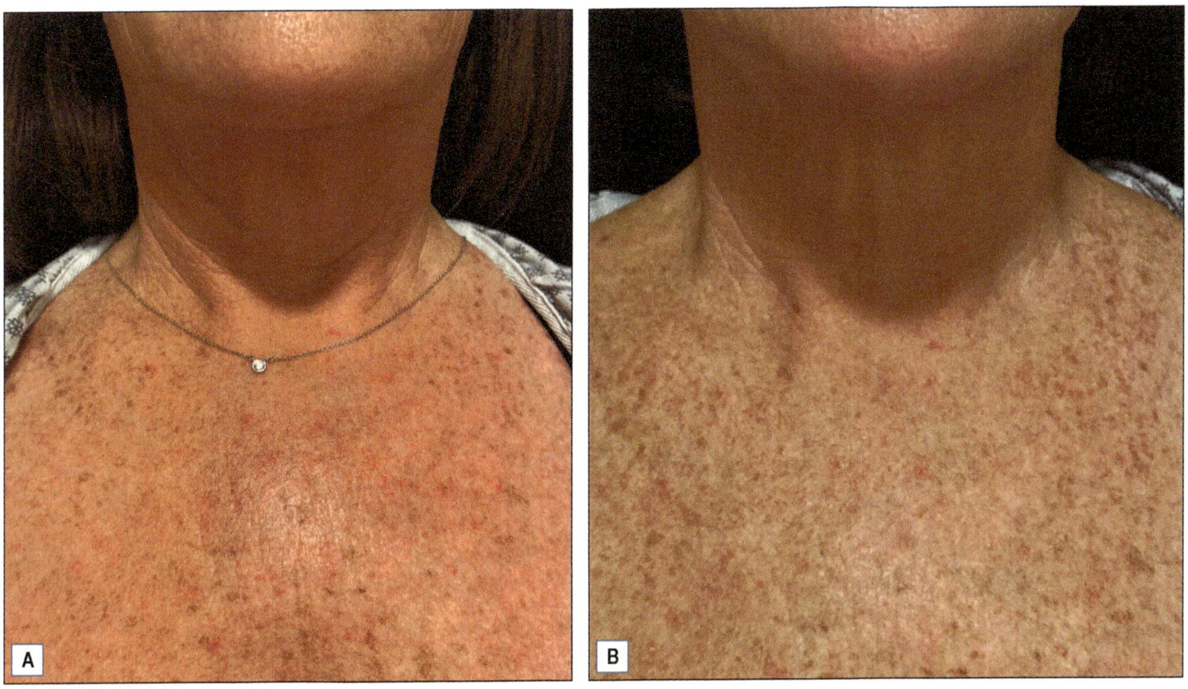

Figura 28.2 Uma mulher de 62 anos antes (**A**) e após 8 semanas (**B**) de um único tratamento no colo com três seringas de hidroxiapatita de cálcio com lidocaína (Radiesse®) na diluição de 1:1 com 1 cc de lidocaína a 1% sem epinefrina, e 0,5 cc de solução salina normal, usando uma cânula de calibre 22G de 2 polegadas (50 mm). (Direitos autorais reservados por Nicole Y Lee, MD, MPH.)

O PLLA tem consistentemente demonstrado melhora no decote, e a literatura atual, embora limitada, apoia seu uso. Em 2009, Mazzuco e Hexel relataram a primeira série de casos de uso bem-sucedido de PLLA para rejuvenescimento do pescoço e colo envelhecidos, com melhora de 81 a 100% em 21 indivíduos e uma taxa de satisfação de pacientes de 92%. Pacientes com leve fotoenvelhecimento receberam, em média, um tratamento, e indivíduos com fotoenvelhecimento moderado a grave receberam uma média de 2,38 tratamentos. A melhora foi mantida no acompanhamento de 18 meses, com apenas 1 dos 36 pacientes tendo desenvolvido um nódulo subcutâneo de manifestação precoce. Estudos subsequentes demonstraram eficácia e segurança semelhantes quando se injetava PLLA no decote para diminuir linhas finas, rugas e perda de volume, com duração da correção por 2 anos ou mais (Figura 28.3).

Antes de ser usado, o PLLA requer reconstituição com água estéril, que geralmente é combinada com lidocaína com ou sem epinefrina. O fabricante recomenda o uso de pelo menos 5 mℓ de água estéril para reconstituição 24 a 72 horas antes da aplicação. As recomendações atuais na literatura descrevem volumes de reconstituição de 5 a 10 mℓ. No entanto, ao tratar o decote, volumes maiores, de 10 a 18 mℓ, são recomendados. Revisões recentes do tratamento do envelhecimento do colo descrevem o uso de diluições de 16 a 18 mℓ de PLLA. O produto é injetado uniformemente por meio de uma técnica em leque retrógrada no espaço subdérmico usando uma agulha de calibre 27G dentro dos limites da fúrcula esternal superiormente, linhas hemiclaviculares lateralmente e esterno inferior ou quarta costela inferiormente (Figura 28.4). A área tratada é então massageada vigorosamente após a injeção. Os pacientes devem então ser instruídos a massagear a área tratada por 5 minutos, 5 vezes/dia, por 5 dias após a injeção. Recomendam-se de três a quatro sessões de tratamento com intervalo de 1 mês para obter os melhores resultados.

Embora a injeção de PLLA seja frequentemente bem tolerada, possíveis efeitos adversos incluem equimoses, edema, dor, prurido, hematomas e nódulos subcutâneos palpáveis não visíveis e visíveis. Particularmente, sabe-se que o PLLA tem uma incidência relativamente alta de formação de nódulos subcutâneos. Em uma revisão retrospectiva unicêntrica conduzida por Palm et al., foi observada uma taxa de incidência de 8,5% de formação de nódulos em 130 pacientes tratados com PLLA em pontos faciais e não faciais; no entanto, não houve desenvolvimento de nódulos em pacientes que receberam tratamento para o colo. Nódulos subcutâneos podem se desenvolver por vários motivos, incluindo tempo insuficiente de reconstituição do material preenchedor, variações na técnica de diluição e injeção, concentração de PLLA por movimento muscular ou reações alérgicas ou inflamatórias do hospedeiro. Pacientes com pele mais fina também podem estar sob maior risco de formação de nódulos, e o uso de PLLA deve ser evitado nesses pacientes. Técnicas recomendadas para reduzir o risco de formação de nódulos com PLLA são evitar injeção intradérmica ou sobrecorreção, uso de diluições superiores a 5 mℓ, prolongar o tempo de reconstituição, espaçar as sessões de tratamento com um intervalo de pelo menos 4 semanas e fazer massagem pós-injeção. Também é importante instruir os pacientes a continuar massageando a(s) área(s) tratada(s) por 5 minutos, 5 vezes/dia, durante 5 dias após o tratamento (regra dos "5"), para reduzir o possível risco de formação de nódulos. Os nódulos que se desenvolvem geralmente se resolvem espontaneamente. Aqueles que persistem podem

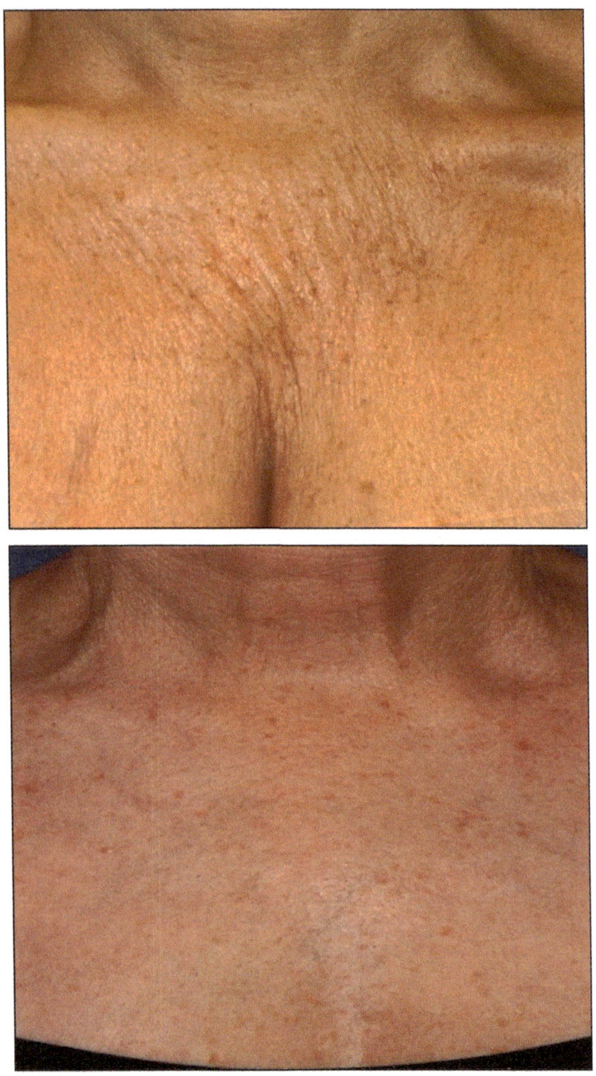

Figura 28.3 Mulher de 49 anos antes (*em cima*) e 3 anos depois (*embaixo*) de ser submetida a tratamento com três frascos de ácido poli-L-láctico para rugas e duas sessões de luz intensa pulsada para discromia.

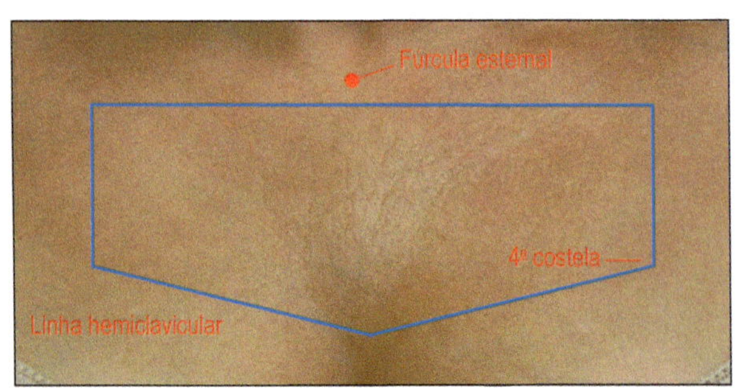

Figura 28.4 Os limites da área de tratamento quando se usam hidroxiapatita de cálcio e ácido poli-L-láctico no colo são a fúrcula esternal, as linhas hemiclaviculares lateralmente e a quarta costela inferolateralmente.

ser tratados com 5-fluoruracila ou triancinolona intralesional. Devido a esses potenciais efeitos adversos, é fundamental aconselhar os pacientes adequadamente antes do tratamento com PLLA.

Os preenchedores, particularmente os que apresentam propriedades bioestimuladoras, rejuvenescem com sucesso o decote, melhorando a aparência das linhas, rugas e perda de volume do colo quando usados como monoterapia. Esses preenchedores bioestimuladores proporcionam efeitos duradouros, o que os torna uma opção mais favorável do que os preenchedores de AH. Entretanto, terapia combinada geralmente produz os resultados ideais, especialmente naqueles com fotodano moderado a grave. O uso de tecnologias como *laser*, luz ou energia (ou seja, não ablativas, microagulhamento por radiofrequência) em combinação com preenchedores pode proporcionar melhora mais acentuada na flacidez da pele, além de tratar outros aspectos do fotoenvelhecimento, incluindo manchas e telangiectasias. Portanto, é importante discutir que, embora os preenchedores possam levar à melhora perceptível como monoterapia, seu benefício ainda pode ser limitado sem o uso de outras modalidades.

CONCLUSÃO

Os preenchedores estão sendo cada vez mais utilizados no rejuvenescimento do pescoço e da linha do decote para criar uma transição perfeita com o rosto rejuvenescido. Uma variedade de preenchedores, especialmente aqueles com capacidades bioestimuladoras, demonstrou melhorar com sucesso linhas e rugas finas e a flacidez da pele do pescoço e do colo com mínimo ou nenhum *downtime*. Embora esses agentes tenham demonstrado sucesso significativo quando usados isoladamente, geralmente se observam resultados ideais quando esses preenchedores são combinados com outros tratamentos estéticos, incluindo neuromoduladores e dispositivos baseados em *laser*, luz ou energia.

LEITURA ADICIONAL

Abraham, M. T., & Ross, E. V. (2005). Current concepts in nonablative radiofrequency rejuvenation of the lower face and neck. *Facial Plastic Surgery, 21*, 65–73. https://doi.org/10.1055/s-2005-871765.

Agarwal, A., Dejoseph, L., & Silver, W. (2005). Anatomy of the jawline, neck, and perioral area with clinical correlations. *Facial Plastic Surgery, 21*, 3–10. https://doi.org/10.1055/s-2005-871757.

Alessio, R., Rzany, B., Eve, L., Grangier, Y., et al. (2014). European expert recommendations on the use of injectable poly-L-lactic acid for facial rejuvenation. *Journal of Drugs in Dermatology, 13*, 1057–1066.

Alexiades, M., & Berube, D. (2015). Randomized, blinded, 3-arm clinical trial assessing optimal temperature and duration for treatment with minimally invasive fractional radiofrequency. *Dermatologic Surgery, 41*, 623–632. https://doi.org/10.1097/DSS.0000000000000347.

Apikian, M., Roberts, S., & Goodman, G. J. (2007). Adverse reactions to poly-L-lactic acid injection in the peri-orbital area. *Journal of Cosmetic Dermatology, 6*, 95–101. https://doi.org/10.1111/j.1473-2165.2007.00303.x.

Bencini, P. L., Tourlaki, A., Galimberti, M., & Pellacani, G. (2015). Non-ablative fractionated laser skin resurfacing for the treatment of aged neck skin. *The Journal of Dermatological Treatment, 26*, 252–256. https://doi.org/10.3109/09546634.2014.933765.

Berlin, A., Cohen, J. L., & Goldberg, D. J. (2006). Calcium hydroxylapatite for facial rejuvenation. *Seminars in Cutaneous Medicine and Surgery, 25*, 132–137. https://doi.org/10.1016/j.sder.2006.06.005.

Berlin, A. L., Hussain, M., & Goldberg, D. J. (2008). Calcium hydroxylapatite filler for facial rejuvenation: a histologic and immunohistochemical analysis. *Dermatologic Surgery, 34*(suppl 1), S64–S67. https://doi.org/10.1111/j.1524-4725.2008.34245.x.

Busso, M., & Voigts, R. (2008). An investigation of changes in physical properties of injectable calcium hydroxylapatite in a Carrier gel when mixed with lidocaine and with lidocaine/epinephrine. *Dermatologic Surgery, 34*(suppl 1), S16–S23. https://doi.org/10.1111/j.1524-4725.2008.34238.x.

Casabona, G., & Teixeira, D. N. (2018). Microfocused ultrasound in combination with diluted calcium hydroxylapatite for improving skin laxity and the appearance of lines in the neck and decolletage. *Journal of Cosmetic Dermatology, 17*, 66–72. https://doi.org/10.1111/jocd.12475.

Chao, Y. Y., Chiu, H. H., & Howell, D. J. (2011). A novel injection technique for horizontal neck lines correction using calcium hydroxylapatite. *Dermatologic Surgery, 37*, 1542–1545. https://doi.org/10.1111/j.1524-4725.2011.02086.x.

Courderot-Masuyer, C., Robin, S., Tauzin, H., & Humbert, P. (2016). Evaluation of lifting and antiwrinkle effects of calcium hydroxylapatite filler. In vitro quantification of contractile forces of human wrinkle and normal aged fibroblasts treated with calcium hydroxylapatite. *Journal of Cosmetic Dermatology, 15*, 260–268. https://doi.org/10.1111/jocd.12215.

Engelhard, P., Humble, G., & Mest, D. (2005). Safety of Sculptra: A review of clinical trial data. *Journal of Cosmetic and Laser Therapy, 7*, 201–205. https://doi.org/10.1080/14764170500451404.

Fabi, S. G., Burgess, C., Carruthers, A., Day, D., Goldie, K., et al. (2016). Consensus recommendations for combined aesthetic interventions using botulinum toxin, fillers, and microfocused ultrasound in the neck, decolletage, hands and other areas of the body. *Dermatologic Surgery, 42*, 1199–1208. https://doi.org/10.1097/DSS.0000000000000869.

Fabi, S. G., & Goldman, M. P. (2014). Retrospective evaluation of micro-focused ultrasound for lifting and tightening the face and neck. *Dermatologic Surgery, 40*, 569–575. https://doi.org/10.1111/dsu.12471.

Fabi, S. G., Goldman, M. P., Mills, D. C., et al. (2016). Combining microfocused ultrasound with botulinum toxin and temporary and semi-permanent dermal fillers: Safety and current use. *Dermatologic Surgery, 42*, S168–S176. https://doi.org/10.1097/DSS.0000000000000751.

Goldie, K., Peeters, W., Alghoul, M., et al. (2018). Global consensus guidelines for the injection of diluted and hyperdiluted calcium hydroxylapatite for skin tightening. *Dermatologic Surgery, 44*, S32–S41. https://doi.org/10.1097/DSS.0000000000001685.

Goldman, M. P. (2011). Cosmetic use of poly-L-lactic acid: My technique for success and minimizing complications. *Dermatologic Surgery, 37*, 688–693. https://doi.org/10.1111/j.1524-4725.2011.01975.x.

Gonzalez, N., & Goldberg, D. J. (2019). Evaluating the effects of injected calcium hydroxylapatite on changes in human skin elastin and proteoglycan formation. *Dermatologic Surgery, 45*, 547–551. https://doi.org/10.1097/DSS.0000000000001809.

Hamilton, D. G., Gauthier, N., & Robertson, B. F. (2008). Late-onset, recurrent facial nodules associated with injection of poly-L-lactic acid. *Dermatologic Surgery, 34*, 123–126. https://doi.org/10.1111/j.1524-4725.2007.34027.x.

Han, T. Y., Lee, J. W., Lee, J. H., et al. (2011). Subdermal minimal surgery with hyaluronic acid as an effective treatment for neck wrinkles. *Dermatologic Surgery, 37*, 1291–1296. https://doi.org/10.1111/j.1524-4725.2011.02057.x.

Hart, D. R., Fabi, S. G., White, W. M., et al. (2015). Current concepts in the use of PLLA: Clinical synergy noted with combined use of microfocused ultrasound and poly-L-lactic acid on the face, neck, and décolletage. *Plastic and Reconstructive Surgery, 136*, 180S–187S. https://doi.org/10.1097/PRS.0000000000001833.

Jeon, H., Kim, T., Kim, H., et al. (2018). Multimodal approach for treating horizontal neck wrinkles using intensity focused ultrasound, cohesive polydensified matrix hyaluronic acid, and incobotulinumtoxinA. *Dermatologic Surgery, 44*, 421–431. https://doi.org/10.1097/DSS.0000000000001312.

Jiang, B., Ramirez, M., Ranjit-Reeves, R., et al. (2019). Noncollagen dermal fillers: A summary of the clinical trials used for their FDA approval. *Dermatologic Surgery, 45*, 1585–1596. https://doi.org/10.1097/DSS.0000000000002141.

Jones, D., Carruthers, A., Hardas, B., et al. (2016). Development and validation of a photonumeric scale for evaluation of transverse neck lines. *Dermatologic Surgery, 42*, S235–S242. https://doi.org/10.1097/DSS.0000000000000851.

Lee, S.-K., & Kim, H. S. (2018). Correction of horizontal neck lines: Our preliminary experience with hyaluronic acid fillers. *Journal of Cosmetic Dermatology, 17*, 590–595. https://doi.org/10.1111/jocd.12382.

Loghem, J. V., Yutskovskaya, Y. A., & Werschler, W. (2015). Calcium hydroxylapatite over a decade of experience. *The Journal of Clinical and Aesthetic Dermatology, 8*, 38–49.

Lorenc, Z. P., Fitzgerald, R., Vleggaar, D., et al. (2014). Consensus recommendations on the use of injectable poly-L-lactic acid for facial and nonfacial volumization. *Journal of Drugs in Dermatology, 13*(4 suppl), s44–s51.

Marmur, E. S., Phelps, R., & Goldberg, D. J. (2004). Clinical, histologic and electron microscopic findings after injection of a calcium hydroxylapatite filler. *Journal of Cosmetic and Laser Therapy, 6*, 223–226. https://doi.org/10.1080/14764170410003048.

Mazzuco, R., & Hexsel, D. (2009). Poly-L-lactic acid for neck and chest rejuvenation. *Dermatologic Surgery, 35*, 1228–1237. https://doi.org/10.1111/j.1524-4725.2009.01217.x.

Meland, M., Groppi, C., & Lorenc, Z. P. (2016). Rheological properties of calcium hydroxylapatite with integral lidocaine. *Journal of Drugs in Dermatology, 15*, 1107–1110.

Minokadeh, A., Black, J. M., & Jones, D. H. (2018). Effacement of transverse neck lines with Vyc-15L and cohesive polydensified matrix hyaluronic acid. *Dermatologic Surgery, 44*, S53–S55. https://doi.org/10.1097/DSS.0000000000001634.

Or, L., Eviator, J. A., Massry, G. G., et al. (2017). Xanthelasma-like reaction to filler injection. *Ophthal Plast Reconstr Surg, 33*(4), 244–247. https://doi.org/10.1097/IOP.0000000000000722.

Oram, Y., & Akkaya, A. D. (2014). Neck rejuvenation with fractional CO_2 laser: Long-term results. *The Journal of Clinical and Aesthetic Dermatology, 7*, 23–29.

Palm, M. D., Woodhall, K. E., Butterwick, K. J., & Goldman, M. P. (2010). Cosmetic use of poly-L-lactic acid: a retrospective study of 130 patients. *Dermatologic Surgery, 36*, 161–170. https://doi.org/10.1111/j.1524-4725.2009.01419.x.

Peterson, J. D., & Goldman, M. P. (2011). Rejuvenation of the aging chest: A review and our experience. *Dermatologic Surgery, 37*, 555–571. https://doi.org/10.1111/j.1524-4725.2011.01972.x.

Peterson, J. D., & Kilmer, S. L. (2016). Three-dimensional rejuvenation of the decolletage. *Dermatologic Surgery, 42*, S101–S107. https://doi.org/10.1097/DSS.0000000000000758.

Robinson, D. M. (2018). In vitro analysis of the degradation of calcium hydroxylapatite dermal filler: A proof-of-concept study. *Dermatologic Surgery, 44*, S5–S9. https://doi.org/10.1097/DSS.0000000000001683.

Robinson, D. M. (2020). Commentary on the use of intralesional sodium thiosulfate to dissolve facial nodules from calcium hydroxylapatite. *Dermatologic Surgery, 46*(10), 1368–1370. https://doi.org/10.1097/DSS.0000000000002360.

Rullan, P. P., Olson, R., & Lee, K. C. (2020). The use of intralesional sodium thiosulfate to dissolve facial nodules from calcium hydroxylapatite. *Dermatologic Surgery, 46*(10), 1366–1368. https://doi.org/10.1097/DSS.0000000000002238.

Schulman, M. R., Lipper, J., & Skolnik, R. A. (2008). Correction of chest wall deformity after implant-based breast reconstruction using poly-L-lactic acid (Sculptra). *The Breast Journal, 14*, 92–96. https://doi.org/10.1111/j.1524-4741.2007.00529.x.

Streker, M., Reuther, T., Krueger, N., & Kerscher, M. (2013). Stabilized hyaluronic acid-based gel of non-animal origin for skin rejuvenation: face, hand, and décolletage. *Journal of Drugs in Dermatology, 12*, 990–994.

Succi, I. B., da Silva, R. T., & Orofino-Costa, R. (2012). Rejuvenation of periorbital area: Treatment with an injectable nonanimal non-crosslinked glycerol added hyaluronic acid preparation. *Dermatologic Surgery, 38*, 192–198. https://doi.org/10.1111/j.1524-4725.2011.02182.x.

Trindade de Almeida, A., Gonzaga da Cunha, A. L., Casabona, G., et al. (2019). Consensus recommendations for the use of hyperdiluted calcium hydroxyapatite (Radiesse) as a face and body biostimulatory agent. *Plastic and Reconstructive Surgery. Global Open, 7*, e2160. https://doi.org/10.1097/GOX.0000000000002160.

Vanaman, M., & Fabi, S. G. (2015). Decolletage: Regional approaches with injectable fillers. *Plastic and Reconstructive Surgery, 136*, 276S–281S. https://doi.org/10.1097/PRS.0000000000001832.

Vanaman, M., Fabi, S. G., & Cox, S. E. (2016). Neck rejuvenation using a combination approach: Our experience and a review of the literature. *Dermatologic Surgery, 42*, S94–S100. https://doi.org/10.1097/DSS.0000000000000699.

Vleggaar, D. (2006). Soft-tissue augmentation and the role of poly-L-lactic acid. *Plastic and Reconstructive Surgery, 118*, S46–S54. https://doi.org/10.1097/01.prs.0000234846.00139.74.

Wilkerson, E. C., & Goldberg, D. J. (2018). Poly-L-lactic acid for the improvement of photodamage and rhytids of the decolletage. *Journal of Cosmetic Dermatology, 17*, 606–610. https://doi.org/10.1111/jocd.12447.

Woodward, J. A., Fabi, S. G., Alster, T., & Colon-Acevedo, B. (2014). Safety and efficacy of combining microfocused ultrasound with fractional CO2 laser resurfacing for lifting and tightening the face and neck. *Dermatologic Surgery, 40*(suppl 12), S190–S193. https://doi.org/10.1097/DSS.0000000000000228.

Yutskovskaya, Y. A., & Kogan, E. A. (2017). Improved neocollagenesis and skin mechanical properties after injection of diluted calcium hydroxylapatite in the neck and décolletage: A pilot study. *Journal of Drugs in Dermatology, 16*, 68–74.

Yutskovskaya, Y., Kogan, E., & Leshunov, E. (2014). A randomized, split-face, histomorphologic study comparing a volumetric calcium hydroxylapatite and a hyaluronic acid-based dermal filler. *Journal of Drugs in Dermatology, 13*, 1047–1052.

Preenchimento e Contorno dos Glúteos

Inayaguassu Moura de Lavôr, Ada Regina Trindade de Almeida e Raúl Alberto Banegas

RESUMO E CARACTERÍSTICAS PRINCIPAIS

- O formato de corpo feminino com cintura fina e nádegas arredondadas é considerada o mais atraente
- A lipoenxertia autóloga é o padrão-ouro para aumentar o volume da região glútea
- A injeção de bioestimulador de colágeno na região glútea é indicada para corrigir irregularidades pós-operatórias, contorno, lipodistrofia ginoide, estrias e flacidez da pele.

ESTÉTICA DOS GLÚTEOS

Os glúteos são importantes para a atração sexual e para o conceito de beleza corporal na maioria das culturas e grupos étnicos. O formato de corpo feminino com cintura fina e nádegas arredondadas é considerado a mais atraente. O contorno glúteo "universalmente belo" é simétrico, arredondado, com maior volume e projeção entre seus terços médio e superior, sendo este último considerado o principal atributo para a atratividade das nádegas. A transição entre a região lombossacral e a cintura deve ser suave. O sulco infraglúteo deve ser mínimo e não deve ultrapassar lateralmente a linha média posterior das coxas. No perfil lateral, o contorno glúteo é como um "C" liso, sem depressões. A pele deve ter cor homogênea, superfície lisa e sem irregularidades, como celulite, estrias, cicatrizes ou rugas/flacidez. O Boxe 29.1 descreve as principais referências estéticas relacionadas à beleza glútea (Figura 29.1).

Boxe 29.1 Referências estéticas dos glúteos.

Depressões laterais: cavidades formadas na região lateral.
Sulco infraglúteo: depressão sob a tuberosidade isquiática.
Fossetas supraglúteas: duas cavidades localizadas em cada lado da crista sacral medial.
Relação cintura-quadril: idealmente entre 0,6 e 0,7.
Sulco triangular ou em formato de V: formado por duas linhas originadas na fenda interglútea e direcionadas para as fossetas supraglúteas.

De Che DH, Xiao ZB. Gluteal augmentation with fat grafting: literature review. *Aesthetic Plast Surg.* Nov. 20, 2020; e Roberts TL 3rd, Weinfeld AB, Bruner TW, Nguyen K. "Universal" and ethnic ideals of beautiful buttocks are best obtained by autologous micro fat grafting and liposuction. *Clin Plast Surg.* 2006; 33(3):371-394.

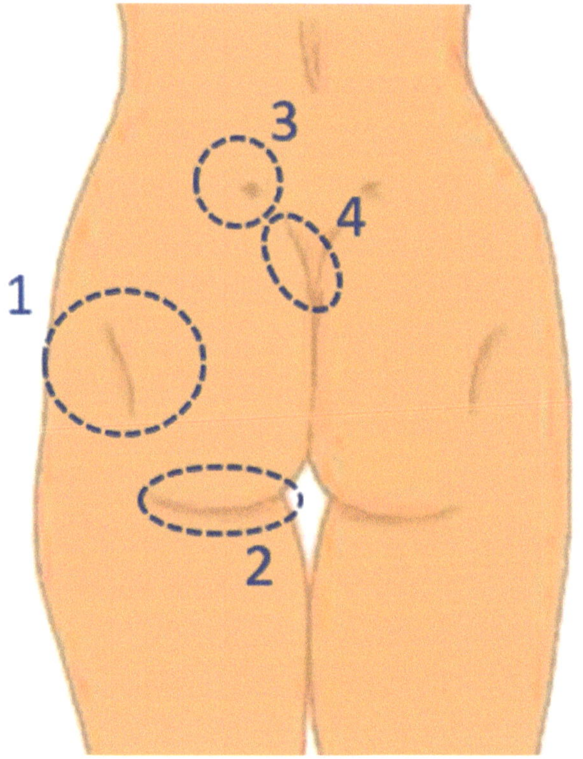

Figura 29.1 Referências estéticas glúteas: *1*, depressões laterais; *2*, sulco infraglúteo; *3*, fossetas supraglúteas; *4*, sulco em formato de V.

ENVELHECIMENTO

Os processos de envelhecimento e menopausa evoluem com alterações na distribuição da gordura subcutânea – acúmulo na cintura e redução da área trocantérica, flacidez da pele, relaxamento da fáscia muscular e sarcopenia, resultando em alongamento da prega interglútea, queda e alongamento do sulco infraglúteo, retificação das áreas nas tuberosidades isquiáticas e maior projeção do terço inferior, conferindo aparência envelhecida e ptótica das nádegas.

A demanda por procedimentos na região glútea é crescente. As principais motivações são aumento de volume e de projeção, correção de assimetrias, estrias, celulite e flacidez da pele.

VOLUMIZAÇÃO DA REGIÃO GLÚTEA UTILIZANDO GORDURA AUTÓLOGA

A lipoenxertia autóloga é considerada o padrão-ouro para volumizar a região glútea. As vantagens da gordura autóloga são sua relativa abundância, baixa imunogenicidade, aparência natural, facilidade de simetria e ausência de complicações relacionadas aos implantes de silicone.

Para a seleção dos pacientes, deve-se considerar: presença de gordura (20 a 30% de percentual de gordura ou índice de massa corporal [IMC] entre 20 e 30 kg/m^2), excesso de pele (ausência ou baixo grau de ptose) e formato corporal (os formatos quadrados ou em "V" apresentam resultados inferiores aos de pacientes com formato "A" ou arredondado).

Coleta e processamento da gordura

Não existe um processo padrão estabelecido como o melhor para coleta e processamento de gordura. As áreas doadoras são geralmente próximas à área glútea. Uma revisão sistemática mostrou as principais técnicas para coleta: lipoaspiração isolada com aparelho de sucção (40%), associada à seringa (26,7%), seringa isolada (20%) e lipoaspiração com ultrassom (6,7%). As técnicas de processamento de gordura mais utilizadas foram decantação (58%), centrifugação em alta ou baixa velocidade (21%) e lavagem (16%).

Técnica de injeção

Incisões na região infraglútea devem ser evitadas. Normalmente, a gordura deve ser injetada nos planos superficiais nas regiões superior, média e lateral das nádegas para promover a elevação e contribuir para o contorno de ampulheta. A zona de risco deve ser evitada: ela contém as principais estruturas neurovasculares (Figura 29.2).

Não há consenso sobre a quantidade segura de gordura a ser injetada, embora estudos sugiram de 400 a 550 mℓ por glúteo, por sessão. O procedimento deve ser interrompido antes que se observe branqueamento da pele ou vazamento de gordura pela incisão. As recomendações de segurança sugeridas são apenas a lipoenxertia subcutânea e deve-se evitar injeções musculares; uso de cânulas mais espessas de 4 mm ou mais; uso de lidocaína na solução infiltrada localmente quando sob anestesia geral ou locorregional (risco de toxicidade sistêmica).

> **Dica 1:** A principal recomendação de segurança é injetar gordura SOMENTE no plano subcutâneo.

> **Dica 2:** Interrompa a injeção de gordura se houver:
> - Branqueamento da pele
> - Vazamento de gordura pela incisão.

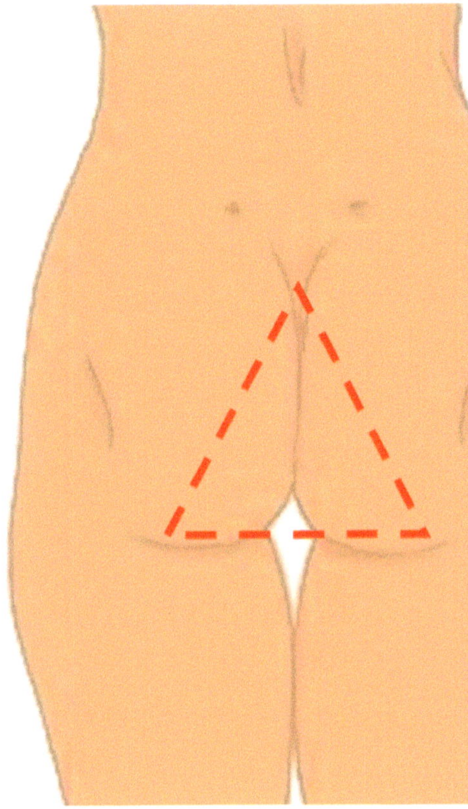

Figura 29.2 "Zona de risco": triângulo com ápice na fenda interglútea e base no terço inferior e medial das nádegas. (De O'Neill RC, Abu-Ghname A, Davis MJ, Chamata E, Rammos CK, Winocour SJ. The role of fat grafting in buttock augmentation. *Semin Plast Surg.* 2020;34(1):38-46.)

Cuidados pós-operatórios e complicações

O uso de roupas de compressão por 4 a 8 semanas é recomendado pela maioria dos estudos. O índice de complicações associadas é estimado em 7 a 10%, com eventos graves representando menos de 1% do total de casos. A mais temida, a embolia gordurosa, pode ocorrer por meio de dois mecanismos: êmbolos de adipócitos nos vasos pulmonares (embolia gordurosa pulmonar) e síndrome da embolia gordurosa (reação inflamatória pulmonar e sistêmica causada por microêmbolos de ácidos graxos) (Figura 29.3).

REJUVENESCIMENTO DOS GLÚTEOS COM BIOESTIMULADORES

Ácido poli-L-láctico

O ácido poli-L-láctico (PLLA) é um polímero sintético biocompatível e biodegradável da família dos alfa-hidroxiácidos. A forma injetável, comercializada como Sculptra® Aesthetic (Galderma Pharma AS/Galderma SA, Lausanne, Suíça) é um pó liofilizado composto por micropartículas de PLLA, carboximetilcelulose de sódio e manitol.

Após a injeção, ocorre uma expansão mecânica do tecido, que desaparece no final da primeira semana após a reabsorção da solução carreadora. O mecanismo de ação do PLLA começa como uma resposta inflamatória subclínica, seguida pelo

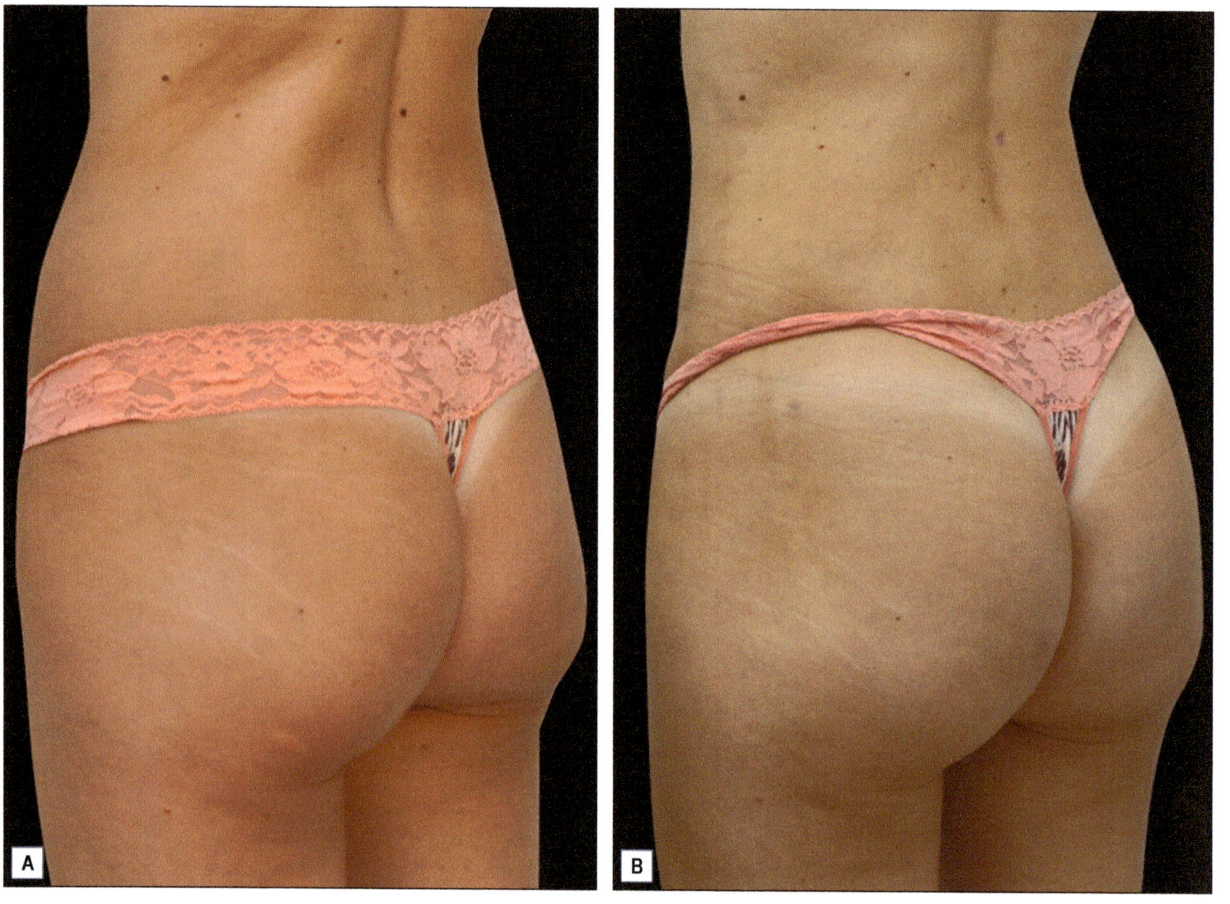

Figura 29.3 Antes (**A**) e 90 dias após (**B**) lipoenxertia com 420 cc de enxerto de gordura de cada lado. (Cortesia de Dr. Raúl Banegas, MD, Argentina.)

encapsulamento de partículas e subsequente fibroplasia. É uma reação de corpo estranho com aumento da atividade fibroblástica e neocolagênese com deposição de colágeno tipos I e III.

O resultado final começa 3 a 4 semanas e torna-se evidente após 3 meses. Aos 6 meses, o implante apresentará entre 58 e 82% de degradação e a cápsula deverá estar quase totalmente preenchida com colágeno. O resultado dura de 18 a 24 meses, com relatos de persistência por até 3 anos.

A literatura descreve a injeção de PLLA para volumização de glúteos, correção de irregularidades pós-operatórias, do contorno, celulite, estrias e flacidez da pele. Os melhores resultados são esperados em indivíduos com menos de 60 anos, fisicamente ativos, com IMC de 20 kg/m^2 (ou menor) e mínimo excesso de gordura (uma contraindicação relativa para lipoenxertia autóloga), que buscam preenchimento leve a moderado dos glúteos e não desejam se submeter a procedimentos cirúrgicos.

O PLLA pode ser um tratamento alternativo para a celulite nas nádegas. Mazzuco descreveu bons resultados e boa relação custo-efetividade com a combinação de Subcision® com PLLA em pacientes com celulite moderada a grave associada à flacidez da pele na região glútea.

Preparação e diluição

Água estéril para injeção é o diluente mais comumente usado, com tempo de hidratação entre 24 e 72 horas, com um tempo mínimo de 2 horas.

O PLLA deve ser agitado antes do uso para produzir uma solução uniforme e translúcida. Isso pode ser feito manualmente, com um movimento giratório intenso ou de "vaivém" (com um conector entre duas seringas). Este último resultou em suspensão homogênea sem precipitação mesmo após 30 minutos de repouso. A solução final é então transferida para seringas menores (1 ou 3 mℓ) antes da injeção.

Diferentes diluições têm sido descritas na literatura para injeção nos glúteos, variando de 12 mℓ, 16 mℓ até 30 mℓ da solução final. Imediatamente antes da injeção, lidocaína a 2% (com ou sem epinefrina) é geralmente adicionada à suspensão.

Injeção e número de sessões

O volume injetado é definido pelo tamanho da área a ser tratada. Para regiões corporais, alguns autores recomendam o uso de um frasco por sessão por área equivalente a uma folha de papel A4, enquanto outros relataram usar entre 40 e 240 mℓ por lado, por sessão, em três sessões, com 6 semanas de intervalo, totalizando até 48 frascos.

A injeção pode ser realizada com agulha (de calibre 26 a 27G) em técnica linear curta ou em leque ou com cânula (calibre 22 a 23G, 50 mm) em forma de leque, no plano subcutâneo, depositando alíquotas de 0,05 a 0,1 mℓ/cm^2. Recomenda-se aspiração antes da injeção para evitar a aplicação intravascular do produto.

> **Dica 3:** O objetivo da injeção de ácido poli-L-láctico é distribuir uniformemente o produto com a formação de um "colchão" subcutâneo na área tratada.

> **Dica 4:** Recomenda-se um frasco de Sculptra® para uma área equivalente a uma folha de papel A4, por sessão.

Cuidados pós-tratamento

Massagem após a injeção de PLLA é essencial para otimizar os resultados e prevenir nódulos.

Imediatamente após, isso ajuda na distribuição homogênea do produto. Em casa, os pacientes são aconselhados a seguir a regra 5–5–5: massagem vigorosa por 5 minutos, 5 vezes/dia, durante 5 dias (Figura 29.4).

> **Dica 5:** Após a injeção de Sculptra®, a massagem é essencial para otimizar os resultados e prevenir nódulos.

Complicações e manejo

Complicações por falha técnica, nódulos e pápulas por acúmulo de produto desaparecem com o tempo. As complicações reais são vasculares (oclusão e isquemia) e inflamatórias (granulomas clínicos devido à resposta exacerbada do hospedeiro). Aparecem em várias áreas tratadas e respondem bem a corticosteroides intralesionais ou sistêmicos, associados ou não à 5-fluoruracila intralesional.

Hidroxiapatita de cálcio

A hidroxiapatita de cálcio (CaHA; Radiesse Sculptra®, Merz Pharmaceuticals GmbH, Frankfurt, Alemanha) consiste em 30% de microesferas de CaHA sintética em um gel aquoso composto por água, glicerina e carboximetilcelulose. A composição das microesferas é idêntica à do componente mineral dos ossos e dentes.

A CaHA estimula a remodelação dérmica com formação de elastina e neocolagênese fisiológica, em que o colágeno tipo I substitui gradualmente o colágeno tipo III. O pico de deposição de colágeno e elastina ocorre após 4 meses e se estabiliza após 9 meses. Enquanto as microesferas são absorvidas no período de 1 ano, o efeito da neocolagênese tem uma duração da resposta clínica de 12 a 18 meses.

As principais indicações para o uso de CaHA nas nádegas são flacidez da pele e irregularidades de contorno (celulite e estrias). No tratamento da celulite, o resultado é potencializado pela associação com o uso do ultrassom microfocado com visualização (MFU-V). Para estrias, a injeção de CaHA aumenta a quantidade e a qualidade das fibras colágenas e elásticas.

Preparação e diluição

A CaHA está disponível como um material viscoelástico de aparência leitosa em seringas de 1,5 mℓ. CaHA diluída é definida como a formulação original reconstituída com lidocaína a 2% (com ou sem epinefrina) ou solução salina na proporção de 1:1 (Vídeo 29.1). É considerada hiperdiluída com reconstituições iguais ou superiores a 1:2.

Vídeo 29.1

Recomenda-se um mínimo de 20 passagens entre duas seringas para homogeneizar a solução. Deve ser utilizada imediatamente após a reconstituição. Para tratamento de flacidez cutânea e irregularidades superficiais das nádegas, a CaHA pode ser utilizada em diluições que variam de 1:2-1:6, de acordo com a espessura da derme. Normalmente, uma seringa (1,5 mℓ) é usada para tratar uma área de 100 a 300 cm^2.

> **Dica 6:** A espessura da pele é o principal critério para a escolha da diluição de CaHA (Radiesse®).

> **Dica 7:** Uma seringa de CaHA (1,5 mℓ) é usada para tratar uma área de 100 a 300 cm^2.

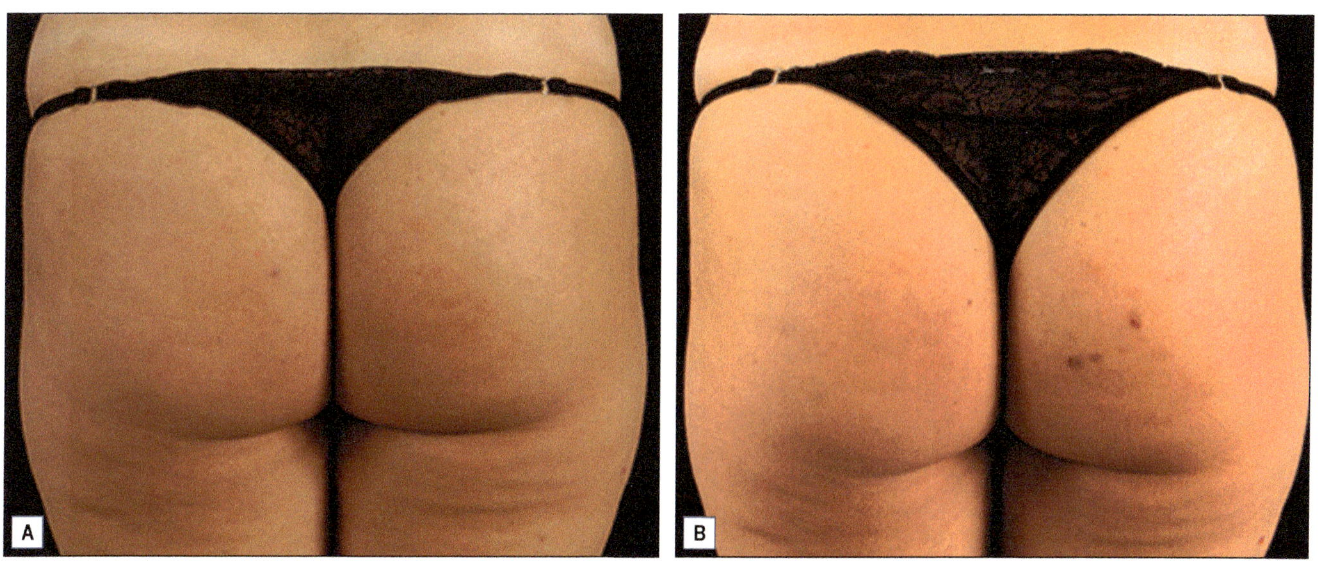

Figura 29.4 Ácido poli-L-láctico (diluição de 16 mℓ), antes (**A**) e depois (**B**) de 3 meses de quatro frascos injetados em uma sessão. (Cortesia de Dra. Maria Paula Del Nero, MD, São Paulo, Brasil.)

Injeção e número de sessões

A injeção pode ser realizada usando agulhas (calibre 27 a 30G) ou cânulas (calibre 22 a 25G). A injeção com cânulas resultou em maior precisão quando comparada com agulhas.

Na aplicação com cânula, a quantidade injetada é de 0,1 a 0,2 mℓ e, com agulha, é de 0,1 mℓ por passagem, com 2 cm de distância entre as injeções lineares. Para glúteos flácidos, sugere-se a técnica em leque com uma cânula ou injeção semelhante a um asterisco, com diluições de 1:1-1:4 (1,5 a 6 mℓ de diluente), injetando principalmente nas porções superior e lateral (Vídeo 29.2).

Vídeo 29.2

Nas depressões de celulite, diluições menores (1:1 ou 1:2) podem ser usadas com uma técnica linear curta usando uma agulha (Figura 29.5) (Vídeos 29.3 e 29.4).

Vídeos 29.3 e 29.4

O tratamento das estrias pode ser realizado pela técnica de *microbolus* intradérmico ou subdérmico ("colar de pérolas"), depositando-se 0,05 mℓ por ponto no centro da lesão ou pela técnica linear retrógrada (0,5 mℓ por lesão).

Recomenda-se uma a três sessões no primeiro ano, com intervalos de 3 a 4 meses. As injeções de manutenção devem ser realizadas a cada 12 a 18 meses (Figura 29.6).

Cuidados pós-tratamento

Realize uma massagem inicial após o procedimento para distribuição homogênea do produto. Os pacientes são aconselhados a massagear os locais 2 vezes/dia durante a primeira semana.

Complicações

Em estudos a longo prazo com CaHA, os eventos adversos foram leves e principalmente relacionados à injeção (eritema, equimose, edema e inflamação). Dor e prurido também foram relatados.

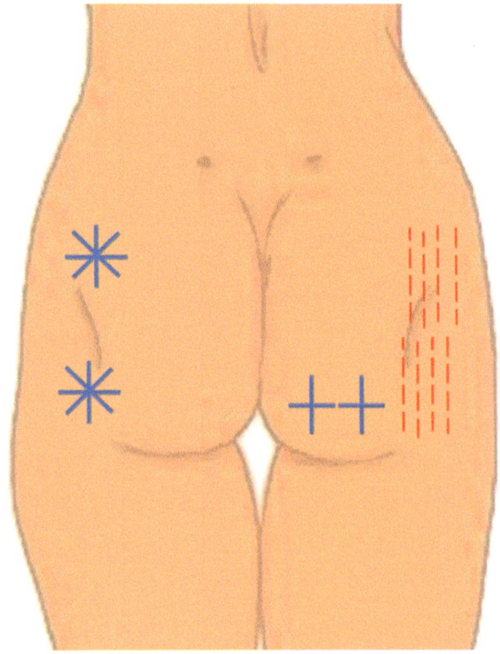

Figura 29.5 Sugere-se que todos os bioestimuladores (ácido poli-L-láctico, hidroxiapatita de cálcio ou policaprolactona) sejam injetados por meio de técnicas em leque superficial, linear (*linhas tracejadas vermelhas*), semelhante a um asterisco (*estrela azul*) ou aplicação cruzada (*cruzes azuis*) usando agulhas ou cânulas.

A formação de nódulos não inflamatórios está associada à injeção em áreas com grande movimento muscular (lábios) ou à injeção superficial do produto. Na maioria dos casos, os nódulos não eram visíveis e se resolveram espontaneamente. Podem ser tratados com lidocaína ou infiltração salina seguida de massagem vigorosa.

Eventos tardios, como granulomas e infecções, não foram relatados.

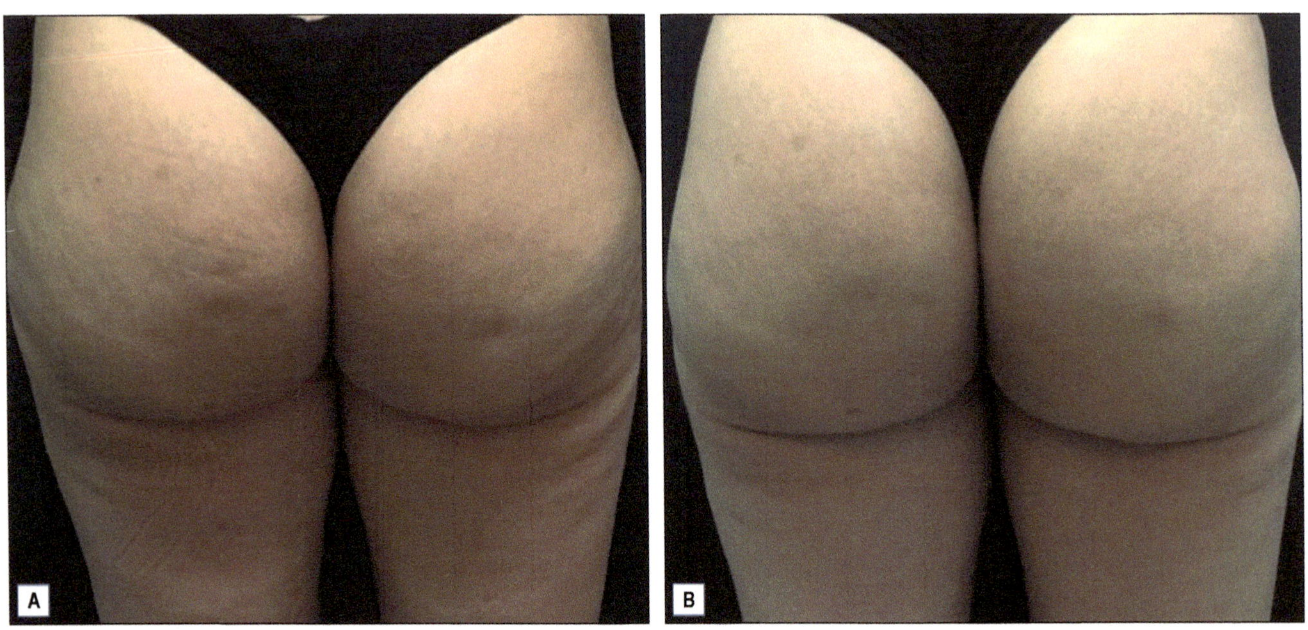

Figura 29.6 Antes (**A**) e 3 meses depois (**B**) da terceira sessão com Radiesse® hiperdiluído (1:2) (uma seringa por lado do glúteo, por sessão). (Cortesia de Dra. Ada Trindade de Almeida, MD, São Paulo, Brasil.)

Policaprolactona

Comercializado desde 2009 na Europa, o Ellansé® (Sinclair Pharma, Londres, Reino Unido) é um bioestimulador de colágeno composto por microesferas de policaprolactona (PCL). É um poliéster biocompatível, biodegradável e bioabsorvível, usado como componente de fios de sutura (Monocryl® Ethicon™, Inc., New Jersey) e sistemas de liberação de medicamentos encapsulados, como anticoncepcionais e medicamentos oncológicos.

O mecanismo de neocolagênese do bioestimulador PCL é semelhante ao da CaHA. Em ambos os produtos, as partículas (30%) estão suspensas em carboximetilcelulose (70%). As diferenças são observadas na intensidade da reação tecidual e na longevidade das partículas. A avaliação histológica mostra que a longevidade dérmica desse preenchedor é superior a 4 anos.

O produto está disponível em seringas de 1 mℓ com preparações que diferem em termos de duração de ação: Ellansé®-S, 18 meses; Ellansé®-M, 24 meses; Ellansé®-L, 3 anos; e Ellansé®-E, 4 anos.

O produto é indicado para rejuvenescimento facial e das mãos. Apesar do uso *off-label* para tratamentos corporais, há poucas publicações médicas abordando esta indicação. Nas nádegas, sugere-se a injeção do produto puro ou a adição de 0,1 mℓ de lidocaína para cada mililitro, em injeções subdérmicas, por meio da técnica linear retrógrada com agulha de calibre 27G ou cânula de calibre 25G, com distribuição em leque.

São necessários mais estudos de pesquisa sobre a utilização de PCL para preenchimentos corporais.

CONCLUSÃO

Os glúteos são importantes para a beleza corporal e atração sexual em diferentes culturas e etnias, com uma demanda crescente de procedimentos estéticos. As opções de melhora estética incluem lipoenxertia para aumento de volume e projeção e o uso de bioestimuladores de colágeno para melhorar o contorno e corrigir irregularidades como celulite, estrias e flacidez da pele.

LEITURA ADICIONAL

Amselem, M. (2015). Radiesse: A novel rejuvenation treatment for the upper arms. *Clinical, Cosmetic and Investigational Dermatology, 9*, 9–14. https://doi.org/10.2147/CCID.S93137.

Baspeyras, M., Dallara, J. M., Cartier, H., Charavel, M. H., & Dumas, L. (2017). Restoring jawline contour with calcium hydroxylapatite: A prospective, observational study. *Journal of Cosmetic Dermatology, 16*(3), 342–347. https://doi.org/10.1111/jocd.12335.

Breithaupt, A., & Fitzgerald, R. (2015). Collagen stimulators: Poly-L-lactic acid and calcium hydroxyl apatite. *Facial Plastic Surgery Clinics of North America, 23*(4), 459–469. https://doi.org/10.1016/j.fsc.2015.07.007.

Cansancao, A. L., Condé-Green, A., Gouvea Rosique, R., Junqueira Rosique, M., & Cervantes, A. (2019). "Brazilian butt lift" performed by board-certified Brazilian plastic surgeons: Reports of an expert opinion survey. *Plastic and Reconstructive Surgery, 144*(3), 601–609. https://doi.org/10.1097/PRS.0000000000006020.

Cárdenas-Camarena, L., Silva-Gavarrete, J. F., & Arenas-Quintana, R. (2011). Gluteal contour improvement: Different surgical alternatives. *Aesthetic Plastic Surgery, 35*(6), 1117–1125. https://doi.org/10.1007/s00266-011-9747-3.

Centeno, R. F., Sood, A., & Young, V. L. (2018). Clinical anatomy in aesthetic gluteal contouring. *Clinics in Plastic Surgery, 45*(2), 145–157. https://doi.org/10.1016/j.cps.2017.12.010.

Che, D. H., & Xiao, Z. B. (2021). Gluteal augmentation with fat grafting: Literature review. *Aesthetic Plastic Surgery, 45*(4), 1633–1641. https://doi.org/10.1007/s00266-020-02038-w.

Chen, S. Y., Chen, S. T., Lin, J. Y., & Lin, C. Y. (2020). Reconstitution of injectable poly-L-lactic acid: Efficacy of different diluents and a new accelerating method. *Plastic and Reconstructive Surgery. Global Open, 8*(5), 28–29. https://doi.org/10.1097/GOX.0000000000002829.

Christen, M. O., & Vercesi, F. (2020). Polycaprolactone: How a well-known and futuristic polymer has become an innovative collagen-stimulator in esthetics. *Clinical, Cosmetic and Investigational Dermatology, 13*, 31–48. https://doi.org/10.2147/CCID.S229054.

Condé-Green, A., Kotamarti, V., Nini, K. T., et al. (2016). Fat grafting for gluteal augmentation: A systematic review of the literature and meta-analysis. *Plastic and Reconstructive Surgery, 138*(3), 437–446. https://doi.org/10.1097/PRS.0000000000002435.

Cuenca-Guerra, R., & Quezada, J. (2004). What makes buttocks beautiful? A review and classification of the determinants of gluteal beauty and the surgical techniques to achieve them. *Aesthetic Plastic Surgery, 28*(5), 340–347. https://doi.org/10.1007/s00266-004-3114-6.

de Almeida, A. T., Figueredo, V., da Cunha, A. L. G., et al. (2019). Consensus recommendations for the use of hyperdiluted calcium hydroxyapatite (Radiesse) as a face and body biostimulatory agent. *Plastic and Reconstructive Surgery, 7*(3), e2160. https://doi.org/10.1097/GOX.0000000000002160.

Fitzgerald, R., Bass, L. M., Goldberg, D. J., Graivier, M. H., & Lorenc, Z. P. (2018). Physiochemical Ccharacteristics of Ppoly-L-Llactic Acid (PLLA). *Aesthetic Surgery Journal, 38*, S13–S17. https://doi.org/10.1093/asj/sjy012.

Goldie, K., Peeters, W., Alghoul, M., et al. (2018). Global consensus guidelines for the injection of diluted and hyperdiluted calcium hydroxylapatite for skin tightening. *Dermatologic Surgery, 44*, S32–S41. https://doi.org/10.1097/DSS.0000000000001685.

Gonzalez, R. (2006). Etiology, definition, and classification of gluteal ptosis. *Aesthetic Plastic Surgery, 30*(3), 320–326. https://doi.org/10.1007/s00266-005-0051-y.

Haddad, A., Menezes, A., Guarnieri, C., et al. (2019). Recommendations on the use of injectable poly-L-lactic acid for skin laxity in off-face areas. *Journal of Drugs in Dermatology, 18*(9), 929–935.

Kadouch, J. A. (2017). Calcium hydroxylapatite: A review on safety and complications. *Journal of Cosmetic Dermatology, 16*(2), 52–161. https://doi.org/10.1111/jocd.12326.

Keni, S. P., & Sidle, D. M. (2007). Sculptra (injectable poly-L-lactic acid). *Facial Plastic Surgery Clinics of North America, 15*(1), 91–97. https://doi.org/10.1016/j.fsc.2006.10.005.

Kim, J. S. (2019). Changes in dermal thickness in biopsy study of histologic findings after a single injection of polycaprolactone-based filler into the dermis. *Aesthetic Surgery Journal, 39*(12), 484–494. https://doi.org/10.1093/asj/sjz050.

Kim, J. A., & Van Abel, D. (2015). Neocollagenesis in human tissue injected with a polycaprolactone-based dermal filler. *Journal of Cosmetic and Laser Therapy, 17*(2), 99–101. https://doi.org/10.3109/14764172.2014.968586.

Lacombe, V. (2009). Sculptra: A stimulatory filler. *Facial Plastic Surgery, 25*(2), 95–99. https://doi.org/10.1055/s-0029-1220648.

Lam, S. M., Azizzadeh, B., & Graivier, M. (2006). Injectable poly-L-lactic acid (Sculptra): Technical considerations in soft-tissue contouring. *Plastic and Reconstructive Surgery, 118*(3), 55–63. https://doi.org/10.1097/01.prs.0000234612.20611.5a.

Lee, E. I., Roberts, T. L., & Bruner, T. W. (2009). Ethnic considerations in buttock aesthetics. *Seminars in Plastic Surgery, 23*(3), 232–243. https://doi.org/10.1055/s-0029-1224803.

Lin, M. J., Dubin, D. P., Goldberg, D. J., & Khorasani, H. (2019). Practices in the usage and reconstitution of poly-L-lactic acid. *Journal of Drugs in Dermatology, 18*(9), 880–886.

Mazzuco, R. (2020). Subcision plus poly-lL-lactic acid for the treatment of cellulite associated to flaccidity in the buttocks and thighs. *Journal of Cosmetic Dermatology, 19*(5), 1165–1171. https://doi.org/10.1111/jocd.13364.

Mazzuco, R., Dal'Forno, T., & Hexsel, D. (2020). Poly-L-lactic acid for nonfacial skin laxity. *Dermatologic Surgery, 46*, S86–S88. https://doi.org/10.1097/DSS.0000000000002390.

Mazzuco, R., & Sadick, N. S. (2016). The use of poly-L-lactic acid in the gluteal area. *Dermatologic Surgery, 42*(3), 441–443. https://doi.org/10.1097/DSS.0000000000000632.

O'Neill, R. C., Abu-Ghname, A., Davis, M. J., Chamata, E., Rammos, C. K., & Winocour, S. J. (2020). The role of fat grafting in buttock augmentation. *Seminars in Plastic Surgery, 34*(1), 38–46. https://doi.org/10.1055/s-0039-3401038.

Rios, L., & Gupta, V. (2020). Improvement in Brazilian butt lift (BBL) safety with the current recommendations from ASERF, ASAPS, and ISAPS. *Aesthetic Surgery Journal, 40*(8), 864–870. https://doi.org/10.1093/asj/sjaa098.

Roberts, T. L., 3rd, Weinfeld, A. B., Bruner, T. W., & Nguyen, K. (2006). "Universal" and ethnic ideals of beautiful buttocks are best obtained by autologous micro fat grafting and liposuction. *Clinics in Plastic Surgery, 33*(3), 371–394. https://doi.org/10.1016/j.cps.2006.05.001.

Vleggaar, D., Fitzgerald, R., & Lorenc, Z. P. (2014). Understanding, avoiding, and treating potential adverse events following the use of injectable poly-L-lactic acid for facial and nonfacial volumization. *Journal of Drugs in Dermatology, 13*, s35–s39.

Wong, W. W., Motakef, S., Lin, Y., & Gupta, S. C. (2016). Redefining the ideal buttocks: A population analysis. *Plastic and Reconstructive Surgery, 137*(6), 1739–1747. https://doi.org/10.1097/PRS.0000000000002192.

30

Rejuvenescimento do Lóbulo da Orelha

Courtney Gwinn, Murad Alam e Jeffrey S. Dover

RESUMO E CARACTERÍSTICAS PRINCIPAIS

- O lóbulo da orelha é um local de adorno e um reflexo da beleza em todas as culturas do mundo
- Com o crescente interesse no rejuvenescimento facial e do pescoço, os lóbulos das orelhas surgiram como um local de preocupação estética
- Como outras áreas da pele expostas ao sol, os lóbulos das orelhas podem apresentar sinais de envelhecimento, incluindo alterações pigmentares e vasculares, aumento da flacidez, perda de volume e alongamento (ptose)
- A perda de volume dos lóbulos das orelhas pode ser corrigida com segurança e eficácia usando preenchedores injetáveis
- A qualidade da pele do lóbulo da orelha pode ser melhorada com *laser* e outras tecnologias.

INTRODUÇÃO

Com o crescente interesse em procedimentos estéticos minimamente invasivos, uma nova área anatômica está ganhando cada vez mais atenção: os lóbulos das orelhas. Assim como as áreas do rosto, colo, pescoço e mãos que ficam expostas ao sol, as orelhas podem apresentar sinais acentuados de envelhecimento. Isso pode incluir rugas, manchas e alongamento (ptose) devido à exposição crônica à luz ultravioleta, perda de fibras elásticas e colágeno e ao envelhecimento natural. Tais mudanças podem ser exacerbadas pelo uso de brincos pesados. A restauração do lóbulo da orelha é indicada em pacientes com ptose ou outros sinais de envelhecimento; aqueles que se submeteram a procedimentos estéticos no rosto e pescoço e que desejam lóbulos das orelhas igualmente jovens; e aqueles com furos nas orelhas que se alongaram ou foram inicialmente colocados de forma inferior ao ideal, de modo que o lóbulo não possa suportar adequadamente os brincos. O preenchimento utilizando preenchedores injetáveis pode restaurar com segurança o volume e minimizar a flacidez e o enrugamento. *Lasers* e outras tecnologias podem melhorar as manchas e a qualidade geral da pele do lóbulo da orelha.

> **Dica 1:** Os lóbulos das orelhas podem exibir sinais de envelhecimento e podem se tornar alongados como resultado da gravidade, fotoenvelhecimento e pela tração dos brincos pesados.

> **Dica 2:** Com a perda de volume, os lóbulos das orelhas tornam-se finos e enrugados e podem perder a capacidade de suporte adequado aos brincos.

ANATOMIA E CLASSIFICAÇÃO DOS LÓBULOS DAS ORELHAS

O lóbulo da orelha é composto de tecido areolar e adiposo resistente e pode ter uma forma natural redonda, plana ou triangular. Os lóbulos são geralmente lisos, mas ocasionalmente exibem vincos. Lóbulos das orelhas enrugados ou amassados podem sugerir um transtorno genético subjacente, como síndrome de Beckwith-Wiedemann ou aracnodactilia contratural congênita, respectivamente. Pregas lobulares diagonais, também conhecidas como sinal de Frank, estendendo-se da região malar lateral até a hélice inferior, foram consideradas como um fator de risco para infarto do miocárdio, doença cardíaca isquêmica e doença cerebrovascular. No entanto, os lóbulos das orelhas não têm a firmeza e a elasticidade do restante do pavilhão auricular e podem ficar enrugados e alongados com a idade, mesmo na ausência de doença cardíaca.

Os lóbulos das orelhas alongados aumentam a idade aparente de uma pessoa e afetam negativamente a atratividade percebida, de acordo com um estudo de Forte et al. Lóbulos pendentes, não aderidos à porção malar lateral, têm maior probabilidade de se alongar e se tornar assimétricos com o tempo (Figura 30.1). Esse tipo de lóbulo tem hereditariedade autossômica dominante. Os lóbulos das orelhas não pendentes, presos à região malar lateral, são menos propensos a se alongar com a idade e têm hereditariedade de padrão recessivo (ver Figura 30.1).

O lóbulo da orelha é comumente medido da incisura intertragal até o subaural (Figura 30.2). A ptose foi definida como um segmento caudal livre alongado (do otobásio inferior para o subaural), enquanto a pseudoptose se refere ao alongamento do segmento cefálico anexado (da incisura intertragal para otobásio inferior) (ver Figura 30.2). Em 1972, Loeb observou

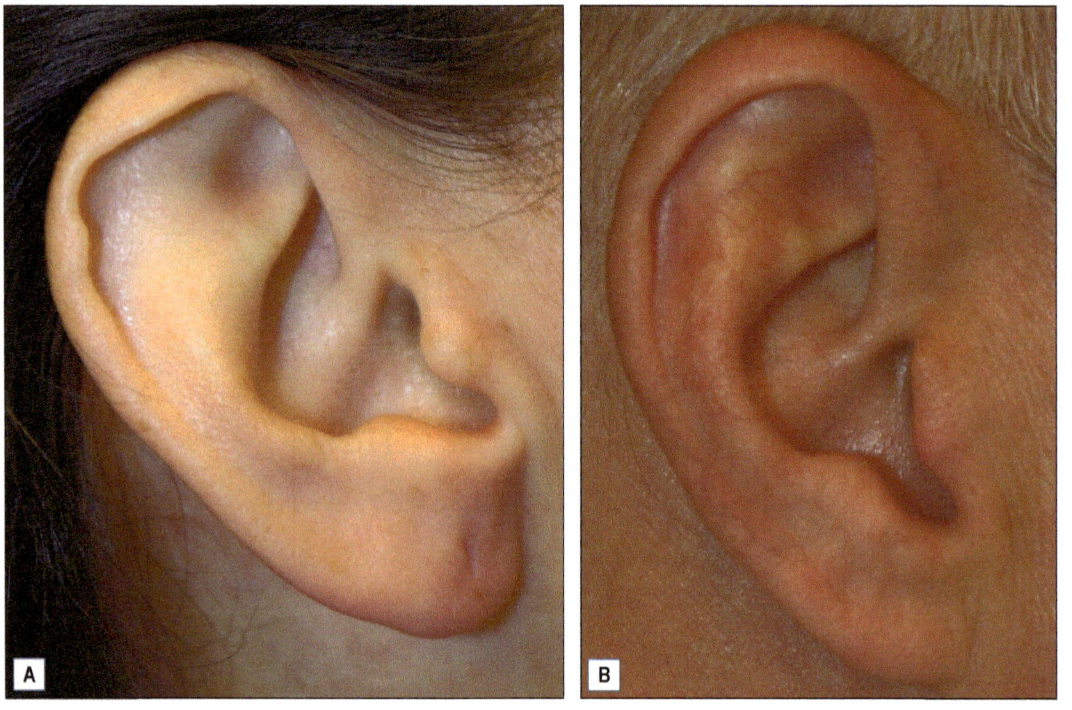

Figura 30.1 Forma anatômica dos lóbulos das orelhas: separado (**A**) e preso (**B**).

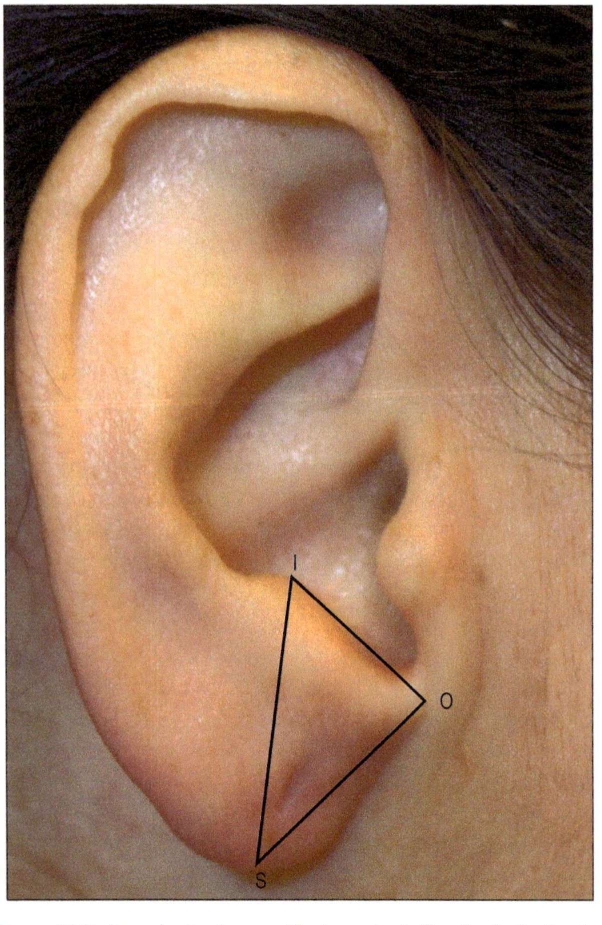

Figura 30.2 As referências anatômicas do *I*, *O* e *S* são indicadas. Os parâmetros de altura do lóbulo da orelha são definidos em relação ao segmento cefálico anexado (*segmento I a O*) e o segmento caudal livre ao segmento *S*. *I*, incisura intertragal; *O*, otobásio inferior; *S*, subaural.

que a amplitude natural do segmento cefálico era de 1 a 2,5 cm e defendeu a correção cirúrgica quando esse segmento ultrapassa 2,0 cm (pseudoptose). Um estudo mais recente descreve a pseudoptose como um segmento cefálico de comprimento acima de 1,5 cm. Mowlavi (2003) relatou aumento da incidência de ptose e pseudoptose do lóbulo da orelha após a cirurgia de *lifting* facial, destacando a necessidade de abordar os sinais de envelhecimento do lóbulo da orelha no momento do rejuvenescimento facial.

Utilizando outro meio de avaliar a orelha, em um estudo prospectivo randomizado de 547 homens e mulheres com idades entre 20 e 80 anos, Azaria et al. mediram o comprimento do lóbulo da orelha usando uma linha de equilíbrio através do eixo longo da orelha (da incisura intertragal à ponta caudal) (Figura 30.3). Os autores demonstraram que o lóbulo da orelha esquerda é mais curto que o direito, em média (1,97 cm *versus* 2,01 cm; diferença média de 0,4 mm). O tamanho e a simetria do lóbulo da orelha variaram de acordo com a raça (indivíduos de descendência africana tinham os lóbulos das orelhas mais curtos e os judeus asquenazes e sefarditas tinham os lóbulos das orelhas esquerdas relativamente longos), e o comprimento do lóbulo da orelha aumentava ligeiramente com o aumento de peso corporal entre as mulheres. O comprimento do lóbulo da orelha aumentou de 30 a 35% entre as faixas etárias mais jovens e mais velhas, mas nenhuma mudança significativa foi observada em mulheres com 40 anos ou mais. Antes do tratamento, é bom discutir o tamanho da orelha e qualquer assimetria natural com o paciente, e oferecer orientação prévia sobre alterações no lóbulo da orelha com base na idade e nos hábitos corporais.

Antes de considerar a modificação do lóbulo da orelha, é importante entender as proporções e comprimentos estéticos ideais. Em geral, o comprimento do lóbulo deve compor de

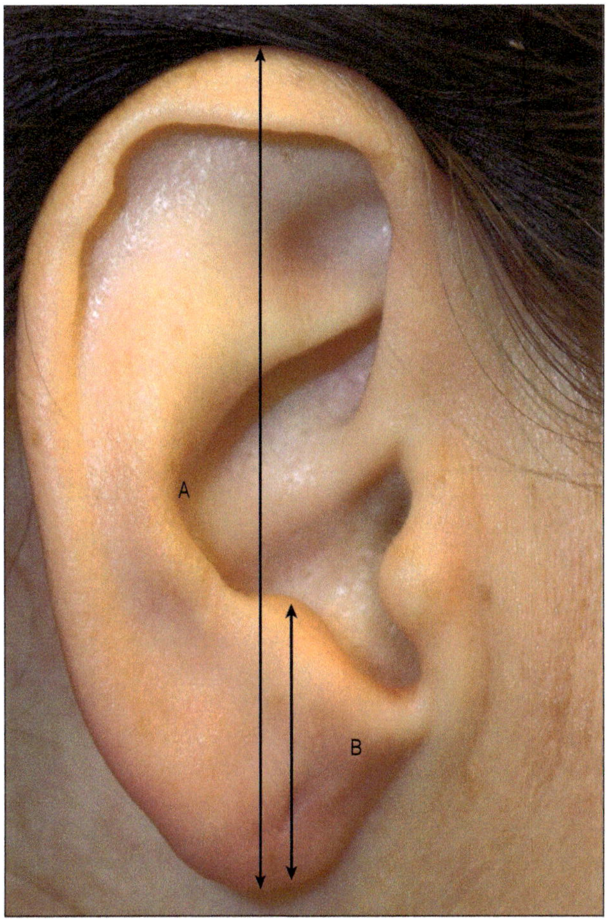

Figura 30.3 Técnica de medição dos lóbulos das orelhas: linha de equilíbrio (*linha A*) e comprimento do lóbulo da orelha (*linha B*).

25 a 30% do comprimento total da orelha. O comprimento ideal do segmento livre ou caudal do lobo (prega do lóbulo da orelha anterior ao ponto subauricular) varia de 1 a 5 mm.

PREENCHEDORES PARA REJUVENESCIMENTO DOS LÓBULOS DAS ORELHAS

A utilização de preenchedores é um método seguro, eficaz e cada vez mais popular de restaurar o volume dos lóbulos das orelhas. Uma variedade de diferentes classes e tipos de preenchedores tem sido usada para preencher efetivamente os lóbulos das orelhas reduzidos. Entre eles, incluem-se preenchedores de ácido hialurônico (AH), como Restylane®, Restylane® Lyft™, Restylane® Silk™, Restylane® Refyne™, Restylane® Defyne™ e Restylane® Kysse™ (Galderma, Fort Worth, TX); os preenchedores baseados na tecnologia Hylacross®, Juvéderm® Ultra™, Juvéderm® UltraPlus™; e os preenchedores baseados na tecnologia Vycross®, incluindo Volbella®, Vollure® (no Brasil, o nome comercial é Volift®) e Voluma® (Allergan Inc., Irvine, CA) e RHA® 2, RHA® 3 e RHA® 4 (Revance, Nashville, TN). Preenchedores mais duradouros, como hidroxiapatita de cálcio (Radiesse®, Merz Aesthetics, San Mateo, CA) e ácido poli-L-láctico (Sculptra®, Galderma, Fort Worth, TX) têm sido usados, embora seu uso para rejuvenescimento do lóbulo da orelha não tenha sido relatado na literatura.

O lóbulo da orelha é uma área anatômica pequena, mas pode necessitar de 0,3 a 1,0 mℓ ou mais para corrigir sua perda de volume. Dependendo do preenchedor, são usadas agulhas de calibre 25, 27 e 30G. Anestesia tópica ou gelo podem ser aplicados antes das injeções, mas isso geralmente é desnecessário, principalmente com formulações de AH contendo lidocaína para anestesia. Depois de limpar a área com um antisséptico de sua escolha, o médico pode segurar o lóbulo da orelha firmemente entre o polegar e o indicador e direcionar a agulha para a derme média em um ângulo de 0 a 45°. Injeções seriadas podem ser usadas para aplicar pequenas alíquotas de preenchedor; alguns autores propuseram aplicar injeções em um padrão circular ao redor do orifício de orelhas furadas (Vídeo 30.1). Esse método ajuda a reduzir o diâmetro do furo e, ao mesmo tempo, permite que o preenchedor seja massageado para fora, a fim de preencher todo o lóbulo, proporcionando melhor suporte para brincos (Figura 30.4).

Vídeo 30.1

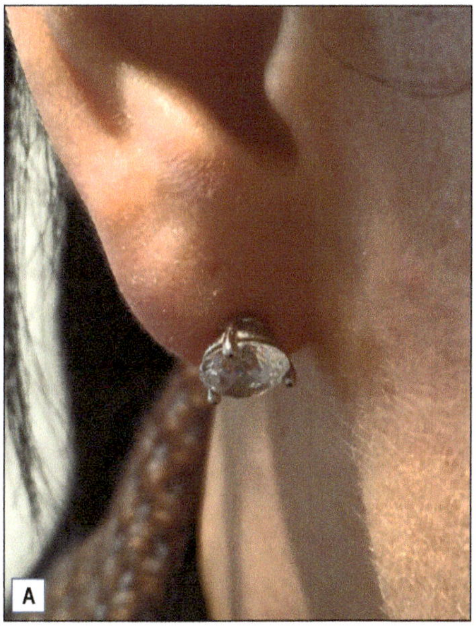

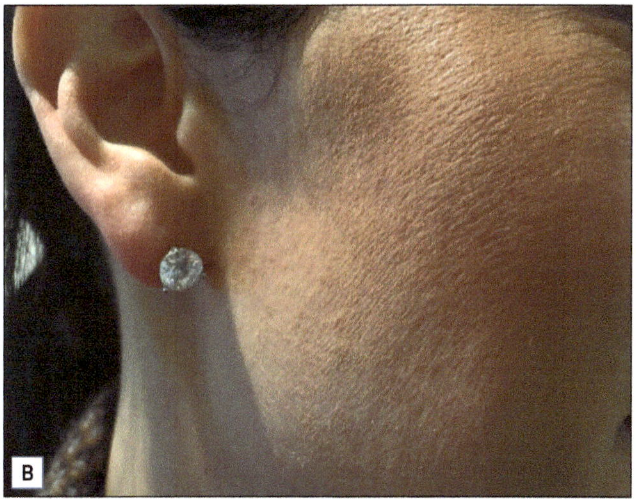

Figura 30.4 O lóbulo da orelha de uma jovem antes (**A**) e depois (**B**) das injeções de Juvéderm® Voluma® (Allergan Inc., Irvine, CA). Observe como o lóbulo oferece maior apoio para o brinco e fica orientado anteriormente (em vez de para baixo) na foto do após.

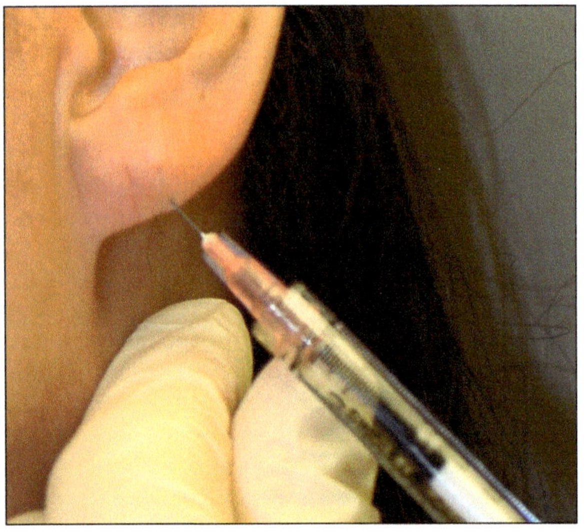

Figura 30.5 Técnica de injeção usando Restylane® (Galderma, Fort Worth, TX) para restaurar o volume do aspecto inferior do lóbulo da orelha em um paciente que já havia feito uma cirurgia de reparo do lóbulo da orelha.

Com uma técnica linear ou tunelização, a agulha pode ser inserida no polo inferior do lóbulo, depositando-se o preenchedor à medida que a agulha é retirada (Figura 30.5). Pode-se aplicar pressão firme por 1 minuto posteriormente para ajudar a reduzir o risco de equimoses e edema, e o lóbulo pode ser massageado suavemente para distribuir o produto.

Dica 3: Os preenchedores podem ser administrados aplicando-se injeções em série de pequenas alíquotas no lóbulo da orelha ou depositando o preenchedor através do polo inferior do lóbulo. Qualquer um dos métodos pode restaurar o volume e permitir maior suporte do lóbulo aos brincos.

Assim como ocorre com o preenchimento em outros locais, existe o risco de equimoses, edema e eritema após as injeções. Devido à rica vascularização da área, o lóbulo pode parecer avermelhado e edemaciado por um período prolongado. Os pacientes podem voltar a usar brincos imediatamente após o procedimento, e o lóbulo da orelha pode ser reavaliado após 2 semanas para considerar a necessidade de aplicação de mais produto. Observou-se que o preenchimento de AH dura mais nos lóbulos das orelhas do que no rosto, mas são necessárias injeções repetidas para manter os resultados. De acordo com o estudo de Di Gregorio et al., o preenchedor normalmente dura 14 meses, em média, no lóbulo da orelha.

De acordo com a experiência do autor, preencher demais os lóbulos de orelhas pendentes pode levar a uma aparência "tipo raquete". Deve-se tomar cuidado para evitar o preenchimento excessivo.

Dica 4: Como acontece com qualquer injeção de preenchedor, existe o risco de equimose, edema e eritema, que podem ser mais pronunciados no lóbulo da orelha devido à sua rica vascularização. São necessárias injeções repetidas para manutenção dos resultados, mas o benefício geralmente é duradouro.

Pouco foi escrito sobre tratamentos para o fotoenvelhecimento do lóbulo da orelha, mas rugas e manchas são comuns nesse local entre pacientes de meia-idade e mais velhos. A pele dos lóbulos das orelhas responde bem a dispositivos de *laser* e luz usados para melhora da textura e tratamento de discromia. *Lasers Q-switched*, *laser* de túlio de 1.927 nm não ablativo e tratamentos com luz intensa pulsada (LIP) estão entre as terapias que podem ser eficazes para tratamentos de manchas do lóbulo da orelha induzidas pelo sol, enquanto os *lasers* fracionados não ablativos e ablativos de érbio de 1.550 nm podem ajudar a melhorar a textura do lóbulo da orelha. Se for tratar o rosto, não se deve esquecer o lóbulo da orelha.

Dica 5: O uso de preenchedores de AH para rejuvenescimento do lóbulo da orelha é seguro, eficaz e bem tolerado.

CONCLUSÃO

À medida que mais pacientes optam por se submeter a tratamentos estéticos no rosto e pescoço, a restauração do lóbulo da orelha está atraindo cada vez mais atenção. Pesquisas sobre o rejuvenescimento dessa área anatômica ainda se encontram em seus estágios iniciais. No entanto, o uso empírico de preenchedores injetáveis pode melhorar com segurança e eficácia a aparência de orelhas alongadas ou enrugadas, proporcionar suporte para brincos em lóbulos com excesso de flacidez ou com furos malfeitos e prevenir uma aparência discrepante entre as orelhas, o rosto e o pescoço rejuvenescidos. *Lasers* e outras tecnologias podem melhorar ainda mais a qualidade da pele do lóbulo da orelha.

LEITURA ADICIONAL

Azaria, R., Adler, N., Silfen, R., Regev, D., & Hauben, D. J. (2003). Morphometry of the adult human earlobe: A study of 547 subjects and clinical application. *Plastic and Reconstructive Surgery*, *111*(7), 2398–2402. https://doi.org/10.1097/01.PRS.0000060995.99380.DE.

Christoffersen, M., Frikke-Schmidt, R., Schnohr, P., Jensen, G. B., Nordestgaard, B. G., & Tybjærg-Hansen, A. (2014). Visible age-related signs and risk of ischemic heart disease in the general population. *Circulation*, *129*, 990–998. https://doi.org/10.1161/CIRCULATIONAHA.113.001696.

De Oliveria Monteiro, E. (2006). Hyaluronic acid for restoring earlobe volume. *Skin Medicine*, *5*(6), 293–294. PMID: 17085997.

Di Gregorio, C., & D'Arpa, S. (2019). Nonsurgical treatment of earlobe aging in Mowlavi stages I and II earlobe ptosis with Hyaluronic acid fillers. *Journal of Cosmetic Dermatology*, *18*(2), 508–510. https://doi.org/10.1111/jocd.12688.

Farkas, L. G. (1990). Anthropometry of the normal and defective ear. *Clinics in Plastic Surgery*, *17*, 213. https://doi.org/10.1016/S0094-1298(20)31238-4.

Friedlander, A. H., López-López, J., & Velasco-Oretga, E. (2012). Diagonal ear lobe crease and atherosclerosis: A review of the medical literature and dental implications. *Medicina Oral, Patologia Oral y Cirugia Bucal*, *17*(1), e153–e159. https://doi.org/10.4317/medoral.17390.

Forte, A. J., Andrew, T. W., Colasante, C., & Persing, J. A. (2015). Perception of age, attractiveness, and tiredness after isolated and combined facial subunit aging. *Aesthetic*

Plastic Surgery, 39, 856–869. https://doi.org/10.1007/s00266-015-0553-1.

Hotta, T. (2011). Earlobe rejuvenation. *Plastic Surgical Nursing, 31*(1), 39–40. https://doi.org/10.1097/PSN.0b013e31820f53fc.

Jemec, B. I. (1986). Earlobe augmentation. *Aesthetic Plastic Surgery, 10*, 35–36. https://doi.org/10.1007/BF01575265.

Loeb, R. (1972). Earlobe tailoring during facial rhytidoplasties. *Plastic and Reconstructive Surgery, 49*, 485–488. https://doi.org/10.1097/00006534-197205000-00001.

Mowlavi, A., Meldrum, G., Kalkanis, J., Wilhelmi, B. J., Russell, R. C., & Zook, E. G. (2005). Surgical design and algorithm for correction of earlobe ptosis and pseudoptosis deformity. *Plastic and Reconstructive Surgery, 115*(1), 290–295. https://doi.org/10.1097/01.PRS.0000146705.10277.EE.

Mowlavi, A., Meldrum, D. G., Wilhelmi, B. J., & Zook, E. G. (2004). Effect of face lift on earlobe ptosis and pseudoptosis. *Plastic and Reconstructive Surgery, 114*(4), 988–991. https://doi.org/10.1097/01.prs.0000133172.28160.6f.

Mowlavi, A., Meldrum, D., Wilhelmi, B., & Zook, E. G. (2004). Incidence of earlobe ptosis and pseudoptosis in patients seeking facial rejuvenation surgery and effects of aging. *Plastic and Reconstructive Surgery, 113*(2), 712–717. https://doi.org/10.1097/01.PRS.0000101505.66716.DF.

Murray, C. A., Zloty, D., & Warshawski, L. (2005). The evolution of soft tissue fillers in clinical practice. *Dermatologic Clinics, 23*, 343–363. https://doi.org/10.1016/j.det.2004.09.009.

Saedi, N., Kaminer, M. S., & Dover, J. S. (2012). Earlobe rejuvenation. In J. Carruthers, & A. Carruthers (Eds.), *S oft tissue augmentation: procedures in cosmetic dermatology* (3rd ed., pp. 166–169). London, England: Elsevier.

31

Injeção de Microgotículas de Ácido Hialurônico para Melhora da Qualidade da Pele

Daniel Yanes e Shannon D. Humphrey

RESUMO E CARACTERÍSTICAS PRINCIPAIS

- A qualidade da pele envolve atributos visuais, táteis e mecânicos, incluindo hidratação, suavidade, elasticidade e brilho da pele. Uma pele saudável é um componente essencial da percepção de beleza
- O tratamento da qualidade da pele é um tratamento estético importante, muitas vezes negligenciado
- A injeção de microgotículas de ácido hialurônico para a qualidade da pele é um procedimento eficaz, bem tolerado e com alta satisfação dos pacientes
- A técnica adequada permite resultados previsíveis sem *downtime* relevante
- Os pacientes percebem a melhora em poucos dias, e a duração dos resultados depende de cada produto.

INTRODUÇÃO

Tradicionalmente, preenchedores dérmicos têm sido usados para aumento volumétrico de tecidos moles, proporcionando uma forma de atenuar a reabsorção óssea e a atrofia da gordura associadas ao envelhecimento. No entanto, o aumento volumétrico, por si só, é insuficiente para compensar as mudanças cutâneas associadas ao envelhecimento facial. A injeção de microgotículas de ácido hialurônico (AH) (micro) para melhorar a qualidade da pele é um procedimento que está rapidamente ganhando popularidade em todo o mundo para o tratamento de rosto, pescoço e colo. Embora esses produtos sejam compostos de AH, eles não são usados para volumização, mas para melhorar os parâmetros não volumétricos de qualidade da pele associados ao envelhecimento, como textura, elasticidade, hidratação e brilho da pele.

QUALIDADE DA PELE

A qualidade da pele é um elemento pouco estudado, mas incrivelmente importante da atratividade. É difícil definir o que é uma pele impecável, mas isso é quase universalmente desejado e intuitivamente compreendido. A melhora da qualidade da pele está ganhando força como motivação para pacientes que buscam tratamentos estéticos, independentemente da idade.

A qualidade da pele está inerentemente relacionada à percepção de beleza e, como tal, causa um impacto psicossocial nos indivíduos e na forma como eles interagem com o mundo ao seu redor.

Efetivamente, "qualidade da pele" é um termo que captura os conceitos subjetivos de maciez, hidratação, elasticidade e brilho da pele. Uma pele de alta qualidade é lisa, radiante, macia e bem hidratada. Em compensação, aspereza, opacidade, poros dilatados, rugosidade, ressecamento e flacidez são características associadas à má qualidade da pele. Está bem descrito que algumas medidas de qualidade da pele, como elasticidade e maciez, diminuem com a idade, mas má qualidade da pele não é necessariamente sinônimo de alterações relacionadas ao envelhecimento. Embora grande parte da literatura estética se concentre em minimizar as mudanças relacionadas à idade, é essencial considerar a qualidade e a aparência geral da pele ao abordar um paciente de estética a fim de garantir os melhores resultados.

SELEÇÃO, EXPECTATIVAS E SATISFAÇÃO DOS PACIENTES

AH micro para melhorar a qualidade da pele proporciona resultados previsíveis e naturais como um tratamento de campo e é adequado para todos os fotótipos (Figura 31.1). As expectativas do médico e do paciente devem estar alinhadas. Trata-se de um tratamento injetável para melhorar os parâmetros de qualidade da pele, e não para volumização como um preenchedor de baixo G′. O tratamento é aditivo e complementar a outros procedimentos estéticos projetados para prevenir ou reduzir os sinais de envelhecimento e não se destina a substituir outros procedimentos do planejamento geral. A satisfação do paciente com esses procedimentos é excelente, desde que as expectativas do tratamento estejam alinhadas com resultados realistas. O AH micro funciona bem como uma terapia combinada com outros procedimentos como parte de um plano abrangente de tratamento dermatológico estético (Figura 31.2). As estratégias de combinação ideal e a segurança não foram bem estudadas.

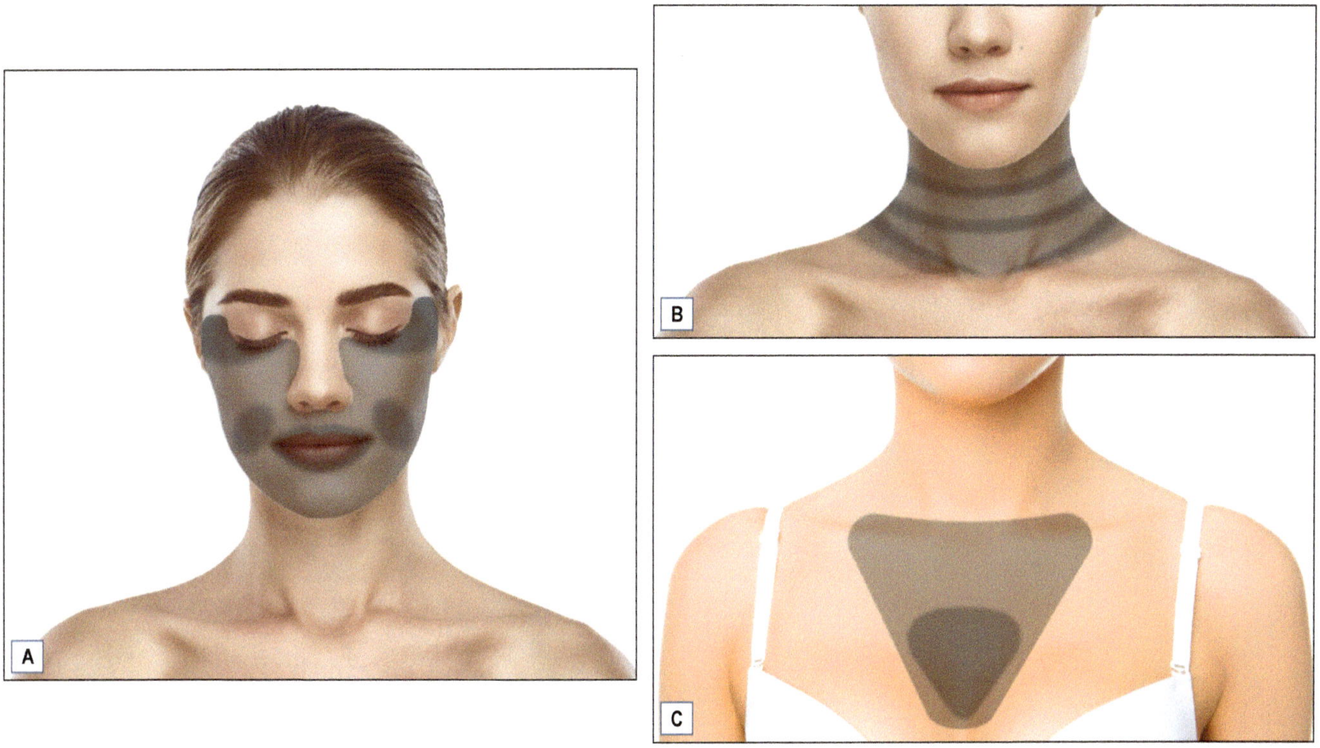

Figura 31.1 Áreas usuais para aplicação de microgotículas de ácido hialurônico. O *cinza-claro* representa toda a região de tratamento, enquanto o *cinza-escuro* representa as regiões que necessitam maior densidade de injeções para melhora mais acentuada. Rosto (**A**); pescoço (**B**); colo (**C**).

O paciente ideal para AH micro é aquele que busca uma pele com aparência mais jovem e saudável. O objetivo do procedimento é melhorar luminosidade, hidratação, firmeza, maciez e elasticidade da pele. Como essas são metas de qualidade da pele desejáveis por praticamente todos os pacientes que procuram tratamento estético, todos os pacientes são candidatos a esse procedimento. Os autores identificaram arquétipos específicos de pacientes que são adequados para o AH micro. Isso inclui jovens pacientes que desejam *prejuvenation*, prevenindo ou impedindo as alterações associadas ao envelhecimento da pele (bem como pacientes mais velhos que desejam um envelhecimento cutâneo gracioso). Notavelmente, o tratamento é bem recebido por pacientes que são avessos a preenchedores dérmicos. Esses pacientes devem ser aconselhados de que, embora o AH micro seja composto de AH, esses produtos funcionam de maneira diferente do preenchimento para aumento volumétrico e não são usados como tal, exceto em circunstâncias específicas em que há necessidade de um efeito *lifting* mínimo com um AH de baixa viscosidade. Por fim, o AH micro é um tratamento atrativo para pacientes com motivação estética que desejam um tratamento adicional e querem evitar resultados de aparência antinatural.

A melhora injetável na qualidade da pele é bem recebida como um tratamento inicial para pessoas com problemas de qualidade da pele, bem como um procedimento adicional em um plano de tratamento global. Esses produtos também demonstraram ser valiosos para o tratamento de cicatrizes de acne pequenas e distensíveis, com ou sem toxina botulínica, *Subcision*® e tecnologias. Pacientes com pele seca ou áspera respondem bem ao tratamento. Pacientes com fotoenvelhecimento acentuado, pele mais espessa, mais pigmentada e homens podem necessitar de maior volume ou maior número de sessões de tratamento. O volume de produto necessário depende da qualidade da pele do paciente, pois aqueles com fotodano mais visível podem exigir maior volume.

PRODUTO E MECANISMO DE AÇÃO

O AH micro é realizado utilizando-se gel de AH de baixo G′, sendo eficaz para a melhora da qualidade da pele de rosto, pescoço e colo. Existem vários produtos disponíveis no mercado, cada um com uma formulação única (Tabela 31.1). Observe que a qualidade e o desenho dos estudos das formulações de AH micro variam muito, incluindo tamanho da amostra, número de tratamentos e duração da resposta. Estudos com Juvéderm® Volite® (atualmente Skinvive® by Juvéderm®) demonstraram resultados eficazes e duradouros após uma única sessão de tratamento. É importante observar que esses produtos são amplamente utilizados em todo o mundo, porém ainda não haviam recebido aprovação das autoridades regulatórias nos EUA no momento desta publicação.

Há vários mecanismos de ação propostos do AH micro para a melhora da qualidade e da textura da pele, conforme resumido no Boxe 31.1. O AH é conhecido por ser uma molécula

Boxe 31.1 Mecanismos de ação propostos para injeção de microgotículas de ácido hialurônico.

- Estrutura molecular hidrofílica
- Estimulação da neocolagênese
- Micropreenchimento cutâneo
- Efeito de microagulhamento.

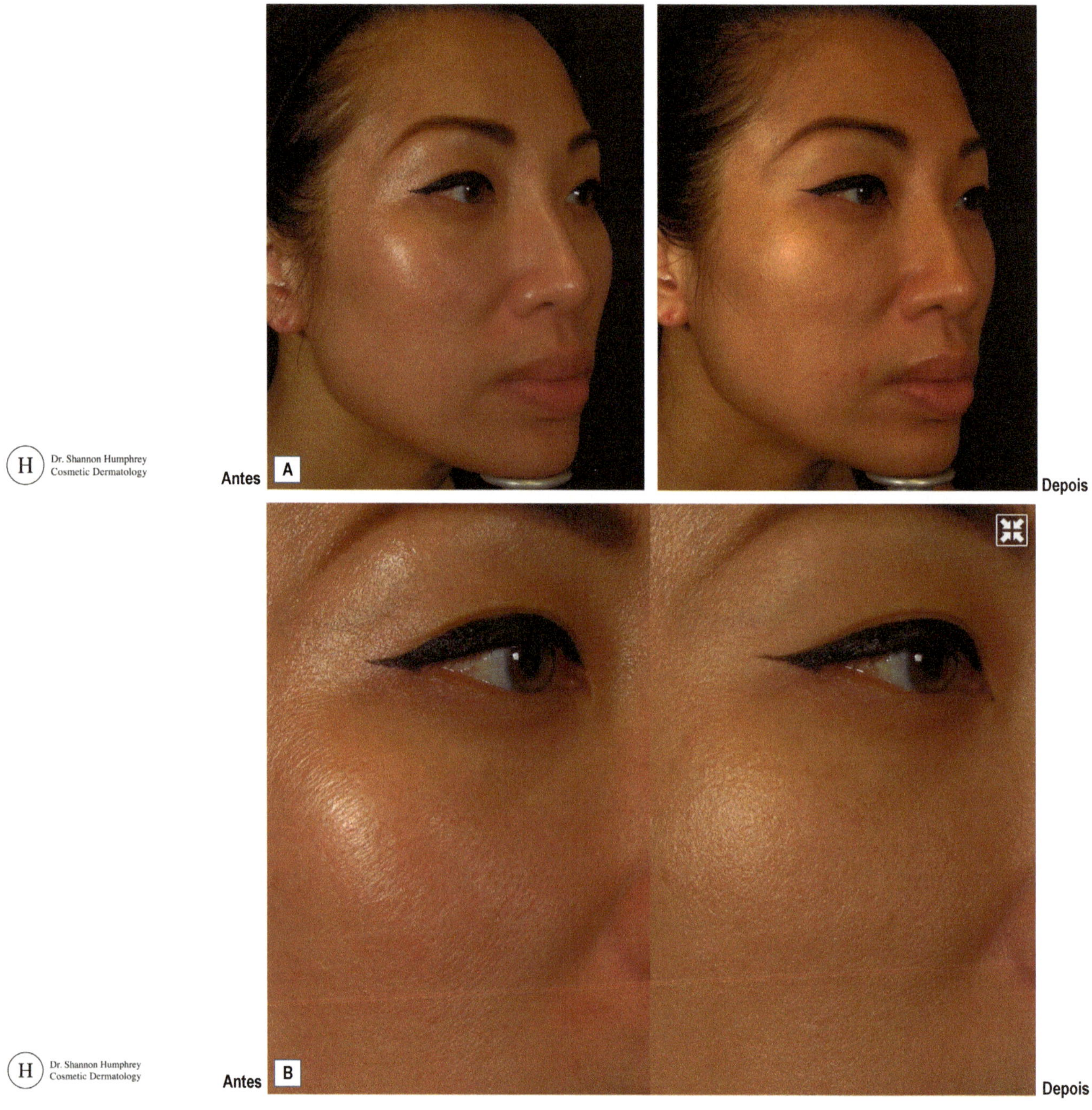

Figura 31.2 Antes e 7 semanas após o tratamento com 1 mℓ de Juvéderm® Volite® (atualmente comercializado como Skinvive® by Juvéderm®) na região zigomática (**A**) e (**B**) malar. (Observe que a recomendação é de 2 a 3 mℓ para obtenção de melhores resultados.)

Tabela 31.1 Produtos injetáveis disponíveis para melhora da qualidade da pele.

Produto	Empresa	Formulação de ácido hialurônico
Juvéderm® Volite® (Skinvive® by Juvéderm®)	Allergan (Dublin, Irlanda)	12 mg/mℓ AH com tecnologia Vycross®
Restylane® Skinboosters™ Vital	Galderma (Lausanne, Suíça)	20 mg/mℓ AH estabilizado de origem não animal
Restylane® Skinboosters™ Vital Light	Galderma (Lausanne, Suíça)	12 mg/mℓ AH estabilizado de origem não animal
Belotero® Revive	Merz (Frankfurt, Alemanha)	20 mg/mℓ AH de matriz coesiva polidensificada 17,5 mg/mℓ glicerol
Teosyal® Puresense Redensity® 1	Teoxano (Genebra, Suíça)	15 mg/mℓ de RHA® AH resiliente

AH, ácido hialurônico.

hidrofílica e, por consequência, é capaz de melhorar a hidratação e o turgor da pele pela própria natureza dessa propriedade. No entanto, existem inúmeras outras maneiras pelas quais o produto age, que são menos diretas. O AH micro é capaz de estimular a neocolagênese além de promover a síntese da matriz extracelular. Essas propriedades ajudam a atenuar a perda de elasticidade, maciez e brilho da pele associada ao envelhecimento. O preenchimento intradérmico direto oferece benefícios em defeitos cutâneos superficiais. Além disso, o procedimento em si envolve inúmeras injeções em um padrão semelhante a uma rede que também contribui para estimular a neocolagênese.

Boxe 31.2 Resumo da técnica de injeção de microgotículas de ácido hialurônico.

- Agulha de calibre 32 de ½ polegada penetrando em um ângulo de 0 a 45°
- 0,01 a 0,05 mℓ por ponto na derme profunda ou subderme superficial
- 2 a 3 mℓ para todo o rosto
- Aumento da densidade de gotículas em áreas que necessitam maior grau de melhora (ou seja, linhas periorais, linhas cantais laterais, poros dilatados etc.)
- Considere iniciar as injeções na porção lateral da face para permitir o ajuste na força de extrusão.

CONSIDERAÇÕES TÉCNICAS

Preparação: O produto é dispensado em seringas de 1 mℓ. O tratamento do rosto normalmente necessita 2 mℓ ou mais, dependendo da qualidade da pele (Figura 31.3). O tratamento fora do rosto requer maiores volumes e/ou maior número de sessões de tratamento. Antes da injeção, podem-se aplicar gelo ou anestesia tópica na área. A área de tratamento deve ser bem limpa com uma solução antisséptica tópica, como álcool isopropílico a 70% ou clorexidina a 4%. Os autores preferem a aplicação conforme preconizado em bula, com várias agulhas de 32G e 1/2 polegada (12 mm) para permitir uma aplicação mais precisa do produto, personalizada de acordo com o plano de tratamento, objetivos e anatomia cutânea exclusivos do paciente. Uma agulha de 32G é ideal para injeção, pois oferece excelente conforto com equimoses mínimas; no entanto, deve-se notar que elas perdem o corte rapidamente e precisam ser frequentemente trocadas ao longo do procedimento.

A técnica de injeção difere muito do preenchimento tradicional de AH. O tratamento em si é simples; no entanto, a colocação correta do produto é essencial para garantir resultados ideais e evitar complicações (Boxe 31.2). O produto deve ser injetado por via intradérmica na derme profunda ou subderme superficial. Para garantir a colocação adequada, a pele deve ser esticada e a agulha deve penetrar a um ângulo de 0 a 45° na pele, a fim de permitir a visualização da profundidade da agulha durante a injeção (Vídeo 31.1). Deve-se evitar colocar o produto superficialmente, pois isso levará à formação de pápulas, que podem não desaparecer espontaneamente. A injeção deve ser interrompida antes de retirar a agulha para evitar a aplicação superficial. Se uma pápula for visualizada, deve-se realizar massagem imediatamente.

Vídeo 31.1

Usando uma agulha de calibre 32 e ½ polegada, injeções de microdepósitos de 0,01 a 0,05 mℓ são realizadas em forma de grade a cada 0,5 a 1 cm uniformemente na área a ser tratada. Os autores preferem realizar a injeção inicialmente na região malar lateral para permitir o ajuste na técnica e força de extrusão em uma região menos dolorosa e menos visível da face. Em seguida, injeções mais direcionadas podem ser realizadas se houver áreas com anomalias de textura perceptíveis. Deve-se trocar frequentemente as agulhas ao longo do procedimento, conforme descrito anteriormente. Peles mais danificadas podem

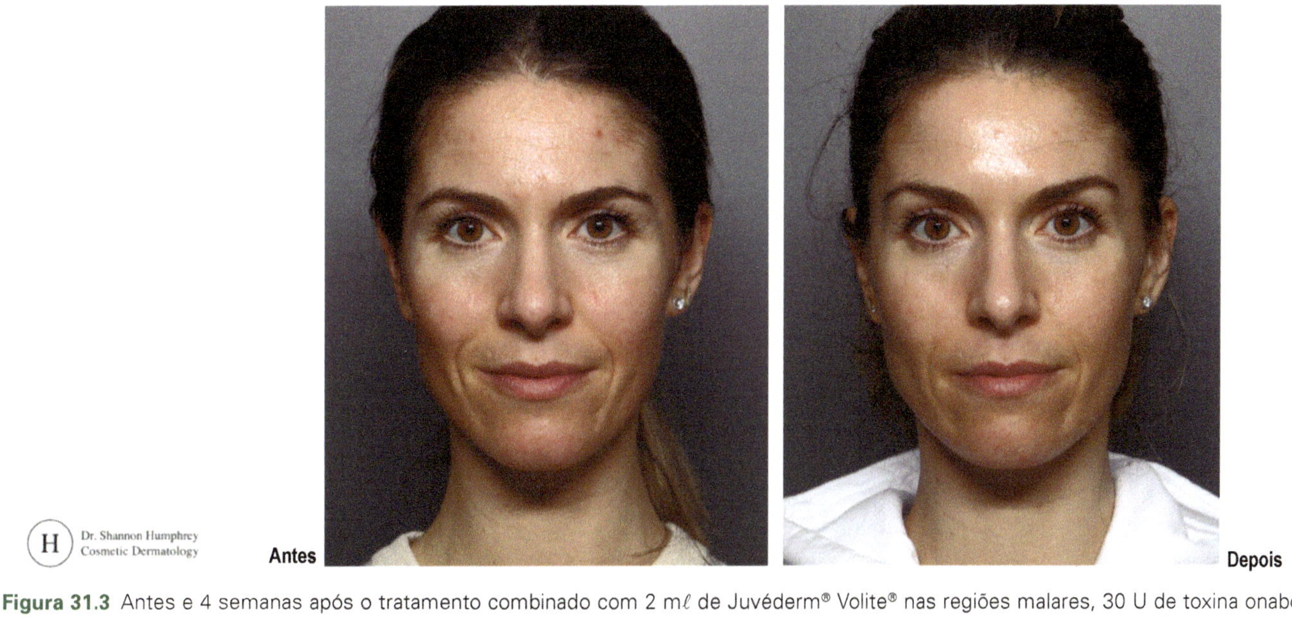

Figura 31.3 Antes e 4 semanas após o tratamento combinado com 2 mℓ de Juvéderm® Volite® nas regiões malares, 30 U de toxina onabotulínica A no terço superior da face e tratamento com *laser* de diodo fracionado de 1.927 nm de baixa potência usando a configuração "alta" (Clear + Brilliant® Perméa, Solta Medical, Hayward, CA).

exigir injeções mais espaçadas ou mais volume. Técnicas de injeção utilizando cânulas ou dispositivos como pistolas de injeção foram descritas, mas estas não foram tão bem estudadas. Dispositivos como pistolas de injeção oferecem uma maneira potencialmente atraente de aplicar microgotículas equidistantes de forma confiável e na profundidade apropriada. Com experiência e um assistente disponível para auxiliar na troca de agulhas, o procedimento leva, em média, de 5 a 10 minutos.

COMPLICAÇÕES E MANEJO

Com trocas frequentes de agulhas e medidas para garantir o conforto do paciente, o procedimento é muito bem tolerado. Normalmente, há equimoses e inchaço mínimos e não há *downtime* significativo associado ao procedimento. O aconselhamento pós-procedimento é semelhante ao do preenchimento dérmico com AH. Os pacientes devem ser informados de que o efeito do produto não é imediato e a expectativa é que ele seja gradativamente visível ao longo de 5 a 10 dias. Embora sejam necessários mais estudos de caracterização, pesquisas sugerem que o pico de melhora é alcançado de semanas a meses após a injeção inicial, o que é corroborado pela experiência dos autores. A duração do efeito depende da formulação do AH micro. Os pacientes podem continuar os tratamentos em intervalos regulares para manutenção. É importante reconhecer que, devido à natureza do procedimento de melhorar a qualidade geral da pele, em vez de volumizar, os resultados do tratamento exigem fotografia clínica consistente de alta qualidade. Em nossa experiência, os pacientes têm percepção imediata da melhora tátil na hidratação e maciez.

Equimoses, edema e desconforto leve são os eventos adversos mais comuns. Pápulas de início tardio são raras, mas podem ocorrer. Como acontece com qualquer gel de AH injetável, a aplicação intravascular pode causar comprometimento vascular da pele. A colocação adequada do produto por via intradérmica reduz o risco de nódulos e comprometimento vascular. Conforme mencionado anteriormente, deve-se evitar a formação de pápulas na pele, pois nem sempre estas se resolvem espontaneamente. As pápulas devem ser massageadas imediatamente no momento do tratamento, caso se formem.

CONCLUSÃO

Na abordagem abrangente de gerenciamento do envelhecimento da pele de pescoço, rosto e colo é importante considerar hidratação, luminosidade, textura e elasticidade da pele, além do volume. O AH micro para melhorar a qualidade da pele é um procedimento cada vez mais utilizado em todo o mundo que aborda esses fatores frequentemente negligenciados.

LEITURA ADICIONAL

Cavallini, M., Papagni, M., Ryder, T. J., & Patalano, M. (2019). Skin quality improvement with VYC-12, a new injectable hyaluronic acid: Objective results using digital analysis. *Dermatologic Surgery, 45*(12), 1598–1604. https://doi.org/10.1097/DSS.0000000000001932.

Hertz-Kleptow, D., Hanschmann, A., Hofmann, M., Reuther, T., & Kerscher, M. (2019). Facial skin revitalization with CPM®-HA20G: An effective and safe early intervention treatment. *Clinical, Cosmetic and Investigational Dermatology, 12*, 563–572. https://doi.org/10.2147/CCID.S209256.

Humphrey, S., Manson Brown, S., Cross, S., & Mehta, R. (2014). Defining skin quality: Clinical relevance, terminology, and assessment. *Dermatologic Surgery, 47*(7), 974–981. https://doi.org/10.1097/DSS.0000000000003079.

Kerscher, M., Bayrhammer, J., & Reuther, T. (2008). Rejuvenating influence of a stabilized hyaluronic acid-based gel of nonanimal origin on facial skin aging. *Dermatologic Surgery, 34*(5), 720–726. https://doi.org/10.1111/j.1524-4725.2008.34176.x.

Lee, B. M., Han, D. G., & Choi, W. S. (2015). Rejuvenating effects of facial hydrofilling using Restylane Vital. *Archives of Plastic Surgery, 42*(3), 282–287. https://doi.org/10.5999/aps.2015.42.3.282.

Lim, H. K., Suh, D. H., Lee, S. J., & Shin, M. K. (2014). Rejuvenation effects of hyaluronic acid injection on nasojugal groove: Prospective randomized split face clinical controlled study. *Journal of Cosmetic and Laser Therapy, 16*(1), 32–36. https://doi.org/10.3109/14764172.2013.854620.

Niforos, F., Ogilvie, P., Cavallini, M., et al. (2019). VYC-12 injectable gel is safe and effective for improvement of facial skin topography: A prospective study. *Clinical, Cosmetic and Investigational Dermatology, 12*, 791–798. https://doi.org/10.2147/CCID.S216222.

Ogilvie, P., Safa, M., Chantrey, J., et al. (2020). Improvements in satisfaction with skin after treatment of facial fine lines with VYC-12 injectable gel: Patient-reported outcomes from a prospective study. *Journal of Cosmetic Dermatology, 19*(5), 1065–1070. https://doi.org/10.1111/jocd.13129.

Proietti, I., Skroza, N., & Potenza, C. (2021). Improving skin quality in patients with dermatologic conditions using the hyaluronic acid filler VYC-12. *Italian Journal of Dermatology and Venereology, 156*(6), 720–721. https://doi.org/10.23736/S2784-8671.19.06453-8.

Wang, F., Garza, L. A., Kang, S., et al. (2007). In vivo stimulation of de novo collagen production caused by cross-linked hyaluronic acid dermal filler injections in photodamaged human skin. *Archives of Dermatology, 143*(2), 155–163. https://doi.org/10.1001/archderm.143.2.155.

32

Técnicas para Injeção de Preenchedores

Omer Ibrahim, Elizabeth Kream e Jeffrey S. Dover

RESUMO E CARACTERÍSTICAS PRINCIPAIS

- As técnicas mais comuns para injeção de preenchedor incluem aplicação linear, *bolus*, puntura seriada, em leque e *cross-hatching* (*hashtag* ou cruzada)
- Uma combinação de técnicas, bem como a sobreposição de várias técnicas e preenchedores, é frequentemente empregada para tratar déficits de volume e rugas superficiais
- A técnica adequada reduz os efeitos colaterais, como dor, edema e equimoses, e produz melhores resultados e pacientes mais felizes
- Embora as injeções com agulhas e cânulas sejam relativamente seguras, as injeções com cânulas estão associadas a menor risco de comprometimento vascular e, portanto, devem ser consideradas em áreas de alto risco
- Quando as cânulas têm calibre menor que 25G, elas se comportam mais como agulhas e, portanto, o benefício protetor das cânulas não é conferido.

INTRODUÇÃO

A aplicação de preenchedores pode ser comparada à escultura quadridimensional, com a quarta dimensão representando o movimento dinâmico. Com essa analogia em mente, no lugar de martelo e cinzel, a caixa de ferramentas de um profissional que realiza preenchimentos inclui agulhas e cânulas. Ambas as formas de arte envolvem algumas técnicas básicas que podem ser combinadas para levar a um resultado personalizado; em vez de fundição e modelagem, a injeção de preenchedor depende de técnicas como aplicação linear e *fanning* (em leque). O artista injetor deve ter um conhecimento detalhado sobre as estruturas anatômicas, pois a "tela" ou o plano de injeção adequado muda dependendo da área anatômica, do produto, do instrumento utilizado e do resultado desejado. Neste capítulo, discutiremos os instrumentos usados para injeção e as técnicas fundamentais comumente empregadas para a aplicação de preenchedores.

PRINCÍPIOS GERAIS DE INJEÇÃO

Apesar de uma infinidade de abordagens estilísticas, a injeção de preenchedor segura e eficaz baseia-se em um alicerce de princípios de boas práticas. A seleção do paciente deve garantir que o local da injeção esteja livre de infecção ou procedimentos recentes. Mesmo um histórico distante de cirurgia, que pode levar a neoformações vasculares, deve indicar uma pausa no procedimento, especialmente em locais propensos a riscos, como o nariz. Embora os pacientes possam ter fixação em um sulco ou ruga, o médico deve determinar se a injeção solicitada realmente adicionará equilíbrio à aparência do paciente. O resultado desejado do paciente pode exigir aplicação em uma área anatômica diferente ou pode ser alcançado com mais sucesso utilizando um *laser* ou uma tecnologia. Uma vez que o paciente é considerado um candidato adequado e o paciente e o injetor chegam a um objetivo comum, deve-se obter um consentimento escrito e verbal definitivo. Além do consentimento, as fotografias de pré-tratamento não apenas são informativas para a consulta de acompanhamento, como também servem como uma proteção no caso de litígios médico-legais. O paciente deve estar livre de maquiagem e com a pele limpa com um antisséptico adequado, como clorexidina, álcool isopropílico, iodopovidona ou solução de ácido hipocloroso. O paciente deve estar em uma posição vertical confortável, com iluminação focada de forma a mostrar adequadamente a área a ser corrigida.

A seringa é geralmente mantida entre o segundo e o terceiro dedos da mão dominante, com o polegar em contato com o apoio do êmbolo. Aduzir os braços em direção ao tronco e apoiar a mão que aplicará a injeção na mão não dominante minimizam os pontos de articulação adicionais, de modo que o movimento é limitado às articulações hábeis da mão que aplicará a injeção (Vídeo 32.1). Às vezes, a pele ao redor do local da injeção pode precisar ser esticada ou deve-se aplicar pressão sobre as estruturas vasculares circundantes e, nessas situações, o valor das mãos extras de um assistente treinado é inestimável.

Vídeo 32.1

Antes de injetar o preenchedor, aspiração é uma manobra que envolve retrair o êmbolo cerca de 0,2 a 0,3 mℓ, manter essa posição por um período mínimo de 5 a 8 segundos e avaliar o refluxo de sangue na seringa. A presença desse refluxo indica que a agulha foi inserida por engano em um vaso, e o profissional deve retirar a seringa e selecionar um ponto de injeção diferente. Embora específico, este *checkpoint* de segurança não é sensível; a ausência do refluxo de sangue não garante que a injeção esteja posicionada no plano extravascular. Exemplos em que o refluxo pode não ser observado incluem o uso de preenchedores altamente viscosos e agulhas pequenas, punção involuntária de um vaso no plano supraperiosteal ou casos em que a agulha foi inadvertidamente reposicionada. Devido à probabilidade de falso-negativos, a prática da aspiração é altamente debatida. Ainda assim, aconselha-se aspiração em áreas de alto risco.

Um estudo recente propôs um método revisado para aspiração, no qual a agulha é carregada com solução salina antes de ser conectada à seringa do preenchedor. Os autores levantaram a hipótese de que a aspiração com uma agulha carregada de solução salina "abriria" um caminho de menor resistência para o sangue refluir até a seringa. Testes comparativos diretos *in vitro* das técnicas tradicionais de aspiração e com solução salina usando agulhas de calibre 27 e 29G com seis preenchedores de ácido hialurônico diferentes revelaram que a aspiração tradicional foi positiva apenas em alguns testes com a agulha de calibre 27G e falsa em todos com agulhas de calibre 29G. Em comparação, a aspiração com uma agulha carregada com solução salina resultou em aspiração positiva com todos os calibres de agulha e preenchedores, além de demonstrar um tempo significativamente menor até o refluxo de sangue. Além da aspiração, alguns injetores podem optar por usar ultrassom com doppler ou outros dispositivos de imagem para ajudar a evitar injeções intravasculares. Ainda assim, nenhuma proteção é totalmente confiável, nem substitui o conhecimento íntimo sobre a anatomia e as técnicas de injeção.

Dependendo da viscosidade do preenchedor, um grau de força de extrusão deve ser aplicado ao êmbolo para que o preenchedor se deforme plasticamente e comece a fluir como um líquido. Ao injetar, é importante usar o mínimo de força. Complicações vasculares devastadoras podem envolver o fluxo retrógrado do produto através do sistema arterial, o que requer uma injeção vigorosa que supera a pressão arterial sistólica. Observou-se que as pressões de injeção típicas são felizmente mais baixas que a quantidade necessária para causar a propagação do preenchedor por via intravascular; no entanto, a força necessária para propagação intravascular é de apenas 50 a 75% da força de reserva da ponta do dedo e 5 a 10% da eminência tenar. Como a força dos dedos poderia, teoricamente, propagar uma coluna de preenchedor através de uma artéria, os profissionais nunca devem superar a resistência encontrada aumentando a força de injeção; em vez disso, o profissional deve retirar e reposicionar o instrumento para que a injeção seja aplicada com força mínima. Certas práticas podem ajudar a reduzir as forças de extrusão. De forma análoga à diferença de combustível necessária para dirigir um carro em uma rodovia comparado a dirigir em situação de tráfego com paradas e arranques, menor força é necessária para injeção contínua em comparação à injeção após cada parada. Misturar os preenchedores com lidocaína/epinefrina ou solução salina normal reduz a viscosidade e, portanto, diminui a força de extrusão necessária. A adição de lidocaína/epinefrina também pode evitar a necessidade de anestesia adicional, e a epinefrina pode reduzir o risco de equimoses e de comprometimento vascular.

A quantidade injetada de preenchedor e a velocidade da injeção são outras variáveis relacionadas ao sucesso da injeção. Mesmo que um vaso seja perfurado, uma injeção lenta fornecerá uma força para a frente menor que a contrapressão no vaso dilacerado, evitando assim a introdução do preenchedor no lúmen. Além disso, uma velocidade de injeção lenta permite que o tecido se equilibre, o que resulta em menor dor. Limitar o número de seringas por tratamento e a quantidade de preenchimento administrado em cada picada de agulha diminui o risco de oclusão intravascular e extravascular, juntamente com o risco de formação de biofilme. Em geral, não mais que 0,2 mℓ deve ser injetado por segmento ou *bolus* individual. Por exemplo, se for desejado um *bolus* de 0,5 mℓ de preenchedor para aumentar a porção malar lateral, a injeção deve ser dividida em duas injeções menores, em *bolus*. Preenchedor em demasia, principalmente em áreas como o canal lacrimal, pode levar a resultados estéticos ruins, como o efeito Tyndall e edema malar. É melhor subcorrigir e acompanhar com reaplicação várias semanas após a resolução do edema.

Pelo fato de rugas estáticas se formarem sobre a vasculatura subjacente, como o sulco nasolabial sobre a artéria angular e as linhas da glabela sobre as anastomoses das artérias supratroclear e dorsal do nariz, as rugas podem servir como uma bússola para o posicionamento da agulha. O posicionamento da agulha paralelamente às rugas aumenta a chance de ocupar a mesma área do sistema arterial em comparação ao alinhamento perpendicular. Em compensação, a inserção paralela com uma cânula é mais segura. Um estudo que examinou diferentes ângulos de inserção de uma cânula de calibre 25G em relação à artéria temporal superficial constatou que é mais comum ocorrer perfuração quando a cânula está alinhada a uma trajetória perpendicular à artéria. Ao injetar em áreas de alto risco, como glabela ou sulcos nasolabiais, é especialmente importante manter o instrumento de injeção em movimento constante. Se for observado branqueamento ou o paciente relatar dor, a injeção deve ser interrompida imediatamente, devendo-se realizar uma transição imediata para prevenir ou mitigar o comprometimento vascular. Como evitar e tratar o comprometimento vascular são assuntos detalhados em outros capítulos.

Cânulas e agulhas

Embora muitos preenchedores venham pré-embalados com duas agulhas sugeridas, muitos profissionais optam por diferentes instrumentos de injeção, dependendo da área anatômica a ser tratada, tipo de preenchedor, objetivo do tratamento, treinamento do profissional e fatores do paciente (p. ex., idade, histórico de procedimentos na área, medicamentos/suplementos atuais etc.). Agulhas são cilindros de aço inoxidável cuja extremidade tem a forma de ponta angular cortante, geralmente revestida de silicone, para permitir uma penetração suave na pele. O corte de uma agulha varia com base no comprimento e no ângulo do bisel. O lúmen central permite a aspiração e a distribuição de fluidos, e o tamanho do lúmen é conhecido como calibre. Existem agulhas no mercado com diferentes comprimentos e calibres, sendo que este último é detectado pela cor do canhão da agulha (Figura 32.1). O calibre das agulhas comumente usadas para preenchimento varia de 25 a 32G, e seu comprimento de 1/2 a 1¼ polegada (12 a 30 mm).

Desde os anos 1950, têm-se usado cânulas para a distribuição segura de líquidos intravenosos; no entanto, no início dos anos 2000, seu uso se estendeu a procedimentos estéticos, especificamente para transferência de gordura autóloga. Na última década, as cânulas têm sido cada vez mais usadas para aplicar preenchedores. Cânulas são tubos de metal de ponta cega dobráveis, com um orifício de saída de aproximadamente 1 a 2 mm proximal à ponta cega (Figura 32.2). Para a aplicação de preenchedores, as cânulas são geralmente mais longas que as agulhas, com comprimentos comumente variando de 1½ a 2 polegadas (38 a 50 mm) e calibres variando de 22 a 27G. Por causa da ponta cega, as cânulas exigem a criação de um ponto de entrada com uma agulha que seja de 1 a 2 calibres maior que a cânula (p. ex., uma agulha de calibre 23G é geralmente usada para criar um ponto de entrada para uma cânula de calibre 25G). A cânula é então tunelizada obliquamente através do ponto de entrada e deslizada através de um plano de injeção horizontal.

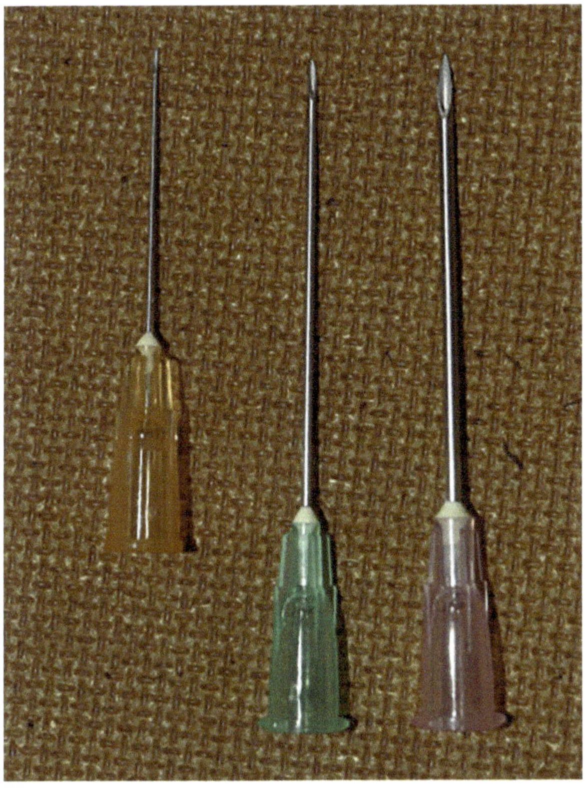

Figura 32.1 Agulhas hipodérmicas de tamanhos e calibres variados. (Cortesia de Nextra Health. https://www.nextrahealth.com/store/syringes-and-needle-supplies/BD305195.html?gclid=Cj0 KCQjw9YWDBh-DyARIsADt6 sGYbdIrowrxEtwlgHfuq-M3jBhJjpkQGrxNApc5x5bK1T9 HjxE8 h3y8aArYeEALw_wcB.)

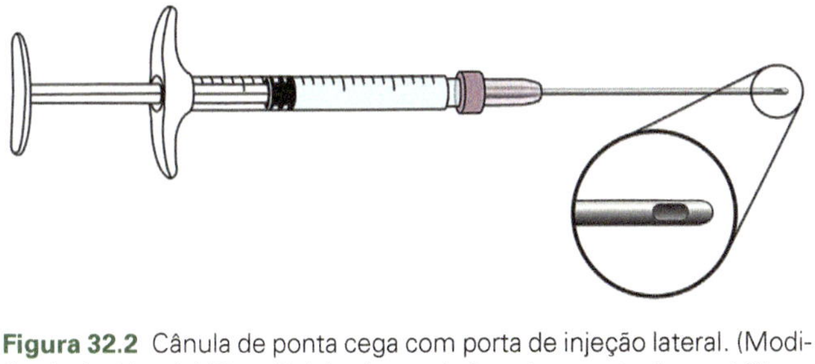

Figura 32.2 Cânula de ponta cega com porta de injeção lateral. (Modificada de Alam M, Tung R. Injection technique in neurotoxins and fillers: indications, products, and outcomes. *J Am Acad Dermatol.* 2018;79:423-435.)

A mudança para o uso de cânulas para preenchimento foi baseada no conceito de que, em vez de perfurar as estruturas neurovasculares, as cânulas deslizariam pelas respectivas estruturas. Menos trauma tecidual se traduz em uma diminuição dos eventos adversos comuns, como equimoses, e dos eventos adversos raros, como comprometimento vascular. Embora o benefício de proteção das cânulas tenha sido reconhecido por muitos médicos, Alam et al., recentemente, quantificaram o grau de redução de risco ao usar cânulas em relação a agulhas. Eles realizaram um grande estudo de coorte retrospectivo com 370 dermatologistas certificados, com um total de 7.000 pessoas-ano de experiência e 1,7 milhão de seringas de preenchedor injetadas. Os participantes inseriram dados não identificados de estatísticas de volume pertencentes a pacientes submetidos a procedimentos de preenchimento nos últimos 10 anos. O estudo concluiu que o risco de oclusão vascular por seringa de preenchedor é muito baixo com cânulas ou agulhas (menos de 1 em cada 5.000 seringas) e, felizmente, a maioria das oclusões se resolve sem sequer uma cicatriz. No entanto, o risco de oclusão foi menor com cânulas (1 em 40.882 seringas de 1 mℓ para cânulas e 1 em 6.410 para agulhas), com uma razão de chances de oclusão 77,1% menor. Os autores concluíram que as cânulas estão associadas a menor risco de oclusão, e seu uso deve ser considerado para áreas de alto risco, como sulcos nasolabiais, glabela e nariz, quando possível. De acordo com esse estudo, uma revisão da literatura de 2019 sobre cegueira associada ao preenchedor identificou 60 casos únicos e, dos 20 casos que relataram técnicas de injeção, 70% (14/20) empregaram agulhas. Obviamente, esses dados de segurança foram obtidos de médicos qualificados que realizam um grande volume de injeções e, portanto, os dados não podem ser aplicados a ambientes onde médicos não treinados ou profissionais não médicos realizam injeções.

Um argumento contra o uso de cânulas é que elas oferecem menos precisão. No entanto, se a precisão for definida como a permanência do preenchedor no plano de implantação pretendido, estudos recentes em cadáveres demonstram que as cânulas são mais precisas. Ambos os estudos envolveram injeção com agulhas e cânulas destinadas ao plano supraperiosteal em várias áreas faciais. Em um estudo, análises de fluoroscopia revelaram que a injeção com agulha resultou em um deslocamento de 33,3% de preenchedor para camadas mais superficiais. Embora as cânulas ainda tenham refluxo, este geralmente permanece dentro do plano horizontal, devido à inserção tradicionalmente oblíqua da cânula. Se as agulhas forem inseridas de forma angulada, em vez de perpendicular, sua precisão pode se aproximar à das cânulas; no entanto, isso exigiria uma trajetória mais longa da agulha e, assim, aumentaria o trauma tecidual.

Na prática, manejar cânulas em um plano supraperiosteal pode ser tecnicamente difícil e desconfortável para os pacientes. Outro estudo em cadáveres comparando a precisão da inserção no vermelhão do lábio usando cânulas de calibre 27G e agulhas de calibre 30G não verificou diferença estatística na precisão e revelou que, embora as cânulas demonstrassem uma injeção uniforme, o material foi depositado não intencionalmente em um plano intramuscular mais profundo, em vez do plano submucoso pretendido. Este estudo implica que, quando o plano pretendido é superficial, as agulhas podem ser mais precisas.

Embora as cânulas tenham uma ponta cega e uma porta de injeção lateral, elas não devem ser consideradas como completamente atraumáticas. Em um estudo em cadáveres envolvendo procedimentos de penetração das artérias temporais superficiais usando agulhas e cânulas de tamanhos variados, Pavicic et al. demonstraram que, à medida que as cânulas diminuem até o calibre 27G, elas se comportam de forma semelhante às agulhas de calibre correspondente em termos de força necessária para penetrar em uma artéria. Outro estudo em cadáveres envolvendo teste de força de cânulas de calibre 18 a 27G revelou a necessidade de pouca força para penetrar na artéria facial quando cânulas de calibre menor que 22G são usadas. Também foi observada uma correlação direta significativa entre diminuição do tamanho do calibre e força necessária para a penetração arterial. Em comparação com as agulhas, a diminuição da sensação tátil com cânulas dificulta a discriminação entre a resistência de um septo fibroso e a de uma artéria. Assim, quando se encontra resistência, é preferível reinserir a forçar a passagem da cânula. Agulhas podem ser indicadas para locais de injeção com maiores septos fibrosos, como o terço inferior da face em um paciente com cicatrizes de acne ou histórico de ritidectomia.

Nem agulhas nem cânulas garantem segurança ou eficácia absolutas, e os profissionais devem estar cientes de outras variáveis que podem modular o resultado de um tratamento. A importância de reconhecer outros fatores de risco é ilustrada por um caso trágico recentemente relatado de infarto cerebral e óbito associado ao preenchedor de ácido hialurônico. Apesar de ter sido usada uma cânula para injetar preenchedor no nariz, que é uma área de alto risco, uma quantidade excessiva de preenchedor (2 mℓ) foi injetada, e o paciente ainda estava se recuperando de outro procedimento realizado na mesma área. Esse caso devastador ressalta que, mesmo com o uso de cânulas, a segurança não é garantida e é fundamental estar atento a todas as variáveis.

TÉCNICAS DE INJEÇÃO

Existe uma variedade de técnicas para aplicação de preenchedores. As técnicas mais comuns são discutidas aqui. As aplicações dessas técnicas área-específicas também são discutidas em outros capítulos. Na prática, geralmente se combinam várias técnicas. Empilhamento ou sobreposição envolvem injetar preenchedores mais finos superficialmente e preenchedores mais viscosos em camadas mais profundas para tratar simultaneamente linhas superficiais e perda de volume mais profunda.

Aplicação linear

Na aplicação linear retrógrada, a agulha ou cânula é inserida em um ângulo oblíquo (< 90°) e é avançada, e o preenchedor é depositado de forma retrógrada à medida que a cânula ou agulha é removida (Figura 32.3) (Vídeo 32.2). Com pressão constante, esse movimento acaba criando um "segmento" linear de preenchedor. A aplicação anterógrada também resulta em um "segmento" de preenchedor; no entanto, a injeção começa após a inserção do instrumento, de modo que o preenchedor seja depositado antes do avanço da agulha ou cânula. Em vez de o instrumento criar um túnel para injeção, a segmentação anterógrada permite a hidrodissecção do tecido devido à pressão de clivagem do preenchedor depositado. Portanto, o trauma tecidual pode ser reduzido com a segmentação anterógrada. Ainda assim, muitos preferem o preenchimento retrógrado porque o túnel artificial criado pelo instrumento de injeção permite menor pressão de injeção e mais confiabilidade na inserção do preenchedor. Em locais sensíveis como o vermelhão do lábio, a segmentação anterógrada pode ser mais confortável para o paciente.

Vídeo 32.2

A técnica linear é frequentemente empregada para definir as colunas filtrais e a borda do vermelhão e para preencher rugas superficiais, como as "linhas do código de barras" no lábio cutâneo superior. Os canais lacrimais às vezes são preenchidos usando uma técnica linear com cânula. A aplicação linear retrógrada com hidroxiapatita de cálcio diluída ou ácido hialurônico de baixa viscosidade ao longo das linhas de tensão da pele é uma modalidade para tratar a aparência craquelada de locais não faciais, como pescoço, decote e abdome.

Bolus

Quando se objetivam déficits de volume mais profundos, a técnica de *bolus* é geralmente empregada. A cânula ou agulha é normalmente inserida em um ângulo de 60 a 90° para realizar um depósito de preenchedor no plano supraperiosteal ou compartimentos de gordura profundos (ver Figura 32.3) (Vídeo 32.3). A implantação profunda de preenchedor atua como um pilar estrutural. Durante a injeção, alguns recomendam o uso da mão que não aplica a injeção para levantar ou beliscar suavemente a pele, aumentando assim a resistência para desestimular o refluxo superficial. A quantidade de preenchedor depositada varia de uma microalíquota (0,01 a 0,05 mℓ) a um pequeno *bolus* (0,3 mℓ). Após a injeção, a área é massageada para espalhar o produto uniformemente. Como apenas algumas injeções são necessárias, a técnica de *bolus* pode estar associada a menos dor e equimoses. Mesmo com preenchedores de ácido hialurônico, que tradicionalmente criam um efeito de 12 a 18 meses de duração, a injeção em *bolus* no nível periosteal pode ter um efeito de volumização duradouro, devido à neocolagênese mediada pelo alongamento de fibroblastos e possível indução de ossificação.

Vídeo 32.3

Quando se usa uma agulha, o profissional deve garantir que o *bolus* esteja sendo depositado em uma área reconhecidamente avascular (p. ex., osso). Embora seja uma boa prática trocar as agulhas e a cânula com frequência, isso é especialmente importante quando o osso é tocado. As cavidades temporais são

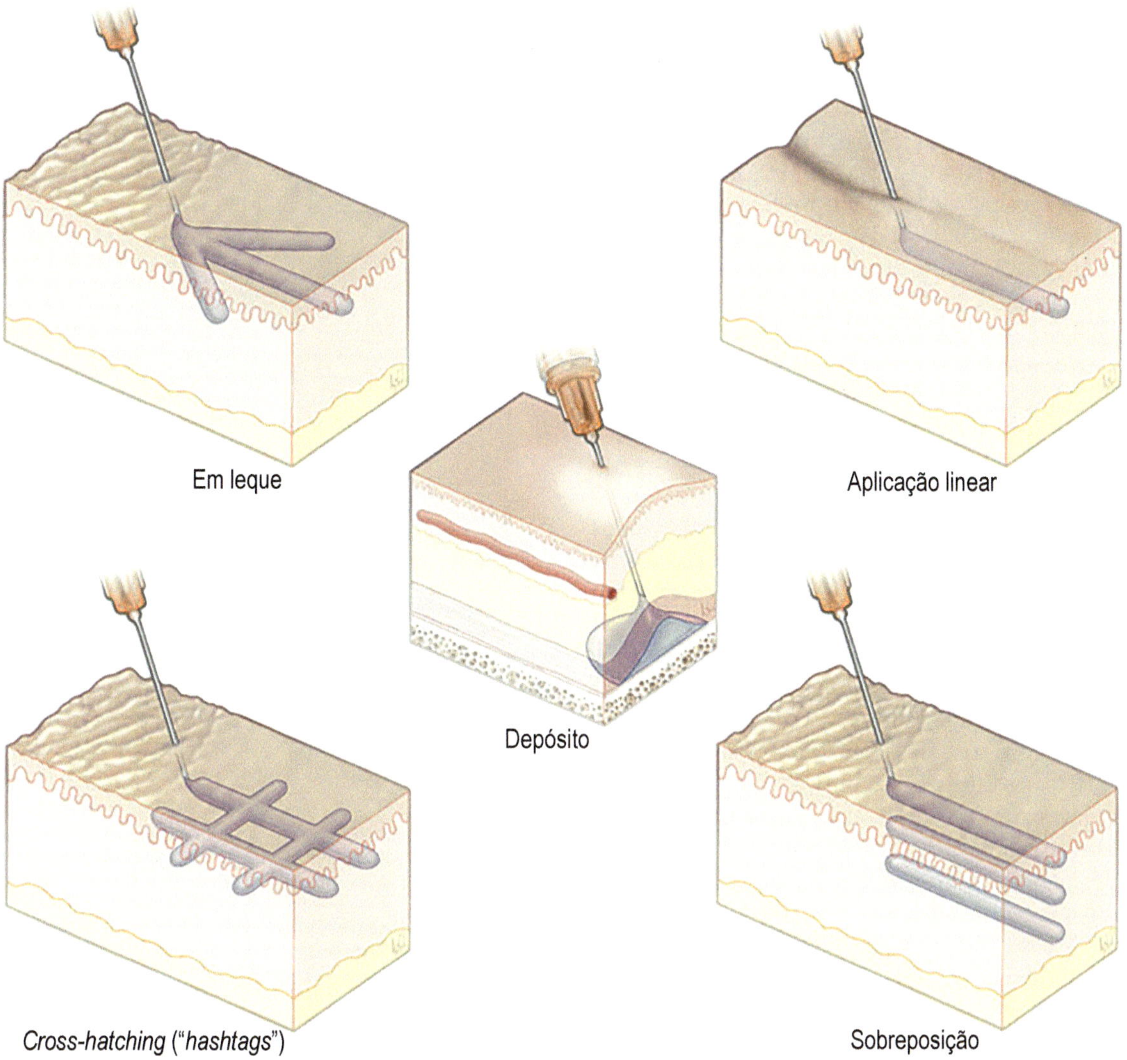

Figura 32.3 Várias técnicas de injeção empregadas para a aplicação de preenchedores. (Modificada de Akinbiyi T, Othman S, Familusi O, Calvert C, Card EB, Percec I. Better results in facial rejuvenation with fillers. *Plast Reconstr Surg Glob Open*. 2020; 8:e2763.)

comumente tratadas com um ou dois *bolus* injetados em um ponto 1 cm superior ao supercílio ao longo da linha de fusão lateral e 1 cm posterior a esta, seguido de massagem com aplicador de ponta de algodão. A porção malar lateral pode ser volumizada com alguns *bolus* colocados profundamente sob o coxim adiposo malar ou no plano supraperiosteal. Outros locais faciais tratados com a técnica de *bolus* incluem o ângulo mandibular, a protuberância mentoniana e as bases alares. O rejuvenescimento das mãos pode ser abordado injetando um *bolus* de hidroxiapatita de cálcio diluído ou ácido hialurônico de baixa viscosidade em três pontos do dorso da mão e massageando até ficar totalmente distribuído e uniforme.

Punturas em série

Na técnica de punturas em série, várias pequenas injeções de preenchedor são aplicadas em proximidade para que o material se aglutine em uma implantação suave (Figura 32.4) (Vídeo 32.4). Esta técnica é usada em circunstâncias muito específicas, como um "retoque" após uma técnica adjuvante ou para aplicar quantidades discretas de preenchedor para definir pequenas

Vídeo 32.4

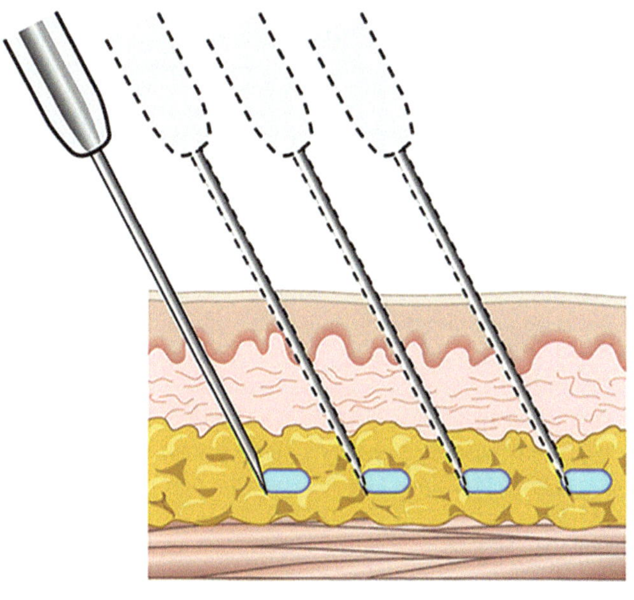

Figura 32.4 Técnica de punturas em série. (Modificada de Alam M, Tung R. Injection technique in neurotoxins and fillers: planning and basic technique. *J Am Acad Dermatol*. 2018;79:407-419.)

áreas, como o arco do cupido. Alguns podem empregar a técnica de punturas em série para eliminar rugas estáticas, injetando microgotículas na subcútis superficial ao longo do trajeto da ruga. A técnica de punturas em série pode ser considerada para a área da glabela. A puntura serial usando microgotículas (0,02 a 0,04 mℓ) de hidroxiapatita de cálcio diluída ou ácido hialurônico de baixa viscosidade pode ser considerada para tratar rugas finas não faciais, como as do pescoço. Ao contrário da aplicação linear, o instrumento é orientado em um ângulo mais vertical (aproximando-se de 90°), e há pouco movimento lateral; assim, pode haver menos trauma. Uma desvantagem dessa técnica é que ela requer várias picadas de agulha e existe o risco de o preenchedor ser aplicado superficialmente demais, na camada intradérmica, levando a resultados antinaturais.

Em leque

Na técnica em leque, a cânula ou agulha é inserida através de um único ponto de entrada, injeta-se um segmento e, em seguida, o instrumento é retraído e redirecionado a um ângulo ligeiramente diferente para injetar segmentos adicionais (ver Figura 32.3) (Vídeo 32.5). Este processo resulta em um depósito do preenchedor em formato radial ou de arco. O advento das cânulas resultou em aumento do uso da técnica em leque. As regiões malares são comumente volumizadas usando a técnica em leque com a cânula inserida no plano subdérmico superficial. Um algoritmo publicado recentemente para injeção nas cavidades infraorbitais envolve uma combinação de injeções em *bolus* supraperiosteal e em leque no nível do SOOF (gordura suborbicular do olho) com uma cânula. Preenchimento mandibular pode ser realizado com a técnica em leque usando uma cânula inserida no dorso do ângulo mandibular. Outras áreas comuns incluem os sulcos nasolabiais, a fossa temporal e as depressões triangulares laterais ao sulco labiomentoniano. Um benefício da técnica em leque é que é possível tratar uma grande área com menor número de pontos de entrada. Embora todas as técnicas possam resultar em equimoses, a técnica em leque pode estar associada com mais equimoses.

Vídeo 32.5

Cross-hatching

A técnica de *cross-hatching* (cruzada, *hashtag*) baseia-se nas técnicas linear ou em leque discutidas anteriormente. É injetada uma série de linhas, ou vários leques, em ângulos ligeiramente diferentes (ver Figura 32.3). O *cross-hatching* resulta em um padrão de grade de preenchedor que fornece suporte estrutural. Esta técnica é um excelente método para tratar redundância de pele, como uma área malar inferomedial pendente no sulco nasolabial ou para reforçar as comissuras orais (Figura 32.5). A técnica também pode ser usada para aumentar o ângulo da mandíbula. Quando as linhas de "código de barras" do lábio cutâneo são excepcionalmente proeminentes, a adição de *cross-hatching* pode ajudar a suavizar a área.

CONCLUSÃO

A abundância de publicações do tipo "Como Nós Fazemos" ressalta que as técnicas de preenchimento podem ser empregadas e combinadas de muitas maneiras eficazes.

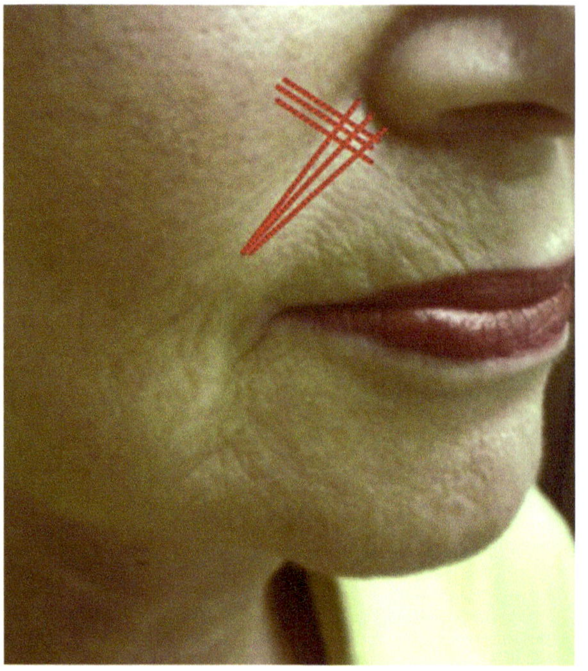

Figura 32.5 Técnicas em leque e *cross-hatching* são frequentemente usadas para corrigir sulco nasolabial. (Modificada de Bass LS. Injectable filler techniques for facial rejuvenation, volumization, and augmentation. *Facial Plast Surg Clin North Am*. 2015;23:479-488.)

Independentemente do instrumento ou técnica de injeção, a literatura mostra que a experiência e a frequência de realização de injeções de preenchedores contribuem para resultados seguros. Como qualquer arte, a importância da prática não pode ser suficientemente enfatizada. Os profissionais que fazem preenchimento devem reconhecer tanto seus pontos fortes quantos os fracos e não deixar que o paciente ou as tendências populares os influenciem a realizar uma injeção com a qual se sintam desconfortáveis. Equipados com um conhecimento profundo dos princípios e técnicas básicas discutidos, os médicos podem adotar uma maneira meticulosa e sistemática de avaliar e tratar seus pacientes, de forma que a segurança e a eficácia sejam otimizadas.

LEITURA ADICIONAL

Alam, M., & Tung, R. (2018). Injection technique in neurotoxins and fillers: Indications, products, and outcomes. *Journal of the American Academy of Dermatology, 79*, 423–435.

Alam, M., & Tung, R. (2018). Injection technique in neurotoxins and fillers: Planning and basic technique. *Journal of the American Academy of Dermatology, 79*, 407–419.

Alam, M., Kakar, R., Dover, J. S., et al. (2021). Rates of vascular occlusion associated with using needles vs cannulas for filler injection. *JAMA Dermatology., 157*(2), 174–180.

Bass, L. S. (2015). Injectable filler techniques for facial rejuvenation, volumization, and augmentation. *Facial Plastic Surgery Clinics of North America, 23*, 479–488.

Beer, K. R. (2014). Safety and effectiveness of injection of calcium hydroxylapatite via blunt cannula compared to injection by needle for correction of nasolabial folds. *Journal of Cosmetic Dermatology, 13*, 288–296.

Bhatia, A., Arndt, K. A., Dover, J. S., Kaminer, M., & Rohrer, T. E. (2005). Bacterial sterility of stored non-animal stabilized hyaluronic acid based cutaneous filler. *Archives of Dermatology, 141*, 1317.

Blandford, A. D., Hwang, C. J., Young, J., Barnes, A. C., Plesec, T. P., & Perry, J. D. (2018). Microanatomical location of hyaluronic acid gel following injection of the upper lip vermillion border: Comparison of needle and microcannula injection technique. *Ophthalmic Plastic and Reconstructive Surgery, 34*, 296–299.

Braz, A., Humphrey, S., Weinkle, S., Yee, G. J., Remington, B. K., Lorenc, Z. P., et al. (2015). Lower face: Clinical anatomy and regional approaches with injectable fillers. *Plastic and Reconstructive Surgery, 136*, 235S–257S.

Breithaupt, A. D., Jones, D. H., Braz, A., Narins, R., & Weinkle, S. (2015). Anatomical basis for safe and effective volumization of the temple. *Dermatologic Surgery, 41*(suppl 1), S278–S283.

Casabona, G., Bernardini, F. P., Skippen, B., Rosamilia, G., Hamade, H., Frank, K., et al. (2020). How to best utilize the line of ligaments and the surface volume coefficient in facial soft tissue filler injections. *Journal of Cosmetic Dermatology, 19*, 303–311.

De Boulle, K. (2004). Management of complications after implantation of fillers. *Journal of Cosmetic Dermatology, 3*, 2–15.

de Maio, M., DeBoulle, K., Braz, A., & Rohrich, R. J. (2017). Alliance for the future of aesthetics consensus committee. Facial assessment and injection guide for botulinum toxin and injectable hyaluronic acid fillers: Focus on the midface. *Plastic and Reconstructive Surgery, 140*, 540e–550e.

Donofrio, L. M. (2005). Panfacial volume restoration with fat. *Dermatologic Surgery, 31*, 1496–1505.

Fabi, S. G., Burgess, C., Carruthers, A., Carruthers, J., Day, D., Goldie, K., et al. (2016). Consensus recommendations for combined aesthetic interventions using botulinum toxin, fillers, and microfocused ultrasound in the neck, décolletage, hands, and other areas of the body. *Dermatologic Surgery, 42*, 1199–1208.

Galadari, H., Mariwalla, K., Delobel, P., & Mengual, E. S.-V. (2020). Pain and bruising levels after lip augmentation: A comparison of anterograde and retrograde techniques using an automated motorized injection device. A blinded, prospective, randomized, parallel within-subject trial. *Dermatologic Surgery, 46*, 395–401.

Gladstone, H. B., & Cohen, J. L. (2007). Adverse effects when injecting facial fillers. *Seminars in Cutaneous Medicine and Surgery, 26*, 34–39.

Kogan, I., Korolik, P., Cartier, H., Adhoute, H., & Liberzon, A. (2020). In vitro evaluation of aspiration of hyaluronic acid filler with a new saline flashing method. *Journal of Cosmetic Dermatology, 19*, 2513–2518.

Kontis, T. C., Bunin, L., & Fitzgerald, R. (2018). Injectable fillers: Panel discussion, controversies, and techniques. *Facial Plastic Surgery Clinics of North America, 26*, 225–236.

Mashiko, T., Mori, H., Kato, H., Doi K, Kuno S, Kinoshita K, et al. (2013). Semipermanent volumization by an absorbable filler: Onlay injection technique to the bone. *Plastic and Reconstructive Surgery. Global Open, 1*(1), e4–e14. https://doi.org/10.1097/GOX.0b013e31828c66b0.

Mckee, D., Remington, K., Swift, A., Lambros, V., Comstock, J., & Lalonde, D. (2019). Effective rejuvenation with hyaluronic acid fillers: Current advanced concepts. *Plastic and Reconstructive Surgery, 143*, 1277e–1289e.

Murthy, R., Eccleston, D., Mckeown, D., Parikh, A., & Shotter, S. (2021). Improving aseptic injection standards in aesthetic clinical practice. *Dermatologic Therapy, 34*, e14416.

Pavicic, T. (2015). Complete biodegradable nature of calcium hydroxylapatite after injection for malar enhancement: An MRI study. *Clinical, Cosmetic and Investigational Dermatology, 8*, 19–25.

Pavicic, T., Frank, K., Erlbacher, K., Neuner, R., Targosinski, S., Schenck, T., et al. (2017). Precision in dermal filling: A comparison between needle and cannula when using soft tissue fillers. *Journal of Drugs in Dermatology, 16*, 866–872.

Pavicic, T., Webb, K. L., Frank, K., Gotkin, R. H., Tamura, B., & Cotofana, S. (2019). Arterial wall penetration forces in needles versus cannulas. *Plastic and Reconstructive Surgery, 143*, 504e–512e.

Peng, J.-H., & Peng, P. H.-L. (2020). HA filler injection and skin quality-literature minireview and injection techniques. *Indian Journal of Plastic Surgery, 53*, 198–206.

Quan, T., Wang, F., Shao, Y., Rittié, L., Xia, W., Orringer, J. S., et al. (2013). Enhancing structural support of the dermal microenvironment activates fibroblasts, endothelial cells, and keratinocytes in aged human skin in vivo. *The Journal of Investigative Dermatology, 133*, 658–667.

Ramesh, S., Le, A., Katsev, B., & Ugradar, S. (2020). The force required to inject a column of filler through facial arteries. *Dermatologic Surgery, 46*, e32–e37.

Signorini, M., Liew, S., Sundaram, H., De Boulle, K. L., Goodman, G. J., Monheit, G., et al. (2016). Global aesthetics consensus: Avoidance and management of complications from hyaluronic acid fillers-evidence- and opinion-based review and consensus recommendations. *Plastic and Reconstructive Surgery, 1379*, 61e–971e.

Smith, S. R., Lin, X., & Shamban, A. (2013). Small gel particle hyaluronic acid injection technique for lip augmentation. *Journal of Drugs in Dermatology, 12*, 764–769.

Sorensen, E. P., & Council, M. L. (2020). Update in soft-tissue filler-associated blindness. *Dermatologic Surgery, 46*, 671–677.

Sundaram, H. (2009). Perfect timing: Short-notice strategies for combining hyaluronic acid and collagen fillers. *Practical Dermatology, 2*, 60–63.

Tansatit, T., Apinuntrum, P., & Phetudom, T. (2017). A dark side of the cannula injections: How arterial wall perforations and emboli occur. *Aesthetic Plastic Surgery, 41*, 221–227.

Tezel, A., & Fredrickson, G. H. (2008). The science of hyaluronic acid dermal fillers. *Journal of Cosmetic and Laser Therapy, 10*, 35–42.

Ugradar, S., & Hoenig, J. (2019). Measurement of the force required by blunt-tipped microcannulas to perforate the facial artery. *Ophthalmic Plastic and Reconstructive Surgery, 35*, 444–446.

van Loghem, J. A. J., Humzah, D., & Kerscher, M. (2017). Cannula versus sharp needle for placement of soft tissue fillers: An observational cadaver study. *Aesthetic Surgery Journal, 38*, 73–88.

Vedamurthy, M., & Vedamurthy, A. (2008). Dermal fillers: Tips to achieve successful outcomes. *Journal of Cutaneous and Aesthetic Surgery, 1*, 64–67.

Yang, Q., Lu, B., Guo, N., Li, L., Wang, Y., Ma, X., et al. (2020). Fatal cerebral infarction and ophthalmic artery occlusion after nasal augmentation with hyaluronic acid-a case report and review of literature. *Aesthetic Plastic Surgery, 44*, 543–548.

Yutskovskaya, Y. A., Sergeeva, A. D., & Kogan, E. A. (2020). Combination of calcium hydroxylapatite diluted with normal saline and microfocused ultrasound with visualization for skin tightening. *Journal of Drugs in Dermatology, 19*, 405–411.

Zeichner, J. A., & Cohen, J. L. (2012). Use of blunt tipped cannulas for soft tissue fillers. *Journal of Drugs in Dermatology, 11*, 70–72.

33

Preenchimento para Pacientes Transgênero

David Kim, Omer Ibrahim e Lauren Meshkov Bonati

INTRODUÇÃO

Havia aproximadamente 1,4 milhão de indivíduos que se identificavam como transgênero nos EUA no ano de 2016. Muitos desses indivíduos sofrem de disforia de gênero, uma condição de estresse psicológico descrita pelo *Manual Diagnóstico e Estatística de Transtornos Mentais*, 5ª edição (DSM-V, do inglês *Diagnostic and Statiscal Manual of Mental Disorders*) como uma incongruência entre identidade de gênero e sexo atribuído no nascimento. Indivíduos transgênero podem optar por buscar afirmações sociais, legais, médicas ou cirúrgicas de seu gênero por meio de um extenso processo chamado "transição".

A dificuldade de acesso a profissionais da Saúde com conhecimento e culturalmente sensíveis às preocupações dos transgênero pode dificultar o processo de transição. Isso levou a relatos de jovens e adultos transgênero que buscam procedimentos de "fundo de quintal" realizados por pessoas não licenciadas que administram materiais não especificados ou não aprovados, como silicone, parafina e óleos. Essas substâncias são injetadas em várias partes do rosto e do corpo com o objetivo de realçar as características masculinas ou femininas. Isso pode levar a desfiguração ou complicações potencialmente fatais.

Exacerbada pela precariedade do acesso a cuidados de saúde, a população transgênero corre maior risco de uso abusivo de substâncias, suicídio e outras comorbidades de saúde. No entanto, os dermatologistas estão em uma posição única para oferecer cuidados seguros, éticos e esteticamente apropriados para a população transgênero. Foi demonstrado que cuidados culturalmente competentes relacionados à transição melhoram muito a qualidade de vida, podendo incluir o uso de preenchimentos para melhorar as características de gênero. Neste capítulo, revisaremos as diferenças de gênero na anatomia facial e ofereceremos recomendações para uma estratégia de tratamento específica para transgênero com preenchedores.

ANATOMIA

Existem características distintamente masculinas ou femininas nos terços superior, médio e inferior da face. Cada área anatômica será analisada, mas, no geral, o rosto masculino é mais anguloso com massa muscular mais forte, derme mais espessa e maior densidade de folículos pilosos e glândulas sebáceas. O rosto feminino é mais cônico e contém menos massa muscular, menos folículos pilosos e glândulas sebáceas, porém mais gordura subcutânea.

Terço superior da face

Nos homens, a fronte é maior e mais plana quando comparada à anatomia feminina. A sobrancelha também é plana e diretamente sobreposta ao rebordo supraorbital proeminente. A sobrancelha feminina é mais arqueada, especialmente em seu terço lateral, e se encontra sobre um rebordo supraorbital menos proeminente. A fronte feminina é mais arredondada, com uma leve projeção anterior, enquanto os músculos prócero e corrugador são mais largos e proeminentes nos homens. Por fim, a órbita masculina é maior e mais redonda em comparação à forma ovoide observada nas mulheres.

Terço médio da face

O terço médio da face difere significativamente entre homens e mulheres. Em muitas culturas, o nariz masculino é largo em comparação ao nariz feminino, que é estreito e reto. A ponta do nariz feminino é mais elevada, com um ângulo nasolabial de 95 a 100° em comparação a 90 a 95° nos homens. Na região malar, os homens têm um arco zigomático mais proeminente e mais largo com a área malar medial mais plana quando comparados às mulheres. A proporção entre as regiões malares medial e lateral nos homens é de 1,1:1, em relação a 1,5:1 nas mulheres. As mulheres têm malares mais cheios e redondos com projeção mais anterior, que é uma das características definidoras de um rosto feminino.

O padrão de envelhecimento na redução dos tecidos moles também difere entre homens e mulheres. Nas mulheres, a espessura dos tecidos moles nas áreas temporal, infraorbital, malar medial e lateral diminui vertiginosamente na quarta à sexta década de vida e não muda drasticamente a partir de então. Por outro lado, os homens têm um declínio muito mais gradativo na espessura dos tecidos moles ao longo da terceira à nona década de vida em todos os pontos faciais, sem qualquer declínio brusco.

Terço inferior da face

O terço inferior da face é definido por lábios, mandíbula e mento. Nos homens, a linha da mandíbula é muito mais pronunciada e angulosa, com uma flexão proeminente do ramo mandibular.

Os homens também têm músculos masseteres significativamente maiores, resultando em um rosto mais largo e quadrado. O queixo masculino também é maior e mais largo, com maior projeção anterior. A mandíbula e o mento femininos são menos proeminentes e menos angulosos, resultando em uma configuração mais suave, parecida com um triângulo invertido. Por fim, nos homens, o lábio inferior é maior que o lábio superior, enquanto, nas mulheres, a diferença é mais sutil.

SELEÇÃO DO PACIENTE E ESTRATÉGIA DE INJEÇÃO

Com um sólido conhecimento dos atributos faciais caracteristicamente masculinos *versus* femininos, o profissional experiente pode influenciar estrategicamente a percepção de gênero. Demonstrou-se que essas mudanças induzidas pelos preenchedores em pacientes transgênero reduzem as inseguranças, melhoram os relacionamentos e facilitam a participação em atividades sociais, de lazer e de trabalho e, em geral, melhoram a qualidade de vida.

Embora não seja um substituto para a cirurgia de afirmação de gênero, as pequenas mudanças alcançadas com preenchedores podem servir como um complemento ou ponto de partida para aqueles que não estão prontos, não são capazes ou atualmente não estão interessados em se submeter a procedimentos mais invasivos e permanentes. Como todos os procedimentos estéticos, os pacientes devem ser aconselhados a alinhar suas expectativas com resultados realistas. É possível fazer uma mudança no formato e no contorno facial modesta, mas mudanças drásticas na estrutura esquelética requerem cirurgia.

Também deve ser discutido que os pacientes transgênero geralmente requerem uma combinação de modalidades de tratamento para maximizar os resultados. Os preenchedores são mais efetivos se usados em conjunto com neuromoduladores, depilação a *laser* e outros tratamentos médicos e estéticos que estão além do escopo deste capítulo.

As recomendações a seguir para o refinamento de gênero facial com preenchedores são baseadas em diferenças anatômicas gerais. A técnica e a estratégia exatas podem diferir com base na variabilidade das características faciais entre indivíduos e etnias. Além disso, muitos dos usos dos preenchedores discutidos posteriormente são considerados *off-label*. O conhecimento concreto da anatomia relevante e a aplicação lenta de injeções de pequenos volumes ajudarão a evitar comprometimento vascular não intencional, diminuir o risco de infecção e reduzir o risco de equimoses. Embora as melhores práticas específicas para cada área sejam discutidas com mais detalhes em outros capítulos desta série, discutiremos os princípios gerais que podem ser empregados para alcançar os melhores resultados no paciente transgênero.

Terço superior

Pode-se colocar preenchedor no terço superior da face com cautela para obter mudanças modestas na fronte, incluindo reposição de volume e curvatura, criando uma aparência suave e mais feminina em pacientes que são mulheres transgênero (MTF, *male-to-female*). Recomenda-se o uso de um preenchedor fino e mais delicado para não criar excesso de volume. Embora essa abordagem possa ser útil, a cirurgia de feminização facial pode ser necessária para alterações esqueléticas gerais.

A perda de volume relacionada ao envelhecimento nas regiões periorbital e temporal pode ser atenuada colocando-se preenchedor na fossa temporal. A restauração do volume lateral proporciona melhor contorno para os olhos e ajudará os pacientes mais velhos a obter um rosto mais em formato de coração, em vez do formato quadrado ou trapezoidal, mais masculino. O uso de neuromodulador para criar uma sobrancelha mais arqueada lateralmente é um excelente adjuvante.

Por outro lado, pacientes homens transgênero (FTM, *female-to-male*) podem se beneficiar com o preenchimento da crista supraorbital para uma sobrancelha mais proeminente e masculina. O neuromodulador estrategicamente e levemente dosado ajudará a retificar o arco caracteristicamente feminino da sobrancelha e masculinizar ainda mais sua aparência.

É importante notar que existem atualmente 158 casos em todo o mundo de cegueira relacionada a preenchedor, sendo a maioria decorrente de injeções no terço superior da face. Conhecimento anatômico e extrema cautela devem ser exercidos ao tentar preencher essas regiões.

Terço médio da face

As injeções de preenchedor no terço médio da face são uma maneira altamente eficaz de feminilizar o contorno facial. No geral, volumes maiores de preenchimento são usados em pacientes mulheres transgênero para *lifting* e aumento do ângulo dos vetores ao longo das "maçãs do rosto". A colocação do preenchedor na porção lateral do arco zigomático, inferolateral ao epicanto lateral, aproximará o vértice feminino e proporcionará uma região malar volumizada e contornada (Figura 33.1).

Em pacientes homens transgênero que já têm uma proeminência zigomática alta e lateral, o preenchedor pode ser colocado uniformemente ao longo do arco zigomático inferior. Em particular, a colocação de preenchedor diretamente abaixo da proeminência malar alargará a base malar e minimizará a projeção anterior do vértice feminino superior.

Qualquer produto de preenchimento pode ser usado nessa região, mas aqueles com G′ reologicamente mais altos podem ser mais eficazes para *lifting* de estruturas em pacientes homens trans. O uso de ácido poli-L-láctico, ácido hialurônico ou hidroxiapatita de cálcio é apropriado, embora o ácido poli-L-láctico possa estimular mais crescimento de colágeno ao longo do tempo.

Pequenas quantidades de preenchedor delicadamente colocadas ao longo do dorso nasal podem ser usadas em pacientes homens trans que buscam um nariz marcante, largo e mais anguloso. Novamente, o risco de oclusão vascular e cegueira subsequente nessa área está bem estabelecido, devendo-se ter extrema cautela ao tratar a região. Em pacientes mulheres transgênero, pode-se usar preenchedor para criar uma ilusão de dorso delgado e ponta nasal voltada para cima, sendo normalmente necessária intervenção cirúrgica para reduzir permanentemente o volume nasal e criar um nariz feminino mais delicado e arrebitado.

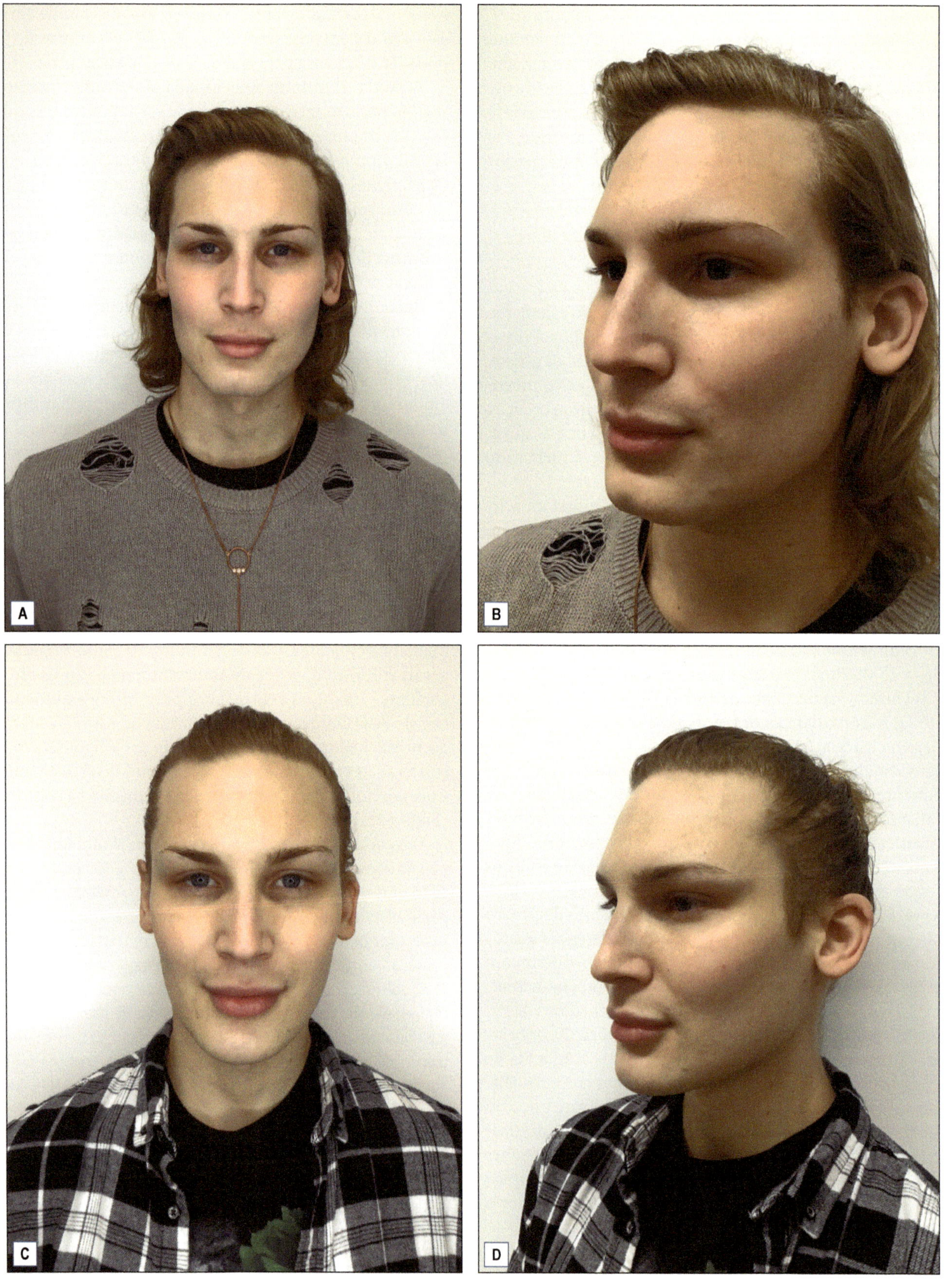

Figura 33.1 Antes e depois de uma combinação de preenchedores de ácido hialurônico e neuromoduladores no tratamento de uma mulher trans. **A.** As características masculinas iniciais antes do tratamento incluem sobrancelhas planas e uma mandíbula forte, grandes músculos masseteres e ângulos de quase 90° conferindo um formato quadrado ao queixo. **B.** Visão lateral das características masculinas iniciais. **C.** Feminilização das características após o tratamento. O tratamento incluiu injeção de preenchedor para retificar a ponte nasal, preenchimento dos lábios, elevação das sobrancelhas e arredondamento do mento. Foi usado neuromodulador para reduzir o volume dos masseteres e afinar ainda mais a linha da mandíbula. **D.** Visão lateral da feminilização dos traços após o tratamento. (*Copyright* Omer Ibrahim, MD.)

Terço inferior da face

Há várias oportunidades de melhorar ou minimizar características de gênero na parte inferior da face. Os lábios podem ser preenchidos de acordo com o sexo, com aumento do lábio inferior em pacientes homens trans e aumento do lábio inferior e superior em pacientes mulheres trans. No entanto, o preenchedor labial só deve ser colocado de acordo com a estrutura facial geral de cada indivíduo, independentemente da identidade de gênero, a fim de evitar distorção ou desfiguração. Mudanças labiais para maior identificação de gênero nunca devem ser feitas à custa de excesso de preenchedor.

Para suavizar a linha da mandíbula em pacientes mulheres trans, pode-se usar neuromodulador ao longo de uma série de tratamentos para atrofiar o músculo masseter. Em pacientes homens trans, o aumento do queixo, da linha da mandíbula, ângulo mandibular e área pré-auricular com preenchedor deixará o terço inferior da face ainda mais proeminente e anguloso (Vídeos 33.1 e 33.2). Pode-se obter uma definição adicional do queixo e da linha da mandíbula com injeções de ácido desoxicólico, criolipólise ou lipoaspiração da região submentoniana.

Vídeo 33.1 e 33.2

CONCLUSÃO

Injetores experientes podem ter impacto significativo no bem-estar de indivíduos transgênero que buscam afirmações físicas de sua identidade de gênero. As diferenças anatômicas de gênero devem orientar a estratégia de tratamento com preenchedores com o conhecimento de que medidas mais invasivas podem ser necessárias no futuro.

RESUMO E CARACTERÍSTICAS PRINCIPAIS

Preenchedores são úteis para melhorar certas características faciais associadas ao gênero. Assim, os pacientes transgênero podem se beneficiar desses procedimentos não invasivos e reversíveis quando realizados com técnica especializada e quando se dá atenção especial aos objetivos específicos do paciente.

LEITURA ADICIONAL

Beer, K., & Avelar, R. (2014). Relationship between delayed reactions to dermal fillers and biofilms: Facts and considerations. *Dermatologic Surgery*, *40*(11), 1175–1179.

Beleznay, K., Carruthers, J., Humphrey, S., et al. (2015). Avoiding and treating blindness from fillers: A review of the world literature. *Dermatologic Surgery*, *41*(10), 1097–1117.

Bonati, L. M., Petrell, K., MacGregor, J., et al. (2021). Neurotoxin and soft tissue filler for influencing gender perception in transgender individuals: A pilot prospective survey-based study. *Journal of the American Academy of Dermatology*, *86*(6).

Brown, E., & Perrett, D. I. (1993). What gives a face its gender? *Perception*, *22*(7), 829–840.

Buckingham, E. D., Glasgold, R., Kontis, T., et al. (2015). Volume rejuvenation of the lower third, perioral, and jawline. *Facial Plastic and Surgery*, *31*(1), 70–79.

Carruthers, J., & Carruthers, A. (2015). Three-dimensional forehead reflation. *Dermatologic Surgery*, *41*(suppl 1), S321–S324.

Dallara, J. M., Baspeyras, M., Bui, P., Cartier, H., Charavel, M. H., & Dumas, L. (2014). Calcium hydroxylapatite for jawline rejuvenation: Consensus recommendations. *Journal of Cosmetic Dermatology*, *13*(1), 3–14.

Dempf, R., & Eckert, A. W. (2020). Contouring the forehead and rhinoplasty in the feminization of the face in male--to-female transsexuals. *Journal of Cranio-Maxillo-Facial Surgery*, *38*(6), 416–422.

Dhingra, N., Bonati, L., Wang, E., Chou, M., & Jagdeo, J. (2019). Medical and aesthetic procedural dermatology recommendations for transgender patients undergoing transition. *JAAD*, *80*(6), 1712–1721.

Farhadian, J., Blood, B., & Brauer, J. (2015). Male aesthetics: A review of facial anatomy and pertinent clinical implications. *Journal of Drugs in Dermatology*, *14*(9), 1029–1034.

Flores, A. R., Herman, J. L., Gates, G. J., & Brown, T. N. T. (2016). *How many adults identify as transgender in the United States?*. Los Angeles, CA: The Williams Institute.

Gart, M. S., & Gutowski, K. A. (2016). Overview of botulinum toxins for aesthetic uses. *Clinics in Plastic Surgery*, *43*(3), 459–471.

Gorin-Lazard, A., Baumstarck, K., Boyer, L., Maquigneau, A., Gebleux, S., Penochet, J. C., Pringuey, D., Albarel, F., Morange, I., Loundou, A., Berbis, J., Auquier, P., Lançon, C., & Bonierbale, M. (2012). Is hormonal therapy associated with better quality of life in transsexuals? A cross-sectional study. *Journal of Sexual Medicine*, *9*(2), 531–541.

Green, J., & Keaney, T. (2017). Aesthetic treatment with botulinum toxin: Approaches specific to men. *Dermatologic Surgery*, *43*, S153–S156.

Hage, J. J., Kanhai, R. C., Oen, A. L., van Diest, P. J., & Karim, R. B. (2001). The devastating outcome of massive subcutaneous injection of highly viscous fluids in male-to-female transsexuals. *Plastic and Reconstructive Surgery*, *107*, 734–741.

Jones, D. H., Carruthers, J., Joseph, J. H., et al. (2016). REFINE-1, a multicenter, randomized, double-blind, placebo-controlled, phase 3 trial with ATX-101, an injectable drug for submental fat reduction. *Dermatologic Surgery*, *42*(1), 38–49.

Keaney, T. (2015). Male aesthetics. *Skin Therapy Letter*, *20*(2), 5–7.

Kobrak, P., & White, B. (2010). *Transgender women and HIV prevention in New York City; A needs assessment*. New York, NY: NYC Health.

Lee, D. H., Jin, S. P., Cho, S., et al. (2013). RimabotulinumtoxinB versus onabotulinumtoxinA in the treatment of masseter hypertrophy: A 24-week double-blind randomized split-face study. *Dermatology*, *226*(3), 227–232.

Murariu, D., Holland, M. C., Gampper, T. J., & Campbell, C. A. (2015). Illegal silicone injections create unique reconstructive challenges in transgender patients. *Plastic and Reconstructive Surgery*, *135*(5), 932e–933e.

Rohrich, R. J., Janis, J. E., & Kenkel, J. M. (2003). Male rhinoplasty. *Plastic and Reconstructive Surgery*, *112*(4), 1071–1085. quiz 1086.

Rossi, A., Fitzgerald, R., & Humphrey, S. (2017). Facial soft tissue augmentation in males: An anatomical and practical approach. *Dermatologic Surgery*, *43*, S131–S139.

Sorensen, E. P., & Council, M. L. (2020). Update in soft tissue filler associated blindness. *Dermatologic Surgery*, *46*(5), 671–677.

Thayer, Z. M., & Dobson, S. D. (2010). Sexual dimorphism in chin shape: Implications for adaptive hypotheses. *American Journal of Physical Anthropology, 143*(3), 417–425.

Whitaker, L. A., Morales, L., Jr., & Farkas, L. G. (1986). Aesthetic surgery of the supraorbital ridge and forehead structures. *Plastic and Reconstructive Surgery, 78*(1), 23–32.

Wierckx, K., Van Caenegem, E., Elaut, E., et al. (2011). Quality of life and sexual health after sex reassignment surgery in transsexual men. *Journal of Sexual Medicine, 8*(12), 3379–3388.

Wierckx, K., Van de Peer, F., Verhaeghe, E., et al. (2014). Short- and long-term clinical skin effects of testosterone treatment in trans men. *Journal of Sexual Medicine, 11*(1), 222–229.

Wysong, A., Joseph, T., Kim, D., Tang, J., & Gladstone, H. (2013). Quantifying soft tissue loss in facial aging: A study in women using magnetic resonance imaging. *Dermatologic Surgery, 39*(12), 1895–1902.

Wysong, A., Kim, D., Tim, J., MacFarlane, D., Tang, J., & Gladstone, H. (2014). Quantifying soft tissue loss in the aging male face using magnetic resonance imaging. *Dermatologic Surgery, 40*(7), 786–793.

Combinações

Omer Ibrahim e Jeffrey S. Dover

RESUMO E CARACTERÍSTICAS PRINCIPAIS

- Há uma infinidade de fatores que contribuem para o envelhecimento da pele, incluindo perda de volume, manchas, rugas finas e alterações na textura da pele
- Em geral, é necessária uma abordagem holística voltada aos diversos aspectos do envelhecimento para rejuvenescer efetivamente a pele e garantir a satisfação do paciente
- Uma combinação de tratamentos com preenchedores, neurotoxinas e dispositivos à base de luz e energia é segura e fornece efeitos benéficos sinérgicos para o tratamento da pele envelhecida
- Uma investigação mais aprofundada sobre a eficácia, os mecanismos de ação e as técnicas ideais é essencial para o avanço do tratamento da pele fotoenvelhecida.

INTRODUÇÃO

Os preenchedores são apenas uma ferramenta dentro do arsenal do médico para o tratamento da pele em envelhecimento. Para tratar efetivamente o paciente e produzir resultados desejáveis, o médico, como artista, deve visualizar globalmente a abordagem e o rosto como um todo. O médico deve não apenas examinar os tipos de linhas e rugas, as finas ou profundas, estáticas ou dinâmicas, mas também deve olhar além para avaliar os déficits de volume criados com o passar do tempo. O médico também deve estudar as alterações da textura da pele, telangiectasias, pigmentação e flacidez da pele na avaliação do paciente. Neste capítulo, discutiremos a eficácia e a segurança da combinação de preenchedores com diferentes modalidades de tratamento para o manejo do processo multifatorial do envelhecimento cutâneo.

COMBINAÇÃO DE PREENCHEDORES E NEUROTOXINAS

O uso de medicamentos injetáveis revolucionou o tratamento das rugas faciais e a perda de volume associada à idade. Neurotoxinas como toxina onabotulínica A (OnaBoNT-A), toxina abobotulínica A (AboBoNT-A), toxina incobotulínica A (IncoBoNT-A) e toxina prabotulínica A (PraboBoNT-A) tornaram-se pilares no tratamento de rugas dinâmicas, não apenas no terço superior da face, como também na pele perioral, pescoço e na linha da mandíbula. Para muitos pacientes, os neuromoduladores são os tratamentos iniciais ou a "porta de entrada" na sua jornada para o rejuvenescimento facial. Começar apenas com neuromoduladores é um bom ponto de partida, mas o conhecimento da eficácia e segurança da combinação de neurotoxinas com preenchedores é essencial para técnicas mais avançadas e melhores resultados. Desde 2003, Carruthers e Carruthers já haviam demonstrado a superioridade da combinação de preenchedor de ácido hialurônico (AH) e toxina botulínica no tratamento de rugas glabelares graves. Trinta e oito indivíduos do sexo feminino foram randomizados para tratamento com AH isoladamente ou com AH e OnaBoNT-A. O grupo combinado mostrou uma resposta melhor tanto em repouso quanto com contração facial máxima, e essa resposta foi mantida por uma média de 14 semanas a mais do que no grupo de AH isoladamente. Não foram observadas diferenças nos efeitos adversos. Em um estudo randomizado comparativo entre hemifaces (*split-face study*) conduzido por Dubina et al., as rugas da glabela/fronte dos pacientes foram tratadas com AboBoNT-A isoladamente, de um lado, e AboBoNT-A e preenchedor de AH, do outro lado. As avaliações cegas demonstraram efeitos mais duradouros e maior redução de rugas estáticas e dinâmicas no grupo de combinação, sem diferenças nos efeitos colaterais. Os indivíduos também favoreceram os tratamentos combinados em vez da toxina isoladamente. Esses estudos sugerem que os preenchedores de AH e as neurotoxinas atuam sinergicamente no alívio das rugas da pele. O efeito da toxina resulta em relaxamento muscular e, portanto, absorção mais lenta do AH. O efeito do preenchedor de AH resulta em um retorno mais suave e natural à linha de base, uma vez que a toxina desaparece.

Desde que esse trabalho inicial foi feito, muitos aproveitaram os efeitos sinérgicos das toxinas botulínicas e dos preenchedores para as pregas glabelares. Frequentemente realizados na mesma consulta para economia de tempo e otimização dos resultados, tanto o neuromodulador quanto, principalmente, o preenchedor parecem durar mais do que quando aplicados isoladamente. Muitas vezes, pode-se alcançar correção completa de pregas glabelares profundas com resultados que duram por meses a vários anos.

A combinação de preenchimentos de AH e neurotoxinas foi utilizada em outras áreas do rosto (Vídeo 34.1). Em um estudo de Beer et al., AboBoNT-A foi aplicado na glabela e nos pés de galinha, e preenchedor de AH nas têmporas e glabela. Os pesquisadores notaram melhoras significativas nas rugas glabelares, áreas periorbitais, pés de galinha e concavidade temporal. Além disso, 64% dos pacientes que já haviam recebido toxina isoladamente no passado preferiram os tratamentos combinados. Carruthers et al. avaliaram a combinação de AH e toxina no terço inferior da face e região perioral. Noventa indivíduos do sexo feminino foram randomizados para receber preenchedor de AH isoladamente, OnaBoNT-A isoladamente ou HA e OnaBoNT-A combinados. Os indivíduos em todos os três grupos demonstraram melhoras estatisticamente significativas da aparência do terço inferior da face segundo as avaliações do pesquisador. O grupo de combinação apresentou melhora mais acentuada em relação à linha de base do que qualquer uma das modalidades isoladamente. Os eventos adversos foram leves, passageiros e típicos dos procedimentos realizados. Não foram observados efeitos colaterais indesejáveis exclusivamente relacionados à combinação de tratamentos. Estudos semelhantes mostraram equivalentes altos índices de satisfação do paciente e eficácia quando os preenchedores foram combinados com neurotoxinas em até 13 áreas faciais. Além de tratar o envelhecimento da pele, alguns pesquisadores usaram AH e neurotoxina para remodelar aspectos do rosto no lugar da cirurgia estética invasiva mais tradicional. Um exemplo é a combinação de HA e toxina para redefinir o contorno do nariz.

Vídeo 34.1

A combinação de preenchedor e neurotoxina parece ser segura e eficaz e pode levar a um índice de retenção de pacientes maior. No entanto, o médico deve estar ciente de que a maioria dos relatos e estudos sobre esse assunto tem utilizado preenchedores de AH, sendo que relatos de outros tipos de preenchedores são escassos. Um sólido conhecimento da anatomia facial, incluindo sua vasculatura, é imprescindível para alcançar os resultados desejáveis e minimizar os efeitos adversos.

COMBINAÇÃO DE PREENCHEDORES COM TECNOLOGIAS

Lasers e tratamentos baseados em luz ganharam popularidade como técnicas não invasivas para melhorar a aparência da pele envelhecida, incluindo cor e textura. O alto grau de melhora, os baixos índices de eventos adversos e o tempo mínimo de *downtime* associado às terapias baseadas em *laser*/luz as tornaram opções favoráveis. Como essas tecnologias visam a aspectos diferentes do processo de envelhecimento em comparação aos preenchedores, os pesquisadores estudaram se o uso concomitante dessas terapias com preenchimento poderia ser realizado com segurança e eficácia para tratar as várias facetas do fotoenvelhecimento. Muitos estudos sugeriram que a combinação de preenchedores com dispositivos como *lasers* ablativos e não ablativos, luz intensa pulsada (IPL), radiofrequência (RF) e ultrassom é segura e eficaz para o tratamento da pele fotoenvelhecida (Figura 34.1).

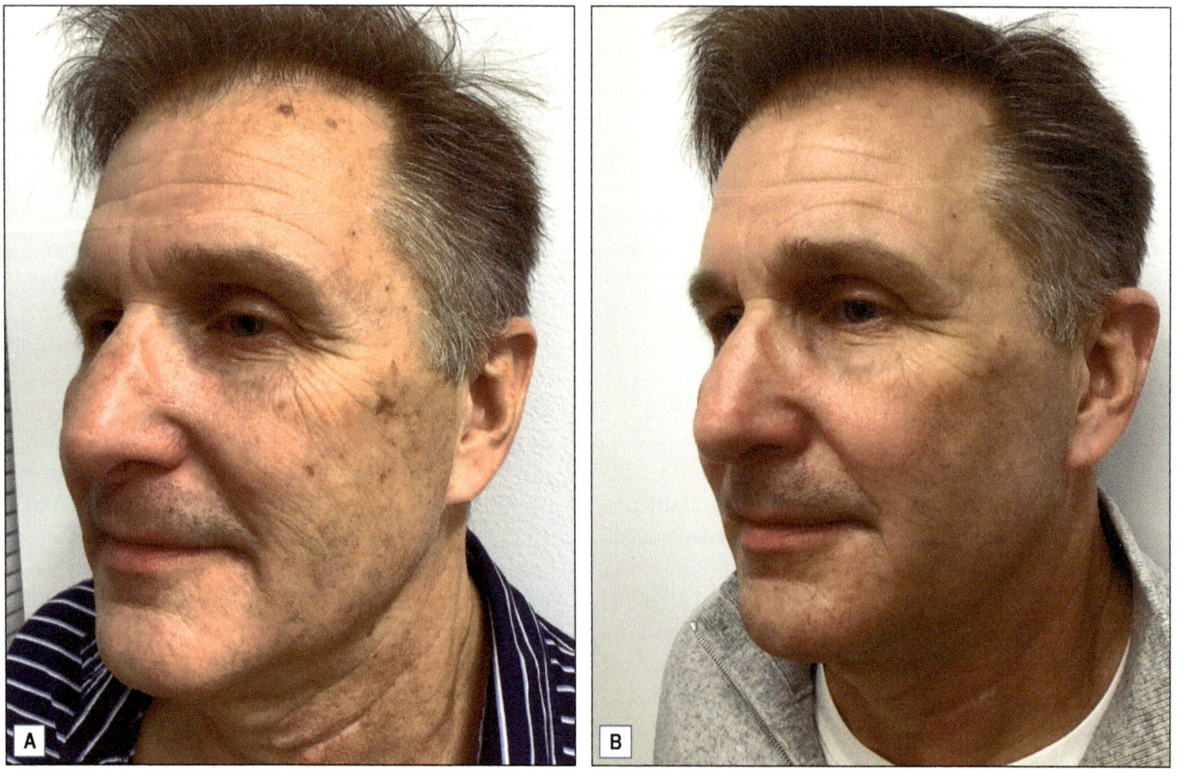

Figura 34.1 Antes (**A**) e depois (**B**) de uma série de tratamentos com *laser* de túlio de 1.927 nm em combinação com uma sessão de preenchedor com hidroxiapatita de cálcio na linha da mandíbula, para obter uma textura mais uniforme e clara com um elevado perfil de segurança. (*Copyright* Omer Ibrahim, MD.)

Os dispositivos de RF são usados para estiramento (*tightening*) e contorno da pele; no entanto, sua capacidade de restaurar a perda de volume é limitada. Vários estudos examinaram a utilidade da combinação de terapia de RF com preenchedores. England et al. demonstraram que o tratamento com RF, realizado 2 semanas após injeções com preenchedores, não influencia o índice de efeitos colaterais ou afeta adversamente a duração do preenchedor. Um estudo de acompanhamento concluiu que o tratamento com RF com preenchedores criou mais respostas inflamatórias, de corpo estranho e fibróticas, conforme observado na histologia. No entanto, esses achados contrastam com os relatos histológicos subsequentes de Alam et al. Não foram observadas alterações histopatológicas em pacientes tratados com preenchedores de AH ou hidroxiapatita de cálcio seguidos de tratamento com um dispositivo de RF monopolar. Estudos não apenas demonstraram que a combinação de dispositivos de RF com preenchedores parece ser segura, como também trabalhos mais recentes sugeriram que a combinação de terapia de RF com preenchedores de AH, no mesmo dia, pode funcionar sinergicamente e proporcionar efeitos duradouros de melhora da perda de volume relacionada à idade.

LIP é um dispositivo não ablativo que tem como alvo a melanina e a hemoglobina, tratando lesões vasculares e pigmentadas observadas na pele danificada pelo sol. Fabi et al. examinaram 90 pacientes tratados com LIP imediatamente antes ou 6 dias após a injeção de ácido poli-L-láctico (PLLA). Cerca de 86,7% dos indivíduos relataram pelo menos efeitos fotorrejuvenescedores leves mediante a combinação de tratamentos. Não houve complicações significativas, incluindo formação de nódulos após o tratamento com LIP. Eles concluíram que uma combinação de injeção de PLLA e LIP para fotorrejuvenescimento facial é eficaz e não resulta em aumento de eventos adversos em comparação com cada modalidade de tratamento isoladamente.

Além de dispositivos de RF e LIP, o ultrassom microfocado é empregado para melhorar a flacidez da pele. Friedmann et al. revisaram sua experiência com terapia combinada com LIP, PLLA e ultrassom microfocado (MFU). Eles relataram que todas as três modalidades de fotorrejuvenescimento podem ser realizadas com segurança em uma única sessão de tratamento. Eles recomendam que as injeções de PLLA sejam realizadas por último para evitar a contaminação do equipamento de MFU ou LIP com sangue. Melhoras semelhantes na flacidez da pele foram relatadas com o uso concomitante de hidroxiapatita de cálcio hiperdiluída e MFU. A combinação de hidroxiapatita de cálcio hiperdiluída e MFU também pode melhorar a aparência de cicatrizes atróficas de acne.

Acredita-se que *lasers*, como o *laser* de 1.320 nm de granada de ítrio e alumínio dopada com neodímio (Nd:YAG) e o *laser* de diodo de 1.450 nm, estimulem a formação de novo colágeno na derme. Goldman et al. realizaram um estudo randomizado para avaliar o efeito da terapia com RF monopolar, LIP, *laser* de Nd:YAG de 1.320 nm (14 a 16 J/cm^2, resfriamento 15 ms antes, 10 ms durante, 15 ms depois; ou 16 a 17 J/cm^2, 10 ms antes, 5 ms durante e 10 ms depois) ou *laser* de diodo de 1.450 nm (*spot* de 6 mm, 12 a 14 J/cm^2 de densidade de energia) com a aplicação de AH. Eles concluíram que o preenchedor de AH pode ser combinado com qualquer uma das modalidades sem alterar a eficácia ou a segurança. Ribé et al. examinaram se as injeções de AH seguidas imediatamente por *laser* fracionado de Nd:YAG de 1.440 nm para rejuvenescimento da pele do pescoço teriam efeitos clínicos e histológicos. Eles relataram melhora na firmeza, textura e das linhas finas da pele após a terapia combinada. Com base em amostras de biopsia, eles concluíram que o *laser* fracionado não ablativo produziu alterações epidérmicas e superficiais favoráveis, enquanto o AH levou a alterações favoráveis mais profundas na derme.

Farkas et al. examinaram as amostras histológicas de modelos porcinos que foram tratados com preenchedores de AH seguidos 2 semanas depois por diferentes *lasers*. Com base no exame histológico, os preenchedores não foram afetados por LIP, *lasers* não ablativos ou tratamentos ablativos muito superficiais. No entanto, as terapias ablativas profundas (como *lasers* profundos de CO_2 ou érbio:YAG) demonstraram interações com o preenchedor de AH, como migração de preenchedor para os microcanais da ablação. Esses autores sugerem que, se for planejado *resurfacing* profundo, os tratamentos com *laser* devem ser realizados antes das injeções de preenchedor ou em dias diferentes, a fim de otimizar os resultados e limitar os efeitos colaterais. De fato, a combinação de terapia com *laser* ablativo com preenchedor de AH pode levar, de forma sinérgica, a efeitos potencializados do preenchedor de AH, conforme mensurado pelo espessamento epidérmico.

COMBINAÇÃO DE PREENCHEDORES

O segmento dos preenchedores está em constante crescimento e evolução. Um número cada vez maior de produtos com composições variadas, como concentrações de AH, graus de reticulação (*cross-linking*), características de fluxo e capacidade de *lifting*, surge no mercado a cada ano, expandindo o repertório de injetáveis para os médicos. Com o advento de uma abordagem mais global ou abrangente em relação ao envelhecimento facial, o uso de combinações de diferentes tipos de preenchedores para abordar diferentes aspectos do envelhecimento tornou-se comum (Figuras 34.2 e 34.3). Os preenchedores podem ser geralmente divididos entre aqueles que adicionam volume, que preenchem as linhas, que proporcionam *lifting* e que são capazes de dar sustentação. Esses diferentes preenchedores podem ser combinados no mesmo local, em sobreposição ou em locais diferentes para obter os efeitos desejáveis. É importante notar que há uma ampla sobreposição desses produtos e, em alguns casos, um único preenchedor versátil pode ser usado para diferentes indicações, com ou sem diluição ou mistura com xilocaína. A mistura do preenchedor com lidocaína ou xilocaína, com ou sem epinefrina, diminui a viscosidade e a força de extrusão do preenchedor e aumenta o conforto do paciente, mas pode comprometer a integridade e a homogeneidade do produto. Portanto, preenchedores mais espessos mais adequados para uma colocação mais profunda no tecido podem ser suavizados com misturas para permitir um fluxo e preenchimento de linhas finas mais facilmente, como na região malar medial ou circundando ao longo da borda de uma área preenchida, aumentando a versatilidade e a aplicabilidade do preenchedor em diferentes áreas do rosto.

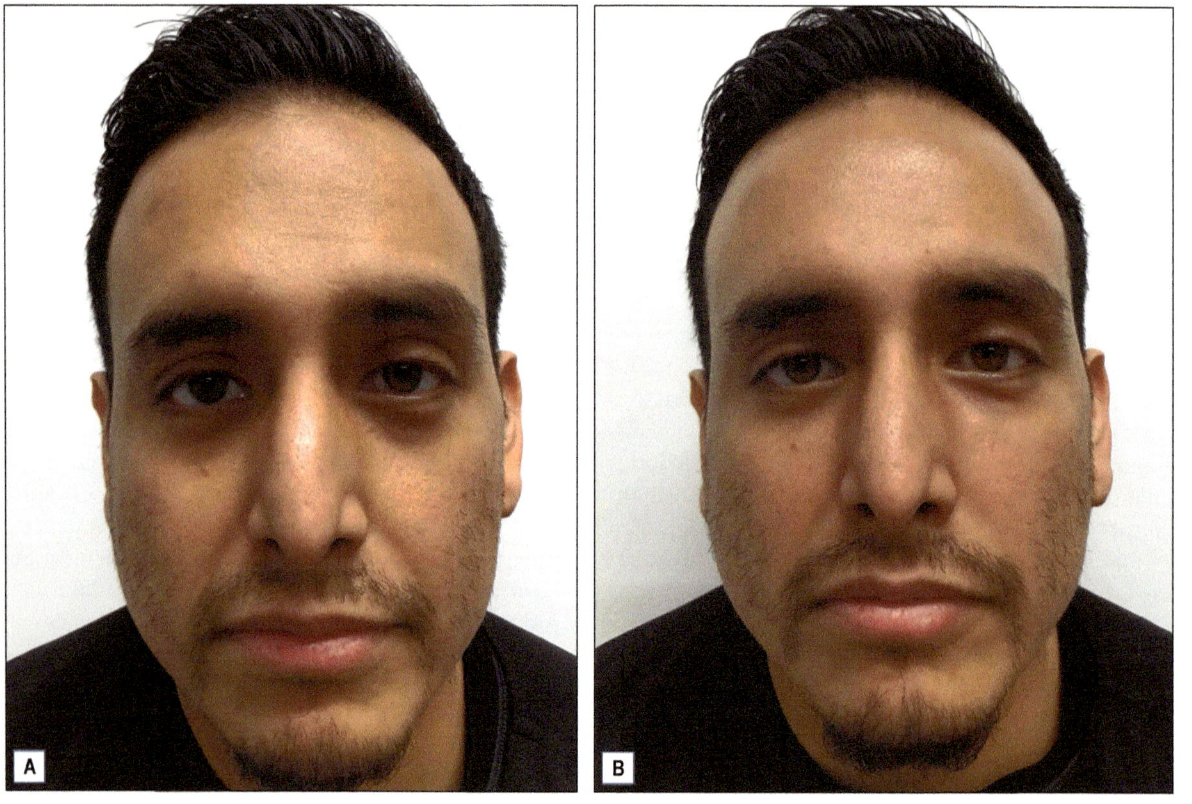

Figura 34.2 Aplicação profunda de preenchedor de ácido hialurônico (AH) de G′ mais alto nas regiões malares combinada com aplicação mais superficial de preenchedor de AH mais suave e de G′ menor nos canais lacrimais para produzir um rejuvenescimento global do terço médio da face. **A.** Paciente antes. **B.** Duas semanas após a aplicação profunda de preenchedor de ácido hialurônico (AH) de G′ mais alto nas regiões malares combinado com a aplicação mais superficial de preenchedor de AH mais suave e de G′ menor nos canais lacrimais. (*Copyright* Omer Ibrahim, MD.)

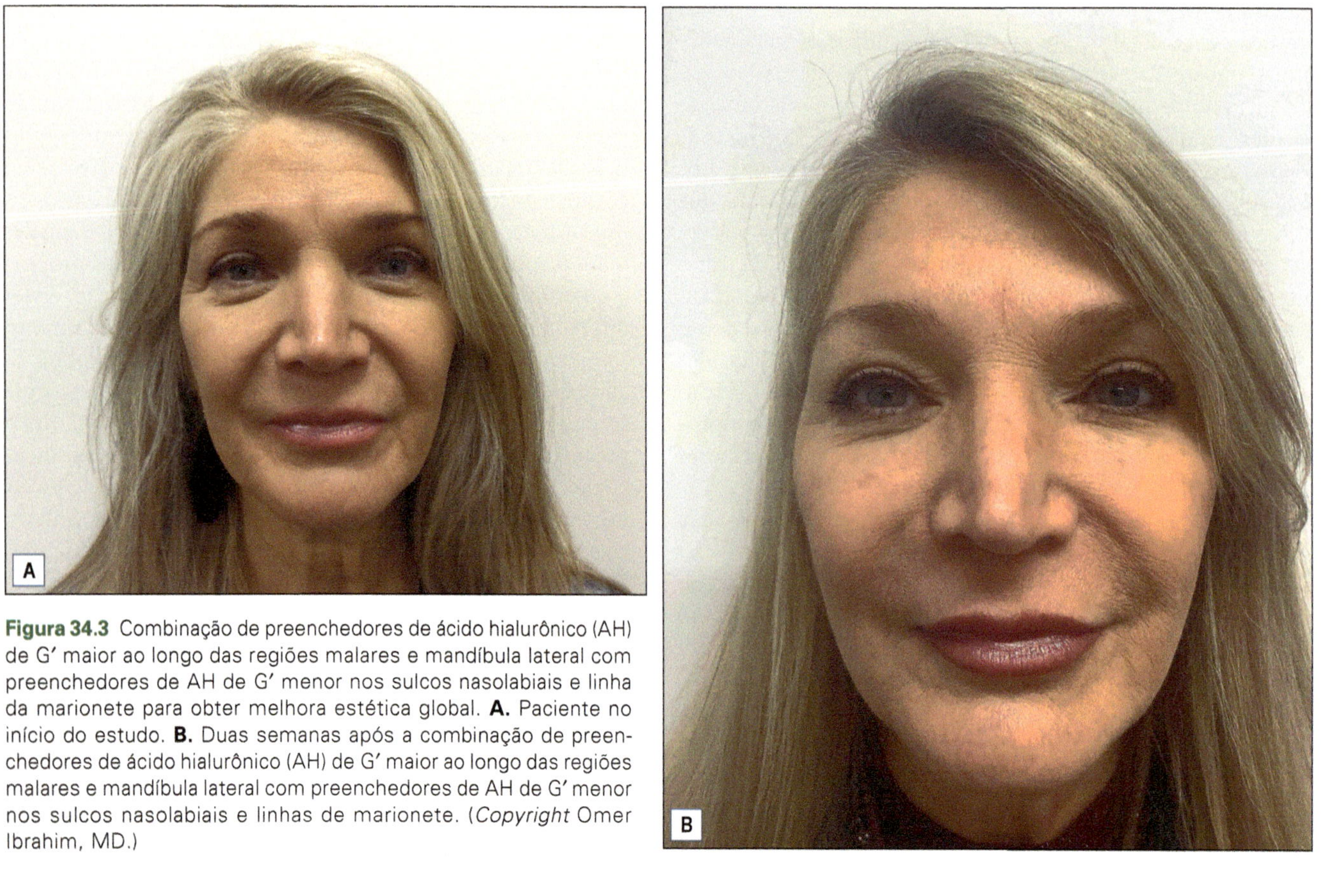

Figura 34.3 Combinação de preenchedores de ácido hialurônico (AH) de G′ maior ao longo das regiões malares e mandíbula lateral com preenchedores de AH de G′ menor nos sulcos nasolabiais e linha da marionete para obter melhora estética global. **A.** Paciente no início do estudo. **B.** Duas semanas após a combinação de preenchedores de ácido hialurônico (AH) de G′ maior ao longo das regiões malares e mandíbula lateral com preenchedores de AH de G′ menor nos sulcos nasolabiais e linhas de marionete. (*Copyright* Omer Ibrahim, MD.)

Entre as várias mudanças que se desenvolvem ao longo do tempo, a redução do compartimento de gordura malar com a consequente queda do terço médio da face é uma das mais proeminentes. Produtos de AH mais espessos com um grau maior de reticulação ou hidroxiapatita de cálcio injetada profundamente na área malar podem promover *lifting* da pele de volta ao seu estado jovem original. No entanto, não tratar as linhas periorais com produtos mais suaves mantém uma aparência envelhecida. Portanto, produtos de AH mais suaves, leves, com menor reticulação ou reticulados de forma diferente podem ser injetados em linhas periorais, linhas de marionete e linhas labiais superficiais para rejuvenescer simultaneamente a área perioral. Produtos mais espessos e duráveis ou injetáveis que induzem a formação de colágeno também podem ser usados para volumização das têmporas, região malar e mandíbula. Uma vez que as áreas malares e perioral são rejuvenescidas, a glabela, os canais lacrimais e os lábios podem ser restaurados com preenchedores de AH ainda mais suaves, principalmente em pessoas com pele mais fina.

Além da combinação dos preenchedores em áreas geográficas do rosto, eles podem ser combinados temporalmente. Produtos com vida útil mais curta podem ser aplicados durante a primeira consulta do paciente, para testar a reação e a satisfação do paciente com o preenchimento. Caso o paciente fique satisfeito, preenchedores mais duradouros podem ser injetados em consultas subsequentes para obter os mesmos efeitos, porém com maior longevidade.

CONCLUSÃO

Os preenchedores injetáveis de tecidos moles revolucionaram o tratamento da pele envelhecida. Embora possam corrigir alguns aspectos de déficit de volume, flacidez da pele e rugas estáticas, eles não abordam a infinidade de fatores que contribuem para o envelhecimento do rosto, principalmente mudanças de cor e textura. Isso exigiu a união de preenchedores com múltiplas modalidades para rejuvenescer radicalmente a pele. Por meio da literatura que varia de ensaios clínicos randomizados a opiniões de especialistas, tornou-se evidente que a combinação de preenchedores entre si, bem como com neurotoxinas e tecnologias, é eficaz e segura no tratamento do paciente envelhecido, além de produzir resultados superiores.

LEITURA ADICIONAL

Alam, M., & Tung, R. (2018). Injection technique in neurotoxins and fillers: Indications, products, and outcomes. *Journal of the American Academy of Dermatology, 79*(3), 423–435.

Alam, M., Levy, R., Pajvani, U., Ramierez, J. A., Guitart, J., Veen, H., et al. (2006). Safety of radiofrequency treatment over human skin previously injected with medium-term injectable soft-tissue augmentation materials: A controlled pilot trial. *Lasers in Surgery and Medicine, 38*(3), 205–210.

Alexiades, M. (2020). Microneedle radiofrequency. *Facial Plastic Surgery Clinics of North America, 28*(1), 9–15.

Beer, K. (2009). Dermal fillers and combinations of fillers for facial rejuvenation. *Dermatologic Clinics, 27(4), 427–432*, v.

Beer, K. R., Julius, H., Dunn, M., & Wilson, F. (2014). Remodeling of periorbital, temporal, glabellar, and crow's feet areas with hyaluronic acid and botulinum toxin. *Journal of Cosmetic Dermatology, 13*(2), 143–150.

Carruthers, J., & Carruthers, A. (2003). A prospective, randomized, parallel group study analyzing the effect of BTX-A (Botox) and non-animal sourced hyaluronic acid (NASHA, Restylane) in combination compared with NASHA (Restylane) alone in severe glabellar rhytides in adult female subjects: Treatment of severe glabellar rhytides with a hyaluronic acid derivative compared with the derivative and BTX-A. *Dermatologic Surgery, 29*(8), 802–809.

Carruthers, J., Carruthers, A., Monheit, G. D., & Davis, P. G. (2010). Multicenter, randomized, parallel-group study of onabotulinumtoxinA and hyaluronic acid dermal fillers (24-mg/ml smooth, cohesive gel) alone and in combination for lower facial rejuvenation: Satisfaction and patient-reported outcomes. *Dermatologic Surgery, 36*(suppl 4), 2135–2145.

Carruthers, A., Carruthers, J., Monheit, G. D., Davis, P. G., & Tardie, G. (2010). Multicenter, randomized, parallel-group study of the safety and effectiveness of onabotulinumtoxinA and hyaluronic acid dermal fillers (24-mg/mL smooth, cohesive gel) alone and in combination for lower facial rejuvenation. *Dermatologic Surgery, 36*(suppl 4), 2121–2134.

Cartier, H., Heden, P., Delmar, H., Bergentz, P., Skoglund, C., Edwartz, C., et al. (2020). Repeated full-face aesthetic combination treatment with abobotulinumtoxinA, hyaluronic acid filler, and skin-boosting hyaluronic acid after monotherapy with abobotulinumtoxinA or hyaluronic acid filler. *Dermatologic Surgery, 46*(4), 475–482.

Casabona, G. (2018). Combined use of microfocused ultrasound and a calcium hydroxylapatite dermal filler for treating atrophic acne scars: A pilot study. *Journal of Cosmetic and Laser Therapy, 20*(5), 301–306.

Cuerda-Galindo, E., Palomar-Gallego, M. A., & Linares-Garciavaldecasas, R. (2015). Are combined same-day treatments the future for photorejuvenation? Review of the literature on combined treatments with lasers, intense pulsed light, radiofrequency, botulinum toxin, and fillers for rejuvenation. *Journal of Cosmetic and Laser Therapy, 17*(1), 49–54.

Dayan, S. H., Ho, T. T., Bacos, J. T., Gandhi, N. D., Kalbag, A., & Gutierrez-Borst, S. (2018). A randomized study to assess the efficacy of skin rejuvenation therapy in combination with neurotoxin and full facial filler treatments. *Journal of Drugs in Dermatology, 17*(1), 48–54.

Dubina, M., Tung, R., Bolotin, D., Mahoney, A. M., Tayebi, B., Sato, M., et al. (2013). Treatment of forehead/glabellar rhytide complex with combination botulinum toxin A and hyaluronic acid versus botulinum toxin A injection alone: A split-face, rater-blinded, randomized control trial. *Journal of Cosmetic Dermatology, 12*(4), 261–266.

England, L. J., Tan, M. H., Shumaker, P. R., Egbert, B. M., Pittelko, K., Orentreich, D., et al. (2005). Effects of monopolar radiofrequency treatment over soft-tissue fillers in an animal model. *Lasers in Surgery Medicine, 37*(5), 356–365.

Fabi, S. G., & Goldman, M. P. (2012). The safety and efficacy of combining poly-L-lactic acid with intense pulsed light in facial rejuvenation: A retrospective study of 90 patients. *Dermatologic Surgery, 38*(7 pt 2), 1208–1216.

Fagien, S. (2010). Variable reconstitution of injectable hyaluronic acid with local anesthetic for expanded applications in facial aesthetic enhancement. *Dermatologic Surgery, 36*, 815–821.

Fagien, S., & Cassuto, D. (2012). Reconstituted injectable hyaluronic acid: Expanded applications in facial aesthetics and additional thoughts on the mechanism of action in cosmetic medicine. *Plastic and Reconstructive Surgery, 130*(1), 208–217.

Farkas, J. P., Richardson, J. A., Brown, S., Hoopman, J. E., & Kenkel, J. M. (2008). Effects of common laser treatments on hyaluronic acid fillers in a porcine model. *Aesthetic Surgery Journal, 28*(5), 503–511.

Friedmann, D. P., Fabi, S. G., & Goldman, M. P. (2014). Combination of intense pulsed light, Sculptra, and Ultherapy for treatment of the aging face. *Journal of Cosmetic Dermatology, 13*(2), 109–118.

Goldman, M. P., Alster, T. S., & Weiss, R. (2007). A randomized trial to determine the influence of laser therapy, monopolar radiofrequency treatment, and intense pulsed light therapy administered immediately after hyaluronic acid gel implantation. *Dermatologic Surgery, 33*(5), 535–542.

Goldman, M. P., Few, J., Binauld, S., Nunez, I., Hee, C. K., & Bernardin, A. (2020). Evaluation of physicochemical properties following syringe-to-syringe mixing of hyaluronic acid dermal fillers. *Dermatologic Surgery, 46*(12), 1606–1612.

Humphrey, S., de Almeida, A. T., Safa, M., Heydenrych, I., Roberts, S., Chantrey, J., et al. (2021). Enhanced patient retention after combination vs single modality treatment using hyaluronic acid filler and neuromodulator: A multicenter, retrospective review by The Flame Group. *Journal of Cosmetic Dermatology, 20*(5), 1495–1498.

Huth, L., Marquardt, Y., Heise, R., Fietkau, K., Baron, J. M., & Huth, S. (2020). Biological effects of hyaluronic acid-based dermal fillers and laser therapy on human skin models. *Journal of Drugs in Dermatology, 19*(9), 897–899.

Ko, E. J., Kim, H., Park, W. S., & Kim, B. J. (2015). Correction of midface volume deficiency using hyaluronic acid filler and intradermal radiofrequency. *Journal of Cosmetic and Laser Therapy, 17*(1), 46–48.

Molina, B., David, M., Jain, R., Amselem, M., Ruiz-Rodriguez, R., Ma, M. Y., et al. (2015). Patient satisfaction and efficacy of full-facial rejuvenation using a combination of botulinum toxin type A and hyaluronic acid filler. *Dermatologic Surgery, 41*(suppl 1), S325–S332.

Redaelli, A. (2008). Medical rhinoplasty with hyaluronic acid and botulinum toxin A: A very simple and quite effective technique. *Journal of Cosmetic Dermatology, 7*(3), 210–220.

Ribe, A., & Ribe, N. (2011). Neck skin rejuvenation: Histological and clinical changes after combined therapy with a fractional non-ablative laser and stabilized hyaluronic acid-based gel of non-animal origin. *Journal of Cosmetic and Laser Therapy, 13*(4), 154–161.

Rohrich, R. J., & Pessa, J. E. (2007). The fat compartments of the face: Anatomy and clinical implications for cosmetic surgery. *Plastic and Reconstructive Surgery, 119*(7), 2219–2227. discussion 2228–2231.

Sadick, N. S., Manhas-Bhutani, S., & Krueger, N. (2013). A novel approach to structural facial volume replacement. *Aesthetic Plastic Surgery, 37*(2), 266–276.

Shaw, R. B., Jr., & Kahn, D. M. (2007). Aging of the midface bony elements: A three-dimensional computed tomographic study. *Plastic and Reconstructive Surgery, 119*(2), 675–681. discussion 682–683.

Shumaker, P. R., England, L. J., Dover, J. S., Ross, E. V., Harford, R., Derienzo, D., et al. (2006). Effect of monopolar radiofrequency treatment over soft-tissue fillers in an animal model: Part 2. *Lasers in Surgery Medicine, 38*(3), 211–217.

Urdiales-Galvez, F., Martin-Sanchez, S., Maiz-Jimenez, M., Castellano-Miralla, A., & Lionetti-Leone, L. (2019). Concomitant use of hyaluronic acid and laser in facial rejuvenation. *Aesthetic Plastic Surgery, 43*(4), 1061–1067.

Vanaman, M., Fabi, S. G., & Cox, S. E. (2016). Neck rejuvenation using a combination approach: Our experience and a review of the literature. *Dermatologic Surgery, 42*(suppl 2), S94–S100.

Yutskovskaya, Y. A., Sergeeva, A. D., & Kogan, E. A. (2020). Combination of calcium hydroxylapatite diluted with normal saline and microfocused ultrasound with visualization for skin tightening. *Journal of Drugs in Dermatology, 19*(4), 405–411.

35

Complicações dos Preenchedores Temporários

Shraddha Desai, Katherine Given, Ming Lee, Mona Sadeghpour e Murad Alam

RESUMO E CARACTERÍSTICAS PRINCIPAIS

- O preenchimento com preenchedores temporários continua a ser um dos procedimentos estéticos mais comumente realizados
- Uma grande variedade de preenchedores dérmicos temporários está sendo produzida, com um número cada vez maior chegando ao mercado
- É imperativo que o médico injetor tenha treinamento adequado na seleção e no uso de preenchedores e entenda as diferenças entre os produtos
- Embora geralmente segura, podem ocorrer complicações com a injeção de preenchedores temporários; os médicos precisam reconhecer e administrar essas complicações
- Sempre conheça o histórico completo do paciente, incluindo diátese hemorrágica, *status* imunológico, doença autoimune ou granulomatosa, infecções por herpes simples, complicações infecciosas com injeções anteriores ou histórico de queloides ou cicatrizes hipertróficas
- Eventos adversos periprocedimento, incluindo equimoses, edema e dor, são comuns e geralmente desaparecem em menos de 7 dias
- A técnica de injeção adequada é crucial para minimizar pápulas e nódulos visíveis e/ou sintomáticos
- Os injetores devem considerar a preparação da pele pré-procedimento com clorexidina e/ou álcool isopropílico a 70%, para minimizar o risco de infecção e formação de biofilme
- A formação de granuloma após a injeção do preenchedor é provavelmente multifatorial. Entre as possíveis etiologias estão uma verdadeira reação de corpo estranho ao preenchedor particulado ou gelatinoso, ou o surgimento de um biofilme
- O início precoce do uso de antibióticos e, muitas vezes, um período prolongado de uso dos mesmos são importantes quando um paciente apresenta pápulas e nódulos inflamatórios
- É fundamental que haja a identificação imediata de necrose iminente após a injeção, e a necessidade de tratamento subsequente com hialuronidase, nitroglicerina tópica e/ou massagem
- O conhecimento da anatomia facial normal e das alterações fisiológicas relacionadas ao envelhecimento permite o uso criterioso e estratégico de injetáveis
- Praticamente todos os locais de injeção facial apresentam risco de amaurose, pois o suprimento vascular do rosto é composto por uma rica rede anastomótica com ramos de conexão das artérias carótidas externa e interna e acesso à circulação retiniana, porém, algumas regiões anatômicas como a glabela e o nariz podem ser de maior risco em comparação a outras
- Devido ao crescente número de médicos que não atuam na área de estética e de profissionais não médicos que injetam preenchedores, a expectativa é de aumento da possibilidade de complicações.

INTRODUÇÃO

Nos últimos anos, os preenchedores tornaram-se um dos pilares da Medicina Estética, continuando a crescer em popularidade, com acesso mais amplo e uma variedade de aplicações. É possível usar preenchedores para rejuvenescimento facial (p. ex., preenchimento de rugas e sulcos proeminentes), restauração da perda de volume relacionada à idade, modificação da estrutura facial e correção de defeitos, como cicatrizes e lipoatrofia ou assimetrias induzidas por doenças ou medicamentos. A demanda por essas intervenções aumenta à medida que os pacientes priorizam abordagens menos invasivas para o rejuvenescimento facial, com resultados imediatos, limitados a nenhum tempo para recuperação e morbidade mínima. Em 2014, aproximadamente 5,5 milhões de injeções de agentes de preenchimento temporário foram realizadas em todo o mundo, um aumento significativo em relação aos anos anteriores. Uma pesquisa da American Society for Dermatologic Surgery (ASDS) revelou que apenas seus membros dermatologistas realizaram pelo menos 1,6 milhão de procedimentos de preenchimento em 2017, o que representou um aumento de 21% em relação a procedimentos equivalentes no ano anterior. Apesar de seu impressionante histórico de segurança, à medida que o número de pacientes que procuram tratamento com preenchedores aumenta, também aumentam os relatos de complicações e eventos adversos. Especialmente, à medida que o número de médicos injetores não treinados ou insuficientemente treinados e profissionais não médicos aumenta, os médicos certificados e treinados estão encontrando mais complicações e sequelas em seus consultórios, mesmo não tendo realizado os procedimentos originais de injeção.

Em 2013, havia mais de 160 produtos de preenchimento disponíveis, produzidos por mais de 50 fabricantes diferentes. Os materiais aprovados para preenchimento são divididos em produtos biodegradáveis, semibiodegradáveis e não biodegradáveis. Essas classificações estão relacionadas à duração do efeito, especificamente temporário (cerca de 6 a 12 meses), semipermanente (duração ≥ 18 meses) ou preenchedores permanentes (Boxe 35.1). À medida que mais preenchedores chegam ao mercado, é fundamental entender as diferenças entre os produtos, as possíveis complicações de cada um e a melhor forma de identificar e tratar as complicações quando elas surgem.

> **Dica 1:** Os médicos devem estar familiarizados com as possíveis complicações que podem ocorrer com o uso dos preenchedores atualmente disponíveis e como administrar e tratar esses problemas. À medida que o número de procedimentos aumenta em todo o mundo e novos produtos são aprovados, a expectativa é de maior incidência de complicações.

Os especialistas enfatizam a importância de conhecer os tipos e a frequência dos eventos adversos relacionados às injeções de preenchedor, pois isso pode ajudar os médicos no aconselhamento do paciente, direcionar melhor seus históricos e

Boxe 35.1 Preenchedores dérmicos previamente utilizados e atualmente disponíveis.

- Temporário
  - Colágeno bovino (Zyderm®, Zyplast®) – não está mais disponível
  - Colágeno suíno (Fibrel®, Evolence™) – não está mais disponível
  - Colágeno de origem humana (CosmoDerm™, CosmoPlast™) – não está mais disponível
  - Ácido hialurônico (Restylane®, Restylane® Lyft™, Restylane® Silk™, Restylane® Refyne™, Restylane® Defyne™, Restylane® Kysse™, Juvéderm® Ultra™, Juvéderm® Ultra Plus™, Voluma®, Volbella®, Vollure®, Volift®, Volite® (atualmente, Skinvive™), Belotero® Hydro, Belotero® Soft, Belotero® Intense, Belotero® Volume, Belotero® Balance, Emervel® Touch, Emervel® Classic, Emervel® Lips, Emervel® Deep, Emervel® Volume, Elevess®/Hydrelle®, Captique™, Hylaform®, Prevelle® Silk, RHA® 1 a 4)
  - Hidroxiapatita de cálcio (Radiesse®)
  - Gordura autóloga
- Semipermanente
  - Ácido poli-L-láctico (Sculptra®)
  - Fibroblastos autólogos (Fibrocell®)
- Permanente
  - Colágeno + polimetilmetacrilato (Artecoll®/Artefill®/Bellafill®)
  - Silicone (Adato® SIL-OL 5000, NY; Silikon-1000®)
  - Fragmentos de hidroxietilmetacrilato/etilmetacrilato e ácido hialurônico (Dermalive®)
  - Hidrogel de poliacrilamida (Aquamid®)

aumentar a conscientização sobre o procedimento e os riscos associados. O risco de complicação depende de muitos fatores, incluindo habilidade do injetor, plano e local da aplicação do preenchedor e tipo de preenchimento usado. Independentemente disso, entender que as complicações associadas aos preenchedores temporários podem ser categorizadas pelo tempo da manifestação (Boxe 35.2), especificamente reações agudas ou tardias, pode ajudar no diagnóstico rápido e na implementação da intervenção apropriada, quando indicada. As reações agudas ou precoces estão mais frequentemente relacionadas a erros de procedimento, técnica de injeção ou reação ao próprio produto. Esses eventos adversos são geralmente passageiros e se manifestam na forma de eritema, edema, equimose, prurido ou dor que ocorrem na primeira semana após a injeção. Embora amaurose e deficiência auditiva sejam possíveis complicações agudas catastróficas, os riscos de tais situações ocorrerem são extremamente baixos. As reações tardias são mais frequentemente decorrentes da reação do hospedeiro ao material injetado ou de uma reação ao próprio produto. Esses eventos adversos geralmente se apresentam com eritema persistente, edema, formação de nódulos e/ou endurecimentos que se desenvolvem meses a anos após a aplicação do produto. A natureza dessas reações e seus tratamentos serão resumidos neste capítulo.

COMPLICAÇÕES IMEDIATAS E DE INÍCIO PRECOCE DOS PREENCHEDORES DÉRMICOS

Reações no local da injeção

De acordo com a Food and Drug Administration (FDA) dos EUA, alguns dos eventos adversos mais comumente associados aos preenchedores são reações no local da injeção. Essas reações se manifestam como sensibilidade, eritema e edema e são normalmente leves, localizadas e passageiras, resolvendo-se em 4 a 7 dias. Muitos injetores consideram essas reações sequelas adversas em vez de verdadeiras complicações. Independentemente do tipo de preenchedor usado, a injeção do produto, por si só, causará uma resposta local de lesão tecidual devido a estiramento, vasodilatação e aumento da permeabilidade dos vasos sanguíneos na área tratada, levando a vermelhidão, edema e equimoses. Apesar disso, existem ações que podem ser tomadas para minimizar esses efeitos, incluindo excelência na técnica e gelo pós-procedimento.

Boxe 35.2 Manifestações de eventos adversos.

Agudas (até 1 semana após o tratamento)
- Reações no local da injeção
- Nódulos
- Infecção
- Hipersensibilidade
- Necrose tecidual
- Amaurose

Tardias (semanas a anos após o tratamento)
- Infecção
- Formação de biofilme
- Formação de granuloma

Dica 2: A maioria dos pacientes desenvolve uma reação no local da injeção após a aplicação do preenchedor, como eritema, edema ou equimose. Essas reações são geralmente transitórias e desaparecem no período de 1 dia a 1 semana. No entanto, os pacientes devem ser informados com antecedência sobre esses riscos. O uso de compressas frias e de pressão suave pode ajudar a minimizar o desenvolvimento dessas sequelas e acelerar sua resolução.

Dor

Dor durante a injeção é um evento adverso comumente associado a agentes de preenchimento. Em geral, a dor é atribuída à dissecção hidrostática do tecido durante a injeção, bem como ao desconforto de inúmeras punturas com agulha durante a aplicação do produto. Certas áreas anatômicas, incluindo os lábios e a região perioral, são mais sensíveis, pois abrigam maior inervação sensorial. Independentemente da área de tratamento, podem ser usadas várias técnicas para minimizar a dor associada às injeções. Isso inclui o uso de anestésicos tópicos, anestésicos locais ("pontos de entorpecimento"), aplicação de gelo antes e depois da injeção e distração vibratória. Esta última pode ser praticada por um assistente, com batidas na pele do paciente ou com o uso de massageadores portáteis. Ao tratar a região perioral, alguns médicos usam bloqueios dos nervos infraorbitais e mentonianos ou colocam pequenas alíquotas de lidocaína em alguns pontos ao longo do sulco gengival para minimizar a dor associada às injeções labiais. No entanto, a anestesia local também é desconfortável. A maioria dos produtos agora já vem embalada em uma seringa de preenchedor pré-misturada com lidocaína para aliviar a dor à medida que o tratamento progride. A dor também pode ser reduzida se for usada uma excelente técnica de injeção. Em um estudo cego, prospectivo e randomizado de Galadari et al., os indivíduos apresentaram menos dor com injeções anterógradas em comparação a injeções retrógradas utilizando um dispositivo de injeção motorizado automatizado para preenchimento labial. Esses participantes também apresentaram menos equimoses e menor número de reações no local da injeção quando a técnica anterógrada foi empregada. Outras estratégias para reduzir a dor incluem o uso de uma agulha de menor calibre ou a priorização de menos pontos de inserção por meio do uso de uma cânula. Em um estudo prospectivo unicêntrico de caso-controle conduzido por de Felipe et al., 72% dos indivíduos relataram menos dor quando tratados com uma cânula em comparação a agulhas. Foram verificados resultados semelhantes em um estudo comparativo no qual os indivíduos classificaram a dor como 3 (leve) para injeções com cânula e 6 (moderada) para injeções com agulha, utilizando a escala visual analógica (EVA) para avaliação da dor.

Dica 3: A aplicação tópica de uma mistura de lidocaína isoladamente ou benzocaína, lidocaína e tetracaína (BLT) 30 minutos antes do tratamento e/ou gelo imediatamente antes da injeção minimiza a dor.

Edema e equimose

Edema e equimose ocorrem devido a traumatismo local pela injeção e são eventos pós-procedimento comuns (Figura 35.1). As equimoses podem ser graves, particularmente em pacientes que tomam agentes anticoagulantes ou antiplaquetários, como inibidores irreversíveis da ciclo-oxigenase, como ácido acetilsalicílico, ou inibidores dos receptores de difosfato de adenosina (ADP), como o clopidogrel (ver Figura 35.1). No que diz respeito ao ácido hialurônico (AH), um fenômeno de equimoses tardias pode ocorrer em alguns pacientes. O AH é um membro da família de polissacarídios glicosaminoglicanos (GAG), que inclui a heparina. A semelhança estrutural da molécula de AH com a heparina é importante, pois demonstrou interagir debilmente com a cascata de coagulação e possivelmente levar ao fenômeno de equimoses tardias em alguns pacientes. Analisar todos os medicamentos e suplementos que um paciente esteja tomando e interromper quaisquer agentes desnecessários antes do procedimento pode minimizar o grau e a duração do edema e da equimose. A maioria dos suplementos deve ser interrompida pelo menos 5 a 7 dias antes do tratamento, incluindo alho e *ginkgo biloba*, que têm um efeito inibitório sobre as plaquetas, bem como vitamina E, niacina (vitamina B_3), óleos de peixe ômega-3, glicosamina, gengibre, ginseng, chá verde, camomila, erva-de-são-joão e raiz de aipo, visto que todos podem inibir as vias de coagulação. Embora seja recomendado evitar agentes que interfiram na coagulação, os pacientes devem continuar com todos os medicamentos essenciais, pois o risco de interrompê-los (p. ex., acidente vascular cerebral [AVC], coágulo sanguíneo) supera os riscos de sangramento relacionados ao procedimento. Por fim, o consumo recente de bebidas alcoólicas deve ser avaliado antes da injeção, pois a vasodilatação induzida pelo álcool pode, teoricamente, exacerbar as equimoses.

Dica 4: Evitar anticoagulantes que não sejam essenciais e realizar uma avaliação completa de todos os suplementos antes do tratamento minimizarão a equimose e o edema pós-tratamento. Ácido acetilsalicílico prescrito ou outros anticoagulantes, como varfarina, clopidogrel, apixabana ou dabigatrana, não devem ser descontinuados antes da injeção de preenchedor.

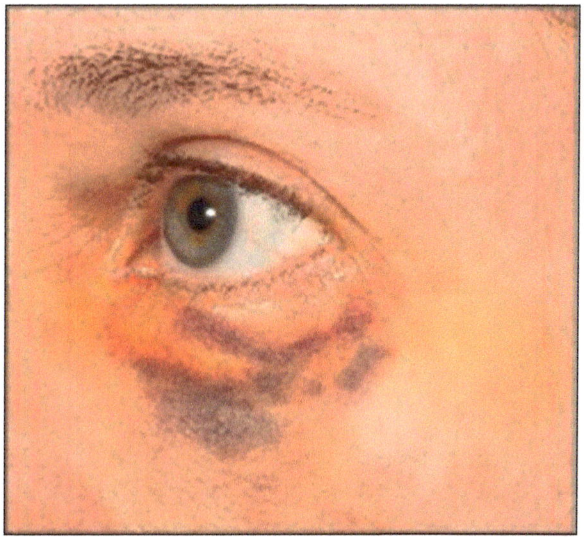

Figura 35.1 Equimose periocular grave 7 dias após a injeção profunda de ácido hialurônico nos compartimentos de gordura supraperiosteal.

Semelhante às estratégias de redução da dor, as equimoses podem ser minimizadas ao reduzir o número de pontos de injeção, usar uma agulha de calibre menor quando possível e ajustar a direção e a velocidade da injeção. Alguns profissionais injetores utilizam cânulas em certas áreas de tratamento, o que pode reduzir o risco de traumatismo nos vasos sanguíneos e eliminar a necessidade de vários pontos de injeção. No estudo de de Felipe, a incidência de equimoses foi menor no grupo de cânula (cânula 7% *versus* agulha 17,4%), e esse achado foi reproduzido no estudo de Fulton.

Também foi sugerido que a direção de inserção da agulha na pele é fundamental. A inserção perpendicular reduz a extensão do trajeto dérmico e o tempo em que a agulha permanece na derme, minimizando assim a probabilidade de transecção do vaso. Da mesma forma, a infiltração lenta do produto diminui a distorção e o traumatismo no tecido. Por outro lado, a técnica em leque, que é comumente usada para fornecer suporte estrutural à pele sobrejacente, causa aumento da dissecção do plano subepidérmico e pode aumentar o risco de equimose.

O tipo de preenchedor também pode afetar o desenvolvimento de equimoses. Embora os preenchedores à base de colágeno tenham menor probabilidade de causar equimoses secundárias às suas propriedades inerentes de agregação de plaquetas, eles não estão mais disponíveis comercialmente por vários motivos, incluindo por seu risco relativamente alto de reação alérgica.

Quando ocorrem equimoses pós-injeção, existem várias opções para minimizar seu grau e duração, incluindo suplementos e tratamento com *laser* e luz. Suplementos como bromelaína, arnica homeopática ou vitamina K tópica podem ajudar a reduzir a incidência e a duração das equimoses pós-tratamento. Em modelos animais, a bromelaína demonstrou diminuir a permeabilidade vascular, reduzindo os níveis de bradicinina, o que pode resultar em menos edema, dor e inflamação. A helenalina, um extrato de arnica, tem efeitos anti-inflamatórios e inibe a função plaquetária *in vitro*. No entanto, estudos clínicos desses compostos demonstraram resultados conflitantes, sendo que alguns relatam uma diminuição nas equimoses pós-tratamento, enquanto outros não conseguiram mostrar efeito estatisticamente significante. Uma revisão abrangente de Ho et al. concluiu que não há dados suficientes para corroborar o uso rotineiro de arnica e bromelaína para prevenir e/ou tratar equimose e edema pós-procedimento. Sua revisão incluiu ensaios clínicos publicados usando arnica oral e tópica e bromelaína oral. Os efeitos benéficos desses agentes, se observados, foram mais bem demonstrados quando administrados no pré-operatório e continuados 1 a 4 dias após o procedimento. Recomendam-se mais investigações para comprovar a eficácia e a segurança desses suplementos.

Finalmente, *lasers* vasculares e fontes de luz configurados para tratamento subpurpúreo aceleram a resolução das equimoses pós-tratamento. É importante que o paciente entenda que o tratamento com *laser*/luz acelerará a resolução da equimose, mas não fará com que ela desapareça imediatamente. As configurações variam para cada dispositivo, mas, em geral, as configurações subpurpúricas são alcançadas com fluências mais baixas e durações de pulso entre 3 e 10 ms. Embora existam variações, configurações úteis para o *dye laser* pulsado (PDL) de 585/595 nm (Vbeam® Perfecta, Syneron Candela) incluem um *spot* de 10 mm, fluência de 6,0 a 7,5 J/cm² e duração de pulso de 6 a 10 ms com resfriamento dinâmico (40/30 ou 30/20) para uma a duas passagens. Quando a equimose apresenta tom roxo-escuro, não se recomenda a sobreposição de pulsos devido ao aquecimento em massa e danos subsequentes aos tecidos circundantes. Em equimoses mais leves, os pulsos podem ser sobrepostos com um intervalo de 2 a 3 segundos entre os mesmos. O PDL pode ser usado imediatamente após o início da equimose, inclusive no mesmo dia do tratamento com preenchedor; no entanto, estudos demonstram que os resultados são melhores quando o *laser* é aplicado 1 dia após o início da equimose. Os tratamentos a *laser* são eficazes nos primeiros dias após o início das equimoses, desde que ainda seja de cor roxa, indicando a presença de desoxi-hemoglobina, um cromóforo-alvo do *laser*. À medida que a equimose vai se tornando esverdeada (biliverdina) e depois amarelo-alaranjada (bilirrubina), o cromóforo alvo é perdido e o PDL não será mais eficaz. Outras modalidades para equimoses pós-injeção incluem *lasers* KTP (*potassium titanium phosphate*) de 532 nm, LBO (*lithium triborate*) e luz intensa pulsada (LIP). Em nossa prática, usamos KTP (Excel® V, Cutera) com configurações semelhantes ao PDL: *spot* de 10 mm, fluência de 7,0 a 8,4 J/cm² e duração de pulso de 6 a 7 ms com resfriamento de contato por uma a duas passagens. A LIP com o *handpiece* Max G® (Icon™ Pulsed Light System, Cynosure Inc., Westford, MA) foi considerada eficaz em 15 pacientes com equimoses durante o período de 24 a 48 horas após a injeção do preenchedor (fluência de 28 J/cm², duração do pulso de 30 ms). A redução média nas equimoses foi de 85% em 72 horas de tratamento. Deve-se ter cuidado com o uso de dispositivos de LIP, que contêm filtros de absorção variados, principalmente em fotótipos mais elevados. PDL e KTP são considerados seguros na maioria dos fotótipos, embora durações de pulso mais longas e fluências mais baixas sejam geralmente recomendadas para os fotótipos de Fitzpatrick IV a VI. O *laser* Nd:YAG de pulso longo é uma excelente alternativa em fotótipos elevados, pois este comprimento de onda ainda trata equimoses, mas tem menos absorção pela melanina epidérmica, reduzindo o risco de alterações pigmentares associadas ao *laser*.

Plano incorreto do preenchedor

A aplicação em plano inadequado de preenchedores pode resultar em desenvolvimento de nódulos e pápulas subcutâneas. A maioria deles se manifesta como inchaços palpáveis e/ou visíveis sob a pele. Injetar muito superficialmente pode levar a nódulos visíveis de produto ou de coloração azulada sob a pele explicados pelo efeito Tyndall com preenchedores de AH (Figura 35.2). Tais reações podem, na maioria das vezes, ser evitadas com o uso da técnica correta. O tratamento de pápulas visíveis geralmente pode ser realizado por pressão digital firme, por aspiração ou por incisão e drenagem. Quando pápulas e nódulos persistentes são resultantes do uso de um preenchedor de AH, a enzima hialuronidase pode ser usada para tratá-los. Pequenas quantidades de hialuronidase (10 a 12 unidades para cada 0,1 mℓ de produto de AH bifásico ou monofásico, respectivamente) podem ser injetadas localmente para dissolver o AH.

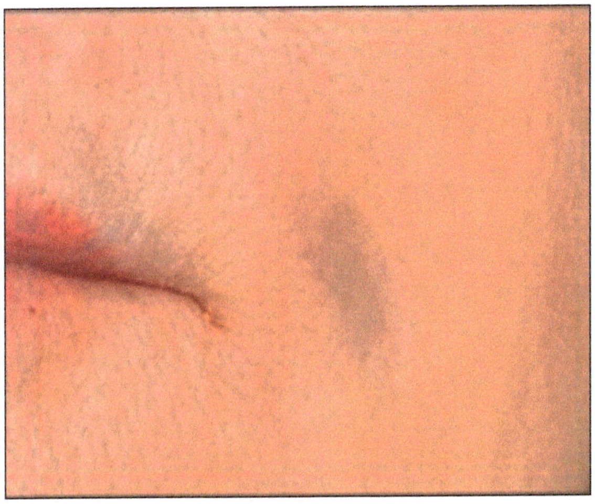

Figura 35.2 O efeito Tyndall é demonstrado após a injeção do ácido hialurônico Restylane® por via intradérmica no modíolo superior.

> **Dica 5:** Quando estiver usando hialuronidase derivada de uma fonte ovina ou bovina para complicações não emergenciais, como sobrecorreção, implantação superficial ou reações inflamatórias, recomenda-se realizar o teste cutâneo devido à existência de relatos de sensibilidade à enzima derivada de animais. Para complicações emergenciais, como oclusão vascular, a hialuronidase fabricada a partir de uma fonte humana recombinante (Hylenex®, Halozyme Therapeutics, Inc.) é o produto mais seguro para uso, pois volumes maiores e imediatos são normalmente necessários, e um pré-teste não é um problema.

Infecção

Infecções após a injeção de preenchedores temporários podem ocorrer devido à necessária quebra da integridade estrutural da pele para aplicação do produto. Embora a maioria das infecções nesse contexto seja bacteriana, outras etiologias relatadas incluem fontes fúngicas, virais ou polimicrobianas. Em um estudo que analisou 3.782 eventos adversos relatados secundários à aplicação de preenchedor temporário, infecção foi a segunda complicação mais comumente relatada (488 relatos, ou 12,9% dos eventos adversos).

As complicações infecciosas podem ser estratificadas como eventos precoces (< 14 dias) ou tardios. Acredita-se que as reações bacterianas precoces ou agudas sejam decorrentes da inoculação direta e traumática de micróbios da superfície da pele durante a injeção e podem resultar em infecções cutâneas localizadas, celulite ou abscesso. Os organismos mais comumente implicados são *Staphylococcus* e *Streptococcus*, que também são os comensais cutâneos mais comuns. Complicações bacterianas tardias ou retardadas ocorrem, em parte, porque o preenchedor atua como material estranho residente e pode servir como um nicho para infecção crônica. A infecção dessa maneira pode ocorrer devido à disseminação hematogênica de uma infecção sistêmica com colonização do material de preenchimento ou de uma infecção ou colonização mais indolente (talvez, novamente, por meio de inoculação traumática durante a injeção inicial) com ou sem biofilme subsequente ou formação de granuloma de corpo estranho, ambos os quais serão discutidos em mais detalhes nas seções a seguir. Notavelmente, complicações infecciosas tardias são mais propensas a envolver organismos atípicos, como micobactérias ou *Escherichia coli*. Houve relatos de um surto de *Mycobacterium chelonae* após preenchimentos utilizando um preenchedor à base de AH. Não está claro se o material injetado foi contaminado com as micobactérias durante o processo de fabricação ou se o paciente foi inoculado durante o procedimento de injeção. A contaminação de agentes de preenchimento é uma preocupação emergente, pois produtos falsificados ou não aprovados pela FDA têm sido importados ilegalmente de distribuidores externos não aprovados nos EUA a taxas crescentes.

Preferencialmente, deve-se prevenir as infecções, e muitos recomendam uma preparação cirúrgica estéril mais formal da pele usando álcool isopropílico a 70% ou clorexidina para minimizar o risco de infecção. Outras estratégias incluem postergar a aplicação de maquiagem (até 4 horas após a injeção), uso de agulhas de menor calibre para reduzir o traumatismo e uso de cânulas para diminuir o número de punturas cutâneas, embora não haja ensaios randomizados avaliando a eficácia dessas sugestões. Pacientes de alto risco, incluindo diabéticos ou imunocomprometidos, requerem atenção especial. Além disso, pacientes com sinusite crônica ou problemas dentários crônicos podem ter maior tendência a desenvolver infecções após uma injeção de preenchedor na área periorbital ou no terço médio da face. Nesses casos, muitas vezes, é recomendado evitar o implante de preenchedor até 2 semanas após a realização de qualquer procedimento odontológico ou esperar 4 semanas após a colocação do preenchedor para realizar qualquer procedimento odontológico.

Se houver suspeita de infecção, o manejo e o tratamento devem ser orientados pelo quadro clínico do paciente. No quadro agudo, os pacientes geralmente apresentam nódulos eritematosos e/ou flutuantes dolorosos únicos ou múltiplos, com ou sem sintomas sistêmicos associados, como febre e fadiga. No contexto de um possível abscesso, a lesão deve ser drenada e enviada para cultura, e o paciente deve iniciar antibioticoterapia empírica de amplo espectro. As culturas devem avaliar microrganismos aeróbios e anaeróbios, com um período de incubação de cultura prolongado (3 a 4 semanas) para avaliar organismos atípicos. As recomendações iniciais de antibioticoterapia na literatura variam; no entanto, a terapia multimedicamentosa com macrolídios e quinolonas é geralmente recomendada enquanto se aguarda a sensibilidade da cultura. Em casos tardios, os pacientes podem apresentar nódulos não inflamatórios, que têm um diagnóstico diferencial mais amplo, aumentando assim a dificuldade de fechar com precisão um diagnóstico e determinar um tratamento. A amostragem de tecido pode ser útil nesses casos, pois tecnologias mais sensíveis, incluindo reação em cadeia da polimerase (PCR) e FISH (hibridização fluorescente *in situ*) são melhores para a identificação de organismos mais indolentes. O tecido também pode ser cultivado para bactérias, fungos e bacilos álcool-ácido-resistentes. As armadilhas comuns do tratamento incluem a administração de esteroides (sistêmicos ou intralesionais) para reação de hipersensibilidade presumida ou o uso de hialuronidase no contexto de formação de nódulos antes do curso de antibiótico apropriado, os quais podem piorar a infecção subjacente ou permitir a disseminação bacteriana para os tecidos vizinhos.

Embora as infecções bacterianas sejam as complicações infecciosas mais comuns das injeções de preenchedores dérmicos, houve vários relatos de reativação do vírus do herpes nas primeiras 24 a 48 horas após a injeção de preenchedor. Entre os gatilhos incluem-se traumatismo local, reação inflamatória após a colocação do preenchedor, estresse sistêmico ou imunossupressão. Os surtos de herpes costumam surgir onde o preenchedor foi injetado diretamente, geralmente na região perioral ou nos sulcos nasolabiais. Portanto, em pacientes com histórico de infecções herpéticas (> 3 infecções por ano), recomenda-se tratamento antiviral profilático, principalmente se o local do preenchimento for de alto risco (p. ex., perioral e vermelhão labial). Notavelmente, não existe um esquema antiviral profilático padrão, embora muitos autores recomendem 400 mg de aciclovir 3 vezes/dia durante 5 a 7 dias, ou 1 g de valaciclovir diariamente 1 dia antes e 3 dias após o procedimento. Além disso, as injeções devem ser adiadas se o paciente estiver com infecção ativa.

COMPLICAÇÕES TARDIAS E DE INÍCIO RETARDADO COM PREENCHEDORES DÉRMICOS

Reações inflamatórias tardias

O aumento da popularidade e do uso de preenchedores resultou em maior incidência de reações inflamatórias adversas associadas a esses procedimentos. Diferentes terminologias têm sido utilizadas na literatura para se referir a essas reações inflamatórias. Para fins da discussão neste capítulo, o termo "reações inflamatórias tardias" (RITs) será usado de acordo com a recomendação mais recente do painel de especialistas Artzi et al., de 2020. As RITs podem se manifestar como discromias (incluindo eritema), dor, formação de nódulos, endurecimento, enrijecimento do tecido e edema sólido. Tanto os preenchedores de AH quanto os não AH estão sujeitos à possibilidade de desenvolvimento de RITs.

Reações com preenchedores à base de ácido hialurônico

Ao contrário do colágeno, o AH é geralmente considerado uma molécula não imunogênica devido à falta de epítopos proteicos. No entanto, esse conceito contraria o achado clínico de nódulos de início tardio mediados por inflamação, que podem se formar meses até anos após a aplicação de preenchedores de AH. Na verdade, o advento da tecnologia mais recente de reticulação (*cross-linking*) dos preenchedores de AH, que aumentou a longevidade desses produtos, também levou a um aumento das RITs. Há um número cada vez maior de evidências clínicas e científicas corroborando o papel pró-inflamatório do AH, que pode predispor indivíduos suscetíveis a reações imunomediadas após sua injeção. O aumento da incidência dessas RITs foi relatado recentemente com o uso da classe de produtos de preenchedores de AH que utilizam uma nova e exclusiva tecnologia de reticulação Vycross®. Nos estudos de Sadeghpour et al. e Artzi et al., dentro da família de preenchedores Vycross®, o HA-Volbella® está associado ao maior risco de formação de nódulos de início tardio, com incidência variando entre 1,4 e 4,2% por paciente. O maior estudo retrospectivo de reações relacionadas a Vycross® foi realizado por Humphrey et al., no qual a incidência de nódulos de início tardio em 4.500 pacientes nos quais foram administradas 9.324 seringas de AH-Voluma® ao longo de 9 anos foi estimada em 0,98% por paciente. Semelhante aos achados de Sadeghpour et al., o tempo médio até a manifestação dos sintomas da injeção mais recente foi de 4 meses. Os autores verificaram que essas reações são autolimitadas, com resolução espontânea, ou mais persistentes, exigindo tratamento. Os esquemas de tratamento mais bem-sucedidos para o manejo da RIT associada à família de preenchedores Vycross® envolvem um ciclo limitado de corticosteroides orais (prednisona 30 mg por 5 a 7 dias), seguido por injeções intralesionais combinadas de hialuronidase e triancinolona (que podem precisar ser feitas repetidamente em várias sessões para resolução total). Embora antibióticos orais não tenham sido considerados clinicamente úteis para o tratamento de nódulos tardios associados aos preenchedores da família Vycross®, é importante descartar a infecção como causa subjacente e instituir terapia antimicrobiana apropriada conforme necessário ao avaliar e tratar inicialmente essas reações. A Figura 35.3 resume o mais recente algoritmo proposto por um painel internacional de especialistas para o tratamento de RITs secundárias a injeções de preenchedores de AH.

Embora já exista uma investigação em andamento, acredita-se que essas reações, incluindo edema e formação de nódulos, possam ser o resultado dos novos processos de reticulação que incorporam AH de alto peso molecular (HMW-HA) e AH de baixo peso molecular (LMW-HA) em comparação aos processos de reticulação anteriores que usavam apenas HMW-HA. Estudos sugerem que AHs de diferentes pesos moleculares podem exercer efeitos variáveis no sistema imunológico. Enquanto o HMW-HA exerce um efeito principalmente anti-inflamatório, o LMW-HA é pró-inflamatório e pode agir como um sinalizador de agressão endógeno ativando o sistema imunológico inato. Foi demonstrado que fragmentos de AH de tamanho pequeno a intermediário ativam macrófagos e células dendríticas e enviam sinais coestimulatórios às células T por meio de seu receptor primário de superfície celular, CD44 ou TLR4. Teoricamente, a presença desses fragmentos pró-inflamatórios de AH e LMW-HA pode preparar o sistema imunológico para desenvolver inflamação e hipersensibilidade no local dos preenchedores injetados no contexto de um evento desencadeante imunológico. Os estímulos imunogênicos que podem desencadear essas reações tardias incluem infecções virais ou bacterianas, vacinas (como a da gripe ou a vacinação contra covid-19), lesões ou traumatismos faciais ou tratamento odontológico. Felizmente, a incidência de tais reações com AH permanece baixa, especialmente quando comparada a outros tipos de preenchedores.

Incidência de reações inflamatórias tardias durante a pandemia de covid-19

Durante a pandemia de covid-19, casos raros de RITs com preenchedores de AH foram relatados em pacientes no contexto de infecção por covid-19 adquirida na comunidade, bem como

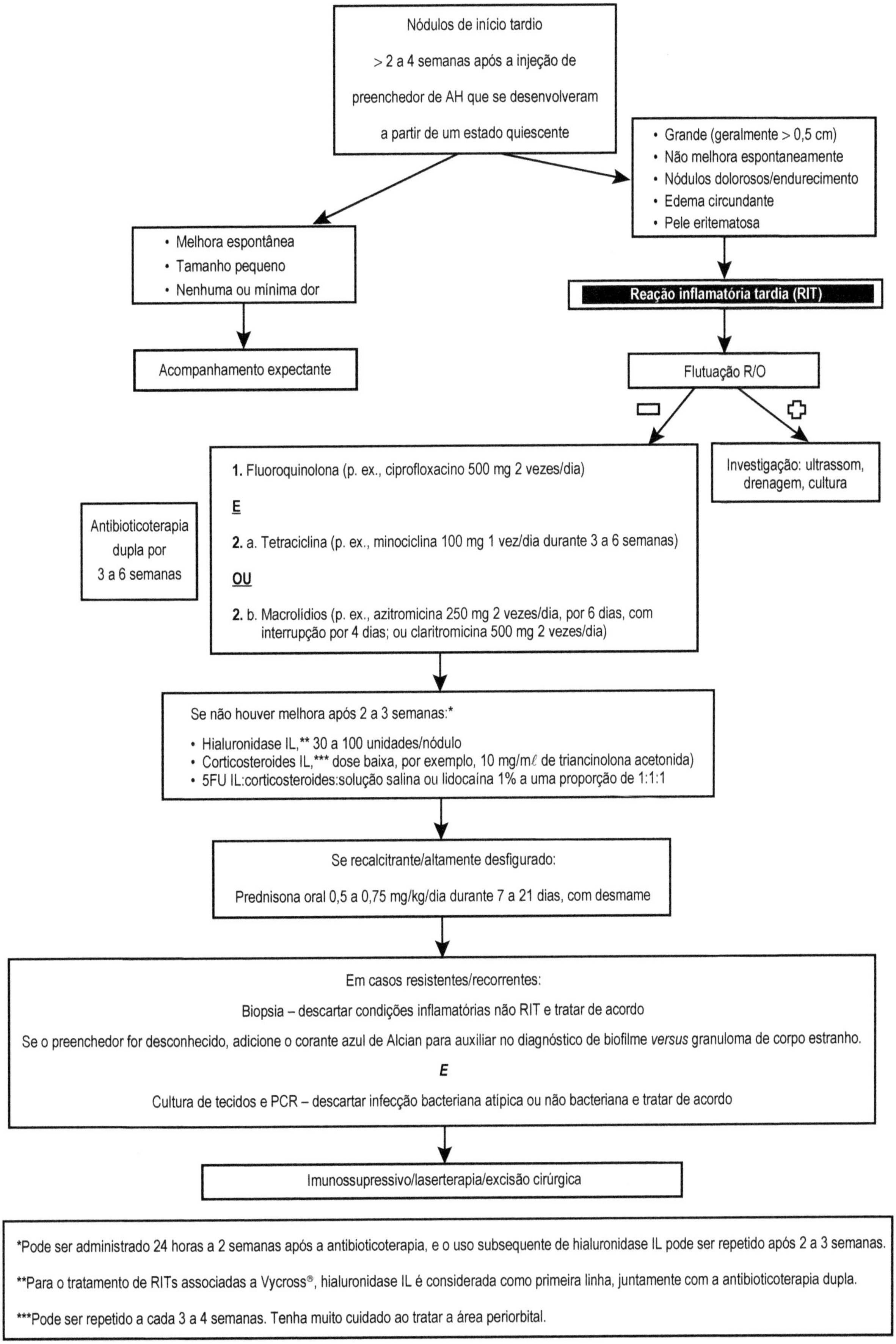

Figura 35.3 Algoritmo para tratamento de reações inflamatórias tardias secundárias a injeções de preenchedores de ácido hialurônico. (Clinical, Cosmetic and Investigational Dermatology 2020 13: 371-378. Originalmente publicado e utilizado com permissão de Dove Medical Press Ltd.)

de vacinas da covid-19, incluindo a vacinação de mRNA-1273 (Moderna, Cambridge, MA) e após a vacina BNT162b2 (Pfizer, Nova York, NY). A reação se apresenta como edema, eritema, dor e endurecimento no local de aplicação de preenchedores, ocorrendo de dias a semanas após a infecção ou vacinação contra covid-19. Acredita-se que a reação seja desencadeada pela exposição à proteína *spike* da covid-19. De acordo com os dados da FDA referentes ao estudo da vacina de mRNA-1273 (Moderna), três pacientes entre 15.184 participantes desenvolveram edema facial ou labial relacionado à colocação de preenchedor dérmico. No entanto, essas reações foram inicialmente relatadas como associadas à vacina da Moderna; em relatórios mais recentes de Munavalli et al., três pacientes desenvolveram a reação após a vacina da Pfizer. O mais interessante é que também foi demonstrado que a terapia com inibidores da enzima conversora de angiotensina (ECA) em baixas doses foi bem-sucedida no tratamento da RIT desenvolvida em pacientes após a vacinação contra covid-19 da Moderna ou da Pfizer (Figura 35.4). Eles descobriram que 5 mg de lisinopril por dia como dose inicial tem bons resultados para tratamento da RIT nesses pacientes, aumentando até 10 mg/dia se for observada melhora mínima após a dose inicial. Os autores descobriram que todos os pacientes responderam à terapia de duração de 3 a 5 dias, ou 1 a 2 dias após a redução do edema visível. Felizmente, essas reações, até o momento, têm sido relativamente raras. Outros tratamentos eficazes propostos incluíram corticosteroides orais ou hialuronidase intralesional.

Reações nodulares após preenchedor não ácido hialurônico

Colágeno

Antes da aprovação dos AHs pela FDA em 2003, o agente mais comum para volumização de tecidos moles era o colágeno bovino na forma de Zyderm® 1, Zyderm® 2 e Zyplast®. Dada a sua origem animal, esses produtos tinham potencial imunogênico, o que resultava em reações alérgicas. Dois testes cutâneos separados foram recomendados para avaliar a sensibilidade. Para evitar o risco de reações inflamatórias ao colágeno bovino, foi criado um colágeno de base humana. Obtidos a partir de tecidos de doadores humanos, CosmoDerm™ e CosmoPlast™ foram os agentes mais utilizados dentro dessa classe, os quais foram associados a menor número de casos de reações inflamatórias. Pelo fato de os produtos de colágeno não serem mais usados no mercado atual, eles não serão discutidos detalhadamente neste capítulo.

Ácido poli-L-láctico

Historicamente, a incidência de nódulos no local da injeção de preenchedores não AH parece ser maior em pacientes que recebem ácido poli-L-láctico (PLLA; Sculptra®), principalmente na população infectada pelo vírus da imunodeficiência humana (HIV). Nos primeiros estudos clínicos realizados na Europa, foram descritos nódulos no local da injeção assintomáticos e palpáveis, geralmente não visíveis, em aproximadamente

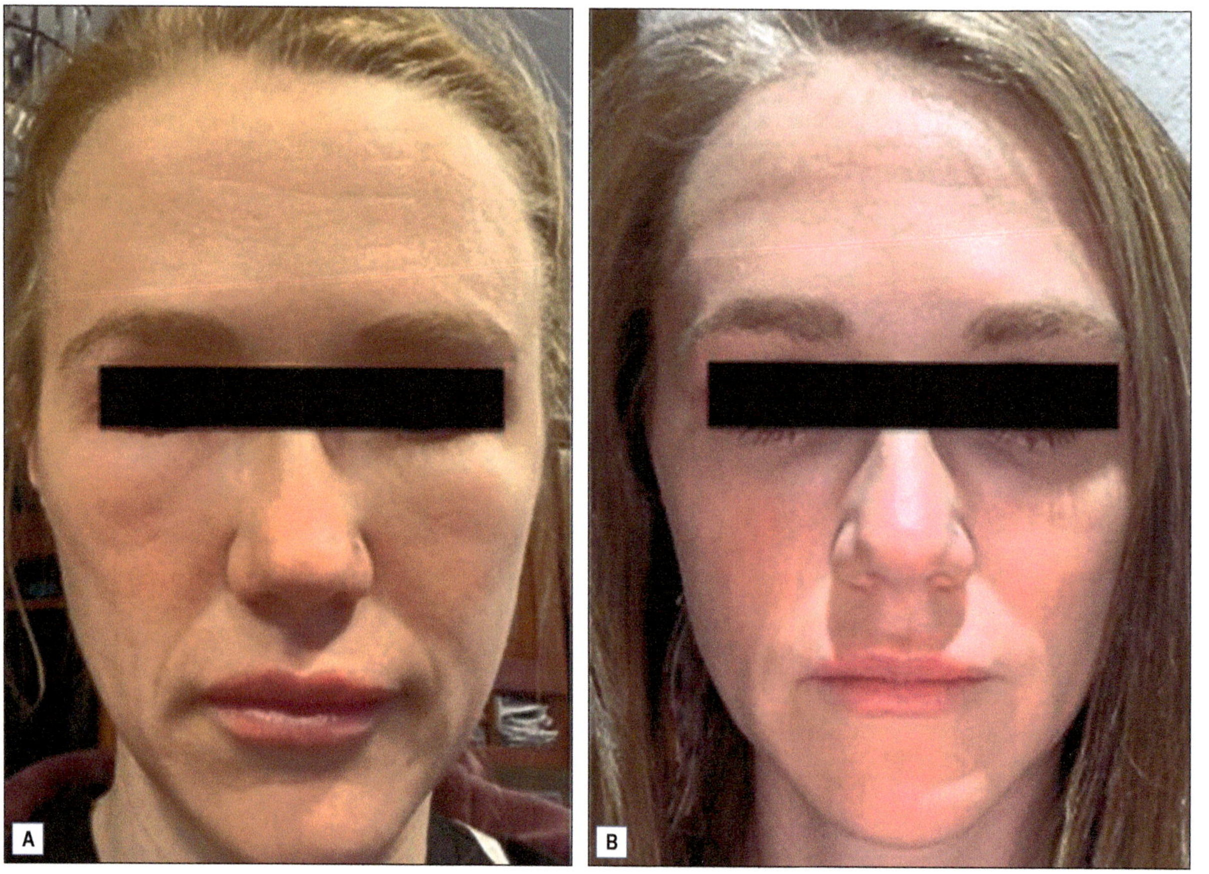

Figura 35.4 Reação inflamatória tardia após a vacinação contra covid-19. **A.** Micrografia, 48 horas após a primeira injeção da vacina da Moderna. **B.** Micrografia, 24 horas após 5 mg de lisinopril oral.

30 a 50% dos pacientes, os quais, sem tratamento, tendiam a persistir por meses a anos. Estudos subsequentes nos EUA relataram menor incidência de pápulas e nódulos com PLLA, ocorrendo em aproximadamente 6 a 13% dos pacientes. Em um estudo posterior comparando PLLA com colágeno para a correção do sulco nasolabial em pacientes não infectados pelo HIV, pápulas menores que 5 mm de diâmetro ocorreram em 8,6% dos pacientes que receberam PLLA e 3,4% daqueles que receberam colágeno. Nódulos maiores que 5 mm de diâmetro ocorreram em 6,9% dos indivíduos que receberam PLLA e 6,0% dos indivíduos que receberam colágeno. A literatura agora revela que a maioria dos problemas iniciais encontrados com PLLA resultou de metodologia abaixo do ideal, em parte pela reconstituição inadequada preconizada em bula com 5 mℓ de água estéril para injeção (AEPI), tempos insuficientes para hidratação do pó e subsequente injeção do produto altamente concentrado.

Narins et al. recomendaram mudanças no protocolo de reconstituição, hidratação e administração do produto que ajudaram a mitigar esta potencial complicação. As recomendações de consenso atuais determinam que o PLLA deve ser reconstituído 24 horas ou mais antes da injeção com aproximadamente 7 a 8 mℓ de AEPI ou água bacteriostática, com 1 a 2 mℓ de lidocaína adicionados no momento da aplicação. A diluição nessa faixa de volume leva a uma distribuição uniforme do PLLA, facilita a injeção, reduz o risco de entupimento da agulha e diminui a incidência de pápulas e nódulos. A aplicação do produto nos planos profundos também ajudará a minimizar os nódulos. A Figura 35.5 mostra uma pápula periocular visível após a aplicação muito superficial de PLLA usando a técnica de diluição antiga. Para injeção na região malar, área pré-auricular, sulcos nasolabiais e terço inferior da face, a aplicação deve ser feita no plano subcutâneo mais profundo. Para o tratamento das têmporas, o PLLA deve ser injetado abaixo da fáscia temporal e, para a injeção das regiões zigomática, maxilar e mandibular, é desejável injetar o produto depositando-o no plano subperiosteal. Deve-se ter cuidado para não injetar o precipitado no final da seringa. Após a implantação, recomenda-se massagem vigorosa da área de tratamento com instruções para o paciente massagear em casa. A "regra dos 5 s" pós-tratamento é fácil para os pacientes lembrarem: massageie 5 vezes/dia durante 5 minutos por um período de 5 dias. No entanto, os dados que corroboram a realização de massagem pós-tratamento são limitados e podem ser menos importantes que as recomendações de consenso atualizadas para reconstituição e administração.

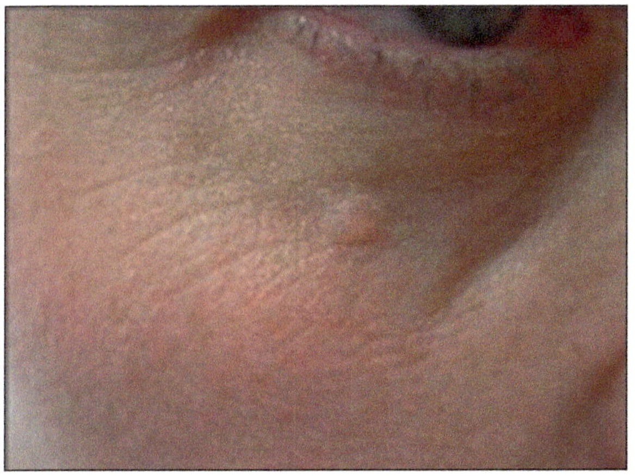

Figura 35.5 Uma pequena pápula não inflamatória visível na região periocular após a injeção de ácido poli-L-láctico (PLLA). Foi utilizada a técnica de diluição antiga e mais concentrada, com o produto aplicado de forma demasiadamente superficial. Este nódulo foi posteriormente excisado e apresentou partículas de PLLA sem nenhuma inflamação.

Mesmo com as recentes alterações de protocolo para minimizar essa complicação, pápulas e nódulos ainda podem ocorrer, conforme ilustrado por um relato de caso de uma mulher que desenvolveu vários nódulos 3 anos após as injeções de PLLA. Esta reação pode ter sido mais provavelmente devido a uma reação tardia de corpo estranho ou a uma reação a um processo infeccioso latente do que à colocação do produto. É importante ressaltar que a incidência de nódulos é maior em áreas onde o PLLA é passível de se agregar no músculo, que incluem áreas altamente móveis ou dinâmicas, como as regiões perioral e periocular, bem como as mãos e o pescoço devido à proximidade entre o platisma e a pele; portanto, devem-se considerar as diferenças na espessura regional da pele ao injetar PLLA. É necessário ter atenção ao injetar nesses locais, e o tratamento não deve ser realizado por injetores inexperientes.

Hidroxiapatita de cálcio

Semelhante a outros preenchedores, a hidroxiapatita de cálcio (CaHA) pode estar associada a um risco de formação de nódulos. CaHA (Radiesse®) injetada muito superficialmente pode resultar em nódulos brancos visíveis. Estes geralmente podem ser tratados puncionando os nódulos com uma lâmina nº 11 ou agulha e, em seguida, expressando seu conteúdo. Como resultado da pele fina do canal lacrimal, pode ocorrer maior incidência de formação de nódulos no tratamento do sulco nasojugal. Além disso, há evidências cada vez maiores para corroborar o uso de tiossulfato de sódio (STS) intralesional como agente de dissolução de nódulos de CaHA. Foi demonstrado que o STS reduz a formação de cálculos renais e diminui as lesões cutâneas profundas na arteriopatia calcificante urêmica (calcifilaxia). Recentemente, em um estudo prospectivo, unicêntrico e de prova de conceito com 12 amostras de pele suína cadavérica, Robinson demonstrou sucesso com o uso de injeção intralesional de STS isoladamente ou em conjunto com metabissulfito de sódio tópico com CaHA completamente dissolvido nas amostras de pele. O mecanismo exato de ação do STS ainda não está confirmado, mas é provável que seja multifatorial. Um mecanismo proposto inclui a quelação de cálcio do STS em um sal de tiossulfato de cálcio cuja solubilidade é 250 a 100.000 vezes maior que a CaHA.

Reações de hipersensibilidade

O AH é um dos componentes da matriz extracelular da derme e não apresenta especificidade a órgão ou espécie. Quando introduzidos no mercado, os compostos de AH estabilizados não animais (NASHA) foram considerados não imunogênicos. De fato, apesar de seu uso frequente por motivos estéticos, há poucas descrições de reações de hipersensibilidade secundárias a injeções de AH. Foi relatado um caso de anticorpos circulantes contra AH em pacientes após várias injeções; no entanto, esses achados não puderam ser confirmados por outros pesquisadores. Em um ensaio clínico randomizado usando Restylane® e Perlane™ (agora conhecido como Lyft™), os pesquisadores não conseguiram detectar evidências clínicas ou laboratoriais de respostas de imunidade humoral (hipersensibilidade tipo I) ou mediada por células (hipersensibilidade tipo IV tardia) a NASHA na maioria dos pacientes tratados. No máximo, alguns especialistas estimam que 1 em cada 10.000 indivíduos submetidos a preenchimento com esses materiais relata uma reação clínica de hipersensibilidade. Muitos agora sentem, com base em seu curso clínico e resposta ao tratamento, que várias dessas reações de hipersensibilidade relatadas são provavelmente causadas por um processo infeccioso.

Reações graves de hipersensibilidade sistêmica secundárias a injeções de preenchedores de AH são ainda mais raras que efeitos colaterais locais. Em 2009, foi relatado o caso de uma paciente que desenvolveu angioedema facial agudo acompanhado de lesões urticariformes generalizadas, prurido e febre 3 semanas após o implante de 1 mℓ de NASHA (Restylane®) em seus sulcos nasolabiais. Posteriormente, a paciente desenvolveu púrpura palpável no tronco e nas extremidades, tendo feito biopsia com resultado compatível com vasculite leucocitoclástica. Há dúvidas se esta foi uma reação imunológica verdadeira neste caso específico. No entanto, é importante estar ciente de que pode haver reações coincidentes ou idiossincráticas com o uso de preenchedores dérmicos.

Nos casos em que houve relatos de reações clínicas de hipersensibilidade, postula-se que as reações foram causadas por proteínas residuais ou impurezas resultantes do processo de fabricação e não pelo próprio AH. Havia duas fontes para a produção industrial do AH usado como agente para preenchimento: um AH animal produzido a partir de cristas de galo (Hylaform®) e um NASHA produzido por fermentação bacteriana a partir de cepas específicas de estreptococos (família Restylane®, família Juvéderm® e Belotero®). Alguns estudos mostraram que fragmentos de LMW obtidos de diferentes preparações de AH estimularam a síntese de interleucina-12 e fator de necrose tumoral alfa em monócitos, e que estes achados podem explicar os raros relatos de reações de hipersensibilidade tardia em pacientes tratados com injeções de AH. Outros postularam que, quando o AH reticulado é decomposto, os componentes usados para estabilizar as moléculas de AH podem levar à inflamação ou precipitar uma resposta imunológica. No início do uso de NASHA na Europa, foram relatadas reações de hipersensibilidade tardia em incidências relativamente baixas, de 0,15 a 0,42%. Desde então, os processos de fabricação tornaram-se ainda mais rigorosos, tendo posteriormente reduzido em seis vezes a carga de proteína e praticamente eliminando a incidência de reações de hipersensibilidade no local do implante.

> **Dica 6:** A incidência documentada de reações alérgicas ao gel NASHA contina sendo extremamente baixa. No entanto, com o aumento da popularidade desses preenchedores, este risco pode aumentar. Cabe aos médicos discutir com os pacientes não apenas os benefícios, mas também os riscos de uma possível reação alérgica.

Embora a incidência seja baixa, houve relatos de casos de reações de hipersensibilidade localizadas e generalizadas, formação de granulomas imunomediados e doença semelhante à sarcoidose após injeção com preenchedores temporários. Um tipo de reação rara, porém dramática, que foi relatada em 2005, foi uma hipersensibilidade do tipo angioedema a 1 mℓ de Restylane® após injeção no lábio superior. Uma hora após a injeção, o paciente desenvolveu inchaço do lábio superior do tipo angioedema sem queixas sistêmicas. O paciente foi tratado com corticosteroides intramusculares, com estabilização do edema ocorrendo 2 horas depois, tendo sido posteriormente tratado com uma redução gradual de esteroides orais com resolução completa do edema em 5 dias.

Biofilmes

Os biofilmes podem contribuir para a formação de nódulos de aparecimento tardio ou complicações infecciosas tardias relacionadas à injeção de preenchedor dérmico. Os biofilmes surgem quando os microrganismos formam colônias heterogêneas, em grande parte imóveis, densamente compactadas e quiescentes que aderem a superfícies inertes e se encapsulam em uma matriz extracelular polimérica protetora e autodesenvolvida. Os organismos podem ser introduzidos diretamente durante a injeção ou por meio da colonização do material mediante disseminação hematogênica ou por continuidade. Os biofilmes empregam uma série de mecanismos de virulência que os tornam extremamente difíceis de erradicar uma vez estabelecidos. Sua estrutura complexa consegue evitar a interferência do sistema imunológico, limitando fisicamente a mobilidade das células imunes no biofilme e a subsequente fagocitose de microrganismos. Além disso, estudos mostraram que a expressão gênica alterada em biofilmes permite o desenvolvimento ativo de mecanismos de resistência anti-infecciosa. Por exemplo, as bactérias em biofilmes demonstraram ter maior resistência à penicilina por meio da penetração prejudicada do antibiótico através de sua própria matriz e do rápido efluxo do antibiótico por meio de bombas nas paredes celulares das bactérias. As comunidades de biofilme podem exigir concentrações até 1.000 vezes maiores de antibioticoterapia para eficácia em comparação aos quadros infecciosos com bactérias flutuantes.

A formação de biofilme, portanto, parece ser uma etapa crítica na patogênese de muitas infecções bacterianas subagudas e crônicas. Espécies comumente comensais, incluindo *Staphylococcus aureus*, *Staphylococcus epidermidis*, *Pseudomonas aeruginosa* e espécies de *Enterococcus*, são frequentemente implicadas na formação de biofilme e são responsáveis por aproximadamente dois terços das infecções relatadas no contexto de implante de um material estranho. Menos comumente, os biofilmes também podem ser compostos por outros microrganismos, como espécies de *Candida*. Infecções relacionadas ao biofilme são um problema bem conhecido na Medicina, tendo sido relatadas em dispositivos ortopédicos, válvulas cardíacas, cateteres de longa permanência e *stents* e, mais recentemente, foram descritas no cenário de uso de preenchedores cutâneos.

Foi relatada formação de biofilme com a maioria dos tipos de preenchedores; no entanto, os relatos sugerem que essa ocorrência é mais proeminente quando géis permanentes não degradáveis, como silicone ou gel de poliacrilamida, são usados.

A apresentação clínica dos biofilmes pode ser aguda ou tardia (até anos após a injeção), geralmente com manifestação de pápulas e nódulos eritematosos (Figura 35.6). No entanto, nódulos induzidos por biofilme também podem se apresentar como granulomas inertes, aumentando a ambiguidade diagnóstica. Embora os biofilmes possam permanecer indolentes por longos períodos, eles podem ser ativados em situações de traumatismo ou injeção repetida em locais de aplicação prévia de preenchedor, mesmo anos após terem sido colocados, resultando em infecções locais ativas, sepse ou inflamação crônica com reações granulomatosas. Uma apresentação clássica que deve aumentar a suspeita de formação de biofilme é a presença de infecções recorrentes, geralmente piogênicas, após tratamento prévio "bem-sucedido", pois os biofilmes podem continuar colonizando o tecido local.

> **Dica 7:** Os biofilmes podem ser responsáveis por várias complicações de início tardio, incluindo granulomas, nódulos, inflamação e abscessos. O uso prolongado de antibióticos pode ser necessário mesmo quando as culturas não revelam um organismo definitivo.

A investigação e o tratamento são semelhantes aos discutidos na seção anterior; no entanto, quando há suspeita de biofilme, tecnologias diagnósticas mais sensíveis, como PCR e FISH, devem ser priorizadas, pois a cultura das colônias de biofilme é geralmente negativa. Os macrolídios são particularmente úteis no tratamento de biofilmes por serem lipofílicos e se acumularem na gordura (geralmente onde se encontra o preenchimento) e podem inibir o sensor de quórum, um sistema de comunicação intercelular usado entre bactérias do biofilme para regulação do seu ambiente. Muitos autores recomendam claritromicina ou minociclina por 2 a 6 semanas. Se os nódulos de um paciente não forem inflamatórios e não responderem a um curso de antibióticos, tentativas com esteroides orais ou intralesionais, bem como 5-fluoruracila intralesional, resultam em algum sucesso. Se essas estratégias não eliminarem o(s) nódulo(s), especialmente no contexto de preenchedores particulados de longa duração, deve-se considerar excisão como último recurso (Boxe 35.3).

> **Dica 8:** O primeiro passo no manejo da maioria das pápulas e nódulos inflamatórios e não inflamatórios é descartar infecção ou abscesso por meio de exame físico e histórico e instituir antimicrobianos, se necessário. Os nódulos não inflamatórios geralmente são imunomediados e, portanto, respondem a anti-inflamatórios, como esteroides orais ou intralesionais.

Granulomas

Um granuloma é uma reação inflamatória não alérgica composta predominantemente por macrófagos. À medida que essa reação amadurece, os macrófagos se fundem, tornando-se células gigantes multinucleadas. Reações locais e regionais, granulomatosas tardias e recorrentes podem complicar as injeções de preenchedor dérmico. Clinicamente, eles geralmente se manifestam como nódulos persistentes que surgem entre 6 e 24 meses após a colocação do preenchedor. Embora tenha havido relatos de surgimento de granulomas tardios anos após a administração

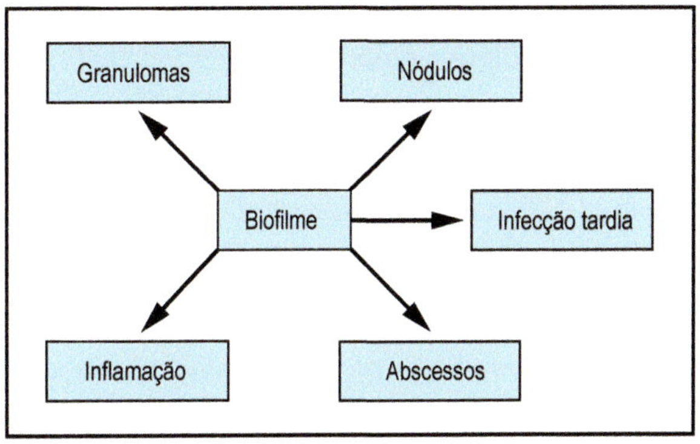

Figura 35.6 Potenciais complicações com biofilmes.

Boxe 35.3 Principais estratégias de prevenção e tratamento para evitar amaurose.

- Prevenção
  - Conhecer a localização e a profundidade dos vasos faciais
  - Injetar lentamente e com pressão mínima
  - Injetar em pequenas quantidades (alíquotas de 0,1 mℓ)
  - Mover a ponta da agulha durante a injeção para evitar grandes depósitos em um local
  - Aspirar antes da injeção (eficácia controversa, mas recomendada, especialmente com ácido poli-L-láctico [PLLA])
  - Usar uma agulha de pequeno diâmetro (necessita de injeção mais lenta)
  - Seringas menores são preferíveis em relação às maiores para controlar o volume
  - Ter cuidado se a área já tiver sido submetida anteriormente a um procedimento cirúrgico (*i. e.*, rinoplastia, *lifting* facial)
  - Considerar o uso de uma cânula para reduzir a possibilidade de atingir um vaso sanguíneo (ou seja, áreas altamente vascularizadas, como o canal lacrimal)
- Tratamento
  - Se ocorrer dor ocular ou alteração na visão, parar de injetar imediatamente
  - Entrar em contato imediatamente com um oftalmologista ou cirurgião plástico ocular e encaminhar o paciente diretamente para lá
  - Considerar tratar a área injetada e o tecido circundante com hialuronidase
  - Considerar injeção retrobulbar de 300 a 600 unidades (2 a 4 mℓ) de hialuronidase, independentemente do preenchedor usado
  - Considerar redução da pressão intraocular (ou seja, massagem ocular, manitol intravenoso)
  - Monitorar o estado neurológico do paciente e solicitar exames de imagem relevantes (alta prevalência de complicações do sistema nervoso central [SNC] acompanha a amaurose).

Modificado de Beleznay K, Carruthers JD, Humphrey S, Jones D. Avoiding and treating blindness from fillers: a review of the world literature. *Dermatol Surg.* 2015; 41:1097-1117.

do preenchedor, a fisiopatologia precisa desses granulomas tardios não é totalmente compreendida e pode não seguir os mecanismos clássicos.

A formação de granulomas ocorre em cinco fases, incluindo inflamação, adsorção de proteínas, adesão de macrófagos, fusão de macrófagos e, finalmente, o *crosstalk* celular. A gravidade dos granulomas de corpo estranho pode ser classificada em quatro graus, conforme proposto por Duranti et al., dependendo de suas características clínicas e histológicas. O desenvolvimento de granulomas de corpo estranho após a injeção de preenchedor é incomum, e sua frequência varia consideravelmente e depende do tipo de preenchedor usado. Por exemplo, a incidência de granulomas de corpo estranho que ocorrem após um preenchedor de AH, o tipo de preenchedor mais comumente usado, é relatada como sendo entre 0,02 e 0,4%. Os fatores que podem influenciar a propensão à formação de granulomas incluem o volume de material injetado, se foram realizadas injeções repetidas, tamanho e textura da partícula do preenchedor, presença de impurezas, hidrofilicidade e carga na superfície do preenchedor.

Praticamente todos os preenchedores sintéticos podem agir como corpos estranhos, e a resposta do hospedeiro pode variar em um espectro desde macrófagos esparsamente distribuídos a uma exuberante reação de corpo estranho com fibrose, dependendo do tipo de preenchedor e da resposta imune individual do paciente. A composição do preenchedor, a presença de reticulação diferenciada e o tamanho das partículas podem se correlacionar com o risco de desenvolvimento de uma reação granulomatosa. Além disso, conforme mencionado anteriormente, pode haver um aumento da incidência de nódulos de início tardio com preenchedores à base de AH que incorporam a tecnologia Vycross®, um método exclusivo de reticulação de fabricação, de acordo com estudos recentes de Sadeghpour et al., em 2019, e Humphrey et al., em 2020. Deve-se ter cautela em pacientes com histórico conhecido de doenças autoimunes do tecido conjuntivo, sendo contraindicada em pacientes com sarcoidose conhecida. Pacientes com qualquer doença autoimune do tecido conjuntivo devem ser devidamente aconselhados de que seus riscos de formação de granuloma por preenchedores podem ser maiores que os da população em geral. Portanto, as características do preenchedor e do paciente devem ser consideradas individualmente para determinar qual produto e tipo de preenchedor, se possível, podem ser usados com segurança e adequadamente.

Para preenchedores específicos, como PLLA (Sculptra®) e CaHA (Radiesse®), uma resposta fibrótica do paciente realmente impulsiona a volumização mais prolongada. Curiosamente, a CaHA tende a estar associada a uma alta incidência de nódulos quando injetada nos lábios, mas esses nódulos são de natureza não inflamatória. Histologicamente, as microesferas de CaHA tendem a recrutar um pequeno número de macrófagos, que circundam o produto, mas não são provocadas reações de corpo estranho. No entanto, devido à tendência de formação de nódulos labiais não granulomatosos e relatos de migração distante exclusivos desse preenchedor, a CaHA deve ser evitada para preenchimento labial. Ao contrário, o colágeno e seus constituintes, que não são mais usados devido ao risco associado de anafilaxia, são reabsorvidos por um período de aproximadamente 3 a 4 meses. Como tal, os riscos de formação tardia ou persistente de granuloma são bastante baixos. Exemplos raros de granulomas em paliçada semelhantes a granuloma anular e paniculite granulomatosa sarcoídico-*like* disseminada e recorrente foram relatados no passado após injeções de colágeno bovino.

Embora raros, os produtos de AH têm sido associados à formação de granulomas. Clinicamente, esses granulomas se manifestam como eritema tardio e nódulos edematosos dolorosos ou insensíveis à palpação. Em um caso, um paciente recebeu um produto de AH na borda do vermelhão labial e, posteriormente, desenvolveu nódulos discretos, inicialmente associados a alterações eczematosas da pele sobrejacente, 6 semanas após a injeção. A avaliação histológica revelou a presença de nódulo nitidamente demarcado na gordura subcutânea, compatível com reação granulomatosa de corpo estranho ao preenchedor. Os mecanismos subjacentes a essas reações ainda são pouco compreendidos, embora alguns suponham que ocorram devido a uma reação inerente contínua de corpo estranho induzida pela aplicação de preenchedores, enquanto outros favorecem sua manifestação como resposta a um biofilme. Conforme mencionado anteriormente, muitas reações que antes eram consideradas granulomas de corpo estranho ou reações alérgicas com base em culturas bacterianas negativas agora são consideradas decorrentes de biofilmes. Há algumas evidências que implicam a contaminação bacteriana no momento da aplicação como uma possível etiologia para essas respostas granulomatosas, embora isso não seja amplamente aceito.

Independentemente do evento desencadeante, esses granulomas demonstraram responder a esteroides intralesionais e tópicos, bem como a inibidores tópicos de calcineurina. Nos casos de reações granulomatosas de corpo estranho relacionadas ao AH que não respondem ao tratamento inicial, a administração local de hialuronidase pode ser considerada para aliviar o problema.

Reações semelhantes também foram relatadas e confirmadas histologicamente com preenchedores não AH, como PLLA (ver Figura 35.4). A reação granulomatosa às partículas de PLLA pode persistir por pelo menos 18 meses após a injeção. Embora etiologias bacterianas tenham sido implicadas como causadoras dessas reações, não foram detectados microrganismos por PCR ou na análise histológica da reação granulomatosa. Há uma preocupação especial entre alguns especialistas com uma resposta granulomatosa rigorosa ao PLLA em pacientes que apresentam síndrome inflamatória de reconstituição imunológica (SIRI), na qual um paciente previamente imunodeficiente se torna imunocompetente quando está sendo tratado de HIV. Nesses pacientes em particular, a hipótese é que desenvolvam uma resposta robusta e hiperativa ao material infeccioso ou estranho implantado após o retorno da imunidade. Vários autores relataram deformidade significativa e visível resultante de reações granulomatosas de células gigantes induzidas por corpo estranho após preenchimento cutâneo com PLLA. Embora alguns granulomas possam se resolver espontaneamente, tratamentos com esteroides intralesionais, imiquimode tópico e até mesmo excisão cirúrgica foram relatados como facilitadores da resolução. Efeitos adversos sistêmicos graves secundários às injeções de PLLA são extremamente raros; no entanto, um caso de anafilaxia, com necessidade de interrupção do tratamento, e um de angioedema foram relatados. Conforme observado anteriormente, com a técnica de deposição apropriada e diluição adequada, granulomas de corpo estranho de início tardio são raros (tão baixos quanto 0,1%). No entanto, pacientes e médicos devem estar cientes desse possível efeito colateral e ter estratégias para o tratamento, caso ele aconteça.

COMPLICAÇÕES AGUDAS E POTENCIALMENTE CATASTRÓFICAS COM PREENCHEDORES DÉRMICOS

Complicações vasculares

Embora raros, necrose tecidual, perda de visão (unilateral e bilateral), oftalmoplegia e outros eventos trombóticos representam complicações vasculares temidas que podem resultar de injeções de preenchedores. É fundamental que o médico injetor esteja ciente desses eventos adversos, seja capaz de reconhecer prontamente os primeiros sinais dessas complicações e tenha protocolos de tratamento instituídos para controlar ou mitigar essas consequências, caso surjam.

Necrose

Necrose da pele e dos tecidos locais é uma complicação rara, porém grave, que pode resultar de injeções de preenchedores, tendo sido observada em todos os tipos de preenchedor. Houve um aumento na incidência de necrose nos últimos anos, embora isso possa ser parcialmente atribuído ao aumento do número total de tratamentos estéticos realizados. Há também uma preocupação crescente com o nível variável de experiência e a formação dos indivíduos que oferecem esses tratamentos, o que pode contribuir ainda mais para o aumento da incidência de eventos adversos. No entanto, o uso criterioso de preenchedores, a colocação e a seleção adequadas dos produtos, bem como o pronto reconhecimento e o manejo das complicações são vitais para minimizar a morbidade. Embora incomum, mesmo com a técnica adequada, um incidente vascular pode ser inevitável na carreira de qualquer profissional injetor, apesar de sua improbabilidade estatística. Como tal, o injetor deve estar sempre preparado para esse cenário e deve ter a experiência e os recursos necessários para intervir prontamente e tentar mitigar os consequentes danos.

Acredita-se que a necrose resulte da colocação inadvertida de preenchedor dentro do lúmen de um vaso ou da compressão de vasos sanguíneos próximos. A oclusão vascular resultante compromete o fluxo sanguíneo e resulta em má oxigenação do tecido, o que leva à morte da pele e do tecido local afetados. Isso pode se apresentar com um padrão de manchas violáceas ou escuras moteadas na pele sobrejacente ou adjacente à área na qual o preenchedor foi administrado. Se não for imediatamente reconhecido e corrigido, pode progredir para mais manchas, dor, ulceração e eventual formação de cicatriz na pele.

A área anatômica com maior risco de necrose e complicações de injeções é a região glabelar. Esta área corresponde à artéria supratroclear e aos ramos de pequeno calibre que a acompanham que suprem essa região, que inerentemente tem circulação colateral limitada. No entanto, essa complicação também pode surgir ao longo do curso da artéria facial, artéria angular, artéria nasal lateral ou qualquer um de seus ramos. Um sólido conhecimento da anatomia facial normal, particularmente a localização e a trajetória das principais artérias e as diferenças gerais entre as propriedades e espessuras regionais da pele, é de primordial importância para minimizar a necrose. Para esse fim, Beleznay e Carruthers et al. publicaram artigos clínicos práticos detalhando a anatomia vascular facial pertinente em suas respectivas publicações.

Várias técnicas foram propostas para mitigar o risco de necrose, incluindo aspiração antes da injeção, uso de cânulas, adoção de uma forma lenta e retrógrada de injetar e manutenção da agulha em constante movimento. No entanto, é difícil quantificar o impacto dessas estratégias de injeção na diminuição do risco de necrose. A utilidade da aspiração antes da injeção de preenchedores de AH é controversa porque a viscosidade do produto pode não permitir um refluxo adequado na seringa quando se usam agulhas de ponta fina. Além disso, um estudo de 2015 revelou que a retirada do êmbolo da seringa de AH quando se usam técnicas lentas ou rápidas, mesmo com completa ausência de sangue visível na seringa, não elimina a possibilidade de inserção intravascular. A seleção adequada de agentes apropriados (p. ex., utilizar preenchedores de AH com partículas menores em planos de injeção superficiais) também é imprescindível para ajudar a minimizar essa complicação. Também é geralmente aconselhável evitar a injeção nas imediações de grandes vasos faciais conhecidos. Finalmente, muitos especialistas adotaram e implementaram o uso de cânulas, que reduzem, mas não eliminam, o risco de introdução intravascular.

A necrose iminente se apresenta em um de três padrões: imediata, precoce (dentro de 24 a 48 horas) ou tardia (> 48 horas). Existem vários protocolos para o manejo dessa complicação, e seu tratamento depende do tempo de início. Primeiro, o comprometimento vascular iminente pode ser evidente pelo branqueamento, seguido por manchas escuras ou arroxeadas na área. Além disso, o paciente pode se queixar de dor desproporcional ao desconforto normal da injeção. Após o reconhecimento imediato dessas características, a injeção deve ser imediatamente interrompida, a fim de verificar, avaliar e tratar quaisquer complicações, se necessário. A aplicação imediata de compressas mornas e massagem manual da área promoverá vasodilatação e melhorará o fluxo sanguíneo. Aproximadamente 0,5 polegada (12 mm) de pasta de nitroglicerina a 2% deve ser aplicada e massageada sobre a área afetada, o que geralmente resulta em revascularização, a qual se manifesta por uma tonalidade rosa que aparece em questão de minutos. Outros agentes vasodilatadores, como citrato de sildenafila (Viagra®, Pfizer, Inc.), bloqueadores dos canais de cálcio ou outros medicamentos semelhantes, também podem ser considerados como adjuvantes para aumentar o fluxo sanguíneo, embora seus benefícios em situações agudas ainda não tenham sido determinados.

A hialuronidase, que degrada enzimaticamente o AH, é recomendada caso os tratamentos mencionados se mostrem insuficientes ou ineficazes. Deve-se notar que foi relatada anafilaxia após injeção retrobulbar de hialuronidase, mas não após administração subcutânea, embora anafilaxia ainda possa ser teoricamente possível. Como a hialuronidase é um dos componentes ativos do veneno de abelha, sua administração em pacientes com histórico de alergia a picadas de abelha deve ser realizada com cautela. No uso rotineiro de hialuronidase, geralmente se recomenda teste cutâneo de hipersensibilidade antes da administração de duas formulações de hialuronidase: Amphadase® de origem bovina (Amphastar Pharmaceuticals, Inc., Rancho Cucamonga, CA) e Vitrase® de origem ovina (ISTA Pharmaceutical, Irvine, CA). No entanto, um relatório de consenso sobre o tratamento da necrose induzida por preenchedor não considerou necessário realizar um teste cutâneo antes da administração de hialuronidase em situações mais urgentes. Nesses cenários, o médico deve estar preparado para tratar a hipersensibilidade ou a anafilaxia, caso ocorram.

Além da decomposição enzimática do AH, a hialuronidase demonstrou reduzir o edema, o que pode minimizar a pressão externa nos vasos ocluídos. Por isso, a hialuronidase pode ser benéfica no tratamento da necrose iminente, mesmo que um preenchedor à base de AH não tenha sido usado. Em casos mais graves ou não responsivos de necrose, Schanz et al. descreveram o uso bem-sucedido de injeções subcutâneas profundas de heparina de baixo peso molecular na área afetada. Embora um curso de esteroides orais possa diminuir a inflamação e melhorar o fluxo sanguíneo para a área, os corticosteroides também têm propriedades vasoconstritoras, o que pode exacerbar a oclusão vascular. Assim, o papel exato dos corticosteroides nesse cenário não é claro. Felizmente, em muitos casos, a necrose da pele se remodela e os danos resultantes são menores que o esperado. Se persistirem as irregularidades de contorno, podem ser aplicados preenchedores para corrigir áreas deprimidas, seguidos por uma série de tratamentos a *laser* fracionado para melhorar o contorno, estimulando a deposição de colágeno.

> **Dica 9:** Necrose é uma complicação rara, porém grave, associada às injeções de preenchedores, e todos os médicos devem ter um protocolo de tratamento implementado para manejá-la de forma eficaz. Injeções de hialuronidase podem ajudar a minimizar a necrose iminente com todos os tipos de preenchedores.

Amaurose

Embora extremamente rara, a amaurose é talvez a complicação mais temida e catastrófica da injeção de preenchedor e pode ser acompanhada por oftalmoplegia, ptose, necrose da pele e AVC isquêmico. A revisão de Beleznay da literatura mundial, realizada em 2015, revelou mais de 98 casos de alterações na visão após o uso de preenchedores, variando de comprometimento leve a perda total da visão. Na atualização de 2019, foram identificados mais 48 casos, totalizando 146. Além disso, uma revisão sistemática relatou um total de 190 casos na literatura. Os sintomas mais comuns foram perda imediata da visão, dor ocular, além de náuseas/vômitos e cefaleia. Em ambas as revisões, a gordura autóloga foi o agente mais comumente associado a complicações oculares (47,9 e 47,4%, respectivamente), seguida pelos preenchedores de AH (23,5 e 27,9%, respectivamente). Deve-se notar que a gordura autóloga apresentou maior risco de amaurose permanente (80,9%) em comparação ao AH (39,1%). Esse achado pode refletir o uso de volumes maiores, seringas e tamanhos de partículas maiores e pressões de extrusão mais fortes necessárias para se injetar gordura autóloga. A gordura autóloga também pode ter maior propensão a ativar a cascata de coagulação ou de inflamação em comparação a outros preenchedores. Os locais de injeção com maior risco de causar sintomas oculares em ordem decrescente foram glabela (38,8%), região nasal (25,5%), sulco nasolabial (13,3%) e fronte (12,2%); no entanto, praticamente todas as localizações anatômicas da face apresentam risco teórico de causar amaurose devido a extensas anastomoses vasculares e à capacidade de o material de preenchimento apresentar trajeto retrógrado.

A amaurose por injeção de gordura autóloga tem sido universalmente irreversível e não há antídoto injetável disponível, enquanto a perda de visão por AH foi parcialmente revertida com hialuronidase em alguns casos. O objetivo da intervenção se houver suspeita de amaurose iminente é a restauração rápida da perfusão ocular. Carruthers et al. apresentaram técnicas para injeção retrobulbar e peribulbar de hialuronidase na tentativa de reverter a perda de visão. Mesmo se não for injetada por via intravascular, a hialuronidase pode ser capaz de atravessar as paredes dos vasos e dissolver o AH intra-arterial, o que foi demonstrado em amostras de artérias faciais obtidas de cadáveres humanos frescos.

Demonstrou-se que o dano secundário à isquemia retiniana se torna irreversível após 90 minutos; no entanto, muitos especialistas acham que isso superestima o tempo de que se dispõe para realizar intervenções para salvar a visão. Em geral, acredita-se que a intervenção imediata precoce tem a maior probabilidade de restaurar a visão e também é preferível. No entanto, houve um caso isolado relatado por Sharudin et al. de restauração da visão após 12 horas da administração. Beleznay et al. propuseram estratégias fundamentais de prevenção e manejo, adaptadas no Boxe 35.3. Idealmente, com uma técnica de injeção cuidadosa, a amaurose iatrogênica do preenchedor pode ser totalmente evitável e nunca deverá ocorrer, mas essa complicação pode se tornar mais comum com o uso crescente de preenchedores por pessoas menos experientes em relação à anatomia vascular facial. Além disso, é importante notar que o uso de cânulas pode reduzir, porém não consegue eliminar totalmente esse risco. Portanto, é essencial ter um protocolo para amaurose (Figura 35.7) e um *kit* de emergência no consultório (Figura 35.8). Várias outras intervenções, incluindo esteroides sistêmicos, oxigênio hiperbárico, antibióticos sistêmicos e acetazolamida, foram descritas na literatura, mas seu papel ou benefício exato não está claro.

Infarto cerebral e embolia pulmonar

Embora a incidência exata seja desconhecida, foram descritos relatos de casos de infarto cerebral e embolia pulmonar atribuídos a injeções de preenchedor à base de AH. Acredita-se que o AVC isquêmico ocorra quando o material de preenchimento injetado segue intra-arterialmente de forma retrógrada para o círculo de Willis através da artéria carótida interna. Em uma série de casos publicada recentemente por Sorensen e Council, a maioria dos AVC isquêmicos relatados ocorreu na distribuição da artéria cerebral média (ACM), causou hemiparesia permanente e não teve relação com o tipo de preenchedor. No entanto, como ambos os cenários representam situações potencialmente fatais para o paciente, deve-se buscar atendimento emergencial e interdisciplinar adequado.

Protocolo para amaurose

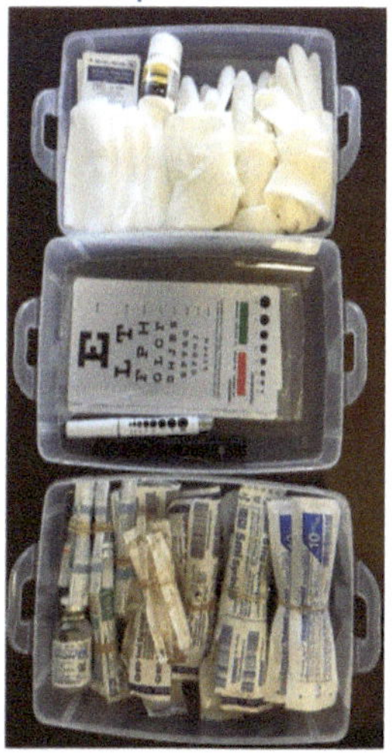

- Exame de visão/ocular:
  - Quadro de acuidade visual, teste da lanterna oscilante, movimento extraocular, ptose
- Sintomas:
  - Alterações visuais, dor, cefaleia, náuseas, tontura, fraqueza nas extremidades
- Exame de força das extremidades
- Exame cutâneo, preenchimento capilar
- Documentação de todos os achados

Cortesia da Dra. Katie Beleznay

Protocolo para amaurose

- Entre em contato com o setor de oftalmologia o mais rápido possível
- É possível injetar 1.500 U de hialuronidase no local da aplicação e ao longo do trajeto da artéria
- Massagem ocular, ácido acetilsalicílico, timolol, respiração em saco de papel
- Considerar 1.000 a 1.500 U de hialuronidase nos foramens supraorbital e supratroclear
- Hialuronidase retrobulbar: considerar a injeção retrobulbar de 3.000 unidades de hialuronidase (2 cc) (hialuronidase composta canadense 1.500 UI/mℓ)

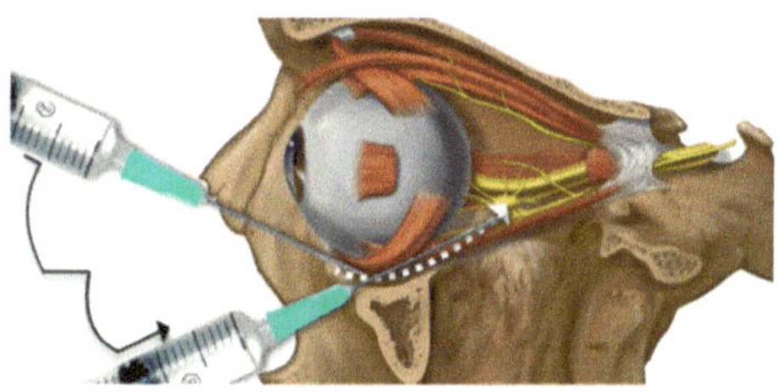

Cortesia do Dr. Jose Raul Montes

Figura 35.7 Protocolo para amaurose. (Cortesia da Dra. Katie Beleznay.)

***Kit* de emergência do protocolo de amaurose**

- Frascos de hialuronidase
- Seringas de 3 cc, agulhas de calibre 25G de 1,5 polegada (38 mm), agulhas de calibre 30G de 1/2 polegada (12 mm), cânula de calibre 25G, introdutor de calibre 23G (muitos destes)
- Colírio de timolol
- Ácido acetilsalicílico
- Lidocaína (sem epinefrina)
- Quadro de Snellen (quadro de acuidade visual)
- Lanterna

Figura 35.8 *Kit* de emergência de amaurose. (Cortesia da Dra. Katie Beleznay.)

CONCLUSÃO

O preenchimento com preenchedores injetáveis continua sendo um dos procedimentos estéticos minimamente invasivos mais comumente realizados, e a expectativa é que o número de tratamentos continue a aumentar anualmente. Sob os cuidados de um médico prudente e criterioso, os preenchedores representam um procedimento eficaz, gratificante, razoavelmente seguro e bem tolerado. No entanto, à medida que o número de pacientes que procuram preenchimento e o repertório de preenchedores e materiais disponíveis aumenta, é imperativo que os médicos injetores tenham o treinamento e a familiaridade adequados em relação às suas possíveis complicações e seu consequente manejo, caso estas surjam. Embora os índices de complicações sejam geralmente baixos com esses agentes, elas ainda podem ocorrer mesmo nas mãos mais experientes, sendo que o reconhecimento precoce e as intervenções apropriadas são fundamentais. O médico injetor deve tomar todas as medidas possíveis para garantir os melhores resultados possíveis, minimizando o risco de eventos adversos com técnica correta, seleção adequada de produtos e um profundo conhecimento da anatomia facial, mas deve estar sempre atento e pronto para lidar com complicações iminentes caso alguma intervenção adicional seja necessária.

LEITURA ADICIONAL

Alam, M., & Dover, J. S. (2007). Management of complications and sequelae with temporary injectable fillers. *Plastic and Reconstructive Surgery, 120*, S98–S105. https://doi.org/10.1097/01.prs.0000248859.14788.60.

Alam, M., & Tung, R. (2018). Injection technique in neurotoxins and fillers: Planning and basic technique. *Journal of the American Academy of Dermatology, 79*(3), 407–419. https://doi.org/10.1016/j.jaad.2018.01.034.

Alijotas-Reig, J., Fernandez-Figueras, M. T., & Puig, L. (2013). Inflammatory, immune-mediated adverse reactions related to soft tissue dermal fillers. *Seminars in Arthritis and Rheumatism, 43*, 241–258. https://doi.org/10.1016/j.semarthrit.2013.02.001.

Alsaad, S., Fabi, S. G., & Goldman, M. P. (2012). Granulomatous reaction to hyaluronic acid: A case series and review of the literature. *Dermatologic Surgery, 38*(2), 271–276. https://doi.org/10.1111/j.1524-4725.2011.02214.x.

Apikian, M., Roberts, S., & Goodman, G. J. (2007). Adverse reactions to polylactic acid injections in the periorbital area. *Journal of Cosmetic Dermatology, 6*(2), 95–101. https://doi.org/10.1111/j.1473-2165.2007.00303.x.

Artzi, O., Loizides, C., Verner, I., & Landau, M. (2016). Resistant and recurrent late reaction to hyaluronic acid-based gel. *Dermatologic Surgery, 42*, 31–37. https://doi.org/10.1097/DSS.0000000000000562.

Artzi, O., Cohen, J. L., Dover, J. S., et al. (2020). Delayed inflammatory reactions to hyaluronic acid fillers: A literature review and proposed treatment algorithm. *Clinical, Cosmetic and Investigational Dermatology, 13*, 371–378. https://doi.org/10.2147/CCID.S247171.

Avram, M., Bertucci, V., Cox, S. E., Jones, D., & Mariwalla, K. (2020). *Guidance regarding SARS-CoV-2 mRNA vaccine side effects in dermal filler patients.* American Society of Dermatologic Surgery.

Baeva, L. F., Lyle, D. B., Rios, M., Langone, J. J., & Lightfoote, M. M. (2014). Different molecular weight hyaluronic acid effects on human macrophage interleukin 1β production. *Journal of Biomedical Materials Research. Part A, 102*, 305–314. https://doi.org/10.1002/jbm.a.34704.

Beer, K. (2014). Avoiding complications with fillers. *Dermatologist, 22*(11), 20–21.

Beleznay, K., Carruthers, J. D., Carruthers, A., Mummert, M. E., & Humphrey, S. (2015). Delayed-onset nodules secondary to a smooth cohesive 20 mg/mL hyaluronic acid filler: Cause and management. *Dermatologic Surgery, 41*, 929–939. https://doi.org/10.1097/DSS.0000000000000418.

Beleznay, K., Carruthers, J. D., Humphrey, S., & Jones, D. (2015). Avoiding and treating blindness from fillers: A review of the world literature. *Dermatologic Surgery, 41*, 1097–1117. https://doi.org/10.1097/DSS.0000000000000486.

Beleznay, K., Carruthers, J. D., Humphrey, S., Carruthers, A., & Jones, D. (2019). Update on avoiding and treating blindness from fillers: a recent review of the world literature. *Aesthetic Surgery Journal, 39*(6), 662–674. https://doi.org/10.1093/asj/sjz053.

Berlin, A. L., & Cohen, J. L. (2016). Improving bruising after facial filler injections. *Dermatologist, 24*(1), 20–21.

Brandt, F., Bassichis, B., Bassichis, M., O'Connell, C., & Lin, X. (2011). Safety and effectiveness of small and large gel-particle hyaluronic acid in the correction of perioral wrinkles. *Journal of Drugs in Dermatology, 10*, 982–987.

Broughton, G., Crosby, M. A., Coleman, J., & Rohrich, R. J. (2007). Use of herbal supplements and vitamins in plastic surgery: A practical review. *Plastic and Reconstructive Surgery, 119*(3), 48e–66e. https://doi.org/10.1097/01.prs.0000252661.72071.8d.

Carey, W., & Weinkle, S. (2015). Retraction of the plunger on a syringe of hyaluronic acid before injection: are we safe? *Dermatologic Surgery, 41*, S340–S346. https://doi.org/10.1097/DSS.0000000000000557.

Carruthers, J., Fagien, S., & Dolman, P. (2015). Retro or peribulbar injection techniques to reverse visual loss after filler injections. *Dermatologic Surgery, 41*, S354–S357. https://doi.org/10.1097/DSS.0000000000000558.

Chatrath, V., Banerjee, P. S., Goodman, G. J., & Rahman, E. (2019). Soft-tissue filler–Associated blindness: A systematic review of case reports and case series. *Plastic and Reconstructive Surgery. Global Open, 7*(4), e2173. https://doi.org/10.1097/GOX.0000000000002173.

Chiang, Y., Pierone, G., & Al-Niaimi, F. (2017). Dermal fillers: Pathophysiology, prevention and treatment of complications. *Journal of the European Academy of Dermatology and Venereology, 31*, 405–413. https://doi.org/10.1111/jdv.13977.

Christensen, L. (2007). Normal and pathologic tissue reactions to soft tissue gel fillers. *Dermatologic Surgery, 33*(suppl 2), S168–S175. https://doi.org/10.1111/j.1524-4725.2007.33357.x.

Christensen, L. (2009). Host tissue interaction, fate, and risks of degradable and nondegradable gel fillers. *Dermatologic Surgery, 35*(suppl 2), S1612–S1619. https://doi.org/10.1111/j.1524-4725.2009.01338.x.

Christensen, L., Breiting, V., Janssen, M., Vuust, J., & Hogdall, E. (2005). Adverse reactions to injectable soft tissue permanent fillers. *Aesthetic Plastic Surgery, 29*(1), 34–48. https://doi.org/10.1007/s00266-004-0113-6.

Cohen, J. L. (2008). Understanding, avoiding, and managing dermal filler complications. *Dermatologic Surgery, 34*(suppl 1), 92–99. https://doi.org/10.1111/j.1524-4725.2008.34249.x.

Cohen, J. L., Biesman, B. S., Dayan, S. H., et al. (2015). Treatment of hyaluronic acid filler-induced impending necrosis with hyaluronidase: Consensus recommendations. *Aesthetic Surgery Journal, 35*(7), 844–849. https://doi.org/10.1093/asj/sjv018.

Coleman, S. R. (2006). Cross-linked hyaluronic acid fillers. *Plastic and Reconstructive Surgery, 117*, 661–665. https://doi.org/10.1097/01.prs.0000200913.34368.79.

Dayan, S. H., Arkins, J. P., & Brindise, R. (2011). Soft tissue fillers and biofilms. *Facial Plastic Surgery, 27*(1), 23–28. https://doi.org/10.1055/s-0030-1270415.

de Felipe, I., & Redondo, P. (2015). The liquid lift: Looking natural without lumps. *Journal of Cutaneous and Aesthetic Surgery, 8*(3), 134–138. https://doi.org/10.4103/0974-2077.167267.

DeLorenzi, C. (2014). Transarterial degradation of hyaluronic acid filler by hyaluronidase. *Dermatologic Surgery*, *40*(8), 832–841. https://doi.org/10.1097/DSS.0000000000000062.

Dover, J. S., Rubin, M. G., & Bhatia, A. C. (2009). Review of the efficacy, durability, and safety data of two non-animal stabilized hyaluronic acid fillers from a prospective, randomized, comparative, multicenter study. *Dermatologic Surgery*, *35*(suppl 1), S322–S331. https://doi.org/10.1111/j.1524-4725.2008.01060.x.

Duranti, F., Salti, G., Bovani, B., Calandra, M., & Rosati, M. L. (1998). Injectable hyaluronic acid gel for soft tissue augmentation. A clinical and histological study. *Dermatologic Surgery*, *24*(12), 1317–1325.

Forbat, E., & Al-Niaimi, F. (2019). Nonvascular uses of pulsed dye laser in clinical dermatology. *Journal of Cosmetic Dermatology*, *18*(3), 1186–1201. https://doi.org/10.1111/jocd.12924.

Fulton, J., Caperton, C., Weinkle, S., & Dewandre, L. (2012). Filler injections with the blunt-tip microcannula. *Journal of Drugs in Dermatology*, *11*(9), 1098–1103.

Galadari, H., Mariwalla, K., Delobel, P., & Sanchez-Vizcaino, E. M. (2020). Pain and bruising levels after lip augmentation: A comparison of anterograde and retrograde techniques using an automated motorized injection device. A blinded, prospective, randomized, parallel, within-subject trial. *Dermatologic Surgery*, *46*(3), 395–401. https://doi.org/10.1097/DSS.0000000000002055.

Gilbert, E., Hui, A., Meehan, S., & Waldorf, H. A. (2012). The basic science of dermal fillers: Past and present part II: Adverse effects. *Journal of Drugs in Dermatology*, *11*(9), 1069–1079.

Glashofer, M. G., & Cohen, J. L. (2010). Complications from soft-tissue augmentation of the face: A guide to understanding, avoiding, and managing periprocedural issues. In D. Jones (Ed.), *Injectable fillers, principles and practice* (pp. 121–139). Oxford: Wiley-Blackwell.

Grunebaum, L. D., Allemann, I., Dayan, S., Mandy, S., & Baumann, L. (2009). The risk of alar necrosis associated with dermal filler injection. *Dermatologic Surgery*, *35*(suppl 2), S1635–S1640. https://doi.org/10.1111/j.1524-4725.2009.01342.x.

Guardiani, E., & Davison, S. P. (2012). Angioedema after treatment with injectable poly-l-lactic acid (Sculptra). *Plastic and Reconstructive Surgery*, *129*(1), 187e–189e. https://doi.org/10.1097/PRS.0b013e3182365e58.

Hamilton, R. G., Strobos, J., & Adkinson, N. F. (2007). Immunogenicity studies of cosmetically administered nonanimal-stabilized hyaluronic acid particles. *Dermatologic Surgery*, *33*(suppl 2), S176–S185. https://doi.org/10.1111/j.1524-4725.2007.33358.x.

Hamilton, D. G., Gauthier, N., & Robertson, B. F. (2008). Late-onset, recurrent facial nodules associated with injection of poly-l-lactic acid. *Dermatologic Surgery*, *34*, 123–126. https://doi.org/10.1111/j.1524-4725.2007.34027.x.

Hirsch, R. J., & Cohen, J. L. (2007). Surgical insights: Challenge: Correcting superficially placed hyaluronic acid. *Skin Aging*, *15*, 36–38.

Hirsch, R. J., Cohen, J. L., & Carruthers, J. D. (2007). Successful management of an unusual presentation of impending necrosis following a hyaluronic acid injection embolus and a proposed algorithm for management with hyaluronidase. *Dermatologic Surgery*, *33*, 357–360. https://doi.org/10.1111/j.1524-4725.2007.33073.x.

Ho, D., Jagdeo, J., & Waldorf, H. A. (2016). Is there a role for arnica and bromelain in prevention of post-procedure ecchymosis or edema? A systematic review of the literature. *Dermatologic Surgery*, *42*, 445–463. https://doi.org/10.1097/DSS.0000000000000701.

Humphrey, S., Jones, D. H., Carruthers, J. D., et al. (2020). Retrospective review of delayed adverse events secondary to treatment with a smooth, cohesive 20-mg/mL hyaluronic acid filler in 4500 patients. *Journal of the American Academy of Dermatology*, *83*(1), 86–95. https://doi.org/10.1016/j.jaad.2020.01.066.

Ibrahim, O., Overman, J., Arndt, K., & Dover, J. (2018). Filler nodules: Inflammatory or infectious? A review of biofilms and their implications on clinical practice. *Dermatologic Surgery*, *44*, 53–60. https://doi.org/10.1097/DSS.0000000000001202.

Jang, J. G., Hong, K. S., & Choi, E. Y. (2014). A case of nonthrombotic pulmonary embolism after facial injection of hyaluronic acid in an illegal cosmetic procedure. *Tuberculosis and Respiratory Diseases*, *77*(2), 90–93. https://doi.org/10.4046/trd.2014.77.2.90.

Karen, J. K., Hale, E. K., & Geronemus, R. G. (2010). A simple solution to the common problem of ecchymosis. *Archives of Dermatology*, *146*(1), 94–95. https://doi.org/10.1001/archdermatol.2009.343.

Kassir, M., Gupta, M., Galadari, H., et al. (2020). Complications of botulinum toxin and fillers: A narrative review. *Journal of Cosmetic Dermatology*, *19*, 570–573. https://doi.org/10.1111/jocd.13266.

Kim, E. G., Eom, T. K., & Kang, S. J. (2014). Severe visual loss and cerebral infarction after injection of hyaluronic acid gel. *The Journal of Craniofacial Surgery*, *25*(2), 684–686. https://doi.org/10.1097/SCS.0000000000000537.

Lafaille, P., & Benedetto, A. (2010). Fillers: Contraindications, side effects and precautions. *Journal of Cutaneous and Aesthetic Surgery*, *3*, 16–19. https://doi.org/10.4103/0974-2077.63222.

Lafaurie, M., Dolivo, M., Porcher, R., et al. (2005). Treatment of facial lipoatrophy with intradermal injections of polylactic acid in HIV-infected patients. *Journal of Acquired Immune Deficiency Syndromes*, *38*(4), 393–398. https://doi.org/10.1097/01.qai.0000152834.02912.98.

Lam, S. M. (2016). Periorbital and midfacial volume enhancement with cannula. *JAMA Facial Plastic Surgery*, *18*(1), 71–72. https://doi.org/10.1001/jamafacial.2015.1192.

Landau, M. (2015). Hyaluronidase caveats in treating filler complications. *Dermatologic Surgery*, *41*, S347–S353. https://doi.org/10.1097/DSS.0000000000000555.

Lazzeri, D., Spinelli, G., Zhang, Y. X., Nardi, M., & Lazzeri, S. (2014). Panophthalmoplegia and vision loss after cosmetic nasal dorsum injection. *Journal of Clinical Neuroscience*, *21*(5), 890. https://doi.org/10.1016/j.jocn.2013.12.017.

Lee, J. M., & Kim, Y. J. (2015). Foreign body granulomas after the use of dermal fillers: Pathophysiology, clinical appearance, histologic features, and treatment. *Aesthetic Plastic Surgery*, *42*(2), 232–239. https://doi.org/10.5999/aps.2015.42.2.232.

Lee, A., Grummer, S. E., Kriegel, D., & Marmur, E. (2010). Hyaluronidase. *Dermatologic Surgery*, *36*, 1071–1077. https://doi.org/10.1111/j.1524-4725.2010.01585.x.

Lee, W. R., Kim, S. J., Park, J. H., et al. (2010). Bee venom reduces atherosclerotic lesion formation via anti-inflammatory mechanism. *The American Journal of Chinese Medicine*, *38*, 1077–1092. https://doi.org/10.1142/S0192415X10008482.

Lemperle, G., Rullan, P. P., & Gauthier-Hazan, N. (2006). Avoiding and treating dermal filler complications. *Plastic and Reconstructive Surgery, 118*(suppl 3), S92–S107. https://doi.org/10.1097/01.prs.0000234672.69287.77.

Leonhardt, J. M., Lawrence, N., & Narins, R. S. (2005). Angioedema acute hypersensitivity reaction to injectable hyaluronic acid. *Dermatologic Surgery, 31*, 577–579. https://doi.org/10.1111/j.1524-4725.2005.31166.

Lowe, N. J., Maxwell, C. A., & Patnaik, R. (2005). Adverse reactions to dermal fillers: Review. *Dermatologic Surgery, 31*, 1626–1633.

Mally, P., Czyz, C. N., Chan, N. J., & Wulc, A. E. (2014). Vibration anesthesia for the reduction of pain with facial dermal filler injections. *Aesthetic Plastic Surgery, 38*(2), 413–418. https://doi.org/10.1007/s00266-013-0264-4.

Monheit, G. D., & Rohrich, R. J. (2009). The nature of long-term fillers and the risk of complications. *Dermatologic Surgery, 35*(suppl 2), S1598–S1604. https://doi.org/10.1111/j.1524-4725.2009.01336.x.

Mummert, M. E. (2005). Immunologic roles of hyaluronan. *Immunologic Research, 31*, 189–206. https://doi.org/10.1385/IR:31:3:189.

Munavalli, G. G., Knutsen-Larson, S., Lupo, M., & Geronemus, R. G. (2021). Oral angiotensin converting enzyme inhibitors for the treatment of delayed inflammatory reaction of dermal hyaluronic acid fillers following COVID-19 vaccination – a model for inhibition of angiotensin ii-induced cutaneous inflammation. *JAAD Case Series, 10*, 63–68. https://doi.org/10.1016/j.jdcr.2021.02.018.

Munavalli, G. G., Guthridge, R., Knutsen-Larson, S., Brodsky, A., Matthew, E., & Landau, M. (2022). COVID-19/SARS-CoV-2 virus spike protein-related delayed inflammatory reaction to hyaluronic acid dermal fillers: A challenging clinical conundrum in diagnosis and treatment. *Archives of Dermatological Research, 314*(1), 1–15. https://doi.org/10.1007/s00403-021-02190-6.

Narins, R. S. (2008). Minimizing adverse events associated with poly-l-lactic acid injection. *Dermatologic Surgery, 34*(suppl 1), S100–S104. https://doi.org/10.1111/j.1524-4725.2008.34250.x.

Narins, R. S., Jewell, M., Rubin, M., Cohen, J., & Strobos, J. (2006). Clinical conference: Management of rare events following dermal fillers—Focal necrosis and angry red bumps. *Dermatologic Surgery, 32*, 426–434. https://doi.org/10.1111/j.1524-4725.2006.32086.x.

Narins, R. S., Coleman, W. P., & Glogau, R. G. (2009). Recommendations and treatment options for nodules and other filler complications. *Dermatologic Surgery, 35*, 1667–1671. https://doi.org/10.1111/j.1524-4725.2009.01335.x.

Narukar, V. C. (2018). Post filler ecchymosis resolution with intense pulsed light. *Journal of Drugs in Dermatology, 17*(11), 1184–1185.

Ortiz, A. E., Ahluwalia, J., Song, S. S., & Avram, M. M. (2020). Analysis of U.S. Food and Drug Administration data on soft-tissue filler complications. *Dermatologic Surgery, 46*, 958–961. https://doi.org/10.1097/DSS.0000000000002208.

Ozturk, C. M., Li, Y., Tung, R., Parker, L., Piliang, M. P., & Zins, J. E. (2013). Complications following injection of soft-tissue fillers. *Aesthetic Surgery Journal, 33*(6), 862–877. https://doi.org/10.1177/1090820X13493638.

Percival, S. L., Emanuel, C., Cutting, K. F., & Williams, D. W. (2011). Microbiology of the skin and the role of biofilms in infection. *International Wound Journal, 9*(1), 14–32. https://doi.org/10.1111/j.1742-481X.2011.00836.x.

Requena, L., Requena, C., Christensen, L., Zimmermann, U. S., Kutzner, H., & Cerroni, L. (2011). Adverse reactions to injectable soft tissue fillers. *Journal of the American Academy of Dermatology, 64*, 1–34. https://doi.org/10.1016/j.jaad.2010.02.064.

Reszko, A. E., Sadick, N. S., Magro, C. M., & Farber, J. (2009). Late-onset subcutaneous nodules after poly-l-lactic acid injection. *Dermatologic Surgery, 35*, 380–384. https://doi.org/10.1111/j.1524-4725.2008.01042.x.

Robinson, D. M. (2018). In vitro analysis of the degradation of calcium hydroxylapatite dermal filler: A proof-of-concept study. *Dermatologic Surgery, 44*(suppl 1), S5–S9. https://doi.org/10.1097/DSS.0000000000001683.

Rzany, B., & DeLorenzi, C. (2015). Understanding, avoiding and managing severe filler complications. *Plastic and Reconstructive Surgery, 136*, S196–S203. https://doi.org/10.1097/PRS.0000000000001760.

Saade, D. S., & Vashi, N. A. (2019). Treatment of purpura with Nd:YAG laser in skin types IV–VI. *Journal of the American Academy of Dermatology, 80*, e73–e74. https://doi.org/10.1016/j.jaad.2018.09.003.

Sadeghpour, M., & Dover, J. S. (2019). Understanding hyaluronic acid delayed bruising: Why the molecule and not just the injection matters. *Dermatologic Surgery, 45*(3), 471–473. https://doi.org/10.1097/DSS.0000000000001817.

Sadeghpour, M., Quatrano, N. A., Bonati, L. M., Arndt, K. A., Dover, J. S., & Kaminer, M. S. (2019). Delayed-onset nodules to differentially crosslinked hyaluronic acids: Comparative incidence and risk assessment. *Dermatologic Surgery, 45*(8), 1085–1094. https://doi.org/10.1097/DSS.0000000000001814.

Schlesinger, T. E., Cohen, J. L., & Ellison, S. (2013). Purpura and fillers: A review of pre-procedural, intra-procedural, and post-procedural considerations. *Journal of Drugs in Dermatology, 12*(10), 1138–1142.

Sharudin, S. N., Ismail, M. F., Mohamad, N. F., & Vasudevan, S. K. (2018). Complete recovery of filler-induced visual loss following subcutaneous hyaluronidase injection. *Neuroophthalmology, 43*(2), 102–106. https://doi.org/10.1080/01658107.2018.1482358.

Sito, G., Manzoni, V., & Sommariva, R. (2019). Vascular complications after facial filler injection: A literature review and meta-analysis. *J Clin Aesthet Dermatol, 12*(6), E65–E72.

Sorensen, E. P., & Council, M. L. (2020). Update in soft-tissue filler-associated blindness. *Dermatologic Surgery, 46*(5), 671–677. https://doi.org/10.1097/DSS.0000000000002108.

Urdiales-Gálvez, F., Delgado, N. E., Figueiredo, V., et al. (2018). Treatment of soft tissue filler complications: Expert consensus recommendations. *Aesthetic Plastic Surgery, 42*, 498–510. https://doi.org/10.1007/s00266-017-1063-0.

US Food and Drug Administration. (2020). *Vaccines and related biological products advisory committee meeting; FDA briefing document for Moderna COVID-19 vaccine.* https://www.fda.gov/media/144434/download.

Vanaman, M., Fabi, S. G., & Carruthers, J. (2016). Complications in the cosmetic dermatology patient: A review and our experience (part 1). *Dermatologic Surgery, 42*, 1–11. https://doi.org/10.1097/DSS.0000000000000569.

Vleggaar, D., Fitzgerald, R., Lorenc, P., et al. (2014). Consensus recommendations on the use of injectable poly-L-lactic acid for facial and nonfacial volumization. *Journal of Drugs in Dermatology, 13*(suppl 4), S44–S51.

Wagner, R. D., Fakhro, A., Cox, J. A., & Izaddoost, S. A. (2016). Etiology, prevention, and management of infectious complications of dermal fillers. *Seminars in Plastic Surgery, 30*, 83–86. https://doi.org/10.1055/s-0036-1580734.

Wang, C., Sun, T., Yu, N., & Wang, X. (2020). Herpes reactivation after the injection of hyaluronic acid dermal filler: a case report and review of literature. *Medicine, 99*. https://doi.org/10.1097/MD.0000000000020394. 24(e20394).

Wang, C., Sun, T., Li, H., Li, Z., & Wang, X. (2021). Hypersensitivity caused my cosmetic injection: Systematic review and case report. *Aesthetic Plastic Surgery, 45*(1), 263–272. https://doi.org/10.1007/s00266-020-01684-4.

Woodward, J., Khan, T., & Martin, J. (2015). Facial filler complications. *Facial Plastic Surgery Clinics of North America, 23*, 447–458. https://doi.org/10.1016/j.fsc.2015.07.006.

Zimmermann, U. S., & Clerici, T. J. (2004). The histological aspects of fillers complications. *Seminars in Cutaneous Medicine and Surgery, 23*(4), 241–250. https://doi.org/10.1016/j.sder.2004.09.004.

36

Complicações de Preenchedores Permanentes

Paola Barriera, Shilpi Khetarpal, Allison Sutton e Jeffrey S. Dover

RESUMO E CARACTERÍSTICAS PRINCIPAIS

- Os preenchedores permanentes compreendem principalmente materiais sintéticos que causam deposição de colágeno via fibroplasia como seu mecanismo de ação
- Os preenchedores permanentes são melhores para volumização facial e para suporte estrutural profundo mais que para "preenchimento de linhas"
- Silicones, polialquilimidas, poliacrilamidas, polimetilmetacrilato e hidrogéis acrílicos são os preenchedores permanentes mais comuns em todo o mundo
- Todos os preenchedores, sejam eles temporários ou permanentes, podem induzir reações adversas
- As complicações dos preenchedores permanentes podem ser decorrentes da própria injeção, de variáveis dependentes do injetor ou de interações do tecido hospedeiro com o preenchedor
- As complicações dos preenchedores permanentes são difíceis de tratar, pois o produto não se dissipa. Os preenchedores permanentes têm efeitos colaterais permanentes
- Granulomas de corpo estranho e granulomas de início tardio são as complicações de preenchedores permanentes cujos tratamentos são mais desafiadores
- Os granulomas de início tardio às vezes são ocasionados por biofilmes de bactérias introduzidas no momento da injeção
- Tratamentos eficazes de granulomas devem ter como alvo as etiologias bacterianas e os mecanismos de resposta imune do hospedeiro
- Tratamentos invasivos e com desencadeamento de cicatrizes, como cirurgia, devem ser reservados e utilizados mediante o insucesso dos tratamentos mais conservadores.

INTRODUÇÃO

Os preenchedores faciais injetáveis tornaram-se a pedra angular da Medicina Estética nas últimas duas décadas. Embora se tenha conhecimento da realização de preenchimento usando silicones de classificação industrial desde o início do século passado, a adoção generalizada de preenchedores injetáveis começou na década de 1970 com o advento do colágeno bovino. Desde a década de 1990, com a aprovação da Food and Drug Administration (FDA) dos EUA de preenchedores temporários de ácido hialurônico (AH), o preenchimento de linhas e reestruturação da face aumentou, tornando-se o segundo procedimento estético não cirúrgico mais popular nos EUA, com mais de 2,7 milhões de procedimentos realizados em 2019. Com base no axioma de que uma aparência facial envelhecida se deve, em parte, à atrofia dérmica, subcutânea e óssea que ocorre naturalmente, os preenchedores faciais injetáveis oferecem a possibilidade de repor o volume perdido e restaurar as proporções da juventude, fornecendo uma base para o rejuvenescimento facial.

Assim como acontece com outras modalidades estéticas não cirúrgicas, o preenchimento facial é um procedimento orientado pelo produto. Além de habilidade com a técnica de injeção, o uso criterioso do produto apropriado no local adequado é um pré-requisito para o sucesso. Para conhecer a arte da injeção, é preciso conhecer os produtos, e os produtos variam significativamente. Em 2010, mais de 200 preenchedores de mais de 60 fabricantes em todo o mundo estavam disponíveis no mercado. Embora alguns compartilhem características que podem prever uma resposta clínica semelhante ou um perfil de efeitos colaterais equiparável, a substituição inadequada por um produto diferente, principalmente por um injetor iniciante ou um profissional não capacitado adequadamente, abre portas para complicações e, em última análise, para a insatisfação e o comprometimento da segurança do paciente.

Embora não haja uma classificação universalmente aceita para preenchedores, eles podem ser classificados com base em sua origem – animal natural, sintético ou sintético natural. Os preenchedores também podem ser divididos com base em sua longevidade: temporários, semipermanentes ou permanentes. Os preenchedores temporários são geralmente produtos de origem biológica que são decompostos *in vivo* após um período de alguns meses a poucos anos. Esta categoria inclui colágenos e AHs, os preenchedores mais predominantes em todo o mundo. Ao contrário, os preenchedores permanentes compreendem principalmente materiais sintéticos que têm um mecanismo de ação biodinâmico *in vivo*, causando deposição de colágeno via fibroplasia. Eles são compostos de material permanente e não absorvível. Por esse motivo, os preenchedores permanentes são melhores para a volumização facial e para o aumento estrutural profundo do que para "preenchimento de linhas", que é mais bem realizado com preenchedores temporários. Observe que "permanência" se refere à ausência de degradação *in vivo* do material ao longo do tempo, e não a um resultado estético "permanente". Uma vez colocados, os preenchedores permanentes permanecem na pele e nos tecidos subcutâneos por um tempo indeterminado. Resultados estéticos permanentes raramente são possíveis devido a perda contínua de volume tecidual, reabsorção óssea e outros fatores associados ao envelhecimento da face. No entanto, a duração da correção é mais prolongada do que com preenchedores temporários. Assim, os preenchedores permanentes são menos "indulgentes". É necessário ter experiência e utilizar uma técnica precisa para alcançar resultados favoráveis.

SILICONE LÍQUIDO INJETÁVEL

O silicone é um dos preenchedores injetáveis mais antigos e duradouros. O silicone líquido injetável (SLI) recebeu a aprovação da FDA em 1959 para uso intraocular como agente estabilizador da retina durante a cirurgia vítrea. Seu uso *off-label* como preenchedor é controverso devido a possíveis complicações a longo prazo. Os óleos de silicone de grau médico aprovados pela FDA, recomendados para uso estético, incluem Silikon-1000® (Alcon, Fort Worth, TX) e Adato® SIL-OL 5000 (Bausch & Lomb, Rochester, NY). Embora o silicone injetável seja efetivamente usado há mais de 50 anos, seu uso permanece controverso devido aos relatos históricos comuns de complicações, a maioria das quais é confundida com produtos desconhecidos ou impuros rotulados como "silicone" e silicones purificados injetados através de técnicas inadequadas. Ao avaliar criteriosamente o silicone, deve-se fazer a distinção entre os produtos modernos destinados à injeção (SLI) em relação aos produtos adulterados ou impuros agrupados sob o rótulo "silicone" fabricados fora dos EUA. O SLI demonstra uma aptidão singular para a correção de atrofias cutâneas e subcutâneas específicas devido a sua versatilidade, permanência, excelente perfil de custo-benefício e textura natural *in vivo*. Além disso, há um número cada vez maior de evidências demonstrando que os óleos de silicone modernos aprovados pela FDA para injeção no corpo humano podem ser usados de forma *off-label* com sucesso quando injetados de acordo com um protocolo rigoroso, que inclui o uso da técnica de puntura seriada de microgotículas (definida como uma injeção de $\leq 0{,}1$ mℓ em intervalos de 2 a 10 mm por via subdérmica com uma agulha de pequeno diâmetro) com quantidades limitadas por sessão e repetidas com intervalos devidamente espaçados. Em compensação, produtos de silicone adulterados e impuros, mesmo quando rotulados como de "grau médico", estão repletos de complicações.

GEL DE POLIALQUILIMIDA

O Bio-Alcamid® (Polymekon, Itália) foi lançado no mercado em 2000 e vem sendo usado em mais de 20 países. Não requer testes de alergia cutânea antes do uso (Protopapa, Sito, Caporale e Cammarota, 2003). Foi utilizado originalmente como uma "endoprótese" para o tratamento de *pectus excavatum* e defeitos pós-operatórios, bem como para uso estético nos lábios, região malar e sulcos nasolabiais (Figura 36.1). Ele contém um polímero reticulado sintético de polialquilimida não biodegradável, atóxico e não imunogênico suspenso em água. Embora seja aprovado na Europa, o produto não é aprovado pela FDA. Bio-Alcamid® contém uma proporção de 3% de polímero de alquilamida para 97% de água estéril. O produto é um gel que é injetado como um grande *bolus* subcutâneo. Após a injeção, o gel de polialquilimida é completamente revestido por uma fina cápsula de colágeno (0,02 mm) que o isola dos tecidos hospedeiros, tornando-o um tipo de prótese endógena (Formigli et al., 2004). Tem sido usado com sucesso e segurança no tratamento da lipoatrofia facial associada ao vírus da imunodeficiência humana (HIV) e demonstrou correção persistente em 18 meses. Houve relatos de casos de migração e infecção pelo produto que ocorreram 12 meses após a injeção (Karim, Hage, van Rozelaar, Lange e Raaijmakers, 2006).

GÉIS DE POLIACRILAMIDA

Os hidrogéis de poliacrilamida contêm um polímero reticulado de poliacrilamida sintético não degradável, atóxico e não imunogênico suspenso em água, que pertence à família dos derivados de acrílico. Os produtos de poliacrilamida estão disponíveis na Europa e na Ásia; no entanto, nenhum está atualmente disponível para uso nos EUA. Aquamid® (Contura International, Dinamarca) contém um gel de 2,5% poliacrilamida reticulada em 97,5% água estéril. Tem sido usado na Europa e no mundo desde 2001, principalmente para preenchimento dos sulcos nasolabiais e lábios, contorno facial e correção da lipoatrofia facial relacionada ao HIV. Na histologia, o Aquamid® aparece como um material não birrefringente multivacuolado com uma camada circundante de tecido conjuntivo fibroso fino, macrófagos, células gigantes multinucleadas e linfócitos. Amazingel® (NanFeng Medical Science and Technology Development Co. Ltd, Shijiazhuang, República Popular da China) é um produto fabricado na China e disponível em toda a Ásia.

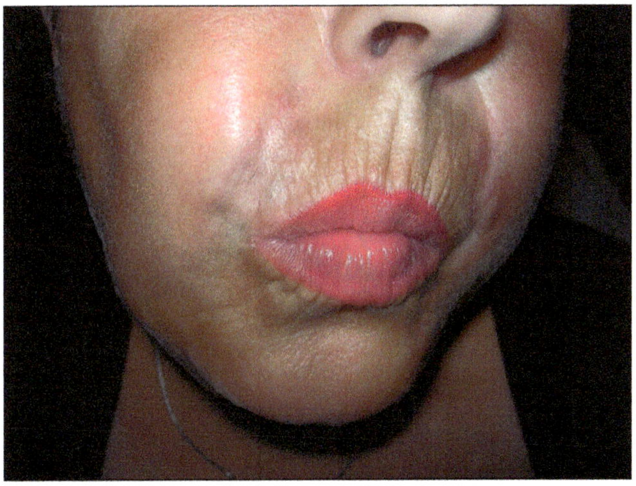

Figura 36.1 Granuloma no sulco nasolabial 4 anos após a injeção de Bio-Alcamid®.

Embora esteja prontamente disponível para compra por meio de distribuidores na internet, este produto não foi extensivamente estudado na literatura médica ocidental. Houve relatos de uso de Amazingel® para aumento de mamas, preenchimento labial e correção de cicatrizes faciais. Foram relatadas complicações de início tardio, incluindo endurecimento, nódulos, equimose, inflamação e infecção. A remoção cirúrgica do produto levou à resolução (Do & Shim, 2012).

POLIMETILMETACRILATO

O polimetilmetacrilato (PMMA) é um material biocompatível e não absorvível sintetizado pela primeira vez no início dos anos 1900 e utilizado para diversos fins médicos, incluindo implantes intraoculares e cimentos ósseos. O produto foi desenvolvido pela primeira vez para preenchimento no início dos anos 1980, na tentativa de fornecer um implante seguro, com base na teoria de que tal material sintético pode induzir fibroplasia tecidual de longa duração, em contraste com a volumização temporária observada com colágenos. Os produtos de PMMA atualmente disponíveis são bifásicos e suspensos em colágeno bovino (Artefill®, Suneva Medical, San Diego, CA) ou carboxiglutamato (MetaCrill®, Nutricel, Rio de Janeiro, Brasil). O Arteplast® foi o produto comercial de PMMA de primeira geração com microesferas de menos de 20 μm suspensas em um veículo gelatinoso. Foi usado na Alemanha até o início da década de 1990, mas foi verificado que o produto apresentava alta incidência de formação de granuloma nos primeiros 18 meses de implantação. Tais complicações foram provavelmente em virtude da inconsistência no tamanho das partículas e da presença de impurezas superficiais encontradas nos métodos de processamento. Artecoll® (Rofil Medical International, Breda, Holanda) (Figura 36.2) foi então lançado em 1992 como um produto de segunda geração com um método aprimorado de processamento e limpeza que reduziu suas impurezas. Notavelmente, o veículo também foi reformulado, e o PMMA foi suspenso como 20% de produto, 80% de colágeno bovino com 0,3% de lidocaína para maior conforto. As partículas de PMMA eram maiores em 30 μm, levando a menores índices de reação de corpo estranho. Devido ao componente de colágeno bovino, o Artecoll® requer testes de alergia antes da injeção. Assim, o Artecoll® é considerado um implante bifásico, induzindo o preenchimento inicial pelo componente de colágeno e, posteriormente, por meio de um componente fibroblástico causado pelo PMMA. Em 1998, o Artecoll® foi aprovado no Canadá, e os métodos de processamento foram aprimorados para reduzir a variabilidade do tamanho das partículas, resultando em menor incidência de formação de granuloma tardio em comparação ao Arteplast®. A histologia de amostras de biopsia de pele de áreas tratadas com Artecoll® mostra partículas redondas, bem circunscritas, translúcidas e não birrefringentes, histiócitos epitelioides, células gigantes multinucleadas, linfócitos e eosinófilos ocasionais ao redor das microesferas. Artefill®, agora conhecido como Bellafill®, a terceira geração de PMMA, foi aprimorado ainda mais ao aumentar a uniformidade do tamanho das partículas de PMMA (30 a 50 μm) e eliminar nanopartículas que haviam prejudicado formulações anteriores. A matriz de colágeno também foi melhorada e o Artefill® foi aprovado pela FDA em 2006 para uso nos sulcos nasolabiais, com base em estudos de segurança realizados anteriormente nos EUA com o Artecoll®. Bellafill® também foi aprovado em 2014 para cicatrizes de acne moderadas a graves, atróficas e distensíveis nas regiões malares. É importante ressaltar que o Bellafill® é o único preenchedor permanente atualmente aprovado pela FDA para uso estético.

HIDROGEL ACRÍLICO COM ÁCIDO HIALURÔNICO

Dermalive® e Dermadeep® (Dermatech, Paris, França) são preenchedores permanentes bifásicos compostos por uma mistura de 40% de partículas de hidroxietilmetacrilato e etilmetacrilato e 60% de AH biodegradável fluido reticulado e derivado de bactérias (Figura 36.3). As partículas de acrílico são hidrofóbicas e de contorno irregular com formato poligonal. O Dermalive® contém partículas acrílicas de 45 a 65 μm de diâmetro, enquanto o Dermadeep® contém partículas de 80 a 110 μm de diâmetro. Ambos os produtos se destinam à aplicação na derme profunda e nas regiões subcutâneas, e o produto Dermadeep® é indicado apenas para injeção subcutânea

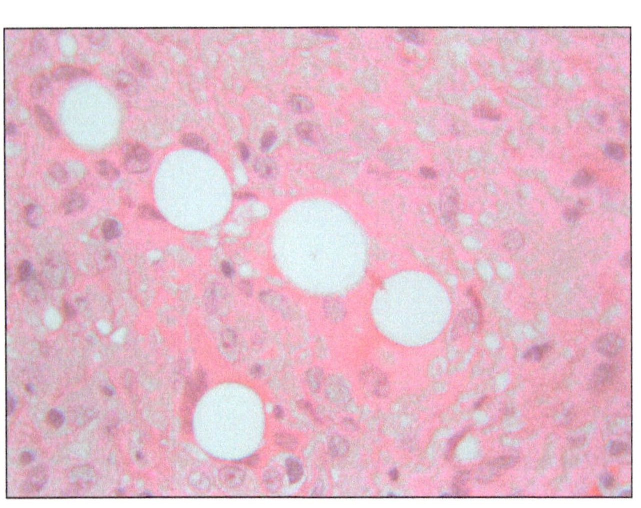

Figura 36.2 Artecoll®.

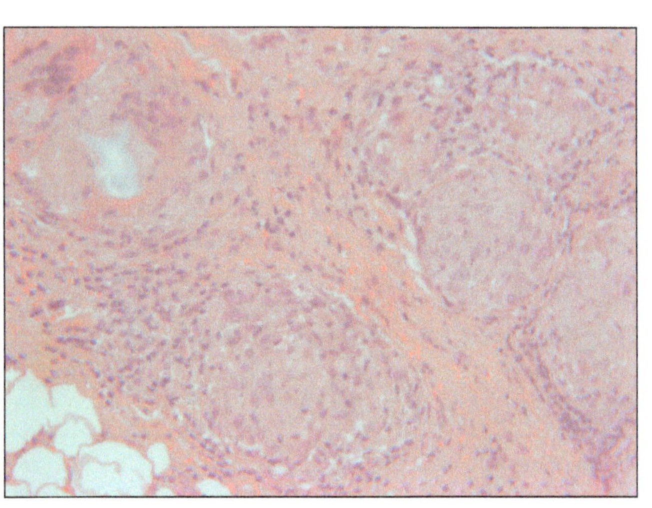

Figura 36.3 Dermalive®.

profunda. Como acontece com a maioria dos preenchedores permanentes, não são recomendadas injeções na derme superficial e reticular média. Ambos os produtos foram aprovados pela CE e disponibilizados na Europa em 1998, mas foram retirados há vários anos devido à alta incidência de complicações. Nenhum dos produtos jamais foi aprovado pela FDA para uso nos EUA. A histologia dos hidrogéis acrílicos no tecido revela estruturas pseudocísticas de diferentes tamanhos e formas contendo corpos estranhos poligonais, rosados, translúcidos e não birrefringentes com uma reação granulomatosa circundante com histiócitos epitelioides, células gigantes multinucleadas, alguns linfócitos e eosinófilos ocasionais.

LOCAIS DE TRATAMENTO

Embora as indicações e usos apropriados estejam além do escopo deste capítulo, vale observar que os preenchedores permanentes têm sido amplamente utilizados em toda a face e no corpo, com relatos de complicações em cada uma das áreas. Complicações faciais documentadas ocorreram em pálpebras, supercílios, glabela, têmporas, regiões malares, nariz, sulcos nasolabiais e labiomentuais, lábios e pre-*jowl*. Cicatrizes cirúrgicas traumáticas e cicatrizes atróficas de acne também foram tratadas com preenchedores permanentes e também foram observadas complicações. Complicações não faciais foram relatadas em tórax, seios, pênis e glúteos, principalmente quando grandes quantidades são injetadas em uma única sessão.

COMPLICAÇÕES

A maioria dos preenchedores permanentes é usada fora da América do Norte, incluindo Europa, Ásia e América do Sul. Eles são menos comumente usados no Canadá e incomuns nos EUA, principalmente por causa dos rigorosos requisitos de aprovação da FDA. Aqueles submetidos à aprovação da FDA devem passar por um rigoroso processo de estudos clínicos antes da aprovação. A vantagem de tal processo em relação à segurança do paciente é que muitas complicações são identificadas antes do uso em larga escala. É o caso do Bellafill®, o único preenchedor permanente atualmente aprovado nos EUA.

Fora dos EUA, os padrões são menos rigorosos. A Europa exige que todos os produtos utilizados na União Europeia tenham um certificado CE. No entanto, esse certificado garante apenas que a fabricação da preparação seja tecnicamente correta e não constitui uma garantia de segurança biológica. Como não são realizados estudos clínicos antes da aprovação do produto, a identificação das complicações do preenchedor deve ser realizada retrospectivamente e coletada por meio de evidências anedóticas. Este sistema permite o uso em larga escala da maioria dos produtos de preenchimento permanente antes da garantia de segurança e, portanto, o maior número de relatos de complicações de preenchedor permanente é originário da Europa. Todos os preenchedores estéticos, independentemente de sua longevidade, podem ter reações adversas (Tabela 36.1). As complicações podem ser divididas em reações imediatas (0 a 14 dias), tardias (14 dias a 1 ano) e retardadas (> 1 ano). As reações imediatas incluem eritema, dor, edema, equimoses e sangramento. Tais reações são inerentemente devidas à natureza invasiva da própria injeção, geralmente são leves a moderadas, autolimitadas, com resolução nos primeiros 14 dias. No entanto, elas podem ser exacerbadas por uma técnica inadequada.

> **Dica 1:** Selecione os pacientes criteriosamente ao considerar preenchedores permanentes. O melhor candidato é um paciente que tenha ampla experiência anterior com preenchedores temporários e que deseje uma correção mais duradoura.

Outras complicações imediatas e tardias que podem ocorrer com preenchedores temporários e permanentes são influenciadas por variáveis relacionadas ao injetor. A inexperiência e uma técnica insatisfatória aumentam o risco de complicações como manchas, oclusão vascular, embolia, necrose cutânea, sub ou sobrecorreção, assimetria, irregularidade do contorno e textura e migração. As complicações, quando observadas com preenchedores absorvíveis a curto prazo e até mesmo com aqueles a longo prazo, acabarão por desaparecer à medida que o produto for reabsorvido. No entanto, as complicações relacionadas com um preenchedor permanente não desaparecem, pois o produto permanece *in vivo* e age como uma fonte contínua de complicações.

> **Dica 2:** O treinamento completo do profissional injetor é crucial para o uso de preenchedores permanentes.

É necessária ampla experiência dos injetores com preenchedores temporários antes de realizar com sucesso injeções com preenchedores permanentes.

No entanto, as complicações mais incômodas ocorrem devido a fenômenos pouco compreendidos que decorrem de interações do tecido hospedeiro com o produto injetado, além da interferência bacteriana. Isso pode estar relacionado ao próprio produto ou à interação biológica ao produto e à resposta do hospedeiro a um corpo estranho ou antígeno estranho residente no corpo estranho. Inflamação, infecção, formação de biofilme, granulomas de corpo estranho e de início tardio podem ocorrer com preenchedores temporários e permanentes, mas ocorrem mais comumente com preenchedores permanentes. Essas complicações podem ocorrer a qualquer momento após a colocação do produto, mas estão mais inclinadas após períodos tardios e retardados com os produtos permanentes. Com o dramático aumento do uso de preenchedores permanentes durante a última década, tanto em número de preenchedores quanto em número de pacientes tratados, os eventos adversos tardios são agora mais comumente observados. Além disso, eles são cada vez mais reconhecidos como os aspectos mais desafiadores do preenchimento permanente, devido à sua persistência e resistência ao tratamento. A característica de duração que torna um produto permanente aparentemente vantajoso em relação a bons resultados é também a que torna o grupo de complicações menos desejável. No entanto, nem todas as complicações são criadas da mesma forma, e as seguintes reações adversas são exacerbadas devido à natureza permanente do produto.

> **Dica 3:** Evite usar preenchedores permanentes em pacientes com processos infecciosos ou inflamatórios ativos concomitantes.

Tabela 36.1 Complicações de preenchedores e seus tratamentos.

Complicações	Tempo de ocorrência	Terapia
Equimose/ hematoma	Minutos a horas	• Compressão por alguns minutos • Pomada de heparina ou vitamina K por 7 dias • Arnica tópica • LIP, KTP e PDL
Neovascularização	Dias a semanas	• Principalmente autolimitada a 3 a 12 meses • *Laser*/LIP
Hiperpigmentação	Dias a semanas	• Proteção solar • Hidroquinona tópica • Tretinoína tópica • LIP (fotótipos I-IV) • *Laser* de Nd:YAG (fotótipos V-VI)
Edema pós-intervenção	Minutos a horas	• Resfriamento • Manter a cabeça elevada à noite • Bromelina
Alergia imediata (tipo I)	Minutos a horas	• Resfriamento • Anti-histamínico • Prednisona
Erisipela, celulite	Poucos dias	• Amoxicilina + clavulanato 625 mg 3 vezes/dia durante 7 a 10 dias • Se alergia à penicilina → clindamicina 600 mg 3 vezes/dia, durante 7 a 10 dias
Abscesso	Poucos dias	• Cultura e tratamento com base no microrganismo isolado
Herpes simples	Poucos dias	• Valaciclovir ou fanciclovir 500 mg, 3 vezes/dia durante 5 dias

Isquemia periférica com necrose iminente	Variável – depende da apresentação clínica	• Interromper as injeções imediatamente
		• Compressas quentes
		• AAS 500 mg VO, depois 75 a 100 mg, uma vez ao dia, por 7 dias
		• Outras opções (baixo nível de evidência):
		  ○ Pentoxifilina 400 mg 3 vezes/DIA
		  ○ HBPM
		  ○ Terapia hiperbárica (OHB)
		  ○ Tratamento da ferida

Isquemia retiniana	Durante a injeção ou imediatamente após	• Interromper as injeções imediatamente • Colocar o paciente em decúbito dorsal • Ligar para o serviço médico de emergência e preparar-se para transferir o paciente para um ambiente hospitalar imediatamente • Reduzir a pressão intraocular: • Uma a duas gotas de timolol 0,5% no olho afetado • Incentivar o paciente a "respirar ativamente" em um saco de papel para aumentar o CO_2 • Deslocar o êmbolo para uma posição mais periférica massageando o globo repetidamente com pressão cada vez maior • Considerar a administração de hialuronidase • Ressonância magnética do cérebro para descartar isquemia cerebral

AAS, ácido acetilsalicílico; *HBPM*, heparina de baixo peso molecular; *KTP (potassium titanyl phosphate)*; *LIP*, luz intensa pulsada; *OHB*, oxigenoterapia hiperbárica; *PDL (pulsed dye laser)*.

Pode ocorrer assimetria com todos os preenchedores permanentes por intermédio de um mecanismo semelhante (aumento fibroblástico tardio), e deve-se tomar cuidado para garantir que quantidades iguais de produto sejam colocadas simetricamente. Essa estratégia é elementar, mas, às vezes, pode ser desafiadora ao trabalhar com produtos de preenchimento permanente que não apresentam uma correção imediata do volume. O conhecimento de quanto produto está sendo colocado à medida que se prossegue com a injeção é importante, e a quantidade injetada em cada local ou região deve ser registrada. Permitir um tempo adequado entre as sessões também é importante para evitar colocar produto em demasia em determinada região. Irregularidades de contorno e textura também podem ocorrer com todos os preenchedores permanentes, sendo que as mesmas resultam da colocação do produto de preenchimento muito superficialmente (irregularidade na textura) ou à colocação de muito produto muito superficialmente (irregularidades de contorno). Como regra, os preenchedores permanentes são melhores para aplicação profunda e raramente devem ser colocados mais superficialmente na derme reticular profunda.

A maioria deve ser colocada na camada subcutânea ou mais profundamente. Além disso, a natureza particulada de alguns preenchedores permanentes, tais como o PMMA e os hidrogéis acrílicos, não permite uma textura lisa, macia e flexível desejável para aplicação superficial. No entanto, o SLI é maleável e flexível, mas ainda pode causar irregularidades de textura e contorno quando colocado superficialmente. Os preenchedores fibroblásticos são basicamente mais usados como preenchedores profundos do que superficiais para evitar essas complicações. Deve-se ter cuidado ao injetar preenchedores permanentes em áreas em que haja sobreposição de pele fina.

Dica 4: Preencha apenas os defeitos apropriados. Algumas áreas de tratamento, como os lábios, têm maior índice de complicações com preenchedores permanentes. Os lábios são um local notoriamente suscetível para irregularidades de textura e contorno, devido às suas características anatômicas – uma fina camada cutânea e mucosa que recobre uma região particularmente sensível a mudanças de volume. Todos, exceto os injetores mais experientes, devem evitar preenchedores permanentes nos lábios.

Dica 5: Ao injetar preenchedores permanentes, aplique-os no plano anatômico apropriado. Coloque o produto no tecido subcutâneo e evite a colocação de preenchedores permanentes na derme superficial e média.

Migração refere-se à presença de preenchedor em um local distante do ponto da injeção primária. Essa complicação tem vários possíveis mecanismos e, embora nem todos os mecanismos tenham sido relatados ou sejam aplicáveis a todos os preenchedores, é importante estar ciente deles.

- As explicações *relacionadas à técnica de injeção* referem-se à técnica inadequada (o preenchedor é inadvertidamente injetado em uma área adjacente), grande volume de injeção de preenchedor (o preenchedor transborda para uma área adjacente) e injeção de preenchedor sob alta pressão (o preenchedor percorre trajetos para planos de menor resistência quando pressão excessiva é aplicada à seringa). Com o SLI, o uso da técnica de punturas seriadas de microgotículas evita a ocorrência de migração porque a área de superfície total e a tensão superficial resultante de determinado volume de SLI aumentam muito quando divididas em várias microgotículas. O aumento da tensão superficial mantém a microgota no lugar
- *Massagem* excessiva do preenchedor após a injeção pode ser responsável por seu deslocamento para áreas adjacentes
- *Atividade muscular* recorrente pode impulsionar a migração do preenchedor para áreas adjacentes. Injeções de preenchedores em áreas de alta atividade muscular, como lábios e sulcos periorais, prejudicam a formação de cápsulas ao redor do implante, induzem a instabilidade de uma cápsula previamente existente mesmo anos após a infiltração e facilitam a migração do local de injeção para as camadas de tecido circundantes. Além disso, a função de bomba do músculo orbicular da boca pode fazer com que o material de preenchimento se aglutine em nódulos. Injeções nessas áreas altamente móveis devem ser evitadas
- As *forças gravitacionais* podem explicar o movimento descendente do preenchedor de tecido
- *Deslocamento induzido por pressão* (desalojamento) refere-se à migração forçada de um preenchedor previamente colocado através de injeção adicional de preenchedor no mesmo local
- A *disseminação linfática* pode explicar a migração criopreservada de gordura e silicone. Foi proposto que as microgotículas podem sofrer fagocitose e ser transportadas para outros locais através dos vasos linfáticos
- A *injeção intravascular* de preenchedor com disseminação para locais distantes (p. ex., fígado, pulmão, rim ou cérebro) é outra consideração.

Dica 6: Use a técnica adequada. Com o SLI, é necessário usar uma técnica de punturas seriadas de microgotículas espaçadas em várias sessões para o sucesso do procedimento.

Muitas complicações se devem à reação do hospedeiro a um corpo estranho e às interações do tecido hospedeiro. Inflamação, granulomas de corpo estranho (Figuras 36.4 e 36.5) e de início

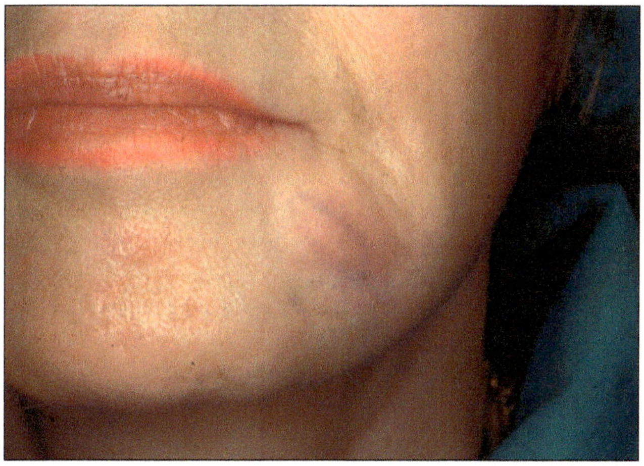

Figura 36.4 Granuloma de silicone (granuloma de corpo estranho).

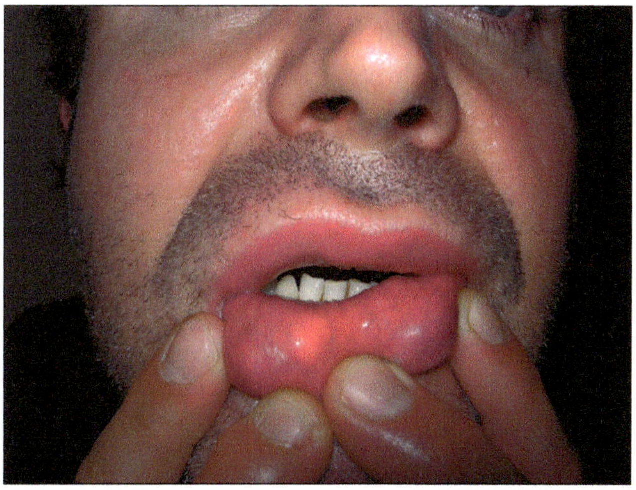

Figura 36.5 Granuloma do lábio inferior 6 meses após a injeção de Aquamid®.

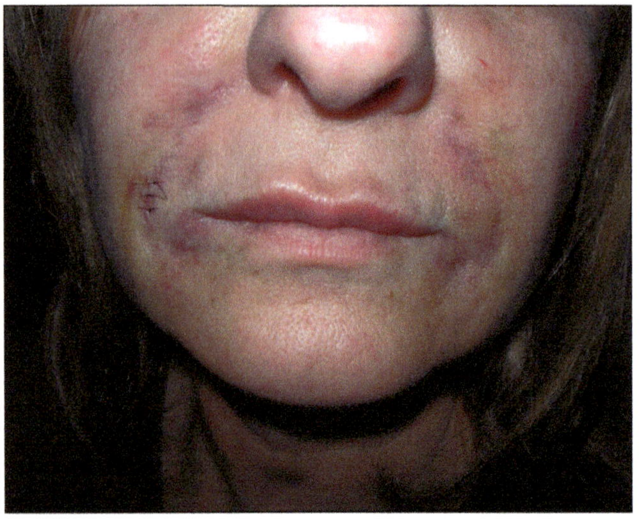

Figura 36.6 Granuloma de início tardio 2,5 anos após a injeção de Dermalive®.

tardio (Figura 36.6) podem ser devidos à reação imune do hospedeiro independente de infecção, com o preenchedor atuando como corpo estranho. No entanto, eles também podem ser devidos à formação de biofilme bacteriano; tanto o preenchimento quanto a colônia de biofilme atuam como um nicho de corpo estranho para a inflamação patológica. Tais complicações foram observadas, porém são pouco compreendidas. Foi apenas na última década que as teorias sobre a etiologia de tais complicações começaram a evoluir e, embora os biofilmes sejam agora considerados como os prováveis culpados, mais pesquisas são necessárias para entender completamente todos os mecanismos envolvidos.

Embora uma discussão exaustiva sobre biofilmes bacterianos esteja além do escopo deste capítulo, esse fenômeno é cada vez mais reconhecido como uma possível etiologia de complicações de preenchedores permanentes, incluindo inflamação, infecção recorrente e granulomas. Os biofilmes bacterianos são infecções subclínicas duradouras na superfície de um corpo estranho ou prótese. São colônias vivas que aderem à superfície do corpo estranho, neste caso, uma microgotícula ou *bolus* de preenchedor permanente, e são autoencapsuladas por uma matriz protetora para ajudar a evitar uma resposta do hospedeiro. Esta cápsula protetora também ajuda o biofilme a evitar a penetração dos antibióticos. As bactérias nos biofilmes podem permanecer quiescentes por meses ou anos e, em seguida, ser reativadas em um estado planctônico livre, causando sequelas inflamatórias e infecciosas. É importante ressaltar que a colonização do biofilme pode permanecer subclínica pelo fato de as bactérias no estado de biofilme serem resistentes à cultura, provavelmente explicando os abscessos "estéreis" ocasionalmente observados com preenchedores permanentes. As irregularidades dos preenchedores particulados (PMMA e hidrogéis acrílicos) podem ser suporte para os biofilmes, mas também podem ser encontradas nas superfícies lisas das microgotículas de SLI e em qualquer outro substrato permanente. Biofilmes também podem ocorrer com preenchedores temporários, embora sejam menos significativos devido à ausência de permanência do substrato. As bactérias que causam biofilmes provavelmente são introduzidas durante a injeção através da pele ou mucosa e, embora a flora normal encontrada durante a injeção nunca possa ser completamente eliminada, alguns autores começaram a defender a adoção de uma abordagem estéril ao injetar preenchedores permanentes, em contraste com a abordagem limpa que é usada com preenchedores temporários, com a ideia de que a chance de introdução de bactérias e subsequente formação de biofilme pode ser reduzida. Os biofilmes podem desempenhar um papel causal mais importante com géis hidrofílicos em comparação aos preenchedores hidrofóbicos. Christensen et al. descobriram em géis poliméricos não biodegradáveis que a principal causa do granuloma de corpo estranho era provavelmente a formação de biofilme, que eles verificaram em todas as amostras de pacientes tratados com Aquamid®. Tal distinção tem implicações estratégicas para o tratamento, pois a causalidade do biofilme em produtos hidrofílicos pode responder muito bem ao tratamento com antibióticos. Em comparação, os preenchedores hidrofóbicos com microesferas podem não estar associados a biofilmes e podem responder melhor ao tratamento com esteroides. Luitgart Wiest coletou dados de 52 pacientes com granulomas de corpo estranho após o uso de Artecoll® ou Dermalive®. Nem biofilmes nem bactérias foram detectados em nenhum paciente por meio de microscopia eletrônica (ME) (Luitgart G. Wiest, comunicação pessoal).

A *inflamação* que se manifesta como eritema tecidual e edema foi relatada como uma complicação durante os períodos tardios. Foi relatado com produtos SLI e PMMA, mas parece particularmente prevalente com os géis de polialquilimida, géis de poliacrilamida e hidrogéis acrílicos.

Nódulos, inflamatórios ou não inflamatórios, podem surgir por várias causas. Nódulo é um termo clinicamente descritivo usado na ausência de avaliação histológica.

Nódulos não inflamatórios ocorrem em virtude de sobrecorreção, seleção incorreta do preenchedor para a área anatômica e injeção em áreas com alta atividade muscular. A sobrecorreção é uma complicação iatrogênica dependente do injetor que é particularmente problemática e pode ocorrer com qualquer um dos preenchedores permanentes (ver Tabela 36.1). A sobrecorreção pode ser decorrente de excesso de produto colocado em uma área específica e um grau de fibroplasia subestimado que ocorrerá ao longo do tempo. Com os colágenos bovinos das décadas de 1980 e 1990, uma leve sobrecorreção era intencional no momento do tratamento, porque o grau significativo da correção imediata alcançada no consultório se dissiparia nos dias subsequentes. O deslocamento do volume bruto era o mecanismo para se alcançarem resultados apenas com colágeno, e não havia expectativa de aumento adicional por fibroplasia. No entanto, tal estratégia não se traduz bem no domínio dos preenchedores permanentes, porque estes dependem intensamente do preenchimento por fibroplasia ao longo do tempo, além do deslocamento imediato do volume. Aplicar a estratégia de sobrecorreção dos colágenos com os preenchedores permanentes é um convite ao desastre, pois os produtos que agem induzindo a deposição de colágeno continuarão a efetuar o aumento por várias semanas ou meses depois. Ou seja, o tecido será volumizado além do deslocamento bruto imediato devido ao volume do produto.

Por esse motivo, a maioria dos preenchedores permanentes deve ser colocada em quantidades menores ao longo de várias sessões, espaçadas entre várias semanas a meses, para permitir tempo adequado para que o aumento do tecido ocorra entre as sessões.

Os *nódulos inflamatórios* são frequentemente chamados de *granulomas*, ou seja, uma manifestação da resposta imunológica natural do hospedeiro a um corpo estranho. De fato, injetar um corpo estranho no hospedeiro, mesmo sendo biocompatível, atóxico e inerte como são os preenchedores permanentes, provoca naturalmente uma resposta granulomatosa, caracterizada pelo surgimento de macrófagos e células gigantes de corpo estranho que chegam para fagocitar o material estranho e depositar uma resposta fibroplástica em um esforço para "bloqueá-lo" ou neutralizá-lo. Afinal, esse é o principal mecanismo de ação para aumento do tecido fibroblástico. Idealmente, a reação granulomatosa de corpo estranho cria uma área fibrosa controlada ao redor da superfície do preenchedor implantado, e o aumento prossegue de maneira controlada, limitada e previsível. No entanto, se a resposta fibroplástica não cessar, seja devido a uma interação contínua com o próprio produto estranho ou por causa da presença sinérgica de bactérias, possivelmente presentes em um biofilme bacteriano, a resposta fibroblástica se manifestará como uma complicação granulomatosa de corpo estranho. Os granulomas de início tardio resultam dos mesmos fenômenos, mas geralmente ocorrem pelo menos 1 ano após a injeção. Isso pode ser explicado pelas interações contínuas entre o hospedeiro e o preenchedor, pois há evidências de que as micropartículas e géis "permanentes" podem ser modificados pela resposta imune do hospedeiro, mesmo anos após a injeção. Alterações na superfície das partículas de Dermalive® foram documentadas por ME em 2 anos, sugerindo que o produto é de alguma forma alterado ao longo do tempo. Isso pode ser devido à polimerização incompleta, na qual oligômeros de baixo peso molecular são deixados no copolímero após o processamento final, ou hidrolisação contínua. No entanto, a maioria dos granulomas de início tardio provavelmente é explicada pela introdução de bactérias durante a injeção, tendo a oportunidade de estabelecer um biofilme ao redor do produto injetado, e o biofilme sendo reativado ou acionado de forma a causar uma resposta do hospedeiro, seja por inflamação ou infecção distante ou por insulto mecânico adicional (Boxe 36.1). Outras causas de reações inflamatórias tardias incluem infecções virais, vacinas, procedimentos odontológicos e medicamentos (p. ex., terapia com interferona [IFN]). Estes podem desencadear um processo granulomatoso nos locais dos implantes de preenchedor por meio de imunoestimulação, o que sugere que os níveis de reatividade do sistema imunológico de um indivíduo desempenham um papel crucial.

Comprometimento vascular é a complicação mais grave e temida associada ao uso de preenchedores dérmicos. Embora relatos de eventos isquêmicos sejam excepcionalmente raros, sua incidência parece estar aumentando devido à crescente popularidade desses tratamentos estéticos. A injeção intravascular acidental pode levar à necrose tecidual e, mais raramente, ao comprometimento da visão. Este último ocorre quando o preenchedor dérmico entra inadvertidamente na circulação ocular por meio do fluxo arterial retrógrado na artéria oftálmica, potencialmente causando cegueira permanente. A apresentação clínica da oclusão vascular é caracterizada pelo seguinte:

- Dor. A apresentação inicial pode incluir dor e desconforto desproporcionais ao que normalmente é experimentado após os tratamentos de preenchimento. No entanto, pode não haver dor se forem administrados anestésicos. A ausência de dor, portanto, não é confiável nos estágios iniciais da lesão
- Mudanças de cor. Branqueamento ou palidez temporária podem ocorrer imediatamente após a oclusão intra-arterial. Se for incluída epinefrina na formulação do preenchedor ou no anestésico, a palidez pode ser secundária à contração vascular. O branqueamento é normalmente seguido, minutos ou horas depois, por uma coloração violácea, moteada e semelhante a uma rede conhecida como livedo reticular. Este padrão também pode representar uma sensibilidade ao frio ou uma condição médica preexistente. À medida que o oxigênio tecidual local se esgota, observa-se tom azul-escuro profundo, que progride para necrose franca
- Ruptura da pele. No estado avançado de necrose, perde-se a integridade epitelial e a descamação da pele se inicia. Quando a inflamação diminui, o reparo começa por meio de intenção secundária. Nessa fase, as bactérias anaeróbias predominam devido à falta de oxigênio nos tecidos; pode ser necessário considerar o uso de antibióticos.

Para minimizar o risco de oclusão vascular, é necessário um conhecimento detalhado da anatomia vascular da face. Deve-se ter maior cautela no terço central superior e médio da face, pois essas áreas têm várias artérias próximas à circulação oftálmica (artéria supratroclear, supraorbital, dorsal do nariz e nasal lateral).

Boxe 36.1 Possíveis gatilhos para granulomas.

- Injeção de diferentes tipos de preenchedores no mesmo local
- Infecções sistêmicas
- Sinusite
- Faringite
- Bronquite
- Pleurisia
- Enterite
- Pielonefrite
- Síndrome gripal
- Tireoidite autoimune
- Acupuntura
- Hipertireoidismo
- Colite ulcerativa
- Doença de Crohn
- Pênfigo
- Sarcoidose
- Câncer de mama
- Estresse psicológico
- Traumatismo facial
- Cirurgia de *lifting* facial
- Foco de infecção dentária
- Doença/inflamação periodontal.

Aspiração antes da injeção, de modo a verificar se a injeção não está intravascular, pode ser útil. Áreas de cicatrizes devem ser evitadas, pois as cicatrizes podem alterar a anatomia do vaso e fixar as artérias no lugar, facilitando sua penetração com pequenas agulhas. Cânulas podem reduzir o risco de injeção intra-arterial acidental. Os médicos devem evitar injeções em *bolus*, pois grandes quantidades de produto podem causar um grau proporcionalmente maior de obstrução arterial.

MÉTODOS DE AVALIAÇÃO DE NÓDULOS

Histopatologia, ME de varredura, ultrassom de alta frequência, cultura bacteriana, reação em cadeia da polimerase (PCR) e hibridização fluorescente *in situ* (FISH) têm sido usados para avaliar complicações granulomatosas e infecciosas decorrentes do uso de preenchedores permanentes. Duas perguntas surgem naturalmente quando ocorre uma complicação granulomatosa: (1) Qual produto foi colocado? (2) A área está infectada? A primeira questão é melhor abordada pela histopatologia em vez do histórico. O estudo histopatológico das lesões é a técnica "padrão-ouro" para identificar o preenchedor responsável. Com os produtos modernos, as partículas de cada preenchedor têm características microscópicas específicas que permitem a identificação (Figura 36.7). A ME pode ser usada se os estudos histopatológicos se mostrarem inconclusivos ou se pesquisas adicionais forem necessárias (Figura 36.8). O ultrassom de alta frequência também foi mencionado para identificar e quantificar a presença de preenchedores *in vivo*, bem como para detectar inflamação, granulomas e a presença de diferentes preenchedores na mesma área. A avaliação do agente desencadeante exato pode ser difícil quando um paciente apresenta um histórico de injeção com um produto "desconhecido" ou injetado ilicitamente. No entanto, como os preenchedores faciais têm características e densidade próprias, o conhecimento dos padrões ultrassonográficos pode auxiliar no diagnóstico não invasivo quando interpretado em conjunto com os achados clínicos. Um histórico de injeções de "silicone", na maioria das vezes, escapa à detecção. Embora o silicone possa ser detectado na histopatologia, o clínico não dispõe de nenhum método para verificar se adulterantes também estavam presentes no material injetado ou não. Produtos não purificados e desconhecidos são frequentemente agrupados como injeções de "silicone" pelo histórico do paciente, e estes devem ser distinguidos dos produtos purificados modernos destinados ao preenchimento humano e injetados adequadamente (Figura 36.9).

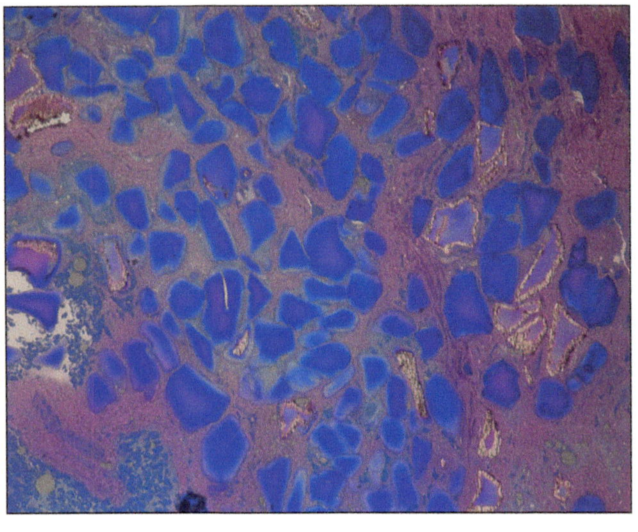

Figura 36.7 Histologia das partículas de Dermalive® 4 anos após a injeção, demonstrando polimerização incompleta.

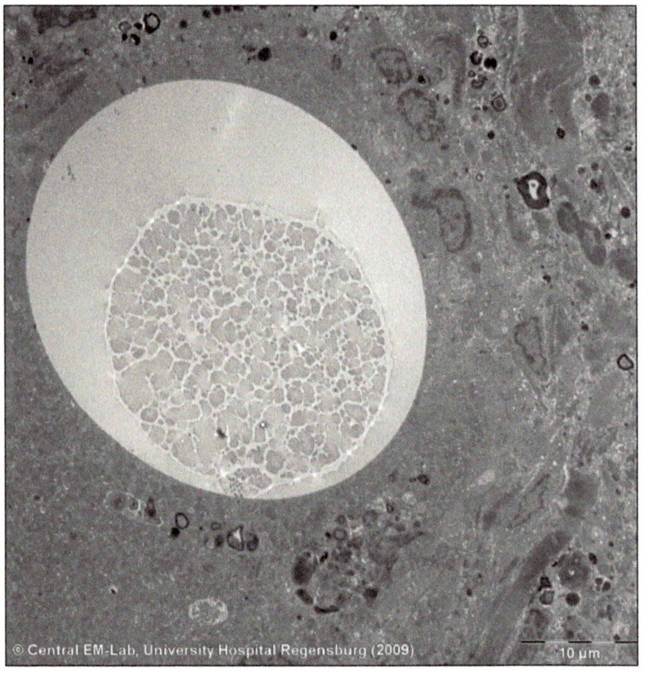

Figura 36.8 Fotografia de microscopia eletrônica de uma microesfera de Artecoll® cercada por uma célula gigante multinucleada. (Cortesia do Dr. Josef Schroeder, Unidade Central de ME, Departamento de Patologia do Hospital Universitário de Regensburg, Alemanha.)

> **Dica 7:** No caso de granulomas, identifique o agente utilizado e trate de acordo com as propriedades do preenchedor.

A detecção de infecção pode ser realizada por meio de culturas bacterianas de rotina extraídas de amostras de tecido ou exsudato, mas os granulomas geralmente são negativos em cultura. Isso não deve eliminar a preocupação com infecção bacteriana latente, pois biofilmes podem estar presentes mesmo em culturas negativas. Nesses casos, a PCR pode ser usada para detectar a presença de bactérias, mas também é supostamente negativa no contexto de uma suspeita de infecção. Análise FISH também pode ajudar a detectar a presença de bactérias no contexto de uma coloração Gram e cultura bacteriana negativa.

TRATAMENTO

O tratamento de complicações transitórias e autolimitadas de preenchedores devido à injeção, incluindo eritema, hemorragia, equimoses, edema, dor e ativação do herpes-vírus simples, está bem documentado na literatura. No entanto, o tratamento de complicações de preenchedores permanentes na segunda e terceira categorias (Tabela 36.2) apresentam um desafio maior.

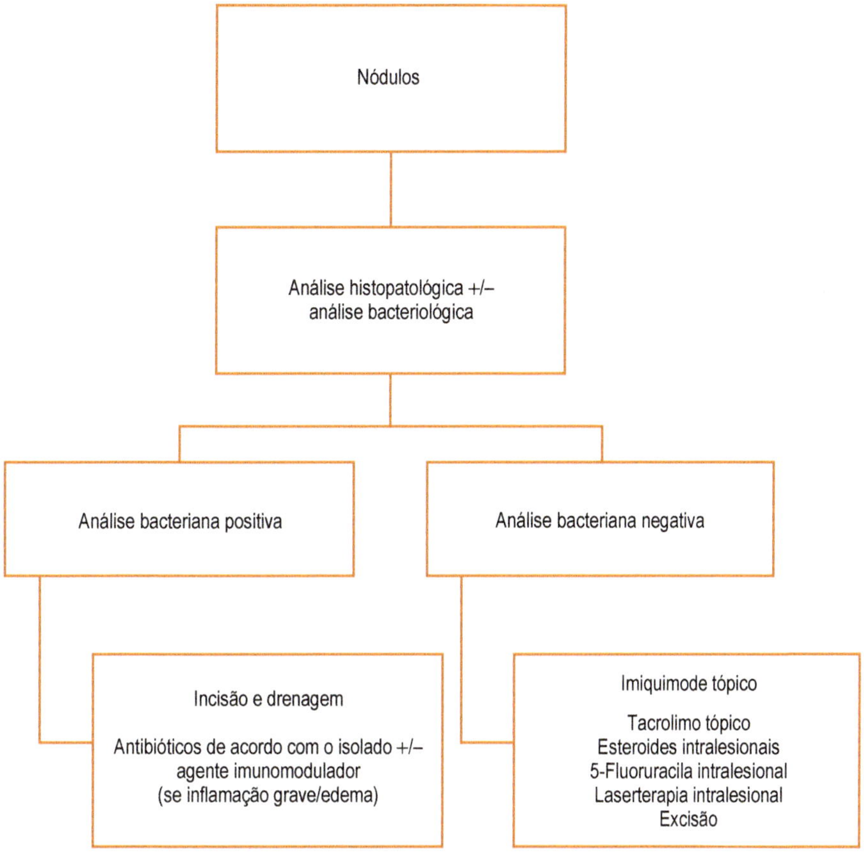

Figura 36.9 Fluxograma resumindo a avaliação e o manejo dos nódulos.

Tabela 36.2 Preenchedores permanentes selecionados por categoria e composição.

Categoria	Produto de marca	Composição
Silicone líquido injetável	Silikon-1000®	Polímero de polidimetilsiloxano purificado
	Adato SIL-OL-5000®	Polímero de polidimetilsiloxano purificado
Outros "silicones"	Produtos adulterados e desconhecidos	Variável e muitas vezes desconhecida
Géis de polialquilimida (hidrofílicos)	Bio-Alcamid®	Gel de polialquilimida a 3 ou 4% em 97% ou 96% de água estéril
Géis de poliacrilamida (hidrofílicos)	Amazingel®	Gel de poliacrilamida em água estéril
	Aquamid®	Gel de poliacrilamida a 2,5% em 97,5% de água estéril
Polimetilmetacrilato (hidrofóbico)	Arteplast® (primeira geração)	Microesferas de PMMA de 30 a 42 μm em veículo gelatinoso
	Artecoll® (segunda geração)	Microesferas de PMMA de 30 a 50 μm em veículo de colágeno bovino
	Artefill® (terceira geração)	Microesferas de PMMA de 30 a 50 μm em veículo de colágeno bovino
	Bellafill®	Microesferas de PMMA de 30 a 50 μm em veículo de colágeno bovino
Hidrogel acrílico (hidroxietilmetacrilato/ etilmetacrilato) (hidrofóbico)	Dermalive®	Hidrogel com fragmentos de acrílico poligonais de 45 a 65 μm (40%) em AH (60%)
	Dermadeep®	Hidrogel com fragmentos de acrílico poligonais de 80 a 110 μm (40%) em AH (60%)

AH, ácido hialurônico; *PMMA*, polimetilmetacrilato. Modificada de Prather, C. L., Wiest, L. G. (2013). Soft tissue augmentation, complications of permanent fillers (3rd ed.). USA: Saunders Elsevier.

Vários métodos de tratamento têm sido relatados na literatura, incluindo produtos tópicos, medicamentos sistêmicos, procedimentos e modalidades minimamente invasivas e excisão cirúrgica. As opções de tratamento dependem do produto específico e da reação do paciente, devendo ser individualizadas. Um princípio é evitar excisões cirúrgicas que resultarão em cicatrizes até que todas as outras opções de tratamento tenham sido esgotadas.

O tratamento das complicações da segunda categoria, aquelas decorrentes da técnica do procedimento, torna-se mais desafiador quando o produto colocado é permanente, pois geralmente não há agente reversor como é observado com a hialuronidase para produtos de AH. *Discromias* podem resultar de neovascularização, hiperpigmentação e efeito Tyndall. A neovascularização ocorre em resposta ao traumatismo tecidual causado pela injeção do preenchedor. Esses novos vasos costumam desaparecer espontaneamente dentro de 3 a 12 meses; no entanto, tratamento a *laser* tem se mostrado eficaz em casos persistentes. Hiperpigmentação não é incomum, principalmente em pacientes com fotótipos IV a VI de Fitzpatrick. A abordagem terapêutica nesses casos é com agentes clareadores tópicos, como hidroquinona a 4% e tretinoína, combinados com um protetor solar diário de amplo espectro. Quando a alteração na coloração é em decorrência ao efeito Tyndall, não existe cromóforo-alvo. Eliminação com *laser* de dióxido de carbono foi relatada como eficaz.

Oclusão vascular, embolia e *necrose cutânea* devem ser tratadas de forma agressiva imediatamente após seu reconhecimento. A descontinuação imediata das injeções em caso de suspeita é o primeiro passo. Massagem com compressas quentes e administração de ácido acetilsalicílico é aceitável. Se o preenchedor contiver um componente de AH (Dermalive®, Dermadeep®), a hialuronidase pode ajudar a dissolver uma parte do produto. Infelizmente, não existem outros possíveis agentes de reversão para os preenchedores permanentes. Outras opções terapêuticas a serem consideradas incluem agentes vasodilatadores, como pasta de nitroglicerina e oxigênio hiperbárico. No entanto, a literatura recente sugere que a aplicação de pasta de nitroglicerina pode não melhorar a perfusão e pode piorar a isquemia por meio da dilatação dos vasos e da propagação adicional do preenchedor para arteríolas e capilares menores. Em um modelo de orelha de coelho usado para criar isquemia cutânea associada ao preenchedor, nenhuma melhora estatisticamente significativa na perfusão foi observada após a aplicação tópica de pasta de nitroglicerina com exame de imagem com indocianina verde. No caso de necrose extensa, pode ser necessária reconstrução cirúrgica.

A subcorreção é tratada de forma simples nas sessões subsequentes. No entanto, a sobrecorreção, a assimetria, as irregularidades de contorno e de textura exigem que o preenchedor permanente seja reduzido ou removido de alguma forma. Aspiração com agulha, lipoaspiração, extrusão após incisão com lâmina angulada ou agulha Nokor™ e remoção cirúrgica foram relatadas como eficazes com preenchedores permanentes. Alternativamente, a injeção de esteroide pode causar atrofia tecidual e ajudar a combater pequenas irregularidades, como é feito com cicatrizes hipertróficas. No entanto, deve-se ter cuidado para não criar um efeito "rosquinha", com uma proeminência central residual e atrofia circundante. A migração é melhor evitada do que tratada, mas a remoção cirúrgica e a lipoaspiração são estratégias para retirada macroscópica de produtos de preenchimento nessa situação.

O tratamento de complicações da terceira categoria, que inclui inflamação, infecção, extrusão e formação de nódulos, é mais bem direcionado à resposta imune do hospedeiro e aos agentes infecciosos ou, em última análise, por redução e remoção do produto (Boxe 36.2). O tratamento é difícil e nenhum método isolado se mostrou eficaz de forma confiável. Os imunomoduladores atacam os mecanismos biológicos subjacentes à resposta granulomatosa. Tratamentos imunomoduladores tópicos, como imiquimode e tacrolimo, foram relatados como eficazes para granulomas, provavelmente por meio da redução da resposta imune local do hospedeiro. Medicamentos imunomoduladores injetados, como corticosteroides e 5-fluoruracila (5-FU), também podem ser eficazes para inflamação localizada e granulomas (Figura 36.10 A e B). Os esteroides orais funcionam por imunomodulação sistêmica e inespecífica e podem ser necessários em casos de reações graves por períodos curtos a médios. Os antagonistas do fator de necrose tumoral alfa (TNF-α) injetáveis, como etanercepte e infliximabe, também foram bem-sucedidos em alterar a resposta imune sistêmica e diminuir a ativação e a formação de granulomas. Houve vários casos relatados de uso de alopurinol para tratamento de granulomas tardios associados ao PMMA. O alopurinol é um inibidor da xantina oxidase que atua como catalisador na formação de superóxido. O alopurinol e seu metabólito oxipurinol atuam como sequestradores de radicais livres. Os radicais livres desempenham papel importante na patogênese das doenças granulomatosas, e a redução de suas quantidades pode ser atribuída ao mecanismo de ação que leva à redução da formação de granulomas em pacientes selecionados.

Se for necessária a redução ou remoção do produto, devem ser tentadas técnicas minimamente invasivas sempre que possível, incluindo aspiração com agulha, extrusão após incisão e lipoaspiração. Em última análise, podem ser necessárias a destruição com o *laser* ou a remoção cirúrgica, mas essas modalidades

Boxe 36.2 Tratamentos relatados para granulomas.

- Triancinolona intralesional + crioterapia
- 5-Fluoruracila intralesional
- Bleomicina (1,5 UI/mℓ) intralesional
- Prednisona (1 mg/kg/dia) oral
- Prednisona (60 mg/dia) oral + ibuprofeno (1.800 mg/dia)
- Cortivazol (3,75 mg/1,5 mℓ) intralesional
- Amoxicilina (1,5 a 3 g, 2 vezes/dia) VO (Christensen)
- Ciprofloxacino (500 mg a 1 g 2 vezes/dia) VO (Christensen)
- Minociclina (2 Å ~100 mg/dia) oral
- Minociclina (2 Å ~250 mg/dia) + prednisolona (4 mg/dia) oral
- Ciclosporina (5 mg/kg/dia) oral
- Alopurinol (200 a 600 mg/dia) oral
- Creme de imiquimode (Aldara®) 5% tópico
- Creme de tacrolimo 0,5% tópico
- *Laser* de 532 nm e 1.064 nm
- Luz intensa pulsada.

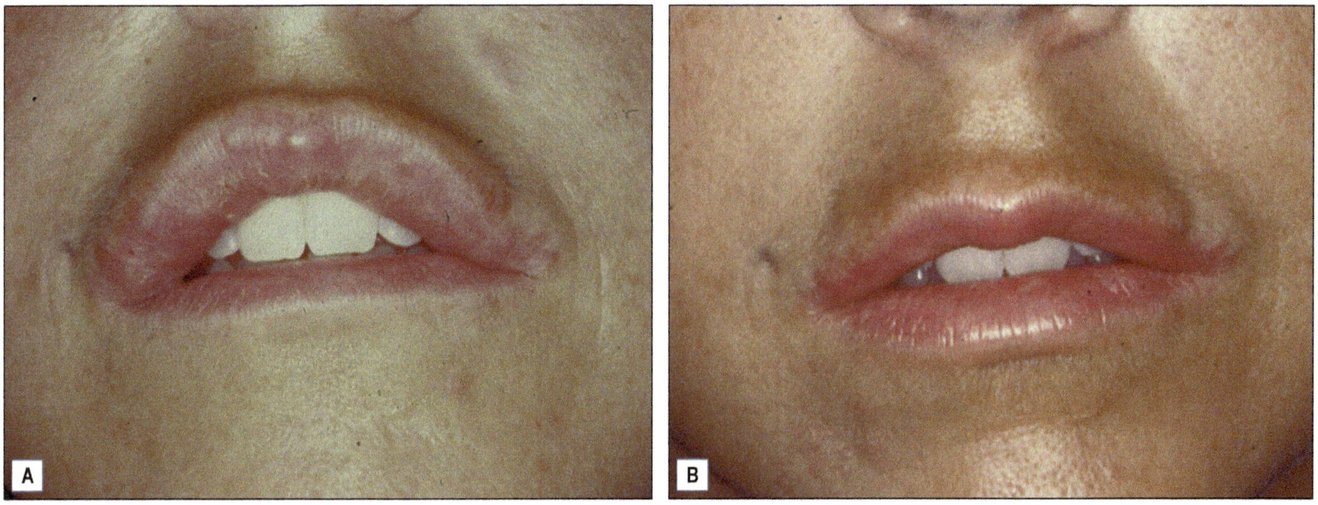

Figura 36.10 **A.** Granuloma devido a Dermalive®. **B.** Com melhora após o tratamento com 5-fluoruracila intralesional e esteroides.

devem ser reservadas para casos especialmente problemáticos ou que não responderam a terapias mais conservadoras. Cassuto et al. descreveram uma técnica minimamente invasiva e minimamente cicatricial para evacuação assistida por *laser* de lesões infecciosas após o uso de hidrogéis utilizando um *laser* pulsado de 532 nm, bem como um método para tratamento intralesional de granulomas causados por géis contendo micropartículas com um *laser* de diodo de 808 nm para facilitar a evacuação do produto (Figura 36.11 A e B). Shelke et al. combinaram um *laser* de diodo de 810 nm com um *laser* de diodo de 1.470 nm no modo contínuo, obtendo melhora em 92% dos casos. Com foco especial nas complicações do PMMA, um estudo de Goldman et al. colocou em ação o *laser* Nd:YAG intralesional em analogia à lipólise a *laser* e à lipoaspiração assistida por *laser*. A energia do *laser* foi fornecida através de uma fibra óptica fixada em uma microcânula com a intenção de produzir canais (ou túneis) separando o material de preenchimento do tecido adjacente e desorganizando a composição do preenchedor, facilitando sua aspiração através da cânula. A técnica é considerada segura nas mãos de profissionais habilidosos; entre as complicações foram relatados seroma (tratado com aspirações seriadas) e paresia unilateral temporária transitória de ramos neurais. Rivers et al. usaram tratamentos com *laser* de Nd:YAG de 1.064 nm pulso longo em intervalos de 2 meses para tratar sete pacientes com nódulos de início tardio devido ao PMMA, com melhora no tamanho do nódulo e na textura da pele após uma média de três tratamentos.

Especialmente em relação aos granulomas de início tardio, a antibioticoterapia oral e/ou intralesional deve ser tentada antes de, ou pelo menos conjuntamente com, outras modalidades de tratamento, pois os biofilmes são provavelmente o agente etiológico. Alguns autores acham que o tratamento inicial com qualquer agente que não antibióticos pode permitir que a colônia de biofilme progrida, possivelmente criando uma oportunidade para sequelas granulomatosas recorrentes a longo prazo. Em última análise, uma abordagem de tratamento multimodal pode ser necessária. Uma hierarquia terapêutica sugerida para granulomas de início tardio inclui o tratamento com antibióticos em primeiro lugar, possivelmente junto com um agente imunomodulador, como um esteroide. Se não der certo, medicamentos

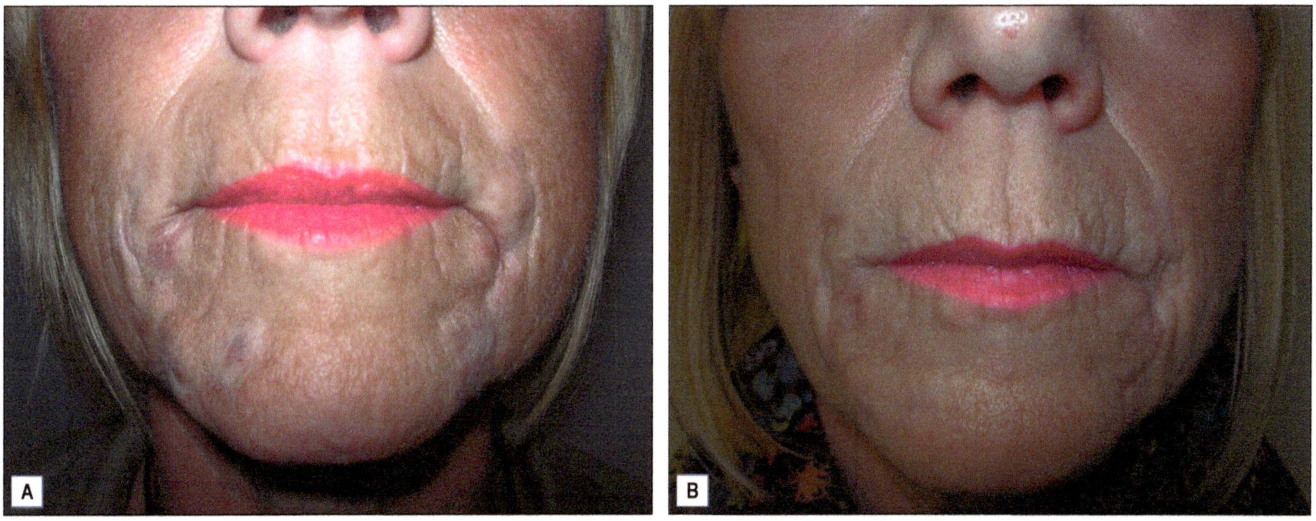

Figura 36.11 **A.** Granulomas de início tardio. **B.** Com melhora após o tratamento com o método descrito por Cassuto et al.

imunomoduladores progressivos devem ser usados, seguidos por tratamentos minimamente invasivos e, por fim, tratamentos cirúrgicos invasivos até que uma resposta seja alcançada.

> **Dica 8:** Presuma que os granulomas de início tardio sejam devidos em alguma parte à colonização do biofilme bacteriano e direcione a terapia para isso.

> **Dica 9:** Use opções invasivas e cirúrgicas somente depois que todas as outras opções tiverem sido esgotadas.

> **Dica 10:** Inflamação recorrente e formação de granulomas podem exigir terapia antibacteriana supressiva crônica.

CONCLUSÃO

Nenhum preenchedor é criado à imagem e semelhança de outro, e o injetor que almeja tratar as variadas manifestações do envelhecimento facial e orientar efetivamente os pacientes para o resultado desejado deve saber quais ajudarão ou não a atingir os objetivos do paciente. Uma infinidade de produtos "permanentes" está disponível e a maioria se enquadra nas categorias particulada e não particulada. Todos podem causar todo o espectro de complicações dos preenchedores. Os preenchedores permanentes compartilham as mesmas complicações observadas com os preenchedores temporários, além de outras adicionais que se tornam mais significativas por sua natureza duradoura. As complicações mais difíceis, de corpo estranho e granulomas de início tardio, são cada vez mais reconhecidas com preenchedores permanentes e podem ser atribuídas à interação de produto e hospedeiro, bem como à formação de biofilme bacteriano. Uma hierarquia terapêutica sugerida inclui antibioticoterapia, tratamento a *laser* com microfibra óptica (conforme descrito por Cassuto et al.), imunomodulação e, possivelmente, eventual remoção cirúrgica. Os preenchedores permanentes são abundantes e só aumentarão ao longo da próxima década, à medida que o preenchimento se tornou a base de uma indústria estética mundial em constante expansão. Mesmo os pacientes que não têm acesso imediato a preenchedores permanentes (como nos EUA) podem facilmente encontrá-los no exterior ou de forma ilícita para consumo. O médico moderno que atua com estética deve reconhecer os produtos, as complicações e as estratégias de tratamento, embora haja mais trabalho a ser feito para elucidar as causas subjacentes e as melhores abordagens para o sucesso.

REFERÊNCIAS BIBLIOGRÁFICAS

Do, E. R., & Shim, J. S. (2012). Long-term complications from breast augmentation by injected polyacrylamide hydrogel. *Archives of Plastic Surgery, 39*(3), 267–269. https://doi.org/10.5999/aps.2012.39.3.267.

Formigli, L., Zecchi, S., Protopapa, C., Caporale, D., Cammarota, N., & Lotti, T. M. (2004). Bio-Alcamid: An electron microscopic study after skin implantation. *Plastic and Reconstructive Surgery, 113*(3), 1104–1106. https://doi.org/10.1097/01.prs.0000107746.58665.0a.

Karim, R. B., Hage, J. J., van Rozelaar, L., Lange, C. A., & Raaijmakers, J. (2006). Complications of polyalkylimide 4% injections (Bio-Alcamid): A report of 18 cases. *Journal of Plastic, Reconstructive and Aesthetic Surgery, 59*(12), 1409–1414. https://doi.org/10.1016/j.bjps.2006.01.049.

Protopapa, C., Sito, G., Caporale, D., & Cammarota, N. (2003). Bio-Alcamid in drug-induced lipodystrophy. *Journal of Cosmetic and Laser Therapy, 5*(3–4), 226–230. https://doi.org/10.1080/14764170310021922.

LEITURA ADICIONAL

Al-Qattan, M. M. (2011). Complications related to Artecoll injections for soft tissue augmentation of the hand: 3 case reports. *The Journal of Hand Surgery, 36*(6), 994–997. https://doi.org/10.1016/j.jhsa.2011.03.016.

American Society of Plastic Surgeons. (2020). Plastic Surgery Statistics Report 2019. https://www.plasticsurgery.org/documents/News/Statistics/2019/plastic-surgery-statistics-full-report-2019.pdf.

Cassuto, D., Marangoni, O., De Santis, G., & Christensen, L. (2009). Advanced laser techniques for filler-induced complications. *Dermatologic Surgery, 35*(suppl 2), 1689–1695. https://doi.org/10.1111/j.1524-4725.2009.01348.x.

Cassuto, D., Pignatti, M., Pacchioni, L., Boscaini, G., Spaggiari, A., & De Santis, G. (2016). Management of complications caused by permanent fillers in the face: A treatment algorithm. *Plastic and Reconstructive Surgery, 138*(2), 215e–227e. https://doi.org/10.1097/PRS.0000000000002350.

Chrastil-LaTowsky, B., Wesley, N. O., MacGregor, J. L., Kaminer, M. S., & Arndt, K. A. (2009). Delayed inflammatory reaction to bio-alcamid polyacrylamide gel used for soft-tissue augmentation. *Archives for Dermatological, 145*(11), 1309–1312. https://doi.org/10.1001/archdermatol.2009.266.

Christensen, L. H. (2009). Host tissue interaction, fate, and risks of degradable and nondegradable gel fillers. *Dermatologic Surgery, 35*(suppl 2), 1612–1619. https://doi.org/10.1111/j.1524-4725.2009.01338.x.

Christensen, L., Breiting, V., Janssen, M., Vuust, J., & Hogdall, E. (2005). Adverse reactions to injectable soft tissue permanent fillers. *Aesthetic Plastic Surgery, 29*(1), 34–48. https://doi.org/10.1007/s00266-004-0113-6.

DeLorenzi, C. (2014). Complications of injectable fillers, part 2: Vascular complications. *Aesthetic Surgery Journal, 34*(4), 584–600. https://doi.org/10.1177/1090820X14525035.

Epstein, R. E., & Spencer, J. M. (2010). Correction of atrophic scars with Artefill: An open-label pilot study. *Journal of Drugs in Dermatology, 9*(9), 1062–1064.

Furmanczyk, P. S., Wolgamot, G. M., Argenyi, Z. B., & Gilbert, S. C. (2009). Extensive granulomatous reaction occurring 1.5 years after DermaLive injection. *Dermatologic Surgery, 35*(suppl 1), 385–388. https://doi.org/10.1111/j.1524-4725.2008.01044.x.

Goldman, A., & Wollina, U. (2018). Intralesional neodymium YAG laser to treat complications of polymethylmethacrylate. *Open Access Macedonian Journal of Medical Sciences, 6*(9), 1636–1641. https://doi.org/10.1177/1090820X14525035.

Grippaudo, F. R., & Mattei, M. (2011). The utility of high-frequency ultrasound in dermal filler evaluation. *Annals of Plastic Surgery, 67*(5), 469–473. https://doi.org/10.1097/SAP.0b013e318203ebf6.

Jones, D. H. (2009). Semipermanent and permanent injectable fillers. *Dermatologic Clinics*, *27*(4), 433–444, vi. https://doi.org/10.1016/j.det.2009.08.003.

Jordan, D. R., & Stoica, B. (2015). Filler migration: A number of mechanisms to consider. *Ophthalmic Plastic and Reconstructive Surgery*, *31*(4), 257–262. https://doi.org/10.1097/IOP.0000000000000368.

Khan, I., Shokrollahi, K., Bisarya, K., & Murison, M. S. (2011). A liposuction technique for extraction of Bio-Alcamid and other permanent fillers. *Aesthetic Surgery Journal*, *31*(3), 344–346. https://doi.org/10.1177/1090820X11398476.

Kim, J. H., Ahn, D. K., Jeong, H. S., & Suh, I. S. (2014). Treatment algorithm of complications after filler injection: Based on wound healing process. *Journal of Korean Medical Science*, *29*(suppl 3), S176–S182. https://doi.org/10.1097/IOP.0000000000000368.

King, M., Walker, L., Convery, C., & Davies, E. (2020). Management of a vascular occlusion associated with cosmetic injections. *The Journal of Clinical and Aesthetic Dermatology*, *13*(1), E53–E58.

Monheit, G. D., & Rohrich, R. J. (2009). The nature of long-term fillers and the risk of complications. *Dermatologic Surgery*, *35*(suppl 2), 1598–1604. https://doi.org/10.1111/j.1524-4725.2009.01336.x.

Narins, R. S., Coleman, W. P. 3rd, Rohrich, R., Monheit, G., Glogau, R., Brandt, F., Bruce, S., Colen, L., Dayan, S., Jackson, I., Maas, C., Rivkin, A., Sclafani, A., & Spivak, J. C. (2010). 12-Month controlled study in the United States of the safety and efficacy of a permanent 2.5% polyacrylamide hydrogel soft-tissue filler. *Dermatologic Surgery*, *36*(suppl 3), 1819–1829. https://doi.org/10.1111/j.1524-4725.2010.01736.x.

Ono, S., Ogawa, R., & Hyakusoku, H. (2010). Complications after polyacrylamide hydrogel injection for soft-tissue augmentation. *Plastic and Reconstructive Surgery*, *126*(4), 1349–1357. https://doi.org/10.1097/PRS.0b013e3181ead122.

Pacini, S., Ruggiero, M., Morucci, G., Cammarota, N., Protopapa, C., & Gulisano, M. (2002). Bio-alcamid: A novelty for reconstructive and cosmetic surgery. *Italian Journal of Anatomy and Embryology*, *107*(3), 209–214.

Pallua, N., & Wolter, T. P. (2010). 5-year assessment of safety and aesthetic results after facial soft-tissue augmentation with polyacrylamide hydrogel (Aquamid): A prospective multicenter study of 251 patients. *Plastic and Reconstructive Surgery*, *125*(6), 1797–1804. https://doi.org/10.1097/PRS.0b013e3181d18158.

Park, T. H., Seo, S. W., Kim, J. K., & Chang, C. H. (2012). Clinical experience with polymethylmethacrylate microsphere filler complications. *Aesthetic Plastic Surgery*, *36*(2), 421–426. https://doi.org/10.1007/s00266-011-9803-z.

Prather, C. L., & Jones, D. H. (2006). Liquid injectable silicone for soft tissue augmentation. *Dermatologic Therapy*, *19*(3), 159–168. https://doi.org/10.1111/j.1529-8019.2006.00070.x.

Rauso, R., Freda, N., Parlato, V., Gherardini, G., Amore, R., & Tartaro, G. (2011). Polyacrylamide gel injection for treatment of human immunodeficiency virus-associated facial lipoatrophy: 18 months follow-up. *Dermatologic Surgery*, *37*(11), 1584–1589. https://doi.org/10.1111/j.1524-4725.2011.02131.x.

Requena, L., Requena, C., Christensen, L., Zimmermann, U. S., Kutzner, H., & Cerroni, L. (2011). Adverse reactions to injectable soft tissue fillers. *Journal of the American Academy of Dermatology*, *64*(1), 1–34; quiz 35–36. Erratum (2011) in: *J Am Acad Dermatol*, *64*(6), 1178. doi: 10.1016/j.jaad.2010.02.064.

Rivers, J., Labonté-Truong, N., & Richer, V. (2021). Adjuvant use of a 1,064 nm neodymium-doped yttrium aluminum garnet laser for the management of refractory late-onset nodules related to polymethylmethacrylate fillers. *Dermatologic Surgery*, *47*(3), 432–434. https://doi.org/10.1097/DSS.0000000000002301.

Rossner, M., Rossner, F., Bachmann, F., Wiest, L., & Rzany, B. (2009). Risk of severe adverse reactions to an injectable filler based on a fixed combination of hydroxyethylmethacrylate and ethylmethacrylate with hyaluronic acid. *Dermatologic Surgery*, *35*(suppl 1), 367–374. https://doi.org/10.1111/j.1524-4725.2008.01062.x.

Sachdev, M., Anantheswar, Y., Ashok, B., Hameed, S., & Pai, S. A. (2010). Facial granulomas secondary to injection of semi-permanent cosmetic dermal filler containing acrylic hydrogel particles. *Journal of Cutaneous and Aesthetic Surgery*, *3*(3), 162–166. https://doi.org/10.4103/0974-2077.74493.

Schelke, L., Decates, T., Kadouch, J., & Velthuis, P. (2020). Incidence of vascular obstruction after filler injections. *Aesthetic Surgery Journal*, *40*(8). https://doi.org/10.1093/asj/sjaa086. NP457–NP460.

Schelke, L. W., Van Den Elzen, H. J., Erkamp, P. P., & Neumann, H. A. (2010). Use of ultrasound to provide overall information on facial fillers and surrounding tissue. *Dermatologic Surgery*, *36*(suppl 3), 1843–1851. https://doi.org/10.1111/j.1524-4725.2010.01740.x.

Schuller-Petrović, S., Pavlović, M. D., Schuller, S. S., Schuller-Lukić, B., & Neuhold, N. (2013). Early granulomatous foreign body reactions to a novel alginate dermal filler: The system's failure? *Journal of the European Academy of Dermatology and Venereology*, *27*(1), 121–123. https://doi.org/10.1111/j.1468-3083.2011.04264.x.

Sclafani, A. P., & Fagien, S. (2009). Treatment of injectable soft tissue filler complications. *Dermatologic Surgery*, *35*(suppl 2), 1672–1680. https://doi.org/10.1111/j.1524-4725.2009.01346.x.

Snozzi, P., & van Loghem, J. A. J. (2018). Complication management following rejuvenation procedures with hyaluronic acid fillers—an algorithm-based approach. *Plastic and Reconstructive Surgery Glob Open*, *6*(12), e2061.

Walker, L., & King, M. (2018). This month's guideline: Visual loss secondary to cosmetic filler injection. *The Journal of Clinical and Aesthetic Dermatology*, *11*(5), E53–E55.

Wiest, L. G., Stolz, W., & Schroeder, J. A. (2009). Electron microscopic documentation of late changes in permanent fillers and clinical management of granulomas in affected patients. *Dermatologic Surgery*, *35*(suppl 2), 1681–1688. https://doi.org/10.1111/j.1524-4725.2009.01347.x.

Wolter, T. P., & Pallua, N. (2010). Removal of the permanent filler polyacrylamide hydrogel (aquamid) is possible and easy even after several years. *Plastic and Reconstructive Surgery*, *126*(3), 138e–139e. https://doi.org/10.1097/PRS.0b013e3181e3b506.

Zielke, H., Wölber, L., Wiest, L., & Rzany, B. (2008). Risk profiles of different injectable fillers: Results from the Injectable Filler Safety Study (IFS Study). *Dermatologic Surgery*, *34*(3), 326–335; discussion 335. https://doi.org/10.1111/j.1524-4725.2007.34066.x.

37

Comprometimento Vascular

Rachel Pritzker e Katie Beleznay

RESUMO E CARACTERÍSTICAS PRINCIPAIS

- Os preenchedores são geralmente muito bem tolerados. No entanto, podem ocorrer complicações vasculares graves, incluindo cegueira
- Quando o preenchedor é injetado nos vasos sanguíneos, podem ocorrer fenômenos isquêmicos ou embólicos
- É importante conhecer a profundidade e a localização dos vasos em todas as áreas de injeção, embora ocorram variações
- É essencial ter estratégias para prevenir o comprometimento vascular, que incluem injetar lentamente e com pressão mínima pequenos volumes de cada vez e considerar o uso de cânulas de calibres maiores
- Deve-se instituir um protocolo de tratamento com urgência ao primeiro sinal de comprometimento vascular. O objetivo do tratamento é a rápida restauração da perfusão.

INTRODUÇÃO

O uso de preenchedores continua a crescer em popularidade, em parte devido ao seu perfil favorável de efeitos colaterais. No entanto, podem ocorrer complicações graves. As complicações mais temidas e potencialmente graves são de natureza vascular. É fundamental que os médicos injetores tenham um conhecimento sólido da anatomia vascular e estejam a par das principais estratégias de prevenção e manejo.

As complicações vasculares ocorrem quando o preenchedor é injetado nos vasos sanguíneos, resultando em fenômenos isquêmicos ou embólicos. Ocorre necrose da pele quando o suprimento de sangue fica comprometido. Normalmente, a primeira indicação de comprometimento vascular da pele é o branqueamento. Isso pode ser sutil e pode passar despercebido. É vital olhar para todo o tecido circundante durante a injeção de preenchedor dérmico para possivelmente detectar esse sinal discreto. Nos minutos, horas e dias seguintes, pode ocorrer progressão para uma alteração na coloração violácea com aspecto reticulado e dolorosa (Figura 37.1). Necrose e cicatrizes subsequentes podem se desenvolver.

A cegueira resulta da embolização retrógrada do preenchedor para os vasos oculares. As complicações visuais após a injeção de preenchedor podem se manifestar com perda unilateral imediata da visão, dor ocular, cefaleia, náuseas ou vômitos. Além disso, complicações do sistema nervoso central, incluindo infarto e hemiplegia, foram observadas em associação à cegueira. Em um artigo de revisão atualizado, houve 48 novos casos de cegueira relatados de 2015 a 2018 após a injeção de preenchedores, totalizando 146 casos relatados desde 1906. Dos casos atualizados, as injeções mais comuns foram de ácido hialurônico (AH) seguidas por injeções de hidroxiapatita de cálcio (CaHa).

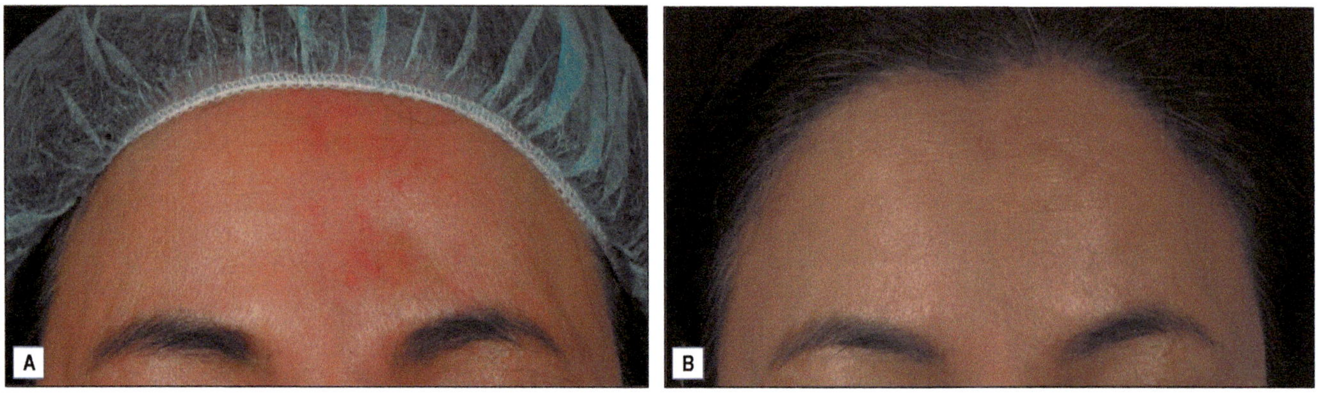

Figura 37.1 A. Eritema moteado na fronte, 5 dias após a injeção. **B.** Resolução do comprometimento vascular sem sequelas, 2,5 meses após a injeção.

Estes são apenas os casos relatados; provavelmente, o número é bem maior. As áreas de maior risco em ordem decrescente foram nariz, glabela, fronte e sulco nasolabial, mas praticamente todos os locais anatômicos do rosto onde o preenchedor é injetado apresentam risco de comprometimento vascular (Figura 37.2).

ANATOMIA

É importante conhecer a profundidade e a localização dos vasos nas áreas de alto risco. Na glabela e na fronte, as duas artérias principais são a artéria supratroclear, que se encontra ao longo da linha vertical cantal medial, e a artéria supraorbital, que se encontra mais lateral, na região da íris medial (Figura 37.3). Ambas as artérias começam profundas e tornam-se mais superficiais aproximadamente 15 a 20 mm acima do rebordo supraorbital à medida que correm superiormente na fronte. Injeções a menos de 2 cm da borda supraorbital devem ser superficiais. No entanto, injeções em áreas mais superiores na fronte devem ser profundas, em um plano supraperiosteal. Na região nasal, existem muitos vasos anastomóticos e, por isso, o preenchedor é colocado com mais segurança no plano supraperiosteal profundo avascular. Se o paciente tiver sido submetido a procedimentos cirúrgicos anteriores no nariz, as injeções de preenchedor só devem ser realizadas com extrema cautela. Deve-se sempre perguntar sobre procedimentos cirúrgicos anteriores, cicatrizes traumáticas ou injeções anteriores de preenchedores, pois as cicatrizes podem distorcer a anatomia dos vasos ou abrir uma possível trilha através da qual o preenchedor pode entrar mais facilmente em um vaso sanguíneo. O vaso sanguíneo de maior risco para comprometimento na região malar medial,

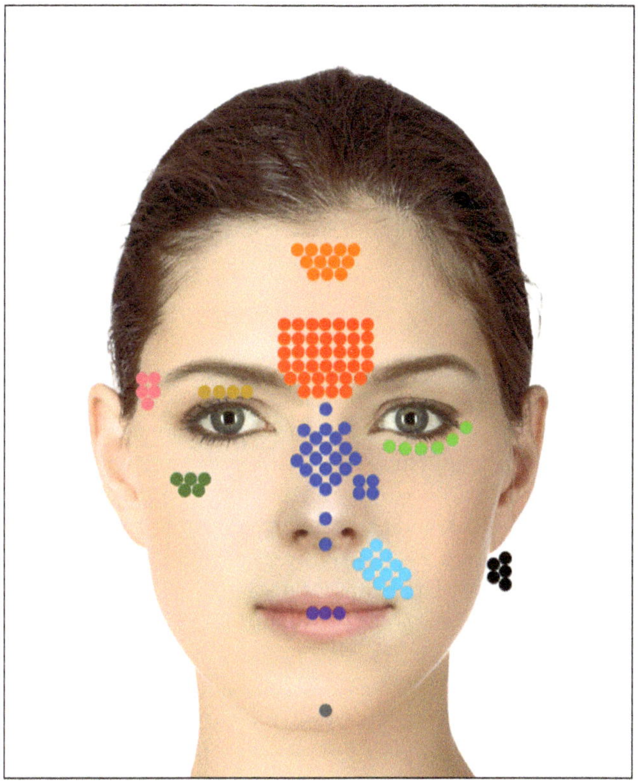

Figura 37.2 Os pontos coloridos representam o local da injeção de cada caso de cegueira por preenchedor. Os cinco pontos pretos representam casos em que o local não foi especificado e descrito como "rosto". (Com permissão de Beleznay K, Carruthers J, Humphrey S, Jones D. Avoiding and treating blindness from fillers: a review of the world literature. *Dermatol Surg.* 2015; 41:1097-1117.).

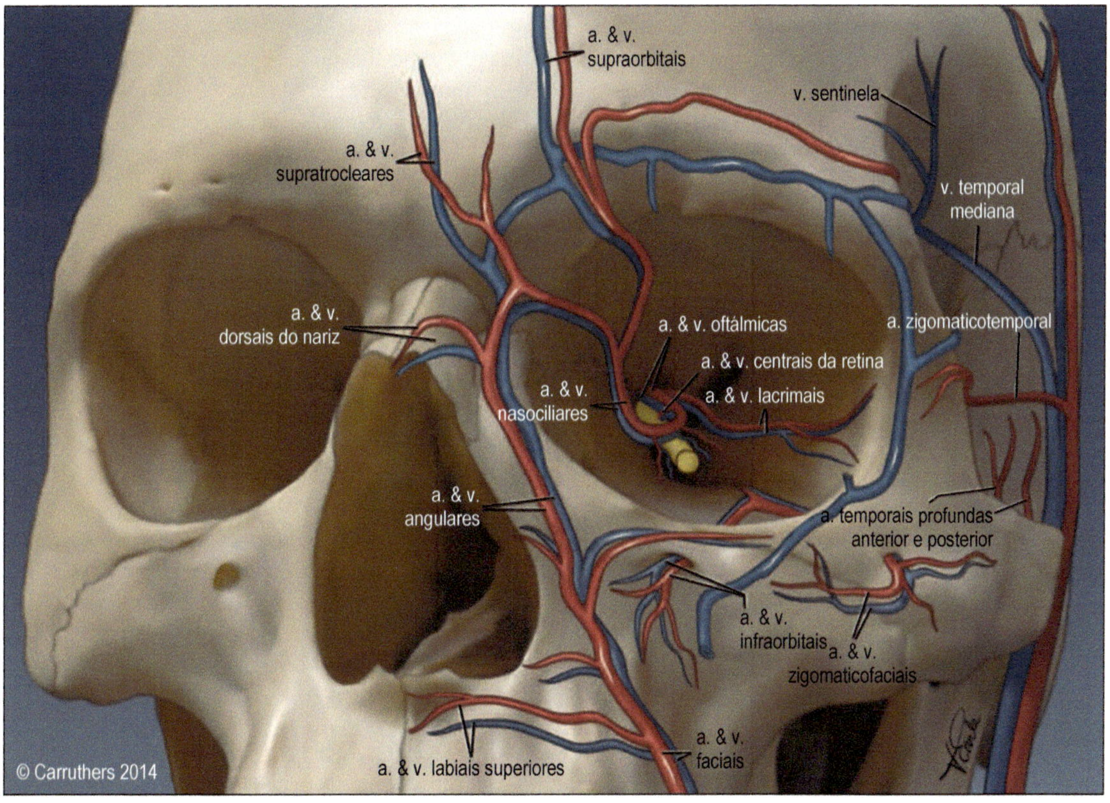

Figura 37.3 Anatomia vascular do terço superior da face. *a.*, artéria; *v.*, veia. (Copyright Jean D. Carruthers, MD, 2014.)

sulco nasolabial e área periorbital medial é a artéria angular. A artéria angular tem padrões variáveis depois de se ramificar da artéria facial e pode estar localizada mais superficialmente na camada subcutânea no terço superior do sulco nasolabial, por isso é imperativo ter cautela ao injetar essa região. Com múltiplas anastomoses presentes, se uma agulha entrar em um vaso sanguíneo e pressão suficiente for aplicada ao êmbolo ao injetar o preenchedor, a pressão arterial pode ser superada e o preenchedor pode seguir de forma retrógrada para os vasos oculares, causando cegueira.

PREVENÇÃO

É essencial ter estratégias para prevenir o comprometimento vascular, pois não temos protocolos-padrão de atendimento bem documentados para o tratamento dessas complicações, principalmente quando se trata de comprometimento visual causado pelo preenchedor. Conhecer a anatomia é fundamental. É imperativo obter um consentimento informado detalhado e ter um plano de ação em seu consultório imediatamente à disposição para o manejo de complicações. Os métodos para ajudar na prevenção de oclusão incluem o uso de cânulas, baixos volumes, pouca força e movimento contínuo, conforme análise recente de um importante painel de consenso e destacados no Boxe 37.1.

Vídeo 37.1

TRATAMENTO (Vídeo 37.1)

A crescente popularidade dos procedimentos estéticos injetáveis leva ao aumento dos índices de eventos de oclusão intravascular, mas, até o momento, as recomendações sobre o manejo são baseadas principalmente em evidências anedóticas, opinião de especialistas e alguns relatórios de consenso. O aprimoramento das recomendações está avançando rapidamente, mas ainda há uma grande heterogeneidade entre as recomendações de protocolo. É importante ler vários artigos publicados e combinar suas opiniões para ter um plano para o caso de um possível evento isquêmico. O tratamento deve ser instituído imediatamente ao primeiro sinal de comprometimento vascular. O objetivo final é restaurar a circulação arterial no tecido afetado.

A hialuronidase é uma enzima proteica solúvel que catalisa a degradação do AH. O uso de hialuronidase é destacado como o principal tratamento entre os relatos de consenso para remover obstruções; mesmo em uma recomendação consensual para o manejo da oclusão intravascular durante a injeção de CaHa, a hialuronidase é empregada. Existem relatos iniciais do uso de tiossulfato de sódio (STS) para dissolver CaHa, mas a prova de conceito inicial para seu uso intra-arterial para tratamento de oclusão por CaHa em modelos cadavéricos, por enquanto, não conseguiu demonstrar eficácia. A hialuronidase é injetada no local onde o AH foi originalmente aplicado e em todos os pontos de isquemia tecidual visível, onde se veem branqueamento ou alterações livedoides. A dosagem de hialuronidase a ser usada varia entre os relatos, mas está sendo observada uma tendência de uso de maior número de unidades para inundar a área. Em um relatório mais recente com base em vários casos anedóticos, o Dr. DeLorenzi propõe que um mínimo de 500 U de hialuronidase seja usado por unidade estética afetada com alterações aparentes de isquemia tecidual e que a injeção seja repetida de hora em hora para manter a concentração de hialuronidase continuamente alta em toda a área, pois a hialuronidase pode se difundir através do vaso para a área obstruída. Um consenso recente recomendou que a dosagem de hialuronidase seja da ordem de centenas de unidades em cada momento em que é injetada. O objetivo final é a reperfusão, que pode ser observada quando o fluxo de sangue dos capilares volta rapidamente no tecido afetado. Com injeções repetidas de hialuronidase e equimoses e edema subsequentes na área, pode ser difícil determinar se o ponto final foi atingido, mas deve-se verificar a perfusão capilar e continuar as injeções de hialuronidase até que o ponto final da reperfusão seja atingido. Se um paciente sair do consultório e um evento isquêmico não for reconhecido imediatamente, ele poderá relatar isso horas ou dias depois com dor, alterações de coloração atípicas de pele ou outras queixas de isquemia tecidual; portanto, é imperativo que toda a equipe seja treinada para estar atenta a essas mudanças e trazer o paciente para avaliação e tratamento. Quando iniciado até mesmo após 72 horas da manifestação dos sintomas, o tratamento pode ser bem-sucedido. Outros tratamentos que devem ser iniciados à beira do leito devem ser ácido acetilsalicílico oral, compressas quentes, massagem cutânea e, possivelmente, corticosteroides intralesionais ou sistêmicos. Uma avaliação individual completa e um plano de tratamento com acompanhamento rigoroso devem ser instituídos em cada paciente para otimizar os resultados. Se ocorrer necrose, o cuidado atento da ferida é fundamental e o manejo da cicatriz a longo prazo deve ser abordado. As principais estratégias de manejo em casos de comprometimento vascular com sequelas cutâneas (Boxe 37.2) e complicações oculares (Boxe 37.3) são analisadas.

Boxe 37.1 Principais estratégias para prevenir o comprometimento vascular.

- Antes da injeção, obtenha um consentimento informado claro que inclua o risco de necrose, cegueira, acidente vascular cerebral e o uso de hialuronidase nessas situações
- Antes de injetar, deve ser obtido um histórico detalhado. Informe-se sobre procedimentos, preenchedores ou cirurgias estéticas anteriores, ou cicatrizes traumáticas, pois estes podem distorcer a anatomia
- Conheça a localização e a profundidade dos vasos faciais e suas variações comuns. Tome cuidado em áreas de alto risco de cegueira, incluindo glabela, nariz, fronte, sulco nasolabial superior e canal lacrimal medial
- Considere o uso de uma cânula com lúmen de 25G ou maior
- Mova a ponta da agulha ou cânula durante a injeção, para não depositar uma quantidade muito grande em um só local
- Injete em pequenos volumes
- Injete lentamente e com pressão mínima para evitar que uma grande coluna de preenchedor se desloque de forma retrógrada.

Boxe 37.2 Recomendações para tratamento do comprometimento vascular.

- Se ocorrer branqueamento, interrompa a injeção imediatamente
- Injete hialuronidase em altas doses, da ordem de centenas de unidades durante cada tentativa de restaurar o fluxo sanguíneo
- Aplique compressas quentes a cada 10 minutos durante as primeiras horas
- Massageie o tecido afetado
- Considere ácido acetilsalicílico 325 mg sublingual imediatamente e 81 mg/dia a partir de então
- Considere usar prednisona oral
- Repita as injeções de hialuronidase até atingir o objetivo de reperfusão
- Acompanhe o paciente diariamente até a melhora. Forneça instruções claras de cuidados e informações de contato para o paciente.

Boxe 37.3 Tratamento do comprometimento vascular com complicações oculares.

- Se ocorrerem alterações na visão, dor ocular, cefaleia, náuseas ou vômito durante a injeção do preenchedor, interrompa a injeção imediatamente. Entre em contato imediatamente com um colega oftalmologista e encaminhe o paciente com urgência diretamente para a oftalmologia. Se houver sinais de AVC, transfira o paciente imediatamente para um pronto-socorro
- Considere tratar o local da injeção e a área circundante com altas doses de hialuronidase e, potencialmente, a área dos foramens supraorbitais e supratrocleares
- Documente todos os sinais e sintomas relacionados ao evento
- Mecanismos para reduzir a pressão intraocular devem ser considerados, como massagem ocular, respiração em saco de papel, timolol tópico e acetazolamida.

O manejo da cegueira após a injeção de preenchedor é mais desafiador porque há poucos tratamentos bem-sucedidos relatados e, mais comumente, a perda da visão é permanente. Além disso, o tempo é essencial, pois após aproximadamente 90 minutos, o dano secundário à isquemia de retina tem maior probabilidade de ser irreversível, e relatórios mais recentes afirmam que as células ganglionares da retina podem infartar em questão de 12 a 15 minutos. Em primeiro lugar, se o paciente se queixar de dor ocular, alterações na visão, cefaleia ou náuseas, a injeção deve ser interrompida imediatamente. O paciente deve ser imediatamente transferido para um oftalmologista ou colega especialista em plástica ocular. Grandes volumes de hialuronidase devem ser injetados no local da colocação do preenchedor e nas áreas circundantes, ao longo do trajeto dos vasos que levam ao olho, podendo-se também considerar injeção de hialuronidase nos foramens supraorbital e supratroclear. Foi demonstrado que a hialuronidase pode se difundir através das paredes dos vasos sanguíneos sem a necessidade de ser injetada diretamente no vaso. Se ocorrer perda de visão após a aplicação de um preenchedor de AH, a injeção retrobulbar ou peribulbar de hialuronidase foi proposta como um possível tratamento para salvar a visão, mas recomendações mais recentes sugerem que isso ainda permanece controverso. Outras terapias recomendadas incluem tratamentos que diminuem a pressão intraocular, incluindo respiração em um saco de papel, massagem ocular, timolol tópico e acetazolamida. Os médicos injetores devem ajudar a educar seus colegas oftalmologistas e cirurgiões plásticos oculares sobre essa complicação rara e estabelecer relacionamentos com eles, para que, caso ocorra um evento, eles estejam prontos para ajudar, entender a lógica e a urgência. Uma discussão mais aprofundada entre especialistas relatando suas experiências com essa complicação e estratégias de manejo podem ajudar a construir um consenso que aumente a segurança do paciente.

CONCLUSÃO

Com o aumento do uso de preenchimento para volumização, é imperativo estar ciente do risco de complicações vasculares devastadoras. Para minimizar quaisquer eventos adversos, é fundamental ter conhecimento integral da anatomia facial e da técnica de injeção adequada. Devem ser implementadas estratégias de prevenção importantes, tais como injetar pequenas quantidades sob baixa pressão, usar cânulas de calibre maior e injetar lentamente com movimento contínuo da agulha ou cânula. Mesmo com a técnica adequada, a possibilidade de oclusão vascular e embolização de preenchedor em vasos oculares permanece. Dessa maneira, os profissionais injetores devem ter um protocolo de tratamento em vigor, que deve incluir a transferência imediata do paciente para um oftalmologista em caso de complicações oculares e injeção de altas doses de hialuronidase. Cuidados imediatos e contínuos garantem resultados ideais e reduzem o risco de complicações permanentes. Continue atento às mudanças nas recomendações e esteja atualizado em relação à literatura, pois esse assunto de oclusão vascular com injeções de preenchedor continua evoluindo rapidamente com recomendações mais baseadas na literatura.

LEITURA ADICIONAL

Beleznay, K., Carruthers, J. D. A., Humphrey, S., Carruthers, A., & Jones, D. (2019). Update on avoiding and treating blindness from fillers: A recent review of the world literature. *Aesthetic Surgery Journal*, *39*(6), 662–674. https://doi.org/10.1093/asj/sjz053.

Cohen, J. L., Biesman, B. S., Dayan, S. H., et al. (2015). Treatment of hyaluronic acid filler-induced impending necrosis with hyaluronidase: Consensus recommendations. *Aesthetic Surgery Journal*, *35*(7), 844–849. https://doi.org/10.1093/asj/sjv018.

DeLorenzi, C. (2017). New high dose pulsed hyaluronidase protocol for hyaluronic acid filler vascular adverse events. *Aesthetic Surgery Journal*, *37*(7), 814–825. https://doi.org/10.1093/asj/sjw251.

Jones, D. H., Fitzgerald, R., Cox, S. E., et al. (2021). Preventing and treating adverse events of injectable fillers: Evidence-based recommendations from the American Society for Dermatologic Surgery Multidisciplinary Task Force. *Dermatologic Surgery, 47*(2), 214–226. https://doi.org/10.1097/DSS.0000000000002921.

Pavicic, T., Webb, K. L., Frank, K., Gotkin, R. H., Tamura, B., & Cotofana, S. (2019). Arterial wall penetration forces in needles versus cannulas. *Plastic and Reconstructive Surgery, 143*(3), 504e–512e. https://doi.org/10.1097/PRS.0000000000005321.

Scheuer, J. F., 3rd., Sieber, D. A., Pezeshk, R. A., Gassman, A. A., Campbell, C. F., & Rohrich, R. J. (2017). Facial danger zones: Techniques to maximize safety during soft-tissue filler injections. *Plastic and Reconstructive Surgery, 139*(5), 1103–1108.

van Loghem, J., Funt, D., Pavicic, T., et al. (2020). Managing intravascular complications following treatment with calcium hydroxylapatite: An expert consensus. *Journal of Cosmetic Dermatology, 19*(11), 2845–2858. https://doi.org/10.1111/jocd.13353.

Yankova, M., Pavicic, T., Frank, K., et al. (2021). Intraarterial degradation of calcium hydroxylapatite using sodium thiosulfate—An in vitro and cadaveric study. *Aesthetic Surgery Journal, 41*(5). https://doi.org/10.1093/asj/sjab020. NP226–NP236.

38

Reversores

Emily Keller, Rachel Miest e Kathleen Suozzi

RESUMO E CARACTERÍSTICAS PRINCIPAIS

- A crescente popularidade dos preenchimentos requer conhecimento das técnicas de reversão
- Os eventos adversos devido à injeção de preenchedor podem ser revertidos total ou parcialmente, dependendo do tipo do preenchedor e do momento
- Os preenchedores não permanentes são muito mais lenientes e mais facilmente corrigidos
- A hialuronidase pode ser considerada um "corretor" do tratamento para muitas complicações decorrentes da injeção de ácido hialurônico, e pequenas doses podem ser eficazes
- Oclusão vascular deve ser rapidamente diagnosticada e tratada, principalmente se houver perda de visão, e grandes doses de hialuronidase devem ser consideradas
- Reações inflamatórias de início tardio podem exigir uma abordagem multifacetada, especialmente após complicações devido a agentes permanentes de preenchimento
- Um tratamento emergente para o preenchedor de hidroxiapatita de cálcio é o uso de tiossulfato de sódio.

INTRODUÇÃO

De acordo com a pesquisa processual mais recente (2019) realizada pela American Society for Dermatologic Surgery (ASDS), o uso de preenchedores injetáveis aumentou 78% desde 2012 nos EUA. O advento de novos preenchedores não permanentes e o ressurgimento de produtos antigos, como preenchedores permanentes, refletem o aumento da demanda do público por agentes de volumização. Assim como em todos os procedimentos estéticos, o aumento do número de procedimentos realizados eleva as chances de complicações. Além disso, muitos dos preenchedores no mercado atualmente são injetados em locais *off-label*, muitos dos quais com maior probabilidade de oclusão vascular ou outra complicação. Sendo assim, é fundamental ter conhecimento profundo sobre como reverter as complicações do preenchimento. Os preenchedores podem ser divididos em duas categorias de acordo com sua reversibilidade: biodegradáveis (absorvíveis) ou não biodegradáveis (permanentes). A inovação das técnicas de reticulação (*cross-linking*) com diferentes concentrações de ácido hialurônico (AH) determina onde os preenchedores podem ser colocados e por quanto tempo eles promovem a correção tecidual (Tabela 38.1). Qualquer um dos produtos listados pode levar a complicações imediatas ou tardias, mas apenas os AHs podem realmente ser revertidos com o uso de hialuronidase. Ao contrário dos agentes biodegradáveis, particularmente os AHs, os preenchedores permanentes necessitam uma abordagem multifacetada e podem ser mais difíceis de corrigir em caso de deslocamento ou reações adversas graves.

Tabela 38.1 Produtos de acordo com biodegradabilidade, fabricante, tipo de reticulação ou veículo, tipo de produto e concentração e aprovação de órgãos reguladores nos EUA, Canadá, Europa, América do Sul e América Central.

PRODUTOS BIODEGRADÁVEIS					
Produto	**Fabricante**	**Tecnologia de reticulação/veículo**	**Tipo de produto e concentração (mg/mℓ)**	**Aprovação por país**	**Biodegradabilidade/reversibilidade**
Juvéderm® Ultra™ XC	Allergan	Hylacross®	AH-24	Todos	Absorvível/reversível
Juvéderm® XC Ultra Plus™	Allergan	Hylacross®	AH-24	Todos	Absorvível/reversível
Juvederm® Volux®	Allergan	Vycross®	AH-25	América do Sul, Central/ Canadá/Europa	Absorvível/reversível

(*continua*)

Tabela 38.1 Produtos de acordo com biodegradabilidade, fabricante, tipo de reticulação ou veículo, tipo de produto e concentração e aprovação de órgãos reguladores nos EUA, Canadá, Europa, América do Sul e América Central. *(Continuação)*

PRODUTOS BIODEGRADÁVEIS					
Produto	**Fabricante**	**Tecnologia de reticulação/veículo**	**Tipo de produto e concentração (mg/mℓ)**	**Aprovação por país**	**Biodegradabilidade/ reversibilidade**
Radiesse®	Merz	Carboximetilcelulose 70%	Hidroxiapatita de cálcio 30%	Todos	Absorvível/não reversível
Sculptra®	Galderma/ Sinclair	Solução salina e lidocaína	Ácido poli-L-láctico (a % depende da diluição)	Todos	Absorvível/não reversível
RHA® 2	Teoxane AS	Rede preservada	AH-23	EUA/Europa	Absorvível/reversível
RHA® 3	Teoxane AS	Rede preservada	AH-23	EUA/Europa	Absorvível/reversível
RHA® 4	Teoxane SA	Rede preservada	AH-23	EUA/Europa	Absorvível/reversível
Juvéderm® Voluma® XC	Allergan	Vycross®	AH-20	Todos	Absorvível/reversível
Juvéderm® Volbella® XC	Allergan	Vycross®	AH-15	América do Sul/ Canadá/Europa	Absorvível/reversível
Juvéderm® Volift®	Allergan	Vycross®	AH-17,5	América do Sul, Central/Canadá/ Europa	Absorvível/reversível
Juvéderm® Vollure® XC	Allergan	Vycross®	AH-17,5	Todos (Vilify® em outros países)	Absorvível/reversível
Belotero® Hydro	Merz	Sem reticulação, contém glicerol	AH-18	América do Sul, Central/Canadá/ Europa	Absorvível/reversível
Belotero® Balance	Merz	CPM	AH-22,5	Todos	Absorvível/reversível
Belotero® Volume[a]	Merz	CPM	AH-26	América do Sul, Central/Canadá/ Europa	Absorvível/reversível
Belotero® Intense[a]	Merz	CPM	AH-25,5	América do Sul, Central/Canadá/ Europa	Absorvível/reversível
Belotero® Soft[a]	Merz	CPM	AH-20	América do Sul, Central/Canadá/ Europa	Absorvível/reversível
Emervel® Classic[a]	Galderma	OBT	AH-20	América do Sul, Central/Canadá/ Europa	Absorvível/reversível
Emervel® Lips[a]	Galderma	OBT	AH-20	América do Sul, Central/Canadá/ Europa	Absorvível/reversível
Emervel® Volume[a]	Galderma	OBT	AH-20	América do Sul, Central/Canadá/ Europa	Absorvível/reversível
Emervel® Deep	Galderma	OBT	AH-20	América do Sul, Central/Canadá/ Europa	Absorvível/reversível
Restylane®	Galderma	NASHA	AH-20	Todos	Absorvível/reversível
Restylane® Silk™/Vital	Galderma	NASHA	AH-20	Todos	Absorvível/reversível
Restylane® Defyne™	Galderma	NASHA	AH-20	Todos	Absorvível/reversível

(continua)

Tabela 38.1 Produtos de acordo com biodegradabilidade, fabricante, tipo de reticulação ou veículo, tipo de produto e concentração e aprovação de órgãos reguladores nos EUA, Canadá, Europa, América do Sul e América Central. (*Continuação*)

Produto	Fabricante	Tecnologia de reticulação/veículo	Tipo de produto e concentração (mg/mℓ)	Aprovação por país	Biodegradabilidade/ reversibilidade
PRODUTOS BIODEGRADÁVEIS					
Restylane® Refyne™	Galderma	NASHA	AH-20	Todos	Absorvível/reversível
Restylane® Kysse™	Galderma	NASHA	AH-20	Todos	Absorvível/reversível
Restylane® Lyft™	Galderma	NASHA	AH-20	Todos	Absorvível/reversível
PRODUTOS NÃO BIODEGRADÁVEIS (PERMANENTES)					
Silikon-1000®	Alcon	–	Polidimetilsiloxano	Todos (não para usos estéticos)	Não absorvível/não reversível
Belafill®	Suneva Medical	Colágeno bovino	PMMA + colágeno bovino	América do Norte e Canadá	Não absorvível/não reversível

[a]Produtos não aprovados pela Food and Drug Administration (FDA) dos EUA. *CPM*, Matriz polidensificada coesiva; *NASHA*, ácido hialurônico estabilizado não animal; *OBT*, tecnologia de equilíbrio ideal; *PMMA*, polimetilmetacrilato.

POR QUE PRECISAMOS DE REVERSORES?

Os reversores são necessários no caso de uma colocação de modo inadequado em plano profundo, sobrecorreção, oclusão vascular e reações imunomediadas de início tardio. Sob a perspectiva da longevidade do preenchedor, apenas o AH e o colágeno podem ser completamente revertidos por duas enzimas diferentes: hialuronidase e colagenase. Um tratamento emergente para a dissolução de preenchedores de hidroxiapatita de cálcio (CaHA) é usar tiossulfato de sódio (STS), embora seu uso não seja tão bem estudado quanto a hialuronidase e a colagenase. Se analisarmos todos os eventos adversos após a aplicação do preenchedor, principalmente no caso de preenchedores não absorvíveis, existem complicações que podem ser parcialmente revertidas ou pelo menos tratadas com uma variedade de substâncias, *lasers* ou medicamentos orais (estes serão mencionados, porém não discutidos neste capítulo). Este capítulo se concentrará no uso de substâncias, procedimentos ou tecnologias que podem alterar ou mudar não apenas a permanência do preenchedor em si, como também alterar os elementos envolvidos em determinado evento adverso.

COMPLICAÇÕES E REVERSIBILIDADE DOS PREENCHEDORES

Os efeitos adversos após o preenchimento de tecidos moles são geralmente classificados como de início precoce (até 2 semanas após a injeção), tardios (> 14 dias a 1 ano) ou retardados (> 1 ano) (Boxe 38.1). As reações de tardio ou retardadas são mais comumente associadas a agentes de preenchimento não absorvíveis, porém foram descritas mais recentemente com AH, CaHA e ácido poli-L-láctico (PLLA). Os eventos adversos de início precoce são mais fáceis de tratar e mais comuns que os de início tardio. De acordo com a classificação de reversibilidade, a injeção de AH e colágeno pode ter uma clara vantagem em relação a outras substâncias (Figuras 38.1 a 38.5).

Boxe 38.1 Eventos adversos após preenchimento de acordo com o início dos sintomas.

1. Início precoce (imediatamente a 14 dias)
   - Reações no local da injeção, incluindo púrpura e edema
   - Nódulos não inflamatórios (sobrecorreção ou deslocamento do material injetado)
   - Infecção (bacteriana, viral)
   - Reação de hipersensibilidade/anafilaxia
   - Oclusão vascular
2. Início tardio (de 15 dias a 1 ano) e retardado (> 1 ano)
   - Nódulos inflamatórios (imunomediados *vs.* infecção/biofilme)
   - Edema persistente ou recorrente.

Eventos adversos precoces tratados sem reversores

As reações imediatas esperadas são mais comumente reações no local da injeção, incluindo púrpura e edema. Os *lasers* vasculares são eficazes no tratamento da púrpura pós-procedimento. Infecções são muito menos frequentes, sendo o herpesvírus o mais comum. Hipersensibilidade e angioedema são muito raros, mas podem ocorrer com todos os preenchedores compostos de materiais de corpo estranho. Os sintomas de reação anafilática são prurido, eritema, lesões urticariformes, angioedema, náuseas, vômitos, falta de ar, tontura, síncope, hipotensão ou até mesmo parada cardiorrespiratória. O médico deve estar preparado para lidar com reações anafiláticas. A epinefrina é o fármaco mais importante nessa emergência clínica, cuja eficácia máxima é obtida quando injetada imediatamente. Os anti-histamínicos H1 não são medicamentos de escolha no tratamento inicial da anafilaxia, pois não aliviam os sintomas respiratórios com risco à vida ou choque, embora diminuam a urticária e o prurido. Pode-se administrar difenidramina, e os glicocorticoides permanecem em uso para anafilaxia porque potencialmente previnem a anafilaxia bifásica,

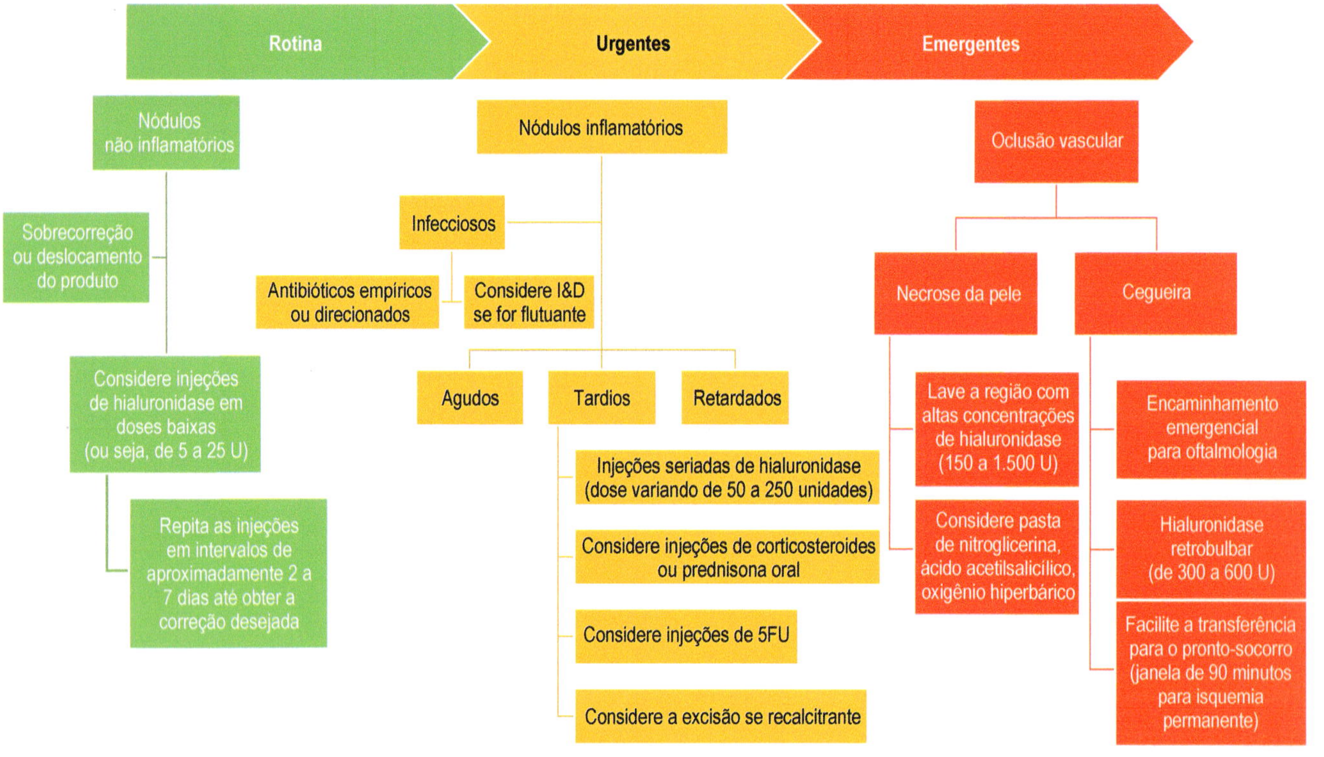

Figura 38.1 Eventos adversos de início precoce totalmente reversíveis. *5FU*, 5-Fluoruracila; *I&D*, incisão e drenagem.

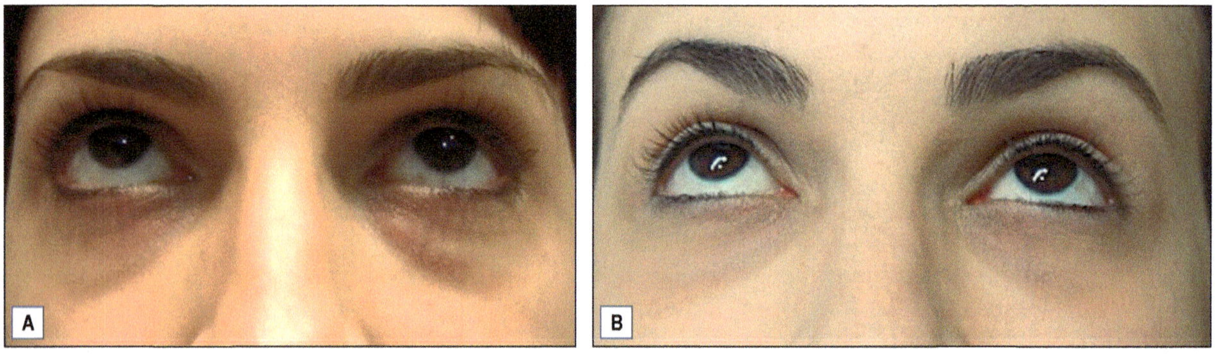

Figura 38.2 Paciente após 6 meses de preenchimento com ácido hialurônico para correção do canal lacrimal (**A**) e 15 dias após 8 U de hialuronidase de cada lado (4 U por nódulo) (**B**).

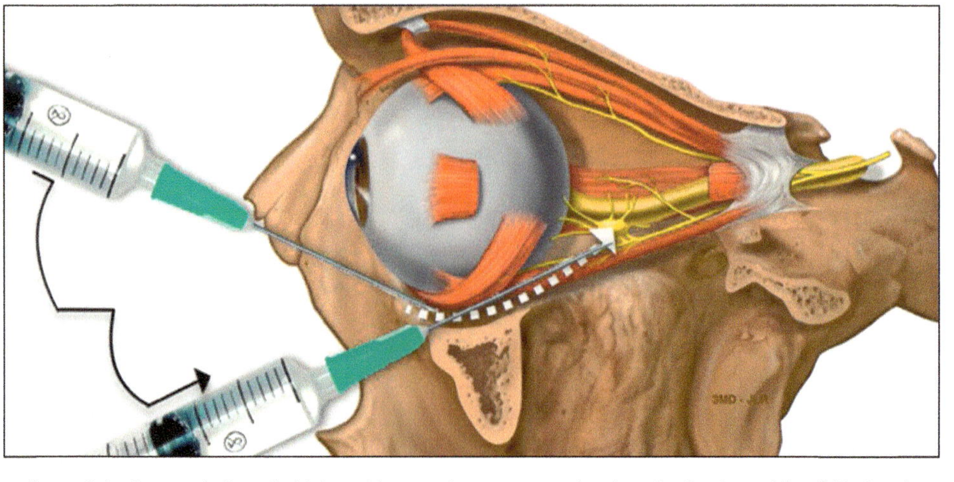

Figura 38.3 Como realizar a injeção retrobulbar de hialuronidase se houver suspeita de oclusão da artéria oftálmica da artéria retiniana. (Atribuição da imagem original vai para Patrick J. Lynch, http://commons.wikimedia.org/wiki/. Categoria:Medical_illustrations_by_Patrick_Lynch.)

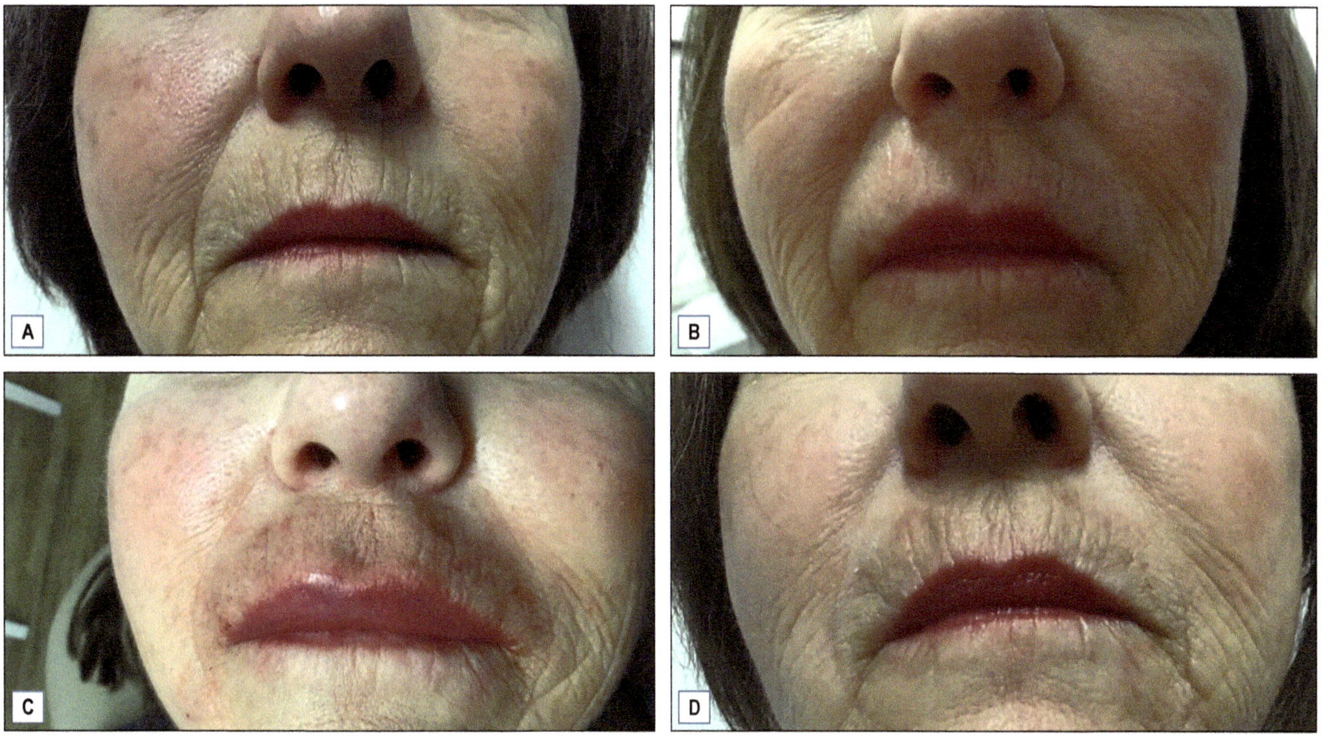

Figura 38.4 Antes (**A**) e 3 meses após (**B**) 1 cc de preenchimento de ácido hialurônico nas linhas cutâneas verticais dos lábios superiores mostrando formação de granuloma. Tratada com 1 cc de Hylenex®, 0,5 cc de lidocaína a 1%, doxiciclina 100 mg 2 vezes/dia durante 10 dias, prednisona 40 mg por 5 dias. **C.** Quatro meses depois, apresentando piora, tratada com 2 cc de Hylenex®, 0,5 cc de lidocaína a 1%, 0,7 cc de ILK 5 mg/cc, prednisona 40 mg por 3 dias, 20 mg por 3 dias, 10 mg por 3 dias. **D.** Quatro meses e meio depois, granuloma resolvido.

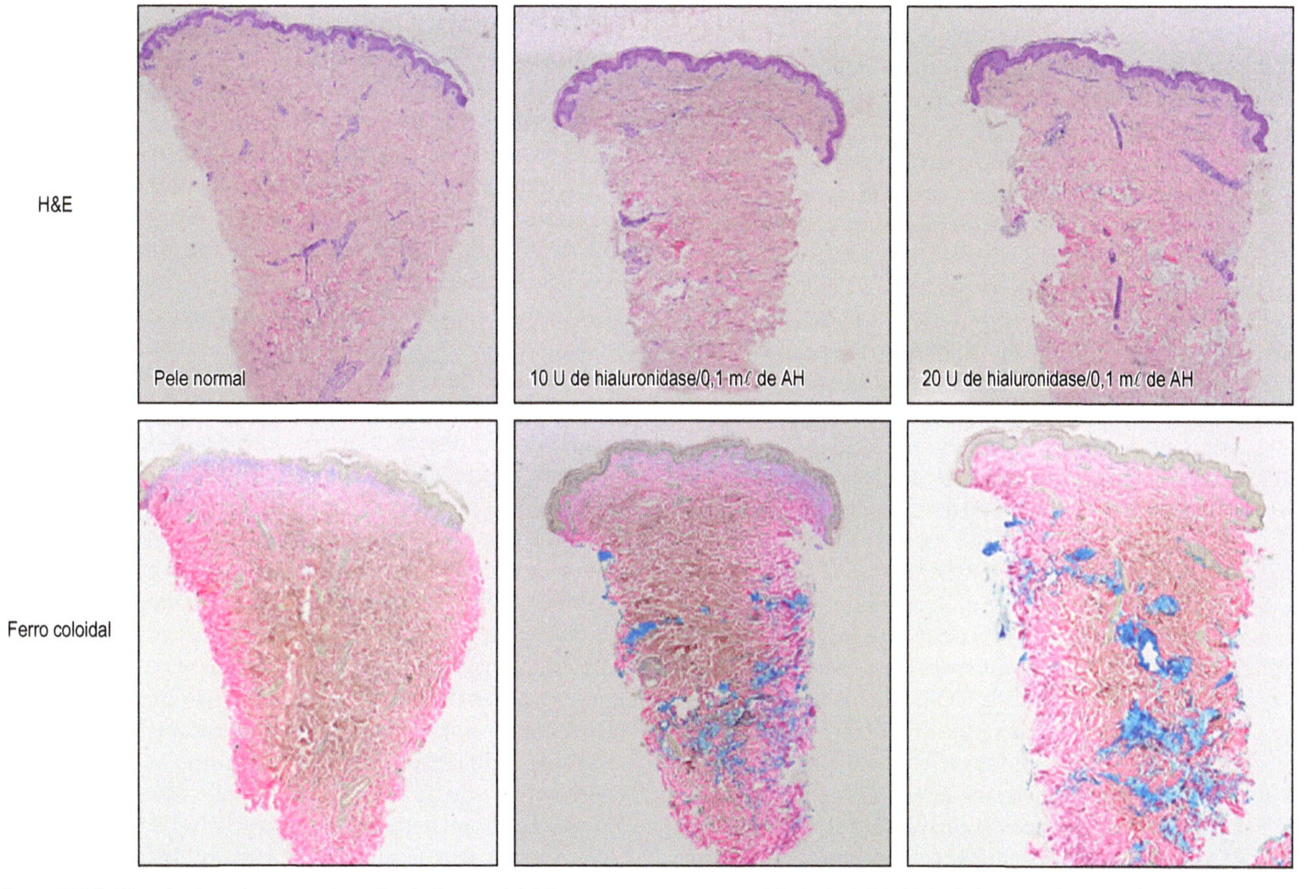

Figura 38.5 Biopsia de pele com coloração de ferro coloidal para comparar a quantidade de ácido hialurônico na pele normal e após 10 e 20 U de hialuronidase não demonstrando diferença do ácido hialurônico natural.

reduzindo os riscos de sintomas tardios. Se os sintomas forem leves, pode-se prescrever prednisona oral, mas os casos mais graves precisam de metilprednisolona intravenosa. É importante ter um cilindro de oxigênio e medicação β2-agonista, como salbutamol, na clínica para o caso de hipoxemia. Após a estabilização clínica, o médico deve decidir se o paciente deve ser levado ao hospital.

Oclusão intravascular

Dentre todos os eventos adversos relacionados à colocação de preenchedores, a injeção intravascular e suas consequências são os mais preocupantes e podem ser devastadores. Os Capítulos 35 e 37 discutem os vários tipos de eventos de oclusão vascular e apresentam as considerações anatômicas relevantes. Esta seção revisará os protocolos de tratamento para reversores em mais detalhes. O mecanismo de ação da hialuronidase no contexto de oclusão vascular com AH é banhar a artéria com hialuronidase, que pode então se difundir prontamente através da parede do vaso e ser transportada pelo fluxo arterial até a embolia. A angiografia seletiva também foi descrita, mas essa técnica é altamente especializada e requer cuidados interdisciplinares.

Necrose de pele

A necrose cutânea iminente pode ser prevista por reações cutâneas imediatas após a injeção do preenchedor, incluindo branqueamento da pele, manchas violáceas ou reticulares. De acordo com a recomendação de consenso, áreas de necrose iminente devem ser tratadas com hialuronidase imediatamente. A técnica de injeção recomendada é espaçar as injeções a uma distância de aproximadamente 3 a 4 cm dentro da área afetada. Se não for observada melhora após 60 minutos, as injeções devem ser repetidas. A hialuronidase é capaz de se difundir imediatamente pela parede do vaso dissolvendo o AH intra-arterial; portanto, as injeções devem inundar a área do suprimento arterial na pele necrosada. Por exemplo, se for observada necrose, a hialuronidase deve ser injetada na região afetada da pele para tratar a embolização periférica do vaso-alvo, mas, além disso, a injeção de hialuronidase dentro e ao redor do vaso de alimentação principal permite que a hialuronidase atravesse a parede do vaso e seja transportada pelo fluxo arterial até a área de embolização. De acordo com uma revisão sistemática de Nayfeh et al., as quantidades de hialuronidase injetadas para o tratamento da oclusão vascular variaram de 150 a 1500 UI em um período médio de 45 horas após o desenvolvimento da oclusão vascular. Dos 100 casos avaliados, 77% dos pacientes se recuperaram do evento de oclusão, e 49% dos casos apresentaram resolução total. DeLorenzi defende altas doses de hialuronidase proporcionais à área de superfície isquêmica, geralmente 500 UI em regiões menores e 1.500 UI em regiões maiores. Especificamente, ele descreve a dose de 500 UI de hialuronidase para uma área de metade de um lábio superior, 1.000 UI se a isquemia envolver o nariz além do lábio superior e 15.000 UI se envolver uma terceira região (ou seja, malar ou mento). A espessura do tecido envolvido é outra consideração. O tecido que recobre as laterais da região malar é mais espesso (~ 25 mm) que o lábio superior (~ 12 mm) ou a glabela (6 mm) e, portanto, o volume de hialuronidase deve ser ajustado de acordo. O tratamento combinado com pasta tópica de nitroglicerina a 2%, ácido acetilsalicílico 325 mg e prednisolona oral também pode ser considerado. A Figura 38.1 descreve o protocolo de tratamento para comprometimento vascular com sequelas cutâneas. O intervalo de tempo para o tratamento com um reversor no contexto de comprometimento vascular é importante. Os melhores resultados são alcançados quando a hialuronidase é injetada nas primeiras 4 horas após o evento; no entanto, o tratamento posterior pode ajudar na cicatrização do tecido necrosado.

Cegueira

A cegueira é a mais temida e catastrófica sequela do preenchimento. A incidência de deficiência visual por preenchedores é extremamente rara, mas todos os profissionais devem ter um protocolo de tratamento definido. Se houver qualquer evidência de um problema visual ou dor ocular súbita após a injeção de preenchedor dérmico, recomenda-se consultar imediatamente o oftalmologista. A oclusão iatrogênica da artéria oftálmica é caracterizada por dor ocular intensa no olho afetado imediatamente após a injeção, mas a oclusão da artéria central da retina se apresenta apenas com diminuição da visão, sem dor ocular. Teoricamente, há uma janela de 90 minutos para reverter a isquemia retiniana e prevenir a necrose tecidual. Nayfeh et al. resumem o tratamento do comprometimento visual relacionado à injeção de 96 pacientes previamente relatados na literatura. Várias intervenções de tratamento foram relatadas dentro do prazo de 1 semana após o evento. Foram aplicadas injeções de hialuronidase em 46,9% dos pacientes, variando em quantidade entre 300 e 9.000 UI. Glicocorticoides, terapia antiplaquetária e anticoagulante, medicamentos redutores da pressão intraocular, injeções de uroquinase, nitroglicerina, oxigênio hiperbárico e recanalização mecânica também foram utilizados, mas nenhum estudo validou a eficácia dessas intervenções.

Carruthers e Fagien defenderam que a injeção de um grande volume de hialuronidase retrobulbar é a opção mais eficaz para prevenir o infarto da retina após embolização acidental do preenchedor de ácido hialurônico. De 150 a 200 unidades/mℓ de hialuronidase devem ser injetadas ao longo da órbita inferolateral (Figura 38.3) e repetidas até que os sintomas melhorem. O mecanismo de ação proposto é que a inundação do espaço retrobulbar com hialuronidase permite a difusão da hialuronidase em uma porção da artéria central da retina que não está revestida dentro do nervo óptico. Estudos sugeriram que a hialuronidase é incapaz de penetrar na bainha do nervo óptico. Há uma região muito pequena, de aproximadamente 1 a 10 mm, da artéria central da retina que não está envolta dentro nervo oftálmico e, entrando por esta parte desembainhada, a hialuronidase pode ser transportada via fluxo arterial até o local do êmbolo. Alternativamente, a hialuronidase retrobulbar pode exercer sua ação na artéria oftálmica, que não está envolta dentro do nervo óptico; no entanto, acredita-se que a oclusão da artéria central da retina seja o principal mecanismo de perda de visão relacionada à oclusão vascular. Dois estudos envolvendo coelhos Nova Zelândia relataram diferenças no nível de sucesso com a técnica retrobulbar. Hwang et al. injetaram 1.000 UI 30 minutos após a oclusão simulada e nenhuma melhora foi observada. Em compensação, Lee et al. usaram 3.000 UI de hialuronidase

5 a 10 minutos após a oclusão simulada e relataram reperfusão retiniana em três dos quatro olhos experimentais. Chestnut relatou o primeiro sucesso documentado do uso da técnica de hialuronidase retrobulbar em um paciente. Nesse caso, o paciente apresentou dor ocular unilateral e perda visual subjetiva (sem medida objetiva de perda visual e sem a realização de exame de fundo de olho), que foi resolvida após três injeções retrobulbares de hialuronidase em um total de 450 UI administradas dentro de 20 minutos após o início dos sintomas. Em 2019, Wibowo et al. relataram outro caso de restauração da visão após duas injeções de 900 UI de hialuronidase retrobulbar administradas 72 e 96 horas após a injeção do preenchedor. Este caso é marcante porque a injeção foi realizada muito além da janela de 90 minutos considerada crítica para a recanalização da artéria retiniana. A hipótese levantada como razão para o sucesso neste caso é que o evento oclusivo provavelmente não obstruiu totalmente a artéria central da retina ou a artéria oftálmica, mas, sim, se tratou de um evento isquêmico subagudo com preservação de parte da circulação oftálmica. Paap et al. revisaram os relatos de cegueira associada a AH e examinaram as evidências para o uso de injeções de hialuronidase retrobulbar, identificando 146 casos relatados. Além dos casos discutidos anteriormente, houve vários casos de tentativas fracassadas de injeções retrobulbares para restaurar a perda visual. Zhu et al. e Thanasarnaksorn et al. relataram um total de seis pacientes que foram tratados com concentrações de hialuronidase de 1.200 a 6.000 UI sem melhora comprovada da acuidade visual ou recanalização da artéria retiniana.

A injeção de hialuronidase na região das artérias supratroclear e supraorbital também tem sido descrita como uma técnica para o tratamento da cegueira relacionada a preenchedores. Goodman e Clague descrevem a técnica de injeção de hialuronidase na região da artéria supraorbital em sua localização na incisura supraorbital. O mecanismo proposto é o fluxo retrógrado da hialuronidase de volta para as artérias oftálmica e central da retina.

A angiografia seletiva também foi descrita para o tratamento da cegueira relacionada a preenchedores. A canulação da artéria da retina por um radiologista intervencionista pode permitir a injeção direta de hialuronidase na área de embolização. Essa técnica requer coordenação multidisciplinar e é difícil de ser executada dentro do prazo de 90 minutos, principalmente fora de um centro de atendimento terciário. Segundo Zhang et al., a angiografia seletiva foi capaz de estabelecer a recanalização dos vasos pelo menos parcialmente, embora não tenha restaurado a visão em três de quatro casos. O tratamento endovascular combinado de hialuronidase com uroquinase (anteriormente demonstrado como sendo eficaz em um modelo murino) foi usado com sucesso por um grupo chinês, apresentando melhora da visão em 42% dos pacientes tratados com terapia combinada em relação a 36% dos pacientes que apresentaram melhora recebendo apenas hialuronidase.

Conforme mencionado anteriormente, o tempo é crucial para a reversão de todos os eventos adversos imediatos, por isso apresentamos um algoritmo para tratar e reverter cada um deles. Todo médico que realiza injeções de preenchedores precisa ter em mente um algoritmo para diagnóstico e tratamento dessas complicações catastróficas, porque o tempo é crucial para tentar reverter o dano permanente (ver Figura 38.1).

Nódulos: não inflamatórios, inflamatórios e infecciosos

Os nódulos podem ser classificados como não inflamatórios, inflamatórios e infecciosos, bem como pelo tempo de início dos sintomas (ver Figura 38.1). Os nódulos precoces podem estar relacionados à técnica inadequada ou à seleção do produto. Nódulos de início tardio ou retardado estão geralmente relacionados a uma resposta imune ao preenchedor com subsequente formação de granuloma, embora biofilmes também tenham sido implicados.

Nódulos não inflamatórios são geralmente observados precocemente como um problema de má colocação ou excesso de preenchedor. Nódulos fibróticos não inflamatórios tardios também podem se desenvolver, principalmente no contexto de uso de CaHA e PLLA. A hialuronidase pode ser usada para dissolver esses nódulos isolados, tipicamente pequenos e não dolorosos, tendo sido descrita como possivelmente eficaz para nódulos de CaHA. No entanto, os preenchedores não AH geralmente apresentam um desafio maior. A garantia de uma eventual resolução e a adição de preenchimento de AH para minimizar o aparecimento de nódulos são opções além dos tratamentos intralesionais (p. ex., corticosteroides, lidocaína, 5-fluoruracila e STS), bem como *laser* e excisão cirúrgica.

Nódulos inflamatórios são mais comumente de início tardio ou retardado. Esses nódulos vermelhos e dolorosos podem representar uma reação de corpo estranho ao material injetado ou uma possível infecção por biofilme. Se houver flutuação, incisão e drenagem com culturas subsequentes devem ser a etapa inicial. Recomenda-se antibioticoterapia empírica por pelo menos 2 semanas com quinolonas e macrolídios. Embora a hialuronidase possa ser eficaz para nódulos inflamatórios, é discutível se é aconselhável ou não injetá-la diretamente em uma área infectada.

Se a terapia antimicrobiana for ineficaz, corticosteroides intralesionais são apropriados. 5-Fluoruracila intralesional também tem sido usada com sucesso, provavelmente devido às suas propriedades anti-inflamatórias e antimicrobianas. O tratamento com *laser* também foi descrito usando um *laser* diodo de 808 nm por via percutânea. Em última análise, pode ser necessária a excisão, mas esta deve ser realizada somente após falha da terapia medicamentosa.

REVERSORES

Hialuronidase

A hialuronidase é uma enzima natural (endo-β-N-acetil-hexoaminidase) que degrada o substrato AH separando as ligações β-1,4-glicosídicas entre C1 da porção glucosamina e C4 do ácido glicurônico para formar tetrassacarídios. Após a injeção, a hialuronidase se dispersa imediatamente nos tecidos, quebrando o AH aplicado. A duração da atividade da enzima hialuronidase depende do tipo de tecido. A hialuronidase atua imediatamente quando em contato com seu substrato, e a duração da atividade é tipicamente de 24 a 48 horas nos tecidos dérmicos. No entanto, ela tem uma duração prolongada nos tecidos oculares, variando de 60 a 112 horas. Em compensação, a enzima hialuronidase é imediatamente desativada quando injetada por via intravenosa. Supõe-se que o processo seja mediado por anticorpos; no entanto, o verdadeiro mecanismo de desativação é desconhecido. A FDA aprovou a hialuronidase para quebrar e hidrolisar o AH nas três indicações terapêuticas a seguir:

1. Aumentar a absorção e a dispersão de outras drogas injetáveis, particularmente o bloqueio anestésico retrobulbar em cirurgia oftalmológica (reduz a viscosidade da matriz extracelular, o que facilita a difusão do agente, ampliando a área anestesiada, e encurta o tempo de difusão, aumentando a permeabilidade dos tecidos e potencializando o efeito anestésico).
2. Infusão subcutânea de fluidos (hipodermóclise), usada principalmente na população idosa para desidratação leve a moderada e em bebês ou crianças pequenas nas quais a administração intravenosa não é possível.
3. Adjuvante para urografia subcutânea, melhorando a reabsorção de agentes radiopacos.

As aplicações terapêuticas *off-label* em Dermatologia apresentaram sucesso variável no tratamento de escleredema diabético, esclerodermia e outros. A hialuronidase pode ser usada após a injeção de preenchedores de AH para corrigir assimetria, sobrecorreção, efeito Tyndall, formação de granuloma e oclusão vascular.

Formulações disponíveis

As formulações comerciais norte-americanas e canadenses de hialuronidase incluem Vitrase®, Hylenex®, Amphadase® e Hylase® "Dessau". Na maioria dos países da América do Sul e da Europa, utilizam-se versões dos produtos norte-americanos/canadenses ou os próprios países compõem suas próprias formulações de hialuronidase. Essas marcas encontradas no exterior, embora não formem uma lista extensa, incluem Hialuronidase 2000 UTR Biometil® (Brasil) e Reductonidasa Mesoestetic® (Espanha). A maior parte da hialuronidase vem de células testiculares bovinas ou ovinas modificadas. O Hylenex® é a única hialuronidase humana recombinante produzida por células de ovário de *hamster* geneticamente modificadas (Tabela 38.2).

Técnicas de injeção e dosagem

Não há consenso sobre a dose ou o tempo quando se comparam todas as hialuronidases usadas em diferentes países. A dose deve depender da localização, da reticulação usada para formar o preenchedor de AH e da concentração de AH. Muitas formulações diferentes de AH estão disponíveis, cada uma delas com uma concentração diferente de AH e reticulação à base de BDDE (1,4-butanodiol diglicidil éter) (ver Tabela 38.1). O grau de modificação é um parâmetro característico importante que pode afetar a propriedade reológica, a capacidade antidegradação e a propriedade de dilatação do hidrogel de AH modificado na fundação estrutural. O tipo de modificação (modificação

Tabela 38.2 Marcas, origens, fabricantes, disponibilidade por país, diluições e doses recomendadas de cinco diferentes hialuronidases.

Produto	Fabricante	Disponível para uso	Origem de hialuronidase	Dose (mℓ)	Diluição	Volume para injetar 4 U (utilizando seringa BD de 30 U) (mℓ)
Hialuronidase 2000 UTR Biometil®	Biometil Swiss, São Bento do Sul, SC, Brasil	Brasil	Células testiculares bovinas purificadas	2.000 USP/5 mℓ	5 mℓ de diluente próprio	4 UI/0,01
Amphadase®	Amphastar Pharmaceuticals, Inc., Rancho Cucamonga, CA	EUA, Canadá	Células testiculares bovinas purificadas	150 USP/mℓ		
Vitrase®	Alliance Medical Products, Inc., Irvine, CA	EUA, Canadá	Células testiculares bovinas purificadas	200 USP/mℓ	1,2 mℓ já diluído	4 UI/0,025
Hylenex®	Halozyme Therapeutics, Inc., San Diego, CA	EUA, Canadá	Ácido desoxirribonucleico humano recombinante (rDNA), células de ovário de hamster	150 USP/mℓ	1 mℓ de soro fisiológico a 0,9%	4 UI/0,025
Hylase® "Dessau"	Alliance Medical Products, Inc., Irvine, CA	EUA, Canadá e Europa	Células testiculares bovinas e ovinas purificadas	150 ou 200 USP/mℓ	1 mℓ de soro fisiológico 0,9%	4 UI/0,025
Reductonidasa Mesoestetic®	Mesoestetic Pharma Group, Barcelona, Espanha	Europa	Células testiculares bovinas purificadas	150 UPS/mℓ	10 mℓ de soro fisiológico a 0,9%	4 UI/0,025

pendente ou reticulação) também afeta as propriedades finais do hidrogel de AH. A modificação da reticulação produz robustas ligações covalentes para retardar a degradação e prolongar a duração do hidrogel. Um estudo *in vivo* com diferentes preparações de hialuronidase e diferentes produtos de AH foi realizado por Cassabona et al. para mensurar a quantidade de hialuronidase e o tempo necessário para dissolver nódulos clínicos (0,1 e 0,2 mℓ) de cinco produtos de AH diferentes imediatamente e 1 mês após a injeção. De acordo com o estudo, Vitrase®, Reductonidasa Mesoestetic®, Hylase®, Hylenex® e Hialuronidase 2000UTR Biometil® foram todos eficientes em dissolver o AH, com doses variando de 4 a 28 UI imediatamente e 1 mês após a injeção de AH. Dosagens de até 150 UI não comprometeram a quantidade natural de AH da pele (ver Figura 38.5), pois Cavallini et al. relataram que doses de hialuronidase ovina abaixo de 14 UI não afetaram a viabilidade dos fibroblastos.

A diluição dependerá da hialuronidase usada (ver Tabela 38.2) e uma agulha de calibre 30 a 32 pode ser usada para diminuir o desconforto. Em um estudo prospectivo e randomizado de hialuronidase intradérmica para redução do preenchimento dérmico com AH, Vartanian et al. recomendaram injeções iniciais de 5 a 10 UI para minimizar o risco de reação alérgica e reduzir o risco de que altas concentrações possam dissolver o AH natural do rosto, resultando em deformidade estética. Na prática, as doses reais variam, mas vão de 0,05 a 0,1 mℓ (7,5 a 28 UI) por injeção. São aplicadas injeções lentas diretamente no depósito de AH. Os nódulos simples de AH geralmente respondem em questão de 24 a 48 horas. Nódulos de causa desconhecida e casos de inflamação podem exigir um período maior para resolução total, embora a maioria dos pacientes sinta algum grau de melhora em poucos dias. Para aqueles com nódulos significativos, a hialuronidase pode ser combinada com triancinolona intralesional e fluoruracila. Como as injeções tendem a ser dolorosas, pode-se adicionar lidocaína para diminuir o desconforto. Recomenda-se o acompanhamento em 2 semanas para avaliar o resultado.

Técnicas especializadas

Baixas doses de hialuronidase para correção de preenchedores. A hialuronidase também pode ser usada em cenários não emergenciais para correção de resultados de preenchimento abaixo do ideal e para ajustes de assimetria relacionada ao preenchedor. Alam et al. investigaram o efeito de baixas doses de hialuronidase na detectabilidade do preenchedor colocado nos braços dos pacientes. Doses de 1,5 a 9 UI foram capazes de reduzir a detectabilidade de pequenos depósitos de preenchedor em comparação com a solução salina de controle. Esse fenômeno pode ser aproveitado na correção de pequenas anomalias após a colocação do preenchedor. Pequenas assimetrias, pequenos nódulos e anormalidades texturais podem ser corrigidos com injeções de poucas unidades com acompanhamento seriado e repetição de injeções conforme necessário. Essa técnica é particularmente útil para complicações de preenchedores perioculares.

Aplicações não relacionadas a preenchedores. A hialuronidase tem sido usada com sucesso no tratamento de microstomia na esclerose sistêmica. Melvin et al. relataram que injeções seriadas de 20 a 200 UI de hialuronidase na área perioral resultaram em melhora das rugas periorais e também na diminuição da abertura oral. Da mesma forma, Abbas et al. relataram sucesso com injeção seriada de hialuronidase em regiões escleróticas ao longo da linha da mandíbula de um paciente com morfeia com melhora acentuada após 4 injeções em intervalos de 2 semanas, com doses variando de 15 a 150 UI. Devido ao fato de que os pacientes com esclerodermia apresentam superprodução de hialuronano e de colágeno tipos I, III e VIII, a introdução de hialuronidase na derme desses pacientes pode ajudar a facilitar a hidrólise da matriz extracelular e levar à melhora da microstomia.

Efeitos colaterais e precauções

Efeitos adversos com hialuronidase são raros. Reações no local da injeção são aquelas mais comumente relatadas e geralmente se trata de reações de hipersensibilidade imediata do tipo 1. A incidência de reação alérgica à hialuronidase é de aproximadamente 1/2.000, e a maioria dos casos está documentada na literatura oftalmológica. Foi relatado que urticária e edema ocorrem após injeção retrobulbar ou intravenosa durante cirurgia oftálmica, embora Andre e Fléchet tenham relatado um caso de angioedema após a aplicação de hialuronidase ovina no lábio superior, no qual o edema começou nos lábios e progrediu por todo o terço superior da face em 15 minutos. De acordo com o estudo retrospectivo de 50 pacientes conduzido por Balassiano e Bravo após o uso de hialuronidase para injeção imediata de AH, 46% apresentaram algum tipo de reação, como eritema, edema e ardência. Vitrase® apresentou a menor porcentagem de edema e eritema no local da injeção.

É oficialmente recomendável realizar teste cutâneo preliminar antes da utilização de todas as preparações, especialmente daquelas derivadas de origem animal. Uma injeção de 0,02 mℓ (3 UI) de uma solução de 150 UI/mℓ é aplicada por via intradérmica; se surgir uma pápula em 5 minutos e esta persistir por 20 a 30 minutos com prurido localizado, indica uma reação positiva. No entanto, uma reação alérgica pode não ser completamente excluída pelo teste cutâneo. Podem ocorrer reações de hipersensibilidade tardia, e o teste cutâneo mencionado anteriormente não será positivo antes de 20 ou 30 minutos.

As contraindicações incluem hipersensibilidade a qualquer um dos componentes, especialmente em pacientes com histórico de reação alérgica a colágeno bovino. Deve-se ter cuidado também em pacientes com histórico de reação alérgica a picadas de abelha, pois a hialuronidase é um dos muitos componentes biologicamente ativos do veneno de abelha. Isso não está claro, pois o veneno de abelha apresenta vários compostos antigênicos e não há teste que possa identificar essa possível reação cruzada. No entanto, conforme mencionado anteriormente, a incidência de hipersensibilidade à hialuronidase é rara e o profissional deve considerar os riscos em relação aos benefícios ao usar hialuronidase em um paciente com sensibilidade a veneno de abelha. Por fim, o uso de hialuronidase tem o potencial de espalhar infecção, se esta estiver presente em um nódulo ou tecido circundante. Se houver expectativa disto, uma biopsia para cultura de tecidos é prudente. O tratamento não deve ser adiado enquanto se aguardam os resultados e, portanto, o uso de antibióticos e/ou antifúngicos pode ser instituído desde o início para diminuir o risco de disseminação.

Conforme mencionado anteriormente, na presença de infecção, a hialuronidase pode espalhar a infecção e deve ser usada apenas em conjunto com antibióticos sistêmicos.

Tiossulfato de sódio

Um tratamento emergente para CaHA é o STS. Sendo um agente quelante de cálcio, o STS intravenoso e intralesional pode ser usado para tratar calcinose cutânea e calcifilaxia. Um estudo de prova de conceito de Robinson et al. avaliou a eficácia do STS intralesional e do metabissulfito tópico (SMB) em amostras de pele suína e descobriu que o STS intralesional foi capaz de dissolver as microesferas de CaHA. Embora a monoterapia com SMB tópico também tenha sido associada à dissolução da CaHA, aproximadamente 50% da CaHA permaneceram. Relatos de casos subsequentes demonstraram o tratamento bem-sucedido de nódulos de CaHA com STS, embora seja importante notar que um estudo recente encontrou potencial limitado do STS de dissolução da CaHa intra-arterial. Os dados disponíveis sugerem que o STS intralesional é seguro e apresenta baixo risco de efeitos adversos.

Colagenase

Em fevereiro de 2010, a aprovação da FDA da colagenase *Clostridium histolyticum* (Xiaflex®) para o tratamento de pacientes com contratura de Dupuytren (um distúrbio genético que causa produção patológica de colágeno) levou a debates sobre a capacidade da enzima de reverter o efeito dos preenchedores à base de colágeno. No entanto, a colagenase está associada a sérios efeitos colaterais potenciais, incluindo ruptura do tendão e danos ligamentares, síndrome da dor regional complexa, anormalidade sensorial, hemorragia no local da injeção e reações alérgicas graves após sessões de tratamento subsequentes, não tendo sido estudada para reversão do colágeno no rosto.

CONCLUSÃO

O uso de preenchedores para volumização de tecidos moles, sejam eles preconizados em bula ou *off-label*, continua a disparar no mundo da estética. À medida que sua implementação aumenta, também aumenta o risco de eventos adversos. Ter um conhecimento sólido sobre composição, reticulação e dissolubilidade do preenchedor é fundamental. Embora a prevenção seja fundamental, a hialuronidase e a colagenase podem ser usadas para reverter os efeitos adversos dos preenchedores. Os preenchedores não permanentes tendem a ser mais complacentes ao uso de agentes reversores do que aqueles considerados permanentes e, portanto, são recomendados para áreas de preenchimento de alto risco. Independentemente de qual preenchedor é usado, os melhores resultados são obtidos quando os eventos adversos são tratados rapidamente e muitas vezes com uma abordagem multifacetada. A elaboração de um plano para o tratamento de eventos de início imediato e tardio permitirá uma abordagem científica e direcionada para alcançar o melhor resultado.

LEITURA ADICIONAL

Abbas, L., Coias, J., Jacobe, H., & Nijhawan, R. (2012). Hyaluronidase injections for treatment of symptomatic pansclerotic morphea-induced microstomia. *JAAD Case Rep.*, *5*(10), 871–873. https://doi.org/10.1016/j.jdcr.2019.08.004.

Aguilera, S. B., Aristizabal, M., & Reed, A. (2016). Successful treatment of calcium hydroxylapatite nodules with intralesional 5-fluorouracil, dexamethasone, and triamcinolone. *J Drugs Dermatol.*, *15*(9), 1142–1143.

Alam, M., Hughart, R., & Geisler, A. (2018). Effectiveness of low doses of hyaluronidase to remove hyaluronic acid filler nodules: a randomized clinical trial. *JAMA Dermatol.*, *154*(7), 765–772. https://doi.org/10.1001/jamadermatol.2018.0515.

Andre, P., & Fléchet, M. L. (2008). Angioedema after ovine hyaluronidase injection for treating hyaluronic acid overcorrection. *J Cosmet Dermatol.*, *7*, 136–138. https://doi.org/10.1111/j.1473-2165.2008.00377.x.

Artzi, O., Cohen, J., Dover, J. S., Suwanchinda, A., Pavicic, T., Landau, M., Godman, G. J., Ghannam, S., Al Niaimi, F., van Loghem, J. A., Goldie, K., Sattler, S., Cassuto, D., Lim, T. S., Wanitphakdeedecha, R., Verner, I., Fischer, T. C., Bucay, V., Sprecher, E., & Shalmon, D. (2020). Delayed inflammatory reactions to hyaluronic acid fillers: A literature review and proposed treatment algorithm. *Clinical, Cosmetic and Investigational Dermatology*, *13*, 371–378. https://doi.org/10.2147/CCID.S247171.

Bailey, S. H., Fagien, S., & Rohrich, R. J. (2014). Changing role of hyaluronidase in plastic surgery. *Plast Reconstr Surg.*, *133*(2), 127e–132e. https://doi.org/10.1097/PRS.0b013e3182a4c282.

Balassiano, L., & Bravo, B. (2014). Hyaluronidase: a necessity for any dermatologist applying injectable hyaluronic acid. *Surg Cosmet Dermatol.*, *6*(4), 338–443.

Carruthers, J. D., Fagien, S., Rohrich, R. J., Weinkle, S., & Carruthers, A. (2014). Blindness caused by cosmetic filler injection. *Plast Reconstr Surg.*, *134*(6), 1197–1201. https://doi.org/10.1097/PRS.0000000000000754.

Cassabona, G., Marchese, P. B., Montes, J. R., & Hornfeldt, C. S. (2018). Durability, behavior, and tolerability of 5 hyaluronidase products. *Dermatol Surg.*, *44*(suppl 1), S42–S50. https://doi.org/10.1097/DSS.0000000000001562.

Cassuto, D., Marangoni, O., De Santis, G., & Christensen, L. (2009). Advanced laser techniques for filler-induced complications. *Dermatol Surg.*, *35*(suppl 2), S1689–S1695. https://doi.org/10.1111/j.1524-4725.2009.01348.x.

Cavallini, M., Antonioli, B., Gazzola, R., Tosca, M., Galuzzi, M., Rapisarda, V., Ciancio, F., & Marazzi, M. (2013). Hyaluronidases for treating complications by hyaluronic acid dermal fillers evaluation of the effects on cell cultures and human skin. *Eur J Plast Surg.*, *36*, 477–484. https://doi.org/10.1007/s00238-013-0855-y.

Chatrath, V., Banerjee, P. S., Goodman, G. J., & Raham, E. (2019). Soft-tissue filler-associated blindness: A systematic review of case reports and case series. *Plastic and Reconstructive Surgery. Global Open*, *7*(4), e2173. https://doi.org/10.1097/GOX.0000000000002173.

Chen, J., Ruan, J., Wang, W., Chen, A., Huang, Q., Yang, Y., & Li, J. (2021). Superselective arterial hyaluronidase thrombolysis is not an effective treatment for hyaluronic acid-induced retinal artery occlusion: Study in rabbit model. *Plastic and Reconstructive Surgery*, *147*(1), 69–75. https://doi.org/10.1097/PRS.0000000000007449.

Chestnut, C. (2018). Restoration of visual loss with retrobulbar hyaluronidase injection after hyaluronic acid filler. *Dermatol Surg.*, *44*(3), 435–437. https://doi.org/10.1097/DSS.0000000000001237.

Cohen, J., Biesman, B. S., Dayan, S. H., DeLorenzi, C., Lambros, V. S., Nestor, M. S., Sadick, N., & Sykes, J. (2015). Treatment of hyaluronic acid filler-induced impending necrosis with hyaluronidase: consensus recommendations. *Aesthet Surg J.*, *35*, 1–6. https://doi.org/10.1093/asj/sjv018.

Conejo-Mir, J. S., Sanz Guirado, S., & Angel Muñoz, M. (2006). Adverse granulomatous reaction to Artecoll treated by intralesional 5-fluorouracil and triamcinolone injections. *Dermatologic Surgery*, *32*, 1079–1081. https://doi.org/10.1111/j.1524-4725.2006.32117.x.

Delaere, L., Zeyen, T., Foets, B., Calste, J. V., & Stalmans, l. (2009). Allergic reaction to hyaluronidase after retrobulbar anesthesia: a case series and review. *Int Ophthalmol.*, *29*, 521–528. https://doi.org/10.1007/s10792-008-9258-7.

DeLorenzi, C. (2017). New High dose pulsed hyaluronidase protocol for hyaluronic acid filler vascular adverse events. *Aesthet Surg.*, *37*(7), 814–825. https://doi.org/10.1093/asj/sjw251.

Diwan, Z., Trikha, S., Etemad-Shahidi, S., Virmani, S., Denning, Ca., Al-Mukhtar, Y., Rennie, C., Penny, A., Jamali, Y., & Parrish, N. (2020). Case series and review on managing abscesses secondary to hyaluronic acid soft tissue filler with recommended management guidelines. *The Journal of Clinical and Aesthetic Dermatology*, *13*(11), 37–43. PMID: 33282102.

Fitzgerald, R., Bertucci, V., Sykes, J. M., & Duplechain, J. K. (2016). Adverse reactions to injectable fillers. *Facial Plast Surg.*, *32*(5), 532–555. https://doi.org/10.1055/s-0036-1592340.

Goodman, Gj., & Clague, M. D. (2016). A rethink on hyaluronidase injection, intraarterial injection and blindness: is there another option for treatment of retinal artery embolism caused by intraarterial injection of hyaluronic acid? *Dermatol Surg.*, *42*(4), 547–549. https://doi.org/10.1097/DSS.0000000000000670.

Goldan, O., Georgiou, I., Grabov-Nardini, G., Regev, E., Tessone, A., Liran, A., Haik, J., Mendes, D., Orenstein, A., & Winkler, E., et al. (2007). Early and late complications after a nonabsorbable hydrogel polymer injection: A series of 14 patients and novel management. *Dermatologic Surgery*, *33*(suppl 2), S199–S206. https://doi.org/10.1111/j.1524-4725.2007.33361.x.

Hurst, L. C., Badalamente, M. A., Hentz, V. R., Hotchkiss, R. N., Kaplan, F., Meals, R. A., Smith, T. M., & Rodzvilla, J. (2009). Injectable collagenase clostridium histolyticum for Dupuytren's contracture. *New England Journal of Medicine*, *361*, 968–979. https://doi.org/10.1056/NEJMoa0810866.

Hwang, C. J., Mustak, H., Gupta, A. A., et al. (2019). Role of retrobulbar hyaluronidase in filler-associated blindness: evaluation of fundus perfusion and electroretinogram readings in an animal model. *Ophthal Plast Reconstr Surg.*, *35*, 33–37. https://doi.org/10.1097/IOP.0000000000001132.

Hyunwook, J. (2020). Hyaluronidase: an overview of its properties, applications, and side effects. *Arch Plast Surg.*, *47*(4), 297–300. https://doi.org/10.5999/aps.2020.00752.

Ibrahim, O., Overman, J., Arndt, K., & Dover, J. (2018). Filler nodules: inflammatory or infectious? A review of biofilms and their implications on clinical practice. *Dermatol Surg.*, *44*(1), 53–60. https://doi.org/10.1097/DSS.0000000000001202.

Jones, D. (2018). Update on emergency and nonemergency use of hyaluronidase in aesthetic dermatology. *JAMA Dermatology*, *154*(7), 763–764. https://doi.org/10.1001/jamadermatol.2018.0516.

Juhasz, M., Levin, M., & Marmur, E. (2017). The kinetics of reversible hyaluronic acid filler injection treated with hyaluronidase. *Dermatologic Surgery*, *43*(6), 841–847. https://doi.org/10.1097/DSS.0000000000001084.

Keller, E. C., Kaminer, M. S., & Dover, J. D. (2014). Use of hyaluronidase in patients with bee allergy. *Dermatol Surg.*, *40*(10), 1145–1147. https://doi.org/10.1097/DSS.0000000000000123.

Kim, H. J., Kwon, S. B., Whang, K. U., Lee, J. S., Park, Y. L., & Lee, S. Y. (2018). The duration of hyaluronidase and optimal timing of hyaluronic acid (HA) filler reinjection after hyaluronidase injection. *Journal of Cosmetic and Laser Therapy*, *20*(1), 52–57. https://doi.org/10.1080/14764172.2017.1293825.

Landau, M. (2015). Hylauronidase caveats in treating filler complications. *Dermatologic Surgery*, *41*(suppl 1), S347–S353. https://doi.org/10.1097/DSS.0000000000000555.

Lee, W., Oh, W., Ko, H. S., et al. (2019). Effectiveness of retrobulbar hyaluronidase injection in an iatrogenic blindness rabbit model using hyaluronic acid filler injection. *Plast Reconstr Surg.*, *144*, 137–143. https://doi.org/10.1097/PRS.0000000000005716.

Lemperle, G., Rullan, P. P., & Gauthier-Hazan, N. (2006). Avoiding and treating dermal filler complications. *Plast Reconstr Surg.*, *118*(3 suppl), 92S–107S. https://doi.org/10.1097/01.prs.0000234672.69287.77.

Marković-Housley, Z., Miglierini, G., Soldatova, L., Rizkallah, P. J., Müller, U., & Schirmer, T. (2000). Crystal structure of hyaluronidase, a major allergen of bee venom. *Structure*, *8*, 1025–1035. https://doi.org/10.1016/s0969-2126(00)00511-6.

Melvin, O. G., Hunt, K. M., & Jacobson, E. S. (2019). Hyaluronidase treatment of scleroderma-induced microstomia. *JAMA Dermatol.*, *155*(7), 857–859. https://doi.org/10.1001/jamadermatol.2019.0585.

Narins, R. S., Coleman, W. P., 3rd, & Glogau, R. G. (2009). Recommendations and treatment options for nodules and other filler complications. *Dermatologic Surgery*, *35*(suppl 2), 1667–1671. https://doi.org/10.1111/j.1524-4725.2009.01335.x.

Nayfeh, T., Shah, S., Malandris, K., Amin, M., Abd-Rabu, R., Oeisa, M., Saadi, S., Rajjoub, R., Firwana, M., Prokop, L., & Murad, M. (2021). A systematic review supporting the American Society of Dermatologic Surgery guidelines on the prevention and treatment of adverse events of injectable fillers. *Dermatol Surg.*, *47*(2), 227–234. https://doi.org/10.1097/DSS.0000000000002911.

Paap, M. K., Milman, T., Ugradar, S., Goldberg, R., & Silkiss, R. Z. (2020). Examining the role of retrobulbar hyaluronidase in reversive filler induced blindness: a systematic review. *Ophthal Plast Reconstr Surg.*, *36*(3), 231–238. https://doi.org/10.1097/IOP.0000000000001568.

Reddy, K. K., Brauer, J. A., Anolik, R., Bernstein, L., Brightman, L. A., Hale, E., Karen, J., Weiss, E., & Geronemus, R. G. (2012). Calcium hydroxylapatite nodule resolution after fractional carbon dioxide laser therapy. *Arch Dermatol.*, *148*(5), 634–636. https://doi.org/10.1001/archdermatol.2011.3374.

Rivers, J., & Mistry, B. (2018). Soft-tissue infection caused by *Streptococcus anginosus* after intramucosal hyaluronidase injection: A rare complication related to dermal filler injection. *Dermatologic Surgery, 44*, S51–S53. https://doi.org/10.1097/DSS.0000000000001625.

Robinson, D. M. (2018). In vitro analysis of the degradation of calcium hydroxylapatite dermal filler: a proof-of-concept study. *Dermatol Surg., 44*, S5–S9. https://doi.org/10.1097/DSS.0000000000001683.

Rullan, P. P., Olson, R., & Lee, K. C. (2020). The use of intralesional sodium thiosulfate to dissolve facial nodules from calcium hydroxylapatite. *Dermatol Surg., 46*(10), 1366–1368. https://doi.org/10.1097/DSS.0000000000002238.

Ryu, C., Lu, J. E., & Zhang-Nunes, S. (2021). Response of twelve different hyaluronic acid gels to varying doses of recombinant human hyaluronidase. *Journal of Plastic, Reconstructive & Aesthetic Surgery, 74*(4), 881–889. https://doi.org/10.1016/j.bjps.2020.10.051.

Rzany, B., & DeLorenzi, C. (2015). Understanding, avoiding, and managing severe filler complications. *Plast Reconstr Surg., 136*(5), 196S–203S. https://doi.org/10.1097/PRS.0000000000001760.

Sadeghpour, M., Quatrano, N., Bonati, L. M., Arndt, K. A., Dover, J. S., & Kaminer, M. S. (2019). Delayed-onset nodules to differentially crosslinked hyaluronic acids: Comparative incidence and risk assessment. *Dermatologic Surgery, 45*(8), 1085–1094. https://doi.org/10.1097/DSS.0000000000001814.

Searle, T., Ali, F., & Al-Niaimi, F. (2020). Hyaluronidase in dermatology: Uses beyond hyaluronic acid fillers. *Journal of Drugs in Dermatology, 19*(10), 993–998. https://doi.org/10.36849/JDD.2020.5416.

Sorensen, E. P., & Council, M. L. (2020). Update in soft-tissue filler-associated blindness. *Dermatologic Surgery, 45*(5), 671–677. https://doi.org/10.1097/DSS.0000000000002108.

Starr, C. R., & Engleberg, N. C. (2006). Role of hyaluronidase in subcutaneous spread and growth of group A streptococcus. *Infection and Immunity, 74*, 40–48. https://doi.org/10.1128/IAI.74.1.40-48.2006.

Sundaram, H., & Fagien, S. (2015). Cohesive polydensified matrix hyaluronic acid for fine lines. *Plastic and Reconstructive Surgery, 136*(suppl 5), 149–163. https://doi.org/10.1097/PRS.0000000000001835.

Thanasarnaksorn, W., Cotofana, S., Rudolph, C., Kraisak, P., Chanasumon, N., & Suwanchinda, A. (2018). Severe vision loss caused by cosmetic filler augmentation: case series with review of cause and therapy. *J Cosmet Dermatol., 17*(5), 712–718. https://doi.org/10.1111/jocd.12705.

Vartanian, A. J., Frankel, A. S., & Rubin, M. G. (2005). Injected hyaluronidase reduces Restylane-mediated cutaneous augmentation. *Arch Facial Plast Surg., 7*, 231–237. https://doi.org/10.1001/archfaci.7.4.231.

Voigts, R., DeVore, D. P., & Grazer, J. M. (2010). Dispersion of calcium hydroxylapatite accumulations in the skin: Animal studies and clinical practices. *Dermatologic Surgery, 36*, 798–803. https://doi.org/10.1111/j.1524-4725.2010.01567.x.

Watt, A. J., Curtin, C. M., & Hentz, V. R. (2010). Collagenase injection as nonsurgical treatment of Dupuytren's disease: 8-year follow-up. *Journal of Hand Surgery, 35*, 534–539. https://doi.org/10.1016/j.jhsa.2010.01.003.

Weber, G., Buhren, B., Schrumpf, H., Wohlrab, J., & Gerber, P. (2019). Clinical applications of hyaluronidase. *Advances in Experimental Medicine and Biology, 1148*, 255–277. https://doi.org/10.1007/978-981-13-7709-9_12.

Wibowo, A., Kapoor, K. M., & Philipp-Dromston, W. G. (2019). Reversal of post-filler vision loss and skin ischaemia with high-dose pulsed hyaluronidase injections. *Aesthetic Plast Surg.*, 1337–1344. https://doi.org/10.1007/s00266-019-01421-6.

Woodward, J., Khan, T., & Martin, J. (2015). Facial filler complications. *Facial Plastic Surgery Clinics of North America, 23*, 447–458. https://doi.org/10.1016/j.fsc.2015.07.006.

Wu, L., Liu, X., Jian, X., Wu, X., Xu, N., Dou, X., & Yu, B. (2018). Delayed allergic hypersensitivity to hyaluronidase during the treatment of granulomatous hyaluronic acid reactions. *Journal of Cosmetic Dermatology, 17*(6), 991–995. https://doi.org/10.1111/jocd.12461.

Yang, B., Guo, X., Zang, H., & Liu, J. (2015). Determination of modification degree in BDDE-modified hyaluronic acid hydrogel by SEC/MS. *Carbohydrate Polymers, 131*, 233–239. https://doi.org/10.1016/j.carbpol.2015.05.050.

Yankova, M., Pavicic, T., Frank, K., Schenck, T., Beleznay, K., Gavril, D. L., Green, J. B., Voropai, D., Robinson, D. M., & Cotofana S. (2021). Intraarterial degradation of calcium hydroxylapatite using sodium thiosulfate—an in vitro and cadaveric study. *Aesthet Surg J. 41*(5):NP226-NP236. https://doi.org/10.1093/asj/sjaa350.

Zhang, L., Lai, L., Zhou, G., Liang, L., Zhou, Y., Bai, X., Dai, Q., Yu, Y., Tang, W., & Chen, M. (2020). Evaluation of intraarterial thrombolysis in treatment of cosmetic facial filler-related ophthalmic artery occlusion. *Plast Reconstr Surg., 145*(1), 42e–50e. https://doi.org/10.1097/PRS.0000000000006313.

Zhang, L., Zuyan, L., Jian, L., Liu, Z., Xu, H., Wu, M., & Wu, S. (2021). Endovascular hyaluronidase application through superselective angiography to rescue blindness caused by hyaluronic acid injection. *Aesthet Surg J., 41*(3), 344–355. https://doi.org/10.1093/asj/sjaa036.

Zhu, G. Z., Sun, Z. S., Liao, W. X., Cai, B., Chen, C., Zheng, L., & Lou, S. (2017). Efficacy of retrobulbar hyaluronidase injection for vision loss resulting from hyaluronic acid filler embolization. *Aesthet Surg J, 38*, 12–22. https://doi.org/10.1093/asj/sjw216.

39

Considerações Legais sobre Preenchedores

Saleh Rachidi e David J. Goldberg

RESUMO E CARACTERÍSTICAS PRINCIPAIS

- A maioria dos preenchedores atualmente utilizados é à base de ácido hialurônico, ácido poli-L-láctico ou hidroxiapatita de cálcio
- Os eventos adversos variam entre eventos de início imediato, precoce e tardio
- O consentimento informado discute o diagnóstico, a natureza e o propósito da intervenção, os riscos e os benefícios e as alternativas
- O padrão de atendimento é estabelecido com base na prática pessoal do especialista, na prática de outras pessoas observadas em sua experiência, na literatura médica, nas regras e normas legislativas e nos cursos que abordam tais assuntos
- As causas para abertura de um processo de negligência e seu sucesso envolvem necessariamente quatro elementos: dever, descumprimento do dever, causalidade e dano.

INTRODUÇÃO

Os preenchedores dérmicos são considerados pela Food and Drug Administration (FDA) dos EUA como dispositivos médicos implantáveis. Os preenchedores absorvíveis são aprovados para sulcos nasolabiais (SNLs), linhas periorais, lábios, mento e dorso das mãos. Os preenchedores permanentes são aprovados para cicatrizes de acne e SNLs. Alguns preenchedores, como ácido poli-L-láctico e hidroxiapatita de cálcio, são aprovados para lipoatrofia associada ao vírus da imunodeficiência humana (HIV).

Os preenchedores perdem apenas para neuromoduladores entre os procedimentos estéticos minimamente invasivos, e seu uso aumentou mais de 300% desde o ano 2000. Originalmente, os preenchedores eram derivados do colágeno bovino, os quais foram aprovados pela FDA no início dos anos 1980. No entanto, as reações de hipersensibilidade interromperam seu uso generalizado por um longo tempo. O colágeno humano então surgiu e ganhou popularidade como um preenchedor semipermanente. O ácido hialurônico (AH) tem imunogenicidade limitada e os preenchedores de AH vieram para atender à necessidade de preenchedores, oferecendo um polissacarídio de matriz extracelular em vez de uma proteína para preencher as rugas e restaurar o volume. O AH também tem maior capacidade de hidratação e maior durabilidade que o colágeno puro. Duas outras classes de materiais de preenchimento também são usadas com frequência. Estas incluem o ácido poli-L-láctico (PLLA) e a hidroxiapatita de cálcio (CaHA).

Neste capítulo, discutiremos os tipos mais comuns de preenchedores, suas complicações e como manejá-las, e descrevemos os aspectos legais relacionados a ações judiciais por negligência médica.

PREENCHEDORES COMUMENTE UTILIZADOS

Ácido hialurônico

O AH é um preenchedor temporário cuja duração varia entre 6 e 18 meses, dependendo do tipo do preenchedor e do local de aplicação. O AH é um glicosaminoglicano que consiste em unidades regularmente repetidas de dissacarídios não sulfatados de ácido glicurônico e N-acetilglicosamina. O AH é um componente natural da matriz extracelular, sem especificidade em relação a tecidos ou espécies. É altamente hidrofílico, portanto, atrai água e cria turgor, suporta forças de compressão e fornece estrutura de suporte. Dadas sua natureza universal e ausência de especificidade a espécies, o AH tem baixa imunogenicidade. Diferentes produtos variam em relação a concentração de AH, comprimento e tamanho de cada polímero, grau de reticulação (*cross-linking*) e presença de anestésico. A concentração e o grau de reticulação afetam a reologia do preenchedor e, portanto, sua adequação para diferentes locais anatômicos.

Ácido poli-L-láctico

O PLLA é um preenchedor absorvível que restaura o volume e estimula a produção de colágeno. É aprovado pela FDA para lipoatrofia induzida por terapia antirretroviral em pacientes com HIV, bem como para a correção de SNLs e rugas. Depois que o pó liofilizado é reconstituído, ele é injetado na derme profunda e no tecido subcutâneo e massageado para uma distribuição uniforme. Após a injeção, as partículas de PLLA induzem uma resposta inflamatória e estimulam a síntese de colágeno com duração de 12 a 24 meses.

Hidroxiapatita de cálcio

CaHA é um preenchedor biodegradável que consiste em 30% microesferas sintéticas de CaHA suspensas em um veículo aquoso de gel de carboximetilcelulose a 70%. Além do efeito imediato de restauração do volume, essas microesferas ativam os fibroblastos e induzem a produção de colágeno após 4 semanas e até por 12 a 24 meses.

EFEITOS ADVERSOS E COMPLICAÇÕES ASSOCIADAS AOS PREENCHEDORES

Eventos adversos precoces

Para fins desta discussão, eventos precoces são aqueles que ocorrem nas primeiras 2 semanas após a injeção. A colocação superficial inadvertida do preenchedor pode levar à formação de nódulos imediatamente após a injeção. Estes são, na maioria das vezes, resolvidos por meio de massagem. Infecções como celulite ou abscessos são incomuns e geralmente são causadas por espécies de estreptococos ou estafilococos. Infecções fúngicas e virais são ainda menos comuns.

Alergias ao anestésico misturado no preenchedor incluem reações de hipersensibilidade tipo I (urticária, angioedema, anafilaxia) ou tipo IV (hipersensibilidade tardia). Alergia à lidocaína é rara e, na maioria dos casos, pode ser reconhecida com o histórico de procedimentos anteriores de que o paciente consegue se lembrar.

Dermatite de contato a antissépticos se manifesta entre 1 e 7 dias após a exposição. Clorexidina e iodopovidona raramente causam dermatite alérgica de contato, 0,5% para clorexidina e 0,4% para iodopovidona.

Edema e equimoses são efeitos colaterais esperados e que podem ser exacerbados por técnicas mais traumáticas. Embora esse efeito colateral se resolva sem consequências na maioria dos casos, a deposição de hemossiderina pode levar a uma pigmentação indesejável. Pacientes que tomam suplementos de venda livre que predispõem a equimoses como vitamina E, óleos de peixe e alho devem interromper seu uso antes de tais procedimentos (as Figuras 39.1 e 39.2 mostram inchaço após a injeção de preenchedor).

A injeção inadvertida em uma artéria ou a compressão externa de uma artéria em áreas com capacidade limitada de expansão de tecidos moles pode levar a oclusão vascular e necrose da pele sobrejacente (Figura 39.3). Mais catastroficamente, a injeção em uma artéria que se comunica com a artéria oftálmica pode resultar em embolização retrógrada desta última e subsequente cegueira. As injeções intravasculares parecem ser mais frequentes do que se supunha anteriormente. Uma pesquisa na internet com 52 injetores experientes de vários lugares do mundo revelou que 62% já se depararam com pelo menos uma injeção intravascular. As principais zonas de perigo para comprometimento vascular incluem glabela, têmpora, região infraorbital, lábios, SNL e nariz. A glabela é o local de injeção que mais frequentemente resulta em perda de visão devido à injeção nas artérias supratroclear e supraorbital, que ficam relativamente superficiais nessa área e se comunicam com a artéria oftálmica.

Eventos isquêmicos se manifestam como branqueamento da pele, manchas escuras e possível livedo reticular, seguidos dias depois por necrose da pele, formação de bolhas e descamação.

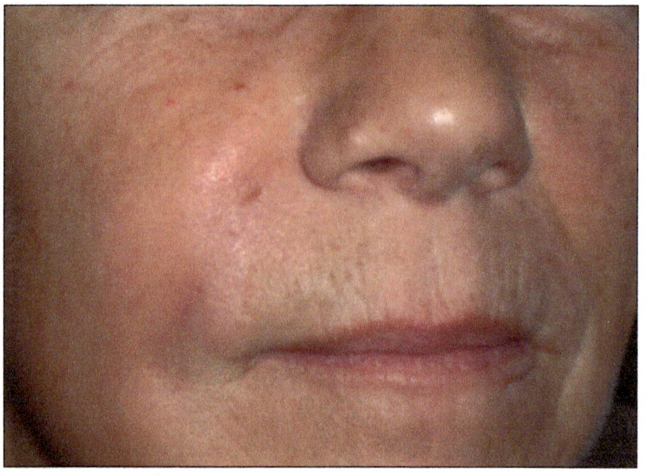

Figura 39.1 Edema após injeção de preenchedores.

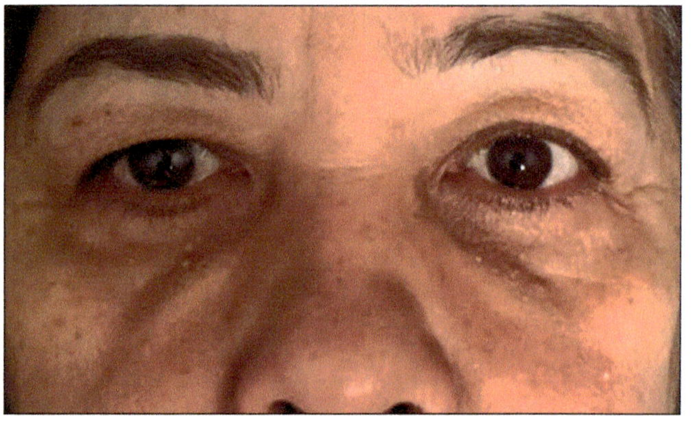

Figura 39.2 Edema infraorbital após injeção de preenchedor nos canais lacrimais.

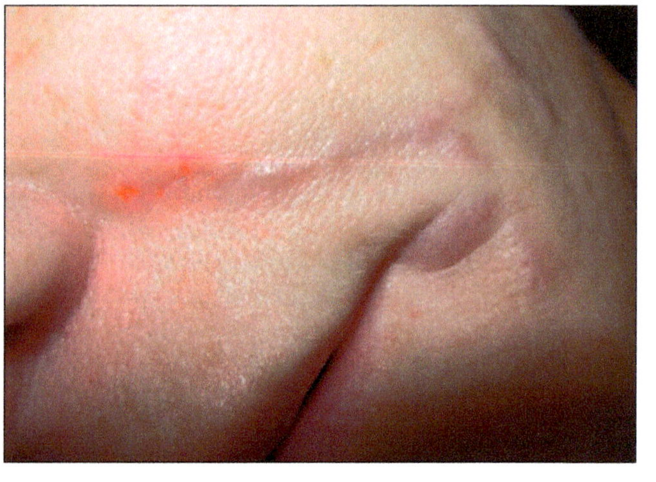

Figura 39.3 Oclusão vascular.

Especialmente no caso de preenchedores de AH, a hialuronidase é o tratamento de primeira linha. Outros tratamentos incluem pasta de nitroglicerina tópica, ácido acetilsalicílico e compressas quentes. Deve-se sempre confirmar a disponibilidade e a validade de hialuronidase, que deve estar armazenada em um local conhecido no consultório, pois o reconhecimento e a intervenção precoces são fundamentais.

Eventos adversos tardios

Complicações tardias ocorrem após 2 semanas da aplicação do preenchedor. Estas incluem reações de corpo estranho (Figuras 39.4 e 39.5), que são relacionadas ao tamanho das partículas do preenchedor, presença de impurezas e qualidade da preparação pré-procedimento para reduzir o risco de biofilme bacteriano, ou podem ser resultado de infecções de baixo grau. Estima-se que de 0,01 a 0,1% dos procedimentos de preenchimento apresentam complicações de granulomas. Os pacientes geralmente apresentam nódulos subcutâneos várias semanas ou meses após a injeção do preenchedor. Uma desinfecção completa e o uso de técnica asséptica ajudam a evitar tais complicações.

Um estudo retrospectivo comparou os efeitos adversos dos preenchedores injetados por profissionais licenciados e não licenciados entre 2009 e 2019. Os autores descobriram que preenchedores ilegais foram usados em 28 dos 40 pacientes que apresentaram complicações (70%), sendo 18 dos quais realizados por profissionais não licenciados (64%). Os efeitos adversos dos preenchedores ilegais duraram mais que os preenchedores legalizados. Os preenchedores ilegais eram mais propensos a causar reações de corpos estranhos e infecções.

TRATAMENTO DE COMPLICAÇÕES DOS PREENCHEDORES

Equimoses são um efeito adverso comum, mais frequentemente observadas com injeção na derme e usando técnicas em leque ou linear. O risco de equimoses pode ser minimizado por meio de injeção lenta e aplicação de pressão assim que surgirem. *Lasers* seletivos de hemoglobina, como o *dye laser* pulsado (PDL), podem acelerar sua resolução. O uso de agentes tópicos como arnica ou vitamina K pode ajudar em alguns casos. Algum edema é normal após a injeção, principalmente em áreas como os lábios e regiões periorbitais. Compressas frias e anti-inflamatórios não esteroides podem ser eficazes. Não é indicada profilaxia para infecção bacteriana, que deve ser tratada mediante o surgimento de sinais ou sintomas. No entanto, pacientes com surtos frequentes de herpes devem ser tratados profilaticamente com antivirais. Danos aos nervos durante as injeções de preenchedor são extremamente raros. Podem resultar de trauma direto, injeção de preenchedor no nervo ou compressão do nervo causada pelo preenchedor. O nervo infraorbital é o local mais comum. Em casos de lesão do ramo do nervo facial, a paralisia transitória de Bell ou a paralisia do nervo marginal da mandíbula podem durar várias semanas. Esteroides orais em altas doses são usados para a paralisia de Bell, bem como medidas de proteção como lágrimas artificiais e oclusão. Nódulos ou irregularidades imediatas se devem principalmente ao excesso ou à colocação superficial de preenchedor. Se houver eritema ou dor que sugiram infecção, devem-se usar antibióticos orais. Os nódulos inflamatórios e reativos são tratados com anti-inflamatórios e esteroides. A hialuronidase é usada para nódulos precoces de AH ou também em nódulos reativos tardios.

É essencial reconhecer precocemente casos de injeção intravascular e tratá-los agressivamente para evitar complicações irreversíveis. Quando houver suspeita de oclusão vascular (branqueamento, dor etc.), a injeção deve ser interrompida imediatamente e o tratamento deve ser iniciado, incluindo hialuronidase, massagem, compressas quentes e pasta de nitroglicerina para promover a vasodilatação. A hialuronidase deve ser injetada imediatamente, independentemente do preenchedor usado, e depois injetada diariamente em doses generosas.

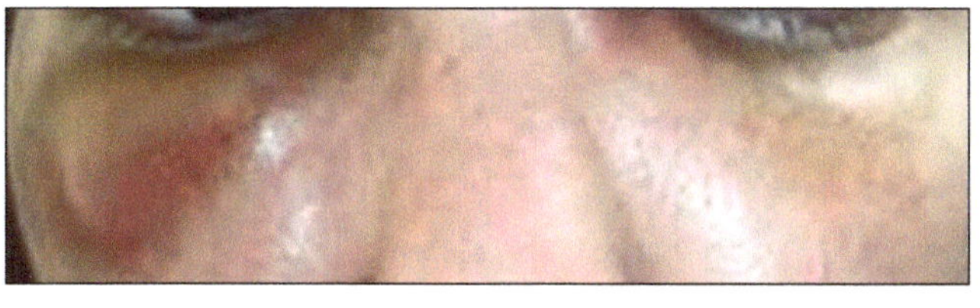

Figura 39.4 Reação de hipersensibilidade.

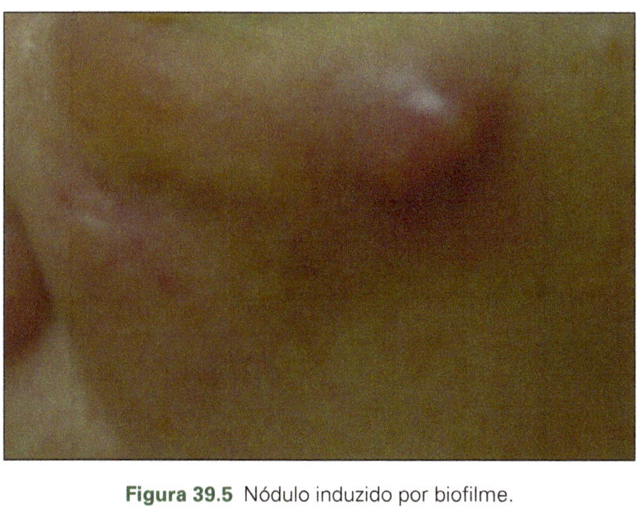

Figura 39.5 Nódulo induzido por biofilme.

GESTÃO DE RISCO

A gestão de riscos é de suma importância na Medicina Estética, particularmente à luz da natureza eletiva dos procedimentos e da ênfase na satisfação do paciente. A gestão de risco envolve a triagem adequada dos pacientes e a obtenção de um histórico médico completo, incluindo infecções e procedimentos recentes. O histórico de procedimentos anteriores é de suma importância, pois fornece informações sobre possíveis resultados intrínsecos ao procedimento, alergias à anestesia, reações vasovagais e cuidados pós-operatórios.

A infecção pode ser decorrente da introdução de bactérias no momento da injeção ou por disseminação sistêmica de outra fonte de infecção com colonização do preenchedor injetado. Os biofilmes introduzidos no momento do procedimento colonizam o produto *in vivo*, são resistentes à resposta imunológica e incitam uma reação de corpo estranho. Deve-se especialmente evitar a colocação de preenchedor em pacientes com infecção urinária ou do trato respiratório em andamento, ou naqueles que foram submetidos a procedimentos odontológicos ou receberam vacinação nas 2 semanas anteriores. A técnica asséptica e a limpeza com clorexidina ou hipoclorito de sódio diluído diminuem a carga bacteriana da flora cutânea, reduzindo assim o risco de formação de biofilme. Limpar todo o rosto, evitar tocar na agulha e injetar os lábios e as regiões periorais por último também são ações úteis. Intuitivamente, os pacientes imunossuprimidos apresentam maior risco de infecção e devem, no mínimo, ser monitorados mais atentamente. Histórico de doenças autoimunes também pode predispor à formação de granuloma, e os pacientes devem ser aconselhados sobre esse risco antes da injeção. Deve-se tomar precaução com pacientes com cirurgias reconstrutivas prévias nas áreas injetadas que podem distorcer a anatomia normal. Isso é particularmente importante em áreas de alto risco, como o nariz, que pode levar a necrose da pele e cegueira.

Um estudo de coorte retrospectivo de uma amostra aleatória com 370 dermatologistas certificados mostrou que o risco de oclusão com qualquer preenchedor era inferior a 1:5.000 seringas. Aproximadamente 29% dos dermatologistas relataram pelo menos um evento de oclusão vascular. A injeção com cânula apresentou 77% menor chance de oclusão. SNLs e lábios foram mais comumente ocluídos, mas as oclusões na glabela foram mais graves.

O treinamento adequado do médico é fundamental para minimizar os riscos e maximizar os benefícios. O treinamento metodológico para injeções de preenchedores dérmicos faciais reduz os efeitos adversos. Essa é a prioridade para o paciente estético. Mesmo que não seja a principal preocupação aos olhos do médico, abordá-la é essencial para a satisfação do paciente. Documentação adequada com fotografias pré e pós-procedimento pode ser muito útil para aumentar a satisfação do paciente e, em casos de litígio, fundamentar os argumentos. Fornecer folhetos ou outro material educativo pode ser útil para o paciente, principalmente se disponibilizados antes do dia do procedimento.

Em certos tipos de preenchedor, como o colágeno, o local de teste intradérmico no braço é indicado semanas antes da colocação do preenchedor. Um teste negativo não exclui completamente o risco de reatividade, mas indica menor probabilidade de hipersensibilidade e fornece base para defesa em caso de complicações.

CONSENTIMENTO INFORMADO

O consentimento informado estabelece as bases para os riscos e benefícios associados a qualquer tratamento. Discutir possíveis complicações antes de um procedimento preserva a relação médico-paciente no caso de uma complicação. Os detalhes do procedimento, tipo de preenchedor, alternativas e evolução pós-procedimento devem ser explicados ao paciente.

O consentimento informado deve atender a certos padrões mínimos (Figura 39.6). Um paciente deve ser considerado competente pelo médico e deve entender os fatos, as implicações e as consequências futuras da intervenção. Devido ao fato de que os procedimentos estéticos não são realizados em caráter de urgência e que o paciente está buscando tratamento voluntariamente, o consentimento informado também deve abordar a probabilidade de atingir determinado objetivo estético que

CONSENTIMENTO DO PACIENTE PARA TRATAMENTO COM PREENCHEDORES

O uso e as indicações dos preenchedores foram explicados pelo meu médico. Tive a oportunidade de ter todas as minhas dúvidas esclarecidas satisfatoriamente. Fui especificamente informado que o seguinte pode ocorrer após as injeções: inchaço, vermelhidão, dor, coceira, manchas e sensibilidade no local do implante. Estes geralmente se resolvem espontaneamente em alguns dias após a injeção na pele. Existem relatos extremamente raros e isolados de cegueira resultante da injeção de preenchedor na testa. Outros tipos de reações são muito raros, mas alguns raros pacientes podem apresentar reações localizadas que se acredita serem decorrentes de hipersensibilidade. Estas reações geralmente consistem em inchaço no local do implante, às vezes afetando as regiões vizinhas. Vermelhidão, sensibilidade e raras formações semelhantes a acne também foram relatadas. Essas reações começaram alguns dias após a injeção ou após um período de 2 a 4 semanas e foram descritas como leves a moderadas. Na maioria dos casos, essas reações são autolimitadas.

Também entendo que a duração da estruturação proporcionada pelo agente de preenchimento pode depender do agente escolhido, do local da injeção e da minha própria pele. Tratamentos adicionais e acompanhamento ajudam a manter o grau desejado de correção. Meu médico explicou as características únicas de cada agente de preenchimento. Também entendo que alguns produtos são aprovados pela FDA para rugas. Outros têm aprovação da FDA para outros usos. Para esses preenchedores, o tratamento de rugas é considerado como uso *off-label*.

Concordo que o(a) Dr(a). **NOME DO MÉDICO** e/ou seus associados designados tirem fotos e/ou gravem vídeos de mim durante e/ou imediatamente após o meu procedimento, bem como em consultas subsequentes na clínica. Entendo que essas fotografias podem ser publicadas em uma variedade de fontes, incluindo todas as formas de mídia social. Neste caso, não serei identificado pelo nome. Não espero compensação por essas fotografias e/ou fitas de vídeo e renuncio a todos os direitos a quaisquer reivindicações de pagamentos ou direito de imagem. Também eximo a **NOME DA CLÍNICA** e sua equipe associada de qualquer responsabilidade em relação ao uso de tais fotografias e/ou vídeos.

O tratamento, os benefícios e os possíveis riscos e as opções alternativas de tratamento foram satisfatoriamente explicados. Li e compreendi todas as informações que me foram apresentadas antes de concordar e autorizar o tratamento. Todas as minhas perguntas foram respondidas. Eu concordo com o tratamento proposto hoje, bem como com tratamentos futuros, se necessário.

NOME DO PACIENTE ______________________________ DATA ____________

TESTEMUNHA ______________________________ DATA ____________

Figura 39.6 Exemplo de consentimento informado.

seja satisfatório para o paciente, além de discutir os riscos. Um paciente pode estar procurando um procedimento tendo em mente uma certa aparência ou celebridade com a qual gostaria de se parecer. Enquanto os resultados podem ser espetaculares na opinião do médico, eles podem não atender às expectativas do paciente e, portanto, ser considerados insatisfatórios. A discussão antecipada de expectativas realistas garante que todas as partes estejam de acordo. É necessário levar em consideração a motivação do paciente para um procedimento e, em muitos casos, a avaliação cuidadosa de possíveis condições psiquiátricas que possam influenciar sua tomada de decisão.

De acordo com a Associação Médica Americana (AMA, American Medical Association), um consentimento informado requer o diagnóstico, a natureza e o propósito de uma intervenção, seus riscos e benefícios, as alternativas e seus riscos e benefícios, e os riscos e benefícios da não realização da intervenção. As versões do que constitui um consentimento informado variam de acordo com os estados norte-americanos e são especificadas em estatutos e leis.

O consentimento informado pode ser verbal ou escrito. O consentimento por escrito pode não ser exigido em alguns estados, mas uma documentação minuciosa fornece uma defesa inestimável, e um caso de negligência pode ser perdido se o autor provar que o consentimento informado não foi obtido. No período que antecede um procedimento, reservar um tempo para ler um formulário de consentimento por escrito oferece uma oportunidade para o paciente processar as informações e tomar uma decisão mais embasada. A avaliação inicial inclui a identificação precisa da principal preocupação estética do paciente, que pode diferir daquela percebida pelo médico. Também é importante entender as expectativas do paciente sobre os resultados, evolução e *downtime*. O consentimento informado, portanto, protege o médico e o paciente de falhas de comunicação e garante que o paciente esteja ciente das técnicas disponíveis, suas vantagens, desvantagens e riscos gerais.

RESPONSABILIDADE PROFISSIONAL MÉDICA CONTRA DERMATOLOGISTAS

As injeções de preenchedor têm aumentado, assim como os litígios relacionados a elas. Um estudo em 2014 que pesquisou documentos legais públicos usando o serviço norte-americano de pesquisa jurídica WestlawNext para ações legais relacionadas a preenchedores, entre 1995 e 2013, identificou 24 documentos legais: 19 casos (13 dos quais médicos foram citados como réus) e 5 ações disciplinares. Dos sete casos em que o réu não era um profissional médico, seis envolveram a injeção de um produto diferente do relatado. Metade das ações legais estava relacionada a procedimentos realizados por profissionais não médicos. Dermatologistas e cirurgiões plásticos apresentaram a maior proporção de litígios (17% cada). O motivo mais comum para o litígio foi a formação de granuloma, e o Zyderm® foi o preenchedor mais comum.

Uma revisão do banco de dados Manufacturer and User Facility Device Experience (MAUDE) da FDA para complicações relatadas entre 2013 e 2017 com preenchedores injetáveis identificou 2.813 eventos adversos. Os locais de complicação mais comuns foram: região malar (n = 915 [32,5%]), lábios (n = 503 [17,9%]) e SNLs (n = 412 [14,6%]). Os eventos adversos incluíram edema (n = 1.691 [60,1%]), nódulos (n = 948 [33,7%]) e dor (n = 636 [22,6%]). Foi observada associação significativa entre as injeções na fronte e na região dorsal do nariz e complicações intra-arteriais, resultando em necrose e sintomas visuais. A injeção com Radiesse® também foi associada a necrose e sintomas visuais. Ao revisar o banco de dados Thomson Reuters Westlaw Edge, 11 casos de negligência foram analisados. Em 10 dos 11 casos foi alegada falta de consentimento informado, e o valor médio de indenização foi de US$ 600.000.

Outro estudo transversal utilizando o banco de dados MAUDE da FDA de 2014 a 2016 para identificar complicações e o banco de dados Westlaw Next para identificar veredictos do júri analisou 1.748 eventos adversos. A maioria dos casos resultou de injeções malares (n = 751 [43,0%]) ou no lábio (n = 524 [30,0%]). Edema e infecção foram os eventos mais comuns; cegueira foi associada a injeções na região dorsal do nariz e comprometimento vascular foi associado ao preenchedor Radiesse®. Nove casos de negligência foram identificados, seis dos quais envolveram alegações de consentimento informado inadequado, com um valor médio de indenização de US$ 262.000.

Um estudo do registro da Physician Insurers Association of America revelou que 2.704 (1,1%) das 239.756 demandas arquivadas envolveram dermatologistas, e 28,7% delas resultaram em um pagamento médio de indenização de cerca de US$ 137.538. Realização inadequada do procedimento, seguida por erro de diagnóstico, foi a alegação mais comum. Em um estudo de 90.743 demandas do mesmo banco de dados entre 1991 e 2015, 1,2% foi contra dermatologistas. Observou-se maior probabilidade de ação legal contra profissionais em tempo integral e aqueles que clinicam sozinhos em consultórios particulares, em comparação aos que trabalham em instituições e clínicas com vários médicos. Destas reclamações contra dermatologistas, 67,8% foram retiradas, indeferidas ou abandonadas. Houve 7 vezes mais veredictos favoráveis aos réus do que favoráveis aos reclamantes entre 2006 e 2015. O motivo mais comum para reclamações consistia em erros relacionados ao procedimento (n = 305), dos quais 102 foram pagos. Discromia foi o desfecho adverso mais associado.

Outro estudo com 40.916 médicos e 233.738 médicos-ano de cobertura relevou que a Dermatologia estava entre as especialidades menos processadas (à frente de Pediatria, Psiquiatria e Medicina de Família), e o pagamento médio de indenização (US$ 117.832) foi mais baixo para Dermatologia.

Os dermatologistas constituem 1,4% dos médicos e apenas 0,7% das reclamações é contra dermatologistas. Aproximadamente 2% dos atos verdadeiramente negligentes levam a litígios por má prática, e 17% de todos os litígios por má prática resultam de negligência verdadeira. Uma pesquisa com praticantes de cirurgias de Mohs revelou que as ações judiciais foram devidas a local incorreto (n = 6), resultado funcional (n = 6), resultado pós-procedimento (n = 5), resultado estético (n = 5), tumor recorrente (n = 5), consentimento indevido (n = 3), diagnóstico tardio (n = 2), diagnóstico incorreto (n = 1) e outros (n = 7).

Uma pesquisa com dermatologistas em 2004 verificou uma variação substancial nos valores de seguros para responsabilidade médica entre os estados. Estados sem o limite de US$ 250.000 para danos não econômicos tiveram valores mais altos. Passar mais de 10% do tempo na prática estética ou mais de 30% em cirurgia não estética foi associado a valores maiores. A taxa de crescimento nos valores dos seguros foi comparável a outras especialidades, embora estivessem bem abaixo dos das especialidades de maior risco.

CONSEQUÊNCIAS JURÍDICAS

Uma ação judicial por negligência e seu desfecho desfavorável envolvem necessariamente quatro elementos: dever, descumprimento do dever, causalidade e dano. O médico tem o dever de realizar um procedimento de acordo com o padrão de atendimento. O padrão de atendimento é delineado por um especialista e pelo que o júri acredita. O médico deve ter as habilidades que um especialista na área normalmente teria e deve ter usado essas habilidades no cuidado de um paciente em circunstâncias semelhantes. Se o júri for convencido pelo testemunho do perito que testemunha a favor do réu, o padrão de atendimento é atendido. Espera-se que o dermatologista tenha agido de maneira razoável por um padrão objetivo, não necessariamente da melhor maneira possível. Em muitas jurisdições, um "erro de julgamento" que leve a um resultado desfavorável, por si só, não é uma violação do padrão de atendimento se o dermatologista agiu adequadamente antes de exercer esse julgamento profissional.

As evidências para o padrão de atendimento são derivadas de leis, regulamentos, diretrizes médicas, publicações revisadas por pares e livros didáticos. Embora possa haver variação entre os estados, o padrão de atendimento é geralmente reconhecido nacionalmente. É a prática seguida pela maioria dos médicos em uma comunidade médica e o especialista deve refletir essa realidade.

O padrão de atendimento é normalmente articulado por uma testemunha especialista cuja base é fundamentada no seguinte:

1. Na prática pessoal da testemunha e/ou
2. Na prática de outras pessoas observadas em sua experiência e/ou
3. Literatura médica e/ou
4. Estatutos e/ou normas legislativas e/ou
5. Cursos que discutem o assunto de forma bem-definida.

O padrão de atendimento é, portanto, muitas vezes, um conceito efêmero resultante de diferenças entre a profissão médica, o sistema jurídico e o público. Embora possam ser claramente descritas em diretrizes ou publicações, essas diretrizes são recomendações gerais, e o médico pode (e muitas vezes deve) individualizar o atendimento com base em seu melhor julgamento.

Sociedades especializadas, como a American Academy of Dermatology e a American Society for Dermatologic Surgery, investiram esforços substanciais para estabelecer diretrizes padronizadas para o tratamento de várias condições. Essas diretrizes se apresentam como uma declaração oficial, e um tribunal tem várias opções quando tais diretrizes são oferecidas como prova. Praticar de acordo com as diretrizes protegeria o médico de ações de responsabilidade na mesma medida em que determinar que as devidas condutas profissionais foram seguidas. No entanto, se as diretrizes não forem consistentes com a prática médica predominante, usá-las como evidência de conduta profissional pode ser problemático. Um padrão clínico aceito pode ser uma evidência presumível do devido cuidado, mas a apresentação do padrão e o estabelecimento de suas fontes e relevância por um especialista ainda são necessários.

As diretrizes geralmente incluem isenções de responsabilidade, o que prejudica seu uso defensivo em litígios. De acordo com a AMA, as diretrizes não devem ter a intenção de substituir os critérios do médico.

Cada um dos demandantes e o médico geralmente usam seus próprios especialistas para definir o padrão de atendimento. Além de se referir às diretrizes de prática clínica, a negligência de um médico pode ser estabelecida por meio de (1) admissão de negligência pelo réu, (2) exame da testemunha especialista do réu, (3) depoimento do requerente quando ele é um especialista médico qualificado para avaliar a conduta do médico e (4) conhecimento comum em que a compreensão da negligência por um leigo não requer a assistência de um especialista.

LEITURA ADICIONAL

Alam, M., Kakar, R., Dover, J. S., et al. (2021). Rates of vascular occlusion associated with using needles vs cannulas for filler injection. *JAMA Dermatology, 157*, 174–180. https://doi.org/10.1001/jamadermatol.2020.5102.

American Society of Plastic Surgeons. (2017). *2017 Plastic Surgery Statistics Report.* https://www.plasticsurgery.org/documents/News/Statistics/2017/plastic-surgery-statistics-full-report-2017.pdf.

Andre, P., Lowe, N. J., Parc, A., Clerici, T. H., & Zimmermann, U. (2005). Adverse reactions to dermal fillers: A review of European experiences. *Journal of Cosmetic and Laser Therapy, 7*, 171–176. https://doi.org/10.1080/14764170500344393.

Aremu, S. K., Alabi, B. S., & Segun-Busari, S. (2011). The role of informed consent in risks recall in otorhinolaryngology surgeries: Verbal (nonintervention) vs written (intervention) summaries of risks. *American Journal of Otolaryngology, 32*(6), 485–4890. https://doi.org/10.1016/j.amjoto.2010.09.012.

Bass, L. S., Smith, S., Busso, M., & McClaren, M. (2010). Calcium hydroxylapatite (Radiesse) for treatment of nasolabial folds: Long-term safety and efficacy results. *Aesthetic Surgery Journal, 30*, 235–238. https://doi.org/10.1177/1090820X10366549.

Beauvais, D., & Ferneini, E. M. (2020). Complications and litigation associated with injectable facial fillers: A cross-sectional study. *Journal of Oral Maxillofacial Surgery, 78*, 133–140. https://doi.org/10.1016/j.joms.2019.08.003.

Beer, K., & Avelar, R. (2014). Relationship between delayed reactions to dermal fillers and biofilms: Facts and considerations. *Dermatologic Surgery, 40*, 1175–1179. https://doi.org/10.1097/01.DSS.0000452646.76270.53.

Chayangsu, O., Wanitphakdeedecha, R., Pattanaprichakul, P., Hidajat, I. J., Evangelista, K. E. R., & Manuskiatti, W. (2020). Legal vs. illegal injectable fillers: The adverse effects comparison study. *Journal of Cosmetic Dermatology, 19*, 1580–1586. https://doi.org/10.1111/jocd.13492.

Cohen, J. L., Biesman, B. S., Dayan, S. H., DeLorenzi, C., Lambros, V. S., Nestor, M. S., et al. (2015). Treatment of hyaluronic acid filler-induced impending necrosis with hyaluronidase: Consensus recommendations. *Aesthetic Surgery Journal, 35*, 844–849. https://doi.org/10.1093/asj/sjv018.

De Boulle, K., & Heydenrych, I. (2015). Patient factors influencing dermal filler complications: Prevention, assessment, and treatment. *Clinical, Cosmetic and Investigational Dermatology, 8*, 205–214. https://doi.org/10.2147/CCID.S80446.

De Oliveira Ruiz, R., Laruccia, M. M., & Gerenutti, M. (2014). Methodology for teaching facial filling with hyaluronic acid. *European Review for Medical and Pharmacological Sciences, 18*, 3166–3173.

DeLorenzi, C. (2014). Complications of injectable fillers, part 2: Vascular complications. *Aesthetic Surgery Journal, 34*, 584–600. https://doi.org/10.1177/1090820X14525035.

Engel, E., & Livingston, E. H. (2010). Solving the medical malpractice crisis: Use a clear and convincing evidence standard. *Archives of Surgery, 145*, 296–300. https://doi.org/10.1001/archsurg.2009.294.

Ericksen, W. L., & Billick, S. B. (2012). Psychiatric issues in cosmetic plastic surgery. *The Psychiatrc Quarterly, 83*, 343–352. https://doi.org/10.1007/s11126-012-9204-8.

Ezra, N., Peacock, E. A., Keele, B. J., & Kingsley, M. (2015). Litigation arising from the use of soft-tissue fillers in the United States. *Journal of the American Academy of Dermatology, 73*, 702–704. https://doi.org/10.1016/j.jaad.2015.06.051.

Gladstone, H. B., & Cohen, J. L. (2007). Adverse effects when injecting facial fillers. *Seminars in Cutaneous Medicine and Surgery, 26*, 34–39. https://doi.org/10.1016/j.sder.2006.12.008.

Glass, G. E., & Tzafetta, K. (2014). Optimising treatment of Bell's palsy in primary care: The need for early appropriate referral. *The British Journal of General Practice, 64*, e807–e809. https://doi.org/10.3399/bjgp14X683041.

Jena, A. B., Seabury, S., Lakdawalla, D., & Chandra, A. (2011). Malpractice risk according to physician specialty. *The New England Journal of Medicine, 365*, 629–636. https://doi.org/10.1056/NEJMsa1012370.

Kornmehl, H., Singh, S., Adler, B. L., Wolf, A. E., Bochner, D. A., & Armstrong, A. W. (2018). Characteristics of medical liability claims against dermatologists from 1991 through 2015. *JAMA Dermatology, 154*, 160–166. https://doi.org/10.1001/jamadermatol.2017.3713.

Lachapelle, J. M. (2005). Allergic contact dermatitis from povidone-iodine: A re-evaluation study. *Contact Dermatitis, 52*, 9–10. https://doi.org/10.1111/j.0105-1873.2005.00479.x.

Liippo, J., Kousa, P., & Lammintausta, K. (2011). The relevance of chlorhexidine contact allergy. *Contact Dermatitis, 64*, 229–234. https://doi.org/10.1111/j.1600-0536.2010.01851.x.

Lim, K. S., & Kam, P. C. (2008). Chlorhexidine—pharmacology and clinical applications. *Anaesthesia and Intensive Care, 36*, 502–512. https://doi.org/10.1177/0310057X0803600404.

Moshell, A. N., Parikh, P. D., & Oetgen, W. J. (2012). Characteristics of medical professional liability claims against dermatologists: Data from 2704 closed claims in a voluntary registry. *Journal of the American Academy of Dermatology, 66*, 78–85. https://doi.org/10.1016/j.jaad.2010.12.003.

Perlis, C. S., Campbell, R. M., Perlis, R. H., Malik, M., & Dufresne, R. G., Jr. (2006). Incidence of and risk factors for medical malpractice lawsuits among Mohs surgeons. *Dermatologic Surgery, 32*, 79–83. https://doi.org/10.1111/1524-4725.2006.32009.

Rayess, H. M., Svider, P. F., Hanba, C., Patel, V. S., DeJoseph, L. M., Carron, M., et al. (2018). A cross-sectional analysis of adverse events and litigation for injectable fillers. *JAMA Facial Plastic Surgery, 20*, 207–214. https://doi.org/10.1001/jamafacial.2017.1888.

Resneck, J. S., Jr. (2006). Trends in malpractice premiums for dermatologists: Results of a national survey. *Archives of Dermatology, 142*, 337–340. https://doi.org/10.1001/archderm.142.3.337.

Scheuer, J. F., 3rd, Sieber, D. A., Pezeshk, R. A., Gassman, A. A., Campbell, C. F., & Rohrich, R. J. (2017). Facial danger zones: Techniques to maximize safety during soft-tissue filler injections. *Plastic and Reconstructive Surgery, 139*, 1103–1108. https://doi.org/10.1097/PRS.0000000000003309.

Signorini, M., Liew, S., Sundaram, H., et al. (2016). Global aesthetics consensus: Avoidance and management of complications from hyaluronic acid fillers—Evidence- and opinion-based review and consensus recommendations. *Plastic and Reconstructive Surgery, 137*, 961e–971e. https://doi.org/10.1097/PRS.0000000000002184.

Wagner, R. D., Fakhro, A., Cox, J. A., & Izaddoost, S. A. (2016). Etiology, prevention, and management of infectious complications of dermal fillers. *Seminars in Plastic Surgery, 30*, 83–86. https://doi.org/10.1055/s-0036-1580734.

Índice Alfabético

Q

R

2025
1 2 3 4 5 6 7 8 9 10